Thieme

Vaskuläre Neurologie

Zerebrale Ischämien, Hämorrhagien, Gefäßmissbildungen, Vaskulitiden und vaskuläre Demenz

Herausgegeben von

Dirk Hermann
Thorsten Steiner
Hans-Christoph Diener

Mit Beiträgen von

M. Arnold
M. Bacigaluppi
C. L. Bassetti
E. W. Busch
H. Darius
M. Dichgans
H.-C. Diener
L. Fabritz
U. Fischer
M. Forsting
M. Görtler
R. Haberl
W. Hacke
G. F. Hamann
D. M. Hermann
H. B. Huttner
G. Kaleschke
O. Kastrup
P. Kirchhof
S. Kirsch
V. Limmroth
S. Lüders
A. R. Luft
H. P. Mattle
U. Meier
K. Nedeltchev
C. Opherk
S. Orwat
P. Patak
N. Peters
R. Reitmeir
E. B. Ringelstein
P. A. Ringleb
M. A. Ritter
J. Röther
J. Schrader
J. B. Schulz
S. Schwab
T. Steiner
H. Steinmetz
H. Teschler
O. Todica
R. Veltkamp
I. Wanke
R. Weber
C. Weimar
J. Wiltfang

205 Abbildungen
51 Tabellen

Georg Thieme Verlag
Stuttgart · New York

Bibliografische Information
der Deutschen Nationalbibliothek

Die Deutsche Nationalbibliothek verzeichnet diese Publikation in der Deutschen Nationalbibliografie; detaillierte bibliografische Daten sind im Internet über http://dnb.d-nb.de abrufbar.

Wichtiger Hinweis: Wie jede Wissenschaft ist die Medizin ständigen Entwicklungen unterworfen. Forschung und klinische Erfahrung erweitern unsere Erkenntnisse, insbesondere was Behandlung und medikamentöse Therapie anbelangt. Soweit in diesem Werk eine Dosierung oder eine Applikation erwähnt wird, darf der Leser zwar darauf vertrauen, dass Autoren, Herausgeber und Verlag große Sorgfalt darauf verwandt haben, dass diese Angabe **dem Wissensstand bei Fertigstellung des Werkes** entspricht.

Für Angaben über Dosierungsanweisungen und Applikationsformen kann vom Verlag jedoch keine Gewähr übernommen werden. **Jeder Benutzer ist angehalten**, durch sorgfältige Prüfung der Beipackzettel der verwendeten Präparate und gegebenenfalls nach Konsultation eines Spezialisten festzustellen, ob die dort gegebene Empfehlung für Dosierungen oder die Beachtung von Kontraindikationen gegenüber der Angabe in diesem Buch abweicht. Eine solche Prüfung ist besonders wichtig bei selten verwendeten Präparaten oder solchen, die neu auf den Markt gebracht worden sind. **Jede Dosierung oder Applikation erfolgt auf eigene Gefahr des Benutzers.** Autoren und Verlag appellieren an jeden Benutzer, ihm etwa auffallende Ungenauigkeiten dem Verlag mitzuteilen.

Rüdigerstraße 14
70469 Stuttgart
Deutschland
Telefon: +49/(0)711/8931-0
Unsere Homepage: www.thieme.de

Printed in Germany

Zeichnungen: Malgorzata & Piotr Gusta, Paris
Umschlaggestaltung: Thieme Verlagsgruppe
Umschlaggrafik: Martina Berge, Erbach unter Verwendung von Abbildungen von fotolia.com
Satz: Medionet AG, Berlin
gesetzt aus Adobe Indesign CS3
Druck: Mohn media, Mohndruck GmbH, Gütersloh

ISBN 978-3-13-146111-7 1 2 3 4 5 6

Anschriften

Priv.-Doz. Dr. med. Marcel Arnold
Klinik und Poliklinik für Neurologie
Inselspital
Freiburgerstrasse 4
3010 Bern
SCHWEIZ

Dr. med. Marco Bacigaluppi
San Raffaele Scientific Institute
Department of Neurology and Neurophysiology
Via Olgettina 58
20132 Milano
ITALIEN

Prof. Dr. med. Claudio L. Bassetti
Neurocentro della Svizzera Italiana
Primario de Neurologia
Ospedale die Lugano - CIVIC
Via Tesserete 46
6903 Lugano
SCHWEIZ

Priv.-Doz. Dr. med. Elmar W. Busch
Evangelische Kliniken Gelsenkirchen
Klinik für Neurologie und klinische Neurophysiologie
Munckelstraße 27
45879 Gelsenkirchen

Prof. Dr. med. Harald Darius
Vivantes Klinikum Neukölln
Klinik für Innere Medizin - Kardiologie, Angiologie und konservative Intensivmedizin
Rudower Straße 48
12351 Berlin

Prof. emer. Dr. med. Johannes Dichgans
Bei der Ochsenweide 6
72076 Tübingen

Prof. Dr. med. Martin Dichgans
Ludwig-Maximilians-Universität
Neurologische Klinik und Institut für Schlaganfall- und Demenzforschung
Klinikum Großhadern
Marchioninistraße 15
81377 München

Prof. Dr. med. Hans-Christoph Diener
Klinik für Neurologie
Universitätsklinikum Essen
Universität Duisburg-Essen
Hufelandstraße 55
45122 Essen

Dr. med. Larissa Fabritz
Medizinische Klinik C - Kardiologie und Angiologie
Universitätsklinikum Münster
Albert-Schweitzer-Straße 33
48149 Münster

Dr. med. Urs Fischer
Universitätsklinik für Neurologie
Inselspital
Freiburgerstrasse 4
3010 Bern
SCHWEIZ

Prof. Dr. med. Michael Forsting
Universitätsklinikum Essen
Institut für Diagnostische und Interventionelle Radiologie und Neuroradiologie
Hufelandstraße 55
45122 Essen

Priv.-Doz. Dr. med. Michael Görtler
Universitätsklinikum Magdeburg AöR
Klinik für Neurologie
Leipziger Straße 44
39120 Magdeburg

Prof. Dr. med. Roman Haberl
Städtisches Klinikum München GmbH
Klinikum Harlaching, Klinik für Neurologie und Neurologische Intensivmedizin
Sanatoriumsplatz 2
81545 München

Prof. Dr. med. Dr. h.c. Werner Hacke
Neurologische Klinik
Universität Heidelberg
Im Neuenheimer Feld 400
69120 Heidelberg

Prof. Dr. med. Gerhard F. Hamann
Neurologische Klinik
Dr. Horst Schmidt Klinik GmbH
Ludwig-Erhard-Straße 100
65199 Wiesbaden

Prof. Dr. med. Dirk M. Hermann
Universitätsklinikum Essen
Klinik für Neurologie
Hufelandstraße 55
45122 Essen

Priv.-Doz. Dr. med. Hagen B. Huttner
Universitätsklinikum Erlangen
Neurologische Klinik
Schwabachanlage 6
91054 Erlangen

Dr. med. Gerrit Kaleschke
Medizinische Klinik und Poliklinik C
Universitätsklinikum Münster
Albert-Schweitzer-Straße 33
48149 Münster

Dr. med. Oliver Kastrup
Universitätsklinikum Essen
Klinik für Neurologie
Hufelandstraße 55
45122 Essen

Prof. Dr. med. Paulus Kirchhof
Medizinische Kinik und Poliklinik C
Universitätsklinikum Münster
Albert-Schweitzer-Straße 33
48149 Münster

Dr. med. Stefanie Kirsch
Städtisches Klinikum München GmbH
Klinikum Harlaching, Klinik für Neurologie
Neurologische Frührehabilitation,
Neurophysiologie und Stroke Unit
Sanatoriumsplatz 2
81545 München

Prof. Dr. med. Volker Limmroth
Klinikum Köln-Merheim
Klinik für Neurologie und Palliativmedizin
Ostmerheimer Straße 200
51109 Köln

Dr. med. Stephan Lüders
St.-Josefs Hospital
Medizinische Klinik
Krankenhausstraße 13
49661 Cloppenburg

Prof. Dr. med. Andreas R. Luft
UniversitätsSpital Zürich
Neurologische Klinik und Poliklinik
Frauenklinikstrasse 26
8091 Zürich
SCHWEIZ

Prof. Dr. med. Heinrich P. Mattle
Universitätsklinik für Neurologie
Inselspital
Freiburgstrasse 10
3010 Bern
SCHWEIZ

Dr. med. Uwe Meier
Neurocentrum am Kreiskrankenhaus
Am Ziegelkamp 1f
41515 Grevenbroich

Priv.-Doz. Dr. med. Krassen Nedeltchev
Stadtspital Triemli
Neurologie
Birmensdorferstrasse 497
8063 Zürich
SCHWEIZ

Dr. med. Christian Opherk
Ludwig-Maximilians-Universität
Neurologische Klinik
Klinikum Großhadern
Marchioninistraße 15
81377 München

Dr. med. Stefan Orwat
Kardiologisches Zentrum für Erwachsene mit angeborenen (EMAH) u. erworbenen Herzfehlern
Med. Klinik und Poliklinik C,
Universitätsklinikum Münster
Albert-Schweitzer-Straße 33
48149 Münster

Dr. med. Pauline Patak
Universitätsklinikum Essen
Klinik für Neurologie
Hufelandstraße 55
45122 Essen

Priv.-Doz. Dr. med. Nils Peters
Neurologische Klinik u. Poliklinik
Klinikum Großhadern
Ludwig-Maximilians-Universität
Marchioninistraße 15
81377 München

Dr. med. Raluca Reitmeir
Universitätsklinikum Essen
Klinik für Neurologie
Schwesternwohnheim E710
Hufelandstraße 55
45122 Essen

Prof. Dr. med. E. Bernd Ringelstein
Klinik und Poliklinik für Neurologie
Universitätsklinikum Münster
Albert-Schweitzer-Straße 33
48149 Münster

Priv.-Doz. Dr. med. Peter A. Ringleb
Neurologische Klinik
Universität Heidelberg
Im Neuenheimer Feld 400
69120 Heidelberg

Dr. med. Martin A. Ritter
Klinik und Poliklinik für Neurologie
Uniklinikum Münster
Albert-Schweitzer-Straße 33
48129 Münster

Prof. Dr. med. Joachim Röther
Johannes Wesling Klinikum Minden
Neurologische Klinik
Hans-Nolte-Straße 1
32429 Minden

Prof. Dr. med. Joachim Schrader
St.-Josefs Hospital
Medizinische Klinik
Krankenhausstraße 13
49661 Cloppenburg

Prof. Dr. med. Jörg B. Schulz
Neurologische Klinik
RWTH Aachen
Pauwelsstraße 30
52074 Aachen

Prof. Dr. med. Stefan Schwab
Universitätsklinikum Erlangen
Neurologische Klinik
Schwabachanlage 6
91054 Erlangen

Prof. Dr. med. Thorsten Steiner
Universitätsklinikum Heidelberg
Neurologie und Poliklinik
Im Neuenheimer Feld 400
69120 Heidelberg

Prof. Dr. med. Helmuth Steinmetz
Klinik für Neurologie
Zentrum der Neurologie und Neurochirurgie
Klinikum der Johann Wolfgang Goethe-Universität
Schleusenweg 2 -16
60528 Frankfurt/Main

Prof. Dr. med. Helmut Teschler
Abteilung Pneumologie - Universitätsklinik
Bereich Interdisziplinäre Schlafmedizin
Ruhrlandklinik, Westdeutsches Lungenzentrum
Tüschener Weg 40
45239 Essen

Dipl.-Psych. Olga Todica
Universitätsklinikum Essen
Klinik für Neurologie
Hufelandstraße 55
45122 Essen

Prof. Dr. med. Roland Veltkamp
Neurologische Universitätsklinik
Universität Heidelberg
Im Neuenheimer Feld 400
69120 Heidelberg

Prof. Dr. med. Isabel Wanke
Privatklinikengruppe Hirslanden
Witellikerstrasse 40
8032 Zürich
SCHWEIZ

Dr. med. Ralph Weber
Universitätsklinik für Neurologie
Universitätsklinikum Essen
Hufelandstraße 55
45122 Essen

Prof. Dr. med. Christian Weimar
Klinik für Neurologie
Universitätsklinikum Essen
Universität Duisburg-Essen
Hufelandstraße 55
45147 Essen

Prof. Dr. med. Jens Wiltfang
LVR-Klinikum Essen
Kliniken/Institut der Universität Duisburg-Essen
Klinik für Psychiatrie und Psychotherapie
Virchowstraße 174
45147 Essen

Zum Geleit

Wie weit sind wir gekommen!? Bis vor etwa 35 Jahren war die vaskuläre Medizin einschließlich der Behandlung der Schlaganfälle überwiegend in Händen der Inneren Medizin. Die Neurologen beschränkten sich auf die Zuordnung von Syndromen zu Gefäßterritorien und waren therapeutisch machtlos. Nachdem die Syndromatik geklärt war, schien das Gebiet wissenschaftlich wenig attraktiv. Von der funktionellen und strukturellen Plastizität des Gehirns wusste man praktisch nichts. Es galt das Cajal'sche Dogma (1913), dass Hirnzellen nicht nachgebildet werden und durchtrennte Neurone nicht wieder auswachsen, was auch perspektivisch den therapeutischen Nihilismus der Neurologen begründete.

Erste Neurologen, die den Weitblick und den Mut hatten, ihr wissenschaftliches Leben den Gefäßerkrankungen zu widmen, sind erst in den Jahren nach 1980 aufgetreten. Im deutschen Sprachraum waren dies als Kliniker vor allem die Professoren H.-C. Diener, W. Hacke, M. Hennerici und E. B. Ringelstein. Sie haben durch Optimierung der Doppler-sonographischen Gefäßdiagnostik und vor allem durch die Schaffung von spezialisierten Schlaganfallstationen sowie durch zahlreiche multizentrische Behandlungsstudien wesentlich zum eindrucksvollen Fortschritt der Vaskulären Neuromedizin beigetragen. Ihre Zusammenarbeit mit Grundlagenforschern wie U. Dirnagl, M. Endres, W. D. Heiss, K.-A. Hossmann und seinem Schüler D. Hermann ist ein Paradebeispiel für die Fruchtbarkeit problembezogener Interdisziplinarität innerhalb der Neurologie. Auch haben sich mit ähnlichem Erfolg zunehmend die Grenzen zwischen der internistischen Herz- und Gefäßmedizin und der Gefäßneurologie durch überschneidende Kompetenz verwischt. Schließlich sind die Gefäßchirurgen und die diagnostischen sowie die interventionellen Neuroradiologen und vor allem die Rehabilitationsneurologen Teil der zunehmend eindrucksvoll erfolgreichen „Task Force" Neurovaskuläre Medizin geworden.

Die Entwicklung der Rehabilitationsneurologie basiert wesentlich auf der Erkenntnis von M. Merzenich, dass die kortikalen Repräsentationen der Sensorik und Motorik lernabhängig plastisch sind. Das gilt, wenn auch in reduziertem Maße, bis ins hohe Alter. Die zweite wegweisende Entdeckung machte M. Schwab, indem er das Protein „Nogo" entdeckte, ein Produkt der Oligodendrozyten, das die Regeneration von Axonen verhindert. Konsequent hat Schwab in Zusammenarbeit mit einem pharmazeutischen Unternehmen inzwischen einen Antikörper entwickelt, dessen klinische Anwendung z.Zt. erprobt wird. Schließlich wurde gefunden, dass das Gehirn nicht nur der Tiere (F. Nottebohm, E. Gould), sondern auch des Menschen (F. Gage) Stammzellen enthält, deren Proliferation selbst bei älteren Organismen durch motorische und geistige Aktivität gefördert wird. Damit ist das Dogma des Ramon y Cajal obsolet geworden und das Tor der Hoffnung für die Rehabilitative Neurologie weit aufgestoßen.

Inzwischen haben sich, nach den ersten Schlaganfallstationen in Essen und Minden 1994, mehr als 160 so genannte zertifizierte Stroke Units überwiegend in Neurologischen Kliniken entwickelt. Dadurch konnte die Mortalität des Schlaganfalls um 20-30% gesenkt und auch die Residualsymptomatik verbessert werden. Prävention in Kenntnis der Risikofaktoren, Thrombolyse in der Akutphase des Schlaganfalls, medikamentöse Sekundärprävention und Neuroprotektion sind durch große Studien etabliert und vorangebracht worden. Die Verwissenschaftlichung der Neurologischen Rehabilitation hat zu völlig neuen, zum Teil überraschend erfolgreichen Methoden geführt. Gerade auf dem Gebiet der Vaskulären Neurologie hat Deutschland international großes Ansehen gewonnen.

Die jetzt von D. Hermann und H.-C. Diener aus Essen und Th. Steiner aus Heidelberg herausgegebene „Vaskuläre Neurologie" fasst in 50 Kapiteln auf ca. 350 Seiten den aktuellen Stand des Wissens umfassend und dennoch wohltuend knapp, klar und praxisbezogen zusammen. Sie repräsentiert die klinische Erfahrung eines großen Teils der deutschen Gefäßneurologen. Hervorzuheben ist noch die Mitwirkung Schweizer Kollegen unter Führung von C. Bassetti. Das Werk schlägt zugleich Brücken von der Grundlagenwissenschaft zur Klinik. Es ist Teil einer Initiative des Thieme Verlags, die, ähnlich wie vor Jahren in der Inneren Medizin, der nunmehr auch in der Neurologie einsetzenden Subspezialisierung des Faches Rechnung trägt. Ich wünsche diesem auch verlagstechnisch geglückten Band fächerübergreifend weite Verbreitung. Er kommt zur rechten Zeit.

Tübingen,
im Februar 2010

Johannes Dichgans

Vorwort

Die vaskuläre Neurologie hat in den vergangenen Jahren eine rasante Wissenszunahme erfahren und sich von einer diagnostischen zu einer therapeutischen Disziplin gewandelt. Angesichts der Wissensfülle ist es inzwischen kaum mehr möglich, die gesamte Neurologie in einem einzigen Lehrbuch zugleich umfassend, auf dem aktuellen Kenntnisstand und didaktisch aufbereitet zu präsentieren. Die hieraus resultierende Zergliederung unseres Fachgebiets führte in den vergangenen Jahren zunehmend zu dem Trend, dass Wissensinhalte von angehenden Neurologen über digitale Fachpublikationen anstelle von Lehrbüchern erworben werden. Zwar stellt die Lektion von Originalveröffentlichungen und Übersichtsarbeiten zweifelsfrei eine wertvolle Informationsquelle beim Erwerb aktueller Wissensinhalte dar, dem sich der kritische Neurologe nicht verschließen darf. Dennoch sehen wir in dieser Form des Wissenserwerbs die Gefahr, dass sich Ärzte in der Weiterbildung dabei in Detailinformationen verlieren und einen systematischen Zugang zur Neurologie nicht vermittelt bekommen. Fachbeiträge sind nämlich in der Regel didaktisch nicht unter den gleichen Gesichtspunkten aufbereitet, und mithilfe von Übersichtsartikeln erschließt sich ein Fachgebiet niemals systematisch.

Das vorliegende Lehrbuch „Vaskuläre Neurologie" hat sich zum Ziel gesetzt, dem angehenden Neurologen in Vorbereitung auf seine Facharztprüfung, ähnlich wie dem bereits fertig ausgebildeten Neurologen sowie Ärzten aus Nachbardisziplinen, ein übersichtliches und optisch ansprechend gestaltetes Lehrbuch anzubieten, das die Vorzüge eines Vielautorenbuchs – die kompetente Darstellung von Teilgebieten durch ausgewiesene Experten – mit einer didaktisch übersichtlich aufbereiteten Präsentation von Wissensinhalten verbindet und dadurch einen Zugang zu unserem Fachgebiet vermittelt. Wir haben uns sehr gefreut, dass es uns gelungen ist, namhafte deutsche Neurologen, Neuroradiologen, Kardiologen und Psychiater sowie deutschsprachige Kollegen aus dem Ausland zur Mitarbeit bei diesem Buch zu gewinnen, die wir mit der Bitte konfrontiert haben, ihr Spezialgebiet in verständlicher Form zu präsentieren. Wir möchten mit diesem Buch dem klinisch oder praktisch tätigen Neurologen einen Wissenskatalog anbieten, der den Mut aufbringt, Wesentliches von Unwesentlichem zu unterscheiden und ihm Instrumente in die Hand gibt, Neurologie auf einem aktuellen Wissensstand zu praktizieren. Den Mitautoren möchten wir für ihr Engagement recht herzlich danken.

Um im klinischen Arbeitsalltag für das rasche Nachschlagen Hilfestellungen anzubieten, wurden die Texte durch zahlreiche Abbildungen illustriert und Schlüsselaussagen im Text optisch in Form von Merksätzen und Fazits hervorgehoben. Zudem wurden Fallgruben in der Klinik und klinischen Diagnostik sowie unsinnige Auffassungen bezüglich der Therapie, von denen wir nachdrücklich abraten, thematisiert. Einen besonderen Stellenwert in diesem Buch besitzen neben der Präsentation aktueller Therapiekonzepte die Erläuterung pathophysiologischer Konzepte, die Vermittlung der Rolle vaskulärer Risikofaktoren bei der Krankheitsentwicklung und die praxisorientierte Anleitung zur Behandlung dieser Faktoren. Um dem interessierten Leser eine weiterführende Auseinandersetzung mit den jeweiligen Themenkomplexen zu ermöglichen, wurden in den Arbeiten in der Tradition anderer Neurologie-Lehrbücher wichtige Original- und Übersichtsarbeiten zitiert, die die Aussagen der Texte untermauern. Das Lehrbuch unternimmt hierdurch den Versuch, seinen Lesern eine Orientierung in der modernen Wissensgesellschaft anzubieten; dies in der Absicht, angehende Neurologen für unsere Disziplin zu begeistern und zum Weiterlesen anzuregen.

Wir danken dem Thieme Verlag, namentlich Frau Korinna Engeli, Frau Kirsten Heuser, Frau Heide Addicks und Frau Ursula Biehl-Vatter für die engagierte Unterstützung bei der Konzeption und Gestaltung dieses Buchs, insbesondere für die Bereitschaft, unser Buch mit einem attraktiven Layout mit zahlreichen Abbildungen, Farbabbildungen und Tabellen auszustatten. Wir möchten uns bei zahlreichen Assistenzärzten unserer Kliniken für Anregungen zur Gestaltung dieses Buchs bedanken. Wir wünschen unseren Lesern viel Spaß beim Lesen.

Essen und Heidelberg,
im Februar 2010

Dirk Hermann
Thorsten Steiner
Hans-Christoph Diener

Inhalt

III. Diagnostik zerebrovaskulärer Erkrankungen

IV. Allgemeine Therapieprinzipien

V. Spezielle Krankheitsbilder

VI. Klinische Versorgung

VII. Fallgruben und Unsinniges

VIII. Perspektiven in der vaskulären Neurologie

Allgemeine Grundlagen

1 Anatomie und Physiologie des zerebralen Gefäßsystems

Dirk M. Hermann

Das Gehirn ist ein außerordentlich stoffwechselaktives Organ, das lediglich etwa 1–2% unseres Körpergewichts ausmacht, aber mit etwa 15% des gesamten Herzzeitvolumens weit überproportional an der Blutversorgung mit Nährstoffen und Sauerstoff beteiligt ist. Die Energieversorgung unseres Gehirns erfolgt im Normalfall weitestgehend durch **aerobe Glykolyse**, d.h. durch Abbau von Glukose und Laktat (Ginsberg 1990, Hossmann 1994). Dies bringt die Notwendigkeit mit sich, dass das Gehirn praktisch pausenlos mit Sauerstoff versorgt sein muss, da sonst der Energiestoffwechsel zusammenbricht. Der hohe Stoffwechselbedarf des Gehirns resultiert aus der elektrischen Aktivität von dessen Neuronen, die sich in einem ständigen Wechsel zwischen Depolarisation und Repolarisation befinden, wofür ATP-abhängige Membranpumpen erforderlich sind.

Im Vergleich zu anderen Organen reagiert das Gehirn äußerst vulnerabel auf Unterbrechungen der Blutzufuhr, was darauf zurückzuführen ist, dass insbesondere Neuronen nicht in der Lage sind, die Minderversorgung mit Glukose und Sauerstoff, d.h. eine **Ischämie**, über längere Zeit zu tolerieren. Durch die kombinierte Minderversorgung mit Glukose und Sauerstoff kommt es rasch, bei ausgeprägten Ischämien innerhalb von Minuten, zu irreparabler Zellschädigung, die im Untergang v.a. der Neurone resultiert (Hossmann 1994, Dirnagl et al. 1999). Der neuronale Untergang ist für das Gehirn schwerwiegend, weil im adulten menschlichen Gehirn regenerative Prozesse nur in begrenztem Maße stattfinden, sodass strukturelle Schäden in der Regel zu Einbußen der Gewebefunktionalität führen.

1.1 Makroskopische Anatomie der zerebralen Gefäße

Arterielles System

Um der Notwendigkeit der kontinuierlichen Blutversorgung Rechnung zu tragen, erfolgt die Versorgung des Gehirns über ein Gefäßsystem, das über zahlreiche Querverbindungen, so genannte **Anastomosen**, verfügt. Die Blutversorgung von Großhirn, Kleinhirn und Hirnstamm erfolgt durch **paarige Gefäßstämme** der Aa. carotis internae und vertebrales, die im Fall der Karotiden durch den **Circulus Willisii** und im Fall der Vertebralgefäße durch den gemeinsamen Zusammenfluss in die A. basilaris miteinander verbunden sind (Abb. 1.**1**).

Vom Circulus Willisii gehen 3 größere Gefäßstämme ab, die A. cerebri anterior, media und posterior, die das Großhirn und Zwischenhirn mit Blut versorgen (Abb. 1.**1**). Die A. cerebri anterior und media werden regelhaft über die A. carotis interna mit Blut gespeist, während die A. cerebri posterior über die A. basilaris versorgt wird, mit Ausnahme von 20% aller Menschen, bei denen ein aus der Embryonalphase persistierender **direkter Abgang** der **A. cerebri posterior** aus der A. carotis interna besteht (Sartor et al. 2006).

Die intrakraniellen Gefäße stehen mit dem extrakraniellen Gefäßsystem (d.h. Gefäßästen der A. carotis externa) in Verbindung, dies über **piale Anastomosen** und Kollateralen der **A. ophthalmica**. Die vielfältige Kollateralisierung des Gehirns hat zur Folge, dass einseitige Gefäßverschlüsse oft ohne allzu schwerwiegende Folgen überstanden werden. Leider ist der Circulus Willisii nur bei den wenigsten Menschen vollständig und vollkommen symmetrisch angelegt (Riggs u. Rupp 1963, Abb. 1.**2**). Auch die Vertebralarterien sind nur bei etwa 25% der Menschen auf beiden Seiten annähernd gleich kräftig, wohingegen bei etwas mehr als 10% der Menschen eine ausgeprägte ein- oder beidseitige Vertebralishypoplasie besteht (Krayenbühl u. Yasergil 1957, Abb. 1.**3**). Eine **unzureichende Kollateralisierung** hat im Fall eines Gefäßverschlusses zur Folge, dass die Blutversorgung des Hirngewebes in besonderer Weise beeinträchtigt ist, woraus in der Regel besonders schwere Schlaganfälle resultieren.

Aus der Anatomie des Gefäßsystems resultiert, dass in der vaskulären Neurologie besonders schwerwiegende Schäden nach Unterbrechungen des Blutflusses im Bereich des Übergang der A. carotis interna in den Circulus Willisii (so genanntes **Karotis-T**) sowie entlang der **A. basilaris** beobachtet werden. Erstere Ischämien führen meist zu ausgedehnten und raumfordernden Hemisphäreninfarkten mit schweren funktionellen Beeinträchtigungen. Letztere Ischämien manifestieren sich oft durch eine plötzlich auftretende Bewusstseinsstörung, die durch bilaterale Schäden von Bahnen des aszendierenden Aktivierungssystems bedingt sind. Derartige Schlaganfälle verlaufen zudem häufig durch die Schädigung lebenswichtiger Atmungs- und Kreislaufzentren tödlich.

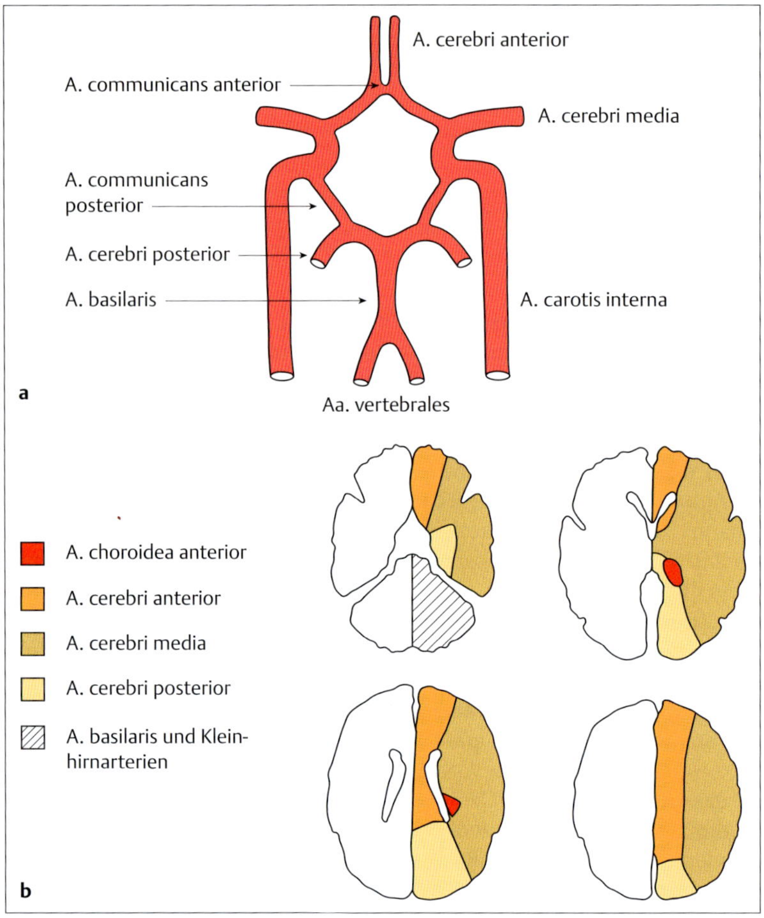

Abb. 1.**1a, b** Zerebrale Blutversorgung. **a** Schema der hirnversorgenden Arterien einschließlich des Circulus Willisii. **b** Versorgungsgebiete der Hirnarterien (Quelle: Diener et al. 2004).

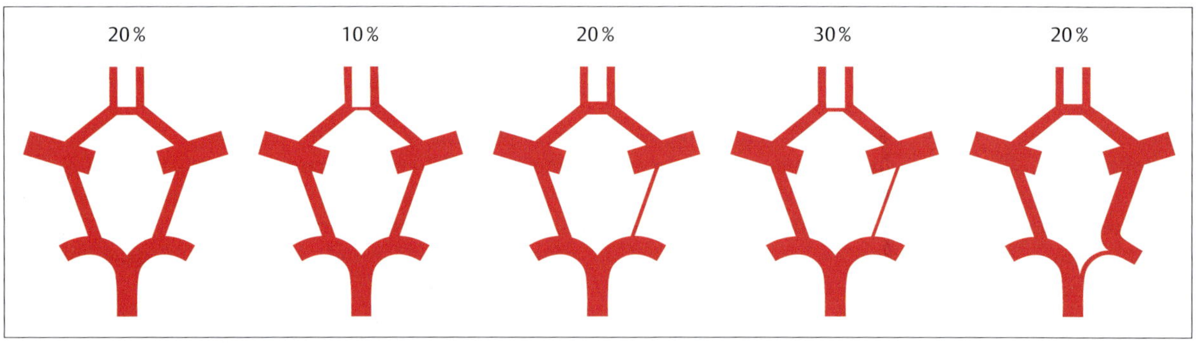

Abb. 1.**2** Klinisch häufige Gefäßvarianten des Circulus Willisii.

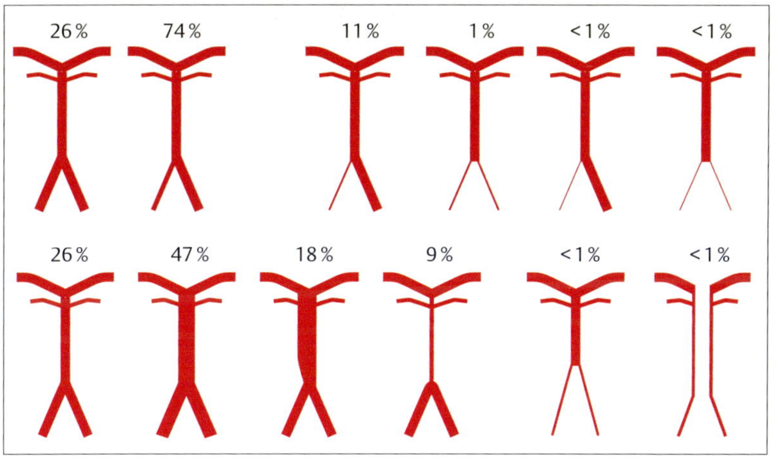

Abb. 1.**3** Klinisch relevante Varianten der Gefäßversorgung im vertebrobasilären System.

Venöses System

Die venöse Drainage des Gehirns erfolgt über ein äußeres und inneres **Sinusoidalsystem**, welche in den so genannten Confluens sinuum und von dort über den Sinus transversus und sigmoideus in die V. jugularis interna münden (Abb. 1.**1**, Kap. 32). Aus der Anordnung der großen Arterien und Venen resultiert im Gehirn einerseits ein **Gradient der Gewebe-Sauerstoffversorgung** zwischen den Zentren der arteriellen Gefäßterritorien und ihren Randzonen und andererseits zwischen den überwiegend auf der Hirnoberfläche verlaufenden Arterien und den tiefen Hirnvenen, woraus sich **Prädilektionsstellen für arterielle und venöse Infarkte** herleiten. Die räumlichen Wechselbeziehungen zwischen Arterien und Venen erklären sich aus der Embryonalentwicklung, in der sich die zerebralen Hemisphären mantelförmig um die tiefer gelegenen Hirnstrukturen wölben, woraus sich der Verlauf der arteriellen und venösen Gefäße erklärt.

Störungen des Blutabflusses – etwa durch thrombotischen Verschluss einer Hirnvene oder eines Sinus – führen zu so genannten **venösen Stauungsinfarkten**, die oft mit einem ausgedehnten vasogenen Ödem assoziiert sind und Zeichen der Einblutung aufweisen (so genannte hämorrhagische Transformation). Beim Vorliegen ausgedehnter Sinusthrombosen kann es zu einem intrakraniellen Druckanstieg kommen, der die verschlussbedingte Blutflussstörung zusätzlich verschlimmert. Eine Prädilektionsstelle für besonders schwerwiegende Thrombosen sind die inneren Hirnvenen, deren Verschluss häufig zur beidseitigen Infarzierung des Thalamus und Hypothalamus führt. Auch beidseitige Thrombosen im Bereich des Sinus transversus und sigmoideus resultieren oft in schwerwiegenden venösen Abflussstörungen.

1.2 Mikroskopische Anatomie der zerebralen Gefäße

Analog zu anderen Organen weisen Arterien des Gehirns eine **dreigliedrige Gefäßarchitektur** auf, bestehend aus:

- der **Tunica intima**, die sich aus dem Gefäßendothel und dem subendothelialen Bindegewebe zusammensetzt,
- der durch glatte Muskelzellen geprägten **Tunica media** und
- der bindegewebigen **Tunica adventitia** (Abb. 1.**4**).

Die Tunica media von Arterien ist grundsätzlich mehrschichtig (Abb. 1.**4**). Verglichen mit Arterien der Körperperipherie ist die Tunica media der hirnversorgenden Arterien insbesondere im vorderen Hirnkreislauf (versorgt über A. carotis interna) sehr kaliberschwach, weshalb die Gefäße auch als „elastische Gefäße" bezeichnet werden. Verglichen mit Arterien weisen **Arteriolen** eine dünne glatte Muskelschicht auf (in der Regel eine oder zwei Zellschichten) (Abb. 1.**4**). **Kapillaren** besitzen keine glatte Muskelschicht (Abb. 1.**4**).

Eine Besonderheit zerebraler Gefäße im Vergleich zu den meisten peripheren Organen ist das Vorhandensein einer besonderen Diffusionsbarriere, der **Blut-Hirn-Schranke**, die durch spezialisierte Endothelkontakte, die so genannten **Tight junctions**, zustande kommt (Hawkins u. Davis 2005, Abbott et al. 2006). Die Blut-Hirn-Schranke schützt das Gehirn in äußerst effizienter Weise vor toxischen Einflüssen aus der Körperperipherie. Sie erschwert allerdings den Zugang pharmakologischer Substanzen in das Gehirn (Hermann u. Bassetti 2007).

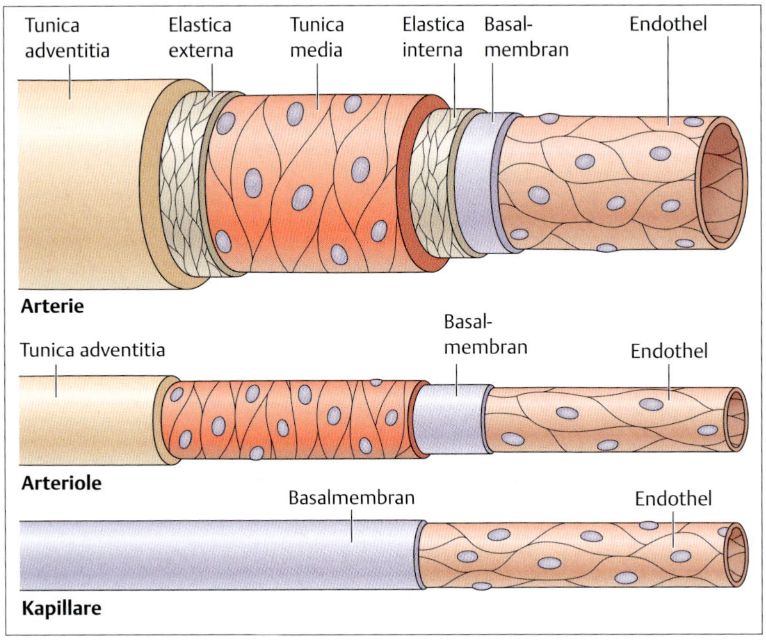

Abb. 1.**4** Histologische Architektur von Arterien, Arteriolen und Kapillaren.

1.3 Regulation des zerebralen Blutflusses

Aufgrund der großen Bedeutung, die die Blutversorgung für die Integrität und Funktionsfähigkeit des Gehirns hat, wird der zerebrale Blutfluss bei Blutdruckschwankungen über einen verhältnismäßig weiten Blutdruckbereich konstant gehalten (Edvinsson et al. 1993, Abb. 1.**5**). Für diese so genannte Blutfluss-Autoregulation sind insbesondere die kleinen präkapillären Arteriolen wichtig (Kap. 4). Aus dem **Hagen-Poiseuille'schen Gesetz** resultiert, dass der Widerstand eines Gefäßes proportional zur 4. Potenz des Gefäßradius ist. Diese Abhängigkeit hat zur Folge, dass verhältnismäßig kleine Änderungen des Gefäßradius relativ ausgeprägte Blutflussänderungen zur Folge haben. Um den zerebralen Blutfluss zu stabilisieren, nutzt das Gehirn den so genannten **Bayliss-Effekt** (Schmidt u. Lang 2007). Kommt es durch Blutdrucksteigerung zu einer verstärkten Dehnung eines Blutgefäßes, induziert diese Dehnung eine Kontraktion glatter Gefäßmuskelzellen, wodurch der Blutfluss konstant gehalten wird.

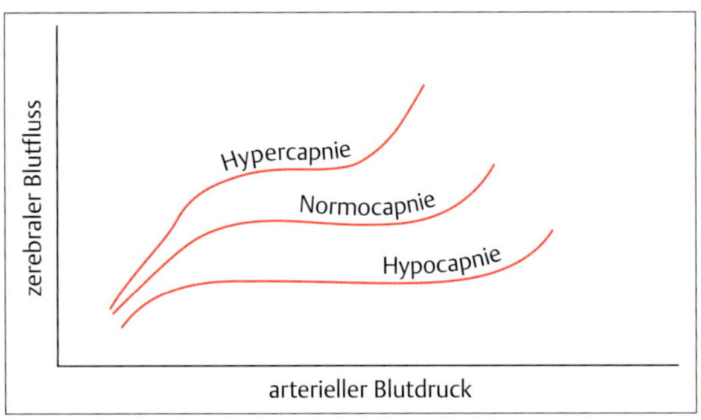

Abb. 1.**5** Autoregulation des zerebralen Blutflusses: In einem weiten Blutdruckbereich bleibt der zerebrale Blutfluss bei Veränderungen des arteriellen Mitteldrucks nahezu konstant. (Quelle: Edvinsson et al. 1993).

Im Gegensatz zu peripheren Organen, deren Durchblutung wesentlich durch nervale Einflüsse kontrolliert wird, wird die Durchblutung des Gehirns nahezu ausschließlich lokal-metabolisch reguliert. Wichtigster Einflussfaktor ist der **CO_2-Partialdruck**, wobei ein vermindertes CO_2, also Hypokapnie, in den Hirngefäßen vasokonstriktorisch und erhöhtes CO_2, also Hyperkapnie, vasodilatatorisch wirkt (van Beek et al. 2008). Auf diese Weise führen Hypo- und Hyperkapnie zu einer Verschiebung der Autoregulationskennlinie (Abb. 1.**5**).

Merke

Die Autoregulation des Gefäßsystems ist im atherosklerotischen Gehirn teilweise kompromittiert, woraus chronische Blutflussstörungen bei Patienten mit zerebraler Mikroangiopathie resultieren.

Fazit

Das Gefäßsystem ist keine statische Struktur, die im Laufe des Lebens unverändert bleibt. Es ist vielmehr durch Wachstumsfaktoren kontinuierlich **Umbauprozessen** unterworfen, wobei sich vaskuläre Strukturen durch Gefäßneubildung und -wachstum ständig den Umgebungserfordernissen anpassen. Diese dynamischen Vorgänge erfolgen in engem Wechselspiel zwischen dem Gefäß und umgebenden Neuronen (Hawkins u. Davis 2005). Im alternden Gehirn werden restaurative Prozesse zu einem gewissen Grad durch degenerative Vorgänge, insbesondere durch Atherosklerose, kompromittiert, was sehr wahrscheinlich das eingeschränkte Erholungspotenzial und die oft andauernden Defizite in der Folge vaskulärer Erkrankungen bei alten, multimorbiden Patienten erklärt.

Literatur

Abbott NJ, Rönnbäck L, Hansson E. Astrocyte-endothelial interactions at the blood-brain barrier. Nat Rev Neurosci 2006;7:41-53

Dirnagl U, Iadecola C, Moskowitz MA. Pathobiology of ischaemic stroke: an integrated view. Trends Neurosci 1999;22:391-397

Edvinsson L, MacKenzie ET, McCulloch J. Cerebral blood flow and metabolism. Raven, New York, 1993

Ginsberg MD. Local metabolic responses to cerebral ischemia. Cerebrovasc Brain Metab Rev 1990;2:58-93

Hawkins BT, Davis TP. The blood-brain barrier/neurovascular unit in health and disease. Pharmacol Rev 2005;57:173-185

Hermann DM, Bassetti CL. Implications of ATP-binding cassette transporters for brain pharmacotherapies. Trends Pharmacol Sci 2007;28:128-134

Hossmann KA. Viability thresholds and the penumbra of focal ischemia. Ann Neurol 1994;36:557-565

Krayenbühl H, Yasargil MG. Die vaskulären Erkrankungen im Gebiet der A. vertebralis und A. basilaris. Eine anatomische und pathologische, klinische und neuroradiologische Studie. Stuttgart: Thieme; 1957

Riggs HE, Rupp C. Variation in form of circle of Willis. Arch Neurol 1963;8:24-30

Sartor K, Hähnel S, Kress B. Gehirn. Pareto-Reihe Radiologie. Stuttgart: Thieme; 2006

Schmidt RF, Lang F. Physiologie des Menschen. 30. Aufl. Heidelberg: Springer; 2007

van Beek AH, Claassen JA, Rikkert MG, Jansen RW. Cerebral autoregulation: an overview of current concepts and methodology with special focus on the elderly. J Cereb Blood Flow Metab 2008;28:1071-1085

2 Pathophysiologie vaskulär-neurologischer Erkrankungen

Raluca Reitmeir, Dirk M. Hermann

Gemeinsames Element zahlreicher vaskulär-neurologischer Erkrankungen ist eine **Störung des zerebralen Blutflusses**, die entweder durch den **Verschluss** eines hirnversorgenden Gefäßes oder dessen **Ruptur** zustande kommt. Während die Gewebeschädigung infolge eines Gefäßverschlusses durch die Ischämie, d.h. die Minderversorgung mit Glukose und Sauerstoff, selbst entsteht (Hossmann u. Traystman 2008), führt die intrazerebrale Blutung durch den explosionsartigen Bluteintritt ins Gewebe zunächst zu einer mechanischen Gewebeschädigung. Durch den Bluteinstrom kommt es bei der Hirnblutung jedoch ebenfalls zu Störungen des zellulären Energiestoffwechsels (Kim-Han et al. 2006) und – sofern die Blutung zu einem Anstieg des intrakraniellen Drucks führt – zu einer sekundären Ischämie, die zur Schadensentwicklung beiträgt.

Dass Hirnblutungen in **zerebralen Blutflussstörungen** resultieren, folgt aus der Tatsache, dass sich das Gehirn in einer geschlossenen knöchernen Struktur befindet, der Schädelkalotte. Da sich das Gehirn nicht über die bestehende Begrenzung der Schädelkalotte ausbreiten kann, können intrazerebrale Volumenänderungen nur auf Kosten flüssiger Reserveräume erzielt werden, in der Praxis v.a. dem venösen Blut und Liquor. Sind diese Reserveräume aufgebraucht, steigt der intrakranielle Druck an mit einer Reduktion der Gewebeperfusion als Folge (Czosnyka et al. 2009).

Unter physiologischen Bedingungen variiert der zerebrale Blutfluss zwischen der grauen und weißen Substanz. Der Blutfluss der grauen Substanz ist mit etwa 80 ml/100 g/min deutlich höher als der des Marklagers (etwa 25 ml/100g/min) (Heiss 2000). Für das Gesamtgehirn resultiert hieraus ein Blutfluss in der Größenordnung von etwa 50 ml/100 g/min. Die Verschiedenheit der regionalen Durchblutung in der grauen und weißen Substanz erklärt sich durch Unterschiede in der Kapillardichte, die in der grauen Substanz etwa 4-mal größer ist als in der weißen Substanz. Im gesamten Gehirn besteht unter physiologischen Bedingungen eine enge Kopplung zwischen elektrophysiologischer Hirnaktivität, Stoffwechsel und zerebralem Blutfluss.

Merke
Das Gehirn ist auf eine kontinuierliche Blutversorgung angewiesen, weil es nicht über größere Energiespeicher verfügt. Über die Glykolyse und den Zitratzyklus verbraucht das Gehirn etwa 20 % des Glukoseangebots unseres Körpers.

Bei Sauerstoffmangel wird der Energiestoffwechsel von aerober auf **anaerobe Glykolyse** umgestellt. Die Folgen sind vermehrte Laktatbildung und Glutamatfreisetzung. Etwa die Hälfte des Gesamtenergieumsatzes des Gehirns wird für die Aufrechterhaltung der Funktion zellulärer Ionenpumpen benötigt, die die neuronalen Membranpotenziale aufrecht erhalten. Die andere Hälfte wird für energieabhängige strukturelle Prozesse verwendet, insbesondere die Synthese und post-translationale Modifikation von Proteinen.

2.1 Ischämische Zellschädigung: Konzept der Penumbra

Beim ischämischen Schlaganfall kommt es im Gehirn zu einer fokalen Durchblutungsstörung, die einen mehr oder weniger kontinuierlichen Gradienten des Blutflusses von der ischämischen Kernzone hin zur Randzone, der so genannten Penumbra, aufweist (Hossmann u. Traystman 2008; Abb. 2.**1**). In der **ischämischen Kernzone** ist die Blutflussstörung am stärksten ausgeprägt (Blutfluss typischerweise <10 ml/100 g/min; Abb. 2.**1**). Das Gewebe ist elektrisch inaktiv, der zelluläre ATP-Stoffwechsel bricht innerhalb weniger Minuten zusammen (Hossmann u. Traystman 2008). Im ischämischen Kerngebiet geht das Gewebe in der Regel rasch irreversibel durch **passive Zelltodmechanismen**, so genannte Nekrose, zugrunde. Hierbei kommt es zu einer Störung der zellulären Membranintegrität, weil die normalerweise vorhandenen Ionengradienten zusammenbrechen. Im Falle der Reperfusion des Hirngewebes gelingt es nicht, das in dieser Weise über längere Zeit vorgeschädigte Gewebe zu retten.

Die ischämische Kernzone ist von einer Randzone, der **Penumbra**, umgeben, in der die Blutflussstörung etwas weniger schwer ausgeprägt ist als im Infarktkern (zerebraler Blutfluss typischerweise zwischen 10 und 20 ml/100 g/min; Abb. 2.**1**). Der Energiestoffwechsel des Gewebes in dieser Region ist initial intakt. Das Gewebe ist dennoch funktionell und elektrophysiologisch gestört. Da das Gewebe energetisch zumindest in einem frühen Stadium vital ist (Hata et al. 2000a), kann eine Wiederherstellung des Blutflusses in dieser Phase zu einer Wiederherstellung der Funktion führen. Das Zeitintervall, in dem diese Rettung möglich ist, ist allerdings sehr begrenzt.

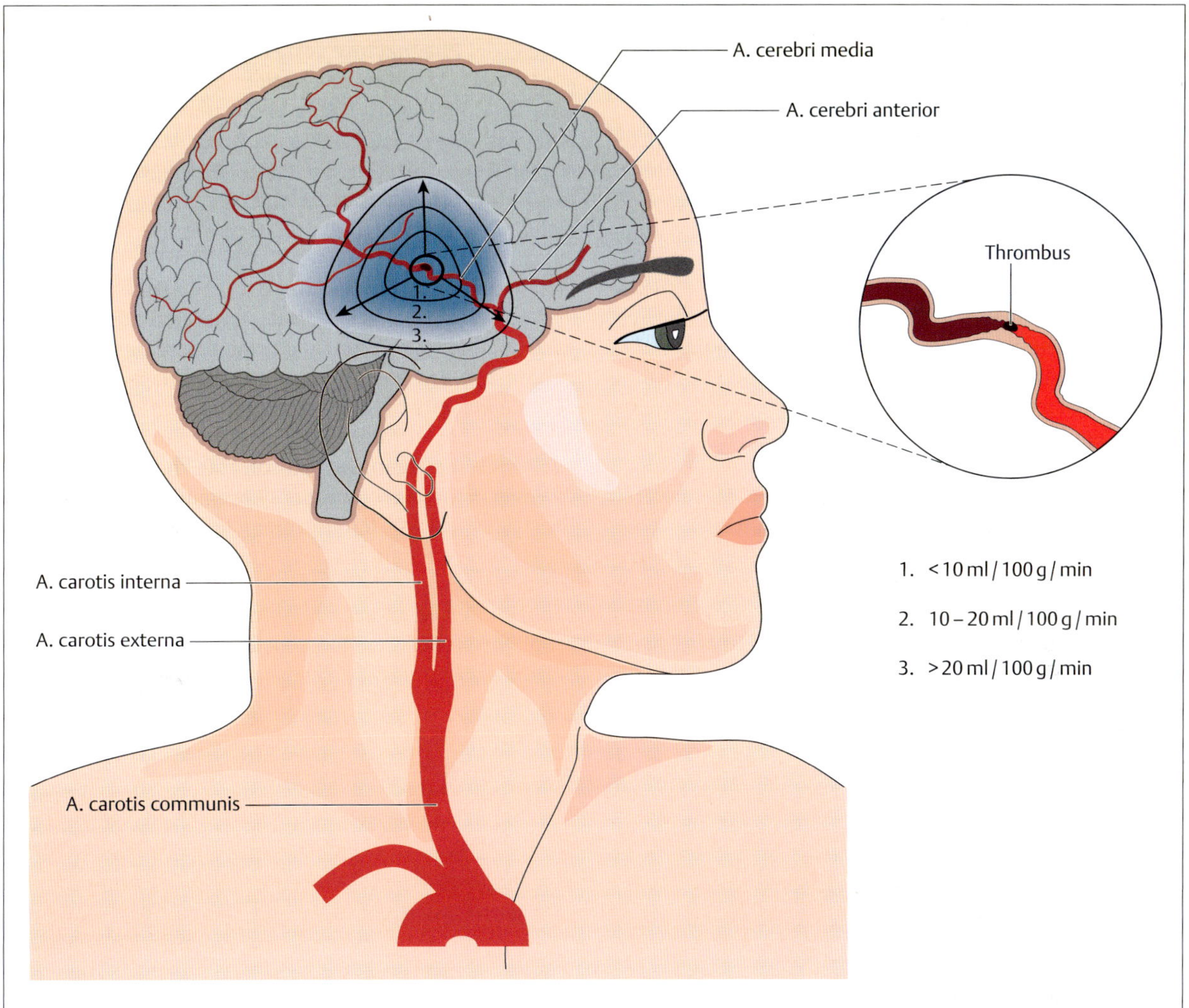

Abb. 2.**1** Konzept der ischämischen Kernzone und Randzone, der Penumbra. In der ischämischen Kernzone bricht der Energiestoffwechsel rasch irreversibel zusammen. In der Penumbra ist das Gewebe zunächst vital. Es unterliegt sekundärer Schädigung, sofern die Durchblutung nicht wiederhergestellt wird. 1= Infarktkern; 2= Penumbra; 3= Randzone des Infarkts.

Persistiert die Blutflussstörung, treten in der Penumbra sekundäre Schäden auf (Hata et al. 2000a). Im Falle einer kontinuierlichen Blutflussstörung geht die Penumbra in der Regel innerhalb eines Zeitintervalls von maximal 24 h unwiderruflich durch sekundäres Infarktwachstum zugrunde (Heiss 2000, Hossmann u. Traystman 2008). Dabei spielen erneut v. a. Nekrosemechanismen eine Rolle.

Im Falle der Wiederherstellung der Gewebeperfusion stabilisiert sich der zerebrale Energiestoffwechsel zunächst in recht erstaunlichem Ausmaß. Nach einer Latenz von wenigen Stunden bis Tagen kommt es jedoch zum Auftreten sekundärer Energiestoffwechselstörungen (Hata et al. 2000b), die einerseits erneut zu nekrotischem Zelluntergang führen. Andererseits wird v. a. in den äußeren Randzonen des Infarkts **programmierter Zelltod** (so genannte Apoptose) induziert (Namura et al. 1998, Hermann et al. 2001). Bei der Apoptose kommt es durch Aktivierung zytosolischer Proteasen, der so genannten Caspasen, zu Proteolyse und DNA-Fragmentierung, wodurch die Zellen sich selbst zerstören.

Merke

Es ist praktisch nicht möglich, das Gewebe in der Kernzone einer Ischämie vor dem Untergang zu bewahren. Deshalb zielen therapeutische Maßnahmen darauf ab, Sekundärschäden in der Umgebung des Infarkts, z. B. infolge Ödembildung oder hämorrhagischer Transformation, zu verhindern.

Ödembildung und hämorrhagische Transformation beobachtet man in der Klinik v. a. bei ausgedehnten Ischämien. Hämorrhagien werden zudem nach Gabe von Thrombolytika gefunden. Ödembildung und hämorrhagische

Transformation sind Resultat einer Integritätsstörung des Gefäßsystems und der dieses umgebenden Extrazellulärmatrix, die zum Eintreten von freier Flüssigkeit bzw. Blut in das Hirnparenchym führt.

Das Penumbrakonzept liegt dem in der Klinik gebräuchlichen Konzept des **„window of opportunity"** zugrunde, gemäß dem erfolgreiche auf das Gewebeüberleben ausgerichtete Therapien nur solange vielversprechend sind, wie die Penumbra fortbesteht (Baron 1999). Für thrombolytische Therapien wurden in der Vergangenheit Hinweise gefunden, dass das Zeitfenster, in dem ein klinisch günstiger Effekt zu erwarten ist, bei etwa 4,5 h liegt (Hacke et al. 2004). Die Wirksamkeit der Thrombolyse in diesem Zeitfenster wurde inzwischen in einer großen kontrollierten randomisierten Studie bestätigt (Hacke et al. 2008).

In der Klinik erhofft man sich, mithilfe MRT-basierter Methoden Gewebeareale zu identifizieren, in denen zwar eine Perfusionsstörung vorhanden ist, jedoch bislang keine irreversible Gewebeschädigung vorliegt. Zu diesem Zweck wird die diffusionsgewichtete MRT (angloamerikanisch: DWI), die als Korrelat struktureller Gewebeschädigung angesehen wird, mit der perfusionsgewichteten MRT (angloamerikanisch: PWI) kombiniert (Donnan u. Davis 2002, Abb. 31.**6** und 31.**7**; Kap. 31.2).

Merke
Mithilfe des so genannten DWI-/PWI-Mismatch-Konzepts wird versucht, durchblutungsgestörte Gewebeareale mit Rettungspotenzial (so genanntes „tissue at risk") zu identifizieren.

Leider definiert das **DWI-/PWI-Mismatch** die ischämische Penumbra nicht in optimaler Weise. So weist die DWI einerseits weiterhin vitale Gewebeareale nach, die dann in der Regel reversibel sind (Kidwell et al. 2003). Andererseits stuft PWI die Areale mit benigner Oligämie als ischämisch ein, was zu einer Überschätzung der tatsächlichen Penumbra führt (Kidwell et al. 2003). Zukünftige Untersuchungen werden zeigen müssen, ob das DWI-/PWI-Mismatch-Konzept in der Klinik nützlich ist.

2.2 Zerebrale Reorganisation

Die ischämische Penumbra ist gewöhnlich von einer Periinfarktzone umgeben, in der allenfalls eine milde Blutflussstörung besteht, sodass das Gewebe strukturell intakt bleibt. Im Rahmen der Gewebereorganisation kommt es in diesem Gewebeareal zur Aktivierung von Mikrogliazellen. Als Antwort auf die Mikrogliaaktivierung wandern Monozyten, Makrophagen und neutrophile Granulozyten in das Gewebe ein, die ihrerseits freie Sauerstoffradikale und pro-inflammatorische Zytokine freisetzen (del Zoppo et al. 2007). Diese Zellen spielen einerseits eine wichtige Rolle in der **Phagozytose von Zelldebris** und unterstützen andererseits die **Reorganisation der Extrazellulärmatrix** (del Zoppo et al. 2007). In der unmittelbaren Umgebung des Infarkts kommt es zudem zu reaktiven Veränderungen der Astrozyten, die innerhalb einiger Wochen zur **Ausbildung einer Infarktnarbe** führen. Die Entwicklung einer Infarktnarbe stellt für das Gewebe eine mechanische Barriere dar, die das Wiedererlangen der Gewebefunktionalität durch Aussprossen von Axonenbündeln erschwert.

In der Umgebung des sich demarkierenden Infarkts wird in den ersten Tagen nach einem Schlaganfall **Angiogenese**, d. h. das Aussprossen von Gefäßen, induziert, wodurch einerseits die Durchblutung in dem sich reorganisierenden Gewebeareal verbessert wird und andererseits **neuronale Reorganisationsprozesse** durch Freisetzung von Wachstumsfaktoren aus dem neu gebildeten Endothel erleichtert werden (Hermann u. Zechariah 2009). Auf diese Weise entsteht im Gehirn ein Milieu, in dem erfolgreiche Erholung möglich wird. Experimentelle Untersuchungen der vergangenen Jahre haben gezeigt, dass die Erholungsprozesse nach einem Schlaganfall außerordentlich dynamisch sind.

Merke
Die enge Interaktion zwischen den Neuronen und dem Gefäßsystem hat in den vergangenen Jahren zum Konzept der neurovaskulären Einheit geführt, gemäß dem neuronale Zellelemente nicht als isolierte Strukturen, sondern als Bestandteil von Gewebeverbänden betrachtet werden sollten (Hawkins u. Davis 2005).

Trophische Wechselwirkungen zwischen unterschiedlichen Zelltypen stellen vermutlich eine bislang nicht ausgeschöpfte Möglichkeit dar, Erholungsprozesse im Gehirn nach einem Schlaganfall zu fördern.

Angiogenese spielt nicht nur eine wichtige Rolle bei der post-ischämischen Gewebeerholung, sondern auch bei der **Atherosklerose**. Im Innern atherosklerotischer Plaques besteht ein **hypoxisches Milieu**, in dem pro-inflammatorische Zytokine und Wachstumsfaktoren freigesetzt werden. Diese Faktoren stimulieren das Aussprossen der Vasa vasorum, wodurch Atherogenese begünstigt wird. Vermutlich ist die Gefäßneubildung allerdings gerade im atherosklerotischen Gehirn wichtig, um der Rarefizierung des Gefäßsystems entgegenzuwirken. Inwieweit die gezielte Stimulation des Gefäßwachstums, also therapeutische Angiogenese, zur Schlaganfallbehandlung genutzt werden kann, muss zunächst in experimentellen Studien überprüft werden.

Axonale Plastizität, also das Aussprossen von Axonen und Axonenkollateralen, besitzt in der Embryonalphase eine Schlüsselbedeutung bei der Organisation des Säugetiergehirns. Etwa mit dem Zeitpunkt der Geburt werden im Gehirn v. a. auf Gliazellen inhibitorische Proteine exprimiert, die dafür verantwortlich sind, dass zentralnervöse Axonen nur noch sehr begrenzt aussprossen (Buchli u. Schwab 2005). Nach einer Hirnschädigung infolge eines ischämischen Schlaganfalls oder eines Hirntraumas werden embryonale genetische Programme reaktiviert (Buchli u. Schwab 2005).

Untersuchungen der vergangenen Jahre haben gezeigt, dass diese Mechanismen erfolgreich zur Stimulation von Erholungsprozessen genutzt werden können. So führte die Gabe neutralisierender Antikörper, die gegen oligodendrogliale Wachstumsinhibitoren gerichtet sind, beim experimentellen Schlaganfall bei Nagern zu einer verbesserten Funktionserholung (Wiessner et al. 2003, Abb. 2.**2**). Derzeit befinden sich derartige Antikörper in klinischer Testung.

Synaptische Plastizität bildet im adulten Gehirn die Grundlage für Prozesse der Langzeit-Potenzierung (LTP) und Langzeit-Depression (LTD), die der Gedächtnisbildung zugrunde liegen. LTP verstärkt neuronale Synapsenverbindungen, LTD schwächt diese ab. Beide Prozesse befinden sich in einem dynamischen Gleichgewicht. Synaptische Plastizität wird infolge eines Schlaganfalls induziert (Carmichael et al. 2005). Synaptogenese wird für die gebrauchsabhängige (so genannte Hebb'sche) Plastizität verantwortlich gemacht (Butz et al. 2009). So genannte Hebb'sche Synapsen haben die Eigenschaft, bei simultaner Erregung ihre Verbindung zu stärken, wodurch sich zeitgleich die kortikale Repräsentation der mit den Synapsen in Verbindung stehenden Körperregion vergrößert (Abb. 2.**3**). Bei Nichtverwendung eines Körperteils kommt es zum Verlust der Synapsenverbindung und in der Folge zur Atrophie der zugehörigen Kortexrepräsentation (Abb. 2.**3**).

Merke

Vor dem Hintergrund des Phänomens der gebrauchsabhängigen Plastizität wurde die so genannte „constraint-induced therapy" entwickelt (Kreisel et al. 2007), die in manchen Kliniken zur Behandlung des Schlaganfalls eingesetzt wird. Bei dieser Therapie wird die gelähmte Körperseite gezielt stimuliert, was über die Stärkung synaptischer Verbindungen zu funktioneller Verbesserung führt.

Fazit

Pathophysiologische Konzepte haben in den vergangenen 2 Jahrzehnten Grundlagen für die Entwicklung moderner Schlaganfalltherapien gelegt. Mit dem Konzept der ischämischen Penumbra wurde die Entwicklung der Thrombolyse erst möglich. Leider ist es bislang nicht gelungen, neuroprotektive Strategien erfolgreich in der Klinik zu etablieren. Vielversprechende Ansätze aus Tierversuchen ließen sich nicht auf den Menschen übertragen. Hoffnungen für Durchbrüche in der Schlaganfallbehandlung werden derzeit insbesondere mit restaurativen Therapien verknüpft, die auf die Stimulation zerebraler Reorganisationsprozesse und neuronaler Plastizität abzielen. Diesbezügliche Strategien werden eingehender in Kapitel 4.10 behandelt.

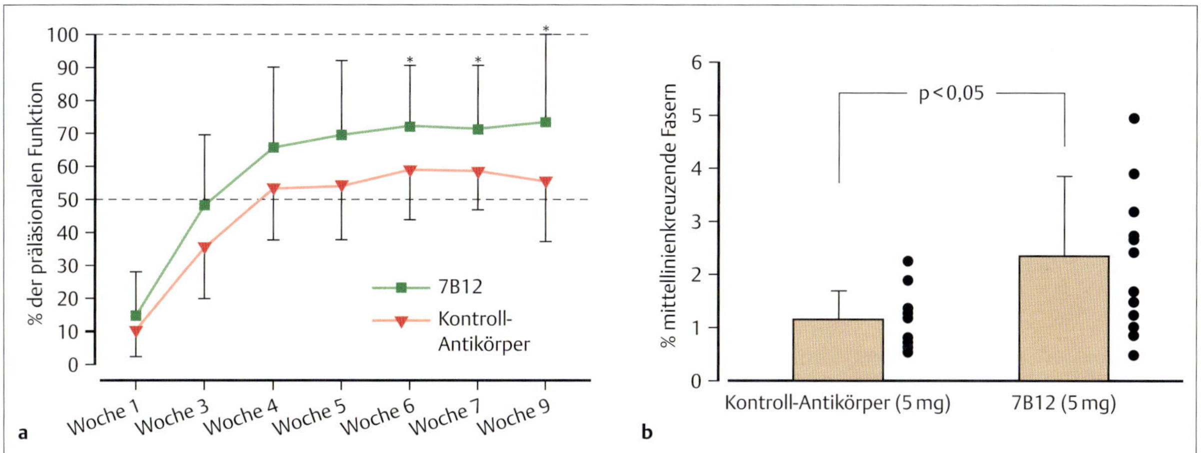

Abb. 2.**2a, b** Konzept der axonalen Plastizität. Einfluss eines neutralisierenden Antikörpers (7B12), der gegen das oligodendrogliale Protein Nogo-A gerichtet ist, auf die neurologische Funktionserholung (**a**) und die kortikospinale Plastizität (**b**) beim experimentellen Schlaganfall der Ratte. Zu beachten sind die verbesserte Funktionserholung im so genannten Pellet grasping-Test und die Zunahme der Dichte mittellinienkreuzender kontraläsionärer Pyramidenbahnfasern in Höhe des Zervikalmarks bei Tieren, die mit dem Antikörper therapiert sind (Quelle: Wiessner et al. 2003). Daten sind Mittelwerte ± Standardabweichung.

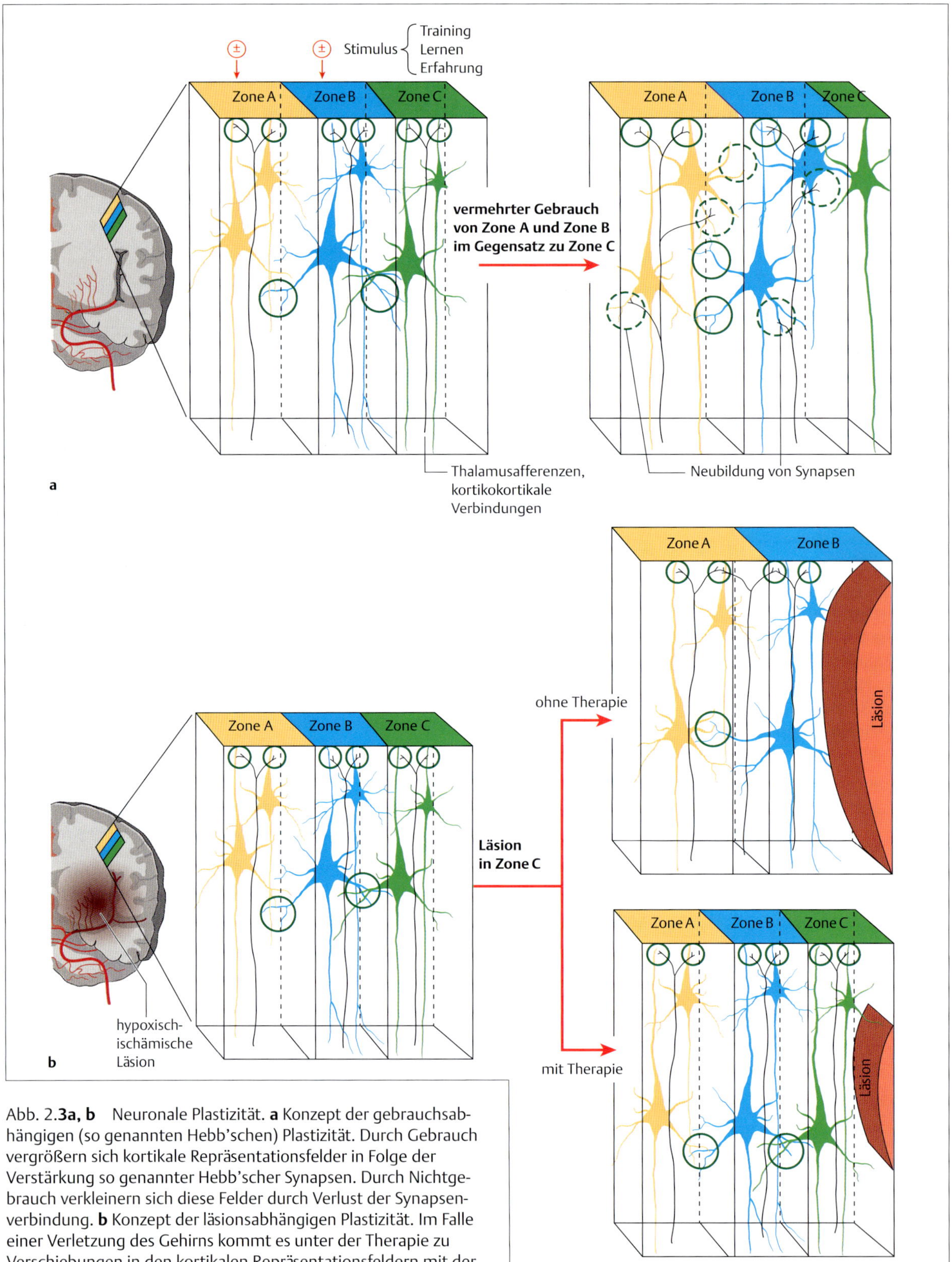

Abb. 2.**3a, b** Neuronale Plastizität. **a** Konzept der gebrauchsabhängigen (so genannten Hebb'schen) Plastizität. Durch Gebrauch vergrößern sich kortikale Repräsentationsfelder in Folge der Verstärkung so genannter Hebb'scher Synapsen. Durch Nichtgebrauch verkleinern sich diese Felder durch Verlust der Synapsenverbindung. **b** Konzept der läsionsabhängigen Plastizität. Im Falle einer Verletzung des Gehirns kommt es unter der Therapie zu Verschiebungen in den kortikalen Repräsentationsfeldern mit der Folge der Funktionsrestitution.

Literatur

Baron JC. Mapping the ischaemic penumbra with pet: Implications for acute stroke treatment. Cerebrovasc Dis 1999;9:193–201

Buchli AD, Schwab ME. Inhibition of Nogo: a key strategy to increase regeneration, plasticity and functional recovery of the lesioned central nervous system. Ann Med 2005;37:556–567

Butz M, Wörgötter F, van Ooyen A. Activity-dependent structural plasticity. Brain Res Rev 2009;60:287–305

Carmichael ST, Archibeque I, Luke L, Nolan T, Momiy J, Li S. Growth-associated gene expression after stroke: evidence for a growth-promoting region in peri-infarct cortex. Exp Neurol 2005;193:291–311

Czosnyka M, Brady K, Reinhard M, Smielewski P, Steiner LA. Monitoring of cerebrovascular autoregulation: facts, myths, and missing links. Neurocrit Care 2009;10:373–386

del Zoppo GJ, Milner R, Mabuchi T, et al. Microglial activation and matrix protease generation during focal cerebral ischemia. Stroke 2007;38(Suppl):646–651

Donnan GA, Davis SM. Neuroimaging, the ischaemic penumbra, and selection of patients for acute stroke therapy. Lancet Neurol 2002;1:417–425

Hacke W, Donnan G, Fieschi C, et al. ATLANTIS Trials Investigators; ECASS Trials Investigators; NINDS rt-PA Study Group Investigators. Association of outcome with early stroke treatment: pooled analysis of ATLANTIS, ECASS, and NINDS rt-PA stroke trials. Lancet 2004;363:768–774

Hacke W, Kaste M, Bluhmki E, et al.; ECASS Investigators. Thrombolysis with alteplase 3 to 4.5 hours after acute ischemic stroke. N Engl J Med 2008;359:1317–1329

Hata R, Maeda K, Hermann D, Mies G, Hossmann KA. Dynamics of regional brain metabolism and gene expression after middle cerebral artery occlusion in mice. J Cereb Blood Flow Metab 2000a;20:306–315

Hata R, Maeda K, Hermann D, Mies G, Hossmann KA. Evolution of brain infarction after transient focal cerebral ischemia in mice. J Cereb Blood Flow Metab 2000b;20:937–946

Hawkins BT, Davis TP. The blood-brain barrier/neurovascular unit in health and disease. Pharmacol Rev 2005;57:173–185

Heiss WD. Ischemic penumbra: evidence from functional imaging in man. J Cereb Blood Flow Metab 2000;20:1276–1293

Hermann DM, Kilic E, Hata R, Hossmann KA, Mies G Relationship between metabolic dysfunctions, gene responses and delayed cell death after mild focal cerebral ischemia in mice. Neuroscience 2001;104:947-955

Hermann DM, Zechariah A. Implications of vascular endothelial growth factor for post-ischemic neurovascular remodelling. J Cereb Blood Flow Metab 2009;29:1620–1643.

Hossmann KA, Traystman RJ. Chapter 4: Cerebral blood flow and the ischemic penumbra. Handb Clin Neurol 2008;92:67–92

Kidwell CS, Alger JR, Saver JL. Beyond mismatch: evolving paradigms in imaging the ischemic penumbra with multimodal magnetic resonance imaging. Stroke 2003;34:2729–2735.

Kim-Han JS, Kopp SJ, Dugan LL, Diringer MN. Perihematomal mitochondrial dysfunction after intracerebral hemorrhage. Stroke 2006;37:2457–2462

Kreisel SH, Hennerici MG, Bäzner H. Pathophysiology of Stroke Rehabilitation: The Natural Course of Clinical Recovery, Use-Dependent Plasticity and Rehabilitative Outcome. Cerebrovasc Dis 2007;23:243–255

Namura S, Zhu J, Fink K, Endres M, Srinivasan A, Tomaselli KJ, Yuan J, Moskowitz MA. Activation and cleavage of caspase-3 in apoptosis induced by experimental cerebral ischemia. J Neurosci 1998;18:3659–3668

Wiessner C, Bareyre FM, Allegrini PR, et al. Anti-Nogo-A antibody infusion 24 hours after experimental stroke improved behavioral outcome and corticospinal plasticity in normotensive and spontaneously hypertensive rats. J Cereb Blood Flow Metab 2003;23:154–165

3 Klinische Symptome und Syndrome in der vaskulären Neurologie

Claudio L. Bassetti, Dirk M. Hermann

Merke

Eine sorgfältige Anamnese und klinische Untersuchung erlauben, das klinische Syndrom eines Patienten zu erfassen und die Topografie einer Hirnläsion einzugrenzen.

In wenigen Gebieten der Neurologie kann die Wichtigkeit von Anamnese und klinischer Untersuchung besser als bei der Diagnose zerebrovaskulärer Erkrankungen demonstriert werden. Trotz großer Fortschritte in der Neuroradiologie bleibt eine zuverlässige klinische Beurteilung von Patienten mit vaskulären Erkrankungen von herausragender Bedeutung. Dies ist insbesondere der Fall, weil es sich in den allermeisten Situationen um **akute Krankheitsmanifestationen** handelt, die eine rasche und zuverlässige Einordnung und darauf basierend die korrekte und **unverzügliche Therapie** erfordern. Im ersten Teil dieses Kapitels werden die wichtigsten Manifestationen zerebrovaskulärer Erkrankungen zusammengefasst. Im zweiten Teil werden die wichtigsten vaskulären Syndrome beschrieben, die es dem Kliniker erlauben, vom klinischen Syndrom zur topografischen Diagnose rückzuschließen.

3.1 Zerebrovaskuläre Symptome und klinische Zeichen

Merke

Gemeinsames Kennzeichen ischämischer und hämorrhagischer Schlaganfälle ist, dass sich die neurologischen Ausfälle plötzlich (in der Regel schlagartig) manifestieren. In Kenntnis der Neuroanatomie erlaubt die klinische Symptomatik meist relativ präzise Rückschlüsse auf die Topografie einer Hirnläsion. Auf der anderen Seite bietet die Klinik nur geringe Diskriminationskraft bezüglich der Ätiologie einer Erkrankung.

Vigilanz, Bewusstsein und Schlaf

Eine leicht verminderte Vigilanz (Wachheit) mit verstärkter Schläfrigkeit wird relativ häufig in der Akutphase eines Schlaganfalls beobachtet und ist topografisch wenig spezifisch. Eine deutlich verminderte Vigilanz im Sinne eines Sopor oder Koma weist hingegen auf einen großen Hemisphäreninfarkt mit raumforderndem Ödem und Mittellinienverlagerung oder auf einen bilateralen Hirnstamminfarkt hin. Im ersten Fall tritt die Bewusstseinstrübung mehrere Stunden bis Tage nach den Erstsymptomen mit Pupillenasymmetrie und asymmetrischem motorischem Befund auf. Im zweiten Fall kann die Bewusstseinsstörung zu den Erstmanifestationen des Schlaganfalls gehören und innerhalb weniger Minuten auftreten.

Eine **Hypersomnie** wird diagnostiziert, wenn der Patient nach einem Schlaganfall eine Erhöhung des Schlafbedürfnis um ≥2 h pro Tag angibt. Thalamische und mesenzephale Infarkte oder Blutungen können ebenso wie seltener Insulte anderer Topografie (Pons, Basalganglien, Centrum semiovale) zu einer Hypersomnie führen.

Tagesschläfrigkeit entspricht einer persistierenden, d. h. über Wochen oder Monate nach dem Schlaganfall anhaltenden, erhöhten Einschlafneigung mit oder ohne Hypersomnie. Tagesschläfrigkeit sollte abgegrenzt werden von **Müdigkeit**, worunter man subjektives Missbehagen, assoziiert mit einer Antriebsstörung mit rascher Ermüdbarkeit, meist ohne eigentliche Einschlafneigung, versteht. Müdigkeit wird von 20–40 % aller Schlaganfallpatienten angegeben. Eine Depression sollte immer zunächst ausgeschlossen werden.

Motorik und Sensibilität der Extremitäten

Distal- und armbetonte sensomotorische Ausfälle weisen meist auf eine Läsion im Kortex oder Centrum semiovale hin. Motorisch werden bei kortikalen Läsionen im so genannten Handknoten-Bereich gelegentlich nur diskrete Hand- oder Fingerparesen mit pseudoperipherem Ausfallmuster beobachtet (ulnaris- oder radialisähnlich oder auch nervenwurzeldominiert) (Abb. 3.**1**).

Bei frontalen Läsionen steht die Hemiparese evtl. mit proximaler und Beinbetonung (Abb. 3.**2**). Bei parietalen

Läsionen werden typischerweise **diskriminative sensible Störungen** gefunden (Stereognosie, Lagesinn, Graphästhesie). Die Motorik kann in Form einer **Störung der Feinmotorik** der Finger betroffen sein.

Hemikorporelle sensomotorische Ausfälle sind entweder auf eine ausgedehnte Hemisphärenschädigung oder auf eine lakunäre Läsion aufsteigender oder absteigender Bahnsysteme zurückzuführen. Motorisch sind die proximalen und distalen Muskeln oft im ähnlichen Ausmaß betroffen. Sensible Störungen betreffen oft alle Modalitäten, auch am Körperstamm.

So genannte **„Pure motor strokes"** oder **„Pure sensory strokes"** können durch subkortikale, in der Capsula interna, im Thalamus oder im Pons gelegene Infarkte bedingt sein und sind durch ausschließlich motorische oder sensible Ausfälle charakterisiert.

Eine **Extremitätenataxie** ist in der Regel auf eine Schädigung im Bereich des Kleinhirns, der aufsteigenden spinozerebellären Fasersysteme oder der im Lemniscus medialis lokalisierten bulbothalamischen Fasersysteme zurückzuführen.

Stand und Gang sind bei motorischen Ausfällen oft beeinträchtigt. Eine Stand- /Gehunfähigkeit bei im Wesentlichen unauffälligem Neurostatus im Liegen ist meist als Stammataxie im Rahmen eines zerebellären Infarkts des Oberwurms einzuordnen.

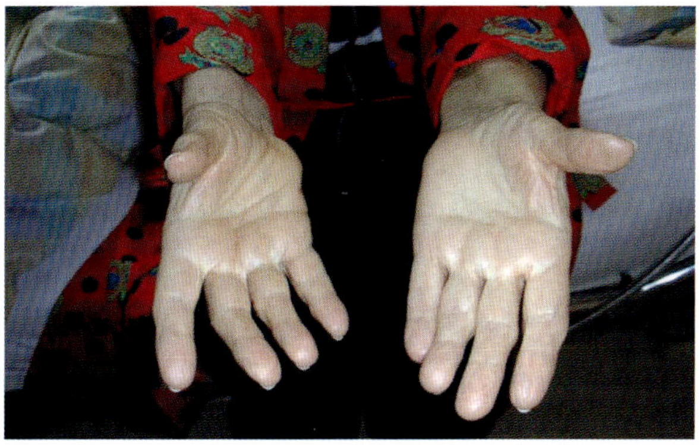

Abb. 3.1 80-jährige Frau mit einer plötzlich aufgetretenen diskreten Handschwäche rechts. Klinisch findet sich eine distale Handparese mit Unterarmpronation, Fingerabduktion und Daumenadduktion im Positionsversuch rechts. Ein kleiner kortikaler ischämischer Infarkt im so genannten Handknoten-Bereich wurde nachgewiesen.

Sprache

Bei der **Dysarthrie** handelt es sich um ein unspezifisches Symptom, das durch eine Sprechundeutlichkeit bei ansonsten erhaltener Sprache charakterisiert ist. Die Dysarthrie, die bei Hirninfarkten selten einmal auch isoliert auftreten kann, hat keine topografische Spezifität. Sie gilt klassischerweise als Zeichen einer Hirnstammläsion, kann aber auch bei in der Regel subkortikalen supratentoriellen und zerebellären Läsionen beider Hemisphären beobachtet werden.

Eine **Aphasie** weist in der Regel auf einen linkshemisphärischen Infarkt hin. Bei Linkshändern sowie bei vorbestehenden Infarkten der linken Hemisphäre auch bei Rechtshändern kann eine Aphasie jedoch gelegentlich auch aus einem rechtshemisphärischen Infarkt resultieren.

Eine genaue topografische Diagnostik der Aphasie ist in der Akutphase nicht immer möglich (Willmes u. Poeck

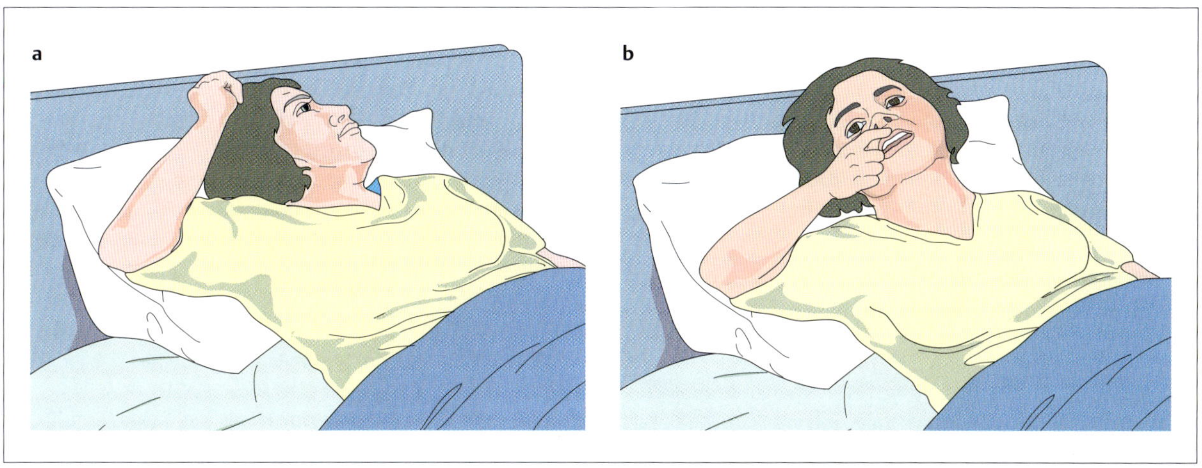

Abb. 3.2a, b 70-jährige Frau mit ischämischem Infarkt im Versorgungsgebiet der A. cerebri media links. Klinisch Nachweis einer ideomotorischen Apraxie bei leichter brachio-kruraler Hemiparese rechts und leichter motorischer Aphasie. **a** Reaktion der Patientin auf die Aufforderung „Zeigen Sie, wie Sie sich mit einem Kamm die Haare kämmen würden". **b** Reaktion auf die Aufforderung „Zeigen Sie, wie Sie sich mit einer Zahnbürste die Zähne reinigen würden". In beiden Fällen gebraucht die Patientin zur Erfüllung der Aufgabe den eigenen Körper, anstatt vorzumachen, wie sie das Objekt (Kamm, Zahnbürste) in der Hand halten würde. Für diese Vorgehensweise wird in der französisch-sprachigen Neurologie die Bezeichnung „le corps pour objet" verwendet.

1993). Aphasien mit vermindertem Sprachfluss (motorische oder nicht fluente **Aphasie vom Broca-Typ**) sind häufiger bei prärolandischen Läsionen, während Aphasien mit erhaltenem Sprachfluss (sensomotorische oder fluente **Aphasie vom Wernicke-Typ**) auf postrolandische Infarkte hinweisen. Patienten mit einer nonfluenten Aphasie weisen oft auch eine **bukko-linguale Apraxie** auf. Benennungsstörungen (Anomie) sind häufig, haben aber keine topografische Spezifität.

Aphasien mit erhaltener Fähigkeit des Nachsprechens (**transkortikale Aphasie**) weisen auf eine Läsion außerhalb der perisylvischen Region hin, bei der das Broca- und das Wernicke-Sprachzentrum und ihre Verbindung verschont bleiben. Eine ausgeprägte Störung des Nachsprechens (**Leitungsaphasie**) ist typisch für Läsionen des Gyrus supramarginalis im unteren vorderen Parietallappen oder im Inselbereich. Das Syndrom der **Agraphie mit Alexie** ist charakteristisch für eine Läsion im Gyrus angularis des unteren hinteren Parietallappens. Eine **isolierte Agraphie** kann bei Frontallappeninsulten, eine **isolierte Akalkulie** bei Parietalinsulten beobachtet werden (Ferro 2001).

Anarthrie, d.h. fehlende Sprache bei erhaltenem Bewusstsein, ist in der Akutphase einer Aphasie nicht selten, v.a. bei jüngeren Patienten. Ein persistierender Mutismus, meist mit Apathie und Akinesie assoziiert (**akinetischer Mutismus**), weist auf eine ungenügende motorische Aktivierung durch aszendierende retikuläre Leitungsbahnen hin. Mutismus kommt bei bilateralen frontalen, subkortikalen oder thalamo-mesenzephalen Infarkten vor (Bassetti u. Bogousslavsky 1996).

Kognitive Störungen

Akute Verwirrtheit, charakterisiert durch gestörte Aufmerksamkeit und Orientierung, tritt v.a. bei rechtshemisphärischen (insbesondere temporalen und frontalen) Infarkten auf, kann aber auch bei linkshemisphärischen sowie bei okzipitalen und thalamo-mesenzephalen Infarkten beobachtet werden (Ferro 2001). Bis zu 20–30% aller Patienten weisen im Akutstadium ihres Schlaganfalls Verwirrtheitssymptome auf.

> **Merke**
> Bei akuter Verwirrtheit im Rahmen eines Schlaganfalls sollten, insbesondere wenn diese mit einer Minderung der Vigilanz assoziiert ist, Elektrolytentgleisungen, metabolische Störungen (Hypo-/Hyperglykämie, Schilddrüsendysfunktion, Niereninsuffizienz), Infektionen (Zystitis, Pneumonie), medikamentöse Nebenwirkungen und epileptische Anfälle als Ursache oder Triggerfaktoren ausgeschlossen werden.

Gedächtnisstörungen bei Schlaganfallpatienten können im Rahmen eines Verwirrtheitssyndroms oder, bei älteren Patienten, einer vorbestehenden Demenz gesehen werden. Schwerere **Amnesien** können direkte Folge von Läsionen im mesialen Frontallappen und paramedianen Thalamus sein.

Apraxien sind Störungen der Bewegungsdurchführung bei erhaltener Motorik im Gesichts- (z.B. Herausstrecken der Zunge, Zähne zeigen, Pfeifen) oder Extremitätenbereich (z.B. Zähne putzen, Zigaretten rauchen) (Abb. 3.**2**). Diese so genannte faziobukkolinguale bzw. ideomotorische Apraxie ist häufig. Sie kommt fast ausschließlich bei linkshemisphärischen Infarkten und praktisch immer vergesellschaftet mit einer Aphasie vor.

Für den rechtshemisphärischen Infarkt ist der Nachweis eines **taktilen Hemineglects** der linken Körperseite typisch. Der taktile Neglect kann durch bilaterale simultane Prüfung der Sensibilität nachgewiesen werden. Weitere typische Symptome eines rechtshemisphärischen Infarkts sind die **Anosognosie** (fehlende Einsicht ins Kranksein), die **Impersistenz** (Unfähigkeit des Verharrens z.B. bei Augenschluss, Zungenprotrusion, Händegreifen) und eine **Raumsinnstörung**.

Visuelles System

Akute Sehstörungen werden nicht selten von Schlaganfallpatienten angegeben. Ihre Deutung ist nicht immer einfach.

Eine Beeinträchtigung der **Sehkraft** wird bei Ischämien der Retina und des Sehnerven beobachtet. Bei transienten Störungen der Sehkraft ist es anamnestisch oft schwierig nachzuvollziehen, ob die Störung monokulär **(Amaurosis fugax)** oder binokulär (**homonyme Hemianopsie** im Rahmen einer zerebralen Ischämie) aufgetreten ist.

Gesichtsfeldausfälle können das einzige Symptom eines retinalen oder parieto-okzipitalen Insults sein. Homonyme Gesichtsfeldausfälle sprechen für eine retrochiasmale Schädigung, heteronyme bitemporale Gesichtsfeldausfälle für eine Schädigung im Bereich des Chiasma opticum.

Der **visuelle Hemineglect** wird bei Läsionen in sekundären visuellen Kortexarealen beider Hemisphären beobachtet. Er kann durch bilaterale Prüfung der Wahrnehmung simultaner Reize in beiden Gesichtshälften nachgewiesen werden. Störungen des Erkennens wahrgenommener Objekte (**visuelle Agnosie**) sowie optische Halluzinationen weisen ebenfalls auf eine Schädigung sekundärer visueller Kortexareale hin (Abb. 3.**3**).

Pupillen. Eine Pupillenasymmetrie bei Schlaganfallpatienten ist meist durch eine Okulomotoriusparese oder ein Horner-Syndrom bedingt.

Eine **Okulomotoriusparese** kann durch eine faszikuläre oder nukleäre Läsion im Mittelhirn oder durch eine Nervenkompression außerhalb des Hirnstamms (z.B. Aneurysma) hervorgerufen sein. Bei nukleären Läsionen findet man in der Regel zusätzlich zur homolateralen Augen-

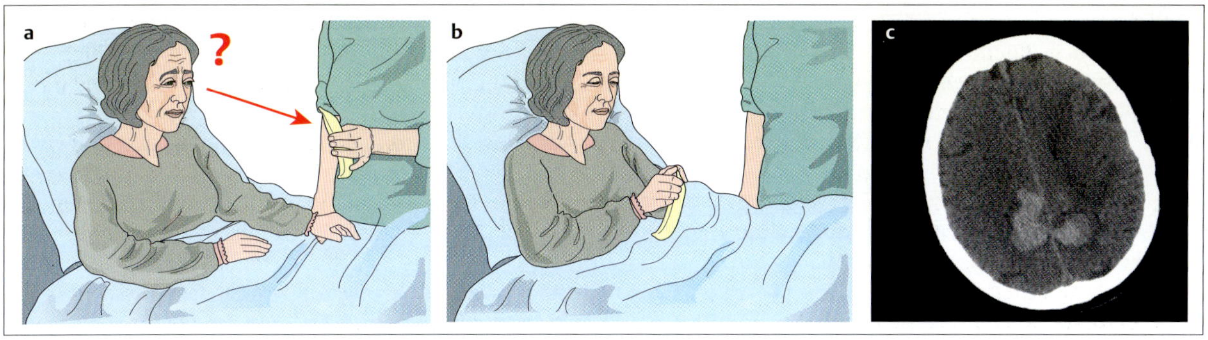

Abb. 3.**3a–c** 74-jährige Frau mit bilateraler parieto-okzipitaler Blutung (**c**) vermutlich im Rahmen einer Amyloidangiopathie. Klinisch wird ein Balint-Syndrom mit visueller Agnosie nachgewiesen. Die Patientin erkennt eine Banane visuell nicht (**a**), jedoch durch Betasten (**b**).

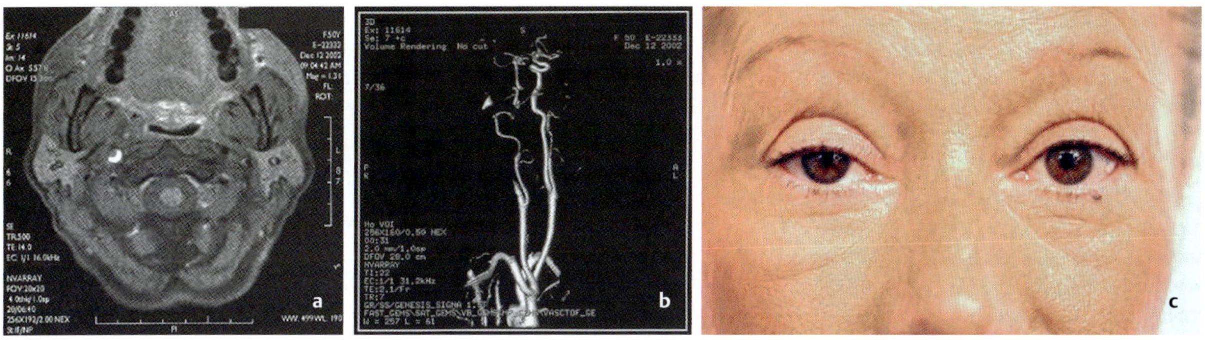

Abb. 3.**4a–c** 50-jährige Frau mit spontaner Karotisdissektion rechts (Bildgebung **a, b**) mit rechtsbetonten Hals- und Gesichtsschmerzen und einem Horner-Syndrom rechts (**c**).

muskellähmung eine bilaterale Ptose, eine Mydriasis und eine Blickparese nach oben (Rectus-superior-Parese).

Ein **Horner-Syndrom** mit oder ohne Schweißsekretionsstörung weist entweder auf eine perikarotideale Schädigung bei Karotisdissektion oder auf einen ipsilateralen Hirnstamminfarkt (meist im Tegmentum der Medulla oblongata) hin (Abb. 3.**4**).

Augenmotorik. Eine **Déviation conjuguée** (Blickwendung) zum Herd hin (weg von der paretischen Seite), die mit okulozephalen Manövern überwunden werden kann, ist für Hemisphäreninfarkte typisch. Die Déviation conjuguée ist bei prärolandischen und rechtshemisphärischen Läsionen ausgeprägter und weist meist auf einen ausgedehnten Infarkt hin (De Renzi et al. 1982) (Abb. 3.**5**). Bei pontinen Läsionen hingegen liegt eine Déviation conjuguée vom Herd weg vor, welche in der Regel bei okulozephalen Manövern persistiert.

Das isolierte Adduktionsdefizit eines Auges mit verzögerter Blickfolge des betroffenen Auges und Nystagmus des anderen (abduzierenden) Auges wird **internukleäre Ophthalmoplegie** (INO) genannt und weist auf eine paramediane tegmentale pontine Läsion hin.

Eine **vertikale Blickparese** weist auf eine Läsion im thalamomesenzephalen Bereich hin (Abb. 3.**6**). Vertikale Blickparesen nach unten sind bei derartigen Läsionen stets bilateral.

Der Nachweis eines **Nystagmus** ist typisch für eine infratentorielle Läsion (Hirnstamm, Kleinhirn). Eine genaue topografische Diagnose innerhalb dieser Strukturen ist bis auf wenige Ausnahmen unzuverlässig. Ein Upbeat-Nystagmus wird bei ponto-mesenzephalen und zerebellären, ein Downbeat-Nystagmus bei pontomedullären und ein Konvergenz-Nystagmus bei mesenzephalen Läsionen beobachtet.

Hirnnerven

Hirnnervenausfälle weisen oft auf eine Hirnstammläsion hin. Sie können selten als **isoliertes nukleäres oder faszikuläres Syndrom** bei ipsilateralen mesenzephalen (III, IV), pontinen (V–VIII) und medullären (V, IX–XII) Infarkten auftreten. Häufiger ist ihre Assoziation mit ipsi- und kontralateralen Ausfällen (gekreuzte Syndrome). Hirnnervenausfälle können aber durch supranukleäre Läsio-

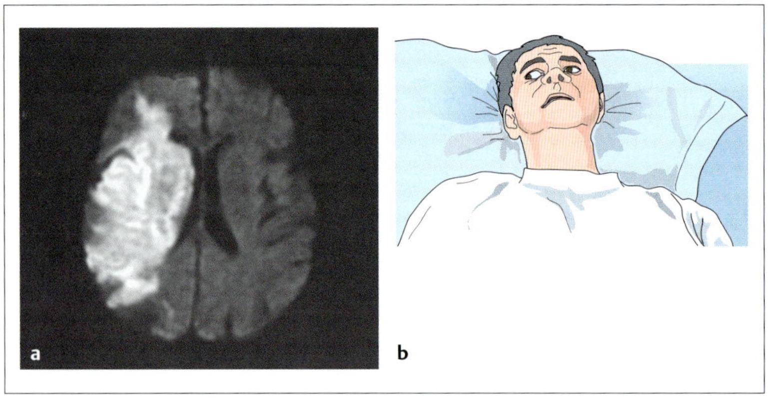

Abb. 3.**5a, b** 71-jähriger Mann mit ischämischem Infarkt im Versorgungsgebiet der A. cerebri media rechts (**a**). Klinisch Nachweis einer Deviation conjugée nach rechts („zum Herd hin", **b**) bei ausgeprägter Hemiparese links mit multimodalem Neglect und Anosognosie.

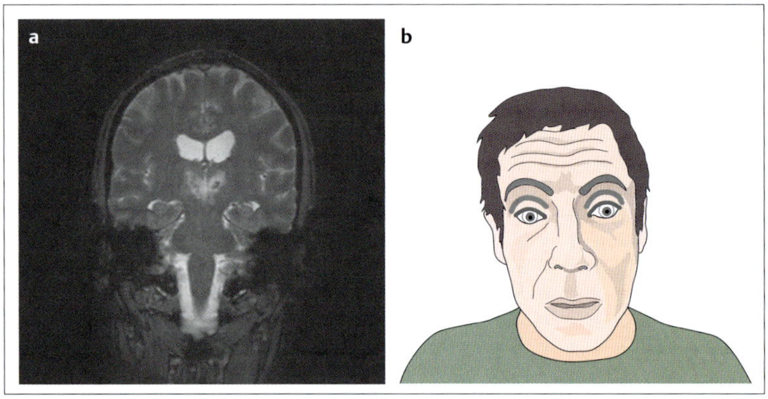

Abb. 3.**6a, b** 65-jähriger Mann mit bilateralem paramedianem thalamischem Infarkt (**a**). Die Klinik beinhaltet eine vertikale Blickparese (**b**) bei des Weiteren bestehender Hypersomnie mit leichten kognitiven Störungen.

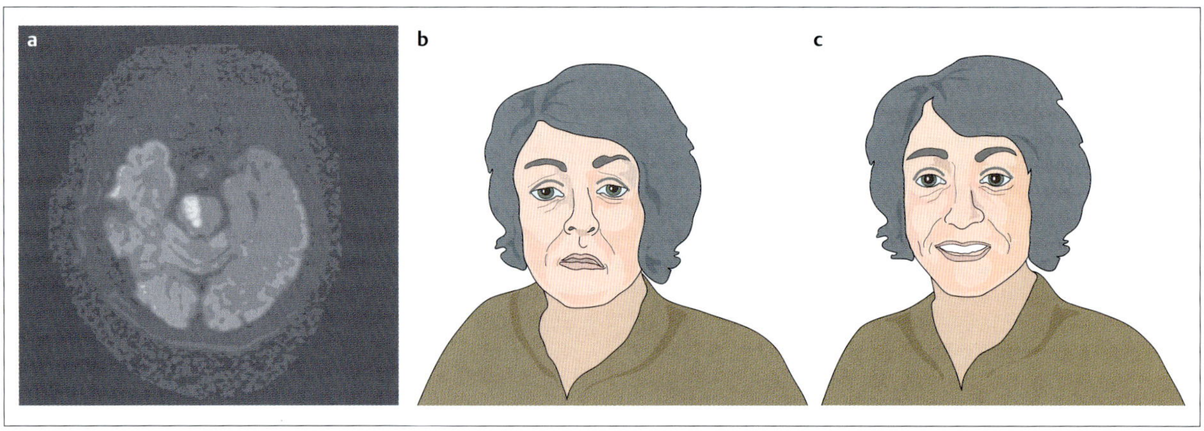

Abb. 3.**7a–c** 76-jährige Frau mit paramedianem Ponsinfarkt rechts (**c**). Klinisch Nachweis einer Fazialisparese links bei leichter Extremitätenparese links und Dysarthrie. Die Fazialisparese erscheint weniger ausgeprägt beim Lachen (**b**) als in Ruhe (**a**; so genannte „dissociation automatico-volontaire").

nen bedingt sein. Am häufigsten ist eine **zentrale Fazialisparese**, bei der der Frontalast relativ ausgespart ist und die unter Umständen auch isoliert bei Läsionen vom Kortex bis hin zur Medulla auftreten kann (Hopf et al. 1990). Bei kortikalen, seltener aber auch pontinen Läsionen ist die mimische Gesichtsinnervation oft besser als die Willkürinnervation (**Dissociation automatico-volontaire**) (Abb. 3.**7**).

Eine **Gesichtshypästhesie** ohne ipsilaterale Extremitätenhypästhesie weist meist auf eine Läsion im lateralen kaudalen Hirnstamm hin (oft nur Temperatur und Schmerz betroffen) (Bassetti u. Bogousslavsky 1996).

Eine akute **Hörminderung** wird bei Läsionen im Versorgungsgebiet der zerebellären Arterien beobachtet.

Schwindel wird von Schlaganfallpatienten relativ häufig angegeben, oftmals ohne Begleitbeschwerden. Bei ungerichtetem (d.h. nicht systematisiertem) Schwindel wird eine Läsion im Hirnstamm-, Kleinhirn- oder Hemisphärenbereich eher selten gefunden.

Eine akute **bulbäre Paralyse** mit Dysphagie, Dysarthrie, Heiserkeit und Singultus ist typisch für eine dorsolaterale medulläre Läsion. Eine akute pseudobulbäre Paralyse mit zentraler Zungenparese (pharyngo-palatoglossal palsy) kann auch bei meist bilateralen pontinen, subkortikalen und kortikalen (dann meist operkulären) Infarkten auftreten.

Eine periphere **Zungenparese** (Deviation zum Herd hin) ist charakteristisch für einen medialen Infarkt der Medulla oblongata.

Ausfälle der kaudalen Hirnnerven (IX–XII) kontralateral zu einem Hemisyndrom können nicht nur durch medulläre Infarkte, sondern auch bei Karotisdissektionen durch extraaxiale Nerveninfarkte oder -kompressionen entstehen (Sturzenegger u. Huber 1993).

Kopfschmerzen

Kopfschmerzen sind bei Schlaganfällen jedweder Ätiologie kein seltenes Syndrom. Bei primären Hirnblutungen und Subarachnoidalblutungen treten sie im Rahmen einer Hirndrucksymptomatik auf und sind dann häufig von Schwindel und Übelkeit oder auch von einer Bewusstseinseintrübung begleitet. Beim ischämischen Schlaganfall werden holokranielle spannungstypartige Kopfschmerzen häufig bei infratentorieller Infarktlokalisation, bei Gefäßdissektionen und Vaskulitiden beobachtet. Dissektionen der A. carotis interna führen meist zu temporalen und parietalen Kopfschmerzen und Gesichtsschmerzen, Dissektionen der A. vertebralis oft zu seitenbetonten Nackenschmerzen.

Epileptische Anfälle

Epileptische Anfälle treten häufiger nach primärer Hirnblutung als beim ischämischen Schlaganfall auf. Sie weisen meist auf eine kortikale Schädigung hin. Die Anfälle können sich fokal oder sekundär generalisiert äußern.

3.2 Zerebrovaskuläre Syndrome

Bei der topografischen Diagnostik von Hirninfarkten können einige klinische Regeln hilfreich sein (Bamford et al. 1991).

> **Merke**
> Die Kombination eines sensomotorischen Hemisyndroms in 1–2 Körperetagen mit akuten neuropsychologischen Ausfällen und homonymen Gesichtsfeldausfällen spricht für einen Territorialinfarkt im Karotisbereich (Abb. 3.**8**). Eine partieller Infarkt ist bei Befallensein von nur einem Körperteil (z.B. Arm oder Bein) oder bei isolierten neuropsychologischen Ausfällen wahrscheinlich. Die Kombination von ipsilateralen Hirnnervenausfällen mit kontra- oder bilateralen sensomotorischen Ausfällen, Augenbewegungsstörungen und zerebellären Zeichen weist auf einen Infarkt im vertebrobasilären Bereich hin (Abb. 3.**9**). Isolierte sensible, motorische oder sensomotorische Ausfälle über 2–3 Körperetagen entsprechen meist einem lakunären Infarkt.

Syndrom der A. carotis interna

Eine Stenose oder Okklusion der A. carotis interna kann durch Embolisierung in die Gefäßperipherie oder über hämodynamische Effekte zu ischämischen Syndromen der Retina und Großhirnhemisphäre führen. **Hämodynamisch bedingte vaskuläre Syndrome** treten typischerweise bei arterieller Hypotonie oder Körperlagewechseln auf. Folgende Befunde sind für hämodynamische Syndrome charakteristisch:

1. Transiente monokuläre Blindheit (Amaurosis fugax), nicht selten auch nach Lichtexposition.
2. Unwillkürliche Bewegungen des kontralateralen Beins (so genanntes „limb shaking").
3. Optikozerebrales Syndrom: Simultanes Auftreten von Punkt 1 und Punkt 2.
4. Perikarotideales Syndrom: Gesichts-, Kopf- und Nackenschmerzen, Horner-Syndrom und ipsilaterale Hirnnervenausfälle als Ausdruck einer Karotisschädigung (meist bei Dissektion).

Weniger als 50% der Amaurosis-fugax-Attacken sind durch eine Karotisstenose bedingt. Bei einem Teil der Patienten sind kardiale Embolien verantwortlich. In der Differenzialdiagnose kommen u.a. eine Arteriitis temporalis, ein Glaukomanfall, das Anti-Phospholipid-Antikörper-Syndrom und vasospastische Phänomene im Rahmen einer Migräne infrage.

Syndrom der A. cerebri media

Etwa 50% aller Hirninfarkte liegen im Bereich der A. cerebri media (Abb. 3.**8**). Der Media-Hauptstammverschluss kann lokal thrombotisch oder embolisch entstehen. Dieser führt zu einem kompletten Media-Infarkt oder, bei gutem leptomeningealen Kollateralkreislauf, zu einem isolierten subkortikalen Infarkt. Oberflächliche Infark-

I

te sind fast immer embolisch (kardial oder arterio-arteriell) bedingt. Die Okklusion penetrierender tiefer Äste kann durch einen partiell rekanalisierten Hauptstammverschluss entstehen. Dies führt zu einem striatokapsulären Infarkt. Folgende Konstellationen kommen vor:

- **Okklusion des vorderen (oberen) Gefäßstamms:** Sensomotorisches Hemisyndrom (vom kortikalen Typ), homonyme Hemianopsie, globale oder Broca-Aphasie (Läsion links), Apraxie (links), Hemineglect (rechts).
- **Okklusion des hinteren (unteren) Gefäßstamms:** Hemisyndrom oft nur sensibel, evtl. vom nicht kortikalen Typ, homonyme Hemi- oder Quadrantenanopsie, Wernicke-Aphasie (Läsion links) Hemineglect (rechts), Raumsinnstörung (rechts), Amnesie, Gyrus-angularis-Syndrom (Alexie mit Agraphie und diskriminativer Sensibilitätsausfall; links), Gerstmann-Syndrom (Akalkulie, Fingeragnosie, Rechts-Links-Vertauschung und Agraphie; links).

Für den tiefen **striatokapsulären Media-Infarkt** gilt:

- Sensibles, motorisches oder sensomotorisches Hemisyndrom, meist vom nicht kortikalen Typ.
- Aphasie und Apraxie (Läsion links), Hemineglect (rechts).
- Akute extrapyramidale Bewegungsstörungen (z. B. Hemiballismus, Choreoathetose), unter Umständen mit Latenz von Monaten oder gar Jahren auftretend.

Für den **kompletten Media-Infarkt** sollte berücksichtigt werden: Es handelt sich um eine Kombination der o. g. Symptome. Häufig werden neben schweren sensomotorischen Ausfällen verstärkte Schläfrigkeit, eine Déviation conjuguée zum Herd hin, globale Aphasie (Läsion links), ein taktiler und visueller Neglect (rechts) und Anosognosie (rechts) beobachtet.

Syndrom der A. choroidea anterior

Diese Arterie entspringt in 90 % der Fälle aus der A. carotis interna. Ihr Verschluss ist selten und führt zu einem Infarkt der hinteren beiden Drittel der Capsula interna und des Corpus geniculatum laterale (Abb. 3.**8**). Das klinische Syndrom ist variabel und von anderen striatokapsulären Infarkten klinisch meist nicht unterscheidbar (Hupperts et al. 1994). Folgende Manifestationen kommen vor:

- Sensibles, motorisches oder sensomotorisches Hemisyndrom.

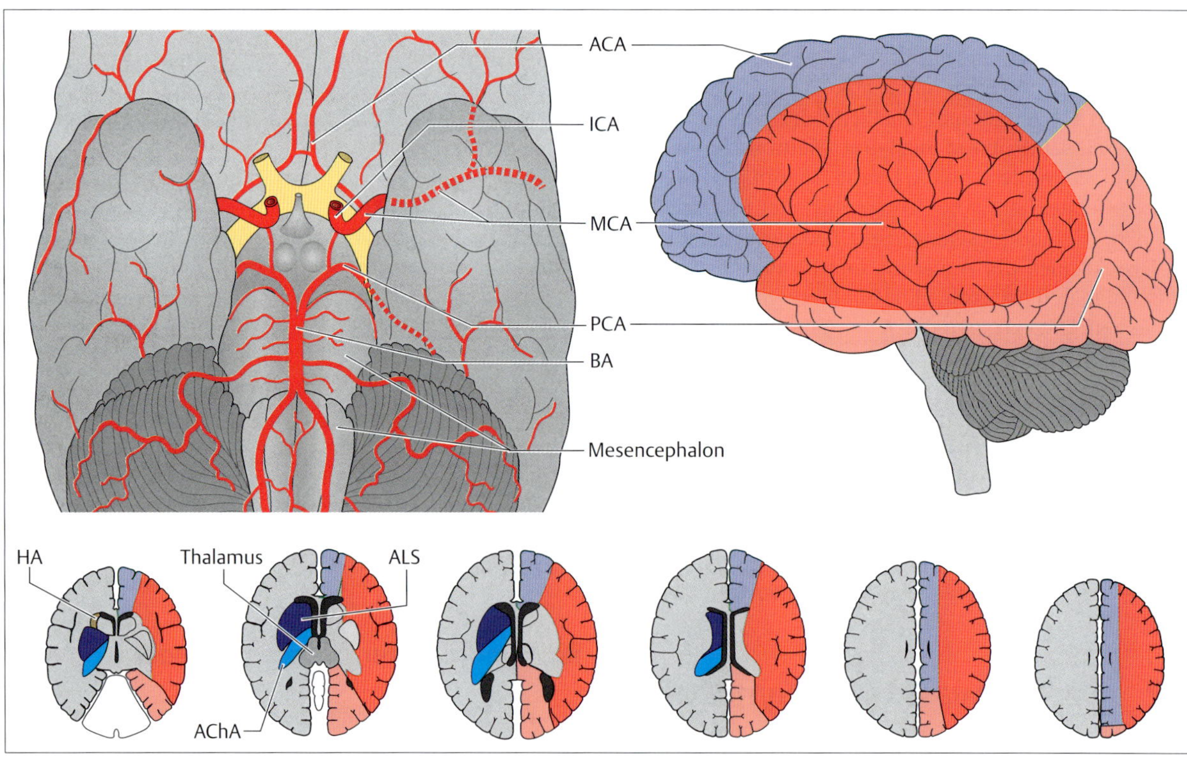

Abb. 3.**8** Vaskuläre Territorien im Karotisstromgebiet (der Thalamus wird vom vertebrobasilären System versorgt, Abb. 3.**9**). 6 Horizontalschnitte durch das Großhirn von der Höhe des thalamo-mesenzephalen Übergangs (Bild unten links) bis zur Höhe des oberen Ventrikelrandes (Bild unten rechts). ACA= A. cerebri anterior, MCA= A. cerebri media, ICA= A. carotis interna, PCA= A.cerebri posterior, AChA= A. choroidea anterior, ALS= A. lenticulostriata (Ast der MCA), HA= A. recurrens Heubner (Ast der ACA).

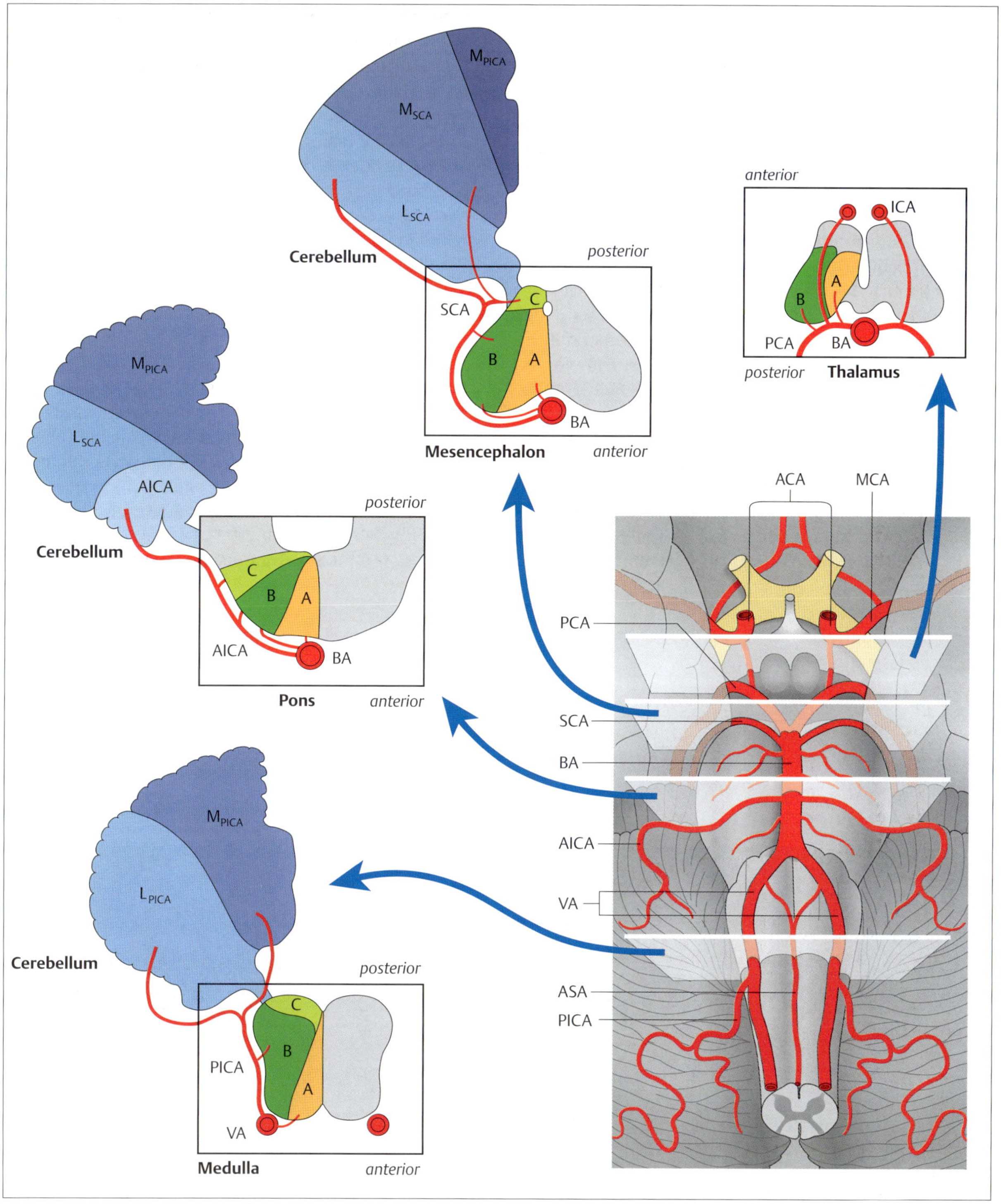

Abb. 3.**9** Vaskuläre Territorien im vertebrobasilären Stromgebiet (Hirnstamm, Kleinhirn und Thalamus). Horizontalschnitte durch Medulla, Pons, Mesenzephalon und Thalamus. A = paramediane Territorien, versorgt von paramedian penetrierenden Ästen (Aa. paramedianae) der A. vertebralis (VA) und A. basilaris (BA), B = dorsolaterale Territorien versorgt von lateral penetrierenden Ästen (Aa. circumflexae breves) der BA sowie von Ästen der A. cerebelli inferior posterior (PICA), A. cerebelli inferior anterior (AICA), A. cerebelli superior (SCA) und A. cerebri posterior (PCA), C = dorsale Territorien versorgt von medialen Ästen der Kleinhirnarterien (Aa. circumflexae longae). MPICA = medialer Ast der PICA, LPICA = lateraler Ast der PICA, MSCA = medialer Ast der SCA, LSCA = lateraler Ast der SCA, ICA = A.carotis interna, MCA = A. cerebri media, ACA = A. cerebri anterior (Quelle: Bassetti u. Bogousslavsky 1996).

- Homonyme Hemianopsie.
- Mäßig schwere Sprachstörungen und kognitive Ausfälle.

Syndrom der A. cerebri anterior

Diese Infarkte machen <5 % aller Insulte aus (Bogousslavsky u. Regli 1990). Die Ätiologie ähnelt der von Mediainfarkten. Hauptstammverschlüsse sind eher selten. Häufiger sind **periphere Gefäßverschlüsse**, meist mit Ischämie im Bereich des zingulären Kortex. Gelegentlich können Infarkte der A. cerebri anterior bilateral sein (bei unpaarer A. cerebri anterior oder z. B. bei tuberkulöser Vaskulitis) oder nur den penetrierenden Ast zum vorderen Striatum (A. recurrens Heubner, Abb. 3.**8**) betreffen. Folgende Befunde sind typisch:

- Hemisyndrom: brachiokrural und sensomotorisch, oft motorisch und krural betont (Abb. 3.**10**; wenn A. recurrens Heubner betroffen: faziobrachial betont).
- Neuropsychologische Ausfälle: Apathie, Dysphonie, Mutismus (oft nur initial), transkortikale motorische Aphasie (Läsion links), Hemineglect (rechts), selten: Euphorie, Disinhibition, akinetischer Mutismus (bilaterale Infarkte).
- Greifreflex kontralateral, Harn-Stuhl-Inkontinenz, Verwirrtheitssyndrom.

Syndrom der A. cerebri posterior

Diese Insulte stellen etwa 10 % aller Hirninfarkte dar. Sie sind besonders häufig embolisch bedingt und deshalb nicht selten bilateral (Pessin et al. 1987). Oberflächliche Insulte sind am häufigsten (Abb. 3.**8**). Wenn die A. cerebri posterior aus der A. carotis interna entspringt (persistierende fötale Versorgung) oder im Hauptstamm verschlossen ist, kann der Posterior-Infarkt einen kompletten Media-Infarkt vortäuschen.

Für den **oberflächlichen (pialen) Posterior-Infarkt** gilt:

- Gesichtsfeldausfälle (evtl. isoliert), evtl. kortikale Blindheit (wenn bilateral).
- Neuropsychologische Ausfälle: Amnesie, visuelle Wahrnehmungsstörungen, Verwirrtheit, Alexie, evtl. ohne Aphasie, transkortikale sensorische Aphasie (links), Prosopagnosie (rechts): Nichterkennen von bekannten Gesichtern), Balint-Syndrom (Kombination der Befunde optische Ataxie, Simultagnosie, okuläre Apraxie).
- Sensomotorisches Hemisyndrom, meist sensibel betont.

Für den **tiefen (subkortikalen) Posterior-Infarkt** sollte berücksichtigt werden: Infarkte präsentieren sich häufig durch Teilsymptome oder -befunde der o. g. Auffälligkeiten. Wie beim oberflächlichen Posteriorinfarkt können Sehstörungen, visuelle Wahrnehmungsstörungen, eine Alexie und Aphasie beobachtet werden (Abb. 3.**11**).

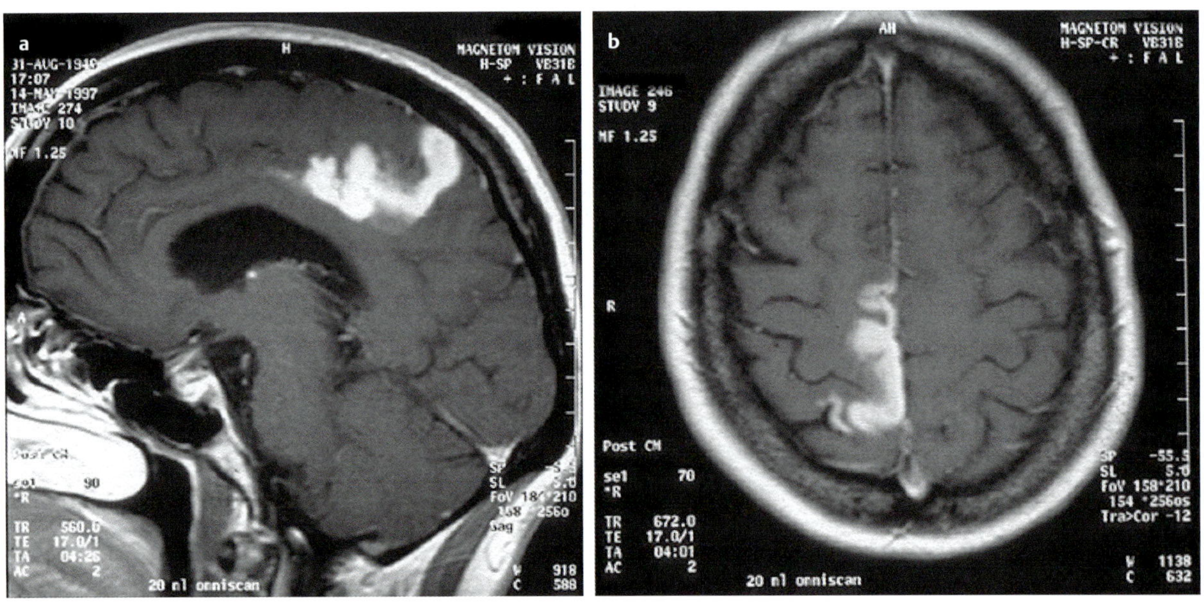

Abb. 3.**10a, b** MRT einer 51-jährigen Frau mit ischämischem Infarkt im Versorgungsgebiet der A. cerebri anterior rechts (**a, b**) mit einer plötzlich aufgetretenen isolierten Beinparese links.

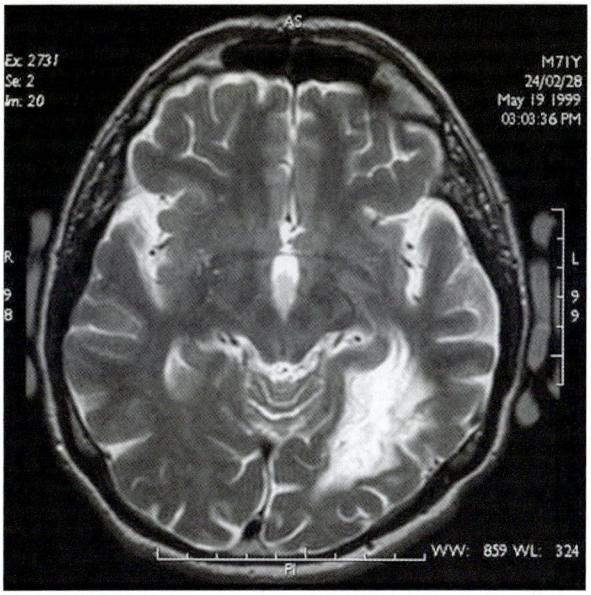

Abb. 3.**11** MRT eines 77-jährigen Mannes mit ischämischem Infarkt im tiefen Versorgungsgebiet der A. cerebri posterior links. Klinisch Nachweis einer homonymen Hemianopsie nach rechts und einer Alexie.

Für den **kompletten Posterior-Infarkt** gilt: Zusätzlich kommt es zu einer Infarzierung des paramedianen und lateralen Thalamus mit Hypersomnie, Okulomotorikstörungen und neuropsychologischen Defiziten.

Syndrome der A. basilaris und A. vertebralis

Im vertebrobasilären System lässt sich eine relativ konstante horizontale und vertikale Gefäßorganisation erkennen (Abb. 3.**9**). **Horizontal** können paramediane (A), laterale (B) und zerebelläre (= Aa. circumflexae longae, C) Äste der A. vertebralis und A. basilaris unterschieden werden. Diese Gefäße versorgen den paramedianen (A), dorsolateralen (B) und dorsalen (C) Hirnstamm und das Kleinhirn (C).

Vertikal sind folgende Höhen zu unterscheiden (Abb. 3.**9**):

- Medulla: Zusammentreffen der Aa. vertebrales zur Basilararterie, mit Ursprung der unteren Kleinhirnarterie (A. cerebelli inferior posterior, PICA).
- Pons: Mittlere Basilararterie, mit Ursprung der mittleren Kleinhirnarterie (A. cerebelli inferior anterior).
- Mesenzephalon: Obere Basilararterie, mit Ursprung der oberen Kleinhirnarterie (A. cerebelli superior).
- Thalamus: Basilarisspitze bzw. aus der A. basilaris hervorgehende Aa. cerebri posteriores.

Vertebrobasiläre Infarkte stellen 15–20 % aller Hirninfarkte dar. Isolierte paramediane und laterale Hirnstamminfarkte sowie kleine isolierte Kleinhirninfarkte treten im Rahmen einer Mikroangiopathie oder einer Atherosklerose der Vertebral- und Basilararterien mit Verschluss penetrierender Arteriolen auf. Isolierte größere Kleinhirninfarkte sind häufig embolischer Natur. Dorsale Hirnstamminfarkte sind nahezu immer mit Kleinhirninfarkten assoziiert. Bei Basilaristhrombosen (oft untere bis mittlere Basilararterie) oder -embolisierung (oft Basilarisspitze) sind Hirnstamm und Kleinhirn oft gleichzeitig betroffen.

Für isolierte **paramediane (vordere) Hirnstamminfarkte** gilt:

- Thalamus: Hypersomnie, vertikale Blickparese, Amnesie.
- Mittelhirn (oft mit thalamischen Infarkten assoziiert): Hypersomnie, faszikuläre oder nukleäre Okulomotoriusparese, vertikale Blickparese.
- Pons: Kontralaterales motorisches Hemisyndrom, Dysarthrie, oft nur flüchtige tegmentale Zeichen, wenn häufig bei bilateraler Schädigung als Locked-in-Syndrom.
- Medulla (Syndrom von Dejerine): Kontralaterales, sensomotorisches Hemisyndrom, homolaterale Hypoglossusparese.

Für isolierte **(dorso-)laterale Hirnstamminfarkte** sollte berücksichtigt werden:

- Thalamus (Syndrom von Dejerine-Roussy): Sensibles Hemisyndrom, Hemiataxie, zentrales Schmerzsyndrom.
- Mittelhirn (selten): Ipsilaterale Okulomotoriusparese, kontralaterales motorisches oder sensibles Hemisyndrom, Hemiataxie.
- Pons: Ipsilaterale Hirnnervenausfälle (V–VII), horizontale Blickparese, kontralaterale motorische oder sensomotorische Ausfälle.
- Medulla (Wallenberg-Syndrom): Gekreuzte und dissoziierte Sensibilitätsausfälle (homolaterale Gesichtshälfte, kontralaterale Hemikörper), ipsilaterales Horner-Syndrom und IX–X-Parese (Abb. 3.**12**), zentralvestibuläre Ausfälle (Vertigo, Nystagmus, Gangataxie), Atmungsstörungen.

Kleinhirninfarkte weisen folgende Ausfälle auf:

- Pseudovestibuläres Syndrom: Drehschwindel, Gangstörung, Nystagmus.
- Kopfschmerzen und Somnolenz.
- Zerebelläre Ausfälle: Ipsi- oder bilaterale Extremitäten-Rumpf-Ataxie und Fallneigung, Blickrichtungsnystagmus, Dysarthrie.
- Evtl. dorsale Hirnstammzeichen.

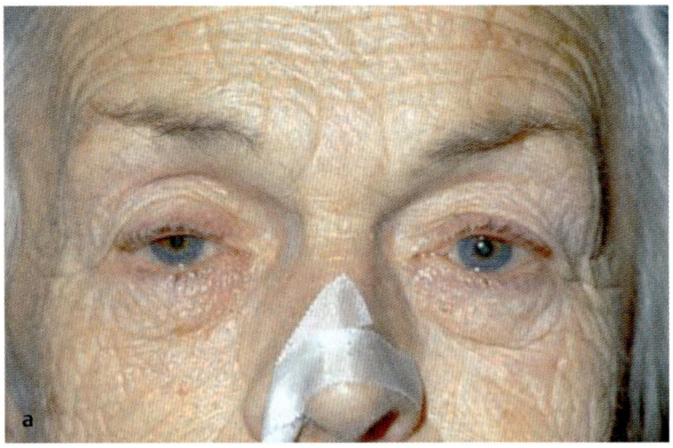

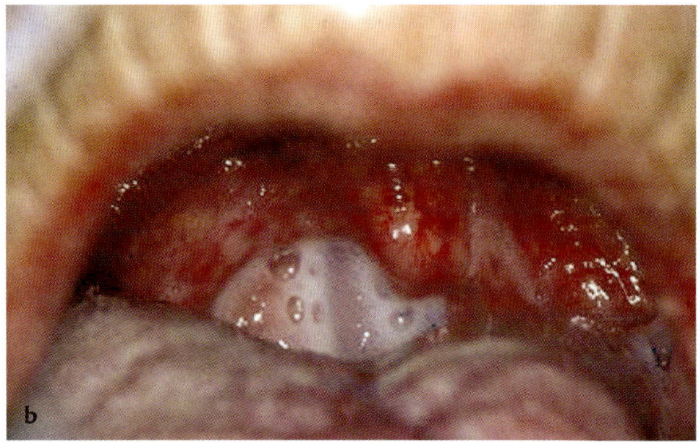

Abb. 3.**12a, b** 72-jährige Frau mit dorsolateralem medullären Insult rechts präsentiert sich mit Schwindel, Heiserkeit und Schluckstörung. Klinisch Nachweis eines Wallenberg-Syndroms u. a. mit Horner-Syndrom (**a**) und Gaumensegelparese rechts (**b**).

Für **kombinierte Hirnstamm-Kleinhirn-Infarkte** gilt:

- Basilaristhrombose: Bilaterale, sensomotorische und Hirnnervenausfälle, Kleinhirnzeichen, Augenbewegungsstörungen, Kopfschmerzen, Koma.
- Basilarisspitzensyndrom: Kombination von Zeichen der Infarkte im Posteriorversorgungsgebiet und im thalamomesenzephalen Bereich.

Lakunäre Infarkte

Diese Insulte stellen etwa 20% aller Infarkte dar. Sie entstehen im Versorgungsgebiet penetrierender Arteriolen verschiedener Hirnarterien, weisen in der CT oder MRT einen maximalen Durchmesser von 1,5 cm auf und sind meist durch eine fibrinoide Nekrose der Gefäßwand bedingt. Typische Manifestationen lakunärer Infarkte sind die oben erwähnten „Pure motor strokes“ und „Pure sensory strokes“.

Wasserscheideninfarkte

Diese Infarkte repräsentieren etwa 5% aller Schlaganfälle. Sie treten typischerweise körperlageabhängig im Stehen und bei arterieller Hypotonie auf und sind oft multipel. Sie manifestieren sich gelegentlich auch durch so genanntes limb shaking.

Transitorisch-ischämische Attacke (TIA)

Die TIA ist durch Vorhandensein neurologischer Symptome über eine Dauer von weniger als einer Stunde gekennzeichnet. Die neurologische Symptomatik richtet sich nach der Lokalisation der Durchblutungsstörung.

Zerebrale Venen- und Sinusthrombose

Im Gegensatz zum ischämischen Schlaganfall, der sich in der Regel akut manifestiert, weist die zerebrale Venen- und Sinusthrombose meist einen subakuten Beginn auf. Die klinische Symptomatik ist vielgestaltig, sie beinhaltet Kopfschmerzen, Übelkeit, Sehstörungen, Paresen, Aphasien, epileptische Anfälle und Vigilanzstörungen. Die Kopfschmerzen haben nicht selten migräneartigen Charakter. Bei entsprechender Riskofaktorkonstellation (z. B. Nikotinabusus, hormonelle Kontrazeption) sollte bei einer atypischen Erstmanifestation einer dann oft seitenbetonten Migräne an das Vorliegen einer zerebralen Venen- und Sinusthrombose gedacht werden.

Intrakranielle Hämorrhagien

Primäre intrazerebrale Blutungen und Subarachnoidalblutungen repräsentieren zusammengenommen etwa 10–20% aller Schlaganfälle. Sie treten v. a. bei körperlicher Aktivität auf. Nicht alle Patienten weisen eine arterielle Hypertonie auf.

Intrazerebrale Blutungen manifestieren sich durch Kopfschmerzen und Übelkeit, Synkopen und Bewusstseinstrübung. Zunehmende Ausfälle über Stunden sind typisch, aber weder spezifisch noch obligat. Epileptische Anfälle werden nicht selten beobachtet. Kleine Blutungen können auch mit rasch reversiblen Ausfällen und lakunären Syndromen ohne Kopfschmerzen oder Bewusstseinsstörungen präsentieren. Die fokal-neurologischen Befunde werden durch die Lokalisation der Blutung bestimmt.

Typisch für die **Subarachnoidalblutung** ist die Manifestation durch einen perakuten Vernichtungskopfschmerz, der oft von einer Bewusstseinsstörung begleitet wird. In der klinischen Untersuchung wird bei Patienten mit Subarachnoidalblutung oft ein Meningismus gefunden. Fokal-neurologische Ausfälle können fehlen, was das Risiko birgt, die Diagnosestellung zu verpassen.

Literatur

Bamford J, Sandercock P, Dennis M, Burn J, Warlow C. Classification and natural history of clinically identifiable subtypes of cerebral infarction. Lancet 1991;337(8756):1521–1526

Bassetti, Bogousslavsky. Klinische Symptome und Syndrome des Hirnschlags. Therapeutische Umschau 1996;53:519-527

Bogousslavsky J, Regli F. Anterior cerebral artery territory infarction in tne Lausanne Stroke Registry. Clinical and etiologic patterns. Arch Neurol 1990;47(2):144–150

De Renzi E, Colombo A, Faglioni P, Gibertoni M. Conjugate gaze paresis in stroke patients with unilateral damage. An unexpected instance of hemispheric asymmetry. Arch Neurol 1982;39(8):482–486

Ferro JM. Hyperacute cognitive stroke syndromes. J Neurol 2001;248(10):841–849

Hopf HC , Tettenborn B, Krämer G. Pontine supranuclear facial palsy. Stroke 1990;21(12):1754–1757

Hupperts RM, Lodder J, Heuts-van Raak EP, Kessels F. Infarcts in the anterior choroidal artery territory. Anatomical distribution, clinical syndromes, presumed pathogenesis and early outcome. Brian 1994;117(Pt 4):825–834

Pessin MS, Lathi ES, Cohen MB, Kwan ES, Hedges TR 3rd, Caplan LR. Clinical features and mechanism of occipital infarction. Ann Neurol 1987;21(3):290–299

Sturzenegger M, Huber P. Cranial nerve palsies in spontaneous carotid artery dissection. J Neurol Neurosurg Psychiatry 1993;56(11):1191–1199

Willmes K, Poeck K. To what extent can aphasic syndromes be localized? Brain 1993;116(Pt 6):1527–1540

II Vaskuläre Risikofaktoren und ihre Diagnostik

4 Arterieller Blutdruck

Joachim Schrader, Stephan Lüders, Hans-Christoph Diener

Die arterielle Hypertonie steht nach Angaben der Weltgesundheitsorganisation (WHO) weltweit mit 5,8% der Ursachen für die Gesamtsterblichkeit an 3. Stelle nach Mangelernährung (11,7%) und Rauchen (6,0%) (Michaud 2001). Die Prävalenz der Hypertonie hat in den letzten Jahren zugenommen und liegt in Deutschland bei ca. 40% oder ca. 30 Mio. Bundesbürgern (Hense 2000). Eine amerikanische Veröffentlichung berichtet sogar von einer Prävalenz von 55% aller Deutschen im Alter zwischen 35 und 64 Jahren (Wolf-Maier et al. 2004).

4.1 Physiologie des Blutdrucks

Blutdruckregulation unter physiologischen Bedingungen

Die Regulation des Blutdrucks erfolgt über die Steuerung des arteriellen Gefäßwiderstandes und des intravasalen Flüssigkeitsvolumens. Der Gefäßwiderstand wird über die Konstriktion und Relaxation von Blutgefäßen beeinflusst, wobei das gesunde Gefäßsystem in der Lage ist, den Blutdruck durch Modulation der Gefäßweite in unterschiedlichen physiologischen Situationen weitgehend konstant zu halten. Der Gefäßwiderstand verändert sich gemäß **Hagen-Poiseuille'schem Gesetz** umgekehrt proportional zur 4. Potenz des Gefäßradius. Hieraus resultiert, dass der Blutfluss in einem definierten Gefäß bei Zunahme des Radius um 10% um >45% steigt.

Die Dehnbarkeit von Gefäßen ist eine wichtige Grundlage für die Umwandlung des zyklisch-pulsatilen Blutflusses des Herzens in eine kontinuierliche Blutströmung (**Windkesselfunktion**). Die mit dem kardialen Auswurf entstehende Druckwelle (Puls) läuft mit der **Pulswellengeschwindigkeit** über das arterielle System und wird an den Abgängen des arteriellen Gefäßbaums, insbesondere aber an den präkapillären Widerstandsgefäßen reflektiert (Nürnberger et al. 2007). Diese Druckwellenreflektion erklärt die typische zweigipflige Blutdruckwelle der Aorta.

Etwa 50% des Gesamtwiderstandes des Gefäßsystems wird durch die **Arteriolen** bestimmt, deren so genannte **präkapilläre Sphinkter** den Blutfluss in nachgeschalteten Kapillarnetzen steuern. Die Funktionalität dieser Gefäße hängt von der Fähigkeit des Endothels ab, über das L-Arginin-NO-System die Dilatation der glatten Gefäßmuskulatur zu ermöglichen (so genannte **Endothelfunktion**).

Die Gefäßweite unterliegt neben **metabolischen Einflüssen**, die v.a. am zerebralen Gefäßsystem von Bedeutung sind (insbesondere CO_2; Kap. 1) **nervalen** und **hormonalen Einflüssen** (Tab. 4.**1**). Die nervale Kontrolle der Blutgefäße erfolgt v.a. über das **Barorezeptorsystem** der Aorta und Karotiden und das **sympathische Nervensystem**, welches die Gefäßweite über α_1- und α_2-Adrenorezeptoren vasokontriktorisch und über β_2-Adrenorezeptoren vasodilatatorisch beeinflusst.

Ein wichtiges hormonales System zur Kontrolle des Gefäßwiderstands stellt das **Renin-Angiotensin-Aldosteron-System** dar (Tab. 4.**1**). Verstärkte Reninausschüttung in der Folge renaler Minderdurchblutung führt über die Bildung von Angiotensin II zu Vasokonstriktion, wohingegen Aldosteron über seine kochsalzretinierende Wirkung und die hieraus resultierende vaskuläre Volumenzunahme, die ihrerseits zur Steigerung des Herzzeitvolumens führt, zusätzlich den Blutdruck steigert.

Tabelle 4.**1** Ätiologische Faktoren und Pathomechanismen des arteriellen Bluthochdrucks.

Ätiologische Faktoren	Pathomechanismen
Genetik	Erhöhte Aktivität des sympathischen Nervensystems
Alter	Aktivierung des Renin-Angiotensin-Aldosteron-Systems
Körperliche Aktivität	Gestörte Barorezeptorenaktivität
Psychosoziale und kognitive Faktoren	Endotheliale Dysfunktion, hieraus resultierend gestörte Gefäßreaktivität
Geschlecht	Mediahyperplasie mit konsekutiver Erhöhung des Gefäßwiderstandes
Gewicht	Atherosklerotische Gefäßrarifizierung und Gefäßremodeling
Ernährung	

Blutdruckvariabilität und Blutdruckmessung

Der Blutdruck unterliegt unter alltäglichen Belastungen starken Schwankungen. Die individuelle Schwankungsbreite des Blutdrucks über 24 h kann auch bei Normotonikern sehr ausgeprägt sein. Diese **Blutdruckvariabilität** ist bei Patienten mit primärer Hypertonie erhöht. Der Blutdruck wie auch der Puls folgt den Erfordernissen des Alltags und steigt bei körperlicher und v.a. emotionaler Belastung stark an und fällt in Ruhephasen ab. Dabei entwickelt sich in der Regel eine **zirkadiane Rhythmik** mit den Höchstwerten kurz nach dem Erwachen, in der Regel einem Abfall in der Mittagszeit, einem 2. abendlichen Gipfel sowie einem deutlichen nächtlichen Blutdruckabfall im Schlaf (Schrader 1990).

Aufgrund der starken Blutdruckschwankungen sind in der ärztlichen Praxis neben Gelegenheitsblutdruckmessungen weitere Blutdruckmessmethoden empfohlen, um zuverlässige Aussagen zum tatsächlichen Blutdruckniveau zu erzielen. Dazu gehören die häusliche Blutdruckselbstmessung, die Messung unter ergometrischer Belastung und v.a. die **ambulante 24h-Blutdruckmessung** (ABDM), die die beste Aussagekraft über das wahre Blutdruckverhalten des individuellen Patienten zeigt (Schrader 1995).

Bei der Beurteilung von in der Praxis gemessenen Blutdruckwerten ist zu berücksichtigen, dass bis zu 20% der Patienten eine so genannte **Praxishypertonie** („Weißkittelhypertonie") aufweisen, d.h. es liegen erhöhte Blutdruckwerte nur beim Arztbesuch vor, während im täglichen Alltag normotone Werte bestehen (Stork et al. 1995). 15% der Patienten haben eine so genannte **Praxisnormotonie** mit normalen Werten in der Praxis des Arztes und deutlich erhöhten Werten im Alltag, insbesondere bei psychomentaler Belastung am Arbeitsplatz. Dabei ist darauf hinzuweisen, dass der Blutdruck bei der Arbeit noch enger mit Hochdruckfolgeschäden korreliert ist als der Praxisblutdruck oder der zu Hause selbst gemessene Blutdruck (Devereux et al. 1983). Die Langzeitblutdruckmessung korreliert dabei insgesamt am besten mit hochdruckbedingten Endorganschäden.

4.2 Entwicklung der arteriellen Hypertonie

Pathophysiologie des Bluthochdrucks

Die Elastizität der Arterien lässt mit zunehmendem Lebensalter in Folge der Degeneration elastischer Fasern in der Tunica media und dem kollagenen Umbau der Tunica adventitia nach. Die zunehmende **Gefäßsteifigkeit** führt zum Verlust der Windkesselfunktion der großen Gefäße und hieraus resultierend zu einem Anstieg des systolischen Drucks (Nürnberger et al. 2007). Gemäß Framingham-Studie steigt der systolische Blutdruck in der Gesamtbevölkerung linear mit dem Alter, wohingegen der diastolische Druck jenseits des 50. Lebensjahrs eher absinkt (Franklin et al. 1997).

Das Aufeinandertreffen von erhöhtem systolischen und normalem oder erniedrigtem diastolischen Druck ist das Kennzeichen der **isolierten systolischen Hypertonie**, die v.a. alte Menschen betrifft (McEniery et al. 2007). Der erhöhte Pulsdruck (d.h. Differenz zwischen systolischem und diastolischem Blutdruck) bei der systolischen Hypertonie begünstigt das Auftreten von Thrombembolien, insbesondere Schlaganfällen (Nürnberger et al. 2007).

Während bei der systolischen Hypertonie Veränderungen der Elastizität proximaler Gefäße im Vordergrund stehen, ist die **gemischte** systolisch/diastolische **Hypertonie** Ausdruck des Anstiegs des peripheren Gefäßwiderstandes in Folge des Verlusts der Endothelfunktion (McEniery et al. 2007). Durch Kompromittierung des endothelialen L-Arginin-NO-Systems kommt es zur gestörten Relaxation der Arteriolen, die in einem kombinierten systolisch/diastolischen Druckanstieg resultiert (McEniery et al. 2007). Der Prozess der endothelialen Dysfunktion geht eng einher mit der Entwicklung einer Atherosklerose.

Die **Hypertonieprävalenz** in der Gesellschaft unterliegt Geschlechtseinflüssen. Die Prävalenz ist bis zur 5. Lebensdekade bei Frauen deutlich geringer als bei Männern. Ab der 5. Dekade nimmt sie auch bei Frauen deutlich zu und ist in der Altersklasse >65 Jahre in beiden Geschlechtern gleich häufig zu finden.

Ätiologie und Klassifikation arterieller Hypertonien

Die Pathogenese der so genannten **primären arteriellen Hypertonie**, die >90% aller Hypertonien ausmacht, ist komplex und vielfältig. Es handelt sich um eine multifaktorielle Erkrankung mit einer starken genetischen Komponente (Greminger et al. 2007). Der **sekundären Hypertonie** liegen folgende Einflüsse zugrunde (Greminger et al. 2007):

- spezifische renale (z.B. beidseitige Nephritiden, diabetische Nephropathie),
- endokrine (z.B. Morbus Cushing, Hyperthyroidismus, Hyperparathyroidismus),
- kardiovaskuläre (Aortenisthmusstenose),
- respiratorische (Schlafapnoesyndrom) und
- medikamentöse (Kontrazeptiva, Sympathikomimetika, Steroide).

Einflüsse von Umwelt und Lebensstil können den Blutdruck entscheidend verändern und zur Entwicklung bzw. zu einer Verschlechterung einer Hypertonie beitragen. Wichtige ätiologische Faktoren der arteriellen Hypertonie sind in Tab. 4.1 gemeinsam mit zugrunde liegenden

Pathomechanismen zusammengefasst und deren Wechselbeziehungen dargestellt.

Die Hypertonieforschung untersucht das Zusammenspiel genetischer, molekularer, epidemiologischer und psychosozialer Faktoren mit dem Ziel, beim einzelnen Patienten persönliche Faktoren bzw. Ursachen zu eruieren, die einen individuellen Therapieansatz ermöglichen.

Blutdruckgrenzen

Zwischen dem arteriellen Blutdruck und dem kardiovaskulären Risiko besteht eine enge lineare Beziehung. Diese lineare Beziehung macht jede Einteilung von Blutdruckgrenzen der Normo- und Hypertonie, wie in Tab. 4.**2** dargestellt, willkürlich. Aus diesem Grund sollte bei der Einschätzung des kardiovaskulären Gesamtrisikos die Beurteilung der tolerierbaren Blutdruckgrenzen bei jedem Patienten individuell erfolgen.

Fallen bei einem Patienten systolischer und diastolischer Blutdruck in unterschiedliche Kategorien, sollte die höhere Kategorie Anwendung finden. Bei isolierter systolischer Hypertonie bedeutet ein sehr niedriger diastolischer Blutdruck <60–70 mmHg ein besonderes Risiko (Leitlinien zur Behandlung der arteriellen Hypertonie 2008).

Risikoabschätzung

Daten aus Beobachtungsstudien belegen eindeutig, dass **systolischer** und **diastolischer Blutdruck** eine enge und kontinuierliche Korrelation zu dem Risiko für Schlaganfälle und koronare Herzerkrankung aufweisen. Die größte Metaanalyse mit fast 1 Mio. Patienten aus 61 Studien zeigte, dass beide, systolischer und diastolischer Blutdruck, unabhängige Prädiktoren für Schlaganfall und koronare Letalität sind (Prospectice Study Collaboration, 2002). Die Beziehung zwischen dem systolischen Blutdruck und dem relativen Risiko eines Schlaganfalls ist dabei steiler als die Beziehung des systolischen Blutdrucks zum relativen Risiko einer koronaren Herzerkrankung (Kjeldsen et al. 2001).

Tabelle 4.**2** Definition/Klassifikation der Blutdruckwerte.

Kategorie	Systolisch (mmHg)	Diastolisch (mmHg)
Optimal	<120	<80
Normal	120–129	80–84
Hoch normal	130–139	85–89
Grad 1 Hypertonie (leicht)	140–159	90–99
Grad 2 Hypertonie (mittelschwer)	160–179	100–109
Grad 3 Hypertonie (schwer)	≥180	≥110
Isolierte systolische Hypertonie	≥140	<90

In einigen Beobachtungsstudien konnte gezeigt werden, dass der **Pulsdruck** einen noch besseren Prädiktor des kardiovaskulären Risikos darstellt als der systolische oder diastolische Blutdruck. Der Pulsdruck kann Patienten mit isolierter systolischer Hypertonie und besonders hohem kardiovaskulärem Risiko identifizieren. Nach dem 55. Lebensjahr nimmt die Bedeutung des Pulsdruckes für das kardiovaskuläre Risiko zu (Millar et al. 1999, Franklin et al. 1999, Benetos et al. 2000).

Durch die Reflexion der Pulswelle in den Arterien können systolischer Blutdruck oder Pulsdruck in der Aorta erheblich von den entsprechenden Blutdruckwerten in der A. brachialis abweichen (O'Rourke 2006). Periphere und zentrale Blutdruckwerte werden durch Antihypertensiva möglicherweise in unterschiedlicher Art und Weise verändert (Morgan et al. 2004). Die prognostische Bedeutung des zentralen im Vergleich zum peripheren Blutdruck muss durch Studien in größeren Patientenkollektiven geklärt werden.

Die **Deutsche Hochdruckliga** schlägt eine **Klassifikation** vor, die ein leicht erhöhtes, mäßig erhöhtes, stark erhöhtes und ein sehr stark erhöhtes Risiko definiert, um ein ungefähres absolutes Risiko für eine kardiovaskuläre Erkrankung für die folgenden 10 Jahre von <15%, 15–20%, 20–30% bzw. >30% oder ein absolutes Risikos für eine tödliche kardiovaskuläre Erkrankung von <4%, 4–5%, 5–8% bzw. >8% abzuschätzen. In diese Abschätzung sind im Wesentlichen Erkenntnisse der Framingham-Studie eingegangen.

Die der **Risikoabschätzung** zugrunde liegenden weiteren Risikofaktoren, Diabetes mellitus sowie Begleit- und Folgeerkrankungen, sind in der Tab. 4.**3** zusammengefasst. Hierbei sollte berücksichtigt werden, dass eine Mikroalbuminurie und eine leichte Erhöhung des Serumkreatinins als Zeichen der Endorganschädigung betrachtet werden. Ein Anstieg des Serumkreatinins auf >1,5 mg/dl wird als manifeste Nierenerkrankung gewertet. Die erhöhte Pulswellengeschwindigkeit gilt als frühes Zeichen der Atherosklerose und verminderte Elastizität der großen Arterien. Eine Erniedrigung des Quotienten aus Knöchel- und Oberarmarteriendruck (Knöchel-Arm-Index) ist ein Zeichen für eine Atherosklerose der peripheren Arterien und bedeutet ein erhöhtes kardiovaskuläres Risiko.

Die **Indikation zur antihypertensiven Therapie** basiert den aktuellen Leitlinien der Deutschen Hochdruckliga und Deutschen Hypertonie Gesellschaft gemäß auf folgenden Kriterien:

- Erhöhung des systolischen und diastolischen Blutdrucks
- dem kardiovaskulären Gesamtrisiko des Patienten (Tab. 4.**3**).

Aus der Tab. 4.**3** und Abb. 4.**1** ergibt sich eine Risikoabschätzung, die Grundlage für das empfohlene therapeutische Vorgehen ist. Neben der Initiierung einer Veränderung von Lebensgewohnheiten (Ernährung, sportliche Betätigung), die als Basis jeder antihypertensiven Therapie angesehen werden muss, kann der unmittelbare medikamentöse Beginn z. B. auch schon bei hoch-normalen Blutdruckwerten notwendig sein (sehr stark erhöhtes Risiko). Bei nur mäßig oder leicht erhöhtem Risiko kann mit der medikamentösen Therapie unter Ausschöpfung der

Tabelle 4.**3** Vaskuläre Risikofaktoren und Konsequenzen.

Risikofaktoren für kardiovaskuläre Erkrankung	Endorganschaden	Diabetes mellitus	Klinisch manifeste kardiovaskuläre Erkrankung
• Höhe des systolischen und diastolischen Blutdrucks • Männer (M) >55 Jahre/ Frauen (W) >65 Jahre • Rauchen • Dyslipidämie (Gesamtcholesterin >5,0 mmol/l (>190 mg/dl) oder LDL-Cholesterin >3,0 mmol/l (>115 mg/dl) oder HDL-Cholesterin M <1,0/ W <1,2 mmol/l (M <40/ W <48 mg/dl) oder Triglyzeride >1,7 mmol/l (150 mg/dl) • Familienanamnese der frühzeitigen kardiovaskulären Erkrankungen (im Alter von M <55 Jahre/ W <65 Jahre) • Bauchfettleibigkeit (Bauchumfang M ≥102 cm/ W ≥88 cm) • Plasmaglukose nüchtern 5,6–6,9 mmol/l (102–125 mg/dl) oder pathologische Glukosetoleranz	• Linksherzhypertrophie (Elektrokardiogramm: Sokolow-Lyons >38 mm; Cornell >2440 mm × ms; Echokardiogramm: LVMI M ≥125/ W ≥110 g/m² • Hinweis durch Ultraschalluntersuchung auf Arterienwandverdickung oder atherosklerotische Plaques • Serumkreatinin leicht erhöht (M 115–133/ W 107–124 µmol/l; M 1,3–1,5/ W 1,2–1,4 mg/dl) • Mikroalbuminurie (30–300 mg/24h; Albumin-Kreatinin-Quotient M ≥22/ W ≥31 mg/g; M ≥2,5/ W ≥3,5 mg/mmol) • Erniedrigte Kreatininclearance oder erniedrigtes Glomeruumfiltrat • Erhöhte Pulswellengeschindigkeit • Verminderter Knöchel-Arm-Index	• Plasmaglukose nüchtern >7,0 mmol/l (126 mg/dl) oder • Plasmaglukose postprandial >11,0 mmol/l (198 mg/dl)	• Zerebrovaskuläre Erkrankungen: • Ischämischer Schlaganfall • Zerebrale Blutung • Transitorisch-ischämische Attacke • Herzerkrankungen: • Myokardinfarkt • Angina Pectoris • Koronarer Bypass, PTCA • Herzinsuffizienz • Nierenerkrankung: • Diabetische Nephropathie • Chronische Niereninsuffizienz (Serumkreatinin M >133/W >124 µmol/l; M >1,5/W >1,4 mg/dl) • Proteinurie (> 300 mg/24h) • Periphere Gefäßerkrankungen • Fortgeschrittene Retinopathie: Hämorrhagie oder Exsudate, Papillenödem

Quelle: Leitlinien zur Behandlung der arteriellen Hypertonie der Deutschen Hochdruckliga und Deutschen Hypertonie Gesellschaft

Andere Risikofaktoren und Krankheitsgeschichte	Blutdruck normal SBD 120 – 129 oder DBD 80 – 84 mmHg	Blutdruck hoch normal SBD 130 – 139 oder DBD 85 – 89 mmHg	Grad 1 Hypertonie SBD 140 – 159 oder DBD 90 – 99 mmHg	Grad 2 Hypertonie SBD 160 – 179 oder DBD 100 – 109 mmHg	Grad 3 Hypertonie SBD ≥ 180 oder DBD ≥ 110 mmHg
Keine anderen Risikofaktoren	Durchschnittliches Risiko	Durchschnittliches Risiko	Leicht erhöhtes Risiko	Mäßig erhöhtes Risiko	Stark erhöhtes Risiko
1 – 2 Risikofaktoren	Leicht erhöhtes Risiko	Leicht erhöhtes Risiko	Mäßig erhöhtes Risiko	Mäßig erhöhtes Risiko	Sehr stark erhöhtes Risiko
3 oder mehr Risikofaktoren oder Endorganschäden oder DM oder MS	Mäßig erhöhtes Risiko	Stark erhöhtes Risiko	Stark erhöhtes Risiko	Stark erhöhtes Risiko	Sehr stark erhöhtes Risiko
Klinisch manifeste kardiovaskuläre Erkrankung	Sehr stark erhöhtes Risiko	Sehr stark erhöhtes Risiko	Sehr stark erhöhtes Risiko	Sehr stark erhöhtes Risiko	Sehr stark erhöhtes Risiko

SBD = systolischer Blutdruck; DBD = diastolischer Blutdruck. Der Begriff „erhöht" bedeutet, dass das Risiko höher als durchschnittlich ist.
DM = Diabetes mellitus; MS = Metabolisches Syndrom

Abb. 4.**1** Kardiovaskuläres Gesamtrisiko (Quelle: Leitlinien zur Behandlung der arteriellen Hypertonie der Deutschen Hochdruckliga und Deutschen Hypertonie Gesellschaft).

Allgemeinmaßnahmen für einige Wochen oder auch Monate gewartet werden (Leitlinien zur Behandlung der arteriellen Hypertonie 2008).

Merke
Zwischen der Höhe des arteriellen Blutdrucks und dem kardiovaskulären Risiko besteht eine enge lineare Beziehung, die den Stellenwert von Blutdruckgrenzen relativiert. Mithilfe eines Risikoscores basierend auf Erkenntnissen der Framingham-Studie gelingt die Abschätzung des absoluten Risikos für vaskuläre Erkrankungen in recht valider Weise. Dabei wird das Vorhandensein anderer Risikofaktoren, von Endorganschäden und vaskulären Vorerkrankungen berücksichtigt.

4.3 Konsequenzen der arteriellen Hypertonie für das Gefäßsystem

Die arterielle Hypertonie führt unbehandelt zu einer **Mediahypertrophie**, die zu einer weiteren **Erhöhung des peripheren Widerstandes** führt und diese wiederum zu einer weiteren Verschlechterung des Blutdrucks. Hierdurch entwickelt sich eine unbehandelte Hypertonie über Jahre in höhere Hochdruckschweregrade. **Störungen des nächtlichen Blutdruckabfalls** weisen auf sekundäre Hypertonieformen und bereits bestehende **Endorganschäden** hin. Die Prognose der Hypertonie wird wesentlich von der Entwicklung hochdruckbedingter Endorganschäden bestimmt.

Klinische Manifestation

Die wichtigsten hypertoniebedingten Organschäden betreffen folgende Organe:

- das Gehirn mit Schlaganfall und Demenz,
- das Herz mit koronarer Herzerkrankung und Herzinsuffizienz,
- die Nieren mit Nephrosklerose und Niereninsuffizienz und
- die Gefäße selbst.

Hypertensive Organschäden entwickeln sich sowohl über mikro- und makroangiopathische Veränderungen durch eine beschleunigte Atherosklerose sowie über eine direkte druckmechanische Schädigung der Gefäße.

Gefäße. Bestimmte Gefäßregionen werden von der Atheromatose bevorzugt befallen, nämlich die Aorta und zerebralen Gefäße, während die unteren Extremitäten weniger betroffen sind. Die typische hypertoniebedingte Gefäßkomplikation ist das **Aortenaneurysma**. Frühe vaskuläre Veränderungen im Sinne einer **Zunahme der Intima-Media-Dicke der A. carotis communis** sowie im fortgeschrittenen Stadium eine Plaquebildung können heute relativ einfach mit der Duplex- oder Doppler-Sonografie erfasst werden. Eine erhöhte Intima-Media-Dicke korreliert mit einem erhöhten Schlaganfall- und Herzinfarktrisiko (Bots et al. 1997, Hodis et al. 1998). Eine **periphere arterielle Verschlusserkrankung** wird bei Hypertonikern doppelt so häufig beobachtet wie bei Normotonikern. Allerdings stellt die Hypertonie selten die alleinige Ursache dar. Andere Risikofaktoren wie Rauchen und Diabetes mellitus haben hier eine erheblich größere Bedeutung.

Gehirn. Die Hypertonie ist der wichtigste Risikofaktor für das Auftreten eines Schlaganfalls. Dies gilt sowohl für den **ischämischen Schlaganfall** als auch für die **intrazerebrale Blutung** und die **Subarachnoidalblutung**. Das Schlaganfallrisiko steigt mit der Höhe des systolischen und diastolischen Blutdrucks exponenziell an, wobei ein Anstieg des Blutdrucks um 10 mmHg das Schlaganfallrisiko um etwa 10% erhöht (McMahon et al. 1999, McMahon u. Rogers 1996, Wolf 1998). Weitere Risikofaktoren erhöhen das Schlaganfallrisiko zusätzlich. Eine weitere zerebrale Hypertoniefolge ist das Auftreten einer kognitiven Funktionseinschränkung bis hin zu einer Demenz bedingt durch eine **zerebrale Mikroangiopathie**. Dies betrifft nicht nur die vaskuläre Demenz. Auch die Alzheimerdemenz wird wahrscheinlich durch eine Hypertonie in ihrer Progredienz gefördert (Kilander et al. 2000, Skoog et al. 1996).

Herz. Die kardiale Schädigung durch die Hypertonie resultiert aus der erhöhten Druckleistung des linken Ventrikels, der Begünstigung und Beschleunigung der koronaren Herzerkrankung und der Entwicklung einer hypertensiven Mikroangiopathie. Bei linksventrikulärer Hypertrophie mit und ohne Mikroangiopathie besteht eine Einschränkung der Koronarreserve, die sich insbesondere unter Belastung mit Angina pectoris und Dyspnoe äußert (Walenta u. Böhm 2003). Daher muss bei typischer Symptomatik und morphologisch unauffälligen Koronarien an eine hypertensive Herzerkrankung gedacht werden.

Die **linksventrikuläre Hypertrophie** (LVH) ist die klassische kardiale Hypertoniemanifestation (Levy et al. 1988). Die LVH ist mit einem erhöhten vaskulären Risiko assoziiert, unabhängig von der Höhe des Blutdrucks. Früh ist bei der LVH auch die systolische und diastolische Funktion gestört. Deshalb ergibt sich im Verlauf eine Herzinsuffizienz, insbesondere wenn mikro- und makroangiopathische Veränderungen hinzukommen. Das Risiko für einen plötzlichen Herztod ist bei LVH um das 5-Fache erhöht.

Eine weitere Hochdruckfolge kann das Auftreten eines **Vorhofflimmerns** sein, das die Prognose des Hochdruckpatienten durch zerebrale Insulte weiter verschlechtert

(Jung 2003). In den letzten Jahren zeigte sich in verschiedenen Studien, dass die Hypertonie auch unabhängig von einer LVH zu einer Vergrößerung des linken Vorhofs führen kann, was dann häufig Vorhofflimmern auslöst. Unabhängig davon kann es auch gleichzeitig zur Koronararteriensklerose kommen. Die Hypertonie ist darüber hinaus ein wesentlicher Risikofaktor für die Entwicklung einer **atherosklerotischen Aortenklappenstenose** im höheren Alter.

Niere. Die Hypertonie ist ein wichtiger Risikofaktor für die Entwicklung eines terminalen Nierenversagens. Die hypertensive Nephropathie ist nach dem Diabetes mellitus inzwischen die zweithäufigste Ursache für eine dialysepflichtige Niereninsuffizienz (Klag et al. 1996, Tozawa et al. 2003). Bei der hypertensiven Nephropathie handelt es sich um eine meist progrediente Nierenschädigung, die durch eine Hypertonie verursacht, aufrechterhalten oder verschlimmert wird. Bei Vorhandensein einer Mikroalbuminurie und/oder einer Niereninsuffizienz verschlechtert sich die kardiale und zerebrale Prognose deutlich (Bigazzi et al. 1998, Schrader et al. 2006, Gerstein et al. 2001).

Eine **arteriosklerotische Nierenarterienstenose** kann nicht nur Ursache einer sekundären Hypertonie sein, sondern auch Folge einer lange Zeit unzureichend eingestellten primären Hypertonie, meist in Kombination mit anderen Risikofaktoren, insbesondere Nikotinabusus. Eine plötzliche Verschlechterung der Blutdrucksituation ist deshalb v. a. bei fortgeschrittener Atherosklerose immer auch verdächtig bzgl. der Entstehung einer sekundären Nierenarterienstenose.

Merke

Schädigungen im Gehirn, Herz und den Nieren sind neben atherosklerotischen Veränderungen in den proximalen Gefäßen typische Manifestationen der arteriellen Hypertonie. Im Gehirn kann die arterielle Hypertonie nicht nur zu Schlaganfällen, sondern über die Entwicklung einer zerebralen Mikroangiopathie zu Demenzen führen (im Rahmen der subkortikalen arteriosklerotischen Enzephalopathie, Kap. 39).

Fazit

Vor dem Hintergrund der hohen Prävalenz der arteriellen Hypertonie bei Patienten mit ischämischem und hämorrhagischem Schlaganfall besitzt die Erkennung und Behandlung des Bluthochdrucks in der Schlaganfalltherapie einen besonderen Stellenwert. Angesichts der Tatsache, dass die arterielle Hypertonie Atheroskleroseprozesse begünstigt, ist das Vorhandensein der arteriellen Hypertonie langfristig von hoher Relevanz. Risikoscores helfen bei der Abschätzung des individuellen vaskulären Risikos.

Literatur

Benetos A, Zureik M, Morcet J, et al. A decrease in diastolic blood pressure combined with an increase in systolic blood pressure is associated with a higher cardiovascular mortaliry in men. J Am Coll Cardiol 2000;35:673–680

Bigazzi R, Bianchi S, Baldari D, Campese VW. Microalbuminuria predicts cardiovascular events and renal insufficiency in patients with essential hypertension. J Hypertens 1998;16:1325–1333

Bots ML, Hoes AW, Koudstaal PJ. Common carotid intima-media thickness and risk of stroke and myocardial infarction: The Rotterdam Study. Circulation 1997;96:1432–1437

Devereux RB, Pickering TG, Harshfield GA, et al. Left ventricular hypertrophy in patients with hypertension: importance of blood pressure response to regularly stress. Circulation 1983; 68:470–476

Franklin S, Khan SA, Wong DA, Larson MG, Levy D. Is pulse pressure useful in predicting risk for coronary heart disease? The Framingham Heart Study. Circulation 1999;100:354–360

Franklin SS, Gustin WT, Wong ND, et al. Hemodynamic patternsof age-related changes in blood pressure. The Framingham Heart Study. Circulation 1997;96:308–315

Gerstein HC, Mann JF, Yi Q, et al. Albuminuria and risk of cardiovascular events, death, and the heart failure in diabetic and non diabetic individuals. JAMA 2001;286:421–426

Greminger P, Wuethrich R, Schmid C. Systemic arterial hypertension. In: Siegenthaler W: Differential diagnosis in Internal Medicine. Stuttgart: Thieme; 2007

Hense HW. Epidemiologie der arteriellen Hypertonie und Implikationen für die Prävention. Dtsch Med Wochenschr 2000;125:1397–1402

Hodis HN, Mack WJ, LaBree L, et al. The role of carotid arterial intima-media thickness in predicting clinical coronary events. Ann Intern Med 1998;128:262–269

Jung J. Vorhofflimmern als Endpunkt bei Studien zur arteriellen Hypertonie. Dtsch Med Wochenschr 2003;129:2493–2496

Kilander L, Nyman H, Boberg M, Lithell H. The association between low diastolic blood pressure in middle age and cognitive function in old age. A population-based study. Age Ageing 2000;29:243–248

Kjeldsen SE, Julius S, Hedner T, Hansson L. Stroke is more common than myocardial infarction in hypertension: analysis based on 11 major randomized intervention trials. Blood Press 2001;10:190–192

Klag MJ, Whelton PK, Randall BL, et al. Blood pressure and end-stage renal disease in men. N Engl J Med 1996;334(1):13–18

Leitlinien zur Behandlung der arteriellen Hypertonie: Deutsche Hochdruckliga e. V. DHL – Deutsche Hypertonie Gesellschaft, 2008 (www.leitlinien.net)

Levy D, Anderson KM, Savage DD. Echocardiographically detected left ventricular hypertrophy: prevalence and risk factors. The Framingham Heart Study. Ann Int Med 1988;108:7–13

MacMahon S, Peto R, Cutler J, et al. Blood pressure, stroke and coronary heart disease. Part 1. Prolonged differences in blood pressure: prospective observational studies corrected for the regression dilution bias. Lancet 1990;335:765–774

MacMahon S, Rodgers A. Primary and secondary prevention of stroke. Clin Exp Hypertens 1996;18:537–46

McEniery CM, Wilkinson IB, Avolio AP. Age, hypertensi on and arterial function. Clin Exp Pharmacol Physiol 2007;34:665–671

Michaud CM, Murray ChJL, Bloom BR. Burden of Disease-Implications for Future Research. JAMA 2001;285: 535–539

Millar JA, Lever AF, Burke A. Pulse pressure as a risk factor for cardiovascular events in the MRC Mild Hypertension Trial. J Hypertens 1999;17:1065–1072

Morgan T, Lauri J, Bertram D, Anderson A. Effect of different antihypertensive drug classes on central aortic pressure. Am J Hypertens 2004;17:118–123

Nürnberger J, Kribben A, Philipp T, Erbel R. Die arterielle Compliance (Gefäßsteifigkeit) zur Aufdeckung einer subklinischen Atherosklerose. Herz 2007;32:379–386
O'Rourke MF. Principles and definitions of arterial stiffness, wave reflections and pulse pressure amplification. In Safar ME, O'Rourke MF (editors). Arterial stiffness in hypertension. Handbook of Hypertension. Elsevier; 2006, Vol 23:3–19
Prospective Studies Collaboration. Age-specific relevance of usual blood pressure to vascular mortality: a meta-anlalysis of individual data for one million adults in 61 prospective studies. Lancet 2002;360:1903–1913
Schrader J, Lüders S, Kulschewski A, et al. for the MARPLE Study Group: Microalbuminuria and tubular proteinuria as risk predictors of cardiovascular morbidity and mortality in essential hypertension – Final results of a prospective long-term study (MARPLE-Study). J Hypertension 2006;24:541–548
Schrader J, Lüders S. Blutdruck-Langzeitmessung. München: Medikon-Verlag; 1995
Schrader J, Schoel G, Scheler F: Bedeutung der 24h Blutdruckmessung in der Diagnostik u. Therapie der arteriellen Hypertonie. Klinische Wochenschrift 1990;1:1119–1126
Skoog I, Lernfelt B, Landahl S, et al. 15-year longitudinal study of blood pressure and dementia. Lancet 1996;347:1141–45
Stork J, Schrader J, Lüders S, et al. Die arbeitsassoziierte Hypertonie. Arbeitsmedizin, Sozialmedizin, Umweltmedizin 1995;30:407–413
Tozawa K, Iseki K, Iseki C, Konjo K, Ikemiya Y, Takishita S. Blood pressure predicts risk of developing end-stage renal disease in men and woman. Hypertension 2003;41:1341–1345
Walenta K, Böhm M. Hypertensive Koronaropathie. Dtsch Med Wochenschr 2003;129:2476–78
Wolf PA. Prevention of stroke. Lancet 1998;352:3–4
Wolf-Maier K, Cooper RS, Kramer H, et al. Hypertension treatment and control in five European contries, Canada and the United States. Hypertension 2004;43:10–17

II

5 Hypercholesterinämie, Hyperhomozysteinämie und Atherosklerose

Marco Bacigaluppi, Dirk M. Hermann

Über die Entwicklung atherosklerotischer Plaques tragen Hypercholesterinämie und Hyperhomozysteinämie maßgeblich zur Entstehung arterioarterieller embolischer Schlaganfälle bei. Untersuchungen der vergangenen Jahre haben gezeigt, dass atherosklerotische Plaquebildung ein außerordentlich dynamischer Prozess ist, an dem Entzündungsprozesse beteiligt sind. Die Erkennung der Hypercholesterinämie ist wichtig, weil inzwischen wirksame cholesterinsenkende Therapien zur Verfügung stehen, die das Schlaganfall-Rezidivrisiko senken (Kap. 24).

5.1 Cholesterin unter physiologischen Bedingungen

Cholesterin ist ein Grundbaustein aller eukaryotischen Plasmamembranen und auch ein Vorläufer von Steroidhormonen wie Progesteron, Testosteron, Estradiol und Kortisol. Es kann direkt aus der Nahrung gewonnen werden, wird allerdings im Körper zu etwa 60 % neu synthetisiert, wobei die Leber gefolgt vom Darm die Organe sind, die am meisten an der Synthese beteiligt sind.

Cholesterin wird mittels einer Serie von eng regulierten Zwischenschritten aus Acetyl-Coenzym A synthetisiert, wobei durch Kondensation zunächst das aus 6 C-Atomen bestehende 3-Hydroxy-3-Methylglutaryl Coenzym A (HMG-CoA) entsteht (Abb. 5.**1**). Unter dem Einfluss von HMG-CoA-Reduktase wird in einem geschwindigkeitslimitierenden Schritt aus HMG-CoA Mevalonsäure gebildet, woraus in ATP-abhängigen Reaktionen phosphorylierte, d. h. aktivierte Isoprene hervorgehen (Abb. 5.**1**). Durch Polymerisierung von 6 der nun aus 5 C-Atomen bestehenden aktivierten Isoprenen wird über Zwischenschritte des Geranylpyrophosphats und Farnesylpyrophophats das aus 30 C-Atomen zusammengesetzte lineare Squalen synthetisiert, das durch Ringschluss zu Lanosterin und danach zu Cholesterin umgewandelt wird (Abb. 5.**1**).

Lipide und Lipoproteine

Weitere wichtige Lipide der Zellmembran sind Triglyzeride und Phospholipide. Triglyzeride sind dreifache Ester des dreiwertigen Alkohols Glyzerin mit Säuremolekülen und haben hydrophobe Eigenschaften. Phospholipide sind amphipathische Partikel, die Cholesterin und Triglyzeride im Plasma löslich machen.

Lipoproteine im Plasma haben die Funktion, die hydrophoben Lipide löslich zu machen. Die so genannten Apolipoproteine verleihen den Lipoproteinen strukturelle Stabilität. Apolipoproteine sind in unterschiedlicher Konzentration auf Lipidpartikeln exprimiert und steuern den Transport des Cholesterins im Blut. Der Aufbau von Apolipoproteinen und ihre Rolle im Lipidstoffwechsel sind in Tab. 5.**1** und Abb. 5.**2** dargestellt.

Im Darm werden Cholesterin und Triglyzeride zuerst mit dem Apolipoprotein B48 umgeben und dann als Chylomikronen abtransportiert (Dichte $<0{,}94\,g/cm^3$). **Chylomikronen** bestehen zu 80–95 % aus Triglyzeriden. Im Plasma nehmen die Chylomikronen Apolipoprotein C auf. Spezifische Lipasen auf den Gefäßwänden von Muskeln, Fettzellen und anderen Organen hydrolysieren die Triglyzeride. Nach dem Abbau des Triglyzeridkerns nehmen die jetzt als Chylomikron-Remnants bezeichneten Partikel Apolipoprotein E (ApoE) auf. Die mit Cholesterinrückständen angereicherten **Chylomikron-Remnants** werden zur Leber transportiert, in der sie mithilfe von ApoE an LDL-Rezeptoren binden.

Überschüssiges Cholesterin und Triglyzeride, die nicht von der Leber für die Bildung von Gallensäure oder die Zellmembransynthese benutzt werden, werden entweder als Cholesterin in die Gallensäure sezerniert oder mit Apolipoprotein B100 und Phospholipiden versehen in Form von **Very-Low-Density-Lipoproteinen** (VLDL) zurück ins Blut transportiert. VLDL werden ähnlich wie Chylomikronen durch Lipasen hydrolysiert. Die VLDL werden dadurch in **Intermediate-Density-Lipoproteine** (IDL) und nachfolgend in **Low-Density-Lipoproteine** (LDL) umgewandelt. Die spezifische Rolle der LDL ist, Cholesterin zur Leber oder zu periphereren Organen zu transportieren, wie auch zu den für die Hormonsynthese zuständigen Nebennieren und Keimdrüsen.

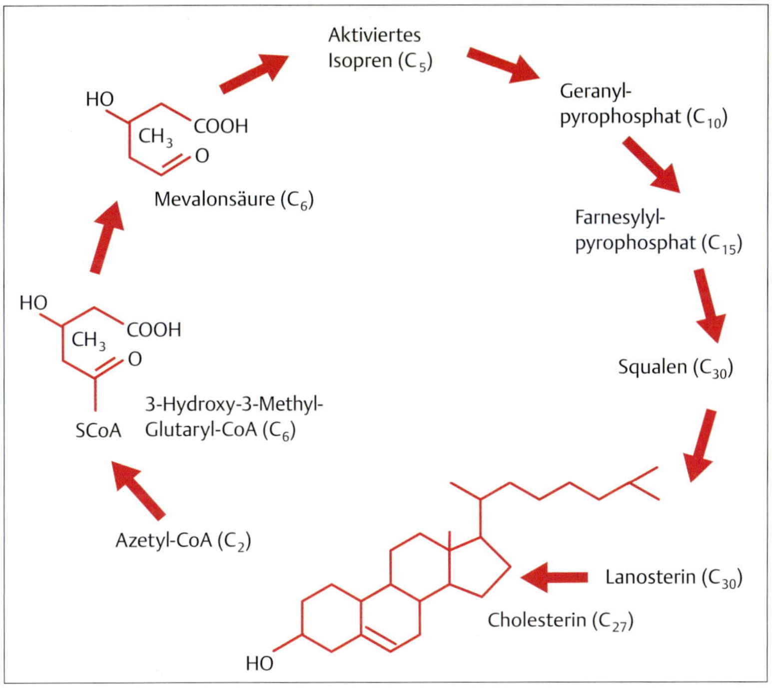

Abb. 5.**1** Cholesterinsynthese. Schematische Darstellung.

Tabelle 5.**1** Übersicht zu Lipoproteinen: Aufbau und Funktion.

Lipoprotein	Dichte (g/cm³)	Durchmesser (nm)	Proteingehalt (%)	Lipidinhalt (%)			Assoziierte Apolipoproteine	Funktion
				Triglyzeride	Cholesterin	Phospholipide		
Chylomikronen	0,95	100–1000	<2	80–95	2–7	3–9	AI, AII, AIV, B48, CI, CII, CIII und E	Transport exogener Lipide vom Darm in Leber-, Fett-, Herz- und Muskelgewebe
VLDL	0,95–1,006	30–80	10	55–80	5–15	10–20	B100, CI, CII, CII und E	Transport endogener Lipide von der Leber in periphere Gewebe
IDL	1,006–1,019	25–50	18	20–50	20–40	15–25	B100, CI, CII, CIII und E	Transport von Trigylzeriden und Cholesterin von der Leber in periphere Gewebe
LDL	1,019–1,063	18–28	25	5–15	40–50	20–25	B 100	Transport von Cholesterin und Triglyzeriden in periphere Gewebe und die Leber
HDL	1,06–1,210	5–15	33	5–10	15–25	20–30	AI, AII, AIV, CI, CII, CIII, E	Transport von Cholesterin von peripheren Geweben in die Leber

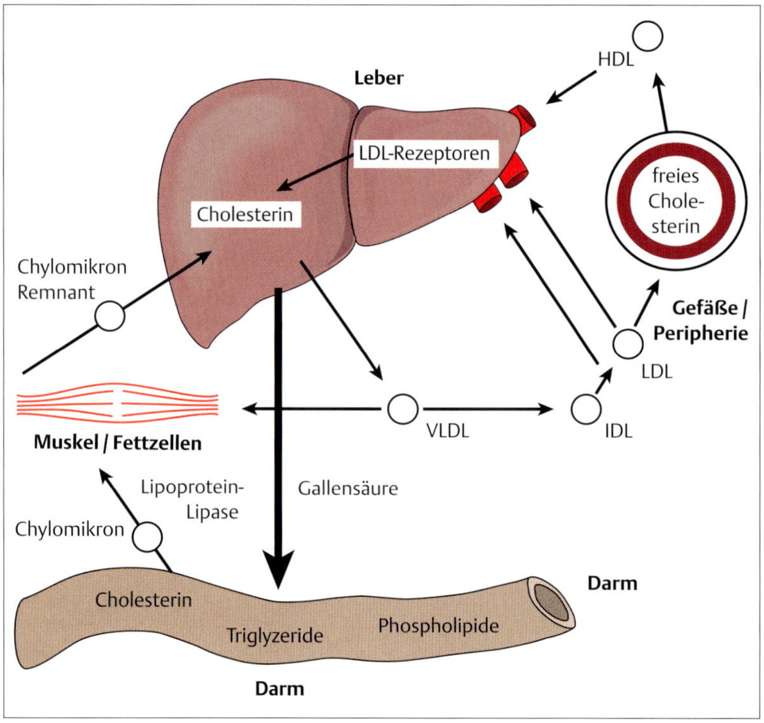

Abb. 5.**2** Lipoproteinstoffwechsel. Schematische Darstellung des Transports von mit der Nahrung zugeführten Lipiden aus dem Darm in periphere Gewebe und in die Leber und von körpereigenen Lipiden von der Leber in die Peripherie.

Im Gegensatz zu LDL nehmen **High-Density-Lipoproteine** (HDL) Cholesterin in der Gefäßperipherie von sterbenden Zellen und Zellen auf, die Zellmembranabbau begehen, und transportieren Cholesterin in die Leber zurück. Apolipoprotein AI spielt in der Vermittlung struktureller Stabilität in HDL-Komplexen eine wichtige Rolle.

Merke
Lipoproteine liefern wertvolle Einblicke in das Risikoprofil bei Schlaganfallpatienten und sollten in der Risikoeinschätzung eines Patienten berücksichtigt werden.

5.2 Hypercholesterinämie

Unter einer **Hypercholesterinämie** versteht man eine isolierte Erhöhung des Plasma-Gesamtcholesterins, bei der die Triglyzeridkonzentration normal ist. Da LDL-Partikel etwa 65–75 % des Gesamtcholesterins ausmachen, ist eine Hypercholesterinämie praktisch immer mit einer erhöhten LDL-Konzentration assoziiert. Mit dem Begriff der **Hypertriglyzeridämie** wird eine Erhöhung der Plasma-Triglyzeridkonzentration, nicht jedoch Cholesterinkonzentration bezeichnet. Bei der **Hyperlipoproteinämie** oder Hyperlipidämie sind sowohl die Cholesterin- als auch die Triglyzeridwerte erhöht.

Hyperlipoproteinämien werden in primäre und sekundäre Hyperlipoproteinämien unterteilt. **Primäre Hyperlipoproteinämien** sind meist genetisch bedingt, während **sekundäre Hyperlipoproteinämien** als Folgen anderer Gesundheitsstörungen auftreten (Fauci 2008).

Die klinische und laborchemische Präsentation primärer Hypercholesterinämien und Hypertriglyzeridämien ist in Tab. 5.**2** zusammengefasst. Bezüglich der Therapie der Störungsbilder wird auf Kap. 24 verwiesen.

Hypercholesterinämien

Bei der **familiären Hypercholesterinämie**, einer kodominanten genetischen Störung, bewirkt eine **Mutation des LDL-Rezeptors** (>200 Mutationen sind beschrieben) die Unfähigkeit (bei homozygoten Mutationsträgern) oder Beeinträchtigung (bei Heterozygoten) der Leber und peripheren Gewebe, LDL-Partikel aufzunehmen. In der homozygoten Form sind Cholesterinwerte sehr stark erhöht (>13 mmol/l), während in der heterozygoten Form Cholesterinwerte typischerweise im Bereich von 7–13 mmol/l liegen (Norm: <5,1 mmol/l). Aus den erhöhten Werten resultieren diffuse atherosklerotische Gefäßplaques sowie Xanthome in der Haut und in den Sehnen. Diese Veränderungen werden in der heterozygoten Form zwischen dem 30. und dem 40. Lebensjahr sichtbar, während sie in der homozygoten Form oft schon im Kindesalter manifest werden.

Tabelle 5.**2** Übersicht über familiäre Hyperlipidämien.

	Fettstoffwechselstörung	Plasma-Lipidwerte (mmol/l)	Lipoproteinauffälligkeiten	Klinische Charakteristika	Therapie
Hypercholesterinämie	Familiäre Hypercholesterinämie	Heterozygote (1:500): Gesamtcholesterin: 7,1–12,9 mmol/l	LDL	Xanthome und sehr hohes vaskuläres Risiko im Erwachsenenalter	1. Wahl: HMG-CoA-RH 2. Wahl: Kombinationstherapie, u. U. LDL-Aphärese
		Homozygote (1:10^6): Gesamtcholesterin: >12,9 mmol/l	LDL	Xanthome und extrem erhöhtes vaskuläres Risiko bereits im Kindheitsalter	
	Familiärer Apolipoprotein B100-Defekt	Heterozygote (1:1000): Gesamtcholesterin: 7,1–12,9 mmol/l	LDL	Xanthome und stark erhöhtes vaskuläres Risiko im Erwachsenenalter	1. Wahl: HMG-CoA-RH 2. Wahl: Austauschharze, Fibrate
	Polygene Hypercholesterinämie	Gesamtcholesterin: 6,4–9,0 mmol/l	LDL	Asymptomatisch bis zum Auftreten vaskulärer Ereignisse; keine Xanthome	1. Wahl: HMG-CoA-RH 2. Wahl: Austauschharze, Fibrate
Hypertriglyzeridämie	Familiäre Hypertriglyzeridämie	Selten. Triglyzeride: 2,8–8,4 mmol/l	VLDL	Asymptomatisch, kann mit erhöhtem vaskulären Risiko und Pankreatitis verbunden sein	1. Wahl: Diät 2. Wahl: Fibrate
	Familiäres Defizit der Lipoprotein-Lipase	Selten. Triglyzeride: >8,4 mmol/l	Chylomikronen	Kann asymptomatisch sein; kann zu Pankreatitis, Hepatosplenomegalie und Bauchschmerzen führen	1. Wahl: Diät 2. Wahl: Fibrate
	Familiäres Defizit von Apolipoprotein CII	Triglyzeride: >8,4 mmol/l	Chylomikronen	Kann asymptomatisch sein; kann zu Pankreatitis, Hepatosplenomegalie und gastrointestinalen Beschwerden (Bauchschmerzen) führen	1. Wahl: Diät 2. Wahl: Fibrate
Hypertriglyzeridämie und Hypercholesterinämie	Familiäre kombinierte Hyperlipidämie	Triglyzeride: 2,8–8,4 mmol/l Gesamtcholesterin: 6,4–12,9 mmol/l	VLDL, LDL	Asymptomatisch, kann mit erhöhtem vaskulären Risiko verbunden sein; familiäre Form kann sich auch als isolierte Erhöhung der Triglyzeride oder des LDL-Cholesterins manifestieren	1. Wahl: Bei Überwiegen der Hypertriglyzeridämie: Fibrate; Bei Überwiegen der Hypercholesterinämie: HMG-CoA-RH
	Dysbetalipoproteinämie	Triglyzeride: 2,8–5,6 mmol/l Gesamtcholesterin: 6,4–12,9 mmol/l	VLDL, IDL	Asymptomatisch, kann mit erhöhtem vaskulären Risiko verbunden sein; Xanthome können vorhanden sein	1. Wahl: Fibrate, HMG-CoA-RH

Abkürzungen: HMG-CoA-Reduktasehemmer (HMG-CoA-RH)

Autosomal-dominante **Defekte des Apolipoproteins B100** sind mit Hypercholesterinämie assoziiert. Eine Missense-Mutation bewirkt eine verminderte Affinität der LDL für den LDL-Rezeptor und beeinträchtigt dessen Aufnahme aus dem Plasma. Klinisch manifestiert sich diese Störung ähnlich der familiären Hypercholesterinämie.

Die meisten Formen mit mäßiger Hypercholesterinämie (6–10 mmol/l) sind polygenetisch bedingt, wobei Gendefekte zusammen mit Umweltfaktoren, zur Überproduktion und zu einem reduzierten Katabolismus von LDL führen.

Merke

Der familiären Hypercholesterinämie liegt eine Mutation des LDL-Rezeptors zugrunde. In der homozygoten Form ist diese Störung mit exzessiv erhöhten Cholesterinwerten (>13 mmol/l) verknüpft. Die familiäre Hypercholesterinämie führt ähnlich wie Apolipoprotein B100-Defekte und polygenetische Formen der Hypercholesterinämie über einen gestörten LDL-Abbau zu diffusen atherosklerotischen Plaques, und unter Umständen zu Xanthomen der Haut und Sehnen.

Hypertriglyzeridämien

Bei der autosomal dominanten **familiären Hypertriglyzeridämie** charakterisieren eine übermäßige Produktion und ein reduzierter Katabolismus mit LDL-Überproduktion das Störungsbild, für das bis heute eine spezifische Mutation nicht identifiziert werden konnte. Familiäre Hypertriglyzeridämie ist mit einem mäßig gesteigerten Risiko kardiovaskulärer Ereignisse verbunden.

Eine schwerere Form der Hypertriglyzeridämie ist der **Lipoprotein-Lipase (LPL)-Mangel**, eine autosomal rezessive Störung. Der Mangel dieses Enzyms führt zu einer massiven Akkumulation von Chylomikronen im Plasma, die sich schon im frühen Kindesalter mit Pankreatitis, eruptiven Xanthomen, Hepatosplenomegalie, Knochenmarkinfiltration durch Schaumzellen und Lipämie der Netzhaut äußert. Im Gegensatz zur homozygoten Form findet sich eine heterozygote Mutation des LPL-Gens häufig in der allgemeinen Bevölkerung (5–10% aller Hypertriglyzeridämien). Der **Apoprotein CII-Mangel**, eine seltene autosomal rezessive Störung, die durch einen funktionellen LPL-Mangel charakterisiert ist, manifestiert sich klinisch ähnlich.

Kombinierte Hyperlipidämien

Die **familiäre kombinierte Hyperlipidämie** ist eine der häufigsten familiären Lipidstoffwechsel-Störungen, die bei Myokardinfarkten diagnostiziert werden (0,5–1% aller Amerikaner). Sie ist durch ein erhöhtes Atheroskleroserisiko wegen erhöhter VLDL-Konzentrationen und dessen Konversion zu IDL und LDL gekennzeichnet. Die Störung wird autosomal dominant vererbt. Um die Diagnose zu stellen, muss eine kombinierte Hypertriglyzeridämie und Hypercholesterinämie nachgewiesen werden. Der molekulare Defekt, welcher der Fettstoffwechselstörung zugrunde liegt, ist bislang unbekannt.

Die **familiäre Dysbetalipoproteinämie** ist eine seltenere Störung (Prävalenz 1:10 000), die durch einen homozygoten **Apolipoprotein E-Defekt** charakterisiert ist. Erhöhte Triglyzerid-, Cholesterin-, VLDL- und Chylomikronenwerte charakterisieren die Krankheit.

Sekundäre Hyperlipoproteinämien

Diese können durch Mangelernährung, Alkoholkonsum, nephrotisches Syndrom, Hepatitis, Pankreatitis, Cholestase, Diabetes mellitus, Hyperurikämie, Hypothyreose, Akromegalie, Glykogenosen und Hyperkalzämie begünstigt werden. Die Therapieansätze zielen auf die Grunderkrankung.

5.3 Hypocholesterinämie

Hypocholesterinämien sind durch Gesamtcholesterin-Werte <2,6 mmol/l charakterisiert. Dies kann sowohl im Zusammenhang mit seltenen erblichen Störungen als auch mit anderen Krankheiten stehen. Mutationen im Apolipoprotein B100-Gen sind mit einer **Hypobetalipoproteinämie** verbunden. Bei homozygoten Mutationsträgern sind die LDL-Werte sehr niedrig und eine Malabsorption von Fetten und fettlöslichen Vitaminen ist vorhanden. Bei **Abetalipoproteinämie**, einer seltenen autosomal rezessiven Störung, ist das mikrosomale Triglyzerid-Transfer-Protein defekt. Die Gesamtcholesterinwerte sind sehr niedrig (<1,3 mmol/l) und VLDL, IDL, LDL und Chylomikronen sind fast nicht messbar. Wie bei der Hypobetalipoproteinämie kommt es zur Malabsorption von Fetten und fettlöslichen Vitaminen, insbesondere zum Vitamin-E-Mangel.

Sekundäre Ursachen einer Hypocholesterinämie sind Malnutrition, Alkoholismus, Magen-Darm-Erkrankungen, Hyperthyreose, Infektionen und v. a. hämatologische Tumoren.

5.4 Homozystein unter physiologischen Bedingungen

Säugetiere synthetisieren die nicht essenzielle Aminosäure **Zystein** aus der durch die Diät aufgenommenen essenziellen Aminosäure Methionin über die Synthese von Homozystein. Von großer Bedeutung in diesem Synthesezyklus sind das Enzym **Methionin-Synthase**, das Methionin aus Homozystein regeneriert, sowie auch das Enzym **Zystathion-β-Synthase**, das die Erzeugung von Zystathion aus Homozystein und Serin ermöglicht (Abb. 5.**3**). **Methylentetrahydrofolat-Reduktase** katalysiert die Regenerierung von Tetrahydrofolsäure, die bei der Methioninsynthese gebildet wird (Abb. 5.**3**).

5.5 Hyperhomozysteinämie

Eine **Mutation** eines der genannten drei Enzyme ist bei ca. 10% der Weltbevölkerung vorhanden. Der hieraus resultierende Defekt kann zu einer erhöhten Plasmakonzentration von Homozystein führen. Wenn das defekte Enzym **homozygot** vorhanden ist, kommt es zu einer schweren Hyperhomozysteinämie, mit Homozystein-Plasmawerten von >100 mmol/l (Norm: 4–11 mmol/l). Dies führt schon in Kindheit zu schwerer Atherosklerose. Unbehandelt laufen diese Individuen eine etwa 50%ige Gefahr, vor dem 30. Lebensjahr ein vaskuläres Ereignis (Myokardinfarkt, Schlaganfall oder venöse Thrombembolie) zu erleiden. Obwohl schwere Hyperhomozysteinämien sehr selten sind, kommen milde Hyperhomozysteinämien (Plasmawerte von 12–50 mmol/l) v. a. bei **heterozygoter** Methionin-Synthase-Mutation und bei **Polymorphismen des Methylentetrahydrofolat-Reduktase-Gens** häufig vor.

Hyperhomozysteinämien werden häufig bei **Mangelsyndromen** der Koenzyme Vitamin B_6, Vitamin B_{12} und Folsäure beobachtet. Vitamin B_6 ist in die Bildung von Zystein aus Homozystein involviert (Abb. 5.**3**). Vitamin B_{12} und Folsäure sind an der Regeneration von Methionin aus Homozystein beteiligt (Abb. 5.**3**).

Auch **Arzneimittel** (L-Dopa, Phenytoin, Theophyllin, Trimethoprim, Methotrexat, Isoniazid, Fibrate) oder **Nierenerkrankungen** können Grund einer Hyperhomozysteinämie sein (Lentz 2005).

5.6 Konsequenzen der Hypercholesterinämie und Hyperhomozysteinämie für das Gefäßsystem

Entwicklung der atherosklerotischen Plaque

Atherosklerose ist ein systemischer Prozess, bei dem Lipidablagerungen innerhalb der Tunica intima zu Veränderungen der spezifischen Eigenschaften des Endothels führen mit **veränderter vaskulärer Permeabilität** für Leukozyten und Thrombozyten und prothrombotischen

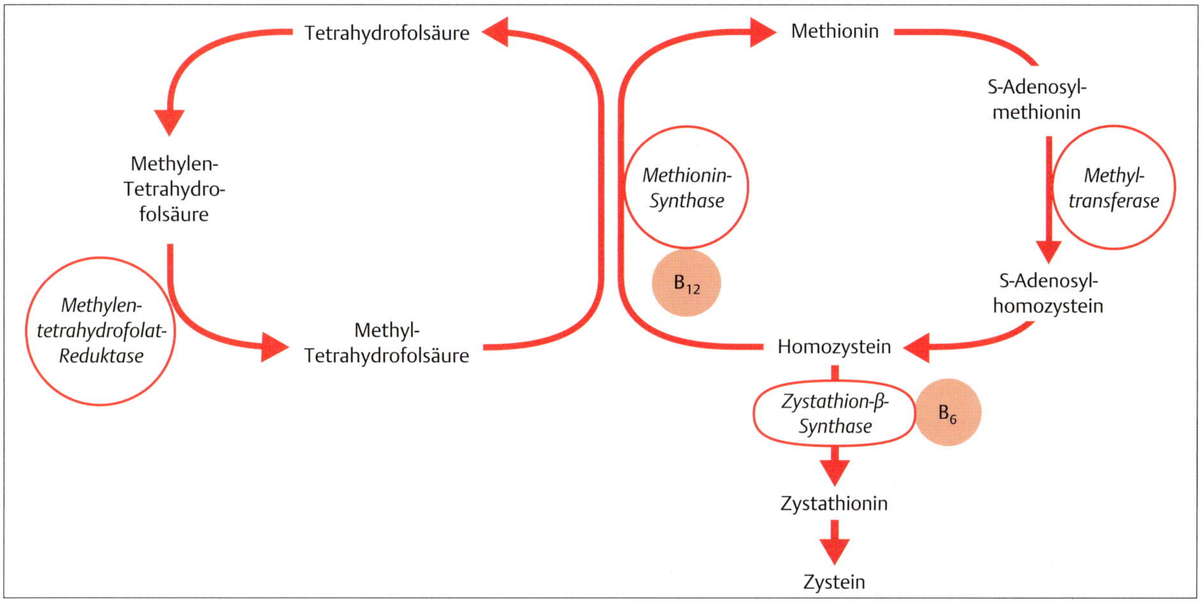

Abb. 5.**3** Folsäurezyklus (links) und Homozysteinzyklus (rechts) . Schematische Darstellung.

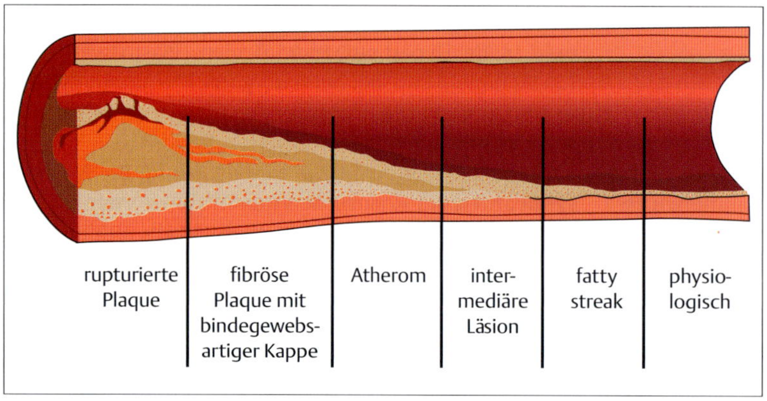

Abb. 5.**4** Entwicklungsstadien atherosklerotischer Plaques.

Veränderungen des Gerinnungssystems (Cotran et al. 1994). Monozyten aus dem Blut heften sich an das Endothel, wandern in die Tunica intima ein und konvertieren dort zu Makrophagen. Durch lipidbeladene Makrophagen (so genannte Schaumzellen) entstehen so genannte **„fatty streaks"**, die die Gefäßwand auskleiden (Abb. 5.**4**; Cotran et al. 1994, Ross 1999).

Das Fortdauern irritativer Einflüsse auf die Endothelzellen führt zur Freisetzung von Zytokinen und Wachstumsfaktoren aus Makrophagen und Lymphozyten (z. B. Platelet-Derived Growth Factor [PDGF]; Transforming Growth Factor [TGF]-β) und verursacht eine lokale Entzündungsreaktion, die zur Proliferation von glatten Muskelzellen in der Tunica media und zur Synthese von Extrazellulärmatrix führt (Ross 1999).

Die Vermehrung von Zellen der glatten Muskulatur leitet den Übergang von der einfachen „fatty streak" über Zwischenstadien zur fortgeschrittenen atherosklerotischen Läsion, dem **Atherom**, ein (Abb. 5.**4**). Folge dieses allmählichen Gewebeumbaus ist die Bildung einer **bindegewebsartigen Kappe**, die im Inneren einen Lipidkern aufweist. Der Lipidkern resultiert aus abgestorbenen Schaumzellen, die eine große Menge an oxidierten LDL-Partikeln in sich tragen.

Die kontinuierliche Anhäufung von intrazellulären und extrazellulären Lipiden verursacht mit der Zeit eine Umgestaltung des Gefäßes. Der Innendurchmesser des Lumens bleibt zu Beginn lange aufrechterhalten, auf Kosten einer Ausdehnung des Gefäßes in Richtung der Außenseite. Dieses Phänomen wird **„ausgleichende Gefäßdehnung"** genannt (Glagov et al. 1987).

Während der Entwicklung der atherosklerotischen Läsion findet im Sinne frustraner Remodellierungsversuche in der Plaque verstärkt Angiogenese statt, sodass sich ein dichtes Netz von kleinen Gefäßen ausbildet. Dieses neu gebildete Gefäßnetz hat nicht nur eine vermehrte Einwanderung von Leukozyten zur Folge, sondern macht die Plaque zudem für **Rupturen** anfällig (Abb. 5.**4**) (Khurana et al. 2005, Hermann u. Matter 2007). Vor allem eine dünne bindegewebsartige Kappe, ein großer Lipidkern und eine hohe Konzentration an Makrophagen erhöhen die Rupturgefahr derartiger **vulnerabler** oder **instabiler Plaques**.

Die **Plaqueruptur** hat durch Freisetzung thrombogenen Materials eine Gerinnungsaktivierung zur Folge, die zu lokalen Thrombosen und auch zu Thromboembolien führen kann (Ross 1999). Kommt es nicht zur Plaqueruptur (so genannte **stabile Plaque**), kann die atherosklerotische Plaque weiterwachsen, bis ab einem gewissen Zeitpunkt die Fähigkeit der „ausgleichenden Dehnung" unmöglich wird. Das Hervorragen der Plaque in das Gefäßlumen führt zu einer den Blutfluss beeinträchtigenden **Gefäßstenose**.

Merke
Die Entwicklung vulnerabler Plaques ist ein wichtiger Meilenstein in der Entwicklung arterioarterieller embolischer Schlaganfälle. Inflammationsprozesse, frustrane Gefäßremodellierung und Gerinnungsaktivierung sind Schlüsselprozesse, die zur Schlaganfallentwicklung führen.

Einfluss der Hypercholesterinämie auf die Plaqueentwicklung

Erhöhte Konzentrationen der Apoprotein B100-exprimierenden **LDL-Partikel** führen aufgrund des vermehrt zirkulierenden Cholesterins zu erhöhtem Atheroskleroserisiko (Olofsson und Boren, 2005). Sie werden als erster Schritt der Bildung der „fatty streaks" angesehen. Die peroxidierte Form der LDL-Partikel wird als alternativer Ligand von Scavenger-Rezeptoren der Endothelzellen und Makrophagen internalisiert, was die Zellen zur Sekretion von Zytokinen und Wachstumsfaktoren anregt. Auf diesem Weg werden inflammatorische Prozesse begünstigt. Auch **VLDL** in sehr hoher Konzentration können auf diese Weise von den Zellen aufgenommen werden. Im Vergleich zur Hypercholesterinämie spielt die Hypertriglyzeridämie eine weniger wichtige Rolle bei der Atherosklerose. Sie kann jedoch zu deren Entwicklung durch eine erhöhte Verfügbarkeit von VLDL beitragen (Fauci 2008).

Im Gegensatz zu den LDL schützen die ApoAI-exprimierenden **HDL-Partikel** vor Atherosklerose. Dies kann z.T. durch die physiologische Rolle von HDL erklärt werden, die Cholesterin von der Peripherie zur Leber transportieren und somit zur dessen Elimination beitragen. Eine verminderte HDL-Konzentration ist meist mit erhöhten LDL- und VLDL-Werten assoziiert, weshalb das erhöhte Atheroskleroserisiko bei vermindertem HDL vermutlich durch die erhöhte Konzentration letzterer Partikel mitbegünstigt ist.

Merke
Für das vaskuläre Risiko bei Hypercholesterinämie ist das LDL-/HDL-Verhältnis wichtig. Vor dem Hintergrund, dass LDL etwa 70 % des Gesamtcholesterins ausmacht, ist das Vorhandensein einer Hypercholesterinämie fast immer mit erhöhten LDL-Cholesterinwerten verbunden.

Einfluss der Hyperhomozysteinämie auf die Plaqueentwicklung

Mehrere epidemiologische Studien haben gezeigt, dass sowohl die leichte als auch schwere Hyperhomozysteinämie ein wichtiger Risikofaktor für Schlaganfall, koronare Herzkrankheit und venöse Thrombosen sind (Clarke et al. 1991, den Heijer et al. 1996). Neue Studien zeigen, wie erhöhte Werte von Homozystein wesentliche Strukturkomponenten der Arterien, das Kollagen, Elastin und die Proteoglykane, chemisch verändern. Weiterhin wirkt Homozystein direkt toxisch auf Endothelzellen, übt einen prothrombotischen Effekt aus und vermindert die Verfügbarkeit von Stickstoffmonoxid. Homozystein degradiert auf permanente Weise Disulfidbindungen von Zystein und bildet Amide mit Lysin Aminosäuren in Proteinen, welche mit der Zeit die Funktionalität und Struktur der Blutgefäße beeinträchtigen (Welch und Loscalzo, 1998; Splaver et al. 2004). Vitaminsubstitution durch Einnahme von Folsäure, Vitamin B6 und Vitamin B12 senkt die Homozysteinkonzentration (Vermeulen et al. 2000). Effekte auf die Mortalität und auf vaskuläre Endpunkte wurden jedoch bislang nicht überzeugend gezeigt (Bonaa et al. 2006, Lonn et al. 2006, Toole et al. 2004).

Weitere Einflussfaktoren der Plaqueentwicklung

Die Dynamik der Plaqueentwicklung wird durch weitere **unveränderbare** (Genetik, Alter, Geschlecht) und erworbene, potenziell **veränderbare** (arterielle Hypertonie, Diabetes mellitus, Hyperlipidämie, Hyperhomozysteinämie, Inflammation) Faktoren beeinflusst.

Unveränderbare Einflussfaktoren

Genetik. Familiäre Atherosklerose-Prädisposition ist meist polygenetisch bedingt. In einigen Fällen häufen sich verschiedene Risikofaktoren (z.B. arterielle Hypertonie, Diabetes) innerhalb derselben Familie. In seltenen Fällen können Mutationen von Lipoprotein-Genen gefunden werden. Die familiäre Hypercholesterinämie ist eine der häufigsten nach Mendel'schen Regeln vererbten Krankheiten überhaupt.

Alter. Obwohl Atherosklerose normalerweise bis ins mittlere Lebensalter nicht klinisch manifest wird, ist Atherosklerose ein fortschreitender Gefäßzustand, der schon in der Jugend beginnt und langsam mit dem Alter fortschreitet. Trotzdem entwickeln sich atherosklerotische Plaques nicht auf lineare Weise. Nach einem Zeitintervall von relativem Stillstand folgen Perioden mit schneller Entwicklung.

Geschlecht. Männliches Geschlecht wie weibliches Geschlecht verbunden mit Menopause steigern das Risiko der Atheroskleroseentwicklung. Frauen vor den Wechseljahren haben höhere HDL-Konzentrationen, verglichen mit Männern gleichen Alters. Dieser Einfluss trägt neben anderen Faktoren (Kap. 15) zu dem verminderten Atherosklerose-Risiko bei Frauen vor den Wechseljahren bei.

Veränderbare Einflussfaktoren

Arterielle Hypertonie. Arterielle Hypertonie als Risikofaktor der Atherosklerose wurde bereits in Kap. 4 abgehandelt. Über mechanische Scherspannung begünstigt arterielle Hypertonie die Entwicklung atherosklerotischer Plaques und die Plaquevulnerabilität. Die Normalisierung des Blutdrucks vermindert das Atheroskleroserisiko (Kap. 4 und 23).

Diabetes mellitus. Auf den Diabetes mellitus als Risikofaktor der Atherosklerose wird in Kap. 6 eingegangen. Obwohl eine erhöhte Blutglukosekonzentration gut durch pharmakologische Therapie kontrolliert werden kann (v.a. Typ 2-Diabetes), haben diabetische Patienten typischerweise auch unter der Therapie ein verändertes Lipoprotein-Profil. Die LDL-Partikel sind kleiner und kompakter, die HDL-Konzentration vermindert und die Triglyzerid-Konzentration erhöht (Kreisberg 1998, Shoji et al. 2009). Das veränderte Lipidprofil ist z.T. für die mikrovaskulären Komplikationen bei Patienten mit streng kontrolliertem Blutzucker verantwortlich und rechtfertigt eine aggressive lipidsenkende Therapie beim Diabetes mellitus.

Infektionen und Inflammation. Trotz der Beobachtung, dass infektiöse Erreger wie Chlamydia pneumoniae oder Zytomegalievirus in atheromatösen Plaques nachweisbar sein können (de Boer et al. 2000, Mayr et al. 2000), gibt es für die Verwicklung dieser Erreger in die Atheroskleroseentwicklung bis heute keine klinische Evidenz. Gesichert ist, dass Inflammation bei der Entwicklung vulnerabler Plaques eine wichtige Rolle spielt, indem sie auf die Eruption der Plaques und aud die Gerinnungsaktivierung einwirkt.

Merke
Das Vorhandensein multipler Einflussfaktoren erhöht das Atheroskleroserisiko nicht in linearer, sondern in exponentieller Weise.

Fazit
Erkenntnisse der Atheroskleroseforschung haben in den vergangenen Jahren das Bewusstsein dafür geschaffen, dass der Schlaganfall eine systemische Erkrankung des arteriellen Gefäßsystems ist, dessen Schadensprozesse dem eigentlichen Schlaganfall oftmals über Jahrzehnte vorausgehen. Einsichten in das Vorhandensein der Hypercholesterinämie und subklinischen Atherosklerose sind bei Schlaganfallpatienten wichtig, um dem Fortschreiten von Atheroskleroseprozessen durch diätetische Maßnahmen, Modifikationen der Lebensführung oder pharmakologische Strategien (Kap. 24) entgegenzuwirken.

Literatur

Bonaa KH, Njolstad I, Ueland PM, et al. Homocysteine lowering and cardiovascular events after acute myocardial infarction. N Engl J Med 2006;354:1578–1588

Clarke R, Daly L, Robinson K, Naughten E, Cahalane S, Fowler B, et al. Hyperhomocysteinemia: an independent risk factor for vascular disease. N Engl J Med 1991;324:1149–1155

Cotran RS, Kumar V, Robbins SL. Robbins pathologic basis of disease. Philadelphia, London: Saunders; 1994

de Boer OJ, van der Wal AC, Becker AE. Atherosclerosis, inflammation, and infection. J Pathol 2000;190:237–243

den Heijer M, Koster T, Blom HJ, et al. Hyperhomocysteinemia as a risk factor for deep-vein thrombosis. N Engl J Med 1996;334:759–762

Fauci AS. Harrison's principles of internal medicine. New York: McGraw-Hill Medical ; London : McGraw-Hill [distributor], 2008

Glagov S, Weisenberg E, Zarins CK, Stankunavicius R, Kolettis GJ. Compensatory enlargement of human atherosclerotic coronary arteries. N Engl J Med 1987;316:1371–1375

Hermann DM, Matter CM. Tissue plasminogen activator-induced reperfusion injury after stroke revisited. Circulation 2007;116:363–365

Khurana R, Simons M, Martin JF, Zachary IC. Role of angiogenesis in cardiovascular disease: a critical appraisal. Circulation 2005;112:1813–1824

Kreisberg RA. Diabetic dyslipidemia. Am J Cardiol 1998;82:67U–73U

Lentz SR. Mechanisms of homocysteine-induced atherothrombosis. J Thromb Haemost 2005;3:1646–1654

Lonn E, Yusuf S, Arnold MJ, Sheridan P, Pogue J, Micks M, et al. Homocysteine lowering with folic acid and B vitamins in vascular disease. N Engl J Med 2006;354:1567–1577

Mayr M, Kiechl S, Willeit J, Wick G, Xu Q. Infections, immunity, and atherosclerosis: associations of antibodies to Chlamydia pneumoniae, Helicobacter pylori, and cytomegalovirus with immune reactions to heat-shock protein 60 and carotid or femoral atherosclerosis. Circulation 2000;102:833–839

Olofsson SO, Boren J. Apolipoprotein B: a clinically important apolipoprotein which assembles atherogenic lipoproteins and promotes the development of atherosclerosis. J Intern Med 2005;258:395–410

Ross R. Atherosclerosis – an inflammatory disease. N Engl J Med 1999;340:115–126

Shoji T, Hatsuda S, Tsuchikura S, et al. Small dense low-density lipoprotein cholesterol concentration and carotid atherosclerosis. Atherosclerosis 2009;202:582–588

Splaver A, Lamas GA, Hennekens CH. Homocysteine and cardiovascular disease: biological mechanisms, observational epidemiology, and the need for randomized trials. Am Heart J 2004;148:34–40

Toole JF, Malinow MR, Chambless LE, et al. Lowering homocysteine in patients with ischemic stroke to prevent recurrent stroke, myocardial infarction, and death: the Vitamin Intervention for Stroke Prevention (VISP) randomized controlled trial. JAMA 2004;291:565–575

Vermeulen EG, Stehouwer CD, Twisk JW, van den Berg M, de Jong SC, Mackaay AJ, et al. Effect of homocysteine-lowering treatment with folic acid plus vitamin B6 on progression of subclinical atherosclerosis: a randomised, placebo-controlled trial. Lancet 2000;355:517–522

Welch GN, Loscalzo J. Homocysteine and atherothrombosis. N Engl J Med 1998;338:1042–1050

6 Diabetes mellitus und Adipositas

Christian Weimar

Diabetes mellitus ist der Sammelbegriff für heterogene Störungen des Stoffwechsels, deren Leitbefund die chronische Hyperglykämie ist. Diabetes mellitus entsteht entweder bei absolutem Insulinmangel durch zumeist **immunologisch vermittelte β-Zellstörung** (**Typ 1-Diabetes**) oder durch Verringerung der Zahl intakter Insulinrezeptoren bei Adipositas mit hieraus resultierendem relativen Insulinmangel (**Insulinresistenz** bei **Typ 2-Diabetes**). Die Insulinresistenz resultiert aus genetischen sowie v. a. veränderten Lebensstilfaktoren wie geringer körperlicher Aktivität, Fehlernährung und Übergewicht, besonders der peritoneal betonten viszeralen Adipositas.

Der Diabetes mellitus Typ 2 infolge Adipositas ist aufgrund seiner mikro- und makrovaskulären Folgeerkrankungen eines der größten Gesundheitsprobleme weltweit. Die Prävention von Übergewicht und Diabetes mellitus hat somit eine entscheidende Bedeutung in der Primär- und Sekundärprävention zerebrovaskulärer Erkrankungen.

6.1 Physiologische Regulation des Glukosestoffwechsels

Glukose ist der zentrale Energieträger des menschlichen Stoffwechsels. Gehirn und Erythrozyten sind beide uneingeschränkt glukoseabhängig. Der Blutzuckerspiegel wird bestimmt durch die Bildung sowie den Verbrauch von Glukose. Die Langerhans'schen Inseln im Pankreas spielen eine entscheidende Rolle bei der Regulation der Speicherung der aufgenommenen Energiereserven in Form von Glykogen sowie bei der Mobilisierung dieser Reserven. Das Gleichgewicht zwischen Speicherung und Mobilisierung der Energiereserven ist wichtig für die Erzielung eines konstanten Blutzuckerspiegels.

Insulin, ein Polypeptid, das aus den β-Zellen der Langerhans'schen Inseln stammt, fördert die Speicherung von Glukose in der Leber und führt intrazellulär zu einem Anstieg der Glykolyse und Glykogenneubildung (Abb. 6.**1**). Dadurch wird der postprandial erhöhte Blutzuckerspiegel rasch gesenkt. Bei Überforderung der Glykogenspeicherkapazität in der Leber wandelt die Leber Glukose zu Fettsäuren um.

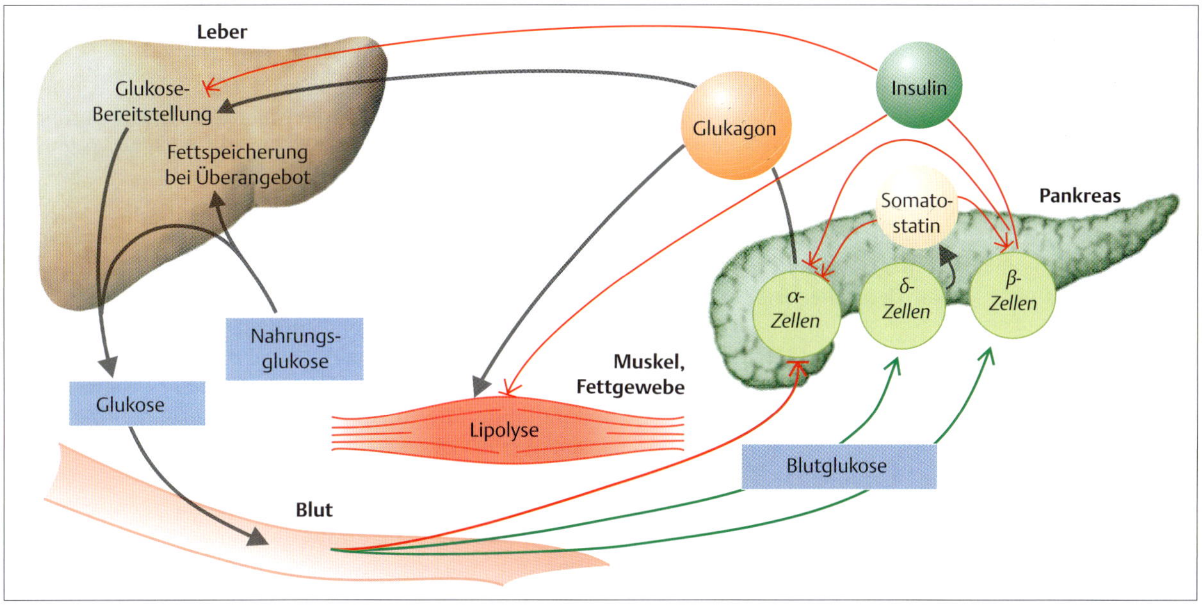

Abb. 6.**1** Glukose- und Fettstoffwechselregulation durch Insulin und Glukagon (Quelle: Silbernagl u. Despopoulos 2007).

Die Funktion von **Glukagon**, einem Peptid der α-Zellen der Langerhans'schen Inseln, ist großenteils antagonistisch zu Insulin (Abb. 6.**1**). Die Wirkung besteht darin, den Blutzuckerspiegel auch zwischen den Mahlzeiten und bei vermehrtem Glukoseverbrauch hochzuhalten, um die Energieversorgung sicherzustellen. Dies wird erreicht durch eine vermehrte Glykogenolyse in der Leber sowie eine vermehrte Glukoneogenese aus Laktat, Aminosäuren (aus Proteinabbau) und Glyzerol (aus Lipolyse). **Somatostatin** (Somatotropin inhibiting hormone) der δ-Zellen des Pankreas wird (wie Insulin) nach dem Essen freigesetzt und hemmt parakrin die Freisetzung von Insulin (Abb. 6.**1**). Damit wird die insulinabhängige Speicherung der Nahrungsstoffe beendet und gleichzeitig auch die Glukagonsekretion gehemmt. Bei Glukosemangel wird dieser Effekt aufgehoben, indem freigesetzte Katecholamine die Somatostatinausschüttung blockieren.

Neben seinem Einfluss auf die Glykolyse und Glykogenneubildung induziert Insulin die Lipoproteinlipasen (LPL) des Kapillarendothels v. a. des Fettgewebes und der Muskulatur, wodurch nach Nahrungsaufnahme resorbierte Triglyzeride rasch zu freien Fettsäuren abgebaut werden. In den Fettzellen werden freie Fettsäuren erneut zu Triglyzeriden synthetisiert und als solche gespeichert. Erhöht sich der Energiebedarf oder vermindert sich die Nahrungszufuhr, werden die freien Fettsäuren aus den Triglyzeriden der Fettzelle erneut abgespalten und über das Blut zu ihren Bedarfsorten transportiert. Insulin hemmt, Glukagon fördert die Lipolyse (Abb. 6.**1**).

6.2 Entwicklung des Diabetes mellitus und der Adipositas

In Deutschland haben 5–8% der Bevölkerung einen bekannten Diabetes mellitus und weitere 2–5% sind zusätzlich betroffen, aber noch nicht diagnostiziert (Hanefeld 2002). Etwa 3–10% der Bevölkerung weisen eine gestörte Glukosetoleranz auf. Die pathologische Glukosetoleranz ist selbst bereits mit einem erhöhten kardiovaskulären Risiko verbunden. Sie ist deshalb Bestandteil der modernen Diabetesklassifikation. **Diagnosekriterien des Diabetes mellitus** sind gemäß Deutscher Diabetes-Gesellschaft:

- Gelegenheits-Blutglukosewert von ≥11,2 mmol/l (200 mg/dl) im venösen Plasma oder kapillären Vollblut und sonstige Zeichen für Diabetes, wie Polydipsie, Polyurie und Gewichtsverlust.
- Nüchtern-Blutglukosewert ≥7 mmol/l (≥126 mg/dl) im venösen Plasma bzw. ≥6,1 mmol/l (≥110 mg/dl) im kapillären Vollblut.
- Oraler Glukosetoleranztest mit Glukosewerten ≥11,2 mmol/l (200 mg/dl) 2 h nach Gabe von 75 g Glukose im venösen Plasma oder kapillären Vollblut.

Glukosemoleküle im Blut können chemisch mit dem Hämoglobin reagieren. Bei einem Stoffwechselgesunden, der einen mittleren Blutzuckerspiegel von 90 mg/dl hat, sind etwa 5% aller Hämoglobinmoleküle untrennbar glykosyliert (so genanntes HbA_{1c}). Einmal gebildetes HbA_{1c} verbleibt ca. 60 Tage im Blut, bis es abgebaut wird. Da mithilfe dieses Markers die durchschnittliche Blutglukosekonzentration der letzten 8–10 Wochen gemessen werden kann, eignet sich der **HbA_{1c}-Wert** gut zur Kontrolle der Blutzuckereinstellung bei Diabetikern. Zum Screening auf Diabetes oder eine gestörte Glukosetoleranz ist er jedoch nicht geeignet.

Eine weitere Möglichkeit, kurzfristige Blutglukoseänderungen zu erfassen, ist die Bestimmung des **Fruktosamin**; es handelt sich hier um „glykosyliertes Albumin" im Blut. Fruktosamin ist ein Sammelwert verschiedener verzuckerter Eiweiße im Blut, der es erlaubt, kurzfristigere Blutglukoseveränderungen von etwa 2–3 Wochen nachzuweisen. Da der Fruktosaminwert nach einer vorausgegangenen schlechten und jetzt optimalen Blutzuckereinstellung rascher abfällt als der HbA_{1c}-Wert, kann gerade im Zusammenhang mit der Neueinstellung von Diabetikern gelegentlich die Bestimmung das Fruktosaminwerts hilfreich sein.

Merke
Die Entwicklung des Typ 2-Diabetes erfolgt in einem Wechselspiel aus genetischer Prädisposition, Adipositas und ernährungsunabhängigen Lebensführungsfaktoren, wobei unzureichende körperliche Aktivität (Bewegungsmangel) ein sehr wichtiger Risikofaktor ist, der das Diabetesrisiko erhöht.

Neben dem immunologisch vermittelten Typ 1-Diabetes und dem Typ 2-Diabetes infolge von Adipositas existieren noch **sekundäre Diabetesformen:**

- bei Erkrankungen des exokrinen Pankreas (z. B. Pankreatitis, zystische Fibrose), die zu β-Zellverlust führen,
- bei Endokrinopathien (z. B. Morbus Cushing, Akromegalie, Phäochromozytom),
- Störungen des pH-Haushalts (Azidose) und
- nach Medikamentenexposition (z. B. Glukokortikoide, Neuroleptika, α-Interferon).

Bei den letztgenannten Störungen, insbesondere beim Morbus Cushing, bei Azidose und nach Glukokortikoidexposition, kommt es zur Verringerung der Insulin-Rezeptoraffinität, die für die verringerte Insulinwirkung verantwortlich ist.

Des Weiteren existieren genetische Defekte der β-Zell-Funktion, die sich autosomal dominant als **Maturity-Onset Diabetes of the Young** (MODY) manifestieren können, für welchen inzwischen diverse Loci beschrieben wurden, sowie autosomal dominante und rezessive Störungen der Insulinrezeptorfunktion und Lipodystrophien mit der Konsequenz eines Diabetes mellitus (Barrosi 2005).

Adipositas ist definiert als eine über das Normalmaß hinausgehende Vermehrung des Körperfetts. Berechnungsgrundlage für die Gewichtsklassifikation ist der Body Mass Index (BMI, Quotient aus Gewicht und Körpergröße zum Quadrat [kg/m^2]).

- Übergewicht ist definiert durch einen BMI ≥25 kg/m^2,
- Adipositas durch einen BMI ≥30 kg/m^2.

Da das Fettverteilungsmuster das metabolische und kardiovaskuläre Gesundheitsrisiko stark beeinflusst, sollte die intraabdominelle/viszerale Fettmasse durch **Messung des Taillenumfangs** erfasst werden: Bei einem Taillenumfang >88 cm bei Frauen bzw. >102 cm bei Männern liegt eine abdominelle Adipositas vor. Bei Personen mit einem BMI ≥25 kg/m^2 sollte stets der Taillenumfang gemessen werden.

Für die **Entwicklung von Übergewicht** ist neben einer genetischen Prädisposition v.a. eine Lebensweise mit übermäßiger Kalorienzufuhr und geringer körperlicher Aktivität verantwortlich. Dieser Lebensstil mit zunehmender Diskrepanz zwischen Kalorienaufnahme und Kalorienverbrauch stellt den wichtigsten modifizierbaren Risikofaktor für die Entwicklung einer Insulinresistenz und somit eines Diabetes mellitus Typ 2 dar und sollte erster Ansatz von Präventionsmaßnahmen sein.

Die Nurses Health Study zeigte, dass Übergewicht alleine nicht unvermeidlich das Risiko für den Diabetes mellitus Typ 2 erhöht: Bei hoher körperlichen Aktivität war auch in der Gruppe der Adipösen die Inzidenz des Diabetes mellitus reduziert im Vergleich zu Personen mit geringer körperlicher Aktivität (Hu et al. 2001). Dies verdeutlicht den Einfluss von ernährungsunabhängigen Faktoren auf das Diabetes-Risiko.

6.3 Konsequenzen des Diabetes mellitus und der Adipositas für das Gefäßsystem

Pathophysiologie

Die **viszerale Adipositas** ist pathophysiologisch eng mit einer Hyperinsulinämie und Insulinresistenz verknüpft und ist gleichzeitig ein unabhängiger Prädiktor eines erhöhten vaskulären Risikos. Das viszerale Fettgewebe besteht aus Adipozyten, deren lipolytische Aktivität gesteigert ist. Bei Patienten mit vizeraler Adipositas sind die zirkulierenden freien Fettsäuren erhöht.

Adipozyten setzen eigene Zytokine, die so genannten **Adipokine**, frei, wie Tumornekrosefaktor (TNF)-α und Interleukin-6, die im Muskel und im Gefäßsystem Inflammationsprozesse vermitteln (Eckel et al. 2005). Adipozyten sind überdies eine wichtige Hormonquelle stoffwechselrelevanter Peptidhormone, wie **Leptin** und **Resistin**, die in Kombination mit freien Fettsäuren die Insulinresistenz verstärken und maßgeblich zur Entwicklung der hyperglykämischen Stoffwechsellage beitragen (Eckel et al. 2005). Bei Adipositas ist außerdem ein vasoprotektives Adipokin, das **Adiponektin**, deutlich vermindert (Eckel et al. 2005). Die viszeralen Adipozyten setzen vermehrt Angiotensinogen und Angiotensin-Converting-Enzym frei. Da das Angiotensin II einen potenten Vasokonstriktor darstellt, trägt es zu dem häufig gleichzeitig erhöhten Blutdruck bei (Leschke et al. 2007).

Eine diabetische Stoffwechsellage ist charakterisiert durch einen Zustand **chronischer vaskulärer Inflammation** und **endothelialer Dysfunktion**. Für die hierdurch verursachten Gefäßschäden werden verschiedene Mechanismen verantwortlich gemacht, z.B. vermehrter oxidativer Stress durch Bildung freier Radikale, vermehrte Glykosylierung, vermehrter Abbau von Glukose über den Aldose-Reduktase-Weg sowie Aktivierung von Isozymen der Proteinkinase C (Idris et al. 2006). Die endotheliale Dysfunktion als erster Schritt der bei diesen Patienten verstärkten **Atherogenese** (Kap. 5) findet sich bereits bei gesunden Personen mit Insulinresistenz und zeigt eine klare Assoziation zur Insulinsensitivität (Balletshofer et al. 2000).

> **Merke**
> Das kardiovaskuläre Risiko des Diabetikers ist nicht alleine durch die Hyperglykämie, sondern durch komplexe Stoffwechselstörungen bedingt, welche u.a. im Rahmen der viszeralen Fettakkumulation, der Entzündung und der Insulinresistenz auftreten.

Klinische Manifestation

Typische Manifestationen des Diabetes am Gefäßsystem sind **Mikroangiopathien** der Retina, Nieren und peripheren Nerven. In der Retina manifestiert sich die diabetische Retinopathie vom hinteren Augenpol ausgehend mit Gefäßirregularitäten, Mikroaneurysmen und retinalen Blutungen (Abb. 6.**2**), welche zu Visusstörungen, Gesichtsfeldeinschränkungen und im Extremfall Erblindung führen. Das Spektrum diabetischer Nephropathien reicht von leichter Eiweißausscheidung bis hin zum Nierenversagen mit Dialysepflichtigkeit. Die diabetische Polyneuropathie ist in der Regel eine gemischte axonal-demyelinisierende Neuropathie sensibler und motorischer Nerven, die sich oftmals schmerzhaft (ausgeprägte Allodynien) manifestiert.

Die charakteristische **Makroangiopathie** im Rahmen des Diabetes mellitus ist die Mönckeberg-Mediaverkalkung, die eine häufige Ursache der peripheren arteriellen Verschlusskrankheit (Claudicatio intermittens) ist. Typ-

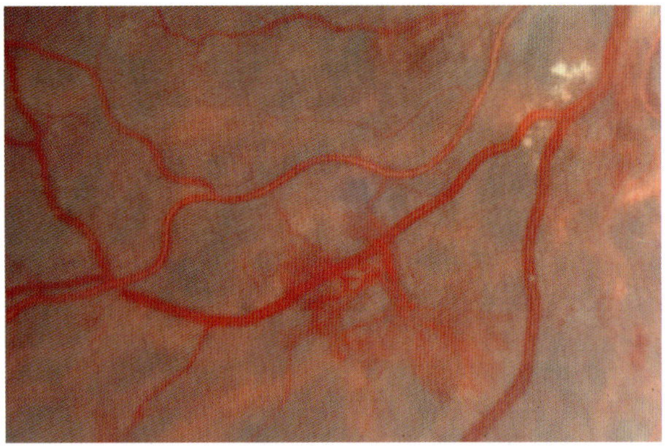

Abb. 6.**2** Proliferative diabetische Retinopathie mit Neovaskularisationen auf der Netzhaut (Quelle: Kellner et al. 2008).

2-Diabetiker versterben inzwischen meist nicht mehr an Stoffwechselentgleisungen, sondern an kardiovaskulären Ereignissen wie Schlaganfall und Myokardinfarkt. So haben Diabetiker ohne manifeste koronare Herzkrankheit ein vergleichbar hohes kardiovaskuläres Risiko wie nichtdiabetische Patienten nach einem Herzinfarkt. Die Ereignisrate bei Diabetikern nach Myokardinfarkt war nochmals 3-fach höher (Haffner et al. 1998). Insgesamt ist die kardiovaskuläre Mortalität bei Patienten mit Diabetes mellitus Typ 2 gegenüber Nicht-Diabetikern 2-fach bei Männern und 4- bis 5-fach bei Frauen erhöht (Leschke et al. 2006).

Fazit

Der Diabetes mellitus Typ 2 ist eine systemische Erkrankung, deren Schlüsselelement die gestörte Funktionalität des Fettgewebes ist. Durch lokale Inflammationsprozesse und hormonelle Prozesse entsteht ein Circulus vitiosus bestehend aus metabolischer Dysregulation und Insulinresistenz, der die Entwicklung von systemischer Inflammation, diabetischer Mikro- und Makroangiopathie begünstigt.

Literatur

Balletshofer BM, Rittig K, Enderle MD, Volk A, Maerker E, Jacob S, Matthaei S, Rett K, Haring HU. Endothelial dysfunction is detectable in young normotensive first-degree relatives of subjects with type 2 diabetes in association with insulin resistance. Circulation 2000;101:1780–1784

Barroso I. Genetic type 2 diabetes. Diabetic Med 2005;22:517–535

Eckel RH, Grundy SM, Zimmet PZ. The metabolic syndrome. Lancet 2005;365:1415–1428

Haffner SM, Lehto S, Ronnemaa T, Pyorala K, Laakso M. Mortality from coronary heart disease in subjects with type 2 diabetes and in nondiabetic subjects with and without prior myocardial infarction. N Engl J Med 1998;339:229–234

Hanefeld M. Primäre Prävention des Typ-2 Diabetes mellitus. Dtsch Med Wochenschr 2002;127:951–952

Hu FB, Manson JE, Stampfer MJ, et al. Diet, lifestyle, and the risk of type 2 diabetes mellitus in women. N Engl J Med 2001;345:790–797

Idris I, Thomson GA, Sharma JC. Diabetes mellitus and stroke. Int J Clin Pract 2006;60:48–56

Kahn SE, Hull RL, Utzschneider KM. Mechanisms linking obesity to insulin resistance and type 2 diabetes. Nature 2006; 444:840–846

Kellner U, Wachtlin J. Retina. 1. Auflage. Stuttgart: Thieme; 2008

Leschke M, Jakob S. Koronare Herzkrankheit und Diabetes mellitus. Diabetologie 2007;2:R57–R77

Leschke M, Schwenk B, Bollinger C, Faehling M. Häufigkeit der Störungen des Glukosestoffwechsels bei Patienten mit koronarer Herzkrankheit. Clin Res Cardiol 2006;95 Suppl 1:i98–102

Silbernagl S, Despopoulos A. Taschenatlas Physiologie. 7. Auflage. Stuttgart: Thieme; 2007

7 Koronare Herzerkrankung, Herzinsuffizienz und Ventrikelthromben

Gerrit Kaleschke, Paulus Kirchhof

Die koronare Herzkrankheit und die hieraus resultierende Herzinsuffizienz sind häufige Begleiterscheinungen generalisierter Atherosklerose bei zerebrovaskulären Erkrankungen, die rasche Abklärung und Therapie erfordern. Bedingt durch die Ähnlichkeit der Entstehungsprozesse weisen viele Schlaganfallpatienten eine koronare Herzkrankheit oder Herzinsuffizienz auf. Über die Entwicklung von Vorhof- und Ventrikelthromben ist das Herz eine häufige Emboliequelle bei Schlaganfallpatienten. 20–30% aller Schlaganfälle sind kardioembolischer Natur. Die Diagnostik und Therapie des Vorhofflimmerns, der häufigsten Ursache kardialer Embolien im Gehirn, werden in Kap. 9 abgehandelt.

7.1 Physiologie der koronaren Blutversorgung

Koronaranatomie

Das Koronarsystem des Menschen umfasst mit der **linken Koronararterie** (LCA) und der **rechten Koronararterie** (RCA) in aller Regel 2 aus dem Aortenbulbus abgehende Herzkranzarterien, die den Herzmuskel mit Blut versorgen. Die LCA teilt sich nach kurzem Verlauf (wenige Millimeter bis 3 cm) in den Ramus interventricularis anterior (RIVA) und den Ramus circumflexus (RCx). Bei etwa 70% der Menschen versorgen jeder dieser beiden Hauptäste der LCA und die RCA je in etwa ein Drittel des Myokards der linken Herzkammer. Deshalb spricht man im klinischen Alltag von 3 Herzkranzgefäßen.

Blutversorgung des Herzens

Versorgt die linke Koronararterie über den R. circumflexus auch das inferiore Myokard der linken Herzkammer, spricht man von einem **„Linksversorgungstyp“** (ca. 20%). Bei ausschließlicher Versorgung der inferioren und infero-lateralen Wand über die rechte Koronararterie liegt hingegen ein **„Rechtsversorgungstyp“** vor (ca. 10%). Die rechte Herzkammer, der AV-Knoten und der Sinusknoten werden in der Regel aus der rechten Herzkranzarterie versorgt.

Die Koronararterien sind funktionelle Endarterien, d.h. es kommt im Falle eines Gefäßverschlusses zum Gewebeuntergang (**Herzinfarkt**). Dieses ist klinisch durch die EKG-Zeichen des Herzinfarkts und durch Herzmuskelenzyme im Blut (Troponin I oder T, kardiale Isoform der Kreatinkinase) nachweisbar. Eine Minderdurchblutung von Teilen des Myokards ohne Gewebeverlust führt zur **Angina pectoris**. Der Gewebsverlust beim Herzinfarkt beginnt subendokardial, weil die epikardial gelegenen Koronararterien kleinere Äste senkrecht ins Myokard abgeben, die die subendokardialen Abschnitte des Myokards als „letzte Wiese“ versorgen.

Regulation von Myokardperfusion und Kreislauffunktion

In Ruhe erzeugt das Herz eines gesunden Menschen ein Herzzeitvolumen von ca. 5 l/min. Das Herzzeitvolumen kann unter Belastung auf bis zu 25 l/min durch höhere Auswurfleistung des Herzens (**Inotropie**, das Schlagvolumen kann verdoppelt werden) und Anheben der Herzfrequenz (Chronotropie, die Herzfrequenz kann verdreifacht werden) ansteigen.

Die Myokardperfusion (250 ml/min in Ruhe) wird unter Belastung um das 4- bis 5-Fache gesteigert (so genannte **Koronarreserve**), und zwar fast ausschließlich über Autoregulation der Koronararterien (Koronargefäßerweiterung). Die Koronarperfusion (insbesondere der LCA) erfolgt ganz überwiegend in der Diastole. Daher führt eine kurze Diastolendauer bei höheren Herzfrequenzen (z.B. tachykardem Vorhofflimmern oder ventrikulären Tachykardien) zu einer Minderdurchblutung (Ischämie) oder sogar zum Myokarduntergang. Auch eine Erhöhung des diastolischen Drucks in der linken Herzkammer, etwa bei Aortenklappenstenose, linksventrikulärer Füllungsstörung oder Kardiomyopathien, kann die Koronarperfusion vermindern. Das Blut, das durch die Herzkranzarterien fließt (in Ruhe 250 ml/min), wird schon in Ruhe weitgehend von Sauerstoff depletiert. Deshalb führt auch ein vermindertes Sauerstoffangebot im Blut, z.B. bei Schock, Anämie oder Ventilationsstörungen, zur frühen Myokardischämie, was z.B. im Schock zu einer weiteren Verminderung der Herzleistung führt und so einen Teufelskreis initiiert.

7.2 Entwicklung und Klinik der koronaren Herzkrankheit

Epidemiologie und Risikofaktoren

Die koronare Herzkrankheit entsteht bei fast allen Patienten als Arteriosklerose (Kap. 5) der Herzkranzgefäße und ist in den Industrienationen die häufigste Todesursache (Graham et al. 2007). Bei etwa 20–40% Prozent der Patienten (bei Männern häufiger als bei Frauen) ist der Herzinfarkt die klinische Erstmanifestation der koronaren Herzerkrankung. In etwa 10–20% kommt es als Erstereignis zum plötzlichen Herztod. Die Interaktion verschiedener Risikofaktoren erlaubt, zusammengefasst als „Risiko Scores", eine relativ zuverlässige Abschätzung des globalen kardiovaskulären Risikos über wenige, klinisch relativ leicht erhebbare Parameter. Hierbei gelten als **Hauptrisikofaktoren** für eine koronare Herzerkrankung:

- Nikotinabusus,
- Hyperlipoproteinämie,
- Arterielle Hypertonie,
- Diabetes mellitus,
- familiäre Neigung zu kardiovaskulären Komplikationen, erfragbar als Familienanamnese von Herzinfarkt oder Schlaganfall vor dem 60. Lebensjahr.

Verschiedene Scores sind im Internet zugänglich (ESC-Score: http://www.heartscore.org (Graham et al. 2007), PROCAM- und Framingham-Risiko-Score: http://www.chd-taskforce.com). Der Nikotinabusus und die Hyperlipoproteinämie haben quantitativ den größten Einfluss auf das Herzinfarktrisiko.

Pathophysiologie der koronaren Herzkrankheit

Aufgrund der ähnlichen Entstehungsmechanismen weisen viele Patienten mit vaskulär-neurologischen Erkrankungen auch eine koronare Herzkrankheit auf. Am Anfang der koronaren Herzkrankheit steht die Endotheldysfunktion mit Störung der Vasoreaktivität. Makrophagen wandern in die Gefäßwand, phagozytieren Lipoprotein-Partikel (v.a. oxidiertes LDL-Cholesterin) und bilden dabei so genannte Schaumzellen. Zugrunde gegangene Schaumzellen bilden den Lipidkern der atherosklerotischen Plaque (Kap. 5). Daneben führt die Migration und Proliferation von glatten Muskelzellen zu bindegewebigem Umbau (so genannte stabile Plaque). Durch entzündliche Prozesse kommt es zur Plaqueruptur, die analog zu den hirnversorgenden Gefäßen zu einer Koronarthrombose und zum Herzinfarkt führt.

Klinische Manifestation

Leitsymptom der koronaren Herzkrankheit ist die Angina pectoris (Tab. 7.**1**), die sich in unterschiedlichen Stadien präsentieren kann (Tab. 7.**2**). Eine neue Minderperfusion des Myokards in Ruhe manifestiert sich als **instabile Angina pectoris, Herzinfarkt**, oder als **plötzlicher Herztod** durch Kammerflimmern (Tab. 7.**1**). Bei **stabiler Angina pectoris**, die typischerweise durch Thoraxschmerzen unter Belastung mit sofortiger Besserung auf Nitrate gekennzeichnet ist (Tab. 7.**1**), sind nach EKG und sorgfäl-

Tabelle 7.**1** Klinische Hauptmanifestationen der koronaren Herzkrankheit.

Stabile Angina pectoris	Thoraxschmerz bei Belastung mit typischer Lokalisation und sofortiger Besserung auf Nitrate
Instabile Angina pectoris	Thoraxschmerz neu aufgetreten oder in Ruhe vorliegend
Akuter Myokardinfarkt	Instabile Angina pectoris mit Troponin-Freisetzung oder den EKG-Zeichen eines Herzinfarkts
STEMI* • Vorderwand STEMI • Inferiorer STEMI	• Herzinfarkt mit ST-Streckenhebungen im EKG >1 mm in aVL oder I und/oder ST-Streckenhebungen >2 mm in den Brustwandableitungen • Herzinfarkt mit ST-Streckenhebungen >1 mm in II, III, aVF und/oder den lateralen Brustwandableitungen
NSTEMI**	Herzinfarkt ohne ST-Strecken-Hebungen
Plötzlicher Herztod	Kammerflimmern (meist im Herzinfarkt)

* STEMI: „ST elevation myocardial infarction", ST-Strecken-Hebungsinfarkt
** NSTEMI: „non ST elevation myocardial infarction"
Beim STEMI finden sich reziproke EKG-Veränderungen (ST-Senkungen) in den jeweils nicht von der ST-Hebung betroffenen Ableitungen

Tabelle 7.**2** Klinische Stadieneinteilung der Angina pectoris (Canadian Cardiovascular Society).

Grad 0 – Stumme Ischämie ohne jegliche Symptomatik
Grad I – Symptomatik nur bei schwerer körperlicher Belastung
Grad II – Geringe Beschwerden bei normaler körperlicher Aktivität
Grad III – Erhebliche Beschwerden bei normaler körperlicher Aktivität
Grad IV – Beschwerden bei bereits bei geringer Belastung und/oder in Ruhe

tiger klinischer Evaluation in der Regel ein Belastungstest und die konsequente Behandlung kardialer Risiken notwendig. Eine weitergehende kardiale Diagnostik und Therapie kann oft nach Ende der neurologischen Akutbehandlung erfolgen. Jede instabile Angina pectoris und jeder Herzinfarkt hingegen bedarf einer sofortigen Untersuchung und Behandlung.

Merke
Jeder akute Thoraxschmerz in Ruhe ist bis zum Nachweis einer anderen Ursache ein akuter Herzinfarkt. Ein ST-Hebungsinfarkt (STEMI) kann im EKG erkannt werden, ein Nicht-ST-Hebungsinfarkt (NSTEMI) durch Bestimmung des Troponins. Eine zweifache unauffällige Troponinbestimmung mit mindestens 4, besser 6 h Abstand schließt einen Myokardinfarkt weitgehend aus.

Herzinfarkt und Infarktfolgen

Der akute Myokardinfarkt hat unbehandelt eine Sterblichkeit von ca. 30%. Diese kann durch Monitoring von Herzrhythmus und Volumenstatus und durch eine adäquate Revaskularisierung deutlich gesenkt werden (3–4% 30-Tage-Sterberate in Studien, 5–8% in Registern, Van de Werf et al. 2008). Neben der Gefahr von gefährlichen Rhythmusstörungen (Kammertachykardien, Kammerflimmern), einer akuten Herzinsuffizienz, einer Herzwand- oder Ventrikelseptumruptur sowie der hämodynamischen Beeinträchtigung durch eine akute Mitralklappeninsuffizienz kann sich eine chronische Herzinsuffizienz entwickeln. Diese ist häufig, weil viele Herzinfarkte überlebt werden.

Akuttherapie des Herzinfarkts

Herzinfarkte werden eher überlebt, wenn sie sofort und angemessen behandelt werden. Die Akuttherapie des Herzinfarkts umfasst antithrombotische Medikamente, „Plaque-Stabilisierung“ und eine koronare Revaskularisation. Dazu gehören im Einzelnen (van de Werf et al. 2008, Bassand et al. 2007):

- Azetylsalizylsäure 500 mg intravenös
- Clopidogrel (600 mg “loading dose”) oral
- Betablocker (z. B. Metoprolol 5 mg langsam intravenös) wenn Herzfrequenz > systolischem Blutdruck
- Statintherapie hochdosiert (z. B. 40 mg Simvastatin oral)
- Heparin 5000 I. E. Bolus (oder andere Antikoagulanzien nach lokalem Schema)
- Analgesie (Opiat, z. B. Morphin 5–10 mg titriert, Anschlagzeit 15 min)
- Ggf. Sauerstoff-Insufflation
- Umgehende Koronarangiografie und Koronarintervention (STEMI)
- Koronarangiografie und Koronarintervention binnen 72 h in Abhängigkeit vom Gesamtrisiko (NSTEMI)

Tabelle 7.**3** TIMI-Score für die Abschätzung des Risikos bei Patienten mit NSTEMI.

Alter >65 Jahre
Mindestens 3 der bekannten Risikofaktoren für eine KHK
Bekannte KHK
ST-Veränderungen im EKG im Verlauf
Mindestens 2 Episoden von Angina pectoris in den letzten 24 h
Einnahme von Acetylsalicylsäure in den letzten 7 Tagen vor dem Ereignis
Troponin erhöht

Für jedes der genannten Merkmale gibt es einen Punkt. Die Gefahr für Tod binnen 30 Tagen steigt von 4–5% (TIMI Score 0–1) auf 25–40% (TIMI Score 5–7) an (Antman et al. 2000).

Die Akuttherapie muss beim STEMI umgehend erfolgen („jede Minute zählt“, van de Werf et al. 2008). Beim **unkomplizierten NSTEMI** sollte die Koronarangiografie binnen 24–72 h erfolgen. Einige Patienten mit NSTEMI haben ein hohes Risiko für Komplikationen und versterben. Patienten mit **Hochrisiko-NSTEMI** sind durch Risiko-Scores wie den TIMI-Score erkennbar (Tab. 7.**3**). Sie sollten möglichst wie ein Patient mit STEMI behandelt werden (Bassand et al. 2007).

7.3 Folgen der koronaren Herzkrankheit

Entwicklung der Herzinsuffizienz

In Abhängigkeit von der Menge an überlebendem Herzmuskelgewebe kann sich nach einem Myokardinfarkt eine Herzinsuffizienz entwickeln. Etwa 2 von 3 Patienten mit schwerer Herzinsuffizienz leiden an solchen Spätfolgen von Herzinfarkten (Dickstein et al. 2008). Die Herzinsuffizienz wird klinisch nach den so genannten **New York Heart Association-Stadien** (NYHA-Stadien) eingeteilt, welche sowohl prognostische wie auch therapiebezogene Konsequenz haben (NYHA 1 = keine nennenswerte Einschränkung durch Herzinsuffizienzsymptome, NYHA 4 = Luftnot in Ruhe, Kap. 18). Durch die moderne Stufentherapie der Herzinsuffizienz kann die Sterblichkeit von Patienten mit Herzinsuffizienz deutlich gesenkt werden (Tab.

II

Tabelle 7.**4** Stufentherapie der Herzinsuffizienz.

Herzinsuffizienz-Stadium	Maßnahme	Auswirkung
NYHA 0–4	Allgemeinmaßnahmen: Flüssigkeitsrestriktion (ca 1,5 l Trinkmenge/Tag), tägliches Wiegen, moderate Bewegung, Reduktion von Risikofaktoren	Verbesserung von Symptomen
NYHA 1–4	ACE-Hemmer (bei ACE-Hemmer-Husten: Sartan)	Verhinderung von Todesfällen
NYHA 2-4	Betablocker	Verhinderung von Todesfällen
Nach Dekompensation, bei Ödemneigung	Diuretika	Verbesserung von Symptomen
NYHA 3–4	Digitalis (Ziel: niedrige Blutspiegel)	Verhinderung von Krankenhausaufenthalten
NYHA 3–4	Aldosteron-Antagonisten	Verhinderung von Todesfällen
LVEF <30 %	Defibrillator, evtl. biventrikuläre Stimulation, falls Linksschenkelblock und QRS >130 ms	Verhinderung von (plötzlichen) Todesfällen und Herzinsuffizienz

In der ersten Spalte sind die Stadien der Herzinsuffizienz angegeben, für die die jeweilige Maßnahme empfohlen wird. In der mittleren Spalte steht die Maßnahme, in der rechte Spalte der zu erwartende Nutzen der Behandlung (Dickstein et al. 2008, Zipes et al. 2006). LVEF: linksventrikuläre Ejektionsfraktion.

7.**4**). Dennoch bleibt die Sterblichkeit der schweren Herzinsuffizienz hoch (Dickstein et al. 2008).

Einige der genannten Behandlungen können bei sehr schwerer Herzinsuffizienz nicht mehr gegeben werden. Hier ist eine individuelle Entscheidung notwendig.

Entwicklung von Ventrikelthromben

Bei etwa 8–15 % der Infarktpatienten, v. a. bei solchen nach großem Vorderwandinfarkt, kommt es zur Ausbildung eines **linksventrikulären Aneurysmas** (Abb. 7.**1**). Echokardiografisch lassen sich bei 5 % der Infarktpatienten **Ventrikelthromben** nachweisen, die sich zumeist in den ersten 2 Wochen nach Infarkt entwickeln. Heutzutage steht neben der Echokardiografie (nativ und kontrastmittelgestützt) auch die kardiale MRT zur Detektion von intrakardialen Thromben zur Verfügung (Abb. 7.**1**). Autoptisch lässt sich in bis zu 50 % aller Aneurysmen thrombotisches Material nachweisen, bedingt durch den verlangsamten Blutstrom und Gerinnungsaktivierung im akinetischen Areal.

Das Risiko einer Thrombembolie durch Ventrikelthromben ist insgesamt erstaunlich gering und hängt ganz wesentlich von der Zeit nach Infarkt bzw. nach Ausbildung des Aneurysmas ab. In der Frühphase nach Infarkt lag das Risiko für eine Thrombembolie innerhalb von 6–15 Monaten bei 1 % unter oraler Antikoagulation und bei 13 % ohne eine solche Therapie (Sherman et al. 1989). Hingegen wurde nach 5 Jahren (Median der Nachuntersuchung) bei stabilen Patienten, bei denen ein Ventrikelthrombus diagnostiziert worden war, nur eine Ereignisrate von 0,35 % pro Jahr für thrombembolische Komplikationen beobachtet (Lapeyre et al. 1985). Die meisten Embolien aus Ventrikelthromben entstehen **innerhalb der ersten 4 Monate** nach dem Infarkt. Organisierte, wandadhärente und endothelialisierte Ventrikelthromben verursachen nur noch sehr selten Embolien. Es wird daher allgemein empfohlen, eine orale **Antikoagulation für etwa 3–6 Monate** bei Ventrikelthromben durchzuführen (INR 2–3), und nur fortzusetzen, wenn der individuelle Verlauf (stattgehabte Thrombembolien) oder eine stark eingeschränkte Ventrikelfunktion zu erneuten thrombembolischen Ereignissen prädisponiert. Kontrollierte Studien liegen leider nicht vor.

Neben dem infarktbedingten Aneurysma kann auch eine anderweitig begründete hochgradige Ventrikelfunktionseinschränkung zur Thrombenbildung führen (Dilatative Kardiomyopathie, Myokarditis etc). Allgemein wurde in großen Herzinsuffizienzstudien (V-HeFT, SOLVD, SCD-HeFT) eine Inzidenz für thrombembolische Ereignisse von 1–2,5 % beschrieben (retrospektive Analysen), wobei Frauen häufiger betroffen waren als Männer. Allerdings wurde wahrscheinlich ein größerer Teil dieser Embolien durch atriale Thrombenbildung bei Vorhofflimmern verursacht: Risikofaktoren für Thrombembolien waren ein Hereinragen von Ventrikelthromben in den linken Ventrikel, eine schlechte Ventrikelfunktion und Vorhofflimmern.

Bei der Indikationsstellung zur oralen Antikoagulation muss der Nutzen der Behandlung mit dem Risiko für schwere Blutungen (0,4–2,5 % pro Jahr) abgewogen werden, zumal da Patienten mit Herzinsuffizienz nicht selten schwieriger im therapeutischen Bereich (INR 2–3) einstellbar sind. Nach Herzinfarkt und nach Stent-Implantation ist zudem die häufig über einen längeren Zeitraum notwendige duale Thrombozytenaggregationshemmung

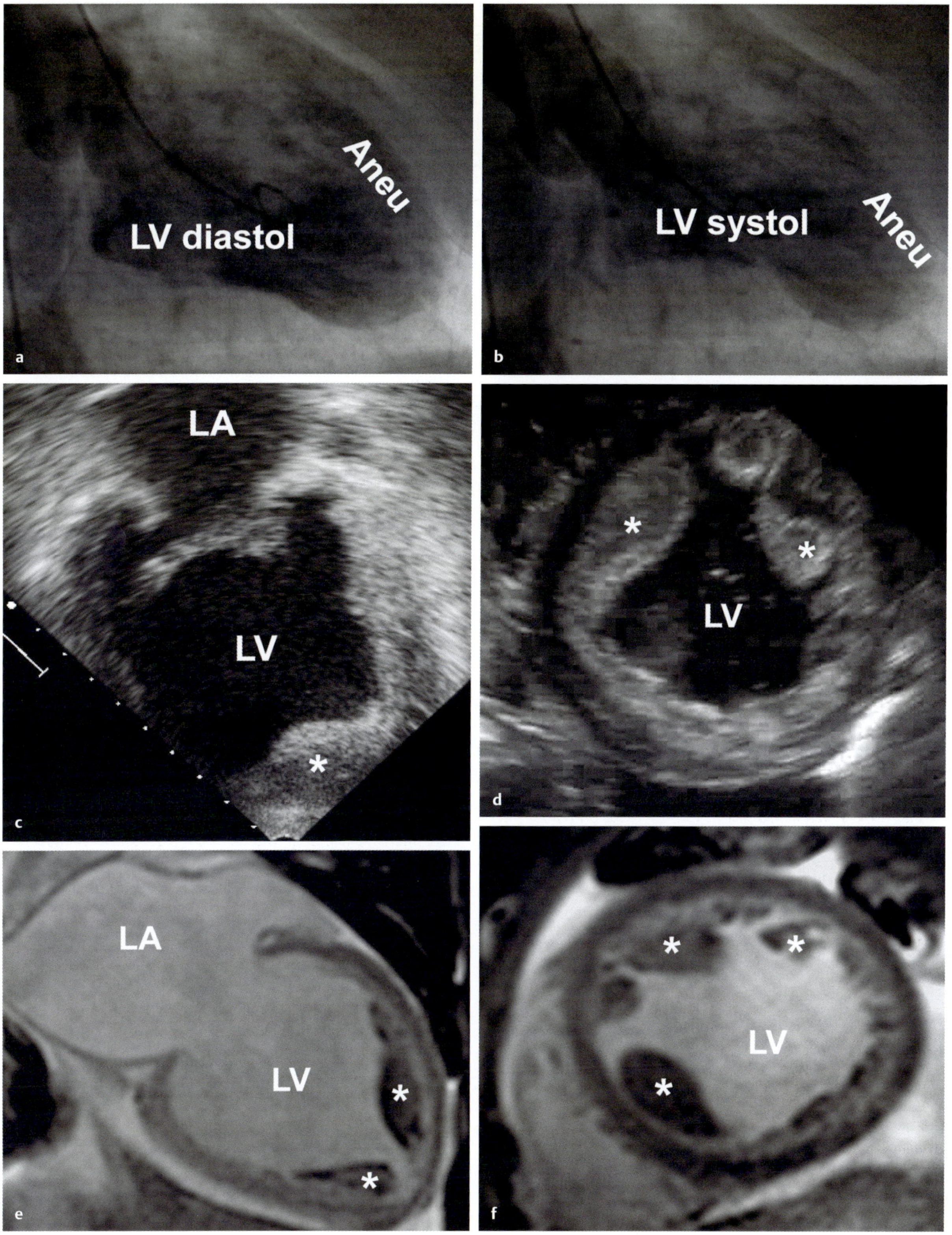

Abb. 7.**1a–f** Linksventrikuläres Aneurysma nach Vorderwandinfarkt (Angiografie **a**, **b**) sowie echokardiografische (**c**, **d**) und magnetresonanztomografische (**e**, **f**) Darstellung von Ventrikelthromben bei dilatativer Kardiomyopathie (MRT-Abbildung freundlicherweise zur Verfügung gestellt von Prof. Dr. med. David Maintz, Institut für klinische Radiologie, Universitätsklinikum Münster).

II

(Aspirin und ein Thienopyridin wie Clopidogrel) zu berücksichtigen, welche in Kombination mit einer oralen Antikoagulation („Triple-Therapie") das Blutungsrisiko weiter erhöht.

Fazit

Die koronare Herzerkrankung ist häufig und hat ähnliche Ursachen wie häufige vaskuläre neurologische Erkrankungen. Die sofortige Erkennung und Behandlung des Herzinfarkts mit antithrombotischen Medikamenten und einer umgehenden (STEMI) oder baldigen (NSTEMI) meist katheterinterventionellen Revaskularisierung rettet Leben. Hinzu kommt eine umfassende Behandlung der Ursachen der koronaren Herzerkrankung. Die Herzinsuffizienz ist eine häufige Spätfolge von Herzinfarkten, besonders, wenn die Akutbehandlung nicht optimal war. Sie erfordert eine dauerhafte Stufentherapie. Viele Ventrikelthromben, v. a. alte Schalenthromben, haben ein geringes Thrombembolie-Risiko. Wenn ein linksventrikulärer Thrombus neu diagnostiziert wurde oder Embolien verursacht hat, ist eine orale Antikoagulation für 3–6 Monate wahrscheinlich empfehlenswert.

Literatur

Antman EM, Cohen M, Bernink PJ, et al. The TIMI risk score for unstable angina/non-ST elevation MI: A method for prognostication and therapeutic decision making. JAMA 2000;284(7):835–842

Bassand JP, Hamm CW, Ardissino D, et al. Guidelines for the diagnosis and treatment of non-ST-segment elevation acute coronary syndromes. Eur Heart J 2007;28(13):1598–1660

Dickstein K, Cohen-Solal A, Filippatos G, et al. ESC Guidelines for the diagnosis and treatment of acute and chronic heart failure 2008: the Task Force for the Diagnosis and Treatment of Acute and Chronic Heart Failure 2008 of the European Society of Cardiology. Developed in collaboration with the Heart Failure Association of the ESC (HFA) and endorsed by the European Society of Intensive Care Medicine (ESICM). Eur Heart J 2008;29(19):2388–2442

Graham I, Atar D, Borch-Johnsen K, et al. European guidelines on cardiovascular disease prevention in clinical practice: executive summary. Eur Heart J 2007;28(19):2375–2414

Lapeyre AC, 3rd, Steele PM, Kazmier FJ, Chesebro JH, Vlietstra RE, Fuster V. Systemic embolism in chronic left ventricular aneurysm: incidence and the role of anticoagulation. J Am Coll Cardiol 1985; 6(3):534–538

Sherman DG, Dyken ML, Fisher M, Harrison MJ, Hart RG. Antithrombotic therapy for cerebrovascular disorders. Chest 1989;95(2 Suppl):140S-155S

Van de Werf F, Bax J, Betriu A, Blomstrom-Lundqvist C,et al. Management of acute myocardial infarction in patients presenting with persistent ST-segment elevation: the Task Force on the Management of ST-Segment Elevation Acute Myocardial Infarction of the European Society of Cardiology. Eur Heart J 2008;29(23):2909–2945

Zipes DP, Camm AJ, Borggrefe M, et al. ACC/AHA/ESC 2006 guidelines for management of patients with ventricular arrhythmias and the prevention of sudden cardiac death--executive summary: A report of the American College of Cardiology/American Heart Association Task Force and the European Society of Cardiology Committee for Practice Guidelines (Writing Committee to Develop Guidelines for Management of Patients with Ventricular Arrhythmias and the Prevention of Sudden Cardiac Death) Developed in collaboration with the European Heart Rhythm Association and the Heart Rhythm Society. Eur Heart J 2006; 27(17):2099–2140

8 Herzklappenvitien

Stefan Orwat, Paulus Kirchhof

Unter Herzklappenvitien versteht man Störungen der Herzklappenintegrität, entweder im Sinne eines unvollständigen Klappenschlusses oder als Klappenstenose. Für den Neurologen sind Herzklappenvitien relevant, weil sie zu Belastungsdyspnoe und pektanginösen Beschwerden führen, die in der Notfallabklärung des Schlaganfalls Aufmerksamkeit verlangen. Zudem verursachen Klappenvitien oftmals Schwindelbeschwerden und Synkopen. Sie sollten daher bei vermuteten Hirnstamminsulten differenzialdiagnostisch berücksichtigt werden. Herzklappen können, v. a. bei Herzklappenentzündung (Endokarditis), Emboliequellen für Schlaganfälle sein.

8.1 Anatomie und Physiologie der Herzklappen

Die Herzklappen sind bindegewebige Ventile, die den Blutfluss im Herzen in die gewünschte Richtung lenken. Die so genannten Segelklappen (Mitralklappe, Trikuspidalklappe) trennen jeweils einen Herzvorhof und eine Herzkammer. Sie sind für einen dichten Schluss bei niedrigen Druckunterschieden ausgelegt. Die Taschenklappen (Pulmonalklappe, Aortenklappe) trennen eine Herzkammer von der Pulmonalarterie bzw. der Aorta.

Der venöse Blutstrom gelangt aus der V. cava in den rechten Vorhof. Von dort fließt das Blut zunächst durch die dreisegelige **Trikuspidalklappe** in die rechte Herzkammer und von dort aus durch die **Pulmonalklappe** in die Pulmonalarterie. Von dort aus („kleiner Kreislauf", „rechtes Herz") fließt das Blut durch die Lunge in den linken Vorhof. Aus dem linken Vorhof strömt das Blut durch die zweisegelige **Mitralklappe** in die linke Herzkammer und von dort durch die **Aortenklappe** in die Aorta. Die Trikuspidal- und Mitralklappe öffnen sich in der Diastole der Herzkammern, in die auch die Kontraktion der Vorhöfe fällt.

8.2 Herzklappenvitien

Herzklappenvitien sind degenerativ oder entzündlich bedingte Störungen der Klappenintegrität. Degenerative Klappenvitien können sich entweder langsam fortschreitend entwickeln, wie am Beispiel der Aortenklappenstenose, oder subakut-akut, wie am Beispiel der Aortenklappeninsuffizienz oder Mitralinsuffizienz infolge einer Aortendissektion oder Linksherzinsuffizienz. Detailliertere Informationen zur Pathophysiologie einzelner Klappenvitien sind in Abschnitt 8.3 zusammengefasst.

Klinische Manifestation von Herzklappenfehlern

Die meisten Herzklappenfehler verursachen ein auskultierbares **Herzgeräusch**. Bei Patienten mit Herzgeräusch lassen folgende **Symptome** einen bedeutsamen Herzklappenfehler vermuten:

- Belastungsdyspnoe,
- Angina pectoris,
- Synkopen und
- Schwindel.

Mitralklappenfehler führen zudem häufig zu Vorhofflimmern. Die Kombination aus Mitralvitium und Vorhofflimmern ist mit einem besonders hohen Thrombembolie-Risiko assoziiert (Tab. 8.**1**).

Auskultation des Herzens bei Herzklappenfehlern

Die Auskultation des Herzens ist eine sehr gute Methode, um bedeutsame Herzklappenfehler zu erkennen (Vahanian et al. 2007). Die Pulmonal- und Aortenklappe öffnen sich in der Kontraktionsphase der Herzkammern (Systole), die zwischen dem ersten und dem zweiten Herzton liegt. Herzgeräusche entstehen immer, wenn beschleunigter und turbulenter Fluss durch eine Herzklappe fließt. Dies kann als funktionelles Herzgeräusch etwa bei Anämie oder hyperdynamer Kreislauflage entstehen oder als pathologisches Herzgeräusch auf eine Undichtigkeit oder Verengung der betroffenen Klappe hinweisen. Herzgeräusche projizieren sich auf unterschiedliche Bereiche im Thorax (Abb. 8.**1**). Herzgeräusche in der Systole entstehen entweder durch eine Flussbeschleunigung an den Taschenklappen (Aortenklappenstenose, Pulmonalklappenstenose) oder durch eine Insuffizienz der Segelklappen (Mitralklappeninsuffizienz, Trik uspidalklappeninsuffizienz). Diastolische Herzgeräusche

II

Tabelle 8.1 Symptome und Befunde bei den 4 häufigsten Herzklappenfehlern.

Symptome/Befunde	Aortenklappen-stenose	Mitralklappen-insuffizienz	Mitralklappenstenose	Aortenklappeninsuffizienz
Atemnot	X	X	X, Lungenödem	–
Angina pectoris	X	–	–	x
Synkope	X	–	–	(x)
Klinische Untersuchung	Spindelförmiges Systolikum im 2. ICR rechts, Fortleitung in die Karotiden. Schwere Aortenklappenstenosen weisen ein spätsystolisches Lautstärke-Maximum des Geräuschs auf.	Decrescendo-Systolikum im 4. ICR links und über Erb.	Paukender 1. Herzton, Mitralöffnungston, Decrescendo-Diastolikum mit präystolischer Zunahme. Bei Vorhofflimmern ist in der Regel nur das Diastolikum auskultierbar.	Niedriger diastolischer Blutdruck, oft hohe Blutdruckamplitude. Leises Diastolikum im 4. ICR links oder 2. ICR rechts (seltener). Manchmal ist die Flussbeschleunigung über der Aortenklappe (Systolikum) durch die Volumenbelastung besser auskultierbar als die Insuffizienz.
Kammerarrhythmien	X	–	–	–
Linksventrikuläre Hypertrophie	X	–	–	–
Linksventrikuläre Dilatation	–	X	x	–
Vorhofflimmern	X	X	X	
EKG-Zeichen	Linksventrikuläre Hypertrophie, bei schwerer Stenose mit Schädigungszeichen (ST/T-Veränderungen).	Vorhofflimmern. Im Sinusrhythmus „P mitrale“ mit breiter, zweigipfliger P-Welle (v. a. Mitralstenose).		–

X: häufiges Vorkommen
x: Vorkommen nicht so häufig
– : nicht typisch für diesen Klappenfehler

sind seltener. Sie entstehen durch eine Stenose der Segelklappen oder durch eine Insuffizienz der Taschenklappen. Je größer der Druckgradient an der Klappe ist, an der das Herzgeräusch entsteht, desto hochfrequenter ist das Herzgeräusch (Vahanian et al. 2007).

Merke
Ein normaler Auskultationsbefund macht bedeutsame Herzklappenfehler sehr unwahrscheinlich. Leider sind Endokarditiden auskultatorisch nicht immer nachweisbar (Ausnahme der Regel!).

Diagnose und Therapie von Herzklappenfehlern

Die **transthorakale Echokardiografie** kann fast alle bedeutsamen Herzklappenfehler nachweisen und erlaubt eine zuverlässige Einschätzung des Schweregrades. Leider gelingt der Nachweis einer Endokarditis oft nur mittels transösophagealer Echokardiografie (s. u.). Bedeutsame Herzklappenfehler bedürfen meist eines Klappenersatzes, bei der Mitralklappe gelingt in vielen Fällen eine operative Rekonstruktion.

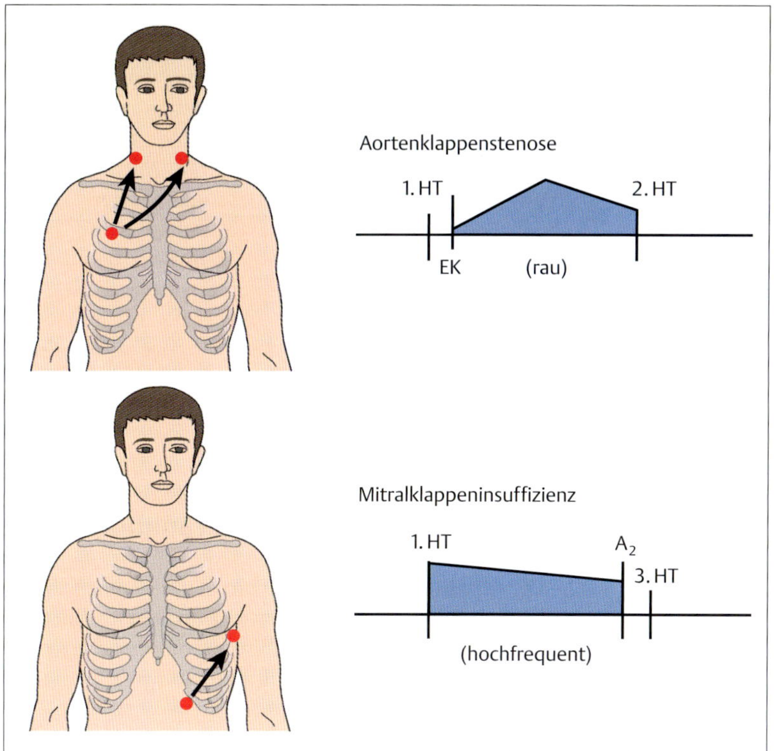

Abb. 8.1 Typische Auskultationsbefunde und -orte bei Mitralklappen- und Aortenklappenfehlern. HT: Herzton; EK: Ejektionsklick; A2: Aortenklappenschluss-Anteil des 2. Herztons.

8.3 Folgen von Herzklappenvitien für das Herz und das Gefäßsystem

Aortenklappenstenose

Die valvuläre Aortenstenose ist der häufigste Herzklappenfehler und nach der arteriellen Hypertonie und der koronaren Herzerkrankung die dritthäufigste kardiovaskuläre Erkrankung. Bei älteren Patienten ist sie meist durch eine langsam fortschreitende verkalkende Degeneration des Klappenapparates bedingt. Bei jüngeren Patienten (schwere Stenose <70 Jahre) liegt oft eine angeboren bikuspid angelegte Klappe vor, die zu einer vorzeitigen Degeneration führt.

Die Aortenklappenstenose ist oft lange asymptomatisch (Vahanian et al. 2007). Bei hochgradiger Aortenstenose reicht der Flusswiderstand über der stenosierten Klappe, um **Belastungsdyspnoe** zu erzeugen. Nach langem Verlauf kann es zudem zu einer Dilatation und Funktionseinschränkung der linken Herzkammer kommen, die die Belastungsdyspnoe verstärken. **Angina pectoris** kann aufgrund der Druckbelastung des linken Ventrikels durch die Aortenklappenstenose allein bedingt sein. Häufig besteht zusätzlich eine koronare Herzerkrankung. Der erhöhte linksventrikuläre Druck kann über kardiale Barorezeptoren vagale Gegenreaktionen (Bradykardie, Hypotonie) und dadurch **Synkopen oder Schwindel** auslösen. Des Weiteren kann eine unzureichende Steigerung des Herzzeitvolumens unter Belastung zu Synkopen/Schwindel führen. Ventrikuläre Arrhythmien, die im hypertrophierten Ventrikel bei Aortenstenose nicht selten entstehen, können sich ebenfalls als Schwindel oder Synkope manifestieren.

Merke
Synkope oder Schwindel unter körperlicher Belastung sollten an eine Aortenklappenstenose denken lassen (Auskultation!).

Der Nachweis einer Aortenklappenstenose erfolgt klinisch (Auskultation!) und echokardiografisch. Präoperativ ist in der Regel eine Linksherzkatheteruntersuchung mit Koronarangiografie sinnvoll. Symptomatische Patienten mit einer hochgradigen Stenose haben eine sehr schlechte Prognose (mittlere Lebenserwartung 2–3 Jahre). Sie versterben typischerweise an Herzinsuffizienz oder am plötzlichen Herztod. Ein frühzeitiger **Aortenklappenersatz** normalisiert die Lebenserwartung weitgehend (Rosenhek et al. 2000). Er ist bei symptomatischen Patienten (Klasse IB-Empfehlung) und unter bestimmten Voraussetzungen auch bei asymptomatischen Patienten (z. B. mit linksventrikulärer Dysfunktion oder gleichzeitig notwendiger Bypassoperation) indiziert. Eine prognostisch wirksame medikamentöse Therapie besteht nicht. Frequenzsenkende Substanzen, z. B. Betablocker, ermöglichen durch eine Verlängerung der Diastole oft eine bessere Koronardurchblutung. Seit wenigen Jahren steht neben dem üblichen operativen Aortenklappenersatz auch ein katheterbasiertes Verfahren zur Verfügung, das bei Patienten mit hohem Operationsrisiko gute Ergebnisse liefert.

Aortenklappeninsuffizienz

Eine akute Aortenklappeninsuffizienz ist häufig durch eine **bakterielle Endokarditis** (s. u.) oder eine **Aortendissektion** verursacht. Die chronische Insuffizienz entsteht durch degenerative Klappendestruktion, postinfektiös oder durch kongenitale Fehlbildungen (Vahanian et al. 2007).

Die bedeutsame Aorteninsuffizienz führt zu einer Linksherzinsuffizienz (**Belastungsdyspnoe**, **Angina pectoris**, selten Synkopen) bei deutlich erniedrigtem diastolischen Blutdruck (40–50 mmHg) mit hoher Blutdruckamplitude. Der Nachweis erfolgt echokardiografisch. Eine hochgradige Aortenklappeninsuffizienz erfordert einen Aortenklappenersatz. Die Aortendissektion ist ein Notfall, der eine umgehende diagnostische Sicherung (Thorax-CT) und interdisziplinäre Behandlung in einem Herzzentrum erfordert. Oft haben Patienten mit Aortendissektion thorakale Schmerzen.

Mitralklappenstenose

Diese tritt fast immer als Spätfolge von unbehandelten Streptokokkeninfektionen auf (rheumatisches Fieber). Sie ist in Deutschland durch die konsequente antibiotische Behandlung von Streptokokkenerkrankungen selten geworden und betrifft hauptsächlich Patienten, die in ihrer **Jugend** bei **Streptokokkeninfekten** („Mandelentzündungen") nicht antibiotisch behandelt wurden. Weltweit ist die Mitralklappenstenose immer noch ein häufiger Herzklappenfehler.

Die Klinik entwickelt sich schleichend und wird meist durch **Dyspnoe** und **Müdigkeit** bestimmt. Bei 10–20 % aller Patienten mit Mitralstenose (gleich welchen Schweregrades) tritt Vorhofflimmern auf, das ein sehr hohes Thrombembolie-Risiko hat. Daher kann selten ein Schlaganfall die klinische Erstmanifestation einer Mitralklappenstenose sein. Die Diagnose erfolgt echokardiografisch, die Behandlung besteht in einem operativen Klappenersatz. Ausgewählte Patienten profitieren von einer katheterbasierten Klappensprengung.

Mitraklappeninsuffizienz

Die Mitralklappeninsuffizienz ist der zweithäufigste Herzklappenfehler. Sie wird heutzutage häufig durch Dilatation des Klappenrings infolge einer **chronischen Linksherzinsuffizienz**, seltener durch Mitralklappenprolaps, Sehnenfadenruptur, entzündliche Herzerkrankungen oder eine koronare Herzerkrankung mit Papillarmuskeldysfunktion verursacht. Häufig werden die Patienten im Rahmen einer kardialen Dekompensation mit den typischen Zeichen einer Linksherzinsuffizienz symptomatisch. Je nach Klappenmorphologie und Begleiterkrankungen ist bei symptomatischen Patienten mit hochgradiger Mitralinsuffizienz eine operative Rekonstruktion oder ein Klappenersatz sinnvoll.

Weitere Herzklappenerkrankungen

Die anderen Herzklappenerkrankungen sind deutlich seltener. Eine **Trikuspidalklappeninsuffizienz** entsteht in den meisten Fällen durch eine chronische Druckbelastung der rechten Herzkammer und Ring-Dilatation. Sie ist zumeist mit einer Rechtsherzinsuffizienz vergesellschaftet. Die **Pulmonalklappenstenose** ist in den meisten Fällen eine angeborene Erkrankung, die unabhängig von neurologischen Krankheitsbildern manifest wird.

Für Parkinson-Patienten gilt, dass es unter einer Therapie mit **ergotartigen Dopaminagonisten** zu **fibrotischen Herzklappenveränderungen** kommen kann. Es ist daher zwingend erforderlich, diese Patienten über diese seltene Nebenwirkung aufzuklären und für die Symptome von Klappenvitien zu sensibilisieren. Eine Auskultation und Echokardiografie im Verlauf ist bei diesen Patienten sinnvoll.

Künstliche Herzklappen

Beim Herzklappenersatz wird die erkrankte Klappe durch eine neue Klappe ersetzt. Es werden mechanische und biologische Prothesen unterschieden. Alle mechanischen Klappen (Doppelflügelklappen, Kippscheiben und andere) erfordern eine dauerhafte Antikoagulation, um Klappenthrombosen zu verhindern (Abb. 8.**2**). Die Ziel-INR hängt dabei vom Klappentyp und von der Position der Herzklappe ab. **Kunstklappen in Mitralposition** bedürfen einer intensiveren Antikoagulation (bis zu einer INR von 4) als Aortenklappenprothesen (Ziel-INR meist 2,5). **Biologische Klappen** (Xenograft, Homograft und Autograft) sind nach der Endothelialisierung des Klappenhalteapparats deutlich weniger thrombogen und benötigen nur eine Antikoagulation in den ersten 3 Monaten nach Implantation (INR 2–3), wenn nicht eine andere Indikation zur dauerhaften Antikoagulation, z. B. Vorhofflimmern, besteht. Etwa 75 % aller Komplikationen nach Klappener-

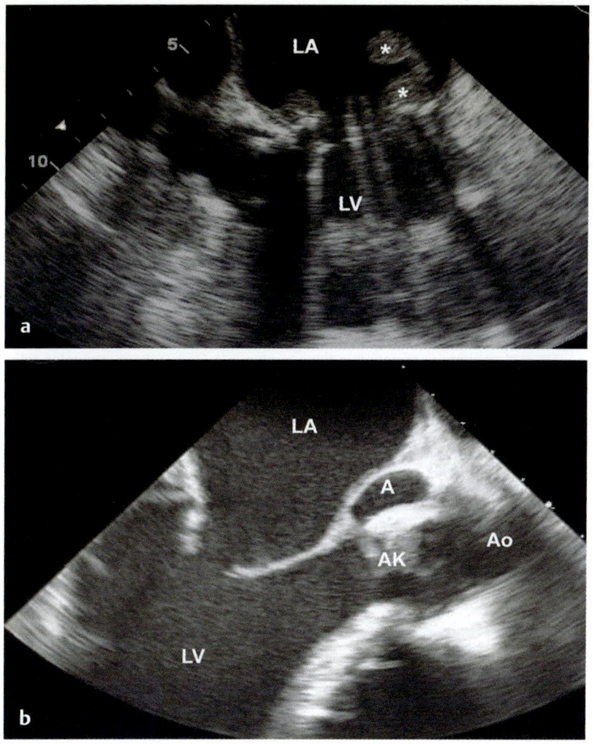

Abb. 8.**2a, b** Herzklappenfehler und Komplikationen. **a** TEE mit großen Thromben im Bereich des linken Vorhofs auf einer mechanischen Mitralklappe (Schallschatten). * Thrombus im linken Vorhof. **b** TEE einer Aortenklappenendokarditis mit destruierter Aortenklappe (AK) und paravalvulärer Abszesshöhle (A). LV= linksventrikulärer Ausflusstrakt, Ao= Aorta.

satz werden durch thrombembolische Ereignisse oder, seltener, Blutungen unter Antikoagulation ausgelöst.

Das Risiko von bedeutsamen Blutungen steigt nachweislich ab einer INR von 4,5, exponenziell bei einer INR>6,0. Die Korrektur einer solchen Über-Antikoagulation sollte jedoch vorsichtig erfolgen, um nicht Klappenthrombosen (etwa nach Vitamin K-Gabe) zu verursachen. An dieser Stelle sei erwähnt, dass alle in den letzten Jahren implantierten Klappen (auch mechanische) geeignet für MRT-Untersuchungen sind. Im Einzelfall kann die MR-Tauglichkeit beim Hersteller der Herzklappe erfragt werden.

Infektiöse Endokarditis

Definition und Ätiologie. Die infektiöse Endokarditis ist eine lebensbedrohliche Erkrankung (Letalität bis zu 50 %, Horstkotte et al. 2004). Sie entsteht durch eine Entzündung der Herzinnenhaut (Endokard), welche sich vorwiegend im Bereich der Herzklappen manifestiert. Sie betrifft fast ausnahmslos vorgeschädigte Herzklappen. Am häufigsten sind die Herzklappen des linken Ventrikels betroffen (isolierte Aortenklappenendokarditis ca. 50 %; isolierte Mitralklappenendokarditis ca. 30 %, sonst kombinierte Endokarditiden und Rechtsherzendokarditis) (Abb. 8.**2**).

Pathophysiologie. Endokardschädigungen im Bereich der Herzklappen, oft als Folge asymptomatischer Herzklappenfehler mit turbulentem Blutfluss, können im Rahmen von Bakteriämien durch Mikroorganismen besiedelt werden. Je nach Virulenz des Keims, Immunstatus des Patienten und Ausmaß der Klappenvorschädigung entwickelt sich eine Endokarditis.

Ca. 90 % der Endokarditiden werden durch grampositive Keime verursacht. Insbesondere Staphylokokkeninfektionen nehmen in den letzten Jahren zu (Horstkotte et al. 2004).

Klinische Manifestation. Die Endokarditis ist leider ein **„Chamäleon"** in der klinischen Medizin. Ein dringender Verdacht auf Endokarditis besteht bei neu diagnostiziertem Klappenvitium, neuem Herzgeräusch, embolischen Ereignissen unklarer Genese, insbesondere bei multiplen Embolien in mehreren Stromgebieten, und bei Fieber in Verbindung mit dem Vorhandensein von prothetischem Material im Herzen (Zustand nach Klappenersatz). Des Weiteren sollten eine unklare Sepsis, positive Blutkulturen mit Endokarditis-typischen Erregern oder Fieber in Verbindung mit kardialen Manifestationen (z. B. Überleitungsstörungen) an eine Endokarditis denken lassen. Unspezifische kardiale Symptome, wie eine Links- oder Rechtsherzinsuffizienz mit Dyspnoe, Lungenstauung oder periphere Ödeme, treten häufig bei einer Endokarditis, aber auch bei anderen schweren Infektionen auf. Insbesondere in der Frühphase können unspezifische neurologische Symptome wie Kopfschmerzen, Konzentrations- und Schlafstörungen oder Schwindel durch eine Endokarditis bedingt sein.

Merke

Jedes unklare, länger anhaltende Fieber sollte, insbesondere bei ausgeprägten Entzündungszeichen, an eine Endokarditis denken lassen. Bei bis zu zwei Dritteln der Patienten treten neurologische Komplikationen auf und stellen die Haupttodesursache dar. Eine der schwersten Komplikationen stellt die Embolisation von septischem Material dar. Dadurch kann es zu einem fokal-neurologischen Defizit, zu Meningitis, Meningoenzephalitis, mykotischen Aneurysmen oder Hirnabszessen kommen.

Diagnose. Die Diagnose einer Endokarditis ist schwierig. Sie beruht auf klinischen, laborchemischen und bildgebenden Parametern (**Duke-Kriterien**; Tab. 8.**2**). Es findet sich oft eine ausgeprägte Aktivierung von Entzündungsparametern (ausgeprägte, gelegentlich massive Erhöhung der BSG und des CRP, Leukozytose mit Linksverschiebung,

II

Tabelle 8.2 Duke-Kriterien der infektiösen Endokarditis.

Hauptkriterien	
Positive Blutkultur	• 2 separate Blutkulturen positiv für: Streptococcus viridans, Streptococcus bovis, HACEK-Bakterien, Staphylococcus aureus, Enterokokken • 1 positive Blutkultur für Coxiella burnetii oder Anti-Phase-1-IgG-Antikörpertiter >1:800
Nachweis einer endokardialen Beteiligung	• Positives Echokardiogramm (TEE empfohlen für Patienten mit prothetischem Klappenmaterial mit klinisch möglicher Endokarditis oder für Patienten mit komplizierter Endokarditis, z. B. mit paravalvulärem Abszess) mit folgenden Zeichen: oszillierende intrakardiale Masse vornehmlich an Klappen oder klappenassoziierten Strukturen im Bereich eines Refluxjets oder an implantierten Klappen ohne alternative anatomische Erklärung oder • Nachweis eines Abszesses oder • neu aufgetretenes Insuffizienzvitium
Nebenkriterien	
Prädisposition (vorbestehender Klappenfehler, künstliche Herzklappe)/i.v. Medikamenten- oder Drogengebrauch	
Fieber >38 °C	
Vaskuläre Phänomene: größere arterielle Embolien, septische pulmonale Embolien, mykotische Aneurysmata, intrakraniale oder konjunktivale Blutung	
Immunologische Phänomene: Glomerulonephritis, Osler-Knoten, Rheumafaktor	
Positive Blutkultur, soweit sie nicht ein Hauptkriterium darstellt	
Echokardiografische Befunde passend zur infektiösen Endokarditis, die nicht den Hauptkriterien genügen	

Eine Endokarditis liegt vor bzw. ist sehr wahrscheinlich, wenn 2 Hauptkriterien, 1 Haupt- und 3 Nebenkriterien, oder 5 Nebenkriterien vorhanden sind.

meist auch ein erhöhtes Prokalzitonin). Die Echokardiografie ist das entscheidende Diagnostikum. Alle Patienten mit einem klinischen Verdacht auf eine Endokarditis sollten einer Echokardiografie zugeführt werden, wobei in fast allen Fällen eine **transösophageale Echokardiografie** erforderlich ist, um kleine Vegetationen nachzuweisen. Ist eine Endokarditis nachgewiesen, ist eine systematische Suche nach septischen Embolien erforderlich, die u. a. eine CT des Schädels und in vielen Fällen eine Abdomen-CT erfordert. Noch schwieriger als der Nachweis einer Endokarditis ist der Ausschluss einer Endokarditis. Dies kann – v. a. bei leichten Verläufen und bei Patienten mit Kunstklappen oder stark degenerativ veränderten Klappen – oft nur durch den klinischen und echokardiografischen Verlauf erfolgen.

Therapie. Die Endokarditis erfordert eine interdisziplinäre neurologische, kardiologische und herzchirurgische, infektiologische und manchmal auch neurochirurgische Behandlung. Die **antimikrobielle Therapie** sollte möglichst erregerspezifisch erfolgen. Bei klinisch schweren Verläufen kann nach Abnahme von mehreren Blutkulturen eine kalkulierte intravenöse Antibiotikatherapie begonnen werden. Sie erfordert immer eine mehrwöchige Kombinationstherapie. Vor der ersten Antibiotikagabe sollten 4–6 Blutkulturen abgenommen werden, um den Erreger nachzuweisen. Die Auswahl und Dosierung der Antibiotika sollte den vermuteten Keim, lokal bekannte Resistenzmuster, den Immunstatus des Patienten und die Schwere der Erkrankung berücksichtigen. Unter bestimmten Umständen ist eine frühzeitige operative Therapie notwendig (z. B. akute Aorten- oder Mitralklappeninsuffizienz mit kardialer Dekompensation, rezidivierende Embolien). Insbesondere große Vegetationen (>1 cm) neigen zu zerebralen Embolien.

Merke

Vor Einleitung einer antimikrobiellen Therapie ist die Entnahme von mehreren Blutkulturen bei Endokarditis vordringlich. Wenn klinisch vertretbar, sollte eine begonnene antibiotische Therapie für die Abnahme von Blutkulturen für mehrere Tage pausiert werden.

Fazit

Die beiden häufigsten Herzklappenerkrankungen sind die Aortenklappenstenose und die Mitralklappeninsuffizienz. Beide Klappenfehler sind heutzutage in Deutschland meist degenerativ bedingt. Die Kombination aus kardialen Symptomen wie belastungsabhängiger Atemnot, Angina pectoris oder Synkopen und dem Vorliegen eines Herzgeräuschs ist typisch für Herzklappenfehler. Das Vorliegen von multiplen zerebralen Embolien sollte insbesondere bei unklarem Fieber auch ohne Herzgeräusch an eine Endokarditis denken lassen.

Literatur

Horstkotte D, Follath F, Gutschik E, et al. Guidelines on prevention, diagnosis and treatment of infective endocarditis executive summary; the task force on infective endocarditis of the European society of cardiology. Eur Heart J 2004;25:267–276

Rosenhek R, Binder T, Porenta G, et al. Predictors of outcome in severe, asymptomatic aortic stenosis. N Engl J Med 2000;343:611–617

Vahanian A, Baumgartner H, Bax J, et al. Guidelines on the management of valvular heart disease: The Task Force on the Management of Valvular Heart Disease of the European Society of Cardiology. Eur Heart J 2007;28:230–268

9 Vorhofflimmern und andere Herzrhythmusstörungen

Larissa Fabritz, Paulus Kirchhof

Herzrhythmusstörungen und namentlich das Vorhofflimmern sind eine häufige Schlaganfallursache. Sie sind für etwa 20% aller Schlaganfälle verantwortlich. Damit ist Vorhofflimmern eine der bedeutsamsten kardialen Erkrankungen in der vaskulären Neurologie. Die Erkennung von Herzrhythmusstörungen bei Schlaganfallpatienten ist wichtig, weil das Rezidivrisiko im Falle des Vorhofflimmerns und -flatterns wirksam durch Antikoagulation gesenkt werden kann. Da neurologische Erkrankungen und Herzkrankheiten oft gemeinsam beim gleichen Patienten vorliegen, sind auch andere Herzrhythmusstörungen wichtige Anhaltspunkte für das Vorliegen einer strukturellen, behandlungsbedürftigen Herzerkrankung.

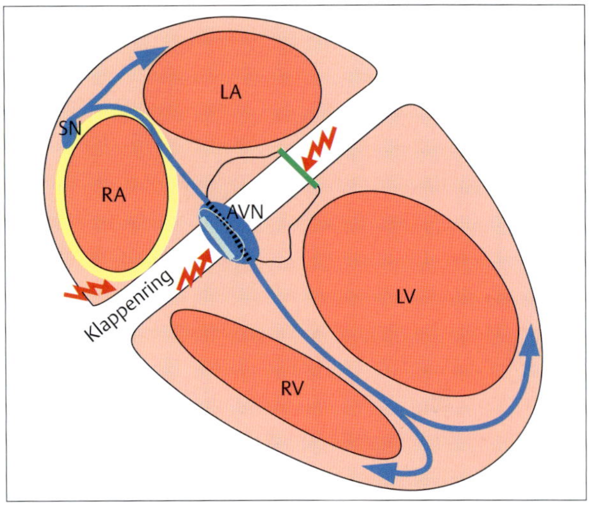

Abb. 9.**1** Schema der physiologischen Erregungsausbreitung (dunkelblau), und der kreisenden Erregungen (Re-entry) bei AV-Knoten-Reentry-Tachykardie (AVNRT, hellblau), AV-Reentry-Tachykardie bei akzessorischer Leitungsbahn (dunkelgrün) und Isthmus-abhängigem Vorhofflattern (gelb). SN= Sinusknoten, AVN= AV-Knoten, RA/LA= Rechter/linker Vorhof, RV/LV= Rechter/linker Ventrikel.

9.1 Der physiologische Herzrhythmus

Das Herz erbringt im Verlauf des menschlichen Lebens eine erstaunliche Ausdauerleistung, da es ohne Pause ein ganzes Leben lang, also im Mittel 75–85 Jahre, etwa 3,5 Mrd. Kontraktionen absolviert. Schon ein Aussetzen des Herzschlags für wenige Sekunden führt zu einem Perfusionsausfall im Gehirn, der zumeist als Ohnmachtsanfall (Synkope) manifest wird.

Jeder Herzschlag wird durch einen elektrischen Impuls ausgelöst, der, anders als bei anderen Muskelfasern, im Herzen selbst im Sinusknoten generiert wird (so genannte **Sinusautomatie**). Der Sinusknoten liegt im oberen hinteren rechten Vorhof und schlägt im denervierten Zustand etwa 70- bis 90-mal/min. Eine Stimulation des Sympathikus führt zu einer höheren Steilheit der spontanen diastolischen Depolarisation im Sinusknoten und damit zu einer Zunahme der Herzfrequenz. Eine parasympathische Aktivierung führt über umgekehrte Vorgänge an den Sinusknotenzellen zu einer Verlangsamung der Herzfrequenz. So wird die Sinusfrequenz von 30–200 Schlägen/min reguliert. Vom Sinusknoten wird der elektrische Impuls über die Vorhöfe fortgeleitet, erkennbar als P-Welle im EKG. Er erreicht den **AV-Knoten**, die einzige elektrisch leitende Verbindung zwischen Vorhöfen und Herzkammern. Hier wird der elektrische Impuls um 60–130 ms verzögert (PQ-Strecke), bevor die Herzkammern über das spezialisierte Reizleitungssystem (**His-Purkinje-System**) aktiviert werden, erkennbar als QRS-Komplex im EKG. Abb. 9.**1** zeigt diese Erregungsausbreitung. Die Repolarisation der Herzkammern ist als T-Welle im EKG erkennbar.

9.2 Herzrhythmusstörungen

Herzrhythmusstörungen entstehen, wenn diese geordnete rhythmische elektrische Erregung des Herzens, die die koordinierte Kontraktion des Herzens auslöst, gestört ist. Man unterscheidet **supraventrikuläre**, also in den Vorhöfen oder im AV-Knoten entstehende, von **ventrikulären**, also in den Herzkammern entstehenden, **Rhythmusstörungen** (Tab. 9.**1**). Für die Entscheidung über das weitere Vorgehen ist eine korrekte Klassifizierung der Rhythmusstörung wichtig. Hierfür ist ein EKG während der Rhythmusstörung entscheidend, auch wenn dieses nicht bei allen Patienten einfach aufzuzeichnen ist.

Tabelle 9.1 Einteilung der Herzrhythmusstörungen.

Tachykardien	
Supraventrikuläre Tachykardien	• Sinustachykardie • Supraventrikuläre Tachykardien: – AV-Knoten-Re-Entry-Tachykardie – AV-Re-Entry-Tachykardie bei akzessorischer Leitungsbahn – atriale Tachykardie (Re-Entry oder fokal) • Vorhofflattern: – Isthmus-abhängig („common" oder „reverse type common") – nicht Isthmus-abhängig • Vorhofflimmern
Ventrikuläre Tachykardien	• Nicht anhaltende Kammertachykardie (mindestens 3 QRS-Komplexe) • Anhaltende Kammertachykardie (>30 s anhaltend oder extern terminiert) – monomorph oder polymorph • Kammerflimmern
Ventrikuläre Extrasystolie (häufig, beinahe ungefährlich)	
Supraventrikuläre Extrasystolie (häufig, ungefährlich, evtl. ein Vorzeichen von Vorhofflimmern)	
Bradykardien	
Sinusbradykardie/Asystolie	
Vorhofflimmern mit bradykarder Überleitung auf die Herzkammern	
AV-Blockierungen	• AV-Block 1. Grades (PQ-Zeit >0,2 s) • AV-Block 2. Grades Typ Wenckebach (häufig), Zunahme der PQ-Zeit von Schlag zu Schlag und regelhafter Ausfall eines QRS-Komplexes nach mehreren übergeleiteten Schlägen • AV-Block 2. Grades Typ Mobitz regelhafter Ausfall eines QRS-Komplexes nach mehreren übergeleiteten Schlägen, konstante PQ-Zeit • 2 zu 1 AV-Block • Kompletter AV-Block/AV-Block 3. Grades

In Abhängigkeit von wenigen klinischen und im EKG erkennbaren Merkmalen lassen sich Herzrhythmusstörungen einteilen. Zwei vereinfachte, jedoch die wesentlichen Herzrhythmusstörungen umfassende Vorschläge für die diagnostische Einstufung von Herzrhythmusstörungen sind in den beiden Schaubildern angegeben, zunächst für Tachykardien, dann für Bradykardien (Abb. 9.**2**, Abb. 9.**3**).

Merke

1. Eine **Tachykardie** liegt vor, wenn die Herzfrequenz >100/min liegt. Bei gesteigertem Herzminutenvolumen (Sepsis, Schock u. a.) ist eine Sinustachykardie die normale Kreislaufreaktion, d. h. eine regelmäßige schmalkomplexige Tachykardie mit P-Wellen vor jedem QRS-Komplex. Unregelmäßige RR-Abstände und ein peripheres Pulsdefizit sind wichtige erste Zeichen für Vorhofflimmern.
2. **Bradykardien** sind mit Ausnahme des kompletten AV-Blocks nur behandlungsbedürftig, wenn sie Symptome verursachen. Beim AV-Block 1. Grades ist die Zahl der P-Wellen und die Zahl der QRS-Komplexe gleich, beim AV-Block 2. Grades finden sich mehr P-Wellen als QRS-Komplexe, wobei ein Teil der P-Wellen auf die Kammer übergeleitet wird. Beim AV-Block 3. Grades haben P-Wellen und QRS-Komplexe keine nachvollziehbare Beziehung mehr zueinander.
3. **Supraventrikuläre Rhythmusstörungen** werden im EKG daran erkannt, dass der QRS-Komplex während der Tachykardie und im Sinusrhythmus gleich ist. Sie sind nicht akut bedrohlich, können jedoch mit einem erheblichen Risiko für Schlaganfälle einhergehen (z. B. Vorhofflimmern, Vorhofflattern). **Ventrikuläre Rhythmusstörungen** weisen in der Regel einen deutlich verbreiterten QRS-Komplex auf.

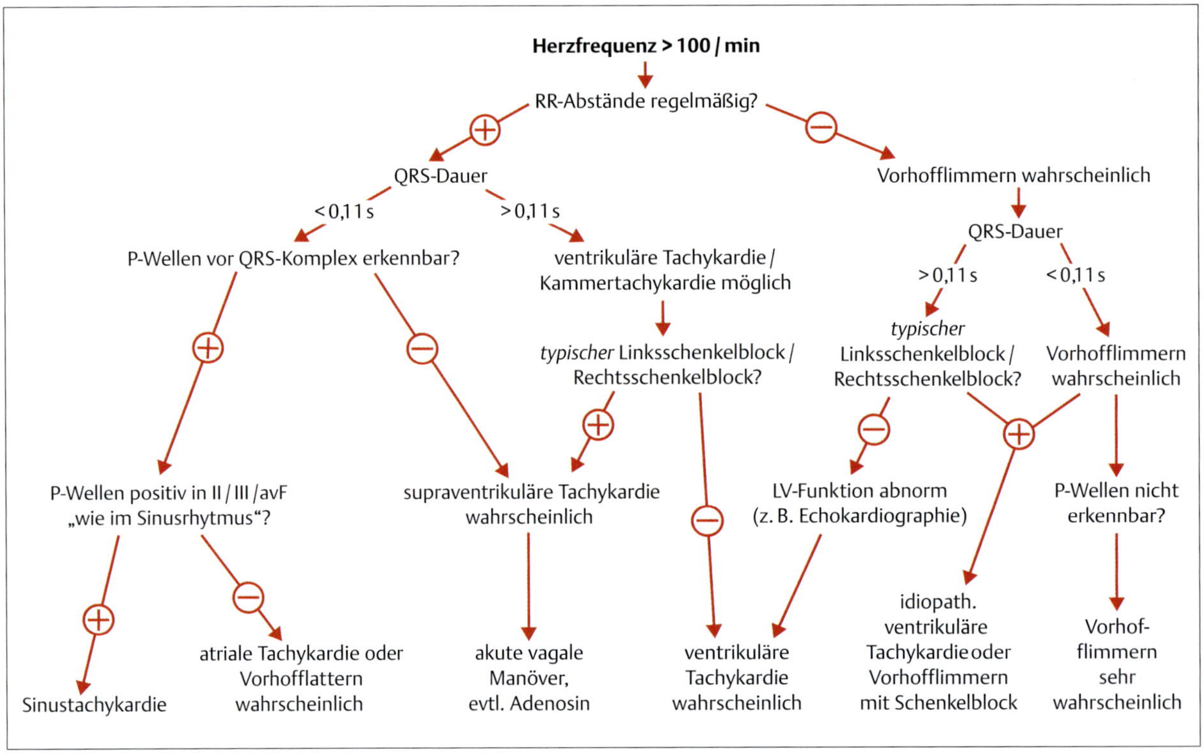

Abb. 9.**2** Flussdiagramm zur Differenzierung verschiedener tachykarder Rhythmusstörungen. Im unteren Bereich ist die wahrscheinlichste Diagnose ersichtlich.

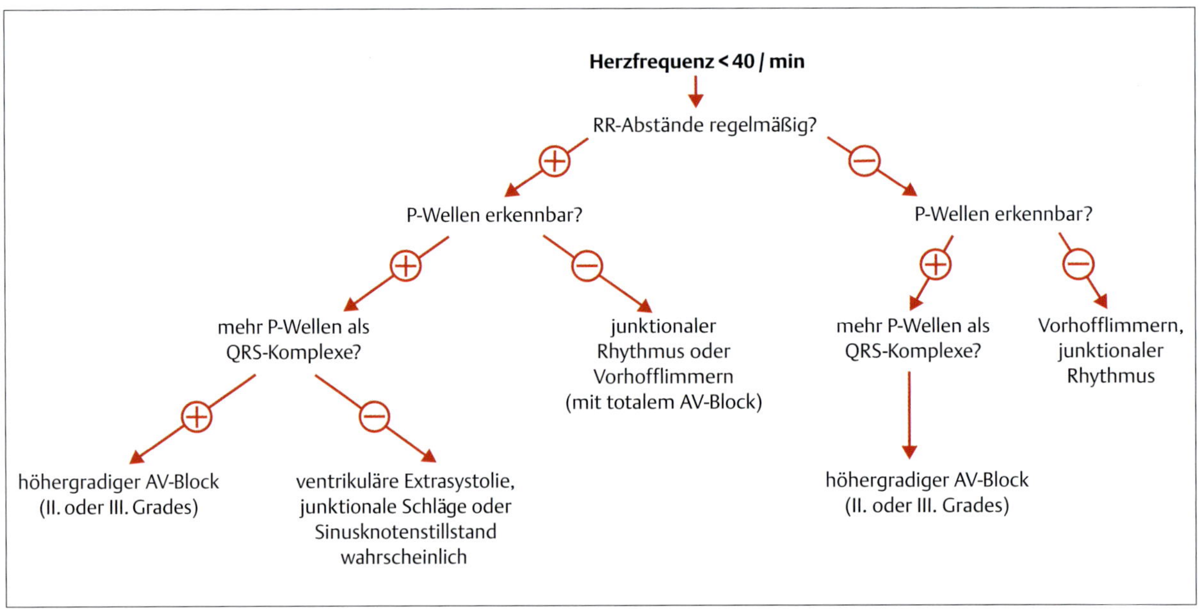

Abb. 9.**3** Flussdiagramm zur Differenzierung verschiedener bradykarder Rhythmusstörungen. Im unteren Bereich ist die wahrscheinlichste Diagnose ersichtlich.

9.3 Folgen von Rhythmusstörungen für das Herz und das Gefäßsystem

Supraventrikuläre Tachykardien

Diese treten selten bei Patienten mit vaskulär-neurologischen Erkrankungen auf. Die häufigsten Formen, die **AV-Knoten-Reentry-Tachykardie** (AVNRT) und die **AV-Reentry-Tachykardie bei akzessorischer Leitungsbahn** (AVRT), entstehen durch eine zweite elektrisch leitende Verbindung zwischen Vorhof und Herzkammer, die eine kreisende elektrische Erregung im Vorhof (AVNRT, „duale AV-Knotenphysiologie" mit 2 funktionell abgrenzbaren Leitungsbahnen im AV-Knoten) oder zwischen Vorhof und Kammer ermöglicht (AVRT, diese Patienten weisen eine zusätzliche elektrisch leitende Verbindung zwischen Vorhof und Kammer auf, die akzessorische Leitungsbahn) (Abb. 9.**1**). Therapie der Wahl ist die Katheterablation dieser zusätzlichen elektrischen Verbindung. Die Tachykardie kann im Anfall durch AV-Knoten-verlangsamende Manöver, etwa vagale Reizung, die Gabe von Verapamil oder Adenosin beendet werden. Vorher sollte, um die Art der Rhythmusstörung sicher diagnostizieren zu können, eine EKG-Dokumentation im Anfall am besten als 12-Kanal-EKG erfolgen. Atriale Tachykardien sind ebenfalls einer Katheterablation zugänglich, die Erfolgsrate ist jedoch niedriger. Daher ist bei vielen Patienten mit atrialen Tachykardien zunächst eine medikamentöse antiarrhythmische Behandlung indiziert. Die Behandlung sollte in Absprache mit einem rhythmologisch erfahrenen Kardiologen erfolgen (Blomstrom-Lundqvist et al. 2003).

Supraventrikuläre Extrasystolien

Diese Extrasystolen entstehen im Vorhof. Daher hat der QRS-Komplex während der Extrasystole die gleiche Morphologie wie bei Sinusschlägen. Supraventrikuläre Extrasystolen sind in der Regel eine Normvariante. Das häufige Auftreten von supraventrikulären Extrasystolen ist jedoch – insbesondere wenn auch kurze, nicht anhaltende „runs" von solchen Extrasystolen hintereinander auftreten – ein Hinweis dafür, dass bisher unerkanntes Vorhofflimmern vorliegen könnte (s. u.).

Ventrikuläre Extrasystolien

Ventrikuläre Extrasystolien sind nicht akut bedrohlich. In großen Langzeitstudien ist das Vorliegen von ventrikulären Extrasystolen zwar mit einer erhöhten Sterblichkeit assoziiert, es gibt jedoch bis auf eine Behandlung von möglicherweise vorhandenen kardialen Grunderkrankungen keine Intervention, die diese Sterblichkeit reduziert. Das Vorliegen von Kammertachykardien, definiert durch minimal 3 konsekutive ventrikuläre Schläge, ist jedoch potenziell bedrohlich und manchmal Vorbote des plötzlichen Herztodes. Eine Bestimmung der linksventrikulären Ruhefunktion und eine weitere kardiologische Evaluation sind bei diesen Patienten erforderlich.

Vorhofflattern

Man unterscheidet Isthmus-abhängiges, d. h. um die Trikuspidalklappe kreisendes, und nicht Isthmus-abhängiges Vorhofflattern. Wahrscheinlich liegt bei vielen Patienten mit Vorhofflattern zusätzlich auch Vorhofflimmern vor. Beim Isthmus-abhängigen Vorhofflattern ist das Ziehen einer Narbenstraße von der Trikuspidalklappe zur V. cava inferior mittels Katheterablation eine hocheffektive Behandlung, die fast alle Patienten von dieser Rhythmusstörung heilen kann. In erfahrenen Zentren gelingt auch beim „atypischen", nicht Isthmus-abhängigen Vorhofflattern oft die Katheterablation. Vorhofflattern weist nach allen vorhandenen Daten ein **thrombembolisches Risiko** auf, das dem des **Vorhofflimmerns** entspricht (Fuster et al. 2006). Zudem liegt bei vielen Patienten mit Vorhofflattern zusätzlich Vorhofflimmern vor.

Vorhofflimmern

Vorhofflimmern verursacht etwa jeden 5. Schlaganfall und ist daher eine häufige Erkrankung in neurologischen Fachabteilungen und auf Stroke Units.

Epidemiologie und klinische Bedeutung. Vorhofflimmern ist bei weitem die häufigste anhaltende Rhythmusstörung. In der entwickelten Welt ist davon auszugehen, dass etwa 1–2 % der Bevölkerung an Vorhofflimmern leidet (Fuster et al. 2006), also 1–1,5 Mio. Menschen in Deutschland. Vorhofflimmern ist eine Erkrankung, die insbesondere beim alten Menschen auftritt: So sind <1 % der 60-jährigen von Vorhofflimmern betroffen, wohingegen bei den 85-jährigen zwischen 10 und 15 % der Menschen Vorhofflimmern aufweisen (Go et al. 2001). Vorhofflimmern ist der individuell am **stärksten** wirksame **Risikofaktor für ischämische Schlaganfälle**: Das Risiko, einen Schlaganfall zu erleiden, steigt um etwa das 5-Fache beim Vorliegen von Vorhofflimmern. Erschwerend kommt hinzu, dass Schlaganfälle, die kardiogen embolisch – also meist durch Vorhofflimmern – entstehen, besonders große Schlaganfälle mit häufig tödlichem Ausgang oder bleibender Lähmung sind.

Erfreulicherweise gibt es mit der oralen Antikoagulation eine wirksame Möglichkeit, durch Vorhofflimmern entstehende Schlaganfälle zu verhindern: Die orale Antikoagulation mit einer adäquaten Intensität (international normalized ratio INR 2–3) kann etwa 2 von 3 durch Vorhofflimmern verursachte Schlaganfälle verhindern.

Merke

Vorhofflimmern ist eine häufige Rhythmusstörung, an der in Deutschland etwa 1–1,5 Mio. Menschen leiden. Vorhofflimmern ist unabhängig von der Dauer der Rhythmusstörung einer der bedeutsamsten Risikofaktoren in der vaskulären Neurologie: Das Risiko, einen Schlaganfall zu erleiden, steigt um etwa das 5-Fache beim Vorliegen von Vorhofflimmern.

Klinische Manifestation des Vorhofflimmerns. Das Leitsymptom des Vorhofflimmerns ist die **absolute Arrhythmie**, d. h. der absolut unregelmäßige Abstand zwischen zwei R-Zacken im EKG bzw. die absolute Unregelmäßigkeit der P-Wellen. Bei gleichzeitiger Auskultation und Pulspalpation kann zudem insbesondere bei tachykarder Überleitung von Vorhofflimmern oft ein peripheres Pulsdefizit palpiert werden. Auch erfahrene Hände und Ohren können nicht immer die absolute Arrhythmie zuverlässig erkennen, sodass ein Oberflächen-EKG bei allen Patienten erforderlich ist, um sicher festzustellen, ob Vorhofflimmern vorliegt. Symptome von Vorhofflimmern sind insbesondere **Palpitationen** oder **Atemnot**, aber auch **Angina pectoris**, d. h. retrosternaler Brustschmerz, oder **Schwindelanfälle**. Manchmal manifestiert sich Vorhofflimmern auch als akute Herzinsuffizienz bis zum kardiogenen Schock.

Abschätzung des Risikos für ischämische Schlaganfälle. Nicht alle Personen, die Vorhofflimmern aufweisen, haben ein gleich hohes Thrombembolierisiko. Personen ohne weitere Risikofaktoren für einen Schlaganfall haben eine jährliches Thrombembolierisiko von etwa 1–2 % (Singer et al. 2008). Dieses rechtfertigt nach heutigem Kenntnisstand keine Behandlung mit Antikoagulanzien. Patienten mit Vorhofflimmern, die schon einmal einen Schlaganfall durchgemacht haben, haben ein Risiko für einen erneuten Schlaganfall von etwa 6–8 % pro Jahr. Hier ist in fast allen Fällen der Nutzen einer oralen Antikoagulation größer als das Risiko, dem sich die Patienten durch die Blutgerinnungshemmung aussetzen. Mithilfe von großen klinischen Studien gewonnenen einfachen klinischen Parametern, die zu so genannten **„Risiko-Scores"** zusammengefügt werden, lässt sich das individuelle Risiko, einer durch Vorhofflimmern bedingten ischämischen kardiogen embolischen Schlaganfall zu erleiden, weiter eingrenzen. Es gibt mehrere solcher Risiko-Scores.

Einer der am weitesten verbreiteten und am einfachsten anzuwendenden Risiko-Scores ist der so genannte **$CHADS_2$-Score** (Tab. 9.**2**). Patienten mit einem $CHADS_2$-Score von ≥2 haben ein so hohes Schlaganfallrisiko (4–12 % pro Jahr), dass eine orale Antikoagulation beim Vorliegen von Vorhofflimmern indiziert ist. Patienten mit einem $CHADS_2$-Score von 0 benötigen keine orale Antikoagulation. Patienten mit einem $CHADS_2$-Score von 1 haben ein intermediäres Risiko für mit Vorhofflimmern assoziierte Schlaganfälle. Bei diesen Patienten ist die Entscheidung für oder gegen eine orale Antikoagulation im Einzelfall schwierig. Wahrscheinlich profitieren die meisten dieser Patienten von einer Antikoagulation. Weitere Faktoren, die für eine Antikoagulation bei einem $CHADS_2$-Score von 1 sprechen, sind weibliches Geschlecht, vaskuläre Erkrankung, insbesondere eine koronare Herzerkrankung oder periphere vaskuläre Erkrankung oder das Vorliegen einer eingeschränkten linksventrikulären Funktion (Fuster et al. 2006, Go et al. 2001). Weitere, jedoch in der Neurologie häufig nicht primär vorstellige Patientengruppen, die ein sehr hohes Schlaganfallsrisiko bei Vorhofflimmern haben, sind Patienten mit klinisch bedeutsamen Mitralklappenvitien und Patienten mit hypertropher Kardiomyopathie.

Tabelle 9.**2** $CHADS_2$-Risikofaktoren.

C	**C**ongestive heart failure: klinisch manifeste Herzinsuffizienz
H	**H**ypertension: Bluthochdruck
A	**A**ge: Alter
D	**D**iabetes mellitus (behandelt)
S_2	**S**chlaganfall oder transitorisch ischämische Attacke (2 Punkte!)

Dies sind die klinischen Faktoren, nach denen bei Patienten mit Vorhofflimmern das individuelle Risiko für einen ischämischen Schlaganfall abgeschätzt werden kann. Diese stammen aus einer Analyse der großen Vorhofflimmern-Antikoagulationsstudien des vergangenen Jahrhunderts und wurden an der Framingham-Kohorte validiert.
Jeder der ersten 4 Faktoren wird mit einem Punkt bewertet, das Vorliegen einer durchgemachten transitorisch-ischämischen Attacke oder eines durchgemachten Schlaganfalls mit 2 Punkten. Aus der Summe dieser Punkte berechnet sich dann der $CHADS_2$-Score.

Merke

Nicht jede Person mit Vorhofflimmern sollte antikoaguliert werden. Personen ohne weitere Risikofaktoren für einen Schlaganfall haben ein jährliches Thrombembolierisiko von etwa 1–2 %. Sie sollten nicht antikoaguliert werden. Schlaganfallpatienten, die an Vorhofflimmern leiden, haben ein jährliches Schlaganfallrezidivrisiko von etwa 6–8 %. Sie sollten in fast allen Fällen antikoaguliert werden. Mithilfe des $CHADS_2$-Scores lässt sich das individuelle Schlaganfallrisiko abschätzen.

Fazit

Herzrhythmusstörungen sind häufig bei Patienten mit vaskulär-neurologischen Erkrankungen. Pulsunregelmäßigkeiten und eine Anamnese für Palpitationen liefern erste Hinweise auf Herzrhythmusstörungen. Eine sichere Diagnose kann nur durch ein EKG während der Rhythmusstörung erfolgen. Dieses ist essenziell für die Planung der weiteren Diagnostik und Therapie, die von Zuwarten über weitere Diagnostik bis zur Katheterablation oder der Implantation eines Defibrillators reichen kann. Die Erkennung von Vorhofflimmern bedarf besonderer Aufmerksamkeit bei Überlebenden eines Schlaganfalls oder einer transitorisch-ischämischen Attacke. Unerkanntes Vorhofflimmern (und seltener Vorhofflattern) ist wahrscheinlich eine deutlich unterdiagnostizierte Ursache für kryptogene Schlaganfälle.

Literatur

Blomstrom-Lundqvist C, Scheinman MM, Aliot EM, et al. ACC/AHA/ESC guidelines for the management of patients with supraventricular arrhythmias – executive summary. a report of the American college of cardiology/American heart association task force on practice guidelines and the European society of cardiology committee for practice guidelines (writing committee to develop guidelines for the management of patients with supraventricular arrhythmias) developed in collaboration with NASPE-Heart Rhythm Society. J Am Coll Cardiol 2003;42:1493–1531

Fuster V, Ryden LE, Cannom DS, et al. ACC/AHA/ESC 2006 guidelines for the management of patients with atrial fibrillation-executive summary: A report of the American College of Cardiology/American Heart Association Task Force on practice guidelines and the European Society of Cardiology Committee for Practice Guidelines (Writing Committee to Revise the 2001 Guidelines for the Management of Patients with Atrial Fibrillation) Developed in collaboration with the European Heart Rhythm Association and the Heart Rhythm Society. Eur Heart J 2006;27:1979–2030

Go AS, Hylek EM, Phillips KA, et al. Prevalence of diagnosed atrial fibrillation in adults: national implications for rhythm management and stroke prevention: the AnTicoagulation and Risk Factors in Atrial Fibrillation (ATRIA) Study. JAMA 2001;285:2370–2375

Singer DE, Albers GW, Dalen JE, et al. Antithrombotic therapy in atrial fibrillation: American College of Chest Physicians Evidence-Based Clinical Practice Guidelines (8th Edition). Chest 2008;133:546S–592S

II

10 Persistierendes Foramen ovale

Krassen Nedeltchev, Heinrich P. Mattle

Das persistierende Foramen ovale ist durch eine Persistenz einer fötalen Verbindung zwischen den beiden Vorhöfen des Herzens definiert. Im Falle venöser Thrombosen kann das persistierende Foramen ovale durch Verschleppung von Blutgerinnseln in das arterielle Gefäßsystem zur Entwicklung von Schlaganfällen führen. Aus der Beimengung venösen Bluts in den arteriellen Blutstrom kann zudem eine Hypoxämie resultieren. Ob das persistierende Foramen ovale, wie aufgrund der statistischen Assoziation vermutet wird, für das gehäufte Auftreten der Migräne mit Aura ursächlich verantwortlich ist, wird widersprüchlich beurteilt.

10.1 Embryonale Entwicklung des Foramen ovale

Die Herzentwicklung beginnt in der 3. Embryonalwoche in einer Mesenchymplatte der Keimscheibe, die kranial der Bukkopharyngealmembran liegt. Bereits in der 5. Embryonalwoche besteht ein funktioneller Kreislauf. Durch äußere und innere Umbauvorgänge wird der zunächst einheitliche Herzschlauch in der 5. und 6. Embryonalwoche in verschiedene Räume unterteilt. Im Bereich des Vorhofs gewährleisten die nebeneinander liegenden Septa primum und secundum die Unterteilung in einen rechten und einen linken Vorhof (Abb. 10.**1**). Zwei Öffnungen, das **Foramen secundum** im **Septum primum** und das **Foramen ovale** im **Septum secundum**, bilden eine anatomische Verbindung zwischen den Herzvorhöfen. Da beide Foramina nicht auf der gleichen Höhe liegen, sondern in der Sagittalebene gegeneinander versetzt sind, ist diese Verbindung schlitzförmig und funktioniert als **Einwegventil**. In utero ist der pulmonalarterielle Druck in der kollabierten Lunge erhöht, sodass das rechtsatriale Blut direkt in den linken Vorhof und von dort in die systemische Zirkulation befördert wird (intrakardialer Shunt). Nach der Geburt sinkt der Druck im Lungenkreislauf. Die Lungenzirkulation kommt in Gang und damit sinkt auch der Druck im rechten Vorhof auf tiefere Werte als im linken Vorhof. Der in utero bestehende Rechts-Links-Blutdruckgradient kehrt sich um. Nun bewirkt der höhere linksatriale Druck eine Apposition des dünnen, linksseitig gelegenen Septum primum an das dickere Septum secundum. Somit kommt es zu einem funktionellen Verschluss des Foramen ovale, gefolgt in den nächsten Monaten von einem morphologischen Verschluss.

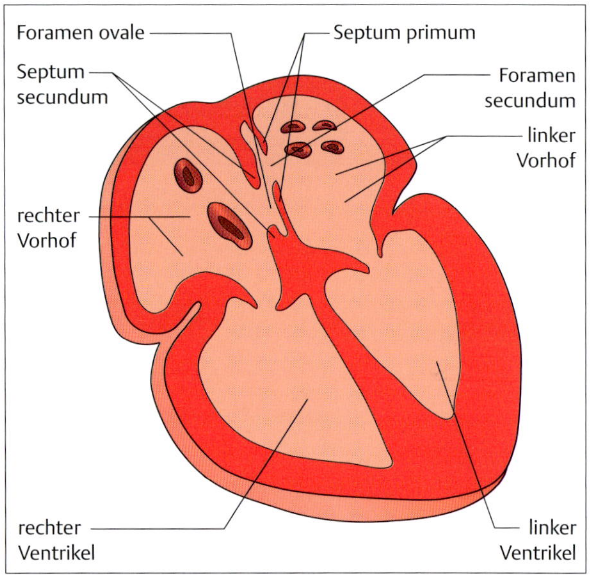

Abb. 10.**1** Das erwachsene Herz mit offenem Foramen ovale im Querschnitt. Dargestellt sind die Strukturen, die den Rechts-Links-Shunt bilden: Septum primum, Septum secundum, Foramen ovale und Foramen secundum.

10.2 Persistierendes Foramen ovale

Der grundlegende pathophysiologische Mechanismus aller klinischen Manifestationen des persistierenden Foramen ovale ist der Rechts-Links-Shunt, d. h. der direkte Blutfluss vom rechten in den linken Herzvorhof. Bei Personen mit persistierendem Foramen ovale ist ein **transitorischer** intrakardialer **Rechts-Links-Shunt** während der kurzen Zeitspannen möglich, in denen der rechtsatriale Druck den linksatrialen Druck übersteigt – z. B. beim Husten, Niesen oder Stuhlgang, oder spontan innerhalb eines Herzzyklus. Bei Erkrankungen mit erhöhtem Widerstand in der Lungenzirkulation kann es zu einem **permanenten Shunt** kommen.

Die **Prävalenz** des persistierenden Foramen ovale liegt gemäß einer autoptischen Studie bei 27 % und nimmt mit dem Alter ab (34 % während der ersten 3 Lebensdekaden und 20 % in der 9. und in der 10. Lebensdekade) (Hagen et al. 1984). Kumulative Daten klinischer Studien bei >1000 Patienten zeigten eine Prävalenz des persistierenden Foramen ovale von 9 % bei Nachweis mit transthorakaler Echokardiografie (TTE) und 11 % mit transösophagealer Echokardiografie (TEE) (Movsowitz et al. 1992). Das persistierende Foramen ovale kommt bei beiden Geschlechtern gleich häufig vor.

Familienangehörige von Schlaganfallpatienten mit persistierendem Foramen ovale haben im Vergleich zu Verwandten von Schlaganfallpatienten ohne persistierendes Foramen ovale ein **3-fach erhöhtes Risiko** für ein persistierendes Foramen ovale. Die Häufung des offenen Foramen ovale innerhalb einer Familie war bei Frauen ausgeprägter als bei Männern (Arquizan et al. 2001). Diese Resultate deuten auf eine mögliche genetische Grundlage des offenen Foramen ovale hin.

Die **Diagnose** eines persistierenden Foramen ovale ist durch eine klinische Untersuchung nicht möglich und erfordert eine transösophageale Echokardiografie oder eine Rechtsherzkatheterisierung. Ein RLS lässt sich auch mit transkranieller Dopplersonografie feststellen, aber nicht weiter lokalisieren. Die multiplanare transösophageale Echokardiografie mit Valsalva-Provokation ist das Verfahren der Wahl, um nichtinvasiv die Diagnose des persistierenden Foramen ovale zu stellen. Die Methode ermöglicht eine präzise Darstellung der Öffnung sowie eine Demonstration des Rechts-Links-Shunts mittels farbkodiertem Dopplermapping oder Kontrastmittelapplikation.

Je nach der Anzahl der Gasbläschen, die auf einem Standbild das interatriale Septum durchquert haben, erfolgt die **semiquantitative Graduierung der Shuntgröße**:

- Grad 0 = kein Shunt,
- Grad 1 = minimaler Shunt (1–5 Gasbläschen),
- Grad 2 = mittelgradiger Shunt (6–20 Gasbläschen) und
- Grad 3 = schwerer Shunt (>20 Gasbläschen) (Webster et al. 1988).

Zudem erlaubt die transösophageale Echokardiografie den zuverlässigen Ausschluss anderer potenzieller kardialer Emboliequellen und die Quantifizierung der Septumbeweglichkeit (Diagnose des so genannten Vorhofseptumaneurysmas).

10.3 Folgen des persistierenden Foramen ovale für das Gefäßsystem

Paradoxe Embolien

Paradoxe Embolien, also die Verschleppung von Blutgerinnseln aus dem venösen in das arterielle Gefäßsystem, waren die erste beschriebene klinische Manifestation eines persistierenden Foramen ovale (Cohnheim 1877). Mit einer Prävalenz von 24 % in der Bevölkerung (Meissner et al. 2006) stellt das persistierende Foramen ovale die häufigste Ursache (95 %) eines Rechts-Links-Shunts bzw. einer paradoxen Embolie dar (Schwerzmann et al. 2007, Weber u. Goriup 2007). **Pulmonale arteriovenöse Shunts** und **Vorhofseptumdefekte** liegen jeweils bei 5 % und bei <1 % der Fälle mit Rechts-Links-Shunts vor.

Paradoxe Embolien können in allen Gefäßterritorien auftreten. Hirninfarkte sind am häufigsten als Manifestation beschrieben und untersucht worden (Overell et al. 2000). Auch einem akuten Verschluss einer peripheren oder einer Viszeralarterie (Chaikof u. Campbell 1994, Inoue et al. 2005), einem zerebralen Abszess (Dethy et al. 1995), einem Myokardinfakt (Rigatelli et al. 2007) oder der Dekompressionskrankheit bei Tauchern (Moon et al. 1989) kann eine paradoxe Embolie zugrunde liegen.

Der direkte Nachweis einer paradoxen Embolie in Form einer direkten Darstellung des Thrombus im persistierenden Foramen ovale, meistens mit Ultraschall, ist auf einzelne Berichte beschränkt.

Merke

Die Diagnose einer paradoxen Embolie basiert im klinischen Alltag meist auf **indirekten Kriterien**:

1. Arterielle Embolie ohne Nachweis einer linkskardialen Erkrankung oder Emboliequelle in der arteriellen Strombahn,
2. Nachweis eines kardialen Rechts-Links Shunts,
3. Vorliegen einer venösen Thrombose oder Lungenembolie.

Dank der breit verfügbaren diagnostischen Methoden (Ultraschall, CT, MRT, Angiografie) stellt der Nachweis der ersten beiden Kriterien heutzutage meist kein Problem dar. Der Nachweis einer venösen Thrombose, das dritte Kriterium, ist ungleich schwieriger. Bekannterweise ist die klinische Diagnose einer tiefen Venenthrombose insbesondere bei Patienten mit schweren neurologischen Defiziten unzuverlässig. Selbst die frühe Durchführung einer Phlebografie weist eine tiefe Beinvenenthrombose nur bei 10 % der Patienten nach. Des Weiteren reicht ein kleiner und damit nur schwer nachweisbarer Thrombus aus, um im Fall einer paradoxen Embolie durch Verstopfung eines Hirngefäßes klinisch manifest zu werden.

Zerebrovaskuläres Risiko. Trotz der 27%igen Prävalenz des persistierenden Foramen ovale in der Gesamtbevölkerung sind paradoxe Embolien relativ selten. So beträgt die jährliche altersadjustierte Inzidenz des Hirninfarkts in Europa 139 pro 100000 Einwohner (Alzamora et al. 2008). Da 60–70% aller ischämischen Insulte eine andere definierbare Ursache haben, wird das einer paradoxen Embolie zuschreibbare Risiko auf höchstens 28 pro 100000 Personen mit persistierendem Foramen ovale pro Jahr geschätzt (Kraywinkel et al. 2005). So würden z. B. bei einer durchschnittlichen Lebensdauer von 70 Jahren **maximal 2% aller persistierenden Foramen ovale** einen **Hirninfarkt** verursachen.

Merke

Aufgrund des niedrigen Risikos eines ersten Hirninfarkts sind eine Primärprävention oder ein breites Screening bezüglich persistierendem Foramen ovale bei gesunden Personen nicht zu rechtfertigen.

Evidenz aus Fall-Kontroll-Studien. Eine große Metaanalyse zeigte eine Häufung von Vorhofseptumanomalien (persistierendes Foramen ovale und/oder Vorhofseptumaneurysma) bei Patienten mit kryptogenem Hirninfarkt (Overell et al. 2000). Die Prävalenz des persistierenden Foramen ovale bei Hirninfarktpatienten mit definierbarer Ursache war ähnlich wie jene bei gesunden Personen. Insgesamt war die Assoziation zwischen Hirninfarkt und persistierendem Foramen ovale nur bei Patienten <55 Jahren statistisch signifikant. Neuerdings gibt es Hinweise auf die ätiologische Rolle des persistierenden Foramen ovale auch bei älteren Patienten mit kryptogenem Hirninfarkt (Force et al. 2008, Handke et al. 2007).

Eine kürzlich publizierte Fall-Kontroll-Studie verglich die Häufigkeit des persistierenden Foramen ovale bei 133 Patienten mit kryptogenem Hirninfarkt, 158 Patienten mit Hirninfarkt anderer identifizierbarer Ursache, 262 Patienten mit diversen kardiologischen Erkrankungen und 519 zufällig ausgewählten gesunden Personen im Olmsted County, Minnesota (Petty et al. 2006). Mittels transösophagealer Echokardiografie konnten die Autoren keinen Zusammenhang zwischen der Prävalenz des persistierenden Foramen ovale, dem Auftreten eines Hirninfarkts und der identifizierten Schlaganfallätiologie finden.

Die anatomische Größe des persistierenden Foramen ovale, das Ausmaß des Rechts-Links-Shunts und die Mobilität des Vorhofseptums variieren stark. Es wurde wiederholt demonstriert, dass größere persistierende Foramen ovale signifikant häufiger bei **Patienten mit kryptogenem Hirninfarkt** verglichen mit Hirninfarkt anderer identifizierbarer Ursache diagnostiziert werden (Homma et al. 1994, Steiner et al. 1998). Auch scheint die Anzahl der embolischen Läsionen in der zerebralen Bildgebung einerseits mit der Größe des persistierenden Foramen ovale (Steiner et al. 1998), andererseits mit dem Vorliegen eines Vorhofseptumaneurysmas zu korrelieren (Bonati et al. 2006).

Die **Eustachi'sche Klappe** und das **Chiari-Netzwerk** sind anatomische Strukturen, die mit einem erhöhten Risiko für paradoxe Embolien durch das persistierende Foramen ovale assoziiert wurden. Während der pränatalen Entwicklung haben sie eine physiologische Bedeutung, weil sie oxygeniertes Blut von der unteren Hohlvene zum Foramen ovale und somit in die systemische Zirkulation befördern. Ihre unvollständige Zurückbildung nach der Geburt begünstigt paradoxe Embolien (Schuchlenz et al. 2004).

Prothrombotische Prädispositionen (Botto et al. 2007, Pezzini et al. 2003) ebenso wie **Beckenvenenthrombosen** (Cramer et al. 2004) wurden gehäuft bei Patienten mit kryptogenem Hirninfarkt und persistierendem Foramen ovale beobachtet. In der „Paradoxical Emboli from Large Veins in Ischemic Stroke (PELVIS)-Studie" wurden Beckenvenenthrombosen bei 20% der Patienten mit kryptogenem Hirninfarkt und persistierendem Foramen ovale verglichen mit 4% der sonstigen Hirninfarktpatienten diagnostiziert (Cramer et al. 2004). Diese Beobachtung weist auf eine pathogenetische Rolle des persistierenden Foramen ovale bei Patienten mit kryptogenem Hirninfarkt hin.

Evidenz aus longitudinalen populationsbasierten Studien. Zwei populationsbasierte Studien untersuchten die Rolle des persistierenden Foramen ovale als unabhängigen Risikofaktor für den Hirninfarkt (Meissner et al. 2006, Di Tullio et al. 2007). Die "Stroke Prevention: Assessment of Risk in a Community (SPARC)-Studie" umfasste 588 gesunde Personen aus dem Olmsted County. Ein persistierendes Foramen ovale und ein Vorhofseptumaneurysma wurden jeweils bei 24% und 2% der Studienteilnehmer diagnostiziert. Während einer Verlaufsbeobachtung von 5,1 Jahren wurden 41 zerebrovaskuläre Ereignisse (fataler oder nichtfataler Hirninfarkt, transitorische-ischämische Attacke) registriert. Das persistierende Foramen ovale war kein unabhängiger Risikofaktor für Hirninfarkt nach Alterskorrektur und Berücksichtigung der Komorbiditäten. Auch größere persistierende Foramina ovale hatten keinen Einfluss auf das Hirninfarktrisiko. Das Vorliegen eines Vorhofseptumaneurysmas ging mit einer 4-fachen, allerdings nichtsignifikanten Risikoerhöhung einher.

Die zweite Studie, die „Northern Manhattan (NOMAS)-Studie", schloss doppelt so viele Personen ein (Di Tullio et al. 2007). Ein persistierendes Foramen ovale wurde bei 15%, ein Vorhofseptumaneurysma bei 3% der Studienteilnehmer diagnostiziert. Während einer durchschnittlichen Verlaufsbeobachtung erlitten 68 Personen (6,2%) einen Hirninfarkt. Auch in dieser Studie hatte das Vorliegen eines persistierenden Foramen ovale keinen Einfluss auf das Hirninfarktrisiko. Weder ein isoliertes Vorhofseptumaneurysma noch die Kombination eines persistierenden Foramen ovale mit einem Vorhofseptumaneurysma erhöhte das Hirninfarktrisiko.

Merke
Hinweise für eine Häufung des persistierenden Foramen ovale bei Patienten mit kryptogenen Hirninfarkten stammen v. a. aus Fall-Kontroll-Studien und sind dort bei Patienten <55 Jahren zweifelsfrei dokumentiert. Die Größe des persistierenden Foramen ovale und vermutlich des Shunts sind Faktoren, die das Auftreten eines Hirninfarkts begünstigen. Ob das Vorhandensein eines Vorhofseptumsaneurysmas mit Hirninfarkten einhergeht, muss offen bleiben. Die negativen Befunde in populationsbasierten Studien dürften u. a. auf die zu geringe Studienteilnehmerzahl zurückzuführen sein.

Refraktäre Hypoxämie nach Rechtsherzinfarkt oder bei schwerer Lungenerkrankung

Bei Patienten mit **verminderter rechtsventrikulärer Compliance** nach einem Rechtsherzinfarkt oder mit **erhöhtem pulmonalarteriellen Druck** bei schwerer Lungenerkrankung kann ein permanenter Rechts-Links-Druckgradient entstehen. Diese Situation ist im Fall einer Hypoxämie zu vermuten, die auf Sauerstofftherapie nicht anspricht.

Platypnoe-Orthodeoxie-Syndrom

Das Platypnoe-Orthodeoxie-Syndrom ist eine seltene nosologische Einheit, die sich durch eine **Dyspnoe in aufrechter Position** manifestiert. Die Dyspnoe ist auf eine arterielle Sauerstoffentsättigung zurückzuführen und verschwindet in liegender Position. Die klinische Diagnose wird durch Blutgasanalysen in stehender und in liegender Position bestätigt.

Die **ätiologische Unterteilung** erfolgt aufgrund der Lokalisation des Rechts-Links-Shunts:

1. intrakardialer Shunt (persistierendes Foramen ovale, Vorhofseptumdefekt, perforiertes Vorhofseptumaneurysma),
2. pulmonaler arterio-venöser Shunt oder
3. pulmonal-parenchymatöser Shunt (Areale mit niedriger Ventilation-Perfusion-Ratio).

Das Platypnoe-Orthodeoxie-Syndrom ist im **Zusammenhang mit verschiedenen anderen Krankheitsbildern** beschrieben worden:

- chronische Lebererkrankung (v. a. Leberzirrhose) mit pulmonalem arterio-venösen Shunt (so genanntes hepatopulmonales Syndrom),
- chronisch-obstruktive Pneumopathie mit lageabhängigem Ventilations-Perfusions-Mismatch,
- intrakardialer Shunt bei Status nach Pneumonektomie oder Lungenembolie,
- konstriktive Perikarditis und
- Ektasie der Aorta ascendens.

Die häufigste Ätiologie eines Platypnoe-Orthodeoxie-Syndroms ist der intrakardiale Rechts-Links-Shunt bei persistierendem Foramen ovale.

Migräne mit Aura

In den 1990er Jahren zeigten 2 transkranielle Dopplersonografiestudien eine **erhöhte Prävalenz eines Rechts-Links-Shunts** bei Patienten mit Migräne mit Aura (Anzola et al. 1999, Del Sette et al. 1998). Patienten mit Migräne ohne Aura und eine beschwerdefreie Kontrollgruppe hatten eine niedrigere und ähnliche Shuntprävalenz. Auch mittels transösophagealer Echokardiografie wurde eine Prävalenz des persistierenden Foramen ovale von nahezu 50 % bei knapp 100 Patienten mit Migräne mit Aura nachgewiesen (Schwerzmann et al. 2005). Eine Populationsstudie aus Northern Manhattan konnte allerdings keine Assoziation zwischen persistierendem Foramen ovale und Migräne finden (Rundek et al. 2008). Das Durchschnittsalter dieser multiethnischen Kohorte war jedoch 69±10 Jahre, und die Prävalenz der Migräne, die bekannterweise mit fortschreitendem Alter abnimmt, betrug nur 16 %.

Retrospektive Studien haben wiederholt dokumentiert, dass der perkutane Verschluss des persistierenden Foramen ovale mit einer Reduktion der Migräneattacken einhergeht (Schwerzmann et al. 2004, Wilmshurst et al. 2000). In allen diesen Studien wurde das persistierende Foramen ovale zur Verhinderung rekurrenter paradoxer Embolien verschlossen, entweder bei Patienten nach kryptogenem Hirninfarkt, nach peripheren Gefäßverschlüssen oder bei Tauchern nach Dekompressionszwischenfällen. Diese Erfahrung wurde in einer prospektiven, doppelblind randomisierten Studie überprüft (Migraine Intervention with Starflex Technology, MIST) (Dowson et al. 2008). Sechs Monate nach der Intervention gaben 42 % der Patienten in der Verschlussgruppe eine >50 %ige Reduktion ihrer Migräne-Tage an, verglichen mit 23 % in der Scheineingriff-Gruppe. Der primäre Endpunkt dieser Studie war allerdings die Anzahl der Patienten mit vollständiger Migräne-Beschwerdefreiheit. Bei diesem Endpunkt ergab sich kein Unterschied.

Merke
Zusammenfassend muss offen bleiben, ob das Vorhandensein eines persistierenden Foramen ovale tatsächlich das Auftreten einer Migräne mit Aura in ursächlicher Weise begünstigt. Es ist denkbar, dass lediglich eine zufällige Assoziation beider Störungsbilder mit bislang unbekannten biologischen Prozessen vorliegt (etwa der Endothelfunktion oder Gerinnung), die für das gehäufte Auftreten der Migräne mit Aura bei Patienten mit persistierendem Foramen ovale verantwortlich ist.

Fazit

Während die Rolle des persistierenden Foramen ovale bei der Entwicklung kryptogener Schlaganfälle als weitgehend unstrittig beurteilt werden kann, ist der Beweis einer paradoxen Embolie beim einzelnen Patienten oftmals schwierig. Die klinische Anamnese (das Auftreten eines Schlaganfalls beim Husten, Niesen oder Stuhlgang oder in sonstigen Situationen mit erhöhtem rechtsatrialem Druck), das Nichtvorhandensein anderer Emboliequellen, das Vorhandensein einer tiefen Beinvenenthrombose und die Existenz eines intraatrialen Shunts weisen auf die mögliche Schlaganfallkausalität hin. Leider können bei den wenigsten Patienten alle genannten Elemente eruiert werden, sodass die Zuordnung in vielen Fällen unsicher bleibt.

Literatur

Albers GW, Comess KA, DeRook FA, et al. Transesophageal echocardiographic findings in stroke subtypes. Stroke 1994;25:23–28

Alzamora MT, Sorribes M, Heras A, et al. Ischemic stroke incidence in Santa Coloma de Gramenet (ISISCOG), Spain. A community-based study. BMC Neurol 2008;8:5

Anzola GP, Magoni M, Guindani M, Rozzini L, Dalla Volta G. Potential source of cerebral embolism in migraine with aura: a transcranial Doppler study. Neurology 1999;52:1622–1625

Arquizan C, Coste J, Touboul PJ, Mas JL. Is patent foramen ovale a family trait? A transcranial Doppler sonographic study. Stroke 2001;32:1563–1566

Belvis R, Santamaria A, Marti-Fabregas J, et al. Patent foramen ovale and prothrombotic markers in young stroke patients. Blood Coagul Fibrinolysis 2007;18:537–542

Bonati LH, Kessel-Schaefer A, Linka AZ, et al. Diffusion-weighted imaging in stroke attributable to patent foramen ovale: significance of concomitant atrial septum aneurysm. Stroke 2006;37:2030–2034

Botto N, Spadoni I, Giusti S, Ait-Ali L, Sicari R, Andreassi MG. Prothrombotic mutations as risk factors for cryptogenic ischemic cerebrovascular events in young subjects with patent foramen ovale. Stroke 2007;38:2070–2073

Cabanes L, Mas JL, Cohen A, et al. Atrial septal aneurysm and patent foramen ovale as risk factors for cryptogenic stroke in patients less than 55 years of age. A study using transesophageal echocardiography. Stroke 1993;24:1865–1873

Chaikof EL, Campbell BE, 3rd. SRB. Paradoxical embolism and acute arterial occlusion: rare or unsuspected? J Vasc Surg 1994;20:377–384

Chen WJ, Lin SL, Cheng JJ, Lien WP. The frequency of patent foramen ovale in patients with ischemic stroke: a transesophageal echocardiographic study. J Formos Med Assoc 1991;90:744–748

Cohnheim J. Thrombose und Embolie. Vorlesung über allgemeine Pathologie. Berlin: Hirschwald. 1877;134

Cramer SC, Rordorf G, Maki JH, et al. Increased pelvic vein thrombi in cryptogenic stroke: results of the Paradoxical Emboli from Large Veins in Ischemic Stroke (PELVIS) study. Stroke 2004;35:46–50

de Belder MA, Tourikis L, Leech G, Camm AJ. Risk of patent foramen ovale for thromboembolic events in all age groups. Am J Cardiol 1992;69:1316–1320

Del Sette M, Angeli S, Leandri M, et al. Migraine with aura and right-to-left shunt on transcranial Doppler: a case-control study. Cerebrovasc Dis 1998;8:327–330

Dethy S, Manto M, Kentos A, et al. PET findings in a brain abscess associated with a silent atrial septal defect. Clin Neurol Neurosurg 1995;97:349–353

Di Tullio M, Sacco RL, Gopal A, Mohr JP, Homma S. Patent foramen ovale as a risk factor for cryptogenic stroke. Ann Intern Med 1992;117:461–465

Di Tullio M, Sacco RL, Venketasubramanian N, Sherman D, Mohr JP, Homma S. Comparison of diagnostic techniques for the detection of a patent foramen ovale in stroke patients. Stroke 1993;24:1020–1024

Di Tullio MR, Sacco RL, Sciacca RR, Jin Z, Homma S. Patent foramen ovale and the risk of ischemic stroke in a multiethnic population. J Am Coll Cardiol 2007;49:797–802

Dowson A, Mullen MJ, Peatfield R, et al. Migraine Intervention With STARFlex Technology (MIST) trial: a prospective, multicenter, double-blind, sham-controlled trial to evaluate the effectiveness of patent foramen ovale closure with STARFlex septal repair implant to resolve refractory migraine headache. Circulation 2008;117:1397–1404

Florez JC, Ay H, Van Cott EM, Buonanno FS. Patent foramen ovale and hypercoagulability as combined risk factors for stroke. J Stroke Cerebrovasc Dis 2003;12:114–118

Force M, Massabuau P, Larrue V. Prevalence of atrial septal abnormalities in older patients with cryptogenic ischemic stroke or transient ischemic attack. Clin Neurol Neurosurg 2008;110:779-783

Hagen PT, Scholz DG, Edwards WD. Incidence and size of patent foramen ovale during the first 10 decades of life: an autopsy study of 965 normal hearts. Mayo Clin Proc 1984;59:17–20

Handke M, Harloff A, Olschewski M, Hetzel A, Geibel A. Patent foramen ovale and cryptogenic stroke in older patients. N Engl J Med 2007;357:2262–2268

Hausmann D, Mugge A, Becht I, Daniel WG. Diagnosis of patent foramen ovale by transesophageal echocardiography and association with cerebral and peripheral embolic events. Am J Cardiol 1992;70:668–672

Homma S, Di Tullio MR, Sacco RL, Mihalatos D, Li Mandri G, Mohr JP. Characteristics of patent foramen ovale associated with cryptogenic stroke. A biplane transesophageal echocardiographic study. Stroke 1994;25:582–586

Inoue T, Tadehara F, Hinoi T, et al. Paradoxical peripheral embolism coincident with acute pulmonary thromboembolism. Internal Medicine 2005;44:243–245

Jeanrenaud X, Bogousslavsky J, Payot M, Regli F, Kappenberger L. Patent foramen ovale and cerebral infarct in young patients. Schweiz Med Wochenschr 1990;120:823–829

Job FP, Ringelstein EB, Grafen Y, et al. Comparison of transcranial contrast Doppler sonography and transesophageal contrast echocardiography for the detection of patent foramen ovale in young stroke patients. Am J Cardiol 1994;74:381–384

Jones EF, Calafiore P, Donnan GA, Tonkin AM. Evidence that patent foramen ovale is not a risk factor for cerebral ischemia in the elderly. Am J Cardiol 1994;74:596–599

Kanda N, Yasaka M, Otsubo R, Nagatsuka K, Minematsu K, Yamaguchi T. Right-to-left shunt and atrial septal aneurysm in stroke patients: a contrast transesophageal echocardiographic study. Rinsho Shinkeigaku 1998;38:213–218

Klotzsch C, Janssen G, Berlit P. Transesophageal echocardiography and contrast-TCD in the detection of a patent foramen ovale: experiences with 111 patients. Neurology 1994;44:1603–1606

Kraywinkel K, Jauss M, Diener HC, Weimar C. Patent foramen ovale, atrial septum aneurysm, and stroke. An examination of the status of recent evidence. Nervenarzt 2005;76:935–942

Lechat P, Mas JL, Lascault G, et al. Prevalence of patent foramen ovale in patients with stroke. N Engl J Med 1988;318:1148–1152

Meier B. Patent foramen ovale, guilty but only as a gang member and for a lesser crime. J Am Coll Cardiol 2006;47:446–448

Meissner I, Khandheria BK, Heit JA, et al. Patent foramen ovale: innocent or guilty? Evidence from a prospective population-based study. J Am Coll Cardiol 2006;47:440–445

Moon RE, Camporesi EM, Kisslo JA. Patent foramen ovale and decompression sickness in divers. Lancet 1989;1:513–514

Movsowitz C, Podolsky LA, Meyerowitz CB, Jacobs LE, Kotler MN. Patent foramen ovale: a nonfunctional embryological remnant or a potential cause of significant pathology? J Am Soc Echocardiogr 1992;5:259–270

Overell JR, Bone I, Lees KR. Interatrial septal abnormalities and stroke: a meta-analysis of case-control studies. Neurology 2000;55:1172–1179

Petty GW, Khandheria BK, Chu CP, Sicks JD, Whisnant JP. Patent foramen ovale in patients with cerebral infarction. A transesophageal echocardiographic study. Arch Neurol 1997;54:819–822

Petty GW, Khandheria BK, Meissner I, et al. Population-based study of the relationship between patent foramen ovale and cerebrovascular ischemic events. Mayo Clin Proc 2006;81:602–608

Pezzini A, Del Zotto E, Magoni M, et al. Inherited thrombophilic disorders in young adults with ischemic stroke and patent foramen ovale Stroke 2003;34:28–33

Ranoux D, Cohen A, Cabanes L, Amarenco P, Bousser MG, Mas JL. Patent foramen ovale: is stroke due to paradoxical embolism? Stroke 1993;24:31–34

Rigatelli G, Giordan M, Braggion G, et al. Incidence of extracerebral paradoxical embolism in patients with intracardiac shunts. Cardiovasc Revasc Med 2007;8:248–250

Roijer A, Lindgren A, Algotsson L, Norrving B, Olsson B, Eskilsson J. Cardiac changes in stroke patients and controls evaluated with transoesophageal echocardiography. Scand Cardiovasc J 1997;31:329–337

Rundek T, Elkind MS, Di Tullio M, et al. Patent foramen ovale and migraine: a cross-sectional study from the Northern Manhattan Study (NOMAS). Circulation 2008;118:1419–1424

Schminke U, Ries S, Daffertshofer M, Staedt U, Hennerici M. Patent foramen ovale: a potential source of cerebral embolism? Cerebrovasc Dis 1995;5:133–138

Schrale RG, Mitchell AR, Ormerod OJ. Patent foramen ovale and the risk of cryptogenic stroke. J Am Coll Cardiol 2006;48:1913–1914

Schuchlenz HW, Saurer G, Weihs W, Rehak P. Persisting eustachian valve in adults: relation to patent foramen ovale and cerebrovascular events. J Am Soc Echocardiogr 2004;17:231–233

Schwerzmann M, Nedeltchev K, Lagger F, et al. Prevalence and size of directly detected patent foramen ovale in migraine with aura. Neurology 2005;65:1415–1418

Schwerzmann M, Nedeltchev K, Meier B. Patent foramen ovale closure: a new therapy for migraine. Catheter Cardiovasc Interv 2007;69:277–284

Schwerzmann M, Wiher S, Nedeltchev K, et al. Percutaneous closure of patent foramen ovale reduces the frequency of migraine attacks. Neurology 2004;62:1399–1401

Serena J, Segura T, Perez-Ayuso MJ, Bassaganyas J, Molins A, Davalos A. The need to quantify right-to-left shunt in acute ischemic stroke: a case-control study. Stroke 1998;29:1322-1328

Sorensen HT, Horvath-Puho E, Pedersen L, Baron JA, Prandoni P. Venous thromboembolism and subsequent hospitalisation due to acute arterial cardiovascular events: a 20-year cohort study. Lancet 2007;370:1773–1779

Steiner MM, Di Tullio MR, Rundek T, et al. Patent foramen ovale size and embolic brain imaging findings among patients with ischemic stroke. Stroke 1998;29:944–948

Weber F, Goriup A. Prevalence of right-to-left shunts in active fighter pilots. Aviat Space Environ Med 2007;78:135–136

Webster MW, Chancellor AM, Smith HJ, et al. Patent foramen ovale in young stroke patients. Lancet 1988;2:11–12

Wilsmshurst PT, Nightingale S, Walsh KP, Morrison WL. Effect on migraine of closure of cardiac right-to-left shunts to prevent recurrence of decompression illness or stroke or for haemodynamic reasons. Lancet 2000;356:1648–1651

Yeung M, Khan KA, Shuaib A. Transcranial Doppler ultrasonography in the detection of venous to arterial shunting in acute stroke and transient ischaemic attacks. J Neurol Neurosurg Psychiatry 1996;61:445–449

Zahn R, Lehmkuhl S, Lotter R, Zander M, Senges J. Cardiac sources of cerebral ischemic events with special regard to a patent foramen ovale. Herz Kreislauf 1995;27:279–284

11 Schlafassoziierte Atmungsstörungen

Dirk M. Hermann, Helmut Teschler, Claudio L. Bassetti

Schlafassoziierte Atmungsstörungen sind ein häufiger und meist leicht erkennbarer Befund in der vaskulären Neurologie. 50–70% aller Patienten mit ischämischem Schlaganfall, transitorisch-ischämischen Attacken und intrazerebralen Blutungen weisen schlafassoziierte Atmungsstörungen auf, die sowohl obstruktiver oder zentraler Natur sein können (Bassetti et al. 1996, Wessendorf et al. 2000). Lautes Schnarchen und schlafassoziierte Atmungsstörungen wurden inzwischen in großen Kohortenstudien als eigenständiger zerebrovaskulärer Risikofaktor identifiziert (Yaggi et al. 2005). Im Folgenden werden aktuelle Konzepte über Zusammenhang zwischen Schlafapnoe und vaskulärem System erörtert.

11.1 Atmung unter physiologischen Bedingungen

Beim gesunden Menschen wird die Atmung durch respiratorischen Zentren in der ventrolateralen Medulla oblongata und im dorsolateralen Pons gesteuert, die unter der Kontrolle supratentorieller respiratorischer Zentren im insulären Kortex stehen. Die Steuerung des Atemantriebs erfolgt durch das Sensing des arteriellen CO_2-Partialdrucks über **Chemorezeptoren im Glomus caroticum**, die beim kardiopulmonal Gesunden den arteriellen CO_2-Wert in einem engen Bereich konstant halten. Die Integrität der Atmung erfordert die Durchgängigkeit der Atemwege und ungehinderte Ventilation der Alveolen.

11.2 Atmungsstörungen

Drei Formen schlafassoziierter Atmungsstörungen beeinflussen bei Patienten mit vaskulären Erkrankungen die Schlaganfallmanifestation, Schadensprogression und neurologische Funktionserholung in ungünstiger Weise:

- Obstruktive Schlafapnoe,
- Cheyne-Stokes-Atemmuster und
- Zentrale Atmungsstörung.

Im Rahmen des metabolischen Syndroms kommt es insbesondere bei adipösen Patienten mit prädisponierenden Stigmata der Atemwege (Retrognathie, großer Halsumfang) während des Schlafs zum Kollaps der oberen Atemwege mit hieraus resultierender **obstruktiver Schlafapnoe** (Hermann u. Bassetti 2009). Diese Atemaussetzer treten episodisch mehrmals stündlich auf. Die Diagnose eines Apnoesyndroms wird bei einem Apnoe-Hypopnoe-Index (AHI) von ≥10/h (Mindestdauer der Apnoen/Hypopnoen: 10 s) gestellt (Abb. 11.**1**). Obstruktive Apnoen werden von ausgeprägten Fluktuationen des systolischen und diastolischen Blutdrucks begleitet. Das Auftreten der Hypoxie induziert Aufwachreaktionen, die die Schlafkontinuität beeinträchtigen. Kopfschmerzen, Müdigkeit, Tagesschläfrigkeit, Konzentrations- und Aufmerksamkeitsstörungen sind die Folge.

Im Rahmen kardiopulmonaler Erkrankungen mit reduzierter kardialer Auswurfleistung kommt es zu einer zweiten Form der Atmungsstörung, der **Cheyne-Stokes-Atmung**. Durch die Herzinsuffizienz kommt es bei Patienten mit Cheyne-Stokes-Atmung zu einer Zunahme der Kreislaufzeit, die vermutlich assoziiert mit einer erhöhten Sympathikusaktivität zu einer überschießenden Antwort von CO_2-Chemorezeptoren führt, die ein zyklisch fluktuierendes Atmungsmuster im Sinne eines „waxing-and-waning" erzeugt, also ein An- und Abschwellen des Atemantriebs (Abb. 11.**2**). Cheyne-Stokes-Atmung wird gehäuft bei Patienten mit Hirnstamminfarkten und ausgedehnten Hemisphäreninfarkten mit Bewusstseinsminderung, nicht selten in der Schlaganfallakutphase, aber auch bei strategischen Infarkten atmungsrelevanter Hirnstrukturen trotz intakter kardialer Auswurfleistung und normaler Vigilanz beobachtet (Abb. 11.**2**).

Neben obstruktiven Apnoen und Cheyne-Stokes-Atemmustern werden in der vaskulären Neurologie **zentrale Atmungsstörungen** gefunden, deren Erscheinungsbild v.a. von der Lokalisation der zugrunde liegenden Hirnläsion abhängt. Schlaganfälle in der Medulla oblongata können zu zentralen Hypo- und Apnoen, irregulären Atemmustern (so genannte Biot'sche oder ataktische Atmung) sowie dem Versagen des so genannten automatischen Atemantriebs (so genannter „Ondine'scher Fluch") führen. Bilaterale pontine Läsionen resultieren in Atemmustern mit verlängerter inspiratorischer Atmungszeit (so genannte apnoistischer Atmung) oder metronomisch beschleunigter Atmung. Kortikobulbäre und kortikospi-

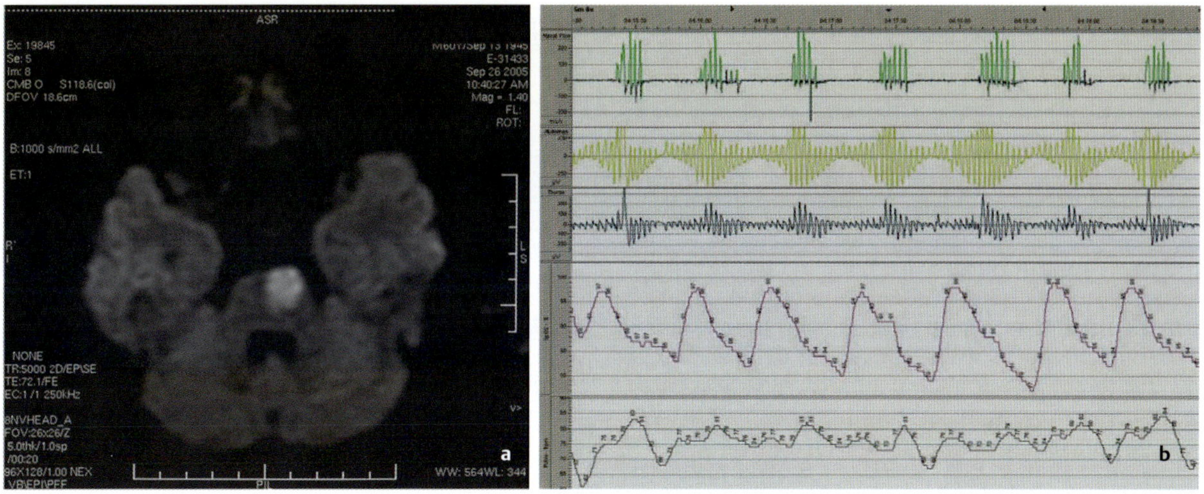

Abb. 11.**1a, b** Obstruktive Schlafapnoe beim ischämischen Schlaganfall. Beispiel eines 61-jährigen Patienten eine Woche nach Ponsinfarkt (**a**). Beachte, dass die O_2-Sättigung während der respiratorischen Ereignisse auf bis zu 77 % absinkt (**b**).

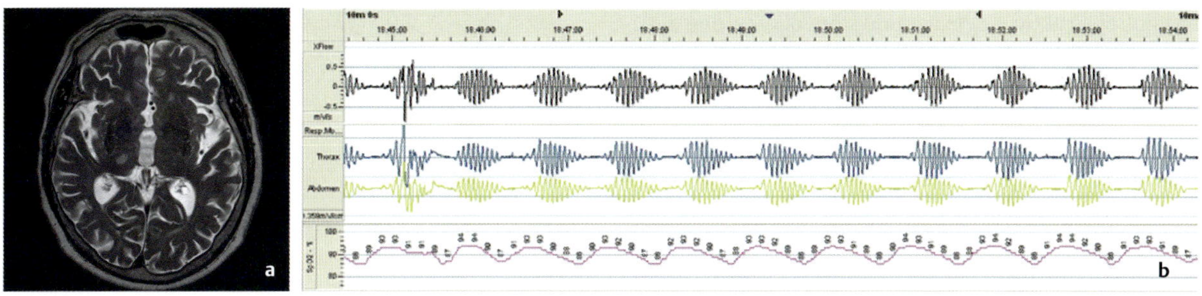

Abb. 11.**2a, b** Cheyne-Stokes-Atmungsmuster beim ischämischen Schlaganfall. Beispiel eines 63-jährigen männlichen Patienten 3 Tage nach A. choroidea anterior-Infarkt (**a**). Der Patient wies weder eine Bewusstseinsstörung noch eine Herzinsuffizienz auf. Die Atmungsstörung besserte sich innerhalb einer Woche deutlich (**b**).

nale Läsionen rufen eine Beeinträchtigung des willkürlichen Atemantriebs hervor. Durch Störungen der Sauerstoffsättigung und die mit Hirnstammläsionen meist zeitgleich bestehenden Vigilanzstörungen sind zentrale Atmungsstörungen für die Schadensentwicklung und den Rehabilitationsverlauf ungünstig.

11.3 Konsequenzen der gestörten Atmung für das Gefäßsystem

Diverse longitudinale Studien haben inzwischen gezeigt, dass schlafassoziierte Atmungsstörungen, insbesondere das Vorhandensein eines obstruktiven Schlafapnoe-Syndroms, für den Schlaganfall prädisponieren (Yaggi et al. 2005). Die vorliegenden Studien zeigen übereinstimmend, dass obstruktive Schlafapnoe das Schlaganfall- und Mortalitätsrisiko zwar moderat, aber dennoch konsistent erhöht. Das erhöhte Risiko persistiert nach Adjustierung der Patienten für etablierte Risikofaktoren, wie arteriellen Bluthochdruck, Diabetes mellitus, Vorhofflimmern, Hyperlipidämie und Nikotinabusus. Auch der Schweregrad des Schlafapnoesyndroms beeinflusst das Schlaganfallrisiko. Das Schlaganfall- und Mortalitätsrisiko bei Patienten mit einem AHI ≥30/h ist um mehr als den Faktor 3 erhöht.

Verschiedene **Schadensmechanismen** werden für das vaskuläre Risiko bei **obstruktiver Schlafapnoe** angeschuldigt (Hermann u. Bassetti 2009), nämlich:

- ausgeprägte Schwankungen des arteriellen Blutdrucks und zerebralen Blutflusses während und unmittelbar nach den Apnoen,
- der Verlust des nächtlichen Blutdruck-Dippings,
- Störungen der Endothelfunktion, namentlich der Aktivität von endothelialer NO-Synthase und Endothelin,
- die Entwicklung einer sekundären arteriellen Hypertonie,
- prothrombotische Verschiebungen der Gerinnungsbalance mit Aktivierung extrinsischer Gerinnungswege,

- erhöhte Plasma-Fibrinogenspiegel,
- verstärkte Plättchenaktivierung und -aggregation sowie
- vaskuläre Inflammation und Atherosklerose.

Beobachtungen zur Zirkadianrhythmizität des Schlaganfalls zeigen, dass v.a. **nächtliche Schlaganfälle** mit dem Vorhandensein eines Schlafapnoesyndroms assoziiert sind. Vor dem Hintergrund der ausgeprägten nächtlichen **Blutdruckfluktuationen** während und unmittelbar nach den Apnoen wird diese Beobachtung plausibel erklärt durch **mechanischen Stress** des Gefäßendothels, der auf der Grundlage atherosklerotischer Gefäßläsionen zur Entwicklung von Appositionsthromben und schließlich zur Embolisation dieser Thromben führt.

Die Beobachtung, dass die typischerweise durch das Apnoesyndrom induzierte sekundäre Hypertonie eher schlecht auf Antihypertonika anspricht, macht die Durchführung eines Behandlungsversuchs mit einer Continuous Positive Airway Pressure (CPAP)-Maske bei Patienten mit obstruktiver Schlafapnoe sinnvoll. Auf den aktuellen Wissensstand bezüglich der Therapie schlafassoziierter Atmungsstörungen wird in Kap. 28 eingegangen.

Fazit

Schlafassoziierte Atmungsstörungen in Form obstruktiver und zentraler Apnoen sind bei Schlaganfallpatienten häufig. Sie sind zudem bei monitorisierten Patienten meist leicht erkennbar. Das Vorhandensein einer obstruktiven Schlafapnoe stellt einen, wenn auch moderaten, unabhängigen und behandelbaren Schlaganfallrisikofaktor dar.

Literatur

Bassetti C, Aldrich MS, Chervin RD, Quint D. Sleep apnea in patients with transient ischemic attack and stroke: a prospective study of 59 patients. Neurology 1996;47:1167–1173.

Hermann DM, Bassetti CL. Sleep-related breathing and sleep-wake disturbances in ischemic stroke. Neurology 2009;73:1313–1322

Wessendorf TE, Teschler H, Wang YM, et al. Sleep-disordered breathing among patients with first-ever stroke. J Neurol 2000;247:41–47

Yaggi HK, Concato J, Kernan WN, Lichtman JH, Brass LM, Mohsenin V. Obstructive sleep apnea as a risk factor for stroke and death. N Engl J Med 2005;353:2034–2041

12 Thrombophilien

Gerhard F. Hamann

Zustände mit verstärkter Gerinnungsneigung, also Thrombophilien, werden zunehmend als Ursache ischämischer Hirninfarkte diagnostiziert. Vor allem Hirninfarkte bei Patienten in jüngerem Lebensalter (<45 Jahre) führen zu der Frage, ob neben den klassischen Schlaganfallursachen, wie Atherosklerose und Vorhofflimmern, eine gesteigerte Gerinnungsneigung die Ursache sein könnte. Aufgrund differenziert verfügbarer neuer Methoden der Molekularbiologie und Proteinchemie konnten vielfältige Gerinnungsveränderungen als Schlaganfallursache detektiert werden, auf die im Folgenden detaillierter eingegangen wird.

12.1 Physiologie der Blutgerinnung

Das Gerinnungssystem zeichnet sich durch eine fein abgestimmte Balance von Thrombusbildung und -auflösung aus. Während die Thrombusbildung der Reparatur von endothelialen Defekten dient, verfolgt die Thrombolyse das Ziel der Vermeidung vaskulärer Obstruktionen. Dabei handelt es sich um ein störanfälliges Gleichgewicht (Harker u. Mann 1998).

Am Blutgerinnungssystem sind im Wesentlichen die folgenden **Komponenten** beteiligt:

- das Endothel,
- die löslichen und zellständigen Teile des Gerinnungs- und Fibrinolysesystems,
- die zellulären Blutkomponenten, v. a. die Thrombozyten, und
- die Blutströmung.

Diese 4 Komponenten sind verwoben und nicht voneinander trennbar in die Steuerung von Gerinnungsprozessen involviert (Preissner 2004).

Endothel

Das Endothel schirmt das potenziell thrombogene Gefäßsystem von der Umgebung ab. Durch seine Oberflächeneigenschaften verhindert das Endothel Gerinnungsprozesse und sorgt für einen reibungsarmen Blutfluss. Nur aktivierte Thrombozyten können an nichtintaktes Endothel binden. Abb. 12.**1** zeigt die Gerinnungsprozesse bei intaktem und defektem Endothel.

Wichtige Eigenschaften des Endothels, die zu einer Gerinnungsauslösung oder -verstärkung führen können, sind:

- Bildung und Sekretion von Plasminogenaktivator-Inhibitor-1 (PAI-1),
- Initiierung des Endothel – Faktor VII – Tissue-Factor-Komplexes,
- Bildung von von Willebrand-Faktor und
- Thrombozytenadhäsion.

Im intakten Zustand überwiegen am Endothel antithrombotische Eigenschaften:

- Bildung von Thrombomodulin,
- Aktivierung von Protein C nach Thrombinbindung und
- Bindung von Antithrombin III an Heparane mit Thrombinhemmung und Bildung und Sekretion von Prostacyclin (PGI2) mit Hemmung der Thrombozytenaggregation.

Gerinnungs- und Fibrinolysesystem

Das Gerinnungs- und Fibrinolysesystem führt zur plasmatischen Thrombusbildung oder Thrombusauflösung (Thrombolyse). In diesen Prozess sind diverse Gerinnungsfaktoren involviert, die in Tab. 12.**1** dargestellt sind. Die Thrombin-induzierte Umwandlung von Fibrinogen in Fibrin und die Bildung von unlöslichen, stabilen Fibrinpolymeren stellen den Endpunkt sämtlicher plasmatischer Gerinnungsprozesse dar. Die daran beteiligten Proteine gehören zum Großteil zu den Serinproteasen (die Gerinnungsfaktoren II, VII, IX, X, XI, XII sowie der Inhibitor Protein C). Erst im Komplex mit Kofaktoren, Kalzium, Phospholipiden und ihren Substraten entfalten Serinproteasen an der Stelle einer Endothelläsion ihre volle Wirkung.

Exogenes Gerinnungssystem. An einen Endotheldefekt lagern sich Thrombozyten an, die durch Aggregation einen Plättchenthrombus bilden. Extravasaler Tissue Factor (TF) bildet kalziumabhängig mit Faktor VII oder Faktor VIIa einen Komplex, der sowohl FVII, als auch Faktor IX und Faktor X aktiviert. Faktor Xa kann zusammen mit Faktor Va kalziumabhängig Faktor II zu Faktor IIa, also

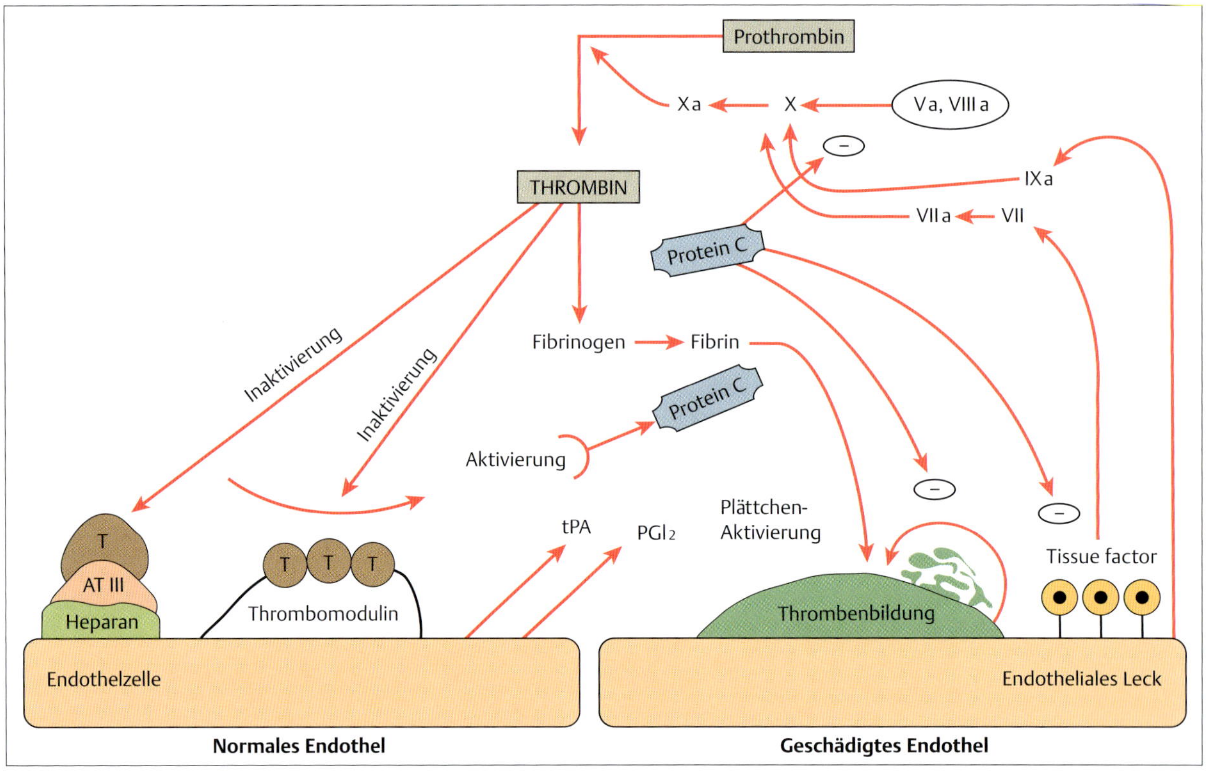

Abb. 12.1 Darstellung des Gerinnungssystems in der Interaktion mit dem Endothel, links bei intaktem Endothel und rechts bei Endothel-Leck mit Aktivierung des endogenen Gerinnungssystems und Thrombusbildung.

Prothrombin zu Thrombin, aktivieren. Dieser Schritt wird als **Initiation der exogenen Gerinnung** bezeichnet.

Die Aktivierbarkeit von Faktor IX durch den TF-Faktor VIIa-Komplex stellt einen **Amplifikationsmechanismus** mit verstärkter Thrombinbildung dar (so genannte **Josso-Schleife**). Das entstandene Thrombin kann nun Faktor XI zu Faktor XIa aktivieren, was einen weiteren Weg zu vermehrter Generierung von Thrombin darstellt, die so genannte **Gerinnungspropagation**. Thrombin aktiviert die Faktoren V, VIII sowie XIII und ist zugleich ein potenter Plättchenaktivator. Es wandelt unter Abspaltung der Fibrinopeptide A und B Fibrinogen zu Fibrin um. Schon kleine Mengen Thrombin können enorme Mengen Fibrinogen zu Fibrin umsetzen.

Merke

Plasmatische Gerinnung ist ein dreistufiger Prozess, bestehend aus Gerinnungsinitiation, -amplifikation und -propagation, dessen Endstrecke die Bildung von Fibrin aus Fibrinogen ist.

Endogenes Gerinnungssystem. Bei dem endogenen Pfad handelt es sich höchstwahrscheinlich um ein **in vitro-Phänomen**, das in vivo eine untergeordnete Bedeutung besitzt (Preissner 2004). Wertvoll ist die Abgrenzung des endogenen Systems jedoch für die Diagnostik, da einer der gebräuchlichsten Teste, die so genannte Activated Partial Thromboplastin Time (aPTT), genau diesen Bereich des Gerinnungssystems untersucht und die Fähigkeit des Faktor XII ausnutzt, durch unphysiologische Fremdoberflächen aktiviert zu werden.

Fibrinolyse. Bei Fibrinbildung wird gleichzeitig die Fibrinolysekaskade aktiviert. Aus den Endothelzellen wird tissue-Plasminogenaktivator (t-PA) sezerniert, welcher an Fibrin bindet und dort einen Komplex bildet aus Fibrin-t-PA-Plasminogen, aus welchem durch Spaltung Plasmin hervorgeht. Plasmin spaltet Fibrin und löst temporäre Thromben auf. Entstehende Fibrinspaltprodukte führen zu einer verstärkten Plasminogen-tPA Interaktion und der Entstehung des Lys-Plasminogen, was fibrinspezifischer ist. Außerdem wird durch Plasmin die Bildung einer aktiveren Zweiketten-Form des t-PA ausgelöst. Die Andauung des Thrombus führt zur Zerstörung darin enthaltender Thrombozyten, die Plasminaktivator-Inhibitor (PAI)-1 freigeben, welches Fibrinolyse-hemmend wirkt. Extrazelluläre Fibrinolyse stimuliert die Angioneogenese und Remodellierung des Gewebes.

Tabelle 12.**1** Gerinnungsfaktoren und ihre Funktion.

Gerinnungsfaktor	Weitere Bezeichnung	Funktion
Faktor I	Fibrinogen	Wird durch Thrombin in unlösliches Fibrin überführt
Faktor II	Prothrombin	Vitamin K-abhängig Protein, das durch Faktor Xa zu Thrombin aktiviert wird
Faktor III	Tissue Factor (TF) = Gewebsfaktor	Initiator der Gerinnung, fehlt auf intaktem Endothel
Faktor IV	Freie Kalziumionen	Im Plasma im Überschuss vorhanden, für die Gerinnung unerlässlich
Faktor V	Akzelerin	Bildet zusammen mit Phospholipiden, Kalziumionen und Faktor Xa den Prothrombinase-Komplex und katalysiert die Aktivierung von Prothrombin
Faktor VII	Prokonvertin	Vitamin K-abhängiges Protein, wird im Komplex mit TF zu Faktor VIIa (Konvertin) umgewandelt, aktiviert zusammen mit TF den Faktor X
Faktor VIII	Antihämophiler Faktor	Nach Ablauf der Gerinnung ist er im Serum nicht mehr nachweisbar
Faktor IX	Christmas-Faktor	Vitamin K-abhängiges Protein, das durch FXIa aktiviert wird, aktiviert seinerseits Faktor X im Komplex mit FVIIIa, Kalziumionen und Phopholipiden
Faktor X	Stuart-Prower-Faktor	Vitamin K-abhängiges Protein, das sowohl durch FVIIa als auch durch Faktor IXa zu Faktor Xa aktiviert wird
Faktor XI	Rosenthal-Faktor	Substrat von Thrombin und Faktor XIIa
Faktor XII	Hageman-Faktor	Wird durch unphysiologische Oberflächen aktiviert, ist am Fibrinolysesystem, dem Kallikrein-Kinin-System und dem Komplementsystem beteiligt
High molecular weight Kininogen (HMWK)		Transportiert Faktor XI und Präkallikrein wird durch Kallikrein zu dem stark vasoaktiven Bradykinin abgebaut
Faktor XIII	Fibrinstabilisierender Faktor	Verknüpft Fibrinmonomere durch kovalente Bindungen zu einem stabilen Netz
von Willebrand Faktor (=vWF)		Ein wichtiger Plättchenfaktor, Trägerprotein des Faktors VIII, von Endothelzellen gebildet und dockt an den Glykoprotein Ib/Ix Rezeptor an. Er hat keine direkte Funktion in der plasmatischen Gerinnung, aber indirekt kommt es durch die Trägerfunktion bei Störungen des vWF auch zu plasmatischen Störungen mit Blutungsneigung
Thrombomodulin	Transmembraner Thrombinrezeptor der Endothelzellen	Bei Aktivierung des Thrombomodulins durch Thrombin kommt es zur Aktivierung des Thrombin Activatable Fibrinolysis Inhibitor (TAFI), welcher eine sofortige Lyse verhindert
Protein C		Vitamin K-abhängiges in der Leber synthetisiertes Protein, hat antikoagulatorische, profibrinolytische und antiinflammatorische Eigenschaften
Protein S		Vitamin K-abhängiges Glykoprotein, wirkt profibrinolytisch und als Kofaktor für Protein C

12.2 Angeborene und erworbene Gerinnungsstörungen

Angeborene Gerinnungsstörungen

Gerinnungsstörungen haben bereits in der Geschichte Anlass zu Familienuntersuchungen gegeben. Bekanntestes Beispiel ist vermutlich die Blutererkrankung der Zarenfamilie.

Durch molekularbiologische Techniken konnten in der jüngsten Vergangenheit zahlreiche Gerinnungsdefekte identifiziert werden (Brey u. Coull 2004). Die wichtigsten angeborenen Gerinnungsstörungen sind:

- Die Faktor V-Leiden-Mutation R506Q: Sie findet sich in einer Prävalenz von 5–7 % in der Normalbevölkerung und von 25–35 % in Hochrisikokollektiven.
- Die Prothrombin-Mutation G20210A, die sich mit einer Prävalenz von 2–4 % in der Normalbevölkerung und von bis 8 % bei Hochrisikopersonen nachweisen lässt.
- Der deutlich seltenere Antithrombin III-Mangel, der bei ca. 0,02–0,2 % in der Normalbevölkerung und bis zu 1,1 % der Hochrisikopersonen beobachtet wird.
- Der Protein C-Mangel findet sich in der Normalbevölkerung bei 0,2–0,5 %, in den Hochrisikokollektiven bis 3 %.
- Der Protein S-Mangel wird bei <1 % aller Menschen gefunden (bis 2 % bei Hochrisikokollektiven).
- Die Faktor VIII-Erhöhung tritt in der Normalbevölkerung bei 5–10 % und bei Hochrisikopersonen bei bis zu 20 % auf.
- Eine Fibrinogen-Erhöhung >5 g/l findet man in Hochrisikokollektiven bei bis zu 5 % aller Menschen.

Die **Faktor V-Leiden-Mutation** R506Q führt bei betroffenen Merkmalsträgern zu einer Resistenz gegenüber aktiviertem Protein C (APC), daher rührt auch die Bezeichnung APC-Resistenz. Die Mehrzahl der Träger dieser Punktmutation werden in ihrem Leben keine thrombembolischen Komplikationen erleiden. Dennoch findet sich diese Mutation gehäuft bei Patienten mit venösen Thrombembolien. Diese erhöhte Neigung zur venösen Thrombose mit pulmonaler Thrombembolie kann über den Mechanismus der paradoxen Embolie bei persistierendem Foramen ovale zu Schlaganfällen führen.

Die **Mutation des Prothrombin-Gens G20210A** führt zu erhöhten Prothrombin-Plasmaspiegeln. Die Veränderungen führen insbesondere zu erhöhten Risiken venöser Thrombosen, ähnlich wie bei Faktor V-Leiden-Mutation.

Der **Antithrombin III-Mangel** hat v. a. für die Therapie mit Heparin, für welches hier der endogene Kofaktor fehlt, wesentliche Bedeutung.

Andere seltene Thrombophilien basieren auf Mutationen von Faktor XIII, Tissue Factor Pathway Inhibitor (TFPI), Faktor XII oder Heparin-Kofaktor II.

Erworbene Gerinnungsstörungen

Erworbene Störungen der Gerinnung werden in folgenden Situationen beobachtet:

- Autoimmunreaktionen gegen Phospholipid-Strukturen (Anti-Kardiolipin-, Anti-β2-Glykoprotein I- oder Anti-Phosphatidylserin-Antikörper, in der Klinik häufig erfasst durch Bestimmung der Lupus Antikoagulans-Reaktion).
- Mangelnde Neubildung von Gerinnungsinhibitoren oder Fibrinolysefaktoren bei Lebererkrankungen oder Mangelernährung.
- Verlust von Gerinnungsinhibitoren oder Fibrinolysefaktoren, z. B. bei Nieren-, Haut- und Darmerkrankungen.
- Konsumierende Malignome, Infektionen und Vaskulitiden. Bei letzteren Erkrankungen kommt es durch Tumorzellen oder Entzündungszellen zur Aktivierung des Gerinnungssystems.

Es gibt auch eine **erworbene APC-Resistenz**. Diese wird durch die Einnahme von oralen Kontrazeptiva oder eine Schwangerschaft ausgelöst. Die hormonellen Veränderungen führen zu einer Resistenz gegenüber aktiviertem Protein C infolge des hormoninduzierten Absinkens der Protein C-Konzentration, und Ansteigens der Aktivität von Faktor XIII, welche beide zur APC-Resistenz beitragen.

Der Einfluss der **Hyperhomozysteinämie** auf das Gerinnungssystem ist Anlass für zahlreiche Untersuchungen gewesen. Mittlerweile scheint klar zu sein, dass Homozystein zwar ein vaskulärer Risikofaktor ist, aber die Behandlung des Hyperhomozysteinämie durch Vitamin B12- und Folsäure-Gaben nicht zu einer Reduktion kardiovaskulärer und zerebrovaskulärer Ereignisse führt (Kap. 5). Inwieweit Homozystein direkt in die Homöostase eingreift, bleibt unklar. Eine Studie, die den Einfluss einer Homozysteinsenkung durch Vitamin- und Folsäuregaben auf biochemische Gerinnungsmarker untersuchte, erbrachte keinen Hinweis auf eine antithrombotische Wirkung (Dusitanond et al. 2005).

Von den erworbenen Gerinnungsstörungen sollte die **disseminierte intravasale Gerinnung** abgegrenzt werden, bei der es unter dem Einfluss von Entzündungen (insbesondere Sepsis), Tumoren oder Gewebstraumen (auch in Zusammenhang mit Operationen) zu einem zytokinvermittelten Verbrauch von Thrombozyten und Gerinnungsfaktoren kommt. Die Erkrankung weist eine **ischämische Phase** mit Mikrothrombosen peripherer Organe (cave: Nieren- und Leberversagen) bei oft noch unauffälligen Gerinnungsfaktoren, aber erhöhten D-Dimeren und in der Folge erniedrigten Fibrinogenwerten auf, welche im Falle der Entwicklung einer ausgeprägten Thrombozytopenie von einer **hämorrhagischen Phase** mit generalisierten Petechien, Hämatomen und Schleimhautblutungen gefolgt ist. In schweren Fällen werden ausgeprägte

Geinnungsstörungen beobachtet, die sich in einer unmessbaren aPTT manifestieren können.

Hämatologische Erkrankungen mit zellulär bedingter Thromboseneigung, wie die **essenzielle Thrombozytose**, die **nächtliche paroxysmale Hämoglobinurie** oder die **Polycythaemia vera**, werden hier nicht detaillierter abgehandelt, können jedoch in ähnlicher Weise wie Gerinnungsdefekte zu Schlaganfällen führen.

12.3 Konsequenzen von Gerinnungsstörungen für das Gefäßsystem

Gerinnungsstörungen sind als Risikofaktor für arterielle Hirninfarkte nicht überaus bedeutsam. So wurde kein Unterschied in der Häufigkeit von Gerinnungsstörungen zwischen Schlaganfallpatienten und einem Kontrollkollektiv gefunden (Hankey et al. 2001). Dies bedeutet, dass es sich in der Praxis häufig um Koinzidenzen und nicht um Kausalbeziehungen handelt und ein Routinescreening wenig Sinn macht (Amiri et al. 2000). Dazu passt, dass eine Thromboseneigung zwar eine Rolle in der Entwicklung venöser Thrombosen spielt, wohingegen Patienten mit Gerinnungsdefekten und stattgehabten venösen Thrombosen kein erhöhtes Risiko für arterielle Infarkte haben (Linnemann et al. 2007).

Arterielle Infarkte

Ausnahmen sind besondere Situationen, wie kindliche Schlaganfälle, Schlaganfälle während der Schwangerschaft, Schlaganfälle in großen Höhen oder bei Infektionen, wie auch HIV. In diesen Sonderfällen wird eine kausale Rolle der Gerinnungsstörungen im Rahmen der Schlaganfallentwicklung angenommen (Kenet et al. 2000, Nair et al. 2008). In Zusammenhang mit Herzfehlern, insbesondere beim persistierenden Foramen ovale oder bei Herzklappendefekten, kann es allerdings zu einer Häufung von ischämischen Hirninfarkten kommen (Pezzini et al. 2003).

In der Praxis werden Gerinnungsveränderungen v.a. dann relevant, wenn weitere Risikofaktoren zu einer angeborenen Gerinnungsstörung hinzukommen, z.B. die Einnahme oraler Kontrazeptiva (Slooter et al. 2005). So konnte in einer populations-bezogenen Fall-Kontroll-Studie mit 190 jungen Frauen mit ischämischem Schlaganfall gezeigt werden, dass v.a. bei Pillenbenutzerinnen eine Mutation im Faktor XIII-Gen zu relevanten Gerinnungsveränderungen führen kann und signifikant häufiger mit Schlaganfällen assoziiert war (Pruissen et al. 2008).

Keine Bedeutung haben Gerinnungsstörungen bei Patienten mit ischämischen Hirninfarkten aufgrund von absoluter Arrhythmie und Vorhofflimmern. Eine norwegische Studie an 367 Patienten mit Vorhofflimmern und Schlaganfall fand ein leicht, aber nicht signifikant erhöhtes Risiko für eine APC-Resistenz (Berge et al. 2007).

Sinus- und Hirnvenenthrombosen

Die APC-Resistenz, das Antiphospholipid-Antikörper-Syndrom und andere Gerinnungsdefekte spielen eine wesentliche Rolle in der Entwicklung von Sinus- und Hirnvenenthrombosen (Deschiens et al. 1996). Hier macht ein Screening Sinn, und man findet in ca. 30–75% der Fälle relevante und dann auch handlungsrelevante Gerinnungsveränderungen (Cakmak et al. 2003). Die Gerinnungsstörungen bei Sinus- und Hirnvenenthrombosen unterscheiden sich allerdings von denen bei tiefer Beinvenenthrombose. So gibt es bei Ersterer doppelt so häufig die Prothrombin-Mutation 20210, während die APC-Resistenz und der Protein C-Mangel bei der peripheren Thrombose häufiger ist (Wysokinska et al. 2008).

Patienten mit **kombinierten**, d.h. mehreren **angeborenen Thrombophilien** haben ein deutlich erhöhtes Thromboserisiko. Die klassische Konstellation ist die Kombination einer Faktor V-Leiden-Mutation mit der Prothrombin 20210-Mutation. Diese Patienten haben ein deutlich erhöhtes Thrombose-Rezidiv-Risiko. Bei Patienten mit Sinus- oder Hirnvenenthrombose und diesem kombinierten Gerinnungsdefekt wird eine lebenslange Antikoagulation diskutiert. Ebenso sind Familienangehörige von Patienten mit vaskulären Ereignissen und Gerinnungsveränderungen gefährdet, selbst klinisch auffällig zu werden. Sie sollten ggf. in spezialisierten Zentren untersucht und beraten werden.

Das **Anti-Phospholipid-Antikörper-Syndrom** ist die häufigste erworbene Thrombophilie. Die maßgeblichste Untergruppe ist das Anti-Kardiolipin-Antikörper-Syndrom, das vielfach auch mit dem Begriff Lupus-Antikoagulans synonym verwendet wird. Anti-Phospholipid-Antikörper-Syndrome können bei bis zu 5% der Normalbevölkerung nachgewiesen werden, ohne dass thrombembolische Ereignisse auftreten. Beim Anti-Phospholipid-Antikörper-Syndrom finden sich in ca. zwei Dritteln arterielle und in ca. einem Drittel venöse Thrombosen. 25% der Ereignisse betreffen das ZNS. Nicht alle Patienten haben lokale Thrombosen als Ursache, sondern Herzklappenanomalien mit Vegetationen auf den Herzklappen. Besonders hellhörig sollte man bei jungen Frauen werden, die zusätzlich rezidivierende Aborte und unerfüllten Kinderwunsch in der Vorgeschichte haben.

Merke
Bei Frauen jüngeren bis mittleren Alters mit Schlaganfall, unerfülltem Kinderwunsch und früheren Aborten sollte an ein Antiphosoholipid-Antikörper-Syndrom gedacht werden.

II

Beim **Morbus Moschcowitz** (Synonym: thrombotisch-thrombozytopene Purpura), der eng mit dem hämolytisch urämischen Syndrom und Eklampsien verwandt ist, kommt es durch einen immunologisch bedingten Mangel einer Metalloproteinase, „A Disintegrin And Metalloprotease with Thrombospondin Motifs (ADAMTS)-13", zur Akkumulation von extrem hochmolekularem, thrombogenem von Willebrandfaktor (vWF), was aus der mangelnden Aktivität der Metalloproteinase resultiert. Die bei dieser Erkrankung generierten Plättchenthromben sind fibrinfrei. Bei Patienten mit Morbus Moschcowitz kann es zur thrombotischen Okklusion kleiner Hirnarterien und aufgrund der Thrombozytenfunktionsstörungen zu Blutungen kommen. Die Behandlung erfolgt mittels Plasmapherese, wodurch die krankheitskausalen ADAMTS13-Antikörper entfernt werden, sodass das Enzym befähigt wird, seine Funktion mit normaler Aktivität wieder aufzunehmen. Personen mit erhöhten vWF-Spiegeln besitzen ein erhöhtes Schlaganfallrisiko (Bongers et al. 2006).

Fazit

Kein routinemäßiges Screening auf Gerinnungsdefekte! Die Indikation für Abklärungen ergibt sich meistens aus dem klinischen Zusammenhang der Erkrankung, wobei venöse Thrombosen sehr viel eher als arterielle Infarkte mit Gerinnungsstörungen in Verbindung stehen.

Literatur

Amiri M, Schmidley JW, Fink LM, Nazarian SM. Is testing for inherited coagulation inhibitor deficiencies in young stroke patients worthwhile? Clin Neurol Neurosurg 2000;102:219–222

Berge E, Haug KB, Sandset EC, Haugbro KK, Turkovic M, Sandset PM. The factor V Leiden, prothrombin gene 20210GA, methylenetetrahydrofolate reductase 677CT and platelet glycoprotein IIIa 1565TC mutations in patients with acute ischemic stroke and atrial fibrillation. Stroke 2007;38:1069–1071

Bongers TN, de Maat MP, van Goor ML, et al. High von Willebrand factor levels increase the risk of first ischemic stroke: influence of ADAMTS13, inflammation, and genetic variability. Stroke 2006;37:2672–2627

Brey RL, Coull BM. Coagulation abnormalities in stroke. In: Mohr JP, Choi DW, Grotta JC, Weir B, Wolf PA (eds.). Stroke. Pathophysiology, Diagnosis, and Management. Churchill Livingstone. 4. Auflage;2004

Cakmak S, Drex L, Berruyer M et al. Cerebral venous thrombosis: clinical outcome and systematic screening of prothrombotic factors. Neurology 2003;60:1175–1178

Deschiens MA, Conard J, Horellou MH, et al. Coagulation Studies, Factor V Leiden, and Anticardiolipin Antibodies in 40 Cases of Cerebral Venous Thrombosis. Stroke 1996;27:1724–1730

Dusitanond P, Eikelboom JW, Hankey GJ et al. Homocysteine-lowering treatment with folic acid, cobalamin, and pyridoxine does not reduce blood markers of inflammation, endothelial dysfunction, or hypercoagulability in patients with previous transient ischemic attack or stroke: a randomized substudy of the VITATOPS trial. Stroke 2005;36:144–146

Hankey GJ, Eikelboom JW, van Boclxmeer FM, Lofthouse E, Staples N, Baker RI. Inherited thrombophilia in ischemic stroke and its pathogenic subtypes. Stroke 2001;32:1793–1799

Harker LA, Mann KG. Thrombosis and Fibrinolysis. In: Verstraete M, Fuster V, Topol EJ (eds). Cardiovascular Thrombosis Thrombocardiology and Thromboneurolog. Philadelphia: Lippincott-Raven Publishers;1998

Kenet G, Sadetzki S, Murad H et al. Factor V Leiden and antiphospholipid antibodies are significant risk factors for ischemic stroke in children. Stroke 2000;31:1283–1288

Linnemann B, Schindewolf M, Zgouras D, Erbe M, Jarosch-Preusche M, Lindhoff-Last E. Are patients with thrombophilia and previous venous thromboembolism at higher risk to arterial thrombosis? Thromb Res 2008;121:743–750

Nair V, Mohapatro AK, Sreedhar M, et al. A case of hereditary protein S deficiency presenting with cerebral sinus venous thrombosis and deep vein thrombosis at high altitude. Acta Haematol 2008;119:158–161

Pezzini A, Del Zotto E, Magoni M, et al. Inherited thrombophilic disorders in young adults with ischemic stroke and patent foramen ovale. Stroke 2003;34: 28–33

Preissner KT. Biochemie und Physiologie der Blutgerinnung und Fibrinolyse. Hämostaseologie 2004;24:84–93

Pruissen DM, Slooter AJ, Rosendaal FR, van der Graaf Y, Algra A. Coagulation factor XIII gene variation, oral contraceptives, and risk of ischemic stroke. Blood 2008;111:1282–1286

Slooter AJ, Rosendaal FR, Tanis BC, Kemmeren JM, van der Graaf Y, Algra A. Prothrombotic conditions, oral contraceptives, and the risk of ischemic stroke. J Thromb Haemost 2005; 3: 1213–1217

Wysokinska EM, Wysokinski WE, Brown RD et al. Thrombophilia differences in cerebral venous sinus and lower extremity deep venous thrombosis. Neurology 2008;70:627–633

13 Genetische Faktoren

Christian Opherk, Martin Dichgans

Die Pathogenese und der Verlauf des Schlaganfalls unterliegen genetischen Faktoren. Dies haben Zwillingsstudien, Familienuntersuchungen und Tiermodelle gezeigt. So beträgt das relative Risiko für den ischämischen Schlaganfall bei ein- im Vergleich zu zweieiigen Zwillingen 1,65. Eine Familienanamnese für ischämischen Schlaganfall ist mit einem um bis zu 75 % erhöhten relativen Schlaganfallrisiko vergesellschaftet. Insbesondere bei jüngeren Schlaganfallpatienten scheint die genetische Prädisposition eine wichtige Rolle zu spielen.

13.1 Genetische Untersuchungen bei multifaktoriellen Erkrankungen am Beispiel des Schlaganfalls

Genetische Untersuchungen zum Schlaganfall werden durch seine sehr heterogenen Ursachen (Makroangiopathie, Mikroangiopathie, kardiale Embolien, intrazerebrale Blutungen, etc.) erschwert. Studien zu Vorstufen des Schlaganfalls wie der Atherosklerose haben jedoch deutliche Effekte genetischer Einflussfaktoren demonstriert. So zeigt sich z. B. bei der Intima-Media-Dicke als quantifizierbarem Surrogatmarker für allgemeine Atherosklerose eine Heritabilität (Maß für die Erblichkeit) von 30–60 %. Bei ischämischen Marklagerläsionen beträgt die Heritabilität etwa 70 %.

Genetische Faktoren können auf unterschiedlichen Ebenen ihren Einfluss ausüben. So können sie zu bekannten Risikofaktoren, wie arterieller Hypertonie oder Vorhofflimmern (Gretarsdottir et al. 2008) beitragen. Sie können darüber hinaus mit Umweltfaktoren wie Nikotineinflüssen interagieren. Ferner können sie direkt zu einer Gefäßpathologie (wie der Atherosklerose) führen, die Latenz bis zum Auftreten eines Schlaganfalls, die Infarktgröße bzw. Ausdehnung der Blutung und auch das Rehabilitationsergebnis beeinflussen (Dichgans 2007).

Im Folgenden werden zunächst die wichtigsten monogen vererbten Erkrankungen, die mit Schlaganfällen assoziiert sind, beschrieben. Danach werden die genetischen Faktoren des sporadischen multifaktoriell verursachten Schlaganfalls behandelt.

13.2 Monogene Schlaganfallerkrankungen: Modellerkrankungen verursacht durch eine einzelne Mutation

Monogen vererbte Erkrankungen werden durch Mutation (Sequenzvariationen) in einem **einzelnen** Gen verursacht und stellen besonders bei jüngeren Patienten ohne typische Gefäßrisikofaktoren eine wichtige Ursache für Schlaganfälle dar. Bei einigen dieser Erkrankungen ist der Schlaganfall die Hauptmanifestationsform, bei anderen wiederum Teil eines breiteren phänotypischen Spektrums. Die meisten monogen vererbten Erkrankungen sind mit bestimmten Schlaganfallsubtypen (z. B. zerebrale Mikroangiopathie, intrazerebrale Blutungen) assoziiert. In Verbindung mit den systemischen Charakteristika der Erkrankungen und einer evtl. molekulargenetischen Analyse ermöglicht dies die Diagnosestellung.

Cerebrale autosomal dominante Arteriopathie mit subkortikalen Infarkten und Leukenzephalopathie (CADASIL)

CADASIL ist eine **autosomal-dominant** vererbte systemische Erkrankung der kleinen Blutgefäße, die durch Mutationen im ***NOTCH3*-Gen** verursacht wird (Joutel et al. 1996). Die Prävalenz beträgt >4:100 000, die Penetranz (Wahrscheinlichkeit einer phänotypischen Manifestation bei Mutationsträgern) liegt wahrscheinlich nahe 100 %. Die **klinischen Charakteristika** sind im mittleren Lebensalter beginnende wiederholte transitorisch-ischämische Attacken und ischämische Schlaganfälle, zunehmende kognitive Ausfälle bis hin zur vaskulären Demenz und psychiatrischen Auffälligkeiten. Rund ein Drittel der Patienten entwickeln eine Migräne mit Aura. Klinisch relevante Manifestationen außerhalb des Gehirns sind nicht bekannt.

Der bildgebende Befund gleicht in vielerlei Hinsicht dem der sporadischen zerebralen Mikroangiopathien, für welche CADASIL eine interessante Modellerkrankung ist. Typisch und diagnostisch wegweisend für CADASIL sind

II

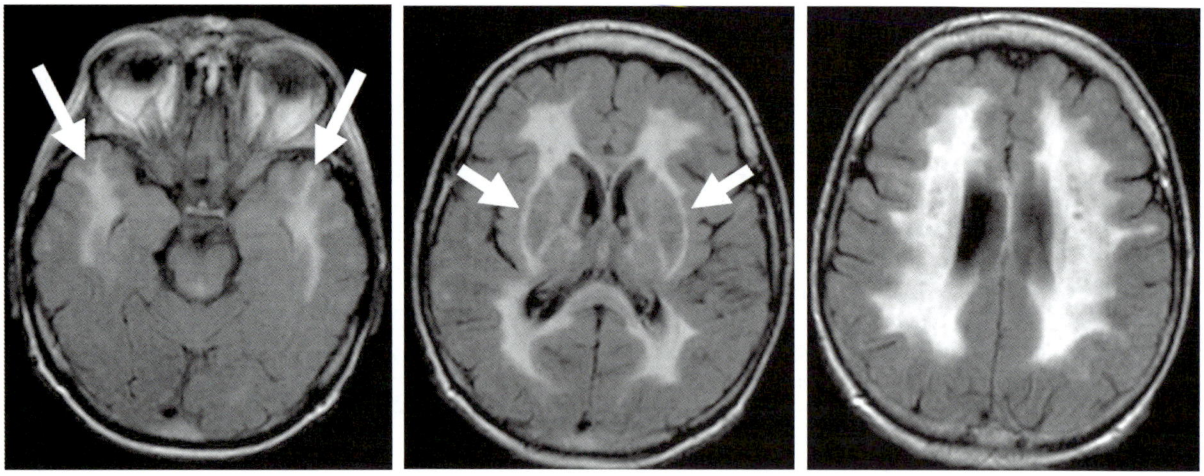

Abb. 13.**1** Typisches MRT (FLAIR-gewichtete Sequenzen) einer 55-jährigen CADASIL-Patientin: schwere Leukoenzephalopathie mit Beteiligung der Temporalpole (lange Pfeile) und der Capsula externa (kurze Pfeile).

T2- bzw. FLAIR-Signalhyperintensitäten im temporopolaren Marklager und in der Capsula externa (Abb. 13.**1**). Ähnlich wie bei anderen Mikroangiopathien zeigen die hämsensitiven Sequenzen häufig Mikroblutungen.

NOTCH3 kodiert für einen Transmembranrezeptor, der vorwiegend auf glatten Gefäßmuskelzellen exprimiert wird. Diese Zellen degenerieren im Verlauf der Erkrankung über einen unklaren Pathomechanismus. Histopathologisch zeigen sich in den Gefäßen betroffener Patienten Ablagerungen des extrazellulären Teils des Rezeptors. Elektronenmikroskopisch ist charakteristisches granuläres osmiophiles Material detektierbar, was auch diagnostisch genutzt wird (Hautbiopsie mit elekronenmikroskopischer Beurteilung der subkutanen Gefäße). Unabhängig davon sollte stets eine molekulargenetische Untersuchung (Mutationssuche) erfolgen. Der klinische Verlauf und die MRT-Veränderungen sind auch innerhalb von betroffenen Familien mit identischer *NOTCH3*-Mutation und gleichem Risikofaktorprofil sehr variabel. Hier scheinen zusätzliche genetische Faktoren einen wichtigen Einfluss auszuüben.

Morbus Fabry

Der Morbus Fabry wird **X-chromosomal** vererbt und durch Mutationen im **Gen der α-Galaktosidase A** (GLA) verursacht. Dies führt zu einer **Akkumulation von Glykosphingolipiden** im Bereich des Myokards, der Niere, der Haut, des Auges sowie des Gefäßsystems. Die Prävalenz beträgt ca. 2,5:100 000. Klinisch zeigen betroffene Patienten typischerweise mit der Adoleszenz beginnend charakteristische Hautveränderungen (so genannte Angiokeratome; Abb. 13.**2**), eine Hypohidrose und schmerzhafte Akroparästhesien. Im mittleren Lebensalter kommt es zu Organkomplikationen mit Beteiligung des Myo-

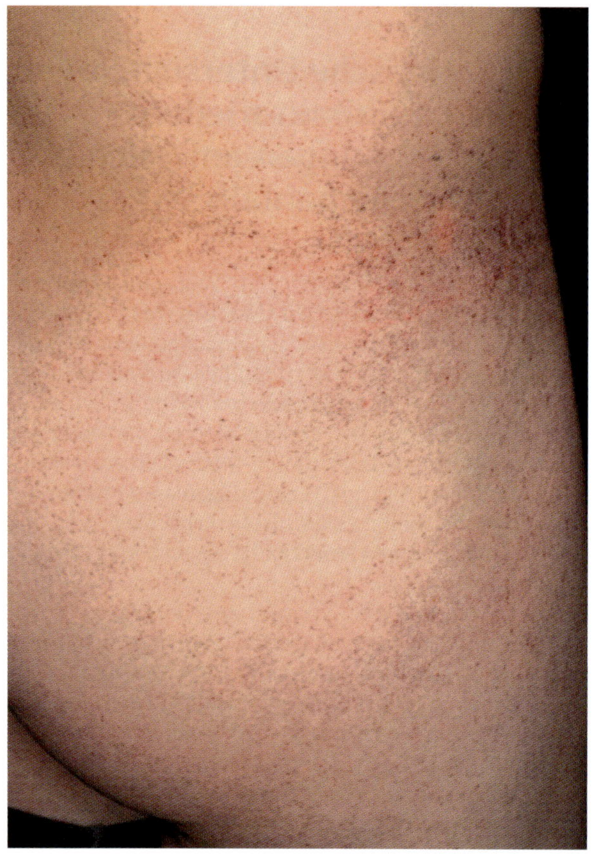

Abb. 13.**2** Typische Angiokeratome bei Morbus Fabry (Foto mit freundlicher Genehmigung von Th. Jansen, Essen).

kards, der Niere und des zerebrovaskulären Systems. Im Bereich des Gehirns zeigt sich typischerweise eine **Makro- und Mikroangiopathie** mit vorwiegender Beteiligung der hinteren Strombahn.

Der Morbus Fabry scheint bei jüngeren Schlaganfallpatienten unerwartet häufig zu sein. Hier zeigte sich in einer Serie (Rolfs et al. 2005) bei 4,9% der männlichen und 2,4% der weiblichen Patienten mit kryptogenem Schlaganfall im Alter von 18–55 Jahren eine pathogene Mutation im Bereich des *GLA*-Gens. Die Diagnosestellung beruht auf dem Nachweis einer Verminderung der *GLA*-Aktivität im Blut oder einem Mutationsscreening. Bei Frauen ist die Aktivitätsmessung wegen der inkonstanten Inaktivierung des X-Chromosoms nicht zuverlässig. Die Diagnosestellung hat therapeutische Konsequenzen, da mittlerweile eine (allerdings sehr kostenintensive) Enzymersatztherapie zur Verfügung steht. Diese kann zu einer Verminderung der systemischen Sphingolipidablagerungen sowie der myokardialen und renalen Dysfunktion führen. Ein positiver Einfluss der Therapie auf die zerebrovaskulären Symptome ist jedoch bislang nicht gesichert.

Homozystinurie

Die Homozystinurie wird meist **autosomal-rezessiv** vererbt, v. a. durch Mutation eines Schlüsselenzyms des Homozysteinstoffwechsels (**Zystathionin-β-Synthetase**), wodurch es zu extrem hohen Plasmakonzentrationen von Homozystein (>100 µmol/l) kommen kann. Die Prävalenz beträgt etwa 0,5:100000. Diese Erkrankung sollte insbesondere bei **Kindern mit Schlaganfall** in Betracht gezogen werden. Klinisch zeigen sich typischerweise ein marfanoider Habitus, Linsenluxationen und eine mentale Retardierung. Die Homozystinurie führt neben vorzeitiger Atherosklerose zu einer zerebralen Mikroangiopathie und Gefäßdissektionen. Die genauen molekularen Mechanismen der Gefäßschädigung sind ungeklärt. Rund die Hälfte der Patienten sprechen auf eine Therapie mit **Vitamin B6**, einem Kofaktor der Zystathionin-β-Synthetase, an.

Monogene Bindegewebserkrankungen

Marfan-Syndrom. Verschiedene Erkrankungen des Bindegewebes sind mit Schlaganfällen assoziiert. Hierzu zählt insbesondere das Marfan-Syndrom. Es handelt sich um eine **autosomal-dominant** vererbte Erkrankung (Prävalenz ca. 20:100000), die muskuloskelettale (Überstreckbarkeit der Gelenke, Armspanne/Körpergröße >1,5, Pectus excavatum/carinatum, Skoliose, lumbosakrale durale Ektasie), kardiovaskuläre (Aortendissektion) und ophthalmologische (Linsenluxation, Netzhautablösung) Manifestationen aufweist. Die Diagnose wird klinisch gestellt, eine genetische Diagnostik hat keinen hohen Stellenwert: Das Marfan-Syndrom wird durch Mutationen in einem extrem großen Gen, *FBN1* (65 Exons), verursacht. Die Mutationen sind in nahezu allen Familien unterschiedlich, was eine Mutationssuche erschwert. *FBN1* kodiert für Fibrillin-1, ein Protein der extrazellulären Matrix, welches in multiplen Geweben wie dem Myokard und den elastischen Arterien exprimiert wird. Zu den zerebrovaskulären Komplikationen der Erkrankung gehören **zerebrale Ischämien**, **transitorisch-ischämische** Attacken und **subdurale Hämatome**. Die ischämischen Komplikationen werden hauptsächlich durch kardiale Embolien (Vorhofflimmern, Klappenersatzoperation, Endokarditis), seltener durch Gefäßdissektionen verursacht. Eine weitere Ursache zerebraler Komplikationen stellt die häufig notwendige chronische orale Antikoagulation dar.

Ehlers-Danlos-Syndrom. Das Ehlers-Danlos-Syndrom (Typ IV, der vaskuläre Typ) ist eine **autosomal-dominant** vererbte Erkrankung (Prävalenz 2:100000), die durch Mutationen im *COL3A1*-Gen verursacht wird. *COL3A1* kodiert für Kollagen Typ III. Betroffene Patienten zeigen klinisch eine Überstreckbarkeit der Fingergelenke, eine Neigung zu Hämatomen, eine charakteristische Fazies, sowie spontane Rupturen von Arterien oder des Darms. Die Diagnose ist möglich durch Mutationsscreening des *COL3A1*-Gens sowie durch biochemische Analyse an kultivierten Fibroblasten (Suche nach abnormalem Typ III Protokollagen). Das Mutationsspektrum ist groß. Viele Patienten weisen eine Neumutation auf. In der Hälfte der Fälle besteht keine Familienanamnese. Zerebrovaskuläre Komplikationen, die in ca. 10% der Patienten mit Ehlers-Danlos-Syndrom Typ IV auftreten, sind gekennzeichnet durch **intrakranielle Aneurysmen** (häufig im Sinus cavernosus mit Entwicklung von Carotis-Cavernosus-Fisteln), **Dissektionen** sowie spontane **Rupturen** der größeren und mittleren Arterien.

Mutationen von *COL4A1*. Kürzlich sind Mutationen von *COL4A1* mit dem Auftreten von intrazerebralen Blutungen in Verbindung gebracht worden (Gould et al. 2006). *COL4A1* kodiert für Collagen Typ IV, das im Bereich der Basalmembran exprimiert ist. Bei Mutationsträgern kommt es zu einer Störung der Bindegewebsstruktur, insbesondere in den zerebralen Arterien. *COL4A1*-Mutationen haben ein breites phänotypisches Spektrum zur Folge mit teils perinatalen, teils im Erwachsenenalter auftretenden intrazerebralen Blutungen, Mikroblutungen, aber auch zerebralen Ischämien.

Monogene Formen der zerebralen Amyloid-Angiopathie

Während die sporadische zerebrale Amyloid-Angiopathie (CAA) eine sehr häufige Erkrankung darstellt, sind die beschriebenen hereditären bzw. monogen vererbten Formen sehr selten, können jedoch als Modellerkrankung für die sporadische CAA dienen. Die meisten vererbten Formen der CAA zeigen Mutationen im Bereich des Amyloid-Precursor-Protein Gens (APP). Die Mutationen befinden sich besonders im Bereich der für β-Amyloid (Aβ) kodierenden Region. Die klinische Ausprägung der CAA ist innerhalb derselben Familie sehr variabel, sodass zusätzliche genetische Einflussfaktoren eine große Rolle spielen. Bildgebend sind Patienten mit hereditären Formen der CAA nicht von der sporadischen CAA zu unterscheiden. Einzelne Typen weisen jedoch charakteristische Lokalisationen der Amlyoid-Ablagerung auf.

Andere Erkrankungen

Assoziationen mit Schlaganfällen sind für die **Sichelzellanämie**, für bestimmte Formen der **Osteogenesis imperfecta** und das **Pseudoxanthoma elasticum**, sowie viele weitere, teils sehr seltene Erkrankungen beschrieben, auf die hier im Detail nicht eingegangen wird. Übersichten finden sich bei Dichgans (2007) und Rost et al. (2008). Bezüglich der Sichelzellanämie wird auf Kap. 40 verwiesen.

> **Merke**
> Besonders **bei jüngeren Patienten** ohne Gefäßrisikofaktoren sollten monogene Schlaganfallursachen differenzialdiagnostisch in Betracht gezogen werden. Dies gilt insbesondere für CADASIL und den Morbus Fabry. Neben einer gezielten Erhebung der Familienanamnese erfolgt die Diagnosestellung über die typischen klinischen und bildgebenden Charakteristika und ggf. eine molekulargenetische Analyse. Die Diagnosesicherung hat in vielen Fällen Konsequenzen für die Behandlung und humangenetische Beratung der Patienten.

13.3 Genetische Einflussfaktoren beim sporadischen Schlaganfall

Im Gegensatz zu den monogen vererbten Schlaganfallerkrankungen spielen beim sporadischen Schlaganfall polygenetische Einflüsse eine Rolle.

Genetische Faktoren beim sporadischen ischämischen Schlaganfall

Bis vor wenigen Jahren sind genetische Faktoren des ischämischen Schlaganfalls nahezu ausschließlich in Form von Fall-Kontroll-Studien hypothesengesteuert an bestimmten Kandidatengenen untersucht worden. Die große Mehrheit dieser Studien hat jedoch aufgrund mangelhaften Studiendesigns und/oder niedriger Fallzahlen inkonsistente Befunde geliefert, die in unabhängigen Kollektiven nicht repliziert werden konnten (Übersicht in Dichgans 2007). Replizierbare Assoziationen finden sich noch am ehesten für Mutationen im **Homozysteinstoffwechsel** (v. a. der Methylen-Tetrahydrofolat-Reduktase, MTHFR). So ist die Mutation C677T der MTHFR mit einen erhöhten relativen Risiko für den ischämischen Schlaganfall assoziiert. Ähnliches gilt für Mutationen im **Renin-Angiotensin-Aldosteron-System**. Hierzu gehören Varianten im Angiotensin-converting enzyme (ACE), welches beim Vorliegen des „Deletions"-Allels mit einem signifikant erhöhten Schlaganfallrisiko assoziiert zu sein scheint. Ferner besteht eine schwache Assoziation zwischen Mutationen in Faktoren des Gerinnungssystems wie im **Faktor V-Gen** (v. a. der Faktor V-Leiden-Mutation), dem **Prothrombin-Gen** sowie dem **Plasminogen-Aktivator-Inhibitor (PAI)-Gen** und einem erhöhten Schlaganfallrisiko (Kap. 12). Technische Fortschritte in der Hochdurchsatzgenotypisierung erlauben in jüngster Zeit erstmals eine hypothesen-unabhängige Suche nach Risikogenen mittels genomweiter Kopplungs- und Assoziationsanalysen.

Genomweite Kopplungsanalysen. In der isländischen Bevölkerung konnte mittels Kopplung, d. h. familienbasierter Gen-Kartierung, ein Risiko-Lokus auf Chromosom 5q12 identifiziert und in nachfolgenden Analysen eine Assoziation von Polymorphismen (häufigen Sequenzvarianten) im Gen für Phosphodiesterase 4D (*PDE4D*) mit ischämischem Schlaganfall nachgewiesen werden (Gretarsdottir et al. 2003). Ein Risiko-Haplotyp war mit einem relativen Risiko von 1,5 assoziiert. In einer weiteren Studie aus Island fanden sich Sequenzvarianten im *ALOX5AP* Gen als Risikofaktor für Schlaganfall (Helgadottir et al. 2004). Ein häufiger Haplotyp (HapA) war mit einem 1,7-fach erhöhten Risiko für ischämischen und hämorrhagischen Schlaganfall assoziiert. Die Befunde zu *PDE4D* und *ALOX5AP* wurden in anderen Populationen allerdings nur z. T. bestätigt.

Genomweite Assoziationsanalysen. In einer ersten genomweiten Assoziationsstudie, d. h. einer stammbaumunabhängigen Analyse der Assoziation genetischer Veränderungen mit der Erkrankung, an 278 Patienten konnten Matarin et al. eine Reihe von möglichen Risikoloki identifizieren (Matarin et al. 2007). Allerdings war diese Studie wegen ihrer niedrigen Fallzahlen in ihrer Aussagekraft limitiert (fehlende Signifikanz nach Korrektur für multiples Testen). Ebenfalls in einem genomweiten Ansatz konnte ein Suszeptibilitäts-Lokus für koronare Herzkrankheit und Myokardinfarkt auf Chromosom 9 identifiziert werden (Helgadottir et al. 2007, McPherson et al. 2007). Dieser Lokus spielt offensichtlich auch beim atherosklerotischen Schlaganfall eine Rolle (Gschwendter et al. 2009), andere Schlaganfallsubtypen zeigten keine Assoziation. Der Bedeutung des Chromosom 9-Lokus für das allgemeine Risiko in der Allgemeinbevölkerung ist erheblich (geschätzter Risikobeitrag: 20%). In einer weiteren genomweiten Studie konnte ein Risikolokus für kardioembolischen Schlaganfall auf Chromosom 4 identifiziert werden (Gretarsdottir et al. 2008). Dieser war bereits zuvor als Risiko-Lokus für Vorhofflimmern dokumentiert worden (Gudbjartsson et al. 2007). Die betroffenen Gene auf Chromosom 9 und 4 sind allerdings noch nicht identifiziert.

Genetische Faktoren beim sporadischen hämorrhagischen Schlaganfall

Auch für den hämorrhagischen Schlaganfall sind in der Vergangenheit multiple Assoziationsstudien an Kandidatengenen publiziert worden (zur Übersicht: Rost et al. 2008). Ähnlich wie beim ischämischen Schlaganfall konnten viele dieser Befunde in anderen Kollektiven nicht repliziert werden. Eine Ausnahme besteht für die ApoE-ε2- und ApoE-ε4-Varianten, welche mit einer erhöhten Rate von intrazerebralen Blutungen bei der sporadischen zerebralen Amyloid-Angiopathie verbunden sind. Erste genomweite Untersuchungen haben kürzlich Risikoloki für intrakranielle Aneurysmen identifiziert (Bilguvar et al. 2008). Weitere genomweite Untersuchungen stehen noch aus.

Fazit

Genetische Faktoren haben einen wesentlichen Einfluss auf die Pathogenese und den Verlauf von Schlaganfällen. Monogen vererbte Schlaganfallerkrankungen sollten insbesondere bei jüngeren Patienten ohne Risikofaktoren differenzialdiagnostisch in Betracht gezogen werden. Mittels genomweiter Untersuchungen sind in letzter Zeit wesentliche Fortschritte bei der Identifizierung genetischer Faktoren beim sporadischen Schlaganfall gemacht worden. Ein genaueres Verständnis der genetischen Grundlagen könnte zu neuen diagnostischen und therapeutischen Möglichkeiten führen.

Literatur

Bilguvar K, Yasuno K, Niemela M, et al. Susceptibility loci for intracranial aneurysm in European and Japanese populations. Nat Genet 2008;40:1472–1477

Dichgans M. Genetics of ischaemic stroke. Lancet Neurol 2007;6:149–161

Gould DB, Phalan FC, van Mil SE, et al. Role of COL4A1 in small-vessel disease and hemorrhagic stroke. N Engl J Med 2006; 354: 1489–1496

Gretarsdottir S, Thorleifsson G, Manolescu A, et al. Risk variants for atrial fibrillation on chromosome 4q25 associate with ischemic stroke. Ann Neurol 2008;64:402-409

Gretarsdottir S, Thorleifsson G, Reynisdottir ST, et al. The gene encoding phosphodiesterase 4D confers risk of ischemic stroke. Nat Genet 2003;35:131–138

Gschwendtner A, Bevan S, Cole J, et al. Sequence variants on Chromosome 9p21.3 confer Risk of Atherosclerotic Stroke. Ann Neurol 2009; in press 65:531–539

Gudbjartsson DF, Arnar DO, Helgadottir A, et al. Variants conferring risk of atrial fibrillation on chromosome 4q25. Nature 2007;448:353–357

Helgadottir A, Manolescu A, Thorleifsson G, et al. The gene encoding 5-lipoxygenase activating protein confers risk of myocardial infarction and stroke. Nat Genet 2004;36:233–2339

Helgadottir A, Thorleifsson G, Manolescu A, et al. A common variant on chromosome 9p21 affects the risk of myocardial infarction. Science 2007;316:1491–1493

Joutel A, Corpechot C, Ducros A, et al. Notch3 mutations in CADASIL, a hereditary adult-onset condition causing stroke and dementia. Nature 1996;383:707–710

Matarin M, Brown WM, Scholz S, et al. A genome-wide genotyping study in patients with ischaemic stroke: initial analysis and data release. Lancet Neurol 2007;6:414–420

McPherson R, Pertsemlidis A, Kavaslar N, et al. A common allele on chromosome 9 associated with coronary heart disease. Science 2007;316:1488–1491

Rolfs A, Bottcher T, Zschiesche M, et al. Prevalence of Fabry disease in patients with cryptogenic stroke: a prospective study. Lancet 2005;366:1794–1796

Rost NS, Greenberg SM, Rosand J. The genetic architecture of intracerebral hemorrhage. Stroke 2008;39:2166–2173

14 Rauchen und Substanzmissbrauch

Dirk M. Hermann, Pauline Patak

Neben genetischen Faktoren wird das individuelle Risiko, eine vaskuläre Erkrankung zu erleiden, durch beeinflussbare Faktoren mitgeprägt. Hinsichtlich ihrer Versorgungsrelevanz haben Rauchen und Alkoholkonsum in der vaskulären Neurologie als Risikofaktoren einen besonderen Stellenwert. Auf das Rauchen, den Alkoholkonsum und den Missbrauch von Gesellschaftsdrogen wird im Folgenden eingegangen.

14.1 Rauchen

Zusammenhang zwischen Rauchen und Schlaganfall

Rauchen ist ein unabhängiger und bedeutsamer Schlaganfallrisikofaktor. In einer Metaanalyse von 32 Einzelstudien wurde gezeigt, dass Rauchen das Risiko, einen Schlaganfall zu erleiden, gegenüber Nichtrauchern auf das 1,5-Fache erhöht (Shinton und Beevers, 1989). Das Gesundheitsrisiko durch Rauchen stieg mit der Anzahl der Zigaretten und war am höchsten im mittleren Lebensalter. Das Risiko für Frauen war etwas größer als für Männer. Die Metaanalyse zeigte auch signifikante Unterschiede für die einzelnen Subtypen des Schlaganfalls: Während sich bei Zigarettenrauchern das relative Risiko, einen **ischämischen Schlaganfall** zu erleiden, verdoppelte, verdreifachte es sich nahezu für **Subarachnoidalblutungen**. Der Zusammenhang zwischen Zigarettenrauchen und intrazerebraler Blutung wird kontrovers diskutiert.

Es ist wohlbekannt, dass das vaskuläre Krankheitsrisiko bei Exrauchern nach Beendigung des Nikotinkonsums fällt (Weih et al. 2004). Aufgrund widersprüchlicher Studienergebnisse (Shinton und Beevers, 1989; Kawachi et al. 1993, Wolf et al. 1988) bleibt unklar, ob das Schlaganfallrisiko auf das Niveau von Nichtrauchern zurückgeht.

Während passives Rauchen ein mittlerweile anerkannter Risikofaktor der Koronararteriensklerose ist, ist der Einfluss von Passivrauchen auf das Schlaganfallrisiko bislang unzureichend untersucht. Epidemiologische Studien weisen nur auf einen möglichen Zusammenhang hin.

Ob sich das Schlaganfallrisiko bei Zigarren- und Pfeifenrauchern von Zigarettenrauchern unterscheidet, bedarf weiterer Studien. Es gibt jedoch Hinweise, dass in dieser Raucherentität das Schlaganfallrisiko kleiner ist als ist als bei Zigarettenrauchern (Shaper et al. 2003). Dies könnte durch die fehlende Inhalierung des Rauchs bedingt sein.

Konsequenzen des Rauchens für das Gefäßsystem

Experimentelle Untersuchungen haben gezeigt, dass Nikotin im Gefäßsystem zu **endothelialen Funktionsstörungen** führt, die über **abnorme Zellproliferation** die Entwicklung von **Atherosklerose** und **Thrombusformation** begünstigen (Hawkins et al. 2002). Durch Störungen der Gefäßrelaxation und Blut-Hirn-Schranken-Integrität kommt es bei chronischem Nikotinkonsum in Situationen, in denen der zerebrale Blutfluss kompromittiert ist, vermutlich zu einer kritischen Verschlechterung der zerebralen Hämodynamik (Hawkins et al. 2002). Neben dem Nikotin sind beim Rauchen vermutlich andere Rauchinhaltsstoffe an der schädigenden Wirkung des Zigarettenkonsums beteiligt (Hawkins et al. 2002). Letztere Einflüsse wurden bislang wenig systematisch untersucht.

> **Merke**
> Rauchen ist ein wichtiger Risikofaktor, der das ischämische und hämorrhagische Schlaganfallrisiko um etwa 50 % erhöht. Aus diesen Zahlen resultiert, dass vermutlich etwa 25 % aller Schlaganfälle auf das Rauchen zurückzuführen sein dürften. Nikotin führt zu endothelialen Funktionsstörungen, beschleunigt Atherosklerose und Thrombusformation.

14.2 Alkoholkonsum

Zusammenhang zwischen Alkoholkonsum und Schlaganfall

Während Studien der vergangenen Jahre eine leichte Risikoreduktion in Zusammenhang mit leichtem Alkoholkonsum (<12 g/Tag) v. a. für den ischämischen Schlaganfall gezeigt haben, führen größere Alkoholmengen (>60 g/Tag) zu einer Steigerung des Risikos sowohl für ischämische als auch hämorrhagische Infarkte (**J-förmige Dosis-**

Wirkungs-Beziehung; Weih et al. 2004) und dadurch bedingt zu einer Steigerung der Mortalität (Abb. 14.**1**; Di Castelnuovo et al. 2006).

Konsequenzen des Alkohols für das Gefäßsystem

Die vasoprotektive Wirkung des Alkohols wird **Phenolinhaltsstoffen** (z. B. Resveratol, Quercetin) mit antioxidativer, neuroprotektiver und plättchenaggregationshemmender Wirkung zugeschrieben, die insbesondere im Rotwein enthalten sind (Sobesky, 2008). Die schädigende Wirkung größerer Alkoholmengen wird auf die Steigerung von Serum-Triglyzeriden mit daraus resultierender Zunahme des Körpergewichts sowie kardialen Arrhythmien mit in der Folge ischämischen Schlaganfällen und/oder plötzlichem Herztod zurückgeführt (Kloner et al. 2007). Basierend auf Beobachtungsstudien wird ein täglicher Alkoholkonsum von <10 g bei Frauen und <20 g bei Männern als weitgehend unbedenklich eingestuft.

14.3 Gesellschaftsdrogen

Zusammenhang zwischen Gesellschaftsdrogen und Schlaganfall

Laut einer Schätzung der WHO gehören Amphetamin und seine Derivate, z. B. Ecstasy und Methamphetamin (auch bekannt als Meth oder in seiner kristallinen Form als Crystal-Meth) zu den am häufigsten konsumierten Drogen nach Cannabis. Es wird geschätzt, dass weltweit etwa 35 Mio. Menschen regelmäßig Amphetamine und/oder Metamphetamin konsumieren und etwa 15 Mio. Menschen weltweit regelmäßig Kokain missbrauchen (Urbina u. Jones 2003).

Die Herleitung eines wahrscheinlichen oder gar sicheren Kausalzusammenhangs zwischen Drogenkonsum und Schlaganfall ist oftmals schwierig, da es zahlreiche Fallserien und Kasuistiken, jedoch nur wenige Fall-Kontroll-Studien gibt. Der Missbrauch von Gesellschaftsdrogen steht mit einer Vielzahl pathophysiologischer Komplikationen in Verbindung. Neben der erhöhten **Komorbidität** von Suchtkranken (v. a. beim Heroinmissbrauch), insbesondere im Hinblick auf Infektionserkrankungen wie Hepatitis, HIV und Endokarditis, die für sich genommen ein erhöhtes Schlaganfallriskio darstellen, wurde ein **direkter Zusammenhang** zwischen Drogenmissbrauch und Schlaganfall beschrieben.

Die häufigsten Berichte betreffen den Missbrauch von **Kokain**, für den sowohl hämorrhagische als auch ischämische Infarkte berichtet wurden (Neiman et al. 2000; Treadwell u. Robinson 2007).

Für **Amphetamin** sowie seine Derivate **Ecstasy** (3,4-Methylen-Dioxy-Methamphetamin, MDMA) und **Metamphetamin** wurde ebenfalls ein erhöhtes Schlaganfallrisiko in Form von ischämischen und hämorrhagischen Infarkten beschrieben, wobei der hämorrhagische Schlaganfall in der Häufigkeit zu überwiegen scheint (Neiman et al. 2000).

Wenige Fälle zerebrovaskulärer Komplikationen wurden bislang nach Missbrauch von **LSD** dokumentiert (Neiman et al. 2000). Ischämische Schlaganfälle treten, wenn überhaupt, sehr selten bei exzessivem **Cannabiskonsum** auf (Neiman et al. 2000).

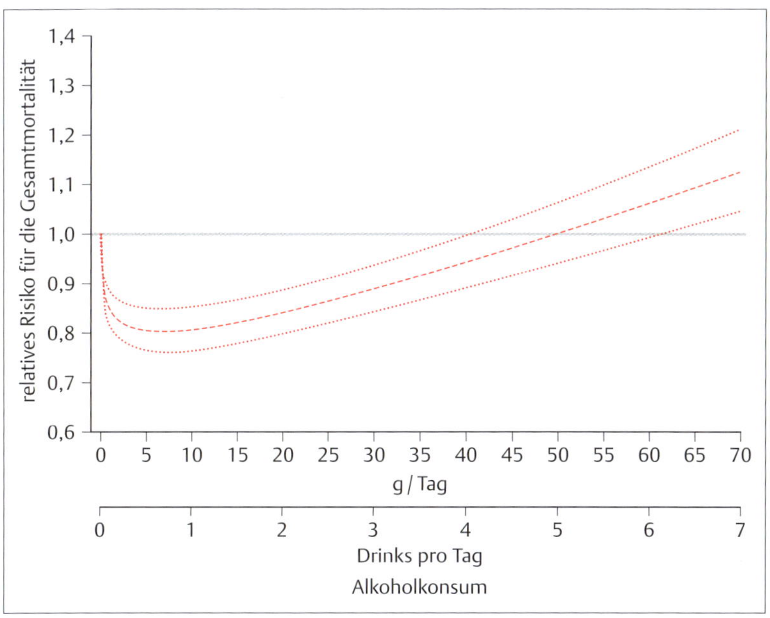

Abb. 14.**1** Dosis-Wirkungs-Beziehung zwischen konsumierter Alkoholmenge und der Mortalität gemäß der Metaanalyse von Di Castelnuovo et al. (2006). Die zu erwartenden Mittelwerte und Konfidenzintervalle sind abgebildet.

Konsequenzen von Gesellschaftsdrogen für das Gefäßsystem

Kokain erhöht die Verfügbarkeit von Katecholaminen an den synaptischen Nervenendigungen und kann auf diesem Weg zerebrale Vasospasmen begünstigen. Mögliche Ursachen für den Kokain-induzierten Schlaganfall sind neben den bereits genannten Vasospasmen die zerebrale Vaskulitis, verstärkte Thrombozytenaggregation, kardiogene Embolien und Blutdruckkrisen (Neiman et al. 2000; Treadwell u. Robinson 2007).

Bei Schlaganfallpatienten mit **Amphetaminmissbrauch** haben angiografische Untersuchungen vaskulitische Veränderungen der zerebralen Gefäße gezeigt. Diese können zu Gefäßwandnekrosen und zu einer Ruptur der Gefäßwand führen. Auch Amphetamine führen, ähnlich wie das Kokain, aufgrund der sympathoadrenergen Wirkung zu einem Blutdruckanstieg und zu Herzrhythmusstörungen.

Ischämische Schlaganfälle nach exzessivem **Cannabiskonsum** werden mit Vasospasmen in Zusammenhang gebracht (Neiman et al. 2000).

Merke

Typische Befunde bei Schlaganfällen als Folge von Drogeneinflüssen sind fleckige Signalstörungen des Hirnparenchyms, die in Zusammenhang mit der zerebralen Vaskulitis zu sehen sind. Auch ausgeprägte Kopfschmerzen können für eine drogeninduzierte Schlaganfallgenese sprechen. Obwohl das erhöhte Schlaganfallrisiko für einige Gesellschaftsdrogen (Kokain, Amphetamine) relativ sicher erscheint, sollten Komorbiditäten von Suchtkranken (HIV, Endokarditiden) sorgfältig beachtet werden.

Fazit

Der Substanzmissbrauch, insbesondere das Rauchen, ist ein außerordentlich wichtiger Risikofaktor, der die Lebenserwartung des Menschen statistisch um 10 Jahre verkürzt (Doll et al. 2004). Angesichts der großen Anstrengungen in der Weiterentwicklung von Schlaganfalltherapien sind der Rauchverzicht und die Modifikation ungünstiger Lebensführungsfaktoren (namentlich des Alkohol- und Substanzmissbrauchs) in der Patientenaufklärung von herausragender Bedeutung. Ihnen wird im klinischen Alltag oft unzureichende Aufmerksamkeit geschenkt.

Literatur

Di Castelnuovo A, Costanzo S, Bagnardi V, Donati MB, Iacoviello L, de Gaetano G. Alcohol dosing and total mortality in men and women: an updated meta-analysis of 34 prospective studies. Arch Intern Med 2006;166(22):243724–45

Doll R, Peto R, Boreham J, Sutherland I. Mortality in relation to smoking: 50 years' observations on male British doctors. BMJ 2004;328(7455):1519

Hawkins BT, Brown RC, Davis PD. Smoking and ischemic stroke: a role for nicotine? Trends Pharmacol Sci 2002;23:78–82

Kawachi I, Colditz GA, Stampfer MJ, et al. Smoking cessation and decreased risk of stroke in women. JAMA 1993;269(2):232–236

Kloner RA, Rezkalla SH. To drink or not to drink? That is the question. Circulation 2007;116:1306–1317

Neiman J, Haapaniemi HM, Hillbom M. Neurological complications of drug abuse: pathophysiological mechanisms. Eur J Neurol 2000;7:595–606

Shaper AG, Wannamethee SG, Walker M. Pipe and cigar smoking and major cardiovascular events, cancer incidence and all-cause mortality in middle-aged British men. Int J Epidemiol 2003;32(5):802–808

Shinton R, Beevers G. Meta-analysis of relation between cigarette smoking and stroke. BMJ 1989;298:789–794

Sobesky J. Schlaganfallprävention jenseits der Apotheke. Nervenarzt 2008;79(10):1156–1163

Treadwell SD, Robinson TG. Cocaine use and stroke. Postgrad Med J 2007;83(980):389–394

Urbina A. and Jones K. Crystal methamphetamine, its analogues, and HIV infection: medical and psychiatric aspects of a new epidemic. Clin Infect Dis 2004;38(6):890–894

Weih M, Müller-Nordhorn J, Amberger N, et al. Risikofaktoren des ischämischen Schlaganfalls. Nervenarzt 2004;75:324–335

Wolf PA, D'Agostino RB, Kannel WB, Bonita R, Belanger AJ. Cigarette smoking as a risk factor for stroke. The Framingham Study. JAMA 1988;259(7):1025–1029

15 Orale Kontrazeptiva und Hormonersatztherapie

Pauline Patak, Dirk M. Hermann

15.1 Zusammenhang zwischen oralen Kontrazeptiva, Hormonersatztherapie und Schlaganfall

Orale Kontrazeptiva

Der Zusammenhang zwischen der Kontrazeptivaeinnahme und dem Schlaganfallrisiko wurde anfangs kontrovers diskutiert. Eine Metaanalyse zeigte inzwischen, dass die Einnahme niedrig-dosierter oraler Kontrazeptiva der 2. und 3. Generation (<50 µg Ethinylestradiol) bei ansonsten kardiovaskulär nicht vorbelasteten Frauen das **Risiko eines ischämischen Schlaganfalls** in etwa **verdoppelt** (Gillum et al. 2000). Weitere Metaanalysen fanden ähnliche Ergebnisse (Baillargeon et al. 2005). Es muss somit davon ausgegangen werden, dass auch neuere niedrigdosierte orale Kontrazeptiva das ischämische Schlaganfallrisiko erhöhen. Aufgrund der niedrigen Schlaganfallinzidenz bei Frauen im gebärfähigen Alter (<10/100 000 Einwohner/Jahr) ist das **absolute Schlaganfallrisiko gering** (Bushnell 2008). Bei Vorliegen zusätzlicher kardiovaskulärer Risikofaktoren bzw. assoziierter Erkrankungen, wie Rauchen, Hypertonie, Migräne mit Aura, Thrombophilie und Adipositas, steigt das Schlaganfallrisiko auf ein Mehrfaches (Bushnell 2008).

> **Merke**
> Bei jungen Frauen im gebärfähigen Alter ohne vorbestehende kardiovaskuläre Risikofaktoren ist das absolute Risiko, durch orale Kontrazeptiva einen ischämischen Schlaganfall zu erleiden, gering. Bei Frauen >35 Jahren, bei denen das natürliche Schlaganfallrisiko steigt, erhöht sich das Schlaganfallrisiko bei gleichzeitigem Vorliegen zusätzlicher Risikofaktoren erheblich. Kontrazeptiva sollten dann möglichst nicht verordnet werden.

Menopause und Hormonersatztherapie

Vor dem Hintergrund vermuteter protektiver kardiovaskulärer Effekte wurde die Hormonersatztherapie lange Zeit u.a. zur kardiovaskulären Prophylaxe eingesetzt. Bereits frühe Studien stellten jedoch den Nutzen der Hormonersatztherapie hinsichtlich der Reduktion des Schlaganfallrisikos infrage (Wilson et al. 1985). Die größte Interventionsstudie zu diesem Thema, die Women's Health Initiative, musste vorzeitig abgebrochen werden, weil Frauen unter Hormonersatztherapie entgegen den Erwartungen vermehrt Brustkrebs entwickelten und eine erhöhte Schlaganfallrate aufwiesen (Rossouw et al. 2002). Eine 2005 veröffentlichte Metaanalyse kam zu dem Ergebnis, dass die Hormonersatztherapie das **Schlaganfallrisiko** im Durchschnitt **um 29 % erhöht** (Bath u. Grey 2005), insbesondere durch eine Erhöhung der ischämischen Schlaganfallrate.

> **Merke**
> Die Hormonersatztherapie ist mit einem erhöhten ischämischen Schlaganfallrisiko assoziiert und kann weder für eine Primär- noch eine Sekundärprophylaxe des Schlaganfalls empfohlen werden. Sie sollte der Behandlung von menopausalen Beschwerden vorbehalten bleiben. Des Weiteren sollten Frauen über vaskuläre Nebenwirkungen aufgeklärt werden.

15.2 Konsequenzen von Östrogenen für das Gefäßsystem

Östrogene haben im **Tierexperiment** eine protektive Wirkung auf das kardiovaskuläre System. Sie wirken **antiatherogen**, zum einen durch eine direkte Wirkung auf die glatten Gefäßmuskelzellen und -endothelzellen, zum anderen durch systemische Effekte auf das Lipidprofil, die Blutgerinnung und Fibrinolyse (de Leciñana u. Egido 2006). Man geht jedoch davon aus, dass sie sowohl durch die Aktivierung von Östrogenrezeptoren als auch über rezeptor-unabhängige Mechanismen wirken. Direkt am Gefäß bewirken Östrogene eine persistierende **Vasodilatation** durch eine Aktivierung der Gene, die für die Prostazyklin-Synthase und NO-Synthase kodieren (de Leciñana u. Egido 2006). Des Weiteren bewirken sie eine erhöhte lokale Expression endothelialer **Wachstumsfaktoren**. Weshalb exogen verabreichte Östrogene beim **Menschen** eine ungünstige Wirkung auf das Schlaganfallrisiko haben, bleibt unverstanden.

Fazit

Orale Kontrazeptiva und Hormonersatztherapie werden häufig verschrieben, ohne vorab kardiovaskuläre Risikofaktoren zu prüfen. Eine stärkeres Bewusstsein für die Erhöhung des Schlaganfallrisikos bei Vorerkrankungen, eine verbesserte interdisziplinäre Kommunikation zwischen Gynäkologen und Neurologen sowie eine verbesserte Aufklärung von Patientinnen sind notwendig.

Literatur

Baillargeon J, McClish D, Essah P, et al. Association between the current use of low-dose oral contraceptives and cardiovascular arterial disease: a meta-analysis. J Clin Endocrinol Metab 2005;90:3863–3870

Bath PM, Gray LJ. Association between hormone replacement therapy and subsequent stroke: a meta-analysis. BMJ 2005;330(7487):342

Bushnell CD. Stroke in women: Risk and Prevention Throughout the Lifespan. Neurol Clin 2008;26(4):1161–1171

de Leciñana AM, Egido JA. Estrogens as neuroprotectants against ischemic stroke. Cerebrovasc Dis 2006;21 Suppl 2:48–53

Gillum LA, Mamidipudi SK, Johnston SC. Ischemic stroke risk with oral contraceptives. A meta-analysis. JAMA 2000; 284:72–78

Rossouw JE, Anderson GL, Prentice RL, et al.; for the Women's Health Initiative Investigators. Risks and benefits of estrogen plus progestin in healthy postmenopausal women: principal results From the Women's Health Initiative randomized controlled trial. JAMA 2002;288(3):321–333

Wilson PW, Garrison RJ, Castelli WP. Postmenopausal estrogen use, cigarette smoking, and cardiovascular morbidity in women over 50. The Framingham Study. N Engl J Med 1985;313(17):1038–1043

III Diagnostik zerebrovaskulärer Erkrankungen

16 Strukturelle und funktionelle Bildgebung

Michael Forsting

16.1 Computertomografie

Das Prinzip der CT ist ein schmales **Fächerbündel von Röntgenstrahlen**, das den Körper (im Fall der Neuroradiologie häufig den Schädel) aus wechselnden Richtungen quer durchdringt (Jansen et al. 2008). Dabei registriert ein Bogen oder kranzförmiges System extrem empfindlicher Detektoren Projektion für Projektion die resultierende Strahlenabschwächung. Am Ende errechnet ein Computer aus den unterschiedlichen Gewebedichten mit einer **Fourier-Transformation** ein Abbild der untersuchten Schicht.

Die CT als Methode wurde durch die Einführung der **Spiral-CT-Technik** Mitte der 1990er-Jahre und mehr noch durch die **Mehrzeilentechnik** fast schon unerwartet nochmals erheblich aufgewertet. Besonders die CT-Angiografie, aber auch die Perfusions-CT-Techniken sind durch diese modernen CT-Geräte zu einem fast schon klinischen Routineverfahren geworden. 2005 wurde erstmals ein so genanntes **Dual-Source-CT** vorgestellt, bei dem gleichzeitig 2 Röntgenstrahler rotieren und damit die Aufnahmezeit nochmals deutlich reduziert werden kann.

Ein Nachteil der CT ist eindeutig die **Strahlenexposition**. Diese wird auch von Ärzten häufig falsch eingeschätzt. CTs machten im Jahr 2003 gut 6% aller Röntgenuntersuchungen aus, waren aber für >50% der medizinischen Röntgenstrahlung verantwortlich. Die Strahlenbelastung bei einem Kopf-CT beträgt zwischen 1,2 und 2,3 mSv.

Die CT-Angiografie hat an Qualität nach Einführung der Spiraltechnik bzw. der Mehrzeilen-CT dramatisch gewonnen. Für die Qualität der erstellten Bilder ist entscheidend, vor Beginn der Untersuchung zu klären, ob es um ein arterielles oder ein venöses Problem geht. Für die **CT-Angiografie** wird intravenös per Druckinjektion Kontrastmittel verabreicht und dann entweder in der arteriellen oder venösen Phase der Kontrastmittelbolus verfolgt. Anders als die MR-Angiografie ist die CT-Angiografie **frei von störenden Flussphänomenen**, erfordert dafür aber eine rasche Injektion größerer Mengen (50–100 ml) eines jodhaltigen Kontrastmittels.

Die CT wird heute überwiegend in der Standardversorgung und Notfalldiagnostik eingesetzt. Im Vergleich zur MRT hat sie die Vorteile der kürzeren Untersuchungsdauer, der geringeren Kosten, der besseren Überwachungsmöglichkeit schwer kranker Patienten und der leichteren Beurteilbarkeit von Knochen.

Bei der **Perfusions-CT-Untersuchung** werden die Bilddaten mit einer Frequenz von etwa einem Bild pro Sekunde bei gleich bleibender Schichtposition akquiriert. Mit den Mehrzeilengeräten kann man heutzutage fast das gesamte Gehirn erfassen.

16.2 Strukturelle Magnetresonanztomografie

Grundlage der MRT ist das Phänomen der **Kernresonanz**. Atomkerne mit ungerader Nukleonenzahl haben durch ihre elektrische Ladung und ihre spontane Rotation um die eigene Achse ein magnetisches Moment. Für die MR-Bildgebung von entscheidender Bedeutung sind dabei die **Protonen**. Das Prinzip der MRT ist verglichen mit der CT abstrakter. Die einzelnen Sequenzen sind in ihrem Aufbau so komplex, dass der radiologische Laie mit diesen Information in der Regel wenig anfangen kann. Die Magnetfeldstärke und die Stärke der Gradienten spielen eine wichtige Rolle für die Bildqualität. Durch die Wahl unterschiedlicher Sequenzen ergibt sich bisweilen eine besondere Spezifität für die eine oder andere Erkrankung. Initial wurden praktisch alle Sequenzen in **Spin-Echo-Technik** aufgenommen, heute hat die **Gradienten-Echo-Technik**, aber auch erneut die **Inversion-Recovery-Technik**, Aufwind bekommen. Spezialverfahren sind das **Echo planar imaging**, die **diffusionsgewichtete MRT** und die **Perfusions-MRT** (Jansen et al. 2008). Die MRT erlaubt eine nicht invasive Darstellung der Blutgefäße und nutzt dabei die magnetischen Eigenschaften fließender Protonen aus.

Grundsätzlich gibt es für die **MR-Angiografie** (MRA) 2 verschiedene Verfahren:

- die Time-of-Flight-MR-Angiografie und
- die kontrastangehobene MR-Angiografie (Jansen et al. 2008, Uhlenbrock et al. 2006).

Der Vorteil der **Time-of-Flight-MR-Angiografie** (TOF-MR-Angiografie) ist die relativ **hohe Ortsauflösung**. Besonders für die TOF-MR-Angiografie gilt, dass höhere Feldstärken auch bessere Bilder erzeugen. Ein Schwachpunkt ist, dass in der TOF-MR-Angiografie Stenosen so-

III

wohl extra- wie auch intrakraniell in der Regel überschätzt werden, hochgradige Stenosen können sogar wie Gefäßverschlüsse wirken.

Die **kontrastmittelunterstützte MR-Angiografie** (KM-MR-Angiografie) zeigt deutlich **weniger Flussartefakte** als die TOF-MR-Angiografie. Der wesentliche Vorteil der KM-MR-Angiografie ist das **große Field of View**, d. h. für die Neuroradiologie, dass in der Regel alle Gefäße vom Aortenbogen bis zum Circulus Willisii simultan abgebildet werden können. Das Verfahren beruht darauf, dass paramagnetisches Kontrastmittel intravenös als Bolus verabreicht wird und während des First-Pass der Bolus in den supraaortalen Gefäßen verfolgt wird. Mittlerweile ist man mit der MR-Angiografie sogar in der Lage, nicht nur 3D-Datensätze zu erheben, sondern im Fall der KM-MR-Angiografie eine **zeitaufgelöste 4D-MR-Angiografie** zu erfassen. Hier lässt die Ortauflösung derzeit noch zu wünschen übrig, Es wird jedoch nur eine Frage der Zeit sein, bis man mit der KM-MR-Angiografie DSA-ähnliche oder gleichwertige Bilder erzeugen kann.

16.3 Magnetresonanz-Spektroskopie

Mit der **MRT-Spektroskopie** können Stoffwechselprozesse nicht invasiv untersucht werden (Abb. 16.**1a**). Vereinfacht erklärt erhält man durch eine eindimensionale Fourier-Transformation Informationen über die spektrale Zusammensetzung des Signals in Abhängigkeit von der Resonanzfrequenz. Die Spektren erlauben Rückschlüsse auf chemische Verbindungen (Jansen et al. 2008, Forsting u. Jansen 2005). Neben dem Kern des Wasserstoffs (Abb. 16.**1a**) können auch die Kerne von Phosphor, Fluor und Kohlenstoff zur Magnetresonanz-Spektroskopie benutzt werden. Mit der Magnetresonanz-Spektroskopie können Ausgangs- und Abbauprodukte anhand ihrer Resonanzfrequenz identifiziert werden. Außerdem kann die Menge der Substanz in einem Volumenelement anhand der Größe des jeweiligen Peaks ermittelt werden. So lassen sich bei Tumoren, bei Enzymdefekten und bei degenerativen Erkrankungen Verschiebungen der normalen Relation nachweisen.

Grundsätzlich wird die MRT-Spektroskopie heute mit einer herkömmlichen, zirkular polarisierten Kopfspule durchgeführt, wie sie auch für die Bildgebung verwendet wird. Es gibt jedoch auch spezielle Spektroskopie-Spulen, die als Sende- und Empfängerspule konstruiert sind und ein besseres Signal-Rausch-Verhältnis bieten. Die Spektroskopie ist heute zu einem Routineverfahren geworden und sollte insbesondere bei **Abklärung intrazerebraler Raumforderungen** häufiger eingesetzt werden als bisher. Bei zerebrovaskulären Erkrankungen spielt die MRT-Spektroskopie bisher keine relevante Rolle.

16.4 Diffusionsbildgebung

Bei der **diffusionsgewichteten MRT** wird die Diffusionsbewegung von Wassermolekülen im Körper gemessen und räumlich aufgelöst dargestellt (Brown'sche Molekularbewegung) (Jansen et al. 2008). Die bekannteste Anwendung der diffusionsgewichteten MRT ist die Diagnostik des akuten Schlaganfalls. Hierbei kommt es durch das intrazelluläre Ödem in der Frühphase bereits zu deutlichen Einschränkungen der Brown'schen Molekularbewegung im extrazellulären Raum. Die Einschränkung der Brown'schen Molekularbewegung führt in Diffusionsbildern zu einem deutlichen Signalanstieg und auf den so genannten ADC-Maps zu einer Signalminderung.

Das so genannte **Diffusionstensor-Imaging** (DTI) beruht auf den gleichen Grundlagen wie die diffusionsgewichtete MRT. Aus dreidimensionalen Datensätzen wird dann jedoch der Verlauf von Nervenfaserbündeln rekonstruiert. Der klinische Wert der DTI-Methoden ist derzeit noch relativ unklar (Jansen et al. 2008). Vorstellbar ist, dass die Methode eingesetzt wird zur präoperativen Planung, z. B. bei Tumoren im Verlauf der Pyramidenbahnen. Anwendungen bei der Multiplen Sklerose, der Epilepsie, dem Morbus Alzheimer, schizoaffektiven Störungen und der HIV-Enzephalopathie konnten zwar Veränderungen auf DTI-Bildern zeigen. Ob sich dabei jedoch die Diagnose früher, besser und genauer stellen lassen wird oder aber sich therapeutische Konsequenzen aus der DTI ergeben, wird sich erst in Zukunft zeigen (Abb. 16.**1b**).

16.5 Funktionelle Bildgebung

Die funktionelle MRT (fMRT) ermöglicht die **nicht invasive Darstellung von Hirnaktivität** in guter räumlicher und zeitlicher Auflösung durch Darstellung der vaskulären Reaktionen (Abb. 16.**1c**). Die fMRT nutzt aus, dass Nervenzellaktivität verbunden ist mit einer Änderung des regionalen Stoffwechsels, insbesondere des Glukose- und Sauerstoffverbrauchs. Eine erhöhte Nervenzellaktivität führt zu einem Anstieg der lokalen Hirndurchblutung.

Mithilfe der **Blood oxygenation level dependent contrast-Technik** (BOLD-Technik) werden die Änderungen der lokalen Hirndurchblutung gemessen und sichtbar gemacht (Jansen et al. 2008; Forsting u. Jansen 2005). Dabei werden extrem schnelle T2*-gewichtete Sequenzen benutzt, um eine möglichst hohe zeitliche Auflösung zu erreichen. Die lokal erhöhte Hirnaktivität führt zu einem **Abbau** von **Oxyhämoglobin** zu **Desoxyhämoglobin**, welches paramagnetisch ist und damit zu einer magnetischen Suszeptibilität im Vergleich zur Umgebung führt. Diese Veränderungen des magnetischen Feldes führen zu einer Verkürzung der T2*-Zeit und sind die Grundlage des BOLD-Signals. Das fMRT-Signal steigt 1–2 s nach neuronaler Aktivität an und erreicht nach 8 s ein Plateau. Für die

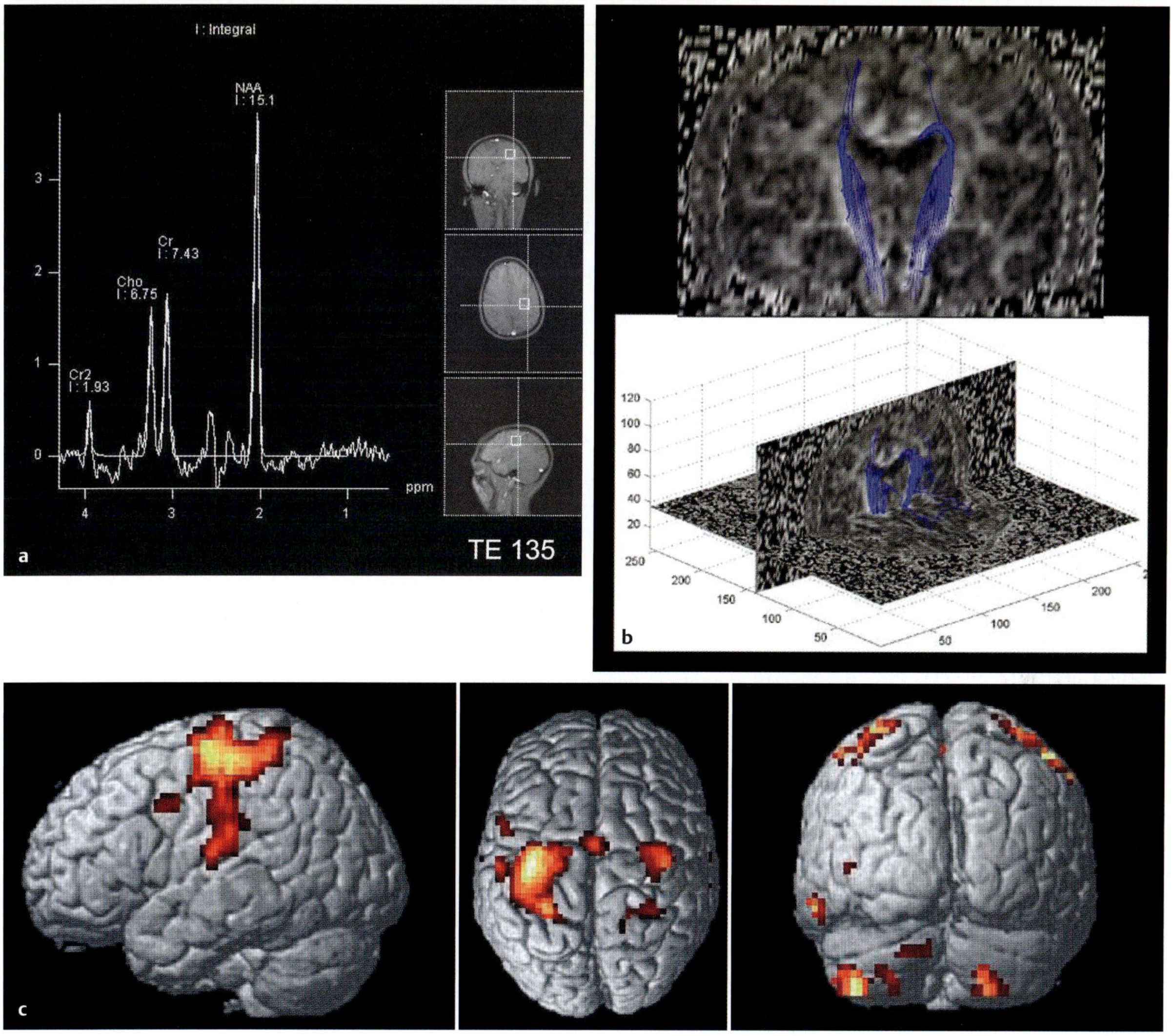

Abb. 16.**1a–c** **a** ¹H-Spektralanalytische Auswertung der Moleküle N-Azetyl-Aspartat (NAA), Cholin und Kreatin mittels MRT im Einzelspektrum. **b** Mittels spezieller Diffusionswichtung ist es möglich, Diffusionstensoren (DTI) und damit die Faserverbindungen des Gehirns darzustellen. Die Abbildung zeigt die Faserverläufe der Pyramidenbahnen im Koronarschnitt in einer 3D-Darstellung. **c** Funktionelles Aktivierungsmuster eines einseitig (rechts) durchgeführten Fingertappings in einer 3D-Überlagerung auf ein Standardgehirn (Gruppenauswertung). Es erfolgt eine Mitaktivierung der Gegenseite, der sekundären motorischen Region („secondary motor area", SMA) und des Cerebellums. Die aktivierten Hirnareale entsprechen den aus dem sensomotorischen Homunkulus bekannten Repräsentationen für Hand und Finger.

fMRT-Darstellung muss ein geeignetes Paradigma gewählt werden. Für die Darstellung der visuellen Reizverarbeitung kann man so z.B. die aus der neurophysiologischen Diagnostik bekannte Schachbrettstimulation verwenden. In Analogie können natürlich aber auch motorische, sensible, akustische oder auch komplexere Paradigmen wie emotionale Reize angeboten werden.

Die große Datenmenge, die durch multiple Messungen des Gehirns mit den BOLD-Sequenzen aufgenommen wird, muss für die statistische Auswertung aufbereitet und schließlich an ein statistisches Modell angepasst werden. Die meisten MRT-Geräte, mit denen eine funktionelle Messung möglich ist, bieten heute jedoch eine Echtzeitauswertung an. Diese Auswertung nimmt nur wenige Minuten in Anspruch und ist damit für Routinemessungen im klinischen Alltag geeignet. Mit immer höheren Feldstärken wird die fMRT weiter an Bedeutung gewinnen, weil das BOLD-Signal mit zunehmender Feldstärke höher wird. Damit wird es möglich, auch Einzelereignisse mit der fMRT zu untersuchen, ohne dass das für manche Fragestellungen hinderliche Wiederholen der Paradigmen notwendig ist. Außerdem wird eine bessere räumliche Auflösung möglich, sodass auch die Visualisierung von spinaler Aktivierung denkbar ist.

III

Merke
Während die breite Verfügbarkeit, die rasche Durchführung und verhältnismäßig geringen Kosten eindeutige Vorteile der CT in der Akutdiagnostik neurologischer Erkrankungen sind, besitzt die MRT den Vorteil, über spezifische Signalmuster Aussagen über die strukturelle Zusammensetzung und Funktionalität des Gewebes machen zu können. Die technologischen Möglichkeiten in der radiologischen Diagnostik sind dabei bei Weitem noch nicht ausgeschöpft.

Für Detailfragen in der Untersuchungstechnik muss auf radiologische Lehrbücher verwiesen werden. Der hier gegebene Überblick kann nur oberflächlich bleiben, er würde sonst den Rahmen eines Neurologielehrbuchs sprengen.

Fazit
Die Integration von Kenntnissen über physikalische Grundlagen moderner Schnittbildgebung mit klinischen Fragestellungen ist eine wesentliche Herausforderung der heutigen Neuroradiologie. Die Aufklärung klinischer Sachverhalte benötigt eine funktionierende Kommunikation zwischen Neurologen und Neuroradiologen. Wichtige Aufgaben des Radiologen sind die Einordnung von Befunden, die Interpretation von Artefakten und das Aufzeigen weiterführender Untersuchungsmöglichkeiten.

Literatur

Forsting M, Jansen O. MRT des Zentralnervensystems. 1. Aufl. Stuttgart: Thieme-Verlag 2005

Jansen O, Forsting M, Sartor K. Neuroradiologie. 4. Aufl., Referenzreihe Radiologie. Stuttgart: Thieme-Verlag 2008.

Uhlenbrock D, Forsting M. MRT und MRA des Kopfes. 2. Aufl., Referenzreihe Radiologie. Stuttgart: Thieme-Verlag 2006

17 Zerebraler Ultraschall

Michael Görtler

Die Frage nach einer behandlungsbedürftigen Karotisstenose ist auch heute noch eine häufige, jedoch bei Weitem nicht mehr die einzige Indikation zur Durchführung einer zerebrovaskulären Ultraschalluntersuchung. Die Umsetzung des Stroke-Unit-Konzepts mit der sich daraus ergebenden Notwendigkeit einer „rund um die Uhr" in großem Umfang vorzuhaltenden, qualitativ hochwertigen Gefäßdiagnostik sowie die Weiterentwicklung der Ultraschalltechnik seit ihrer Einführung als Dopplersonografie der Periorbitalarterien führten zu einer erheblichen Ausweitung der Anwendung und Zunahme der Bedeutung sonografischer Verfahren in der Diagnostik zerebrovaskulärer Erkrankungen. Dieses Kapitel soll einen aktuellen Überblick über die technischen Möglichkeiten und die klinischen Anwendungsgebiete zerebraler und zerebrovaskulärer Ultraschalldiagnostik geben.

17.1 Untersuchungsverfahren und Sonden

Dopplersonografie

Merke
Das nach seinem Erstbeschreiber Christian Doppler (1803–1853) benannte **Dopplerprinzip**, auf dem die klassische Dopplersonografie beruht, besagt übertragen auf die Situation des diagnostischen Ultraschalls, dass der von Erythrozyten in einem durchströmten Gefäß zurückgestreute Schall eine geringfügig andere Frequenz aufweist als der ausgesendete und der von unbewegten Strukturen reflektierte Schall. Diese Frequenzverschiebung, die zufälligerweise im hörbaren Bereich liegt, ist proportional zur Strömungsgeschwindigkeit der Erythrozyten.

Die klassische Dopplersonografie kommt bei der Untersuchung der Halsgefäße bzw. der intrakraniellen Hirnbasisarterien mittels Stiftsonden zur Anwendung. Extrakraniell erfolgen Schallsendung und -empfang kontinuierlich (**Continuous wave (cw)-Verfahren**), transkraniell als Impuls-Echo-Verfahren (angloamerikanisch **Pulsed wave (pw)-Verfahren**). Letzteres ist erforderlich, da die Hirnbasisarterien bei der üblichen transtemporalen Beschallung in verschiedenen Tiefen hintereinander im Schallstrahl liegen und eine Differenzierung der Gefäße nur durch den selektiven Empfang von Signalpulsen aus einer bestimmten Tiefe (= nach einer bestimmten Zeit nach Schallsendung) möglich ist. Verlaufen dagegen, wie extrakraniell, Gefäße in variabler Tiefe nebeneinander und annähernd parallel zur Hautoberfläche, bietet die Ableitung der Frequenzverschiebung über der gesamten Eindringtiefe des Ultraschallstrahls im cw-Verfahren deutliche Vorteile bei deren Auffinden und Verfolgung.

Die **Sendefrequenz** wird durch die notwendige **Eindringtiefe** des Ultraschalls bestimmt, da letztere mit steigender Frequenz abnimmt und der Schädelknochen für höhere Frequenzen praktisch undurchlässig ist. Extrakraniell kommen üblicherweise 4 MHz (A. carotis, A. vertebralis) und 8 MHz (Periorbitalarterien) zur Anwendung, transkraniell 2 MHz.

Duplexsonografie

In der Stenose- und Verschlussdiagnostik (Kap. 17.2) und der Diagnostik der Ätiologie zerebrovaskulärer Erkrankungen (Kap. 17.3) hat sich bis auf wenige Ausnahmen die (farbkodierte) Duplexsonografie durchgesetzt. Als Duplexsonografie wird die kombinierte Darstellung der Gefäßanatomie im Schnittbild und der Blutströmung in dem im Schnittbild dargestellten Gefäß mithilfe der Dopplersonografie bezeichnet. Dazu wird bei den für die Schnittbildgenerierung verwendeten Linearsonden durch spezielle Ansteuerung der nebeneinander liegenden Schwallwandler (= Piezoelemente) ein (virtueller) Dopplerschallstrahl erzeugt und im Schnittbild angezeigt.

Bei der **konventionellen Duplexsonografie** wird die Frequenzverschiebung in einem umschriebenen Bereich (Messvolumen) eines einzelnen Dopplerschallstrahls abgeleitet. Da der Winkel zwischen dem im Schnittbild sichtbaren Gefäß bzw. Strömungsverlauf und dem im Bild angezeigten Dopplerschallstrahl bestimmt werden kann, kann aus der gemessenen Frequenzverschiebung die Strömungsgeschwindigkeit berechnet werden. Diese wird üblicherweise in cm/s angegeben (gegenüber der kHz-Anzeige der Frequenzverschiebung).

Die **farbkodierte Duplexsonografie** kann als gleichzeitige Ableitung einer Vielzahl von hintereinander liegenden Messvolumina auf zahlreichen nebeneinander liegenden Schallstrahlen aufgefasst werden, auch wenn genau genommen eine andere Technik (Autokorrelationsverfahren) zum Einsatz kommt. Das Farbfenster stellt dabei den Bereich der abgeleiteten Frequenzverschiebungen dar, die Helligkeit der einzelnen Farbpunkte die mittlere Frequenzverschiebung im jeweiligen Messvolumen. Die Strömungsrichtung (relativ zur Sonde) wird in der Regel mit rot bzw. blau kodiert. Im Gegensatz zur konventionellen Duplexsonografie misst und zeigt die Farbkodierung aber keine Strömungsgeschwindigkeiten, sondern „nur“ Frequenzverschiebungen an, auch wenn die Zuordnung der Helligkeitsstufen zu Strömungsgeschwindigkeiten anhand eines Farbbalkens am Bildrand dies anders suggeriert. Letzteres würde einen gleichen Beschallungswinkel im gesamten Farbfenster erfordern, was anatomisch und/oder technisch (z. B. sektorförmiges Farbfenster) praktisch nie zutrifft.

Extrakraniell kommen **Linearsonden** mit Sendefrequenzen zwischen 4 und 7 MHz zur Anwendung, zur Beurteilung der aortenbogen- oder schädelbasisnahen Gefäßabschnitte können **Sektorsonden** mit vergleichbaren Frequenzen vorteilhafter sein. Die transkranielle Untersuchung erfolgt üblicherweise mit 2- bis 2,5-MHz-**Phased-array-Sonden**. In diesen Sonden sind die Piezoelemente über eine kurze Strecke von 1–2 cm linear angeordnet und erzeugen durch spezielle elektronische Ansteuerung ein sektorförmiges Schallfeld. Dies erlaubt bei nur kleiner Sondenauflage- bzw. Schalleindringfläche (z. B. kleines knöchernes temporales Schallfenster) die Abbildung einer größeren, dahinter liegenden Fläche.

17.2 Stenose- und Verschlussdiagnostik

Extrakranielle A. carotis interna

Stenose- und Verschlussprozesse der extrakraniellen A. carotis sind zum weit überwiegenden Teil an der Karotisbifurkation bzw. in den ersten Zentimetern der A. carotis interna lokalisiert. Bei kombiniertem Einsatz von Doppler- und farbkodierter Duplexsonografie mit je nach Fragestellung verschiedenen Sondensendefrequenzen lassen sich derartige Gefäßprozesse zuverlässig erkennen und quantifizieren. Hier ist die Ultraschalldiagnostik heute Methode der Wahl mit einer der digitalen Subtraktionsangiografie vergleichbaren Treffsicherheit (Widder u. Görtler 2004).

Definition des Stenosegrades. Diskrepanzen und Verwirrungen bei der Angabe des Stenosegrades von Abgangsstenosen der A. carotis interna beruhen häufig auf dessen unterschiedlicher Definition im europäischen und angloamerikanischen Raum (Rothwell u. Warlow 1996). Ursache dafür ist eine regelmäßig vorhandene Erweiterung des Anfangsabschnitts der Arterie gegenüber dem distal sich anschließenden Gefäß (**Karotisbulbus**). Dadurch ergeben sich 2 prinzipiell verschiedene Möglichkeiten zur Bestimmung des Stenosegrades (Abb. 17.**1**).

Sowohl der **lokale** (im European Carotid Surgery Trial [ECST], 1991) als auch der **distale** (im North American Symptomatic Carotid Endarterectomy Trial [NASCET], 1991) **Stenosegrad** kam bei jeweils einer der beiden großen Studien zur Endarteriektomie symptomatischer Karotisstenosen zur Anwendung, sodass zur Angabe des verwendeten Berechnungsverfahrens häufig auch von einer ECST- bzw. NASCET-Stenose gesprochen wird.

Merke

Aufgrund des interindividuell relativ konstanten Verhältnisses zwischen Bulbusdurchmesser und Durchmesser der sich anschließenden distalen A. carotis interna können der lokale und distale Stenosegrad nach der Formel

$$\text{Distaler Stenosegrad (\%)} = \frac{\text{Lokaler Stenosegrad (\%)} - 40\%}{0{,}6}$$

ineinander **umgerechnet** werden (Rothwell et al. 1994). Abb. 17.**2** stellt korrespondierende Stenosegrade beider Verfahren und deren deskriptive Einteilung gegenüber.

Stenosegraduierung. **Geringgradige** bis einschließlich **mittelgradige Stenosen** können durch die Kombination aus farbkodierter Lumendarstellung und Darstellung der unstenosierten Gefäßwand im schwarzweißen Schnittbild zuverlässig erkannt und quantifiziert werden. Stenosen mit einem ausgeprägten Schallschatten stellen hierbei in Einzelfällen eine Ausnahme dar. Ein methodenübergreifend einheitliches Maß bei der Bestimmung des Stenosegrades erfordert dabei die Angabe als maximale

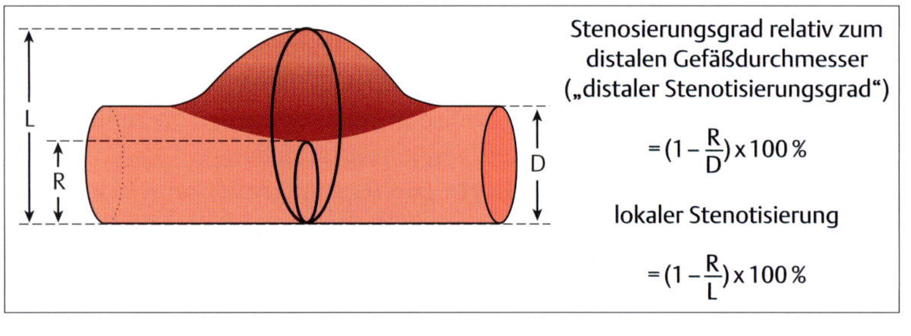

Abb. 17.**1** Berechnung des lokalen Stenosegrades und des Stenosegrades relativ zum distalen Gefäßdurchmesser (distaler Stenosegrad).

ECST	NASCET	deskriptiv
100 %	100 %	
90 %	85 %	höchstgradige Stenose
80 %	70 %	hochgradige Stenose
70 %	50 %	mittel- bis hochgradige Stenose
60 %	30 %	
50 %	15 %	mittelgradige Stenose
40 %	0 %	geringgradige Stenose
30 %		
20 %		geringfügige Wandveränderung
10 %		
0 %		

Abb. 17.**2** Gegenüberstellung korrespondierender Stenosegrade der A. carotis interna nach ECST- und NASCET-Kriterien und deren deskriptive Einteilung.

(lokale) Durchmesserreduktion, auch wenn sonografisch mit der farbkodierten Lumendarstellung im Querschnitt eine Angabe als Flächenstenosierungsgrad möglich ist. Je nach Erfordernis kann der so gemessene lokale in den distalen Stenosegrad umgerechnet werden (s. o.).

Ab **mittel- bis hochgradigen Stenosen** erlaubt die Schnittbilddarstellung keine suffiziente Quantifizierung mehr. Hier sind die Strömungsgeschwindigkeit im Maximum der Stenose und die verbliebene Strömungsgeschwindigkeit im sich nach der Stenose anschließenden Gefäßverlauf Hauptkriterien für die korrekte diagnostische Einschätzung (Abb. 17.**3**). Zusatzkriterien wie der Befund an den Periorbitalarterien, die Strömungskurve in der A. carotis communis, das Vorhandensein von Strömungsstörungen oder spezielle Stenoseindizes dienen der Plausibilitätsüberprüfung der mittels der Hauptkriterien erfolgten Einschätzung und helfen bei schwierigen Untersuchungsbedingungen.

Auch für höhergradige Stenosen ist es unabdingbar, dass die sonografische Befundkonstellation vom Untersucher in eines der beiden geläufigen Graduierungssysteme (NASCET- bzw. ECST-Stenosegrad) übertragen wird, da nur so eine methodenübergreifende Vergleichbarkeit gewährleistet ist.

Verschlussdiagnostik. Verschlüsse der A. carotis interna und deren Differenzierung von filiformen Stenosen sind mit der farbkodierten Duplexsonografie, ggf. unter Zuhilfenahme von Signalverstärkern, zuverlässig möglich (Widder u. Görtler 2004). Dies setzt jedoch voraus, dass das verschlossene Gefäß im Schnittbild klar abzugrenzen ist und langsame Blutströmungen durch die Wahl einer geeigneten Geräteeinstellung sicher erfasst werden. Diagnostisches Kriterium ist in diesem Fall das **Fehlen einer Strömung** (fehlendes Dopplerspektrum und fehlende Farbdarstellung) auf einer längeren Strecke der

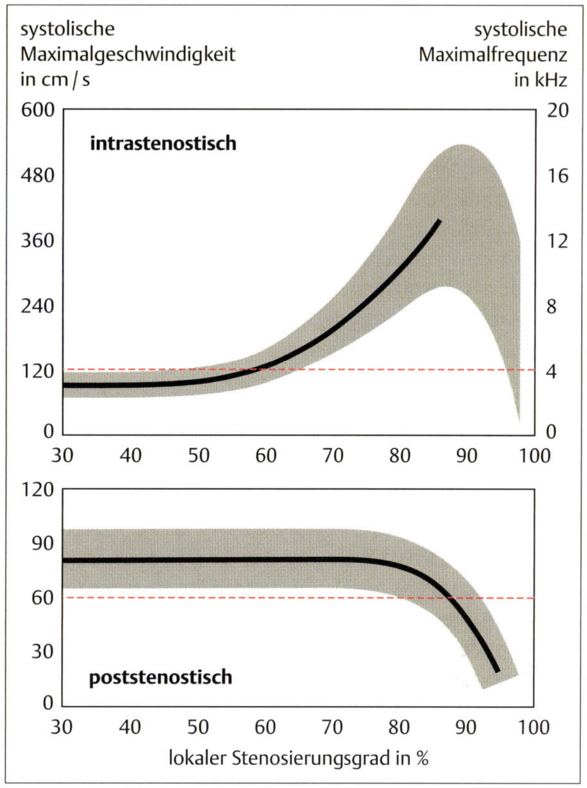

Abb. 17.**3** Zusammenhang zwischen lokalem Stenosegrad am Abgang der A. carotis interna und systolischer Maximalgeschwindigkeit (bzw. -frequenz) im Stenosemaximum (oben) sowie poststenotisch im distalen Gefäßabschnitt (unten). Frequenzangaben für eine Sendefrequenz von 4–5 MHz. Toleranzbereich infolge unterschiedlicher Stenoselänge, Hirndurchblutungsgrößen und Winkelartefakte grau hinterlegt. (Quelle: Widder u. Görtler 2004).

A. carotis interna distal der Bifurkation bzw. distal des Karotisbulbus.

Distale A. carotis interna und Siphon

Die direkte sonografische Ableitung bzw. Darstellung der distalen extrakraniellen A. carotis interna (kurz vor Eintritt in die knöcherne Schädelbasis) und des Karotissiphons gelingt nur selten. Indirekte Zeichen an der proximalen extrakraniellen Arterie sind nur bei hochgradigen Stenosen und Verschlüssen zu erwarten. Entscheidendes Kriterium für den Verdacht auf ein derartiges Strömungshindernis und für das dadurch bedingte Ausmaß der arteriellen Minderperfusion ist das in der extrakraniellen A. carotis interna bestimmte **Strömungsvolumen** (Normalwert 250 ml/min). Da in die Berechnung des Strömungsvolumens sowohl Strömungsgeschwindigkeit als auch Gefäßkaliber eingehen, werden häufige reaktive Kaliberreduktionen als Folge des hochgradigen Strömungshindernisses nicht übersehen, deren Vorliegen zu einer nahezu „normalen" Strömungspulskurve und -geschwindigkeit führen kann.

Eine Reduktion des Strömungsvolumens von >40% im Seitenvergleich ist durch physiologische Asymmetrien nicht mehr zu erklären und kann als pathologisch und wegweisend für einen hochgradigen Stenose-/Verschlussprozess angesehen werden. Zusatzkriterien wie der Befund an den Periorbitalarterien und die Strömungskurve in der A. carotis interna dienen der Abschätzung der Lokalisation des Strömungshindernisses in Bezug auf den Abgang der A. ophthalmica.

Hirnbasisarterien

Transkraniell beschränkt sich der Vorteil der farbkodierten Duplexsonografie gegenüber der pw-Dopplersonografie auf die **Visualisierung des Gefäßverlaufs**, da das deutlich geringere Auflösungsvermögen der zur Anwendung kommenden niederfrequenten Phased-array-Sonden – anders als extrakraniell – keine Darstellung intrakranieller Arterien im schwarzweißen Schnittbild erlaubt. Die Diagnostik intrakranieller Gefäßpathologien stützt sich daher auch farbduplexsonografisch auf detektierte Strömungsauffälligkeiten. Da diese auch als Folge extrakranieller Verschlussprozesse auftreten können, setzt deren korrekte Interpretation die Kenntnis des extrakraniellen Gefäßstatus voraus. Die Untersuchung erfolgt vorzugsweise durch die Temporalschuppe unmittelbar präaurikulär. Hauptproblem dieses Zugangswegs ist ein unzureichendes Knochenfenster, was bei bis zu 50% älterer Patientinnen beobachtet wird.

Stenosekriterien. Die Diagnostik beruht im Wesentlichen auf der Zunahme der maximalen systolischen Dopplerfrequenz bzw. (im Farbduplex) winkelkorrigiert bestimmten Strömungsgeschwindigkeit, sodass geringgradige Stenosen der Ultraschalldiagnostik entgehen. Von einer **mittelgradigen Stenose** in der distalen A. carotis interna bzw. der A. cerebri media kann ab einer systolischen Maximalgeschwindigkeit von 160 cm/s ausgegangen werden, ab etwa 220 cm/s ist eine Stenose als **hochgradig** einzuschätzen (Baumgartner et al. 1999).

Merke
Sehr hochgradige Stenosen sind bisweilen nur anhand massiver Strömungsstörungen und prä-/poststenotisch verminderter Strömungsgeschwindigkeiten zu erkennen, da die zu erwartenden hohen Strömungsgeschwindigkeiten aufgrund der Dämpfung durch den Schädelknochen nicht (mehr) zur Darstellung kommen.

Da Strömungsbeschleunigungen im Rahmen einer Hyperperfusion im Bereich derjenigen mittelgradiger Stenosen liegen, müssen diese anhand von Zusatzbefunden und klinischen Kriterien regelmäßig von mittelgradigen Stenosen differenziert werden. Vergleichbare Befundkonstellationen lassen sich an der A. cerebri anterior und A. cerebri posterior erheben, deren Interpretation aufgrund der anatomischen Variabilität beider Arterien jedoch schwierig sein kann.

Verschlussdiagnostik. Verschlüsse der intrakraniellen A. carotis interna und der A. cerebri media sind der führende Gefäßbefund beim **akuten Schlaganfall**. Unter der Voraussetzung ausreichender Untersuchungsbedingungen, d.h. insbesondere eines suffizienten temporalen Knochenfensters (das unter Zuhilfenahme eines Signalverstärkers in 90% der Fälle erreicht werden kann) ist ein Verschluss im Hauptstamm der A. cerebri media und im Karotis-T farbduplexsonografisch anhand eines in der entsprechenden Lokalisation **fehlenden Farbsignals** zuverlässig zu erkennen (Gerriets et al. 2002).

(Multiple) Verschlüsse der zweiten Segmente der A. cerebri media zeigen sonografisch eine im Seitenvergleich deutlich verminderte Strömungsgeschwindigkeit im Hauptstamm, wohingegen Verschlüsse kleinerer Äste sonografisch nicht diagnostizierbar sind. Mit der transkraniellen Dopplersonografie können derartige Verschlussprozesse zwar vermutet, nicht jedoch gesichert werden.

Da Hypoplasien der A. cerebri anterior und posterior nicht selten sind, kann eine Nichtableitung dieser Arterien nicht mit einem Verschluss gleichgesetzt werden, sondern bedarf zusätzlicher stützender Kriterien.

Vertebrobasiläre Arterien

Verschlussprozesse der **A. subclavia** sind neurologisch nur relevant, wenn sie zu einer Beeinträchtigung der vertebrobasilären Durchblutung führen (Kap. 17.4).

Extrakranielle A. vertebralis. Die **paarige Anlage** der Vertebralarterien führt im Falle weitgehend symmetrischer Durchmesser ab einer einseitig hochgradigen Stenose (70%) zu einer kritischen Minderdurchblutung im poststenotischen Gefäß. Das Flussvolumen beträgt in diesem Fall nur noch 1–2% des Ursprünglichen, d.h., die kontralaterale A. vertebralis hat die Blutversorgung des hinteren Kreislaufs weitgehend übernommen. In dieser Situation ist die Thrombosierung des stenosierten Gefäßes wahrscheinlich. Hochgradige Stenosen einer A. vertebralis persistieren bevorzugt dann, wenn die kontralaterale A. vertebralis hypoplastisch oder verschlossen ist (d.h. keine Parallelschaltung der Arterien vorliegt) oder wenn diese ebenfalls höhergradig stenosiert ist (Widder u. Görtler 2004). Diagnostisch wegweisend ist in diesem Fall eine umschriebene Erhöhung der Strömungsgeschwindigkeit.

Merke
Da zahlreiche Kollateralverbindungen zwischen der A. vertebralis und der A. carotis externa existieren, sind indirekte prä- oder poststenotische Veränderungen der Strömungskurve nicht regelhaft zu erwarten. Die Beantwortung klinischer Fragestellungen erfordert vertebrobasilär daher die komplette Untersuchung aller Vertebralarteriensegmente.

Gleiches gilt für (segmentale) Verschlüsse der A. vertebralis, deren Diagnose den direkten Nachweis vergleichbar dem eines A. carotis interna-Verschlusses erfordert.

Intrakranielle A. vertebralis und A. basilaris. Erhöhte Strömungsgeschwindigkeiten und Strömungsstörungen bei transnuchaler Doppler- und farbkodierter Duplexsonografie erlauben den zuverlässigen Nachweis einer hochgradigen Stenose im intrakraniellen (V4-)Segment der A. vertebralis bzw. der (proximalen) A. basilaris. Aufgrund der anatomischen Variabilität ermöglicht jedoch nur die farbkodierte Duplexsonografie eine sichere Gefäßzuordnung. Der Ausschluss hochgradiger Stenosen oder Verschlüsse gelingt dagegen nur, wenn eine **durchgehende Farbdarstellung** der Arterie bzw. des vertebrobasilären Y möglich ist. Das Vorliegen eines Verschlusses kann anhand einer **erhöhten Pulsatilität** in den präokklusiven Gefäßsegmenten vermutet, nicht jedoch gesichert werden, da dieser Befund einen relativ akuten Eintritt, eine fehlende Hypoplasie der Arterie und eine nicht zu distale Verschlusslokalisation (in der A. basilaris) erfordert.

17.3 Ätiologie zerebrovaskulärer Erkrankungen

Wie kein anderes Verfahren ermöglicht die Sonografie an den extrakraniellen Gefäßen die direkte Darstellung der Gefäßwand und deren pathologische Veränderungen bei ganz verschiedenen Erkrankungen.

Arteriosklerose

Intima-Media-Dicke. Die arterielle Gefäßwand besitzt sonografisch einen charakteristischen dreischichtigen Aufbau. Vom Lumen nach außen folgen eine schmale echoreiche Linie, eine etwas breitere echoarme Schicht und eine nach außen unscharf begrenzte breite echoreiche Schicht. An der sondenfernen Gefäßwand entsprechen die beiden inneren Schichten der Intima-Media-Dicke (angloamerikanisch IMT), ohne dass dabei allerdings eine Differenzierung von Intima und Media möglich ist. Deren Bestimmung erfolgt bei senkrechtem Beschallungswinkel in der A. carotis communis normalerweise an der Stelle ihrer maximalen Ausprägung. Im Rahmen von Verlaufsuntersuchungen ist es dagegen sinnvoll, eine reproduzierbare Messlokalisation zu wählen, z. B. 2 cm proximal der Bifurkation.

Klinisch hat sich die Intima-Media-Dicke als **sehr früher, subklinischer Atherosklerosemarker** etabliert. Sie korreliert mit zahlreichen Gefäßrisikofaktoren, lässt sich durch präventive Maßnahmen (z. B. Statine) modifizieren und ist ein unabhängiger Risikofaktor für zerebrale Ischämien. Bei gesunden Menschen liegt die Intima-Media-Dicke in der 4. Lebensdekade bei 0,5 mm und nimmt mit jeder Dekade um 0,1 mm zu.

Fokale Arteriopathien. Atherosklerotische Plaques unterliegen im Zeitverlauf einem strukturellen Wandel, der häufig Ursache einer Änderung des durch sie hervorgerufenen Stenosierungsgrades ist. Überschreitet die atherosklerotische Intimaverdickung ein gewisses Ausmaß, kommt es zu fokalen Anhäufungen cholesterinreichen Materials (Atherom) mit oder ohne zentrale Nekrose und intramurale Einblutung (Kap. 5). Bei lumennaher Lokalisation des Atheroms kann es zum Aufbrechen der Intima (Ulzeration) mit nachfolgender Embolisation von Atherommaterial bzw. Entstehung von Thrombozytenaggregaten kommen.

Merke
Die verschiedenen anatomischen Plaquestadien korrelieren nur mäßig mit sonografischen Befunden, insbesondere erlaubt die Sonografie keine Vorhersage der Plaquemorphologie im Einzelfall.

Konsequenterweise sollte die sonografische Befundung keinen Zusammenhang vortäuschen und sich die Plaquebeschreibung unter Verwendung einer sonomorphologischen Nomenklatur auf die **Abgrenzbarkeit** der Plaque im Schwarzweiß-Bild, die **Kontinuität** der Oberfläche (durchgehend, unterbrochen), die **Binnenstruktur** der Plaque (homogen/heterogen, echoarm/echoreich) und auf mögliche **Schallschatten** beschränken.

Dissektionen

Spontane Dissektionen treten an der **A. carotis** bevorzugt kurz vor deren Eintritt in die knöcherne Schädelbasis auf, wo sie sich häufig der direkten Ultraschalldiagnostik entziehen. Im Fall einer dadurch verursachten hochgradigen Stenose bzw. eines Verschlusses lassen sich an der extrakraniellen A. carotis interna **indirekte Zeichen** dafür finden (Kap. 17.2). Diese sind in Bezug auf die Ätiologie unspezifisch und machen eine Dissektion nur in Kombination mit charakteristischen klinischen Befunden (Horner-Syndrom, retroorbitaler Schmerz) wahrscheinlich. Reicht der dissezierte Bereich weiter nach kaudal, sodass eine di-

III

rekte Darstellung mit der farbkodierten Duplexsonografie möglich ist, kann die Diagnose beim Nachweis von für eine Dissektion spezifischen Befunden wie einem helixförmigen Wandhämatom, einer Erweiterung des Außendurchmessers der Arterie und (in der chronischen Phase) einem Pseudoaneurysma gestellt werden (Abb. 17.**4a**).

Spontane Dissektionen an der **A. vertebralis** können im gesamten Verlauf der Arterie mit Häufung im Bereich der **Atlasschlinge** beobachtet werden. Da die Arterie in ihrem gesamten extrakraniellen Verlauf duplexsonografisch gut darstellbar ist, gelingt der Nachweis o. g. charakteristischer Wandveränderungen in der Regel, was bereits sonografisch die Diagnose einer Dissektion erlaubt (Abb. 17.**4b**).

Vaskulitiden

Vaskulitiden sind sonografisch typischerweise an einer konzentrischen, homogen echoarmen, glatten Verdickung der Gefäßinnenwand zu erkennen, ohne dass damit jedoch in jedem Fall eine sichere Differenzierung zu atherosklerotischen Veränderungen möglich ist. Sonografisch lassen sich derartige Veränderungen bevorzugt an der A. subclavia und A. carotis communis bei der **Takayasu-Arteriitis** (Schmidt et al. 2002) sowie der A. temporalis superficialis und A. vertebralis bei der **Arteriitis cranialis** nachweisen (Schmidt et al. 1997, Reinhard et al. 2003).

17.4 Funktionelle Untersuchungen

Funktionelle sonografische Untersuchungen erlauben häufig eine individuelle Abschätzung der Bedeutung erhobener Gefäßbefunde im Hinblick auf das zerebrale Ischämierisiko und mögliche therapeutische Interventionen.

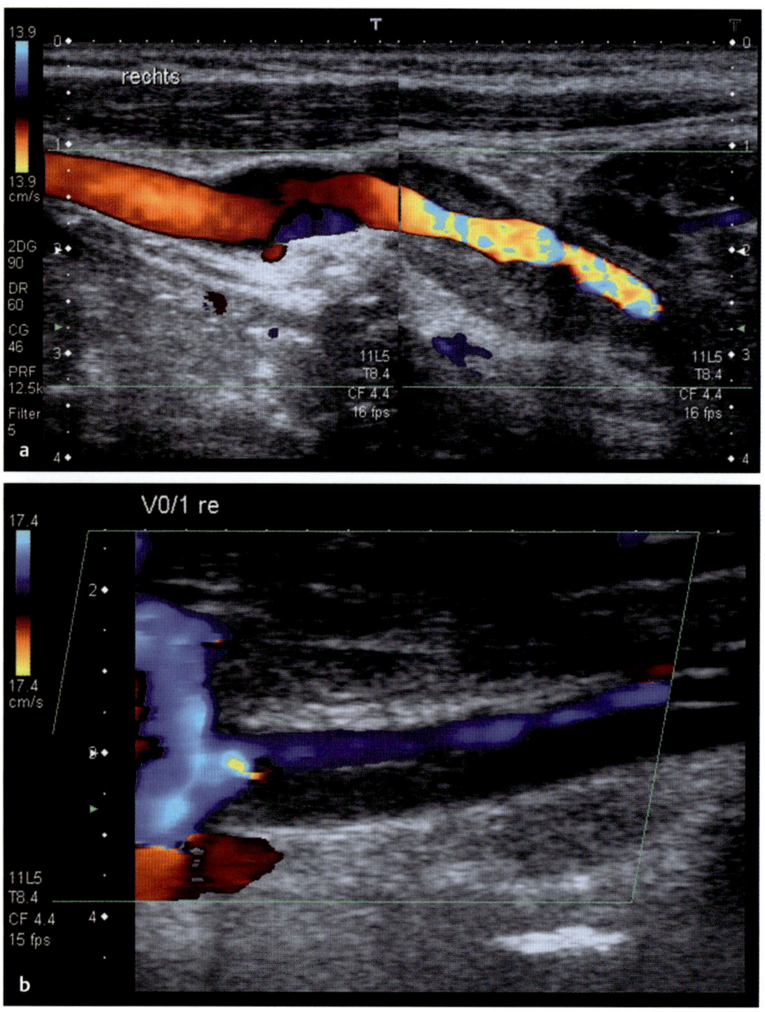

Abb. 17.**4a, b.** **a** Dissektion der A. carotis interna, von kranial bis knapp an die Bifurkation reichend. Helixförmiges Wandhämatom mit deutlicher Erweiterung des Außendurchmessers der Arterie.
b Dissektion der A. vertebralis im V1-Segment. Deutliche Erweiterung des Außendurchmessers der Arterie infolge des Wandhämatoms.

Subclavian-Steal-Effekt

Verschlussprozessen der A. subclavia kommt neurologisch nur dann eine Bedeutung zu, wenn sie zu einer Beeinträchtigung der vertebrobasilären Durchblutung führen (Subclavian-Steal-Effekt). Hierbei wird der betroffene Arm via kontralateraler A. vertebralis und retrograd durchströmter („angestealter") ipsilateraler A. vertebralis mit Blut versorgt. Das Ausmaß dieses Steals, insbesondere bei Muskelbelastung des Arms, kann mittels eines **Oberarmkompressionstests** untersucht werden. Nach übersystolischer Kompression mit einer Blutdruckmanschette und Erzeugung einer Ischämie in der Armmuskulatur wird die Reaktion der ipsilateralen Vertebralispulskurve auf schnelles Ablassen des Manschettendrucks registriert.

Merke
Grundsätzlich muss zwischen der ausschließlich hämodynamischen Befundkonstellation eines Subclavian-Steal-Effekts im Ultraschall und der Kombination dieses Befundes mit einer klinischen Symptomatik differenziert werden, die dann typischerweise unter Armbelastung auftritt und Schwindel und andere vertebrobasiläre Symptome umfasst (Subclavian-Steal-Syndrom). Kann ein Subclavian-Steal-Effekt noch relativ häufig beobachtet werden, sind Subclavian-Steal-Syndrome hingegen selten (Kap. 48).

CO_2-Reaktivitätstest

Die **zerebrovaskuläre Reservekapazität** ist ein Maß für die Dilatations- (und Konstriktions-)fähigkeit intrazerebraler Arteriolen. Ist diese aufgehoben, führt ein Abfall des zerebralen Perfusionsdrucks zu einer zerebralen Minderperfusion mit dem Risiko eines hämodynamischen Hirninfarkts. Diese Situation kann bei hochgradigen Stenosen oder Verschlüssen der hirnzuführenden Arterien vorliegen, wenn die zerebralen Arteriolen bereits maximal weit gestellt sind, um eine stenose- bzw. verschlussbedingte Perfusionsdruckminderung zu kompensieren. Auf zusätzliche, z. B. durch den Blutdruck induzierte Minderungen des Perfusionsdrucks können diese dann nicht mehr adäquat reagieren. Die Bestimmung der zerebrovaskulären Reservekapazität erlaubt daher die Abschätzung der hämodynamischen Auswirkungen von Verschlussprozessen an den hirnzuführenden Arterien unter gleichzeitiger Berücksichtigung der individuellen Kompensationsmöglichkeiten, z. B. über den Circulus Willisii.

Die dopplersonografische Beurteilung der zerebrovaskulären Reservekapazität setzt voraus, dass die intrazerebralen Arteriolen zur Änderung ihrer Weite stimuliert werden. Dies erfolgt in der Regel durch:

- Hypoventilation (Luft anhalten),
- Erhöhung des CO_2-Atemluftanteils (Carbogengas-Inhalation) oder
- Gabe von Azetazolamid (Diamox).

Da darunter die Weite der Hirnbasisarterien unverändert bleibt, korreliert eine induzierte Perfusionsänderung in den Arteriolen mit einer dazu proportionalen Änderung der Strömungsgeschwindigkeit in den Hirnbasisarterien. Eine fehlende Zunahme der Strömungsgeschwindigkeit, bei z. B. Erhöhung des Atemluftanteils des CO_2 als stärkstem zerebralem Vasodilatator, weist eine aufgehobene zerebrovaskuläre Reservekapazität nach.

Mikroemboli-Detektion

Im Blutstrom schwimmende geformte Partikel oder Luftbläschen führen zu hochamplitudigen, kurzdauernden Störsignalen im Dopplerspektrum, die als **High Intensity Transient Signals** (HITS) bzw. **Mikroembolisignale** (MES) bezeichnet werden. Ihre systematische Detektion erfolgt üblicherweise durch ein halb- bis einstündiges bilaterales transkranielles **Dopplermonitoring** beider Aa. cerebri mediae mit fixierten Sonden. MES-verdächtige Sequenzen werden dabei automatisch aufgezeichnet, bewertet und für eine spätere manuelle Auswertung abgespeichert.

Mikroembolisignale können bei Patienten mit kürzlich symptomatischer Gefäßstenose und embolisierenden Herzerkrankungen, z. B. Vorhofflimmern, nachgewiesen werden. Bei Patienten mit Gefäßstenosen konnten sie als Surrogatmarker für eine erhöhte Emboligenität und ein erhöhtes Ischämierisiko etabliert werden. Sie scheinen darüber hinaus bei diesen Patienten die individuelle Abschätzung der Wirksamkeit einer sekundärpräventiv eingeleiteten antithrombotischen Therapie im Sinne eines Therapie-Monitorings zu erlauben.

Persistierendes Foramen ovale-Test

Die transkranielle Dopplersonografie ist eine rasch und einfach durchzuführende Alternative zur Detektion eines Rechts-Links-Shunts bzw. eines persistierenden Foramen ovale, die eine vergleichbare Sensitivität und Spezifität wie die transösophageale Echokardiografie aufweist. Dem liegenden Patienten werden dabei unter kontinuierlicher Ableitung der A. cerebri media über eine Kubitalvene 5 ml eines nicht lungengängigen Ultraschallkontrastmittels injiziert. Etwa 10 s nach Injektion wird der Patient zur Durchführung eines Valsalva-Manövers aufgefordert. Im Fall eines kardialen Rechts-Links-Shunts lassen sich wenige Sekunden nach Ende des Valsalva-Manövers Mikroembolisignale in der A. cerebri media nachweisen.

III

Fazit

Die zerebrale Ultraschalldiagnostik zeichnet sich gegenüber anderen bildgebenden Verfahren durch die Möglichkeit aus, strukturelle Informationen und Blutflussdaten simultan in Echtzeit zu erfassen, was Einblicke in die funktionelle Relevanz von Gefäßprozessen erlaubt. Durch die stetige Verfügbarkeit in den Händen des Neurologen – vor Ort auf der Stroke Unit – bietet sie ein wichtiges Werkzeug in der neurologischen Diagnostik, der klinischen Verlaufsbeurteilung und dem Therapie-Monitoring. Für Therapieentscheidungen in Zusammenhang mit karotischirurgischen Eingriffen und bei der Beurteilung komplizierter Gefäßbefunde ist sie heute unverzichtbar.

Literatur

Baumgartner RW, Mattle HP, Schroth G. Assessment of ≥50% and <50% intracranial stenoses by transcranial color-coded duplex sonography. Stroke 1999;30:87–92

Gerriets T, Goertler M, Stolz E, et al. Feasibility and validity of transcranial duplex sonography in patients with acute stroke. JNNP 2002;73:17–20

Reinhard M, Schmidt D, Schumacher A, Hetzel A. Involvment of the vertebral arteries in giant cell arteritis mimicking vertebral dissection. J Neurol 2003;250:1006–1009

Rothwell PM, Gibson RJ, Slattery J, Sellar RJ, Warlow CP, for the European Carotid Surgery Trialists' Collaborative Group: Equivalence of measurements of carotid stenosis. A comparison of three methods on 1001 angiograms. Stroke 1994;25:2435–2439

Rothwell PM, Warlow CP: Making sense of the measurements of carotid stenosis. Cerebrovasc Dis 1996;6:54–58

Schmidt WA, Kraft HE, Vorpahl K, Volker L, Gromnica-Ihle EJ. Color duplex ultrasonography in the diagnosis of temporal arteritis. N Engl J Med 1997;337:1336–1342

Schmidt WA, Nerenheim A, Seipelt E, Poehls C, Gromnica-Ihle EJ. Diagnosis of early Takayasu arteritis with sonography. Rheumatology 2002;41:496–502

Widder B, Görtler M. Doppler- und Duplexsonographie der hirnversorgenden Arterien, 6. Aufl. Berlin, Heidelberg: Springer; 2004

18 Kardiologische Abklärungen in der Akutphase

Paulus Kirchhof

Die kardiale Untersuchung bei Patienten mit akuten vaskulär-neurologischen Krankheitsbildern hat 2 wesentliche Ziele, nämlich

- die Erkennung und Behandlung akuter Herzerkrankungen, z. B. bedrohliche Rhythmusstörungen, akuter Herzinfarkt oder akute Herzinsuffizienz und
- die Erkennung und Behandlung von kardialen Ursachen neurologischer Erkrankungen, v. a. Erfassung von kardialen Embolieursachen wie Vorhofflimmern oder Endokarditis.

18.1 Erkennung und Behandlung von akuten Herzerkrankungen

Die erste kardiale Evaluation sollte umgehend nach Aufnahme erfolgen. Sie umfasst Anamnese, körperliche Untersuchung einschließlich der Auskultation und ein 12-Kanal-EKG. Die wesentlichen Informationen, die in Anamnese und körperlicher Untersuchung erhoben werden, sind in der Checkliste angegeben (Tab. 18.**2**). Tab. 18.**1** gibt die New York Heart Association (NYHA)-Klassifizierung der klinischen Schwere einer Herzinsuffizienz und die vergleichbare EHRA-Klassifizierung wieder.

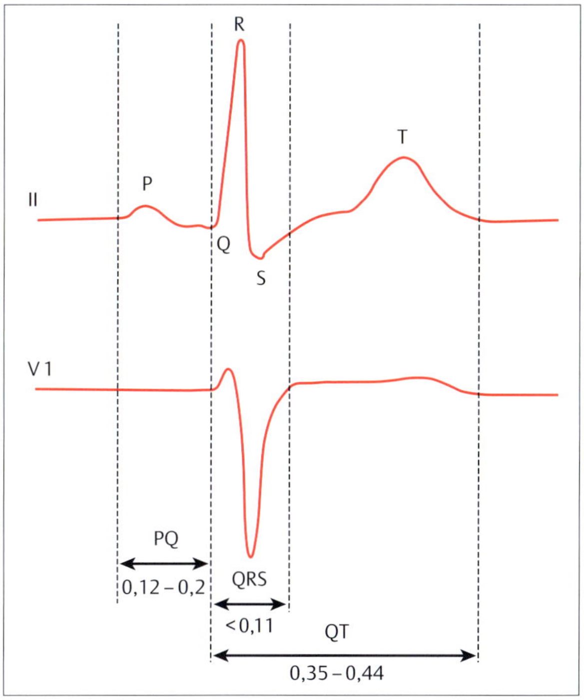

Abb. 18.**1** Normaler Stromkurvenverlauf und Normalwerte der Intervalle PQ-Zeit, QRS-Dauer und QT-Intervall in den Ableitungen II und V1 des Ruhe-EKG in Sekunden.

Merke

Sind Anamnese, körperliche Untersuchung und Ruhe-Elektrokardiogramm (EKG) unauffällig, so ist eine schwerwiegende kardiale Grunderkrankung sehr unwahrscheinlich (Abb. 18.**1**). Eine weitere akute kardiologische Evaluation ist bei diesen Patienten meist nicht erforderlich. Die Suche nach bislang inapparentem Vorhofflimmern (s. u.) und die Evaluation einer möglichen Endokarditis sind hiervon ausgenommen.

EKG

Ein 12-Kanal-Ruhe-EKG gehört zur Akut-Evaluation jedes Patienten mit einem akuten neurologischen Ereignis. Ein **normales Ruhe-EKG** zusammen mit einer normalen **kardialen Anamnese** und unauffälligen **körperlichen Untersuchung** machen eine **bedeutsame kardiale Erkrankung** sehr **unwahrscheinlich.**

Im EKG können sich einerseits wichtige Hinweise für akute Herzerkrankungen zeigen, z. B. Sinustachykardie bei Sepsis oder Schock, ST-Strecken-Hebungen oder ST-T-Veränderungen bei akutem Herzinfarkt, tachykard übergeleitetes Vorhofflimmern, die (unsicheren) EKG-Zeichen einer Lungenembolie oder ein AV-Block bei Aortenklappenendokarditis. Andererseits kann das EKG auch erste wichtige Hinweise auf relevante chronische Herzerkrankungen geben, etwa eine linksventrikuläre Hypertrophie bei Aortenstenose, hypertensiver Herzkrankheit oder hypertropher Kardiomyopathie oder pathologische Q-Zacken oder ein fehlender R-Zuwachs über den Brustwandableitungen als beinahe sicheres Zeichen, dass eine Linksherzinsuffizienz nach Herzinfarkt vorliegt.

Tabelle 18.1 Klassifizierung der Schwere einer Herzinsuffizienz und der Symptomatik von Vorhofflimmern nach der NYHA- und EHRA-Klassifizierung.

NYHA-Klassifikation	Symptomatik	EHRA-Klassifikation	Symptomatik
NYHA I	Asymptomatische linksventrikuläre Dysfunktion	EHRA I	Asymptomatisches Vorhofflimmern
NYHA II	Einschränkung nur bei stärkerer Belastung, erfragbar als Treppe steigen von > 2 Etagen ohne Pause	EHRA II	Milde, durch Vorhofflimmern verursachte Symptome, keine Einschränkung bei normaler Alltagstätigkeit
NYHA III	Einschränkung auch bei leichter Belastung, Pause nach <2 Etagen Treppe steigen notwendig	EHRA III	Schwere, durch Vorhofflimmern verursachte Symptome, Einschränkung der normalen Alltagstätigkeit
NYHA IV	Ruhe-Beschwerden (Atemnot in Ruhe)	EHRA IV	Unfähigkeit, der Alltagstätigkeit nachzugehen

Die NYHA-Klassifikation (Dickstein et al. 2008) erfragt die Belastbarkeit von Patienten mit Herzinsuffizienz. Die EHRA-Klassifikation (Kirchhof et al. 2007) bezieht sich auf den Anteil der Symptome, der auf Vorhofflimmern zurückzuführen ist.

Patienten mit einem Herzgeräusch oder einem auffälligen EKG sollten weiter kardiologisch untersucht werden. Einige Situationen erfordern eine sofortige Behandlung, etwa bei akutem Herzinfarkt, Aortendissektion oder bei akuter Herzinsuffizienz mit Dekompensation.

Transthorakale Echokardiografie

Jeder **Patient mit unklarem Herzgeräusch** sollte transthorakal echokardiografisch untersucht werden. Manchmal liegen Vorbefunde vor, die das Geräusch erklären. Einige Auffälligkeiten im EKG erfordern ebenfalls eine Echokardiografie. Beinahe alle Herzklappenfehler und Kardiomyopathien lassen sich echokardiografisch sicher diagnostizieren. Auch Ventrikelthromben sind echokardiografisch oft nachweisbar – hier ist in Einzelfällen eine Untersuchung mit Ultraschall-Kontrastmitteln sinnvoll. Die Echokardiografie liefert auch zuverlässige Informationen über die linksventrikuläre Funktion und kann über die Abschätzung der rechtsventrikulären Drücke Hinweise auf eine relevante Lungenembolie liefern (Dickstein et al. 2008, Torbicki et al. 2008).

Transösophageale Echokardiografie

Die transösophageale Echokardiografie (TEE) ist eine unumgängliche Untersuchung, wenn der **Verdacht auf** eine **Endokarditis** besteht. Sie sollte in diesen Fällen umgehend erfolgen, um die weitere Diagnostik (Schnittbildgebung zur Suche nach septischen Embolien, Blutkultur-Asservierung, Einleitung einer kalkulierten Antibiose) nicht zu verzögern (Kap. 8). Ist die Endokarditis bereits sehr wahrscheinlich, sollten die weiteren Maßnahmen unabhängig von der TEE durchgeführt werden. Wenn die Endokarditis nicht sicher ist, so ist eine zweite TEE-Untersuchung nach 7–14 Tagen sinnvoll (Horstkotte et al. 2004).

Die TEE kann unter Einsatz von nicht lungengängigen Ultraschall-Kontrastmitteln mittels Farbdoppler in beinahe allen Fällen ein **persistierendes Foramen ovale** oder andere **Shunt-Vitien** (Vorhofseptumdefekt, selten Ventrikelseptumdefekt oder offener Ductus arteriosus Botalli) nachweisen. Dies ist eine sinnvolle Untersuchung bei jüngeren Patientinnen und Patienten mit kryptogenem Schlaganfall/TIA, da ein persistierendes Foramen ovale interventionell mit guten Erfolgschancen und sehr geringen Risiken verschlossen werden kann. Der Verschluss sollte in der Regel Patienten vorbehalten bleiben, die einen Rechts-Links-Shunt aufweisen (spontan oder nach Erhöhung des rechtsatrialen Drucks) und bei denen keine andere Schlaganfall-Ursache nachweisbar ist.

Die TEE kann auch eingesetzt werden, um sicher **Thromben im linken Vorhof** auszuschließen (Klein et al. 2001). Mit dieser Indikation wird die TEE regelhaft in der Kardiologie vor rhythmisierenden Maßnahmen (Kardioversion, Katheterablation) eingesetzt (Fuster et al. 2006). Der Nachweis von Thromben im linken Vorhof und mit Einschränkungen eine reduzierte Flussgeschwindigkeit im linken Vorhofohr legen eine kardial-embolische Genese eines Schlaganfalls und das (unerkannte) Vorliegen von paroxysmalem Vorhofflimmern nahe (Kirchhof et al. 2009). Auch wenn sich keine Thromben im linken Vorhof nachweisen lassen und die Flussgeschwindigkeit im Vorhof normal ist, ist eine kardiale Embolie bei Vorhofflimmern möglich. Wenn bereits Vorhofflimmern nachgewiesen wurde, so ist eine TEE nur in begründeten Ausnahmefällen sinnvoll, z. B. bei rezidivierenden Embolien trotz adäquater Antikoagulation oder bei zusätzlichem Verdacht auf Endokarditis.

Tabelle 18.2 Checkliste für Anamnese und körperliche Untersuchung bei der kardialen Akut-Evaluation von Patienten mit vaskulär neurologischen Erkrankungen.

Anamnese	
Alter, Geschlecht	
Vorhofflimmern?	Wenn ja: Erstdiagnose? Paroxysmales / persistierendes / permanentes Vorhofflimmern?
Paroxysmale Palpitationen / Anfälle von Herzrasen	Wenn ja: • Herzschlag im Anfall regelmäßig/unregelmäßig? • Plötzlicher Beginn, plötzliches Ende? • Herzfrequenz im Anfall?
$CHADS_2$-Score	Herzinsuffizienz, Bluthochdruck/Antihypertensiva, Diabetes mellitus/Antidiabetika, Alter, Anamnese für Schlaganfall / TIA; Kap. 9
Bisherige antithrombotische Medikation?	• Antikoagulanzienbehandlung? (Vitamin K-Antagonist, Heparin, niedermolekulare Heparine, andere) • Wenn ja: Dauer und INR-/ PTT-Verlauf? • Antithrombozytäre Substanzen? (Aspirin, Clopidogrel, andere)
Angina pectoris / Thoraxschmerz?	• Canadan Cardiological Society (CCS)-Klassifikation (0–4; Kap. 7) • Nikotinabusus, bekannte Hyperlipoproteinämie (Cholesterinwert erfragen) • Bei Ruheschmerz akutes Koronarsyndrom vermuten: EKG, Troponin und TIMI-Score für Hochrisiko-NSTEMI (Kap. 7)
Herzinsuffizienzzeichen	• NYHA-Klasse (1–4, s. o.) • Bei Ruhedyspnoe akute Herzinsuffizienz vermuten: BNP, EKG, Echokardiografie • Linksventrikuläre Auswurffraktion (LVEF) / bekannte Herzerkrankung
Kardiale Medikation	• Statin • ASS • Digitalis • Betablocker • Verapamil • ACE-Hemmer/Sartane • Nitrate/Molsidomin • Andere
Körperliche Untersuchung	
Herzfrequenz, RR-Intervalle (regelmäßig / absolute Arrhythmie / Extrasystolie), Blutdruck	
Herztöne, 3. Herzton ? (Herzinsuffizienz), Herzgeräusche, v. a. im 2. ICR rechts (Aortenklappe), 4. ICR links (Mitralklappe), Erb (Herzinsuffizienz)	
Lungenauskultation (Linksherzinsuffizienz / Pneumonie / pulmonale Obstruktion)	
Peripherer Pulsstatus (z. B. Radialarterien und Aa. tibiales anteriores, ggf. Femoralarterien)	

Kardiale Magnetresonanztomografie

In Einzelfällen kann die MRT des Herzens wichtige Zusatzinformationen über die Struktur des Myokards, Dicke und Reizung des Perikards oder das Vorliegen von Ventrikelthromben liefern. Vor allem für den Nachweis von myokardialen Narben, entzündlichen Veränderungen im Myokard, Veränderungen des Perikards und die Untersuchung der dem Herzen anliegenden Organe ist die MRT hilfreich. Mit der heute verfügbaren Technologie kann die Morphologie der Herzklappen (Endokarditis) und der Herzkranzgefäße aufgrund der Signalmittelung nur sehr eingeschränkt beurteilt werden. Das sich rhythmisch bewegende Herz lässt sich mit Echtzeit-Bildverfahren präziser darstellen.

18.2 Erkennung und Zuordnung kardialer Emboliequellen

Schlaganfallrisiko in Abhängigkeit von der Art des Vorhofflimmerns

Vorhofflimmern ist in fast allen Fällen eine chronisch fortschreitende Erkrankung. Die Wahrscheinlichkeit, dass ein Patient, bei dem einmal Vorhofflimmern dokumentiert wurde, ein Rezidiv der Rhythmusstörung erleidet, ist im Langzeitverlauf sehr groß. Dies ist wahrscheinlich der Hauptgrund dafür, warum das Schlaganfallsrisiko sich bei Patienten mit paroxysmalem, d. h. kurz anhaltendem und selbst-terminierendem Vorhofflimmern, nicht von dem Schlaganfallsrisiko bei Patienten mit anhaltendem Vorhofflimmern unterscheidet. Vorhofflimmern liegt vor, wenn die **Rhythmusstörung im EKG über mindestens 30 s** hinweg aufgezeichnet wurde (Fuster et al. 2006). Daher ist bei Patienten mit TIA oder Schlaganfall die Suche nach auch kurzen und möglicherweise asymptomatischen Phasen von Vorhofflimmern sehr wichtig (Kirchhof et al. 2007).

Dauerhafte EKG-Überwachungen, die zumeist bei Patienten mit implantiertem Zweikammer-Herzschrittmacher durchgeführt wurden, legen zwar nahe, dass eine Vorhofflimmerdauer von zumindest wenigen Stunden vorliegen muss, bis ein relevantes Schlaganfallsrisiko vorliegt (Glotzer et al. 2003). Diese Beobachtungen lassen sich jedoch nur auf Patienten übertragen, bei denen eine kontinuierliche EKG-Überwachung möglich ist. Da dies im klinischen Alltag nur in sehr wenigen Einzelfällen, z. B. bei Schrittmacherträgern, der Fall sein wird, gilt bis auf weiteres die Empfehlung, alle Patienten, bei denen Vorhofflimmern dokumentiert wurde und die ein erhöhtes Thrombembolierisiko haben, dauerhaft zu antikoagulieren. Dies bedeutet im Umkehrschluss auch, dass eine einmal begonnene Antikoagulation bei Vorhofflimmern nicht beendet werden sollte.

Wieviel EKG-Überwachung ist nach Schlaganfall oder TIA notwendig? Die Suche nach paroxysmalem Vorhofflimmern kann mühsam sein, ist jedoch wegen der wichtigen therapeutischen Konsequenzen (Antikoagulation) bei Patienten nach Schlaganfall oder TIA vordringlich. Aus klinischen Studien mit systematischem EKG-Monitoring ist bekannt, dass auch Patienten mit symptomatischen Episoden von Vorhofflimmern zu >50% asymptomatische Vorhofflimmer-Episoden aufweisen (Kirchhof et al. 2007). Asymptomatisches paroxysmales Vorhofflimmern ist leider ein ungelöstes diagnostisches Problem, sowohl bei der primären Prävention von kardioembolischen Schlaganfällen (Erkennung von asymptomatischem Vorhofflimmern vor der ersten TIA) als auch bei der Sekundärprävention nach TIA oder Schlaganfall (Diagnose von asymptomatischem Vorhofflimmern nach TIA oder Schlaganfall).

Es ist gut belegt, dass eine **längere Langzeit-EKG-Überwachung** (4–7 Tage) bei Patienten mit TIA oder Schlaganfall sonst unerkanntes Vorhofflimmern besser detektiert als kürzere EKG-Überwachungsdauern. Eine systematische Analyse der vorhandenen Daten zum EKG-Monitoring bei Patienten mit paroxysmalem Vorhofflimmern (in der Regel ohne Schlaganfall) ergab, dass selbst eine intensive Langzeit-EKG-Überwachung mit zwölf 24 h EKGs in einem Jahr einen negativen prädiktiven Wert von etwa 30–50% hat (Kirchhof et al. 2007). Dies bedeutet, dass jeder 2. Patient mit paroxysmalem Vorhofflimmern auch durch ein solch intensives Langzeit-EKG-Monitoring nicht erkannt wird. Asymptomatisches Vorhofflimmern ist somit eine wahrscheinliche Ursache für kryptogene Schlaganfälle.

Fazit

Die kardiale Akut-Evaluation bei Patientinnen und Patienten mit vaskulär-neurologischen Krankheitsbildern sollte zum einen akute schwere Herzerkrankungen erfassen. Sie sucht zum anderen kardiale Emboliequellen. Unauffällige Befunde in der kardialen Anamnese, körperlichen Untersuchung und im Ruhe-EKG schließen eine schwere Herzerkrankung weitgehend aus. Die Suche nach einer Endokarditis und nach asymptomatischem paroxysmalem Vorhofflimmern erfordert regelhaft weitergehende Untersuchungen, insbesondere Echokardiografie (einschließlich TEE bei Endokarditis) und systematische EKG-Überwachungen zur Suche nach Vorhofflimmern.

Literatur

Dickstein K, Cohen-Solal A, Filippatos G, et al. ESC Guidelines for the diagnosis and treatment of acute and chronic heart failure 2008: the Task Force for the Diagnosis and Treatment of Acute and Chronic Heart Failure 2008 of the European Society of Cardiology. Developed in collaboration with the Heart Failure Association of the ESC (HFA) and endorsed by the European Society of Intensive Care Medicine (ESICM). Eur Heart J 2008;29:2388–442

Fuster V, Ryden LE, Cannom DS, et al. ACC/AHA/ESC 2006 guidelines for the management of patients with atrial fibrillation-executive summary: A report of the American College of Cardiology/American Heart Association Task Force on practice guidelines and the European Society of Cardiology Committee for Practice Guidelines (Writing Committee to Revise the 2001 Guidelines for the Management of Patients with Atrial Fibrillation) Developed in collaboration with the European Heart Rhythm Association and the Heart Rhythm Society. Eur Heart J 2006;27:1979–2030

Glotzer TV, Hellkamp AS, Zimmerman J, et al. Atrial high rate episodes detected by pacemaker diagnostics predict death and stroke: report of the Atrial Diagnostics Ancillary Study of the Mode Selection Trial (MOST). Circulation 2003;107:1614–1619

Horstkotte D, Follath F, Gutschik E, et al. Guidelines on prevention, diagnosis and treatment of infective endocarditis executive summary; the task force on infective endocarditis of the European society of cardiology. Eur Heart J 2004;25:267–276

Kirchhof P, Auricchio A, Bax J, et al. Outcome parameters for trials in atrial fibrillation: executive summary: Recommendations from a consensus conference organized by the German Atrial Fibrillation Competence NETwork (AFNET) and the European Heart Rhythm Association (EHRA). Eur Heart J 2007;28:2803–2817

Kirchhof P, Bax J, Blomstrom-Lundquist C, et al. Early and comprehensive management of AF: Proceedings from the 2nd AFNET-EHRA consensus conference on atrial fibrillation entitled "research perspectives in AF". Europace 2009;11(7):860–885

Klein AL, Grimm RA, Murray RD, et al. Use of transesophageal echocardiography to guide cardioversion in patients with atrial fibrillation. N Engl J Med 2001;344:1411–1420

Torbicki A, Perrier A, Konstantinides S, et al. Guidelines on the diagnosis and management of acute pulmonary embolism: The Task Force for the Diagnosis and Management of Acute Pulmonary Embolism of the European Society of Cardiology (ESC). Eur Heart J 2008;29(18):2276–2315

19 Intensivmedizinische Diagnostik und Überwachung

Stefan Schwab

19.1 Blutdruck und Herzrhythmus

Die engmaschige Überwachung des **Blutdrucks** gehört zu den Basismaßnahmen in der Schlaganfallversorgung. 70% der Patienten weisen in der Akutphase erhöhte Blutdruckwerte auf, die mitunter einen Bedarfsblutdruck bei kritischer Minderperfusion einzelner Gehirnareale darstellen (Leonardi-Bee et al. 2002). Die anfänglich hypertensiven Werte bilden sich häufig spontan innerhalb der ersten Woche zurück. Zur Überwachung steht sowohl die intermittierende nicht invasive **Methode nach Riva-Rocci** als auch die **arterielle invasive Blutdruckmessung** zur Verfügung. Ein invasives Monitoring ist bei Patienten mit instabilen Werten und dem Bedarf für ein aggressives Management und für Patienten obligat, die intubiert und beatmet werden.

Kardiale Arrhythmien, insbesondere Vorhofflimmern, sind bei Schlaganfällen häufig zu beobachten (Bamford et al. 1990, Broderick et al. 1992). Zum einen können sie Zeichen einer akuten kardialen Schädigung sein. Zum anderen können sie Ursache oder Folge eines Schlaganfalls sein (Broderick et al. 1992). Gerade bei Läsionen im Bereich der Inselrinde werden kardiale Komplikationen vermehrt beobachtet (Tatschl et al. 2006). Dem Monitoring des Herzrhythmus kommt daher in der Akutphase eine wichtige Rolle zu. Intermittierendes Vorhofflimmern sollte durch ein Langzeit-EKG gezielt gesucht werden (Kap. 18).

19.2 Atmung und Schluckfunktion

Eine adäquate Oxygenierung des Bluts ist im Rahmen der Akutversorgung unbedingt anzustreben (Guidelines 2008). Dabei ist neben der Pulsoxymetrie insbesondere auch auf durch die neurologische Schädigung bedingte Atemstörungen zu achten. Gerade bei Läsionen im Hirnstammbereich kommt es nicht selten zu **zentral bedingten Atmungsstörungen** (Kap. 10). Dies kann zudem bei großen supratentoriellen Läsionen vorkommen und dann auch Zeichen eines erhöhten intrakraniellen Drucks mit beginnenden Einklemmungszeichen sein. Bei diesen Patientengruppen sollten unbedingt ein stringentes Monitoring und ggf. eine frühzeitige Intubation erfolgen.

Bis zu 50% der Patienten mit hemiplegischem Schlaganfall zeigen in der Akutphase eine **Schluckstörung** (Martino et al. 2005). Daher muss im Rahmen der Akutversorgung bereits frühzeitig eine Evaluation der Schluckfunktion und der Schutzreflexe erfolgen, um Komplikationen wie Aspirationspneumonien zu verhindern (Kap. 42).

19.3 Blutzucker und Körpertemperatur

Erhöhte Glukosewerte werden in der Schlaganfallakutphase häufig beobachtet, auch wenn sonst kein Diabetes mellitus vorliegt (Kiers et al. 1992, van Kooten et al. 1993). Dies kann Teil einer Reaktion des Körpers sein, wohl im Sinne einer **endokrinen Dysregulation**. Da das Vorliegen eines Diabetes mellitus wie auch die akute Hyperglykämie die Schlaganfallprognose verschlechtert, sind eine konsequente Diagnostik und eine stringente Therapie von großer Bedeutung (Kap. 6) (Guidelines 2008).

Als homöothermes Lebewesen reguliert der Mensch seine Körpertemperatur innerhalb bestimmter Grenzen unabhängig von der Umgebungstemperatur. Mit so genannten **Thermorezeptoren**, die einerseits in der Körperperipherie und andererseits im Hypothalamus lokalisiert sind, wird die aktuelle Körpertemperatur bestimmt und dieser Istwert an den **zentralen Regelkreis** im Hypothalamus übertragen. Dieser veranlasst Korrekturprozesse der Wärmeproduktion oder Wärmeabgabe. Auswirkungen der Korrekturmechanismen werden wiederum registriert und an den Regler zurückgemeldet.

Kleinere Abweichungen von der Solltemperatur werden durch Verhaltensänderungen, wie körperliche Bewegung oder Wahl der Umgebung und Bekleidung ausgeglichen. Größere Sollwertabweichungen nach oben führen zur **Schweißproduktion**, nach unten zum **Muskelzittern** („Shivering"). Muskelzittern erhöht den Stoffwechsel der Muskulatur und führt zur Temperaturerhöhung. Das Wissen um diese Regelmechanismen ist wesentlich für die Anwendung bestimmter Kühltechniken und deren Nebenwirkungen (Polderman 2004). In der klinischen Routine wird bei akuten Schlaganfallpatienten die Normothermie angestrebt, d. h. eine Körperkerntemperatur zwischen 36,5 und 37,5 °C (Schwarz et al. 2008). Temperaturerhöhungen werden mit gewöhnlichen Temperaturmessmethoden (z. B. aurikulär) erfasst sowie bei intensivpflichtigen und beatmeten Patienten mit Temperatursonden in transurethralen Dauerkathetern (Georgiadis et al. 2001).

19.4 Hirndruck

Pathophysiologie des Hirndrucks

Der intrakranielle Raum besteht aus 3 Kompartimenten:

- Hirngewebe (ca. 85 %),
- Liquor (5–15 %, je nach Alter/beeinflusst durch Hirnatrophie) und
- Blut (etwa 5 %; 3 % bei Vasokonstriktion, bis 11 % bei maximaler Vasodilatation).

Eine Volumenzunahme eines oder mehrerer dieser Kompartimente kann unter Umständen zunächst kompensiert werden durch eine Umverteilung der unterschiedlichen Kompartimente. Zunächst werden venöse Reserveräume aufgebraucht, anschließend kommt es zur Gewebeverlagerung in die Liquorräume. Nach Erschöpfung dieses Kompensationsmechanismus kommt es zu einem **exponenziellen Anstieg des intrakraniellen Drucks** (ICP) (Juttler et al. 2007).

Der CP wird von den meisten Autoren als hydrostatisch gemessener intraventrikulärer Druck verstanden, der auf die Höhe des Foramen Monroi als Bezugsniveau kalibriert wird. Physikalisch üblich wird Druck als Quotient aus Kraft und Fläche in N/m^2 = Pascal [Pa] angegeben (1 kPa = 7,501 mmHg). Da sich die SI-Klassifikation in der Medizin diesbezüglich nicht durchsetzen konnte, wird der intrakranielle Druck als Differenz zum atmosphärischen Druck in der historischen Einheit mmHg angegeben (1 mmHg = 0,133 kPa) (Birch et al. 2006).

Der physiologische intrakranielle Druck ist in erster Linie abhängig von der Körperlage, ferner von der Aktivität, der Schlaf-/Wachphase (Wach, REM, non-REM) und situativ von Husten, Erbrechen und Bauchpresse. Im Liegen beträgt der intrakranielle Druck normalerweise 10±5 mmHg, im Stehen -5±5 mmHg. Die normale ICP-Welle ist 5-gipfelig, die Wellen p_1 bis p_3 werden arteriell, die Wellen p_4 und p_5 venös induziert. Die ICP-Welle ist durch eine Atemkurve überlagert. Die Amplitude beträgt normal 2–4 mmHg, bei hohem intrakraniellem Druck 10–20 mmHg (Schwab et al. 2008).

Anstiege des intrakraniellen Drucks sind potenziell **gefährlich**, da sie zu einer **Minderung der Hirndurchblutung** führen können. Daher muss bei Patienten, die durch Anstiege des intrakraniellen Drucks gefährdet sind, der intrakranielle Druck überwacht werden. Dieses gilt in besonderem Maße für bewusstlose Patienten, die klinisch-neurologisch nur schwer zu beurteilen sind.

Die **Behandlung des erhöhten intrakraniellen Drucks** knüpft sich an bestimmte Voraussetzungen. Hierzu zählen:

- klinische Zeichen der beginnenden Einklemmung, zu denen einseitige oder beidseitige Okulomotoriusparesen, Extremitätenparesen und/ oder Pyramidenbahnzeichen zählen,
- eine zuverlässige Messung des intrakraniellen Drucks und
- das Erfassen computertomografischer Hinweise eines erhöhten intrakraniellen Drucks, wie verstrichene Sulci oder nicht nachweisbare basale Zisternen.

> **Merke**
> Zu beachten ist, dass die neuroradiologische Diagnostik keine Abschätzung absoluter Hirndruckwerte gestattet (Cremer et al. 2005).

Intrakranielle Druckwerte zwischen 15 und 20 mmHg werden bereits als pathologisch angesehen, bei Werten >20 mmHg sollten Maßnahmen zur Senkung des intrakraniellen Drucks eingeleitet werden. Heute gilt nicht der isolierte intrakranielle Druck, sondern der **zerebrale Perfusionsdruck** (CPP) als maßgebliche Größe für die Blutversorgung des Gehirns und damit als Monitor- und Therapieparameter (Rosner et al. 1995). Der CPP wird als Differenz aus dem mittleren arteriellen Druck und dem intrakraniellen Druck errechnet und sollte mindestens 70 mmHg betragen. Bei Gefäßstenosen und Gefäßspasmen nach Subarachnoidalblutung (SAB) sind rechnerische CPP-Werte irreführend, und die reale lokale Hirnperfusion ist schlechter als die errechnete (Czosnyka u. Pickard 2004). Auch muss die individuelle Adaptation bzw. Autoregulation, die normalerweise die Durchblutung im zerebralen Kapillarbett in einem weiten Bereich (mittlerer arterieller Druck 50–150 mmHg) annähernd konstant hält, beachtet werden: Bei Hypertonikern ist die **Autoregulationskennlinie des zerebralen Blutflusses** (Abb. 19.**1**) nach rechts zu höheren Drücken verschoben, sodass ansonsten normale errechnete CPP-Werte zur Ischämie führen können. Des Weiteren kann die Autoregulation beim geschädigten Gehirn (z. B. ischämischer Infarkt) oder durch Medikamente (z. B. Inhalationsnarkotika, Nitropräparate) aufgehoben sein (Eames et al. 2002), was in der Kompromittierung des Blutflusses resultiert.

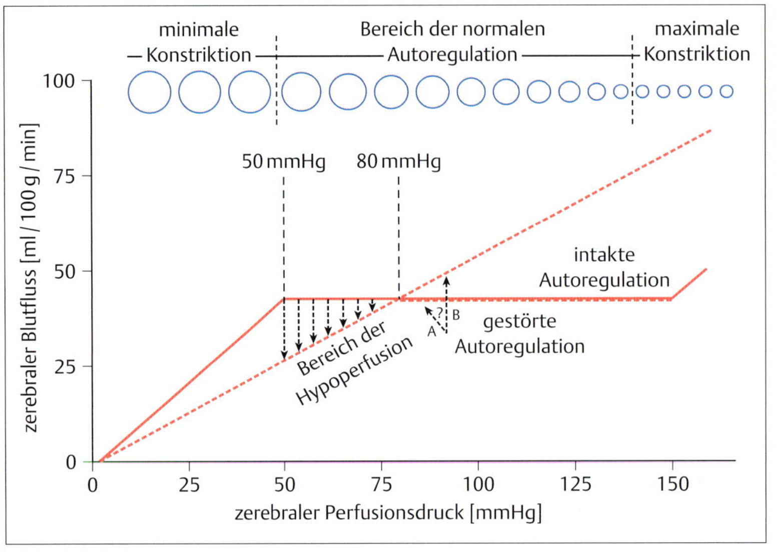

Abb. 19.**1** Zerebrale Autoregulation. Zusammenhang zwischen zerebralem Perfusionsdruck (CPP) und regionalem Hirnblutfluss. Im gesunden Gehirn bleibt der zerebrale Blutfluss über einen weiten Bereich hinweg stabil. Unter pathologischen Bedingungen, etwa nach langjähriger arterieller Hypertonie, kann die Autoregulationskennlinie nach rechts verschoben sein (gestrichelte Linie), wodurch es bei ansonsten normalen CPP-Werten bereits zu einer zerebralen Minderperfusion kommen kann.

Merke
Die entscheidende Größe zur Abschätzung des zerebralen Blutflusses ist der zerebrale Perfusionsdruck (CPP), der aus der Differenz des mittleren arteriellen Drucks und des intrakraniellen Drucks berechnet wird. Das Konzept des CPP setzt eine intakte zerebrale Autoregulation voraus, die bei intensivpflichtigen Patienten in der Neurologie oft gestört ist.

Indikation und Methoden der intrazerebralen Druckmessung

Die Messung des intrakraniellen Drucks und zerebralen Perfusionsdrucks dient der vorbeugenden Erkennung kritischer Situationen, der Therapieevaluation, dem Vermeiden von kostspieligen und riskanten CT-Transporten sowie der Entscheidungsfindung für Operationen (z. B. Drainage, Shunt). Sie ist bei raumfordernden Infarkten, Blutungen und anderen neurologischen Erkrankungen immer dann indiziert, wenn der vermeintliche Nutzen die Risiken übersteigt.

Zu Indikation und Nutzen eines invasiven Hirndruckmonitorings beim ischämischen oder hämorrhagischen Schlaganfall gibt es jedoch keine Evidenz aus großen randomisierten Studien (Bardutzky u. Schwab 2007, Schwab et al. 1996). Für die Messung des intrakraniellen Drucks ist die operative Anlage einer Hirndrucksonde notwendig. Die wesentlichen Nachteile einer invasiven Messung des intrakraniellen Drucks sind das **periprozedurale Operations- und Infektionsrisiko**. Prinzipiell stehen verschiedene Messsonden zur Verfügung. Je nach Messort werden **epidurale**, **subdurale**, **subarachnoidale**, **intraparenchymatöse** und **intraventrikuläre Sonden** unterschieden. Jede dieser Sonden hat Vor- und Nachteile, als genaueste Messmethode hat sich die Parenchymsonde erwiesen (Bardutzky u. Schwab 2007).

Merke
Die Indikationsstellung zur intrazerebralen Druckmessung erfordert eine sorgfältige Abwägung des Nutzens und Risikos. Der Nutzen liegt in der vorzeitigen Erkennung kritischer Situationen, der Therapieevaluation, dem Vermeiden kostspieliger und riskanter CT-Transporte und der Entscheidungsfindung für Operationen. Die wesentlichen Risiken sind das allgemeine Operations- und Infektionsrisiko.

Intraventrikuläre Druckmessung. Die Messung des intrakraniellen Drucks im Ventrikelsystem entspricht der ursprünglichsten Form der Druckmessung und wird auch heute noch als „Goldstandard" angesehen (Schwab et al. 1996, Steiner u. Andrews 2006). Mittels eines in das Vorderhorn des vorzugsweise nicht dominanten Seitenventrikels eingebrachten Ventrikelkatheters wird der intraventrikuläre Druck über eine hydrostatische Säule an einen extrakraniellen Druckaufnehmer (Transducer) fortgeleitet. Der Transducer sollte in Höhe des gewählten Bezugniveaus positioniert werden. Entsprechend seiner Projektion auf die laterale Schädelaußenseite wäre für das Foramen Monroi als Bezugsniveau der Druckaufnehmer näherungsweise 2 cm ventral und 4 cm kranial des äußeren Gehörgangs zu positionieren. Das Foramen Monroi eignet sich als Bezugspunkt in der klinischen Praxis eher weniger, da es nicht auf leicht zu identifizierende anatomische Strukturen an der lateralen Kopfaußenseite projiziert. Zur Sicherstellung einer akuraten Höhenjustage ist die Wahl des Meatus acusticus externus oder des Tragus besser geeignet (Czosnyka u. Pickard 2004).

Ein Vorteil der intraventrikulären Messung des intrakraniellen Drucks ist die **Möglichkeit der therapeutischen Liquordrainage** sowie die **Evaluation von intraventrikulärem Blut**. Insgesamt ist die einfache ventrikuläre Druckmessung recht kostengünstig. Nachteile dieser Methode sind **Risiken der Punktion** (v. a. Blutungen), eine steigende **Infektionsgefahr** mit Dauer der Anwendung sowie **fehlerhafte Messungen** und Artefaktanfälligkeit durch Fehllage, Abknicken oder Verstopfen des Ventrikelkatheters (Huttner et al. 2008, Holloway et al. 1996).

Intraparenchymatöse Druckmessung. Die intraparenchymatöse Druckmessung erfreut sich aufgrund der einfachen Implantation und Handhabung zunehmender Beliebtheit. Typischerweise wird die ICP-Sonde über eine frontale Bohrlochtrepanation 2–3 cm in das Hirnparenchym vorgeschoben. Im Vergleich zur intraventrikulären Druckmessung mittels Ventrikelkathetern ist die Infektionsgefahr geringer. Jedoch sind die Messsysteme in der Regel deutlich teurer. Insgesamt stellt die intraparenchymatöse Druckmessung eine **einfach zu handhabende** und bei richtiger Anwendung **verlässliche Form der Messung** dar (Schwab et al. 2008).

Epidurale Druckmessung. Bei der epiduralen Druckmessung wird ein Druckaufnehmer über eine Bohrlochtrepanation auf der zuvor freigelegten Dura mater platziert. Trotz **geringem Infektions- und Blutungsrisiko** findet diese Methode kaum noch Verwendung. Hauptgrund hierfür ist die **schwierigere Implantationstechnik** und dadurch bedingte häufige **Fehlmessungen**. Voraussetzung für korrekte Messungen ist eine ausreichende Ablösung der Dura, um eine spannungsfreie epidurale Einlage der Sonden zu gewährleisten. Messstörungen können durch Unebenheiten der Dura sowie Duragefäße auftreten (Schwab et al. 2008).

19.5 Ernährung und Flüssigkeit

Pathophysiologie

Der Einfluss des Ernährungszustandes eines kritisch kranken Patienten auf die klinische Erholung ist unumstritten. Man kann davon ausgehen, dass auch beim akuten Schlaganfallpatienten die Ernährung die Prognose entscheidend beeinflussen kann. Somit hat sich die Bedeutung der Ernährung intensivpflichtiger Patienten in den letzten Jahren zunehmend geändert, von der reinen Substitution von Nährstoffen hin zur Ernährungstherapie. Hieraus ergeben sich weitere Anforderungen an den Intensivmediziner, insbesondere die Kenntnis der durch die verschiedenen internistischen, neurologischen und neurochirurgischen Traumata ausgelösten Veränderungen des Stoffwechsels sowie der Auswirkungen auf (neuro)-endokrine, metabolische und immunologische Prozesse.

Ernährungsstatus. Der Begriff **Unterernährung** beschreibt einen verringerten Energiespeicher, der primär durch die Fettmasse definiert ist. Der Terminus **Mangelernährung** wird für einen krankheitsassoziierten Gewichtsverlust, eine Verringerung des Körpereiweißbestandes oder für einen spezifischen Nährstoffmangel verwendet. Abhängig von Definition und Patientenselektion variiert die Häufigkeit einer Mangelernährung bei Patienten mit akutem Schlaganfall zwischen 10 und 30%, bei hospitalisierten internistischen oder chirurgischen Patienten sogar zwischen 20 und 60%. Bei einem Großteil der Patienten verschlechtert sich zudem der Ernährungszustand im weiteren Verlauf. Die Erfassung des Ernährungszustandes ist Bestandteil jeder ärztlichen Untersuchung. Neben der speziellen Ernährungsanamnese sind spezielle Untersuchungen notwendig, um zumindest orientierend den Ernährungsstatus des Patienten zu bestimmen.

Für die Beurteilung ist die Erhebung folgender Parameter möglich:

- Body Mass Index (Quotient aus Körpergewicht und Quadrat der Körpergröße)
- Trizepshautfalte (Maß für subkutanes Fettgewebe)
- Oberarmumfang (Maß für Muskelmasse)
- Ernährungsabhängige Proteine im Blut (Albumin, Transferrin)

Mithilfe der **Stickstoffbilanz** lässt sich überprüfen, ob ausreichend Proteine zugeführt werden. Die Bilanz ergibt sich aus der Differenz zwischen dem zugeführten und ausgeschiedenen Stickstoff, wobei sich die Stickstoffaufnahme und -ausscheidung wie folgt berechnen (6,25 g Proteine enthalten etwa 1 g Stickstoff):
Stickstoffaufnahme in g/Tag:

$$\frac{\text{Protein-/Aminosäurezufuhr (g/Tag)}}{6{,}25}$$

Stickstoffausscheidung in g/Tag:
Harnstoff im Urin (mmol/Tag) × 0,028 g/mmol + 4 g/Tag

Indikation und Überwachung der künstlichen Ernährung

Indikation zur künstlichen Ernährung. Für alle nicht chirurgischen Intensivpatienten, die sich erwartungsgemäß **innerhalb von 3 Tagen nicht vollständig mit normaler Kost** ernähren können, wird eine künstliche Ernährung empfohlen, unabhängig vom Ausgangsernährungsstatus. Hierbei ist bei Patienten mit funktionsfähigem Gastrointestinaltrakt eine frühe (< 24h) enterale Verabreichung einer parenteralen Ernährung vorzuziehen (Kreymann et al. 2006). Die Feed or ordinary diet (FOOD)-

Studie zeigte bei 859 Schlaganfallpatienten mit Dysphagie, dass eine frühe Sondenernährung (innerhalb von 7 Tagen) die Sterblichkeit um 5,5% reduzierte im Vergleich zu Patienten, die keine künstliche Ernährung erhielten (p=0,09) (Dennis et al. 2005). Trotz Nichterreichens des Signifikanzniveaus und einiger methodischer Einschränkungen dieser bis jetzt größten Studie zu dieser Fragestellung wird von den meisten Experten eine frühe (zumindest innerhalb von 3 Tagen) enterale Ernährung auch bei dysphagischen, nicht intensivpflichtigen Schlaganfallpatienten mit einer voraussichtlich länger als 7 Tage anhaltenden Dysphagie empfohlen (Leitlinien 2007). **Kontraindikationen** jeglicher künstlicher Ernährung sind:

- ein schwerer Schockzustand,
- eine Hypoxie mit einem pO_2 <50mmHg oder
- eine Azidose mit einem pH <7,2.

Überwachung der Infusions- und Ernährungstherapie. Jede exogene Substrat- und Flüssigkeitsapplikation entfaltet Wechselwirkungen mit dem Reaktionsmilieu (v.a. dem Blut), dem Gasaustausch, dem Kreislauf und Stoffwechsel. Ebenso wie bei anderen Therapieformen muss daher auch eine Ernährungs- und Infusionstherapie überwacht und im Hinblick auf ihre Effizienz überprüft werden. Neben der täglichen klinischen Überwachung (Beurteilung von Abdomen, Urinausscheidung, Peristaltik, Meteorismus, Reflux, etc.) umfassen die biophysikalischen und biochemischen Kontrollgrößen folgende Bereiche:

- pulmonaler Gasaustausch und Herzkreislauf,
- Wasser-/Elektrolyt- und Säure-Basen-Status,
- Leber- und Nierenfunktion, ggf. Pankreas- und Darmfunktion,
- Kohlenhydratstoffwechsel: Glukosekonzentration im Plasma (2- bis 4-stündlich),
- Fettstoffwechsel: Triglyzeridkonzentrationen (unter laufender Infusion, initial täglich) und
- Proteinstoffwechsel: Harnstoff (täglich), Stickstoffbilanz (s.o.).

19.6 Infektionen

Pathophysiologie

Die intensivmedizinische Überwachung und Diagnostik von Infektionen beinhaltet:

1. die Beurteilung der Klinik anhand des intensivmedizinischen Monitorings,
2. die Untersuchung laborchemischer Marker inflammatorischer Reaktionen auf Infektionen und
3. die Suche nach Erregern bzw. dem infektiösen Fokus.

Die bedrohliche systemische Manifestation einer mikrobiellen Infektion wird als **Sepsis** bezeichnet. Diese äußert sich klinisch mit Fieber, Tachykardie, Tachypnoe bis zum schweren septischen Schock mit Hypotension. Diese Symptomkombination wird zusammen mit begleitenden Blutbildveränderungen (Leukozytose, Granulozytose) als **„systemic inflammatory response syndrome“** (SIRS) bezeichnet. Zur formalen Definition einer Sepsis bedarf es außer der genannten klinischen Symptomatik (im Sinne eines SIRS) zusätzlich mindestens einer **Organdysfunktion** und eines ursächlichen **Erregernachweises** (Cohen et al. 2004). Das SIRS entsteht infolge der Freisetzung proinflammatorischer Faktoren aus Makrophagen, Neutrophilen und Endothel im Rahmen der unspezifischen angeborenen Immunantwort (Cavallion et al. 2005, Cohen 2002).

Angesichts der Schwere dieses Krankheitsbildes ist der frühe Nachweis einer Infektion durch Messung von Infektionsmarkern noch vor der Entwicklung einer Sepsis von besonderer Therapierelevanz. Das **C-reaktive Protein** (CRP) stellt einen wichtigen und sehr empfindlichen, wenngleich auch wenig spezifischen Verlaufs- und Prognoseparameter für eine Infektion oder Sepsis bei Intensivpatienten dar (Povoa et al. 2006, Suprin et al. 2000). CRP ist ein Akute-Phase-Protein, das in der Leber gebildet und nach Interleukin-6-Stimulation freigesetzt wird (Povoa et al. 2006). Die Bestimmung von CRP ist ein Bestandteil des Routinelabors auf der Intensivstation. Andere Akute-Phase-Proteine, wie die **Phospholipase A2** oder der **Komplementfaktor C3a**, Entzündungsmediatoren wie **Interleukin-6 und-8** und das Makrophagenprodukt **Procalcitonin** (PCT) werden als präzisere Parameter mit schnellerer Dynamik immer häufiger im Infektionsmonitoring angewandt (Groeneveld et al. 2001, Peters et al. 2006). PCT wird zunehmend Teil der Routinediagnostik als empfindlicher und hochspezifischer Marker für bakterielle Infektionen, der dem CRP überlegen ist, insbesondere in der frühen Erkennung solcher Infektionen (Peters et al. 2006, Uzzan et al. 2006).

Indikation und Überwachung der antimikrobiellen Therapie

Der Nachweis eines Keims durch Färbung und Kultur in primär sterilen Medien bei bestehendem klinischem Verdacht auf eine Infektion ist der mikrobiologische Beweis einer Sepsis. Bei initial unbekanntem Fokus stellt die Abnahme von **Blutkulturen** die wichtigste Methode zur Identifizierung des Erregers dar. Die Ergiebigkeit der Blutkulturen hängt zum beträchtlichen Teil von der korrekten Art der Abnahme ab (Shafazand und Weinacker, 2002). Blutkulturen sollten möglichst **vor der Gabe eines Antibiotikums** abgenommen werden. Die Abnahme von mehreren (2–3) Blutkulturenpaaren von verschiedenen Punktionsstellen erhöht die Wahrscheinlichkeit des Erregernachweises. Blutkulturen können bei bis zu 30% der Sepsis-Patienten negativ sein. Solche Patienten scheinen eine etwas geringere Letalität aufzuweisen als Patienten, bei denen eine Bakteriämie nachgewiesen werden kann (Bossinck et al. 1999, Alberti et al. 2002). Trotzdem kann auch hier der Übergang zum **septischen Schock** eine schlechtere Prognose bedingen.

Die **Suche nach dem infektiösen Fokus** stellt ebenfalls einen wichtigen Teil der Diagnostik einer Infektion auf der Intensivstation dar. Sollten Thoraxröntgen, ggf. Bronchoskopie und Abnahme von Trachealsekret, Abdomenultraschall, Wundsekrete, Urin- und ggf. Stuhlproben je nach im Vordergrund stehender Klinik nicht ergiebig sein, ist der Wechsel intravasaler Katheter zu erwägen. Unter Umständen gelingt die Fokuslokalisation nur durch wiederholte und forcierte Diagnostik, wie CT, MRT, Echokardiografie. Bei klinischem Verdacht auf eine Meningitis sind eine laborchemische und zytologische **Liquoruntersuchung** und die Abnahme von Liquorproben zur bakteriologischen und virologischen Diagnostik sinnvoll.

Fazit

Intensivmedizinische Diagnostik und Überwachung repräsentiert in der vaskulären Neurologie eine Disziplin, die oftmals weniger auf die Erfassung krankheitskausaler Prozesse abzielt, sondern durch das Erkennen vegetativer, metabolischer und nutritiver Störungen sowie lokaler und systemischer Infektionen Voraussetzungen für die erfolgreiche Erholung des Patienten schaffen kann. Vor dem Hintergrund der Akuität intensivneurologischer Erkrankungen sollten pathologische Befunde rasch wahrgenommen und korrigiert werden.

Literatur

Alberti C, Brun-Buisson C, Burchardi H, et al. Epidemiology of sepsis and infection in icu patients from an international multicentre cohort study. Intensive Care Med 2002;28:108–121

Alvarez-Sabin J, Molina CA, Ribo M, et al. Impact of admission hyperglycemia on stroke outcome after thrombolysis: Risk stratification in relation to time to reperfusion. Stroke 2004;35:2493–2498

Bamford J, Dennis M, Sandercock P, Burn J, Warlow C. The frequency, causes and timing of death within 30 days of a first stroke: The oxfordshire community stroke project. J Neurol Neurosurg Psychiatry 1990;53:824–829

Bardutzky J, Schwab S. Antiedema therapy in ischemic stroke. Stroke 2007;38:3084-3094

Birch AA, Eynon CA, Schley D. Erroneous intracranial pressure measurements from simultaneous pressure monitoring and ventricular drainage catheters. Neurocrit Care 2006;5:51–54

Bossink AW, Groeneveld AB, Hack CE, Thijs LG. The clinical host response to microbial infection in medical patients with fever. Chest 1999;116:380–390

Broderick JP, Phillips SJ, O'Fallon WM, Frye RL, Whisnant JP. Relationship of cardiac disease to stroke occurrence, recurrence, and mortality. Stroke 1992;23:1250–1256

Cavaillon JM, Adrie C, Fitting C, Adib-Conquy M. Reprogramming of circulatory cells in sepsis and sirs. J Endotoxin Res 2005;11:311–320

Cohen J, Brun-Buisson C, Torres A, Jorgensen J. Diagnosis of infection in sepsis: An evidence-based review. Crit Care Med 2004;32:S466–494

Cohen J. The immunopathogenesis of sepsis. Nature 2002;420:885–891

Cremer OL, van Dijk GW, van Wensen E, et al. Effect of intracranial pressure monitoring and targeted intensive care on functional outcome after severe head injury. Crit Care Med 2005;33:2207–2213

Czosnyka M, Pickard JD. Monitoring and interpretation of intracranial pressure. J Neurol Neurosurg Psychiatry 2004;75:813–821

Dennis MS, Lewis SC, Warlow C. Effect of timing and method of enteral tube feeding for dysphagic stroke patients (food): A multicentre randomised controlled trial. Lancet 2005;365:764–772

Eames PJ, Blake MJ, Dawson SL, Panerai RB, Potter JF. Dynamic cerebral autoregulation and beat to beat blood pressure control are impaired in acute ischaemic stroke. J Neurol Neurosurg Psychiatry 2002;72:467–472

Guidelines for management of ischaemic stroke and transient ischaemic attack 2008. Cerebrovasc Dis 2008;25:457–507

Georgiadis D, Schwarz S, Kollmar R, Schwab S. Endovascular cooling for moderate hypothermia in patients with acute stroke: First results of a novel approach. Stroke 2001;32:2550–2553

Groeneveld AB, Bossink AW, van Mierlo GJ, Hack CE. Circulating inflammatory mediators in patients with fever: Predicting bloodstream infection. Clin Diagn Lab Immunol 2001;8:1189–1195

Juttler E, Schellinger PD, Aschoff A, Zweckberger K, Unterberg A, Hacke W. Clinical review: Therapy for refractory intracranial hypertension in ischaemic stroke. Crit Care 2007;11:231

Holloway KL, Barnes T, Choi S, et al. Ventriculostomy infections: The effect of monitoring duration and catheter exchange in 584 patients. J Neurosurg 1996;85:419–424

Huttner HB, Staykov D, Bardutzky J, et al. Treatment of intraventricular hemorrhage and hydrocephalus. Nervenarzt 2008;79:1369-1370, 1372–1364, 1376

Kiers L, Davis SM, Larkins R, et al. Stroke topography and outcome in relation to hyperglycaemia and diabetes. J Neurol Neurosurg Psychiatry 1992;55:263–270

Kreymann KG, Berger MM, Deutz NE, et al. Espen guidelines on enteral nutrition: Intensive care. Clin Nutr 2006;25:210–223

Leitlinien der Deutschen Gesellschaft für Ernährungsmedizin, der Deutschen Gesellschaft für Geriatrie und der Deutschen Gesellschaft für Neurologie. Enterale Ernährung bei Patienten mit Schlaganfall. 2007

Leonardi-Bee J, Bath PM, Phillips SJ, Sandercock PA. Blood pressure and clinical outcomes in the international stroke trial. Stroke 2002;33:1315–1320

Martino R, Foley N, Bhogal S, Diamant N, Speechley M, Teasell R. Dysphagia after stroke: Incidence, diagnosis, and pulmonary complications. Stroke 2005;36:2756–2763

Peters RP, Twisk JW, van Agtmael MA, Groeneveld AB. The role of procalcitonin in a decision tree for prediction of bloodstream infection in febrile patients. Clin Microbiol Infect 2006;12:1207–1213

Polderman KH. Application of therapeutic hypothermia in the icu: Opportunities and pitfalls of a promising treatment modality. Part 1: Indications and evidence. Intensive Care Med 2004;30:556–575

Polderman KH. Application of therapeutic hypothermia in the intensive care unit. Opportunities and pitfalls of a promising treatment modality--part 2: Practical aspects and side effects. Intensive Care Med 2004;30:757-769

Povoa P, Coelho L, Almeida E, Fernandes A, Mealha R, Moreira P, Sabino H. Early identification of intensive care unit-acquired infections with daily monitoring of c-reactive protein: A prospective observational study. Crit Care 2006;10:R63

Ribo M, Molina CA, Delgado P, et al. Hyperglycemia during ischemia rapidly accelerates brain damage in stroke patients treated with tpa. J Cereb Blood Flow Metab 2007;27:1616–1622

Ribo M, Molina C, Montaner J, et al. Acute hyperglycemia state is associated with lower tpa-induced recanalization rates in stroke patients. Stroke 2005;36:1705–1709

Rosner MJ, Rosner SD, Johnson AH. Cerebral perfusion pressure: Management protocol and clinical results. J Neurosurg 1995;83:949–962

Schwab S, Aschoff A, Spranger M, Albert F, Hacke W. The value of intracranial pressure monitoring in acute hemispheric stroke. Neurology 1996;47:393–398

Schwab S, Schellinger PD, Werner C, Unterberg A, Hacke W. Neurointensiv. Heidelberg: Springer Medizin Verlag; 2008

Schwarz S, Al-Shajlawi F, Sick C, Meairs S, Hennerici MG. Effects of prophylactic antibiotic therapy with mezlocillin plus sulbactam on the incidence and height of fever after severe acute ischemic stroke: The mannheim infection in stroke study (MISS). Stroke 2008;39:1220–1227

Shafazand S, Weinacker AB. Blood cultures in the critical care unit: Improving utilization and yield. Chest 2002;122:1727-1736

Steiner LA, Andrews PJ. Monitoring the injured brain: Icp and cbf. Br J Anaesth 2006;97:26–38

Suprin E, Camus C, Gacouin A, et al. Procalcitonin: A valuable indicator of infection in a medical icu? Intensive Care Med 2000;26:1232–1238

Tatschl C, Stollberger C, Matz K, et al. Insular involvement is associated with qt prolongation: Ecg abnormalities in patients with acute stroke. Cerebrovasc Dis 2006;21:47–53

Uzzan B, Cohen R, Nicolas P, Cucherat M, Perret GY. Procalcitonin as a diagnostic test for sepsis in critically ill adults and after surgery or trauma: A systematic review and meta-analysis. Crit Care Med 2006;34:1996–2003

van Kooten F, Hoogerbrugge N, Naarding P, Koudstaal PJ. Hyperglycemia in the acute phase of stroke is not caused by stress. Stroke 1993;24:1129–1132

III

IV Allgemeine Therapieprinzipien

20 Pharmakologische Therapien in der vaskulären Neurologie

Dirk M. Hermann

Die derzeit verfügbaren Arzneistoffe in der vaskulären Neurologie greifen v. a. am **Gefäß- und Gerinnungssystem** sowie an den **Thrombozyten** an. Diese Strukturen sind für oral und systemisch verabreichte Arzneistoffe gut zugänglich. Thrombolytika, Plättchenhemmer, neuartige Antikoagulanzien, Blutdrucksenker und Medikamente zur Herzrhythmuskontrolle haben wohl aus diesem Grund in den letzten Jahren gute Fortschritte erzielt.

Völlig anders stellt sich die Situation für Arzneistoffe mit Angriffspunkt am Hirnparenchym dar. Hier wurden in den letzten 2 Jahrzehnten große Anstrengungen unternommen, **neuroprotektive Therapien** zu entwickeln, die die Schadensentwicklung beim Schlaganfall und der Hirnblutung verringern. Leider waren diese Anstrengungen bisher erfolglos. In der Klinik gibt es bislang keine evidenzbasierten Therapien, die es beim Menschen erlauben, neuronalen Zelltod zu verhindern, sobald ein Schlaganfall eingetreten ist.

Vor dem Hintergrund, dass Anstrengungen in der Schlaganfallakutphase bislang keine Durchbrüche erzielt haben, erhofft man sich für die Zukunft gegenwärtig Fortschritte v. a. auf dem Gebiet der **restaurativen Therapien**, die darauf abzielen, neuronale Plastizität und die Remodellierung des Hirngewebes zu fördern. Ob diese Strategien erfolgreich in die Klinik umgesetzt werden können, werden klinische Studien in naher Zukunft zeigen müssen.

20.1 Rolle der Blut-Hirn-Schranke

Dass Durchbrüche in der Pharmakotherapie neurologischer Erkrankungen derart schwierig sind, hängt eng mit der **Blut-Hirn-Schranke** zusammen, die das Gehirn als besonders vulnerables Organ vor toxischen Einflüssen aus der Umgebung schützt (Begley 2004, Abbott et al. 2006). Die Blut-Hirn-Schranke wird von den Endothelzellen gebildet, die durch spezialisierte Zellverbindungen, so genannte „tight junctions", in Kontakt stehen (Begley 2004, Abbott et al. 2006). Die Blut-Hirn-Schranke ist nicht nur eine passive Diffusionsbarriere. Endothelzellen verfügen über aktive Transportmoleküle, die hirngängige Medikamente aus dem zentralen Nervensystem entfernen (Hermann u. Bassetti 2007). Das Vorhandensein effizienter Schutzmechanismen erklärt, weshalb sehr wenige Medikamente in der Lage sind, in das zentrale Nervensystem zu gelangen.

Bei vaskulären Erkrankungen kommt es zwar zu einer Störung der Blut-Hirn-Schranken-Integrität, wodurch Arzneistoffe verstärkt aus dem Blut in das Hirngewebe gelangen sollten. Diese Blut-Hirn-Schranken-Permeabilität tritt allerdings beim Schlaganfall erst relativ spät auf und ist somit für therapeutische Ansätze wenig hilfreich. Die erhöhte Gefäßpermeabilität macht das Gehirn allerdings in besonderem Maße anfällig für **zentralnervöse Nebenwirkungen** hydrophiler Arzneistoffe, die normalerweise schlecht in das Gehirn gelangen. Zentralnervöse Arzneistoff-Nebenwirkungen treten bei älteren Menschen insbesondere nach Einnahme von Blutdruckmitteln und Mitteln zur Rhythmuskontrolle gehäuft auf.

> **Merke**
> Die Blut-Hirn-Schranke stellt einen wichtigen Schutzmechanismus des Gehirns vor toxischen Einflüssen aus der Umgebung dar. Dies behindert in der Neurologie zugleich die Entwicklung wirksamer Pharmakotherapien mit Angriffspunkt im Hirnparenchym.

20.2 Pharmakokinetik und Pharmakodynamik bei älteren Menschen

Unerwünschte Arzneistoffwirkungen stellen ein erhebliches Versorgungsproblem bei älteren Menschen dar. 20 % aller ambulanten älteren Patienten weisen unerwünschte Wirkungen auf (Shi et al. 2008). Etwa 5–10 % aller Hospitalisierungen sind auf Arznei-Nebenwirkungen zurückzuführen (Shi et al. 2008). Unter den Substanzen, die in besonderer Weise zu Hospitalisierungen führen, sind zahlreiche Arzneistoffe, die in der vaskulären Neurologie zum Einsatz gelangen, nämlich Antikoagulanzien, Diuretika, Kalziumantagonisten, ACE-Hemmer und Digoxin (Shi et al. 2008). Die häufigen Nebenwirkungen verdeutlichen neben der kritischen Reflektion von Polypharmazie, die vermutlich einen erheblichen Teil des Problems dar-

IV

stellt, die Notwendigkeit, Besonderheiten der **Pharmakokinetik** und **Pharmakodynamik im Alter** zu beachten.

Untersuchungen in jüngster Zeit haben deutlich gemacht, dass sich die Resorption, Verteilung und Elimination pharmakologischer Substanzen bei älteren von jungen Menschen unterscheidet. Die **Resorption** oral aufgenommener Arzneistoffe bei älteren Patienten erfolgt etwas verzögert (Shi et al. 2008). Dies ist vermutlich auf die reduzierte Darmperistaltik, die verminderte Darmdurchblutung und geringere Absorptionsflächen im Darm zurückzuführen. Arzneistoffe fluten somit langsamer im Körper an.

Das **Verteilungsvolumen** von Arzneistoffen hingegen nimmt aufgrund der im Regelfall bestehenden Zunahme der Körpermasse zu, was für lipophile Substanzen zu niedrigeren, für hydrophile Substanzen angesichts des verhältnismäßig kleineren wässrigen Verteilungsraums zu höheren Plasmakonzentrationen führt (Shi et al. 2008). Für zahlreiche hydrophile Pharmaka, z. B. Digoxin, kann hieraus die Notwendigkeit einer Dosisreduktion resultieren.

Die **Plasmaeiweißbindung** wird durch das Alter wahrscheinlich nicht nennenswert beeinflusst (Shi et al. 2008). Allerdings kann es infolge von Hypoproteinämien in Zusammenhang mit anderen medizinischen Zuständen, z. B. Niereninsuffizienz, zu verminderter Plasmaeiweißbindung kommen, weshalb Arzneistoffe im Blut vermehrt in freier, d. h. ungebundener Form vorliegen. Hieraus kann eine Arzneiüberdosierung folgen, die unter Umständen klinisch symptomatisch wird.

Vermutlich als Konsequenz der Reduktion des Lebervolumens und der Leberdurchblutung verlangsamt sich im Alter der **hepatische Stoffwechsel** (Shi et al. 2008). Aus diesem Grund ist die Arzneistoff-Clearance vermindert, insbesondere im Rahmen von Cytochrom P450-abhängigen Phase-I-Stoffwechselprozessen. Dies kann Konsequenzen sowohl für die Aktivierung inaktiver Arzneiproformen wie auch für die Arzneistoff-Elimination haben.

Merke
Pharmakologische Therapien bei älteren Menschen weisen Besonderheiten auf, die auf Veränderungen der Arzneistoffresorption, des Verteilungsvolumens, der Plasmaeiweißbindung und hepatischen Metabolisierung zurückzuführen sind. Arzneistoff-Nebenwirkungen stellen ein erhebliches Versorgungsproblem dar. Sie sind der Grund für für 5–10 % aller Klinikeinweisungen.

20.3 Polypharmazie und Polypragmasie

Polypharmazie und **Polypragmasie** sind wichtige Gründe für das Auftreten unerwünschter Arzneistoffwirkungen in der Medizin. Vor dem Hintergrund der oftmals bestehenden Multimorbidität sind Menschen mit vaskulären Erkrankungen vorrangig von diesem Problem betroffen. Beim Einsatz multipler Arzneistoffe steigt die Rate unerwünschter Wirkungen keinesfalls linear, sondern exponenziell mit der Medikamentenzahl. Durch **Arzneistoff-Interaktionen** kommt es:

- zur wechselseitigen Verdrängung der Substanzen aus ihrer Plasmaeiweißbindung mit hieraus resultierendem Anstieg der Konzentration freier Arzneistoffe,
- zur wechselseitigen Beeinflussung der zentralnervösen Arzneistoff-Elimination über die Induktion und Inhibition von bluthirnschranken-ständigen Transportproteinen sowie
- zu wechselseitigen Veränderungen des Arzneistoff-Metabolismus über die Induktion oder Inhibition von hepatischen Zytochrom-P450-Oxidasen.

Der Vielfacheinsatz von Medikamenten – im Sinne einer symptomorientierten Polypragmasie – sollte daher bei Patienten mit vaskulären Erkrankungen kritisch evaluiert werden. Insbesondere Substanzen mit unscharf umrissener Indikation – Benzodiazepine, Neuroleptika und Schmerzmittel sind hierfür ein gutes Beispiel – sollten, wenn möglich und ärztlich vertretbar, weggelassen werden. Benzodiazepine, Neuroleptika und Schmerzmittel sind ein häufiger Grund für Stürze im Alter (Hegeman et al. 2009). Benzodiazepine beeinflussen aufgrund ihrer muskelrelaxierenden und sedierenden Wirkung zudem die Schlaganfallrehabilitation in ungünstiger Weise (Hermann und Bassetti, 2009). Neuroleptika erhöhen wahrscheinlich die kardiovaskuläre Mortalität (Ray et al. 2001).

Merke
Polypharmazie und Polypragmasie sind wichtige Gründe für Arzneistoff-Nebenwirkungen. Durch Arzneistoff-Interaktionen steigt das Nebenwirkungsrisiko exponenziell mit der Zahl der eingenommenen Medikamente.

Fazit
Aufgrund des besonderen Risikos von Arzneistoff-Nebenwirkungen sollten pharmakologische Therapien bei älteren Patienten, die aufgrund zahlreicher Vorerkrankungen multiple Medikamente einnehmen, besonders überlegt erfolgen. Substanzen ohne klar umrissene Indikation sollten weggelassen werden.

Literatur

Abbott NJ, Rönnbäck L, Hansson E. Astrocyte-endothelial interactions at the blood-brain barrier. Nat Rev Neurosci 2006;7:41–53

Aktories K, Förstermann U, Forth W. Allgemeine und spezielle Pharmakologie und Toxikologie. 9. Aufl. München: Urban und Fischer; 2005

Begley DJ. Delivery of therapeutic agents to the central nervous system: the problems and the possibilities. Pharmacol Ther 2004;104:29–45

Hegeman J, van den Bemt BJ, Duysens J, van Limbeek J. NSAIDs and the risk of accidental falls in the elderly: a systematic review. Drug Saf 2009;32(6):489–498

Hermann DM, Bassetti CL. Implications of ATP-binding cassette transporters for brain pharmacotherapies. Trends Pharmacol Sci 2007;28:128–134

Hermann DM, Bassetti CL. Sleep-related breathing and sleep-wake disturbances in ischemic stroke. Neurology 2009; 20;73:1313–1320

Ray WA, Meredith S, Thapa PB, Meador KG, Hall K, Murray KT. Antipsychotics and the risk of sudden cardiac death. Arch Gen Psychiatry 2001;58(12):1161–1167

Shi S, Möricke K, Klotz U. The clinical implications of ageing for rational drug therapy. Eur J Clin Pharmacol 2008; 64:183–199

21 Thrombolyse

Roland Veltkamp, Peter A. Ringleb, Werner Hacke

In den letzten Jahren ist die Evidenz für den Nutzen der medikamentösen Thrombolyse beim ischämischen Schlaganfall erheblich gewachsen. Meilensteine für die Erkenntnis, dass es möglich ist, die thrombolytische Therapie durch Erweitung des therapeutischen Zeitfensters einer erheblich größeren Patientenzahl zugänglich zu machen, stammten zunächst aus einer gepoolten Analyse der großen intravenösen Thrombolysestudien und den Ergebnissen des europaweiten Thrombolyseregisters SITS, die durch die kürzlich publizierte ECASS-3 Studie bestätigt wurden. Alle zusammen unterstreichen die **Wirksamkeit der intravenösen Thrombolyse** – der bislang einzigen zugelassenen medikamentösen Therapie des akuten ischämischen Schlaganfalls – in einem Zeitfenster bis 4,5 h nach Symptombeginn.

Im vorliegenden Kapitel werden zunächst die Ergebnisse der wichtigsten prospektiven Studien zur intravenösen Thrombolyse zusammengefasst. Da sich aus den aktuellen Zulassungsbestimmungen einige Beschränkungen ergeben, wird die aktuelle Datenlage für die Thrombolyse jenseits des 3 h-Zeitfensters mit Schwerpunkt auf die ECASS3-Studiendaten, bei älteren Patienten und beim „Aufwachschlaganfall" gesondert dargestellt. Der Stellenwert von bildgebenden Verfahren bei der erweiterten Indikationsstellung zur medikamentösen Thrombolyse und die Wirksamkeit intraarterieller, kombinierter intravenös-intraarterieller oder mechanischer Rekanalisationsverfahren in besonderen Situationen, wie dem Basilarisverschluss, dem Karotis-T-Verschluss und den proximalen Mediaokklusionen, wird erörtert. Schließlich werden Empfehlungen für die Umsetzung der Thrombolysetherapie in der Praxis gegeben.

21.1 Strategie der Thrombolyse

Der akute ischämische Schlaganfall ist die Folge eines Verschlusses einer hirnversorgenden Arterie. Durch den Gefäßverschluss kommt es unmittelbar zu einer Minderversorgung des nachgeschalteten Hirngewebes mit Sauerstoff und Glukose (Kap. 2). Innerhalb des blutflussgestörten Areals lassen sich in Abhängigkeit von der Schwere der Minderdurchblutung Regionen mit unterschiedlicher Schädigungsdynamik unterscheiden. Im Infarktkern kommt es bereits innerhalb von wenigen Minuten zum irreversiblen Zelltod. Das Gewebe in den hypoperfundierten Randarealen bleibt zunächst vital, stellt aber seine Funktion ein. Bei persistierender Blutflussstörung wird das Überleben dieses Risikogewebes durch sekundäre Schädigungskaskaden gefährdet.

Somit stellen Schwere und Dauer der Ischämie die beiden klassischen Eckpfeiler der Schlaganfallpathophysiologie dar (Hossmann 1996). Die **möglichst rasche Rekanalisation** der verschlossenen Hirnarterie ist daher **zentrales Therapieziel** des akuten ischämischen Schlaganfalls.

Trotz dieser Zusammenhänge und Wirksamkeitsnachweisen aus randomisierten Studien wurde der Nutzen der akuten Rekanalisationstherapie beim Schlaganfall lange infrage gestellt. Die Skepsis hinsichtlich der klinischen Wirksamkeit und Befürchtungen, den Patienten durch das erhöhte Blutungsrisiko potenziell zu schaden, haben die breite Anwendung der Thrombolyse in Deutschland und anderen westlichen Ländern auch nach der Zulassung erheblich behindert.

Prognostische Bedeutung der frühen Rekanalisation

Obgleich die Wiedereröffnung der verschlossenen Hirnarterie das offensichtliche Ziel der Thrombolyse ist, wurden in den **großen randomisierten Studien lediglich klinische Endpunkte** erfasst. Inwiefern die Thrombolyse tatsächlich die Rekanalisationsrate verbesserte und ob dies mit einem verbesserten Ausgang korrelierte, wurde dabei nicht untersucht. In einer Metaanalyse von 53 Studien, in denen bei insgesamt 2066 Patienten eine erneute invasive oder nicht invasive Gefäßdarstellung innerhalb von 24 h nach der ursprünglichen Bildgebung erfolgte, fand sich eine spontane Rekanalisationsrate von 24,1 % innerhalb der ersten 24 h (Rha u. Saver 2007). Die Rekanalisationsrate betrug 46,2 % nach intravenöser, 63,1 % nach intraarterieller und 83,6 % nach mechanischer Thrombolyse. Bei den 998 Patienten, für die sowohl die Rekanalisationsrate als auch klinische Verlaufsvariablen dokumentiert waren, wurde eine gute klinische Erholung bei 58,1 % der rekanalisierten Patienten verglichen mit 24,8 % der nicht rekanalisierten Patienten beobachtet. Während nur 12,1 % der erfolgreich rekanalisierten Patienten verstarben, betrug die Mortalität 41,6% bei den Patienten, bei denen das betroffene Gefäß verschlossen blieb.

Merke
Die erfolgreiche Rekanalisation innerhalb der ersten 6 h erhöht die Wahrscheinlichkeit eines guten klinischen Ausgangs auf das 4- bis 5-Fache.

Studien und Register zur intravenösen Thrombolyse

Auch nach mehreren Jahrzehnten intensiver klinischer Forschung ist die intravenöse Thrombolyse mit rekombinantem tissue-Plasminogenaktivator (t-PA) weiterhin die einzige zugelassene medikamentöse Therapie des akuten ischämischen Schlaganfalls. Während t-PA bereits 1996 in den USA zugelassen wurde, erteilte die europäische Behörde EMEA erst 2000 basierend auf den Ergebnissen der randomisierten US-amerikanischen NINDS-Studie (1995) die vorläufige **Zulassung** für die Thrombolyse **innerhalb der ersten 3 h nach Symptombeginn**. NINDS bestand aus 2 Phasen:

- In Phase 1 (291 Patienten) wurde die Effektivität der t-PA-Behandlung am Anteil der Patienten gemessen, die nach 24 h kein Defizit oder eine Verbesserung des NIHSS-Skalenwerts um wenigstens 4 Punkte hatten.
- In Phase 2 (333 Patienten) wurde der Effekt auf einen globalen statistischen Wert, gebildet aus dem mRS, NIHSS, Glasgow Outcome Scale und dem Barthel Index, nach 90 Tagen berechnet.

Nur in Phase 2 ergab sich für die thrombolysierten gegenüber den mit Plazebo behandelten Patienten ein signifikantes Ergebnis für den primären Endpunkt, der Wahrscheinlichkeit, kein oder nur ein minimales Defizit nach 90 Tagen zu haben (Odds Ratio: 1,7; mRS: 0–1 bei 39% der t-PA versus 26% der Plazebopatienten). In Phase 1 wurde der primäre Endpunkt verfehlt. Wenn allerdings die Phase-1-Kohorte mit dem Endpunkt der Phase 2 getestet worden wäre, wäre auch dieser Studienteil positiv gewesen.

Den anderen randomisierten Studien gelang es nicht, die Wirksamkeit von t-PA in einem längeren Zeitfenster von bis zu 6 h im prädefinierten primären Endpunkt nachzuweisen (ECASS1 und 2, ATLANTIS). Allerdings zeigten eine Reihe sekundärer Endpunkte und v. a. auch die per-Protokoll-Analysen von ECASS1 und 2 eine signifikante Überlegenheit von t-PA über Plazebo. Ein wesentliches gemeinsames Merkmal der systemischen Thrombolysestudien war, dass die Patientenauswahl neben klinischen Kriterien wie Anamnese und neurologischem Befund mithilfe einer nativen CT erfolgte, die dem Ausschluss einer intrazerebralen Blutung diente. Der Nachweis eines Gefäßverschlusses war nicht gefordert. In den europäischen Studien wurden anhand der CT zudem Patienten ausgeschlossen, bei denen bereits Frühzeichen eines ausgedehnten, mehr als ein Drittel des Mediaterritoriums umfassenden Infarkts sichtbar waren.

Für die Anwendung der Thrombolyse beim Schlaganfall war neben dem Aspekt der Wirksamkeit der **Nachweis der Sicherheit** entscheidend. Die zentrale Frage war, ob die Thrombolyse die Rate der Einblutungen erhöhen und inwiefern dies das Erholungsergebnis und insbesondere die Mortalitätsrate verschlechtern würde. In den verschiedenen intravenösen Thrombolysestudien und im Thrombolyseregister SITS wurden jeweils **unterschiedliche Definitionen einer Blutung** verwendet, wobei für die Klassifikation der Blutung als symptomatisch oder asymptomatisch neben dem Bildgebungsbefund auch die Einschätzung von deren (kausaler) Auswirkung auf den klinischen Zustand relevant war. In der NINDS-Studie (1995) betrug die Häufigkeit jedweder Blutung, die mit einer klinischen Verschlechterung nach Einschätzung des lokalen Prüfarzts einherging, 6,4% in der t-PA- und 0,6% in der Plazebogruppe. In ECASS2 (1999) trat eine mit einer klinischen Verschlechterung einhergehende Blutung bei 8,8% in der Thrombolyse gegenüber 3,4% in der Plazebogruppe auf. Im SITS-MOST Register (Wahlgren et al, 2007) wurde eine Verschlechterung des NIHSS-Scores um 4 oder mehr Punkte in Zusammenhang mit der Blutung bei 1,8% der thrombolysierten Patienten gefunden (keine Vergleichsgruppe). Ähnliche Resultate erbrachte auch die ECASS3-Studie.

Merke
In klinischen Studien zeigt sich durchgehend eine signifikante, wenn auch in absoluten Zahlen **geringe Zunahme der Häufigkeit von symptomatischen Blutungen** bei intravenös thrombolysierten Patienten. Wesentlich ist, dass in keiner der randomisierten Studien eine Zunahme der Gesamtmortalität in der thrombolysierten Patientengruppe festzustellen war.

Obwohl die Einführung der intravenösen Thrombolyse ein Durchbruch bei der Therapie des akuten Schlaganfalls war, blieb der Anteil der Patienten mit akutem Hirninfarkt, die tatsächlich thrombolysiert wurden, mit nur 2–5% in den meisten Kliniken viel zu klein. Eine Ursache hierfür stellten u. a. Zweifel daran dar, inwiefern sich der in der NINDS-Studie gefundene Effekt der Thrombolyse bei der Anwendung in weniger spezialisierten Zentren bestätigen würde. Entsprechend den Auflagen der europäischen Zulassungsbehörden wurde das **europäische Thrombolyseregister SITS** etabliert, in dem Daten zur Wirksamkeit und Sicherheit der Thrombolyse erfasst werden. Ein Teil dieses Registers war eine durch unabhängige Monitore kontrollierte Anwendung bei den Patienten, die gemäß den Zulassungskriterien der EMEA behandelt worden waren. Die im Jahr 2007 veröffentlichten Daten dieses SITS-MOST-Registers konnten anhand von

6483 Patienten an 285 Kliniken eindrucksvoll zeigen, dass die intravenöse Thrombolyse mit t-PA im 3 h-Zeitfenster in der klinischen Praxis ebenso wirksam und sicher zu implementieren ist, wie in den vorausgegangen randomisierten klinischen Studien (Wahlgren et al. 2007). Die Rate symptomatischer Blutungen gemäß der SITS-Definition betrug nur 1,8 %, die Rate gemäß der NINDS-Definition 7,8 % gegenüber 8,6 % in den randomisierten Studien. In SITS-MOST starben 11,3 % der thrombolysierten Patienten innerhalb von 3 Monaten, in den Thrombolysestudien betraf dies 17,3 %. Schließlich waren 54,8 % der SITS-MOST-Patienten nach 90 Tagen unabhängig (mRS 0–2), in den Thrombolysestudien nur 49,0 %.

Einen weiteren, die breitere Anwendung von t-PA limitierenden Faktor stellte das **Zeitintervall von nur 3 h** seit dem Symptombeginn dar, in dem die Thrombolysetherapie gemäß Zulassung begonnen werden darf. Dieser kurze Zeitraum umfasst sowohl das präklinische (Erkennen der Symptomatik, Transport durch den Rettungsdienst) als auch das klinische Intervall, in dem Anamnese- und klinische Befunderhebung sowie die CT-Diagnostik erfolgen müssen, bevor mit der Thrombolysetherapie begonnen werden kann. Neben der Optimierung der präklinischen und klinischen Diagnostik- und Behandlungspfade stellte daher die Verlängerung des Zeitfensters für die Thrombolysetherapie ein zentrales Ziel der klinischen Schlaganfallforschung dar.

Dabei wurden verschiedene Ansätze verfolgt:

1. Untersuchung eines auf 4,5 h verlängerten Zeitfensters bei CCT basierter intravenöser Thrombolyse,
2. Auswahl geeigneter Patienten mithilfe multimodaler Bildgebungsverfahren,
3. Untersuchung anderer thrombolytischer Substanzen und
4. interventionelle lokale Rekanalisationstherapien mit oder ohne Thrombolyse.

Untersuchungen zur Wirksamkeit im verlängerten Zeitfenster. Im Jahr 2004 wurde eine **gepoolte Analyse** der Daten von insgesamt 2775 Patienten der 6 großen randomisierten Studien zur intravenösen Thrombolyse mit t-PA veröffentlicht (Hacke et al. 2004). Darin wurde der Einfluss des Intervalls zwischen Symptombeginn und Lysestart auf den klinischen Ausgang gemessen nach 90 Tagen analysiert, wobei eine Adjustierung für die prognostisch relevanten Ausgangsvariablen Alter, Baseline-NIHSS-Score und Serumglukose stattfand. Hierbei zeigte sich, dass die Aussicht auf ein gutes funktionelles Ergebnis ganz entscheidend vom Zeitpunkt der Behandlung abhängt. Während innerhalb von 90 min nach Symptombeginn thrombolysierte Patienten gegenüber Plazebo eine im Mittel auf das 2,8-Fache erhöhte Wahrscheinlichkeit auf einen guten Ausgang hatten, betrug dieser Faktor für das Intervall zwischen 90 und 180 min 1,6.

Bemerkenswerterweise fand sich auch für die **nach 3–4,5 h begonnene Thrombolyse** eine **signifikante klinische Verbesserung** (Odds Ratio für ein gutes Ergebnis: 1,4, Konfidenzintervall 1,1–1,9), während die Behandlung nach 4,5 h keine signifikante Verbesserung mehr erbrachte (Abb. 21.**1**). Diese Ergebnisse belegten die Bedeutung des Faktors Zeit für die Erfolgsaussichten der Thrombolyse, legten aber auch die Wirksamkeit der Thrombolyse jenseits des zugelassenen 3 h-Zeitfensters nahe.

Die kürzlich veröffentlichte **ECASS3-Studie** (Hacke et al. 2008) verwendete die Fallzahlberechnung basierend auf den Ergebnissen der gepoolten Analyse und untersuchte die Wirksamkeit und Sicherheit von t-PA in einer randomisierten, Plazebo-kontrollierten doppelblinden Studie im **3- bis 4,5 h-Zeitfenster**. Mit dieser Studie wurde eine weitere Auflage der europäischen Zulassungsbehörde erfüllt, die eine weitere Studie zur Sicherheit der Thrombolyse jenseits der etablierten Anwendung im 3 h-Zeitfenster gefordert hatte. Die ECASS3-Studie besaß eine ausreichende statistische Aussagekraft, um ausgehend von der oben dargestellten gepoolten Analyse die

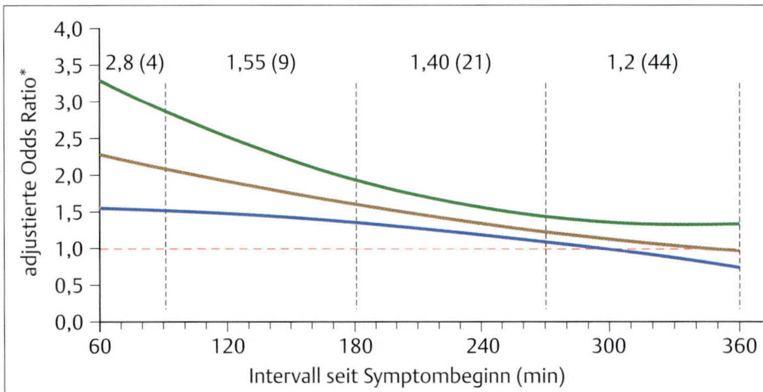

*Odds Ratio für gutes Ergebnis (mRS 0 – 1, Barthel 95 – 100, NIHSS 0 – 1). Adjustiert für Alter, Glukose, NIHSS

Abb. 21.**1** Ergebnisse der gepoolten Analyse der randomisierten intravenösen Thrombolysestudien mit t-PA. Zahlen in Klammern geben die Zahl der zu behandelnden Patienten an, um ein besseres Ergebnis gemessen am sogenannten globalen Outcome Score zu erreichen (Hacke et al. 2004).

Wirksamkeit der intravenösen Thrombolyse bei Anwendung zwischen 180 und 270 min zu untersuchen. Die Ein- und Ausschlusskriterien für diese Studie entsprachen mit Ausnahme des Zeitfensters den europäischen Zulassungsbedingungen (Tab. 21.**1**).

Die Patientenselektion erfolgte auf Basis einer CT, die verwendete t-PA-Dosis betrug 0,9 mg/kg Körpergewicht. Als primärer Studienendpunkt wurde der Anteil von Patienten mit einem sehr guten klinischen Ergebnis nach 90 Tagen bestimmt anhand eines Werts von 0 oder 1 auf der modifizierten Rankin Skala (mRS). Sekundäre Endpunkte waren der Anteil von Patienten mit einem mRS-Wert von 0–2, der globale Testwert der NINDS-Studie, sowie die Auswertung der Gesamtverteilung auf der Rankin-Skala nach 90 Tagen mithilfe der so genannten „Shift-Analyse".

Insgesamt wurden 821 Patienten in ECASS3 eingeschlossen. Da es beim Studieneinschluss einige Unterschiede zwischen den beiden Gruppen gab (insbesondere der NIHSS-Score bei Baseline), wurde post hoc auch eine für die Baseline-Imbalancen adjustierte Auswertung durchgeführt. Über die „Intention-to-treat-Analyse" der gesamten Studienpopulation hinaus fand eine „Per-Protokoll Analyse" statt, die berücksichtigte, dass bei 43 der mit t-PA und bei 48 der mit Plazebo behandelten Patienten schwere Protokollverletzungen vorlagen. Über 800 Patienten wurden in diese Studie, die nur in Europäischen Ländern durchgeführt wurde, eingeschlossen. Die ECASS3-Studie erbrachte einen **signifikanten Vorteil der Thrombolysetherapie**. Der primäre Studienendpunkt eines guten bis sehr guten funktionalen Ausgangs (mRS 0–1 an Tag 90) wurde von 52,4 % der t-PA gegenüber nur 45,2 % der Plazebogruppe erreicht (Odds Ratio 1,34; 95 % Konfidenzintervall (95 % CI) 1,02–1,76; p=0,04) (Abb. 21.**2**).

Tabelle 21.**1** Ein- und Ausschlusskriterien der ECASS3-Studie.

Einschlusskriterien
• Alter 18–80 Jahre • Akuter Hirninfarkt • Beginn der Schlaganfallsymptomatik 3–4,5 h vor Medikation (bis Mai 2005 obere Zeitfenstergrenze 4 h) • Symptome dauern ohne wesentliche Besserung mindestens 30 min an
Ausschlusskriterien
• Intrakranielle Blutung • Zeitpunkt des Symptombeginns unbekannt • Rasche Besserung bis Behandlungsbeginn • Hinweise auf eine Hirnblutung in der CT • Schwerwiegender Schlaganfall entweder klinisch (z. B. NIHSS >25) und/oder in der Bildgebung • Krampfanfall bei Symptombeginn • Schlaganfall oder schweres Schädel-Hirn-Trauma in den letzten 3 Monaten • Früherer Schlaganfall und Diabetes in der Anamnese • Gabe von Heparin in den letzten 48 h mit Erhöhung der PTT • Thrombozytenzahl <100 000/µl • Blutdruck >185/110 mmHg oder aggressive Maßnahmen zur Senkung notwendig • Blutglukose <50 mg oder >400 mg • Auf eine Subarachnoidalblutung verdächtige Symptome, selbst bei normaler CT • Orale Antikoagulation • Größere Operation oder schwerwiegendes Trauma in den letzten 3 Monaten • Andere schwerwiegende Erkrankung mit erhöhtem Blutungsrisiko

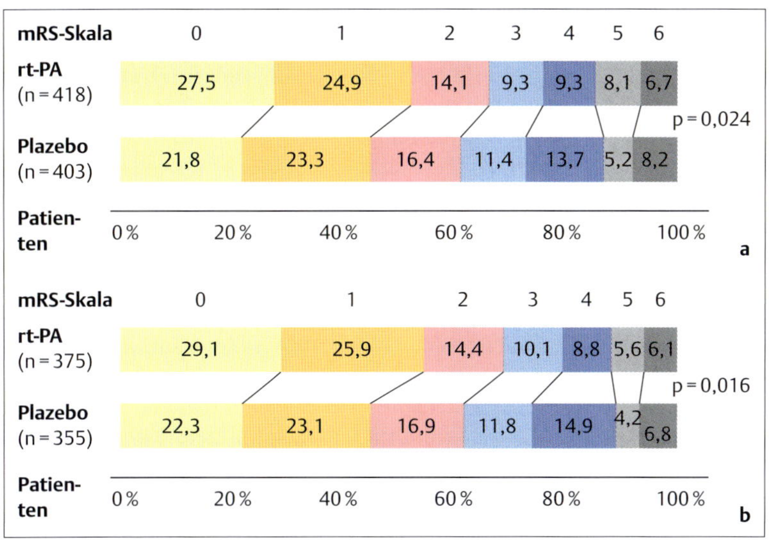

Abb. 21.**2a,b** Verteilung der Rankin-Skala nach 90 Tagen in der ECASS 3-Studie; **a** für die Intention-to-treat Analyse; **b** für die Per-Protokoll Analyse. Der p-Wert wurde mit einem Cochran-Mantel-Haenszel Test ermittelt (Quelle: Hacke 2008).

Nach Adjustierung für Ungleichgewichte einzelner Basischarakteristika betrug die Odds Ratio für den primären Endpunkt 1,42 (95 %CI 1,02–1,98; p=0,04). Für alle sekundären Effektivitäts-Endpunkte gab es entweder signifikante Vorteile für t-PA oder zumindest einen deutlichen Trend dafür, die in der Per-Protokoll-Auswertung sogar noch deutlicher waren.

Sicherheitsendpunkte waren Mortalität, intrakranielle Blutungen und v.a. symptomatische intrakranielle Blutungen. Letztere wurden definiert als intrakranielle Blutung mit einer Verschlechterung um wenigstens 4 NIHSS-Punkte, wobei die Blutung von einem verblindeten Adjudizierungskommitee als wesentliche Ursache der klinischen Verschlechterung gewertet wurde. Wie in den früheren t-PA-Studien war die Gesamtmortalität zwischen den Behandlungsgruppen in ECASS3 nicht unterschiedlich (7,7 % vs. 8,4 %; p=0,68).

Wie erwartet waren jedwede intrakranielle Blutungen unter t-PA etwa 1,7-fach häufiger als unter Plazebo (27 % vs. 18 %; p=0,001). Nach der erstmals in ECASS3 verwendeten Definition symptomatischer Blutungen, die eine externe Bewertung der klinischen Bedeutung beinhaltete, war die Rate nach t-PA-Behandlung mit 2,4 % zwar absolut niedrig, aber relativ etwa 10-fach häufiger als unter Plazebo. Nach der NINDS-Definition für symptomatische Blutungen (jedwede intrakranielle Blutung und Verschlechterung des neurologischen Befundes) lagen die Raten unter t-PA bei 7,9 %. Dies ist vergleichbar mit den Blutungsraten von 6,4 % in der NINDS-Studie bzw. 7,3 % in SITS-MOST (Wahlgren et al. 2007). ECASS3 bestätigt also das Ergebnis der kombinierten Analyse der bisherigen t-PA-Studien, dass zumindest bis zu einem 4,5 h-Zeitfenster das Risiko einer symptomatischen Blutung nicht von der Zeit bis zur Therapie abhängt.

Merke

Insgesamt gelang es mit ECASS3 erstmals, in einer randomisierten, plazebokontrollierten, doppelblinden Studie die Wirksamkeit und Sicherheit der Thrombolysetherapie in einem Zeitfenster von >3 h nachzuweisen. Nach den ECASS3 Daten haben Hirninfarktpatienten, die im 3- bis 4,5 h-Zeitfenster mit t-PA behandelt werden, eine um 1,42-fach bessere Chance auf ein gutes klinisches Ergebnis.

Die Ergebnisse sind von großer Bedeutung für den Stellenwert der Thrombolyse bei der Therapie des akuten Schlaganfalls. Zunächst ist ECASS3 überhaupt erst die zweite randomisierte Thrombolysestudie, die im primären Studienendpunkt positiv war. Darüber hinaus wurde die aus der gepoolten Auswertung der früheren t-PA-Studien abzuleitende Annahme, dass im Zeitfenster zwischen 180 und 270 min eine Odds Ratio von 1,4 zugunsten der t-PA-Therapie besteht, exakt bestätigt. Da die Größe des Effekts in diesem Zeitintervall geringer ist als für frühere Zeitfenster, bleibt es aber trotz der positiven ECASS3-Ergebnisse wichtig, Patienten so früh wie möglich zu behandeln.

Ähnliche Ergebnisse wie in ECASS3 wurden auch aus einem weiteren Teil des **SITS-Registers** gefunden. In SITS-ISTR waren bis Anfang 2008 auch 664 Patienten erfasst, die zwischen 180 und 270 min nach Symptombeginn mit t-PA behandelt wurden. Es ergab sich kein Unterschied hinsichtlich des Anteils der unabhängigen Patienten (mRS 0–2 nach 90 Tagen) noch hinsichtlich der Sicherheitsendpunkte Blutungs- und Mortalitätsrate zwischen dieser 3–4,5 h- und der oben berichteten 0–3 h-Kohorte (Wahlgren et al. 2008).

Verbesserung der Patientenselektion durch multimodale Schlaganfallbildgebung. Das der Thrombolyse zugrunde liegende Therapiekonzept besteht darin, eine verschlossene Hirnarterie möglichst rasch wieder zu rekanalisieren, um rechtzeitig eine ausreichende Blutversorgung für das noch vitale Gewebe wiederherzustellen. Moderne Bildgebungsverfahren können den irreversibel geschädigten Infarktkern mithilfe diffusionsgewichteter Sequenzen bereits wenige Minuten nach Symptombeginn abbilden, während subakute oder ältere Infarkte in FLAIR- oder T2-gewichteten Techniken zur Darstellung kommen.

Darüber hinaus können durch die Perfusionsbildgebung nach Kontrastmittelgabe die minderdurchbluteten Gewebsregionen und durch die MR-Angiografie ein etwaiger Hirnarterienverschluss dargestellt werden. Gleichzeitig gelingt der Ausschluss einer Blutung durch suszeptibilitätsgewichtete Sequenzen (T2*) mit hoher Sicherheit. Die Verwendung einer multimodalen Schlaganfall-MRT ermöglicht somit im Idealfall die **Abgrenzung des noch vitalen**, aber vom ischämischen Untergang bedrohten **minderdurchbluteten Risikogewebes** (Abb. 21.**3**).

Die aus einem MRT gewonnenen Informationen können damit im Prinzip dazu verwertet werden, Patienten, die noch von einer Thrombolyse profitieren können, von solchen zu unterscheiden, denen eine Rekanalisation nicht mehr nützt oder für die die Thrombolyse mit einem wesentlich erhöhten absoluten Blutungsrisiko behaftet ist. Folglich hat die Schlaganfall-MRT das Potenzial, die Auswahl von Patienten in einem verlängerten Zeitfenster zu verbessern.

Allerdings muss darauf hingewiesen werden, dass es sich um eine modellhafte Vereinfachung handelt, da die Diffusionsläsion teilweise nicht einen irreversiblen Schaden darstellt und je nach verwendeter Technik der Perfusionsmessung das hypoperfundierte Areal unterschiedlich groß erscheint. Eine weitere Limitation besteht darin, dass die MRT-Perfusionsbildgebung keine quantitative Perfusionsmessung erlaubt und damit oligämische (d.h. nicht kritisch minderdurchblutete) von tatsächlich gefährdeten ischämischen Arealen nicht sicher unterschieden werden können.

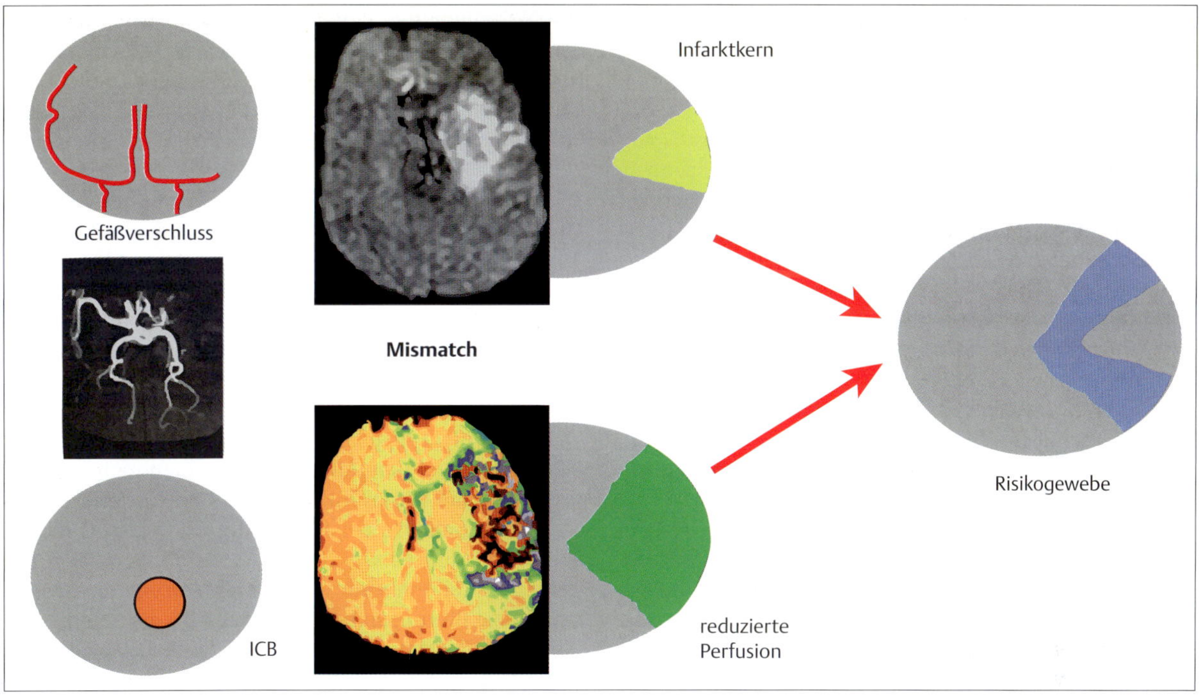

Abb. 21.3 Halbschematische Darstellung des MRT-Mismatch-Konzepts. Die MR-Angiografie zeigt den Gefäßverschluss, die Diffusionswichtung bildet den bereits irreversibel geschädigten Infarktkern ab. In der MR-Perfusionsuntersuchung kommt der gesamte minderdurchblutete Bezirk zur Darstellung. Das Risikogewebe („Mismatch") ergibt sich durch die Subtraktion von Perfusions- und Diffusionswichtung. Zusätzlich kann durch eine suzeptibilitätsgewichtete Sequenz eine Blutung sensitiv dargestellt werden (Quelle: Olaf Jansen).

Die Nützlichkeit des **MRT-Mismatch-Konzepts**, das auf die Identifikation von minderdurchblutetem, jedoch weiterhin vitalem Gewebe abzielt, für die Thrombolyseentscheidung ist in mehreren großen Fallserien ohne simultane Kontrolle und in mehreren kontrollierten Studien untersucht worden. Thomalla und Mitautoren (2006) verglichen Patienten, die im 6 h-Zeitfenster anhand von MRT-Mismatch-Kriterien lysiert wurden, mit den Ergebnissen der randomisierten CT-basierten intravenösen Thrombolysestudien. Dabei zeigte sich **bei MRT-basiert lysierten Patienten** ein **signifikant besseres klinisches Resultat** als nach Plazebo oder Lyse in den randomisierten Studien. Köhrmann und Mitarbeiter (2007), die in einer monozentrischen Studie bei 382 Patienten die CT- mit der MRT-basierten Thrombolyse verglichen, fanden eine signifikante Reduktion der Mortalität und einen Trend zu einem besseren klinischen Ausgang für auf Basis der MRT ausgewählte Patienten. In diesen Studien und einer Analyse von Schellinger und Mitarbeitern (2008) an 1210 Patienten fand sich in der MRT-basierten Lysegruppe eine geringere Rate symptomatischer Blutungen.

Insgesamt legen diese Daten an vergleichsweise großen Patientenzahlen nahe, dass die MRT die Auswahl von Patienten für die Thrombolyse jenseits des 3 h-Zeitfensters verbessern kann.

Die **DEFUSE-Studie** untersuchte prospektiv 74 Patienten, die nach CCT-Kriterien im 3 bis 6 h-Zeitfenster systemisch lysiert wurden (Albers et al. 2006). Ein Schlaganfall-MRT wurde vor und 3–6 h nach der Lyse durchgeführt. Die Patienten konnten gemessen an dem klinischen Ergebnis und der Größe der initialen DWI-Läsion verschiedenen Gruppen zugeordnet werden, die eine gewisse Aussagekraft für die Risiko-/Nutzenabschätzung einer Thrombolyse jenseits des 3 h-Zeitfensters hatten.

Die **EPITHET-Studie** war eine prospektive randomisierte, Plazebo-kontrollierte Lysestudie mit MRT-Monitoring vor, 3–5 Tage nach und 90 Tage nach Therapie (Donnan et al. 2008). Der primäre Surrogatendpunkt, das Ausmaß des Läsionswachstums im MRT, betrug im Mittel 78 % bei mit Plazebo behandelten gegenüber 24 % bei thrombolysierten Patienten, was aber ebenso wie das klinische Ergebnis nicht signifikant unterschiedlich zwischen den – zu kleinen – Gruppen war. Allerdings hatten thrombolysierte Patienten eine höhere Rekanalisationsrate, und eine stattgehabte Reperfusion war mit einer größeren Chance auf ein günstiges klinisches Ergebnis assoziiert. Alle bisher dargestellten Studien waren mit t-PA durchgeführt worden.

Der **Plasminogenaktivator Desmoteplase** zeichnet sich durch eine höhere Spezifität und längere Halbwertszeit aus, was im Vergleich zu t-PA klinisch Vorteile bringen könnte. Das klinische Studienprogramm zur systemischen Thrombolyse mit Desmoteplase wurde im 3 bis 9 h-Zeitfenster durchgeführt, wobei ein Mismatch in der Schlaganfallbildgebung für den Einschluss vorliegen musste. In den beiden unabhängigen Phase 2-Studien **DIAS** und **DEDAS** zeigte sich zunächst, dass die Rekanalisationsrate dosisabhängig durch Desmoteplase erhöht werden konnte und dass die stattgehabte Reperfusion gut mit einem besseren klinischen Ergebnis korrelierte (Hacke et al. 2005, Furlan et al. 2006). In der nachfolgenden **DIAS2-Studie** (Hacke et al. 2008), welche eine multimodale MRT- oder CT-Selektion der Patienten erlaubte, führte die Desmoteplase hingegen nicht zu einer Verbesserung des klinischen Ausgangs (Plazebo: 46%; Desmoteplase 90 µg/kg Körpergewicht: 47%; Desmoteplase 125 µg/kg Körpergewicht: 36%), jedoch zu einer Zunahme der symptomatischen Blutungen und einer deutlich erhöhten Mortalitätsrate in der Gruppe mit höherer Desmoteplase-Dosis. Daher gibt es derzeit keine Rationale der Anwendung dieser Substanz zur Behandlung von Schlaganfallpatienten.

Eine andere Zielsetzung der Schlaganfall-MRT besteht in der **Identifikation von Patienten**, die ein **erhöhtes Blutungsrisiko** bei einer Thrombolysetherapie haben (Übersicht bei Singer et al. 2009). Neumann-Haefelin und Mitarbeiter (2006) zeigten in einer retrospektiven Studie bei 363 intravenös thrombolysierten Patienten, dass beim Vorliegen einer mäßigen bis schweren **zerebralen Mikroangiopathie** die Odds Ratio einer symptomatischen Hirnblutung auf 4,4 erhöht war. Die **Größe der DWI-Läsion** korrelierte in einer weiteren großen retrospektiv analysierten MRT-Studie an 645 Patienten mit dem Blutungsrisiko (Singer et al. 2008). Während eine DWI-Läsion <10 ml mit einem Blutungsrisiko von <3% einherging, stieg dies schrittweise auf 8% bei 10–100 ml bzw. ca. 16% bei >100 ml. Hingegen ist der prädiktive Wert von **zerebralen Mikroblutungen** in T2*-gewichteten MRT-Sequenzen bislang nicht gesichert. In der BRASIL-Studie (Fiehler et al. 2007) traten zwar bei 5,5% der Patienten mit einzelnen Mikroblutungen gegenüber 2,7% ohne Mikroblutungen symptomatische Blutungen auf. Der Unterschied war aber nicht signifikant. Eine Aussage über den Vorhersagewert multipler Mikroblutungen (>5) konnte in diesem Kollektiv nicht getroffen werden, da nur sehr wenige Patienten davon betroffen waren.

Merke
Der Nutzen der multimodalen MRT-Bildgebung zur Patientenselektion im erweiterten Thrombolysezeitfenster ist bislang nicht durch prospektive und randomisierte Studien bewiesen. Technische Limitationen der bisherigen Studien bestehen in der nicht automatisierten Bildanalyse, einem zu niedrigen PWI/DWI-Mismatch-Quotienten und der zu wenig konservativen Schätzung der Perfusionsverzögerung durch den gesetzten Zeitschwellenwert (Donnan et al. 2009).

Trotz dieser Einschränkungen stellt die Schlaganfall-MRT ein hervorragendes und klinisch praktikables Werkzeug zur Darstellung der akuten Schlaganfallpathophysiologie dar, das in unserer Erfahrung **wichtige Informationen für individuelle Therapieentscheidungen** liefert, v.a. wenn die Behandlung außerhalb der strikten Zulassungskriterien erfolgt.

Thrombolyse bei älteren Patienten. Ein **hohes Alter** ist **einer der wichtigsten Prädiktoren** für einen **schlechten Ausgang** bei Patienten mit ischämischem Schlaganfall (Kammersgard et al. 2004). Mit Ausnahme der oben genannten NINDS-Studie schlossen die großen randomisierten Studien zur systemischen Thrombolyse nur Patienten bis zu einem maximalen Alter von 80 Jahren ein. Dementsprechend ist die Therapie mit t-PA für >80-Jährige in Europa nicht zugelassen und stellt daher einen **„Off label"-Gebrauch** dar. Allerdings existieren mehrere Fallserien, die die Wirksamkeit und Sicherheit der systemischen Thrombolyse bei >80-Jährigen untersucht haben. Simon und Mitarbeiter (2004) berichteten, dass bei 62 Patienten mit einem Alter von >80 Jahren symptomatische bzw. letale Blutungen bei 9,7% bzw. 4,8% auftraten. Nach 3 Monaten betrug die Mortalität 32%. Nur 20% der Patienten erreichten einen mRS von 0 oder 1.

In einer aktuellen **Metaanalyse** von 8 Studien, die sowohl jüngere als auch ältere thrombolysierte Patienten erfassten, war die Rate der symptomatischen Blutungen bei >80-Jährigen nicht signifikant höher als bei jüngeren Patienten (Ringleb et al. 2007). Wie angesichts der schlechteren Prognose von älteren Schlaganfallpatienten zu erwarten war, war die Rate der Patienten mit sehr gutem Ergebnis mit 26% deutlich niedriger als bei jüngeren Patienten in den randomisierten Thrombolysestudien.

Merke
Zusammenfassend ergibt sich aus diesen Daten, dass eine Thrombolysetherapie bei älteren Patienten nicht mit einem wesentlich erhöhten Blutungsrisiko einhergeht und insbesondere bei Patienten mit einem altersentsprechend guten funktionellen Ausgangszustand nach entsprechender Aufklärung durchgeführt werden sollte.

Intraarterielle Rekanalisationstherapie. Die **Lokalisation des Gefäßverschlusses** ist ein wichtiger Faktor, der die Erfolgsaussichten einer systemischen Thrombolyse bestimmt. Saqqur und Koautoren (2007) untersuchten 335 Patienten wiederholt mittels transkraniellem Doppler. Eine komplette Rekanalisation innerhalb von 2 h nach dem t-PA-Bolus fand sich bei 44% bei distalem (M2) gegenüber nur 30% der Patienten bei einem proximalem Mediaverschluss (M1). Die Wiedereröffnung eines Carotis-T-Verschlusses gelang sogar nur bei 6%, bei einem Basilarisverschluss nur bei 33% der Patienten.

Nachdem bereits in 1998 die **PROACT1-Studie** die intraarterielle Applikation von Pro-Urokinase mit Plazebo bei

40 Patienten verglichen hatte, wurden in **PROACT2** 180 Patienten entweder mit Pro-Urokinase plus Heparin intraarteriell oder mit Heparin alleine in einem 6 h-Zeitfenster behandelt (Furlan et al., 1999). Zielpopulation waren Patienten mit proximalem Mediaverschluss oder distalem Karotisverschluss. Dabei zeigte sich eine signifikante Überlegenheit der intraarteriellen Lysetherapie sowohl hinsichtlich des klinischen Endpunkts (mRS 0–2: 40% Pro-Urokinase versus 25% Plazebo) als auch in Bezug auf die erreichte Rekanalisationsrate (66% bei Pro-Urokinase vs. 18% bei Heparin). Trotz einer hohen Blutungsrate von 10% bei den thrombolysierten Patienten unterschied sich die Mortalität nicht signifikant zwischen den Gruppen. Dennoch wurde der lokalen Thrombolyse die Zulassung verwehrt, wobei von den amerikanischen Zulassungsbehörden die hohe Zahl der gescreenten (n=12323) und angiografierten (n=474) gegenüber den tatsächlich behandelten Patienten angemahnt wurde.

Gleichwohl unterstreicht diese Studie die bereits oben dargestellte größere Rekanalisationsrate der intraarteriellen Therapie gegenüber der systemischen Thrombolyse, insbesondere bei proximalen Verschlüssen der großen basalen Hirnarterien. Die sequenzielle **Kombination von intravenöser und intraarterieller Rekanalisationstherapie** – das so genannte **„Bridging"** – wird daher gegenwärtig in mehreren Studien untersucht, wobei der Gebrauch von Spezialkathetern oder Stents je nach Studie zusätzlich erlaubt ist.

Thrombolyse bei Schlaganfall in der vertebrobasilären Strombahn. Verglichen mit Hirninfarkten im Versorgungsgebiet der Karotiden sind Schlaganfälle in der vertebrobasilären Strombahn deutlich seltener. Andererseits sind Ischämien in der hinteren Zirkulation oft besonders gefährlich, da die im Hirnstamm gelegenen Steuerungszentren der Vitalfunktionen betroffen sein können. Insbesondere der **persistierende Basilarisverschluss** geht **ohne Rekanalisationstherapie** mit einer **Mortalität von bis zu 90%** einher (Hacke et al. 1988, Schonewille et al. 2005). Weitere Unterschiede zu Hirninfarkten in der Karotiszirkulation bestehen darin, dass sich die Symptomatik bei einem beträchtlichen Anteil der Basilarisverschlüsse initial stotternd entwickelt, was die Festlegung eines Therapiezeitfensters erschwert.

Obschon Patienten mit vertebrobasilären Schlaganfällen in die zulassungsrelevante NINDS-Studie eingeschlossen werden konnten, beruhen die Therapieempfehlungen insbesondere für die Basilaristhrombose weitgehend auf Fallserien. Aufgrund der publizierten Daten besteht kein Zweifel daran, dass die Prognose bei akutem Basilarisverschluss ohne erfolgreiche Reperfusion sehr schlecht ist. Die randomisierte Australasian Urokinase Stroke Studie (McLeod MR et al. 2005), die eine alleinige Heparintherapie mit einer kombinierten Behandlung mit Heparin und intraarterieller Urokinase verglich, schloss nur 16 Patienten ein. Während 7 der 8 Heparinpatienten ein schlechtes Ergebnis hatten, betraf dies nur 4 von 8 der lokal lysierten Patienten.

Welche Rekanalisationstherapie – intravenös, intraarteriell oder kombiniert – am besten ist, wird derzeit kontrovers diskutiert. Während die Mehrzahl der älteren Fallserien eine lokale Thrombolysetherapie durchführte, berichteten Lindsberg und Mitarbeiter (2004), dass es bei 52% der 43 von ihnen mit intravenösem t-PA behandelten Patienten zu einer Wiedereröffnung des Gefäßes kam. Nach 3 Monaten betrug die Mortalität 40%; 22% der Patienten waren im Alltag unabhängig (mRS 0–2).

In einer Metaanalyse der Fallserien zur Therapie beim Basilarisverschluss zeigte sich bei einer intraarteriellen Thrombolyse eine signifikant häufigere Rekanalisationsrate (65%) als nach intravenöser t-PA-Gabe (53%). Eine Verbesserung der Prognose ergab sich daraus nicht, weder hinsichtlich der Sterblichkeit (50% versus 45%) noch in Bezug auf die Wahrscheinlichkeit eines guten klinischen Ausgangs (24% versus 22%) (Lindsberg u. Mattle 2006).

Hieraus folgt, dass gegenwärtig **keine evidenzbasierte Empfehlung hinsichtlich der besten Applikationsart des Thrombolytikums** gegeben werden kann. Der Vorteil der intravenösen Gabe beruht auf der weiten Verfügbarkeit und der Möglichkeit, unmittelbar nach der Diagnosestellung mit der Therapie beginnen zu können. Bei der intraarteriellen Injektion kann hingegen der Rekanalisationserfolg der lokalen medikamentösen Thrombolyse unmittelbar überprüft und eine Reokklusion zeitnah festgestellt werden. Die Kombination mit verschiedenen Kathetertechniken (z. B. „Retriever") ist möglich, obschon deren Effektivität bislang nicht in kontrollierten Studien belegt ist. Allerdings kommt es beim intraarteriellen Vorgehen durch die Vorbereitung der Angiografie zu unvermeidbaren Verzögerungen. Ein plausibles Konzept zur Optimierung des Thrombolyseerfolgs stellt daher die **Kombination von intravenöser und intraarterieller Therapie** dar (Abb. 21.**4**). Dabei hat sich in Heidelberg und in einigen anderen Zentren die Kombination von t-PA mit den vorwiegend an Thrombozyten angreifenden Glykoprotein-IIb/IIIa-Inhibitoren bewährt, welche die Reokklusion der Basilararterie verhindern soll. Die Überlegenheit dieses Vorgehens ist aber bislang nicht bewiesen.

Schlaganfallsymptome beim Erwachen. Ein beträchtlicher Teil der Schlaganfallpatienten wacht mit den neurologischen Ausfallserscheinungen auf. Sofern der Patient nicht in der Nacht aufgestanden und dabei unauffällig gewesen ist, kann der Beginn der Ischämie in einem langen Intervall liegen. Infolgedessen wurden diese Patienten von den großen Thrombolysestudien ausgeschlossen. In der CT-basierten **AbESTT-2 Studie**, in der die Wirksamkeit des Glykoprotein-IIb/IIIa-Inhibitors **Abciximab** auch in dieser Aufwachpopulation untersucht wurde, fand sich allerdings eine erhöhte Blutungsrate. Die Schlaganfall-MRT bietet die Möglichkeit, neben der Ausdehnung

IV

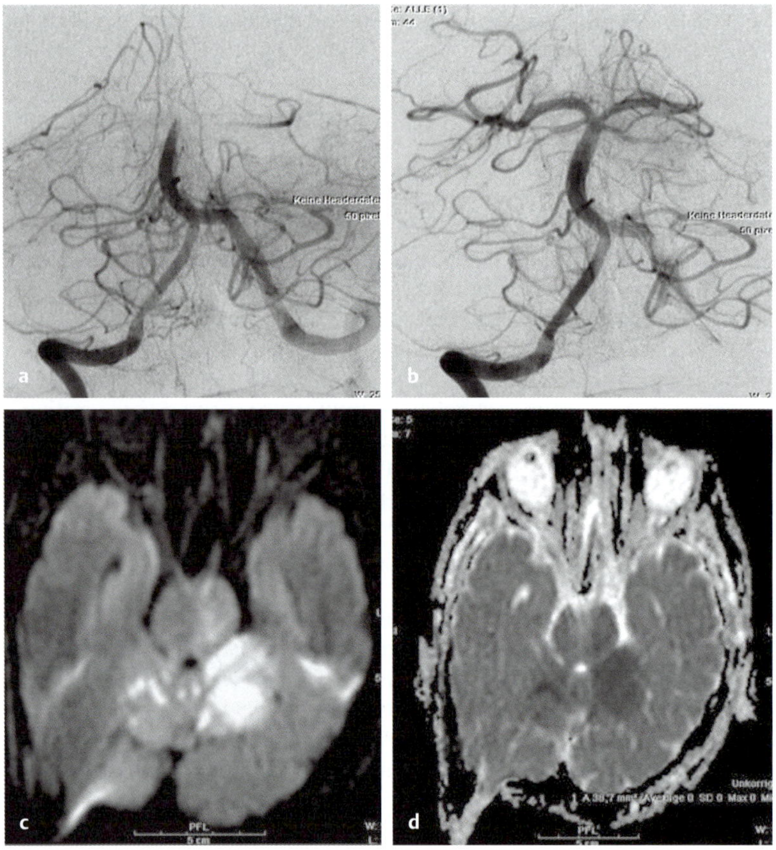

Abb. 21.**4a–d** Kombinierte intravenöse (50 mg t-PA) und intraarterielle (20 mg t-PA plus Tirofiban) Thrombolyse eines Basilarisverschlusses. **a** Vor Therapiebeginn zeigt sich ein Verschluss der A. basilaris im mittleren Drittel, der nach der Intervention vollständig rekanalisiert ist (**b**). **c**, **d** Das MRT am Tag nach der Intervention zeigt einen paramedianen Ponsinfarkt und einen Infarkt im Versorgungsgebiet der A. cerebelli inferior anterior links (M. Hartmann, Neuroradiologie Heidelberg).

des bereits manifesten Gewebsschadens in der Diffusionswichtung eine Abschätzung der Dauer der Ischämie anhand des Vorhandenseins bzw. Fehlens einer entsprechenden Läsion in der FLAIR vorzunehmen. Dieses Vorgehen ist aber nur im Rahmen von institutionellen Protokollen oder in Studien zu empfehlen.

21.2 Nutzen versus Risiko

Der **Nutzen** der intravenösen Thrombolyse war aus der gepoolten Datenanalyse der großen randomisierten Studien bereits recht präzise bekannt (Hacke et al. 2004). Er konnte durch die ECASS3-Studie v.a. im Zeitfenster zwischen 180 und 270 min weiter präzisiert werden, was dazu geführt hat, dass das Konfidenzintervall kleiner wird. So müssen zum Zeitpunkt 90 min nach Symptombeginn statistisch 4 Patienten behandelt werden, um bei einem Patienten ein besseres Ergebnis gemessen am so genannten globalen Outcome Score zu erreichen, zum Zeitpunkt 180 min 9 Patienten und zum Zeitpunkt 270 min 21 Patienten (Hacke et al. 2004).

Die **Risiken** der Thrombolyse wurden lange überschätzt. Befürchtungen, über eine symptomatische Blutung das Ergebnis des Patienten zu gefährden, führten zu z.T. übervorsichtiger Vorenthaltung der Therapie. Aus den randomisierten Studien ist bekannt, dass t-PA die Wahrscheinlichkeit der symptomatischen und asymptomatischen intrazerebralen Blutung erhöht. Dennoch hatte die Behandlung in den großen Thrombolysestudien (einschließlich ECASS3) keinen Einfluss auf die Mortalität. Neben intrazerebralen Blutungen kann die Thrombolyse zu Blutungen in der Körperperipherie führen, wobei Blutungen aus Punktionsstellen (z.B. Venenverweilkatheter) und innere Blutungen, also Blutungen des Gastrointestinaltrakts, des Urogenitaltrakts und retroperitoneale Blutungen beachtet werden sollten. Gelegentlich kommt es zu subkutanen Blutergüssen, Nasenbluten und Zahnfleischbluten. Letztere Komplikationen erfordern allerdings im Allgemeinen keine spezifische Therapie und sollten nur bei fehlender Möglichkeit der lokalen Blutstillung zum Abbruch der Infusion führen.

Vor dem Hintergrund des Blutungsrisikos sollten Patienten **innerhalb der ersten 24 h** nach der Thrombolyse **keine Thrombozytenaggregationshemmer** (u.a. Azetylsalizylsäure) und **keine Antikoagulanzien** erhalten. Eine seltene, aber bisweilen bedrohliche Komplikation der Therapie mit t-PA, die v.a. bei vorheriger Einnahme von ACE-Hemmern auftritt, ist das Angioödem der Zunge, das rasch zu einem Verschluss der oberen Atemwege führen kann.

21.3 Indikationen und Kontraindikationen der Thrombolyse

Die Ergebnisse der gepoolten Analyse der 4 intravenösen randomisierten Thrombolysestudien, des Thrombolyseregisters SITS-MOST und der ECASS3-Studie haben in übereinstimmender Weise gezeigt, dass die Thrombolyse eine wirksame und sichere Therapie des ischämischem Schlaganfalls im Zeitfenster bis zu 4,5 h ist. Bedeutsam ist, dass durch die ECASS3-Studie nicht nur das Zeitfenster für die Thrombolyse verändert wurde, sondern dass nunmehr nach der NINDS-Studie eine zweite große randomisierte Studie die Wirksamkeit von t-PA überhaupt nachgewiesen hat.

Therapieleitlinien in der Folge von ECASS3

Die veränderte Evidenzlage hinsichtlich des Zeitfensters hat bereits im Januar 2009 zu einer Anpassung der Leitlinien der **Europäischen Schlaganfallorganisation** (ESO) für die Akuttherapie des Schlaganfalls geführt (www.eso.org). Die **Zulassungsbedingungen der EMEA** für t-PA sind allerdings derzeit (Stand Februar 2010) noch nicht geändert. Rechtlich stellt daher die Behandlung jenseits des 180 min-Zeitfensters eine **„Off label"-Indikation** dar, über die der Patient bzw. bei fehlender Einwilligungsfähigkeit seine Angehörigen nach Möglichkeit aufgeklärt werden sollten. Eine Information der zuständigen Ethikkommission über das evidenzbasiert modifizierte Verfahren kann die erweiterte Indikationsstellung unterstützen.

Allgemeine Vorgaben. Durch die Ergebnisse besteht die berechtigte Hoffnung, dass die Zahl der thrombolysierten Schlaganfallpatienten deutlich steigt, weil mehr Patienten innerhalb des verlängerten Therapiezeitfensters in der Klinik eintreffen. Darüber hinaus sind durch die verbesserte Evidenzlage erhebliche Auswirkungen auf die Bereitschaft zur Anwendung der Thrombolysetherapie an sich zu fordern. Die Zahl der thrombolysierten Patienten sollte nicht nur steigen, weil in einigen Zentren mehr Patienten jenseits der 3 h-Grenze behandelt werden, sondern v. a. auch deshalb, weil viele Zentren mehr Patienten innerhalb des 3 h-Zeitfensters behandeln.

> **Merke**
> Angesichts der Ergebnisse der gepoolten Analyse (Abb. 21.**1**) ist von entscheidender Bedeutung, dass die Behandlung für den individuellen Patienten so schnell wie möglich nach Symptombeginn begonnen werden muss, um eine möglichst große Chance auf einen guten Ausgang zu haben (**„Time is brain"**). Jedwede **Verzögerung der Therapie** mit Verweis auf das nunmehr „verlängerte Zeitfenster" stellt eine krasse **Fehlinterpretation der Datenlage** zur intravenösen Thrombolyse dar: Der Patient, aber nicht der Arzt hat mehr Zeit!

Dementsprechend müssen die präklinischen und klinischen Diagnostik- und Therapiepfade immer wieder durchleuchtet und optimiert werden. Konstellationen, die im klinischen Alltag auch in spezialisierten Zentren immer wieder zu Verzögerungen führen, sind unvollständige oder falsche Informationen über den genauen Symptombeginn (insbesondere ob es sich um erstmals beim Aufwachen bemerkte Symptome handelt) und den prämorbiden Status des Patienten durch das Rettungspersonal. Wichtig ist, dass die Angehörigen bzw. betreuenden Personen des Patienten kontinuierlich erreichbar sind (persönlich oder Telefonnummer), um Informationen zu verifizieren und das therapeutische Vorgehen zu besprechen. Die Behandlung von häufig insuffizient oral antikoagulierten Patienten kann erheblich beschleunigt werden, wenn mit einem Point-of-Care Messgerät der **INR-Wert unmittelbar nach Eintreffen bestimmt** wird. Schließlich stellt die initiale **telemedizinische Indikationsstellung** eine effiziente Option für die akute Schlaganfalltherapie in ländlichen Gebieten dar, wobei die weitere Versorgung auf Schlaganfallstationen erfolgen sollte.

Besondere Strategien bei ausgewählten Patientengruppen

Neben der CT-basierten systemischen Thrombolyse, die bei Patienten mit definiertem 4,5 h-Zeitfenster durchgeführt werden kann, sollten frühzeitig Patienten identifiziert werden, bei denen ein **modifiziertes Vorgehen** Erfolg versprechender erscheint. In unserem Zentrum wird besonders bei **jüngeren Patienten** mit einem zumindest **mittelschweren Syndrom** unmittelbar nach Thrombolysebeginn eine Gefäßdiagnostik (CT- und/ oder MR-Angiografie, Doppler) durchgeführt, um einen proximalen intrakraniellen Arterienverschluss zu erkennen, der ggf. **kombiniert intravenös und intraarteriell** rekanalisiert werden kann. Bei schweren Mediasyndromen kann die akute MRT-Diagnostik darüber hinaus anhand der Größe der manifesten Diffusionsläsion auf ein exzessives Blutungsrisiko unter Thrombolyse oder auf die drohende Entwicklung eines malignen Mediasyndroms hinweisen. Darüber hinaus bietet das Schlaganfall-MRT die Möglich-

IV

keit, bei Patienten mit „Aufwach-Schlaganfall" die Dauer der Ischämie abzuschätzen und darauf basierend individuelle Therapieentscheidungen zu treffen.

Kontraindikationen

Die Thrombolyse sollte nicht angewendet werden bei Patienten mit erhöhtem Blutungsrisiko, wie bei hämorrhagischer Diathese, oraler Antikoagulanzientherapie, manifester oder kurz zurückliegender schwerer Blutung, kurz zurückliegendem Schlaganfall oder Hirntrauma, kurz zurückliegender Herzmassage, Entbindung oder Operationen, oder kurz zurückliegender Punktion eines nicht komprimierbaren größeren Gefäßes (z. B. Subclavia- oder Jugularis interna-Punktion). Das Vorliegen einer schweren Hypertonie, die nicht durch Antihypertensiva kontrolliert werden kann ist ebenso wie die akute bakterielle Endokarditis, Perikarditis und Pankreatitis, floride gastrointestinale Ulzera, schwere Lebererkrankungen (Leberversagen, Leberzirrhose, Pfortaderhochdruck, akute Hepatitis) und Neoplasien gemäß Zulassungsbedingungen eine Kontraindikation.

Im Einzelfall ist die **sorgfältige Nutzen-Risiko-Abwägung** angezeigt. Unter Umständen wird die Behandlung, sollte man zu der Einschätzung gelangt sein, dass der potenzielle Nutzen überwiegt, auch außerhalb der Zulassungskriterien „off label" erfolgen.

Fragwürdige Zulassungsbeschränkungen

Die aktuelle Zulassung der Thrombolyse mit t-PA beinhaltet einige Beschränkungen, die erhebliche Teile der Schlaganfallpopulation betreffen, aber angesichts der Datenlage fragwürdig erscheinen. Insbesondere die obere Altersgrenze von 80 Jahren ist durch die aktuelle Datenlage nicht gerechtfertigt, und sollte zumindest bei geistig und körperlich rüstigen Patienten nicht zu einem Verzicht auf die Thrombolyse führen. Das lange existierende Ausschlusskriterium einer vorbestehenden Therapie mit Thrombozytenaggregationshemmern wurde inzwischen aufgehoben. So ist die Thrombolyse-Behandlung bei Patienten unter Thrombozytenaggregationshemmern zulässig.

21.4 Aktuelle Entwicklungen und Ausblick

Mit dem Vorliegen der Ergebnisse der ECASS3-Studie und der Daten des SITS-MOST Thrombolyseregisters ist damit zu rechnen, dass in naher Zukunft die **Zulassung** der intravenösen Thrombolyse mit t-PA **im 4,5 h-Zeitfenster** durch die Behörden erfolgt.

Mehrere Studien untersuchen derzeit, inwiefern die intravenöse **Lyse** bei selektierten Patienten auch **jenseits des 4,5 h-Zeitfensters** nach Symptombeginn effektiv und sicher ist. In der offenen, kontrollierten und randomisierten IST-3 Studie wird derzeit bei ca. 3100 Patienten t-PA in der üblichen intravenösen Dosierung mit Plazebo in einem 6 h-Zeitfenster verglichen. Als initiale Bildgebung sind sowohl das native CCT als auch die MRT möglich. Hingegen werden in der in 2009 begonnenen EXTEND-Studie alle Patienten mithilfe modifizierter Mismatch-Kriterien selektioniert, bevor im 4,5 bis 9 h-Zeitfenster eine Thrombolyse mit t-PA oder die Plazebo erfolgt. Eine ähnliche MRT-basierte Patientenauswahl im selben Zeitintervall wird auch die in Vorbereitung befindliche DIAS-3 Studie verfolgen, die die Wirksamkeit des Thrombolytikums Desmoteplase untersucht. Weitere Studien mit anderen Thrombolytika (z. B. Plasmin) sind in Vorbereitung.

Die **Verbesserung der frühen Rekanalisationsrate bei proximalen Hirnarterienverschlüssen** ist ein weiteres wichtiges Ziel aktueller klinischer Studien. Dabei wird sowohl in der IMS3-Studie als auch in der PRIISM-Studie die initiale intravenöse Thrombolyse mit der intraarteriellen Thrombolyse mit t-PA kombiniert. In diesen Studien können zusätzlich verschiedene interventionelle Verfahren wie Thrombusfänger oder (temporäre) Stents zur mechanischen Rekanalisation verwendet werden.

Fazit

Die Thrombolyse stellt weiterhin die einzige wirksame, sichere und zugelassene Therapie des akuten Schlaganfalls dar. Durch kürzlich erzielte Daten der ECASS3-Studie konnte das Zeitfenster der Thrombolyse signifikant von 3 auf 4,5 h erweitert werden, wodurch der Anteil der Patienten, der für die Therapie infrage kommt, in Zukunft deutlich steigen wird. Aufgrund der inzwischen vorhandenen Daten sowohl aus Plazebo-kontrollierten randomisierten Studien (einschließlich ECASS3) sowie aus Beobachtungsregistern in der klinischen Praxis (insbesondere SITS-MOST) sollten übertriebene Befürchtungen des Behandlungsrisikos einer realistischen Nutzen-Abwägung weichen. In Abwesenheit von Kontraindikationen sollten Schlaganfallpatienten, die innerhalb des Zeitfensters für eine Behandlung infrage kommen, konsequent und ohne Zeitverzug lysiert werden.

Literatur

Albers GA, Thijs VN, Wechsler L, et al. Magnetic resonance imaging profiles predict clinical response to early reperfusion: the diffusion and perfusion imaging evaluation for understanding stroke evolution (DEFUSE) study. Ann Neurol 2006;60:508–517

Clark WM, Wissman S, Albers GW, Jhamandas JH, Madden KP, Hamilton S. Recombinant tissue-type plasminogen activator (alteplase) for ischemic stroke 3 to 5 hours after symptom onset. The ATLANTIS study: A randomized controlled trial. Alteplase thrombolysis for acute noninterventional therapy in ischemic stroke. JAMA 1999;282:2019–2026

Davis SM, Donnan GA, Parsons MW, et al. Effects of alteplase beyond 3 h after stroke in the Echoplanar Imaging Thrombolytic Evaluation trial (EPITHET): a placebo controlled trial. Lancet Neurol 2008;7:299–309

Donnan GA, Baron JC, Ma H, et al. Penumbral selection of patients for trials of acute stroke therapy. Lancet Neurol 2009;8:261–269

Fiehler J, Albers GW, Boulanger JM, et al. Bleeding risk analysis in stroke imaging before thrombolysis (BRASIL): pooled analysis of T2* weighted rmagnetic resonance imaging data from 570 patients. Stroke 2007;38:2738–2744

Furlan A, Higashida R, Wechsler L, et al. Intraarterial prourokinase for acute ischemic stroke. The PROACT II study. A randomized controlled trial. JAMA 1999;282:2003–2011

Furlan AJ, Eyding D, Albers GW, et al. Dose escalation of desmoteplase for acute ischemic stroke (DEDAS): Evidence of safety and efficacy 3 to 9 hours after stroke onset. Stroke 2006;37:1227–1231

Hacke W, Zeumer H, Ferbert A, et al. Intraarterial thrombolytic therapy improves oucome in patients witch acute vertebrobasilar occlusive disease. Stroke 1988;19:1216–1222

Hacke W, Kaste M, Fieschi C, et al. Intravenous thrombolysis with recombinant tissue plasminogen activator for acute hemispheric stroke: the European Cooperative Acute Stroke Study. (ECASS). JAMA 1995;274:1017–1025

Hacke W, Kaste M, Fieschi C, et al. Randomised double-blind placebo controlled trial of thrombolytic therapy with intravenous alteplase in acute ischaemic stroke. (ECASS II) Lancet 1998;352:1245–1251

Hacke W, Albers G, Al-Rawi Y, et al. for The DIAS Study Group. The desmoteplase in acute ischemic stroke trial (DIAS): A phase II MRI-based 9-hour window acute stroke thrombolysis trial with intravenous desmoteplase. Stroke 2005;36:66–73

Hacke W, Kaste M, Bluhmki E, et al. Thrombolysis with alteplase 3 to 4.5 hours after acute ischemic stroke. N Engl J Med 2008;359:1317–1329

Hacke W, Donnan G, Fieschi C, et al. Association of outcome with early stroke treatment: Pooled analysis of ATLANTIS, ECASS, and NINDS rt-PA stroke trials. Lancet 2004;363:768–774

Hacke W, Albers G, Al-Rawi Y, et al. The desmoteplase in acute ischaemic stroke trial (DIAS): a phase II MRI based 9 hour-window acute stroke thrombolysis trial with intravenous desmoteplase. Stroke 2005;36:66–73

Hacke W, Furlan A, Al-Rawi Y, et al. Intravenous desmoteplase in patients with acute ischaemic stroke selected by MR-perfusion-diffusion weighted imaging or perfusion CT (DIAS-2): a prospective, randomised, double-blind, placebo controlled study. Lancet Neurol 2009;8:141–150

Hossmann KA. Viability thresholds and the penumbra of focal ischemia. Ann Neurol 1994;36:557–565

Kammersgaard LP, Jorgenson HS, Reith J, et al. Short- and long-term prognosis for very old stroke patients. The Copenhagen stroke study. Age Ageing 2004;33:149–154

Köhrmann M, Juttler E, Fiebach JB, et al. MRI versus CT based thrombolysis treatment within and beyond the 3 h time window after stroke onset: a cohort study. Lancet Neurol 2006;5:661–667

Lindsberg PJ, Mattle HP. Therapy of basilar artery occlusion: a systematic analysis comparing intraarterial and intravenous thrombolysis. Stroke 2006;37:922–928

Lindsberg PJ, Soinne L, Tatlisumak T, et al. Long-term outcome after intravenous thrombolysis in basilar artery occlusion. JAMA 2004;292:1862–1866

McLeod MR, Davis SM, Mitchell PJ, et al. Results of a multicentre, randomised controlled trial of intrarterial urokinase in the treatment of acute posterior circulation ischaemic stroke. Cerebrovasc Dis 2005;20:12–17

Neumann-Haefelin T, Hoelig S, Berkefels J, et al. Leukoaraiosis is a risk factor for symptomatic intracerebral hemorrhage after thrombolysis for acute stroke. Stroke 2006;37:2463–2466

Rha JH, Saver JL. The impact of recanalization on ischemic stroke outcome. A meta-analysis. Stroke 2007;38:967–973

Ringleb PA, Schwark C, Köhrmann M, et al. Thrombolytic therapy for acute ischemic stroke in octogenarians: selection by magnetic resonance improves safety but does not improve outcome. J Neurolog Neurosurg Psychiat 2007;78:690–693

Saqqur M, Uchino K, Demchuk AM, et al. Site of arterial occlusion identified by transcranial Doppler predicts the response to intravenous thrombholysis for stroke. Stroke 2007;38:948–954

Schellinger PD, Thomalla G, Fiehler J, et al. MRI and CT-based thrombolytic therapy in acute stroke within and beyond established time windows. Stroke 2007;38:2640–2645

Schonewille WJ, Algra A, Serena J, et al. Outcome in patients with basilar artery occlusion therapy conventionally. J Neurology Neurosurg Psychiat 2005;76:1238–1241

Simon JE, Sandler DL, Warwick Pexman JH, et al. Is intravenous recombinant tissue plasminogen activator (rt-PA) syfe for use in patients over 80 years old with acute ischaemic stroke – the Calgary experience. Age Ageing 2004;33:143–149

Singer OC, Humpich MC, Fiehler J, et al. Risk for symptomatic intracerebral hemorrhage after thrombolysis assessed by diffusion-weighted magnetic resonance imaging. Ann Neurol 2008;63:52–60

Singer OC, Fiehler J, Berkefeld J, et al. Schlaganfall MRT zur Abschätzung des Blutungsriskos bei thrombolytischer Therapie. Nervenarzt 2009;80:130–136

The National Institute of Neurological Disorders and Stroke rt-PA Stroke Study Group. Tissue plasminogen activator for acute ischemic stroke. N Engl J Med 1995;333:1581–1587

Thomalla G, Schwark C, Zanella F, et al. Outcome and symptomatic bleeding complications of intravenous thrombolysis within 6 hours in MRI selected stroke patients: comparison of a german multicenter study with the pooled data of ATLANTIS, ECASS, and NINDS t-PA trials. Stroke 2006;37:858–864

Wahlgren N, Ahmed N, Davalos A, et al. Thrombolysis with alteplase for acute ischaemic stroke in the safe implementation of thrombolysis in stroke-monitoring study (SITS-MOST): An observational study. Lancet 2007;369:275–282

Wahlgren N, Ahmed N, Davalos A, et al. Thrombolysis with alteplase 3–4.5 h after acute ischemic stroke (SITS-ISTR): an observational study. Lancet 2008;372:1303–1309

22 Thrombozytenfunktionshemmung und Antikoagulation

Hans-Christoph Diener, Werner Hacke, Harald Darius

IV

Zwei häufige Pathomechanismen rufen zerebrale Ischämien hervor:

In Analogie zum akuten Myokardinfarkt kann es im Vorfeld eines Schlaganfalls durch **Ruptur atherosklerotischer Plaques** und Exposition thrombogener Plaque- und subendothelialer Matrixbestandteile zur Thrombozytenaggregation und Bildung eines überwiegend aus Thrombozyten bestehenden so genannten **„weißen" Thrombus** kommen, der durch Embolisation zum Verschluss einer intrakraniellen Arterie und zur zerebralen Ischämie führt. Hier setzt eine Prophylaxe mit **Thrombozytenfunktionshemmern** an.

Ein anderer Mechanismus ist die Bildung von **intrakardialen Thromben**, die in die zerebrale Zirkulation embolisieren und typischerweise zu multiplen Infarkten in unterschiedlichen Gefäßterritorien führen. Dies geschieht insbesondere im linken Vorhofohr bei Vorhofflimmern (Caplan 1994), aber auch im linken Ventrikel beim akuten Myokardinfarkt, an den Mitral- oder Aortenklappen bei Klappenvitien, bei Herzinsuffizienz und Gerinnungsstörungen. Die Bildung dieser so genannten **„roten" Thromben** kann durch **Antikoagulanzien** verhindert werden.

22.1 Strategien der Thrombozytenfunktionshemmung und Antikoagulation

Primärprävention

Thrombozytenfunktionshemmer. Die Primärprävention zielt darauf ab, bei **Patienten mit vaskulären Risikofaktoren** oder **Begleiterkrankungen** das Auftreten eines ersten Schlaganfalls zu verhindern. In der Primärprävention wurden Azetylsalizylsäure und die Kombination von Azetylsalizylsäure und Clopidogrel bei Risikopersonen untersucht. Für Männer zeigte sich für Azetylsalizylsäure eine Risikoreduktion für Herzinfarkte, aber nicht für Hirninfarkte (Steering Comittee 1989). In einer weiteren Studie an Frauen im Alter >45 Jahren ergab sich eine geringe Risikoreduktion für Schlaganfälle, die aber statistisch weitgehend durch eine erhöhte Rate intrakranieller Blutungen kompensiert wurde (Ridker et al. 2005). Eine Metaanalyse zeigte keine Überlegenheit von Azetylsalizylsäure über Plazebo in der Primärprävention des Schlaganfalls (Hart et al. 2000).

In den **Leitlinien diabetologischer Fachgesellschaften** gilt das Diktum, dass der **Diabetes mellitus** ein so relevanter Risikofaktor ist, dass diese Patienten generell prophylaktisch mit Azetylsalizylsäure behandelt werden sollten. Dieses Konzept erwies sich aber in 2 Plazebo-kontrollierten Studien mit diabetischen Patienten als nicht haltbar, da sich keine signifikante Reduktion der Schlaganfälle im Vergleich zu Plazebo ergab (Collaborative Group PPP 2001, Ogawa et al. 2008). Allerdings konnte man in der JPAD-Studie (Ogawa et al. 2008) für die Untergruppen mit höherem Risiko (z. B. die >65-Jährigen) durchaus eine signifikante Risikoreduktion für den primären Endpunkt zeigten. Man muss daraus schließen, dass der Diabetes mellitus zwar ein wichtiger Risikofaktor ist, aber zusätzliche Risiken hinzukommen müssen, um einen positiven Nettoeffekt einer prophylaktischen Azetylsalizylsäure-Gabe zu erzielen. In die CHARISMA-Studie wurden in einer Untergruppe Patienten mit multiplen vaskulären Risikofaktoren eingeschlossen und entweder mit der Kombination von Azetylsalizylsäure und Clopidogrel oder Azetylsalizylsäure allein behandelt. Hier ergab sich eine Überlegenheit der Azetylsalizylsäure-Monotherapie im Vergleich zur Kombinationstherapie (Bhatt et al. 2006).

> **Merke**
> Im Augenblick besteht keine Indikation für den Einsatz von Thrombozytenfunktionshemmern in der Primärprävention des Schlaganfalls. Ob dies allerdings auch für Patienten mit asymptomatischen hochgradigen Stenosen der hirnversorgenden Arterien gilt, ist bisher nicht in einer Plazebo-kontrollierten Studie untersucht worden. Allerdings ist eine solche Aussage zur Indikation unter der Perspektive einer Wirksamkeit in der Prävention von Myokardinfarkten zu relativieren. Niemand sollte nur Schlaganfälle verhindern wollen und auf die Wirksamkeit bezüglich des Herzinfarkts verzichten.

Antikoagulanzien. Insgesamt gibt es 6 große randomisierte Studien zur **Primärprävention bei Vorhofflimmern** durch **orale Antikoagulation** (Abb. 22.**1**) (Hart et al. 1999). Fasst man diese Studien zusammen, ergibt sich eine etwa 70%-ige relative Risikoreduktion gegenüber

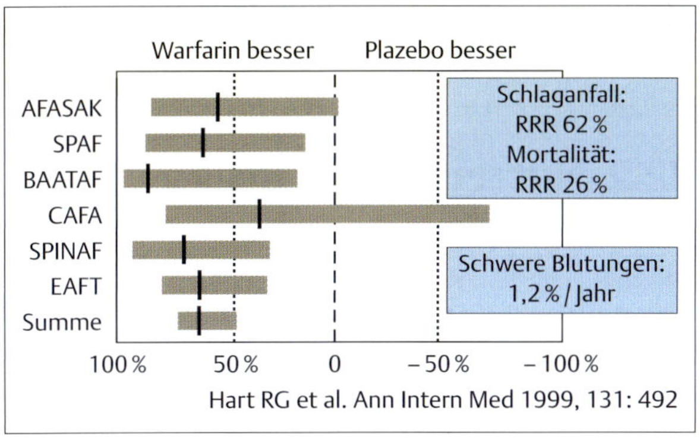

Abb. 22.1 Studien zur Antikoagulation bei Vorhofflimmern. Reduktion des Schlaganfallrisikos (RRR) (Quelle: Hart et al. 1999).

Plazebo bei einer Ziel-INR von 2,0–3,0. Die BAFTA-Studie hat zuletzt in einer Altersgruppe von Patienten mit Vorhofflimmern >75 Jahre eine Überlegenheit der oralen Antikoagulation mit Warfarin gegenüber Azetylsalizylsäure gezeigt, wobei die Rate an Blutungskomplikationen trotz eines mittleren Alters von 80 Jahren nicht signifikant erhöht war (Mant et al. 2007). Die Metaanalysen zeigen auch, dass bei einem Unterschreiten der INR <2,0 das Risiko ischämischer Insulte und bei einem Überschreiten der INR >3,5 das Risiko zerebraler Blutungen steil ansteigt (Akins et al. 2007). Alle Studien wurden mit dem kürzer wirksamen Vitamin K-Antagonisten Warfarin durchgeführt, wobei für das in Deutschland meistens verwendete länger wirksame Phenprocoumon keine diesbezüglichen Daten vorliegen.

Merke

Die Indikation zur Antikoagulation ist bei Personen mit Vorhofflimmern, die bisher keinen Schlaganfall erlitten haben, nicht in jedem Fall gegeben. Dies resultiert aus dem recht unterschiedlichen Thrombembolierisiko in Abhängigkeit vom Patientenalter und vaskulären Risikoprofil. Zur Abschätzung des individuellen vaskulären Risikos kann der $CHADS_2$-Score verwendet werden, der neben dem Patientenalter das Vorliegen einer Herzinsuffizienz, eines Bluthochdrucks und Diabetes mellitus Typ 2 berücksichtigt (Kap. 9). Im Allgemeinen ist die Antikoagulation bei Personen >65 Jahre mit zusätzlichen Risikofaktoren angezeigt.

Ximelagatran war der erste direkte Thrombinantagonist, der in der Indikation Schlaganfallprävention bei Patienten mit Vorhofflimmern im Vergleich zu Warfarin untersucht wurde. Hier zeigt sich eine identische Wirksamkeit bei einem Trend zu etwas geringeren Blutungskomplikationen (SPORTIF III 2003, Albers et al. 2005, Diener 2006). Die Substanz konnte aber wegen Leberschäden nicht langfristig eingesetzt werden und wurde daher vom Markt zurückgezogen. Im Moment befinden sich für die Thrombembolieprophylaxe bei Vorhofflimmern mehrere **direkte Thrombinantagonisten** und **Faktor Xa-Antagonisten** in der **klinischen Erprobung** (Francis 2008, Harenberg et al. 2008, Turpie 2008). Bei diesen Studien handelt es sich um direkte Vergleiche zwischen den neuen Substanzen und Vitamin K-Antagonisten. Vorteil der oralen Thrombin- und Faktor Xa-Antagonisten ist, dass sie eine vorhersehbare Wirksamkeit haben, die nicht von Faktoren wie Alter, Geschlecht oder Gewicht abhängig ist, und dass keine regelmäßigen Gerinnungskontrollen notwendig sind.

Sekundärprävention

Thrombozytenfunktionshemmer. Die Datenlage zum Einsatz von Thrombozytenfunktionshemmern bei Patienten mit vermuteten atherothrombotischen Ereignissen ist für die Sekundärprävention sehr viel eindeutiger als für die Primärprävention. So zeigten insgesamt 11 Plazebo-kontrollierte Studien die **Wirksamkeit** von niedrig dosierter **Azetylsalizylsäure** im Vergleich zu Plazebo (Algra et al. 1999). Die relative Risikoreduktion beträgt 13 % und die absolute Risikoreduktion 1 %/Jahr.

Zwei große randomisierte Studien (ESPS 2, ESPRIT) zeigten, dass eine **Kombination** von **Azetylsalizylsäure und retardiertem Dipyridamol** signifikant **wirksamer** ist als eine Monotherapie mit Azetylsalizylsäure (Diener et al. 1996, ESPRIT 2006, Leornadi-Bee et al. 2005). In der CAPRIE-Studie war **Clopidogrel** in der Verhinderung vaskulärer Endpunkte bei Patienten mit Herzinfarkt, Schlaganfall und peripherer arterieller Verschlusskrankheit signifikant **wirksamer** als Azetylsalizylsäure (CAPRIE 1996). Die MATCH-Studie zeigte allerdings, dass die **Kombination** von **Azetylsalizylsäure und Clopidogrel nicht wirksamer** ist als die Clopidogrel-Monotherapie und zu mehr Blutungskomplikationen führt (Bhatt et al. 2006, Diener et al. 2004). In der CHARISMA-Studie zeigte sich in der Primäranalyse kein signifikanter Vorteil für die Kombination, allerdings auch keine signifikante Zunahme der symptomatischen Blutungsraten. Die Kombination war allerdings der Azetylsalizylsäure-Monotherapie in der Gruppe der symptomatischen Patienten signifikant überlegen (Bhatt et al. 2007).

In der PRoFESS-Studie zeigte sich in einem direkten Vergleich von Azetylsalizylsäure und retardiertem Dipyridamol mit Clopidogrel eine identische Wirksamkeit beider Therapien für den Endpunkt Schlaganfall wie auch für die Endpunkte Schlaganfall, Herzinfarkt und vaskulärer Tod (Sacco et al. 2008). Unter der Kombination von Azetylsalizylsäure und Dipyridamol kam es häufiger zu Studienabbruch wegen Kopfschmerzen und es kam zu einer signifikanten, wenn auch numerisch geringen Zunahme schwerer intrakranieller Blutungen im Vergleich zu Clopidogrel.

IV

Merke

Nach einem Schlaganfall oder einer transitorisch-ischämischen Attacke sind Thrombozytenfunktionshemmer nachweislich wirksam. Die Kombinationstherapie mit Azetylsalizylsäure plus Dipyridamol bzw. die Monotherapie mit Clopidogrel ist wirksamer als die Monotherapie mit Azetylsalizylsäure. Azetylsalizylsäure plus Dipyridamol und Clopidogrel sind gleichwertig, wobei die Kombinationstherapie mit Azetylsalizylsäure und Dipyridamol in der PRoFESS-Studie mit einem leicht erhöhten Blutungsrisiko vergesellschaftet war. Für die Kombination aus Azetylsalizylsäure und Clopidogrel besteht in der Schlaganfallsekundärprävention im Allgemeinen keine Indikation.

Antikoagulanzien. In der Sekundärprävention des Schlaganfalls bei Patienten mit Vorhofflimmern musste zunächst eine Studie, die relativ hohe INR-Werte zwischen 3,0 und 4,5 verwendete, vorzeitig abgebrochen werden, da es hier zu häufig zu Blutungskomplikationen kam (Gorter 1999). Bei INR-Werten zwischen 2,0 und 3,0 ergab sich allerdings eine hoch signifikante Risikoreduktion im Sinne einer **Überlegenheit** der **Antikoagulation gegenüber Azetylsalizylsäure** (EAFT-Study Group 1993). Direkte orale Thrombin-Antagonisten und Faktor X-Antagonisten werden im Moment im Bereich der Primär- und Sekundärprävention ischämischer Infarkte und systemischer Thrombembolien bei Patienten mit möglicher kardialer Emboliequelle und Vorhofflimmern untersucht. Für den direkten Thrombinindikator Dabigatran wurde inzwischen eine Wirksamkeit in der Sekundärprävention des Schlaganfalls bei Patienten mit Vorhofflimmern gezeigt (Connolly et al. 2009). Dabei hatte Dabigatran in einer Dosis von 110 mg 2-mal täglich einen vergleichbaren Sekundärprophylaxeeffekt wie Warfarin bei niedrigerer Blutungsrate und in einer Dosis von 150 mg 2-mal täglich einen besseren Sekundärprophylaxeeffekt bei vergleichbarer Blutungsrate wie Warfarin. Die Zulassung von Dabigatran für die Sekundärprophylaxe des Schlaganfalls steht aus (Stand: Februar 2010).

Thrombozytenfunktionshemmer bei Vorhofflimmern. Die relative Risikoreduktion für Schlaganfälle und embolische Komplikationen für die Gabe von Azetylsalizylsäure bei Patienten mit Vorhofflimmern im Vergleich zu Plazebo beträgt im Mittel 18 % (Hart et al. 2002). In der ACTIVE-W Studie war die Kombination von **Clopidogrel plus Azetylsalizylsäure** einer **oralen Antikoagulation unterlegen** und hatte eine vergleichbare Blutungsrate (Connolly et al. 2006). In der ACTIVE-A Studie, die Patienten mit Vorhofflimmern einschloss, die für eine orale Antikoagulation nicht infrage kamen, war die Kombination von **Clopidogrel plus Azetylsalizylsäure** einer Monotherapie mit **Azetylsalizylsäure überlegen** (relative Risikoreduktion für Schlaganfall 21 %) bei einer **erhöhten Blutungsrate** (Risiko für schwerwiegende Blutungskomplikationen 2,0 % versus 1,3 %/Jahr, relative Risikoerhöhung 1,57) (ACTIVE Investigators 2009).

22.2 Nutzen versus Risiko

Für den Einsatz von Thrombozytenfunktionshemmern und Antikoagulanzien gilt eine sorgfältige Abwägung zwischen dem potenziellen Nutzen, nämlich der Verhinderung eines ischämischen Insults und vaskulärer Ereignisse gegenüber dem Risiko, nämlich intrakranieller und schwerwiegender systemischer Blutungen. Intrakranielle Blutungen, die durch Thrombozytenfunktionshemmer und Antikoagulanzien hervorgerufen werden, haben eine schlechte Prognose mit hoher Mortalität.

Merke

Für **Thrombozytenfunktionshemmer** gilt, dass das Blutungsrisiko mit dem Grad der Thrombozytenblockade zunimmt. Dies erklärt, warum die Kombination von 2 Thrombozytenfunktionshemmern wie Clopidogrel plus Aspirin oder Aspirin plus Dipyridamol die Blutungsrate erhöht.

Potentere Thrombozytenfunktionshemmer wie die GP IIb/IIIa-Antagonisten haben sich daher in der Sekundärprävention nicht bewährt, da ihr prophylaktischer Nutzen durch Blutungskomplikationen mehr als aufgehoben wurde (Topol et al. 2003).

Die Frage, ob auch andere **Thrombin-Antagonisten** und **Faktor Xa-Antagonisten** bei vergleichbarer Wirksamkeit wie **Vitamin K-Antagonisten** eine geringere Blutungsrate haben, ist im Moment noch nicht beantwortet. Für Thrombozytenaggregationshemmer gilt, dass Prasugrel, welches wirksamer ist als Clopidogrel, zumindest bei Patienten mit akutem Koronarsyndrom zu mehr Blutungskomplikationen führt als Clopidogrel (Wiviott et al. 2007). Inwieweit die geringere Rate so genannter „Non-Responder“, also Personen mit ungenügender Hemmung der Thrombozytenfunktion, unter Prasugrel für die bessere Wirksamkeit und die höhere Blutungsrate verantwortlich ist, werden weitere Untersuchungen zeigen müssen. Ungeklärt ist auch die klinische Bedeutung genetischer Faktoren für die Wirkung von Clopidogrel (Ho et al. 2009, Simon et al. 2009, Mega et al. 2009).

Ein klinisch relevantes Risiko der Therapie mit Heparinen ist die **Heparin-induzierte Thrombozytopenie**. Bei der klinisch relevanten Heparin-induzierte Thrombozytopenie **Typ II** handelt es sich um eine Immunreaktion gegen Heparin-Plättchenfaktor-4-Komplexe, die v. a. in den Tagen 5–14 nach Beginn einer Therapie insbesondere mit unfraktionierten Heparinen und sehr viel seltener mit niedermolekularen Heparinen auftritt. Über eine pathologische Thrombozytenaktivierung und -aggregation kommt es zu einem Abfall der Thrombozytenwerte auf weniger als die Hälfte des Ausgangswerts. Die Heparin-induzierte Thrombozytopenie Typ II ist mit einem hohen Risiko thrombembolischer Ereignisse (u. a. Lungenembolien) assoziiert. Der Nachweis erfolgt über Enzyme-Linked Immunosorbent Assays (ELISA) und Plättchen-Aktivierungsassays. Bei klinischem Verdacht auf diese Störung sollte das Heparin sofort abgesetzt und durch **Hirudin** (Mittel der Wahl) ersetzt werden. Eine Alternative stellt **Danaparoid** dar, das eine ähnliche Struktur wie Heparin besitzt und daher gelegentlich mit Heparin-Plättchenfaktor 4-Antikörpern kreuzreagiert.

Die **Heparin-induzierte Thrombozytopenie Typ I** manifestiert sich bereits in den ersten Tagen der Heparinbehandlung mit einem mäßigen Thrombozytenabfall, der sich nach wenigen Tagen spontan normalisiert. Zugrunde liegt diesem Phänomen eine direkte Aktivierung der Thrombozyten durch Heparin. Die Heparin-induzierte Thrombozytopenie Typ I ist in der Regel nicht therapiebedürftig.

22.3 Indikationen und Kontraindikationen der Thrombozytenfunktionshemmer

Indikationen

Alle Patienten mit **transitorisch-ischämischer Attacke** oder **ischämischem Infarkt** und Ausschluss einer kardialen Emboliequelle sollten **langfristig** mit **Thrombozytenfunktionshemmern** behandelt werden. Dabei hat sich ein Vorgehen bewährt, das das individuelle Risiko für ein Schlaganfallrezidiv berücksichtigt.

Merke
Patienten mit niedrigem Rezidivrisiko gemessen an dem Essener Risiko-Score (<3 Punkte; Tab. 22.**1**) sollten eine Monotherapie mit Azetylsalizylsäure erhalten, wobei das beste Verhältnis zwischen Wirkung und Nebenwirkung bei einer Tagesdosis von 100 mg liegt (Weimar et al. 2008, Weimar et al. 2007, Weimar et al. 2005). Patienten mit erhöhtem Rezidivrisiko (≥3 Punkte) sollten mit der Kombination von Azetylsalizylsäure plus Dipyridamol oder Clopidogrel behandelt werden.

Clopidogrel eignet sich besonders bei Patienten, die zusätzlich eine periphere arterielle Verschlusskrankheit oder eine instabile Angina pectoris haben. Im letzteren Fall wird die Kombination von **Clopidogrel plus Azetylsalizylsäure** für die Dauer von 12 Monaten eingesetzt. Die Kombination kommt auch zum Einsatz bei Patienten mit koronaren Stents, die eine zerebrale Ischämie erlitten

Tabelle 22.**1** Essener Risiko-Score: Modell zur Risikoabschätzung eines Rezidivinsults nach einem ersten ischämischen Ereignis basierend auf dem Essener Risiko-Score.

Risikofaktoren	Punktwert
<65 Jahre	0
65–75 Jahre	1
>75 Jahre	2
Arterielle Hypertonie	1
Diabetes mellitus	1
Myokardinfarkt	1
Andere kardiovaskuläre Ereignisse (außer Myokardinfarkt und Vorhofflimmern)	1
PAVK	1
Raucher	1
Zusätzliche TIA oder Insult zum qualifizierenden Ereignis	1

Ab einem Punktwert von ≥3 Punkten besteht ein Rezidivrisiko von >4 %/Jahr.

haben. Hier muss die duale Plättchenhemmung mit Clopidogrel und Azetylsalizylsäure fortgeführt werden, um eine Stent-Thrombose zu verhindern. Bei unbeschichteten Stents beträgt die Behandlungsdauer der Kombinationstherapie 1 Monat (dies gilt analog auch, ohne dass es hierfür Studien gäbe oder je geben würde, für Karotis- und intrakranielle Stents) und bei beschichteten Stents mindestens 12 Monate. Besonders beachtet werden müssen auch die Hinweise auf eine erhöhte Herzinfarktrate nach vorzeitigem Absetzen der Therapie mit Clopidogrel nach akutem Koronarsyndrom (Ho et al. 2008).

Kontraindikationen

Thrombozytenfunktionshemmer dürfen nicht eingesetzt werden bei:

- Gerinnungsstörungen mit erhöhter Blutungsneigung,
- floriden Magen-Darm-Ulzera und
- einer vor kurzem abgelaufenen größeren Blutung, sei sie intrazerebral oder an anderen strategisch schwierigen Lokalisationen wie gastrointestinal, intraokulär oder intraartikulär.

Patienten, die ein Ulcus ventriculi oder duodeni hatten, können nach Abheilen des Ulkus und einer evtl. Eradikationstherapie relativ sicher mit der Kombination eines Thrombozytenfunktionshemmers und einem Protonenpumpenhemmer behandelt werden.

IV

22.4 Indikationen und Kontraindikationen der Antikoagulanzien

Patienten mit kardialer Emboliequelle müssen nach einer transitorisch-ischämischen Attacke oder einem ischämischen Infarkt **oral antikoaguliert** werden. Im Moment stehen dafür nur die oralen Vitamin-K-Antagonisten zur Verfügung. Die INR sollte idealerweise zwischen 2,0 und 3,0 liegen. Kontraindiziert sind orale Antikoagulanzien bei Gerinnungsstörungen, bei nicht kontrollierter arterieller Hypertonie, bei ausgeprägter Demenz, bei schwerer vaskulärer Enzephalopathie und bei Patienten mit häufigen Stürzen. Außerdem sind sie kontraindiziert bei vor kurzem abgelaufener systemischer oder intrakranieller Blutung.

Der genaue Zeitpunkt, zu dem eine orale Antikoagulation bei Patienten mit Vorhofflimmern und zerebraler Blutung wieder begonnen wird, hängt von einer sorgfältigen Güterabwägung zwischen dem Risiko einer zerebralen Ischämie und dem Risiko einer zerebralen Blutung ab. Bei unkomplizierten Verläufen kann die Antikoagulation typischerweise innerhalb von wenigen Tagen nach dem Schlaganfallereignis begonnen werden. Bei Patienten, die trotz ausgedehnter Bemühungen, wie Diätvorschriften, Wechsel des Vitamin K-Antagonisten und gleichzeitiger Vitamin K-Gabe, schwer einzustellen sind, sollten orale Antikoagulanzien vermieden und Thrombozytenfunktionshemmer eingesetzt werden.

22.5 Aktuelle Entwicklungen und Ausblick

Beim Einsatz der **Thrombozytenfunktionshemmer** in der Sekundärprävention nach transitorisch-ischämischer Attacke und ischämischem Infarkt sind in absehbarer Zeit kaum dramatische Änderungen zu erwarten. In der Erprobung in klinischen Studien befinden sich im Moment 2 neue Thrombozytenfunktionshemmer, nämlich **Cilostazol** (Ho et al. 2008, Huang et al. 2008) und **Terutroban** (O'Donnell et al. 2008), die im Moment im Vergleich zu Azetylsalizylsäure im Rahmen klinischer Studien untersucht werden. Hier müssen die entsprechenden Studienergebnisse abgewartet werden. Die Ergebnisse der Studien zur Sekundärprävention des Schlaganfalls mit weiteren **direkten Thrombin-** und **Faktor Xa-Antagonisten** werden im Laufe der Jahre 2010 und 2011 bekannt werden.

Fazit

In der Schlaganfall-Primärprävention bestehen eindeutige Therapieindikationen lediglich bei Personen mit Vorhofflimmern, die bei Erfüllung bestimmter Alterskriterien und/oder Vorhandensein definierter vaskulärer Risikofaktoren antikoaguliert werden. Indikationen für Thrombozytenfunktionshemmer bestehen derzeit nicht. In der Schlaganfall-Sekundärprävention hat es in den letzten Jahren durch die PRoFESS-Studie signifikante Fortschritte gegeben. Neben Azetylsalizylsäure stehen in der Prävention arterioarterieller Thrombembolien in Abhängigkeit vom Schlaganfall-Rezidivrisiko Kombinationstherapien von Azetylsalizylsäure plus retardiertem Dipyridamol und Clopidogrel für eine differenzierte Patientenbehandlung zur Verfügung.

Literatur

Akins PT, Feldman HA, Zoble RG, et al. Secondary stroke prevention with ximelagatran versus warfarin in patients with atrial fibrillation: pooled analysis of SPORTIF III and V clinical trials. Stroke 2007;38(3):874–880

Albers G, Diener H-C, Frison L, et al. Ximelagatran vs warfarin for stroke prevention in patients with nonvavular atrial fibrillation. JAMA 2005;293:690–698

Algra A, van Gijn J. Cumulative meta-analysis of aspirin efficacy after cerebral ischaemia of arterial origin. J Neurol Neurosurg Psychiatry 1999;65:255

Bhatt DL, Flather MD, Hacke W, et al. Patients with prior myocardial infarction, stroke, or symptomatic peripheral arterial disease in the CHARISMA trial. J Am Coll Cardiol 2007;49(19):1982–1988

Bhatt DL, Fox KA, Hacke W, et al. Clopidogrel and aspirin versus aspirin alone for the prevention of atherothrombotic events. N Engl J Med 2006;354(16):1706–1717

Caplan LR. Thrombosis and cerebrovascular disease: then, now and tomorrow. In: Kessler C, Rosengart A, eds. Hemostasis and stroke. Boca Raton: CRC Press; 1994:1–15

CAPRIE Steering Committee. A randomised, blinded, trial of clopidogrel versus aspirin in patients at risk of ischaemic events (CAPRIE). Lancet 1996;348:1329–1339

Collaborative Group of the Primary Prevention Project (PPP). Low-dose aspirin and vitamin E in people at cardiovascular risk: a randomised trial in general practice. Lancet 2001;357:89-95

Connolly S, Pogue J, Hart R, et al. Clopidogrel plus aspirin versus oral anticoagulation for atrial fibrillation in the Atrial fibrillation Clopidogrel Trial with Irbesartan for prevention of Vascular Events (ACTIVE W): a randomised controlled trial. Lancet 2006;367(9526):1903–1912

Connolly SJ, Ezekowitz MD, Yusuf S, et al. Dabigatran versus Wafarin in patients with atrial fibrillation. N Engl J Med 2009;361:1139–1151

Diener H, Bogousslavsky J, Brass L, et al. Acetylsalicylic acid on a background of clopidogrel in high-risk patients randomised after recent ischaemic stroke or transient ischaemic attack: The MATCH trial results. Lancet 2004;364:331–334

Diener HC, Cuhna L, Forbes C, Sivenius J, Smets P, Lowenthal A. European Stroke Prevention Study 2. Dipyridamole and acetylsalicylic acid in the secondary prevention of stroke. J Neurol Sci 1996;143:1–13

Diener HC. Stroke prevention using the oral direct thrombin inhibitor ximelagatran in patients with non-valvular atrial fibrillation. Pooled analysis from the SPORTIF III and V studies. Cerebrovasc Dis 2006;21(4):279–293

European Atrial Fibrillation Trial (EAFT) Study Group. Secondary prevention in non-rheumatic atrial fibrillation after transient ischaemic attack or minor stroke. Lancet 1993;342:1255–1262

Executive Steering Committee on behalf of the SPORTIF III Investigators. Stroke prevention with the oral direct thrombin inhibitor ximelagatran compared with warfarin in patients with non-valvular atrial fibrillation (SPORTIF III): randomised controlled trial. Lancet 2003;362:1691–1698

Francis CW. New issues in oral anticoagulants. Hematology Am Soc Hematol Educ Program. 2008;259–265

Gorter JW, for the Stroke Prevention in Reversible Ischemia Trial (SPIRIT) and European Atrial Fibrillation Trial (EAFT) Study Groups. Major bleeding during anticoagulation after cerebral ischemia. Neurology 1999;53:1319–1327

Harenberg J, Wehling M. Current and future prospects for anticoagulant therapy: inhibitors of factor Xa and factor IIa. Semin Thromb Hemost 2008;34(1):39–57

Hart R, Benavente O, McBride R, Pearce L. Antithrombotic therapy to prevent stroke in patients with atrial fibrillation: a meta-analysis. Ann Intern Med 1999;131:492–501

Hart RG, Halperin JL, McBride R, et al. Aspirin for the primary prevention of stroke and other major vascular events. Meta-analysis and hypotheses. Arch Neurol 2000;57:326–332

Hart RG, Palacio S, Pearce LA. Atrial fibrillation, stroke, and acute antithrombotic therapy: analysis of randomized clinical trials. Stroke 2002;33:2722–2727

Ho P, Peterson E, Wang L. Incidence of death and acute myocardial infarction associated with stopping clopidogrel after acute coronary syndrome. JAMA 2008;299:532–539

Ho PM, Maddox TM, Wang L, et al. Risk of adverse outcomes associated with concomitant use of clopidogrel and proton pump inhibitors following acute coronary syndrome. JAMA 2009;301(9):937–944

Huang Y, Cheng Y, Wu J, et al. Cilostazol as an alternative to aspirin after ischaemic stroke: a randomised, double-blind, pilot study. Lancet Neurol 2008;7(6):494–499

Leonardi-Bee J, Bath PM, Bousser MG, et al. Dipyridamole for preventing recurrent ischemic stroke and other vascular events: a meta-analysis of individual patient data from randomized controlled trials. Stroke 2005;36(1):162–168

Mant J, Hobbs FD, Fletcher K, Roalfe A, Fitzmaurice D, Lip GY, et al. Warfarin versus aspirin for stroke prevention in an elderly community population with atrial fibrillation (the Birmingham Atrial Fibrillation Treatment of the Aged Study, BAFTA): a randomised controlled trial. Lancet 2007;370(9586):493–503

Mega JL, Close SL, Wiviott SD, et al. Cytochrome p-450 polymorphisms and response to clopidogrel. N Engl J Med 2009; 360(4):354–362

O'Donnell MJ, Hankey GJ, Eikelboom JW. Antiplatelet therapy for secondary prevention of noncardioembolic ischemic stroke: a critical review. Stroke 2008;39(5):1638–1646

Ogawa H, Nakayama M, Morimoto T, et al. Low-dose aspirin for primary prevention of atherosclerotic events in patients with type 2 diabetes: a randomized controlled trial. JAMA 2008;300(18):2134–1241

Ridker PM, Cook NR, Lee IM, et al. A randomized trial of low-dose aspirin in the primary prevention of cardiovascular disease in women. N Engl J Med 2005;352(13):1293–1304

Sacco R, Diener H, Yusuf S, et al. Randomized comparison of aspirin and extended-release dipyridamole to copidogrel for prevention of recurrent strokes. N Engl J Med 2008;239:1238–1251

Simon T, Verstuyft C, Mary-Krause M, et al. Genetic determinants of response to clopidogrel and cardiovascular events. N Engl J Med 2009;360(4):363–375

Steering Committee of the Physicians Health Study Research Group. Final report on the aspirin component of the ongoing physicians health study. N Engl J Med 1989;321:129–135

The ACTIVE Investigators. Effect of clopidogrel added to aspirin in patients with atrial fibrillation. N Engl J Med 2009;360:2066–2078

The ESPRIT Study Group. Aspirin plus dipyridamole versus aspirin alone after cerebral ischaemia of arterial origin (ESPRIT): randomised controlled trial. Lancet 2006;367:1665–1673

Topol E, Easton D, Harrington R, et al. Randomized, double-blind, placebo-controlled, international trial of the oral IIb/IIIa antagonist lotrafiban in coronary and cerebrovascular disease. Circulation 2003;108:16–23

Turpie AG. New oral anticoagulants in atrial fibrillation. Eur Heart J 2008;29(2):155–165

Weimar C, Goertler M, Rother J, et al. Predictive value of the Essen Stroke Risk Score and Ankle Brachial Index in acute ischaemic stroke patients from 85 German stroke units. J Neurol Neurosurg Psychiatry 2008;79(12):1339–1343

Weimar C, Goertler M, Rother J, et al. Systemic Risk Score Evaluation in Ischemic Stroke Patients (SCALA): A prospective cross sectional study in 85 German stroke units. J Neurol 2007;254(11):1562–1568

Weimar C, Mieck T, Buchthal J, Ehrenfeld CE, Schmid E, Diener HC. Neurologic worsening during the acute phase of ischemic stroke. Arch Neurol 2005;62(3):393–397

Wiviott SD, Braunwald E, McCabe CH, et al. Prasugrel versus clopidogrel in patients with acute coronary syndromes. N Engl J Med 2007;357(20):2001–2015

23 Blutdrucktherapie

Joachim Schrader, Stephan Lüders, Hans-Christoph Diener

Der Bekanntheits- und Behandlungsgrad der Hypertonie in Deutschland ist völlig unzureichend. Es gilt nach wie vor die „Regel der Hälften“: Nur etwa die **Hälfte** der **Hypertoniker** ist **bekannt**. Von diesen Personen ist nur die **Hälfte behandelt**, von denen wiederum nur die **Hälfte korrekt** auf Zielblutdruckwerte <140/90 mmHg **eingestellt** ist (Löwel et al. 2006). Das primäre Ziel der Behandlung von Patienten mit Hypertonie ist die Reduktion des kardio- und zerebrovaskulären Risikos. Dieses Ziel erfordert, dass neben der Behandlung des erhöhten Blutdrucks alle anderen Risikofaktoren, Begleit- und Folgeerkrankungen in die Therapieplanung mit einbezogen und entsprechend therapiert werden müssen.

23.1 Strategien der Blutdrucksenkung

Merke

Aufgrund der vorhandenen Studiendaten (Leitlinien Deutsche Hochdruckliga 2008, Mancia et al. 2007, Guidelines Committee 2003) sollte der Blutdruck bei Patienten mit arterieller Hypertonie auf Werte <140/90 mmHg eingestellt werden (Abb. 23.**1**). Bei Patienten mit zusätzlich bestehendem Diabetes mellitus beträgt der Zielblutdruck <130/80 mmHg. Ein Zielblutdruck <130/80 mmHg gilt auch für andere Hypertoniker mit hohem oder sehr hohem kardiovaskulären Risiko, z. B. für Patienten nach Schlaganfall und für Patienten mit koronarer Herzerkrankung. Bei Patienten mit Hypertonie und Niereninsuffizienz gilt ebenfalls ein Zielblutdruck von <130/80 mmHg, bei gleichzeitiger Proteinurie von >1 g/24 h von <125/75 mmHg.

Diese Ziele sind als Empfehlung zu werten, die evtl. der individuellen Situation angepasst werden müssen. Die oben genannten Zielblutdruckwerte gelten für **Praxisblutdruckmessungen**. Aussagekräftiger sind 24 h-Blutdruckmessungen. Dies gilt besonders für Patienten mit „hoch-normalem“ Blutdruck (Lüders et al. 2008).

Nicht pharmakologische Strategien

Vor Einleitung einer medikamentösen Therapie sollten nicht medikamentöse Maßnahmen ergriffen werden, die über Veränderungen des Lebensstils den Blutdruck senken und das kardiovaskuläre Risikoprofil verbessern:

- Beendigung des Rauchens
- Gewichtsreduktion
- Verminderung des Kochsalzkonsums
- Körperliche Bewegung, Sport
- Verminderung des Alkoholkonsums
- Ernährung mit Obst und Gemüse und wenig tierischen und gesättigten Fetten.

Allerdings liegen keine prospektiven Studien zur Wirkung von Lebensstilveränderungen auf die kardiovaskulären Komplikationen von Hypertonikern vor. Veränderungen des Lebensstils können deshalb eine frühzeitige medikamentöse Therapie bei Patienten mit hohem Risiko nicht ersetzen.

Pharmakologische Strategien

Die Empfehlung zur medikamentösen antihypertensiven Therapie stützt sich auf große randomisierte Studien zur Senkung der kardio- und zerebrovaskulären Morbidität und Letalität. Die meisten Studien, die die Wirkung einer medikamentösen Therapie mit einer Plazebobehandlung verglichen haben, sind in Metaanalysen zusammengefasst. Die antihypertensive Behandlung führt zu einer signifikanten **Reduktion der kardiovaskulären, zerebrovaskulären und Gesamtletalität**. Die Senkung des kardiovaskulären Risikos ist bei Männern und Frauen offenbar vergleichbar (Collins et al. 1999, Collins u. MacMahon 1994, Staessen et al. 2000).

Zur Frage nach dem geeignetsten Antihypertensivum sind mehrere Studien durchgeführt worden. Die Interpretation der Ergebnisse wird dadurch erschwert, dass der Blutdruck unterschiedlich stark gesenkt wurde. Außerdem wurden zur Erreichung des Zielblutdrucks zumeist zusätzlich Antihypertensiva gegeben, sodass letztlich antihypertensive Kombinationstherapien verglichen wurden.

> **Merke**
> Übergeordnetes Ziel einer antihypertensiven Therapie ist die effiziente und nebenwirkungsarme Senkung des Blutdrucks. Insbesondere weil viele Patienten keine hypertoniebedingten subjektiven Beschwerden aufweisen, kommt der nebenwirkungsfreien Behandlung im Alltag eine besondere Bedeutung zu, um die Therapietreue des Patienten zu gewährleisten.

Die günstige Wirkung der Blutdrucksenkung auf kardio- und zerebrovaskuläre Ereignisse ist weitgehend unabhängig vom verwendeten Medikament. Dies ergibt sich aus einer großen Zahl von kontrollierten und randomisierten Studien und entspricht den Empfehlungen aller internationalen Fachgesellschaften.

Als **Mittel der ersten Wahl** werden von den Fachgesellschaften international **Diuretika**, **Betablocker**, **Kalziumantagonisten**, **ACE-Hemmer** und **AT1-Antagonisten** vorgeschlagen (Tab. 23.**1**). Dies bedeutet, dass zu Beginn einer antihypertensiven Therapie eine dieser 5 Wirkklassen gewählt werden sollte. Sie senken zuverlässig den Blutdruck und verhindern kardio- und zerebrovaskuläre Komplikationen der Hypertonie.

Jede Substanzgruppe besitzt spezifische Eigenschaften sowie Vor- und Nachteile. Die Auswahl der Wirksubstanz erfolgt nach den individuellen Gegebenheiten des Patienten und nach den zusätzlich vorliegenden Risikofaktoren, Begleit- und Folgeerkrankungen. Differenzialtherapeutische Empfehlungen zum Einsatz der verschiedenen Antihypertensiva werden in Kap. 23.3 gegeben. Die wichtigsten unerwünschten Wirkungen und Kontraindikationen werden dort diskutiert.

Metaanalysen zeigen, dass diese 5 Wirkstoffgruppen vaskuläre Ereignisse vergleichbar reduzieren. Je stärker die Blutdrucksenkung gelingt, desto ausgeprägter war die Risikominderung. Unterschiede zwischen den Substanzklassen beruhten weitgehend auf einer unterschiedlichen Blutdrucksenkung. Allerdings haben einzelne neuere Studien auch Unterschiede in den Wirkprofilen aufgezeigt (Dahlöf et al. 2002, Schrader et al. 2005, ALLHAT Research 2002, Dahlöf et al. 2005). Allerdings haben diese Studien bisher nicht zu einer generellen Therapieempfehlung zugunsten bestimmter Antihypertensiva geführt.

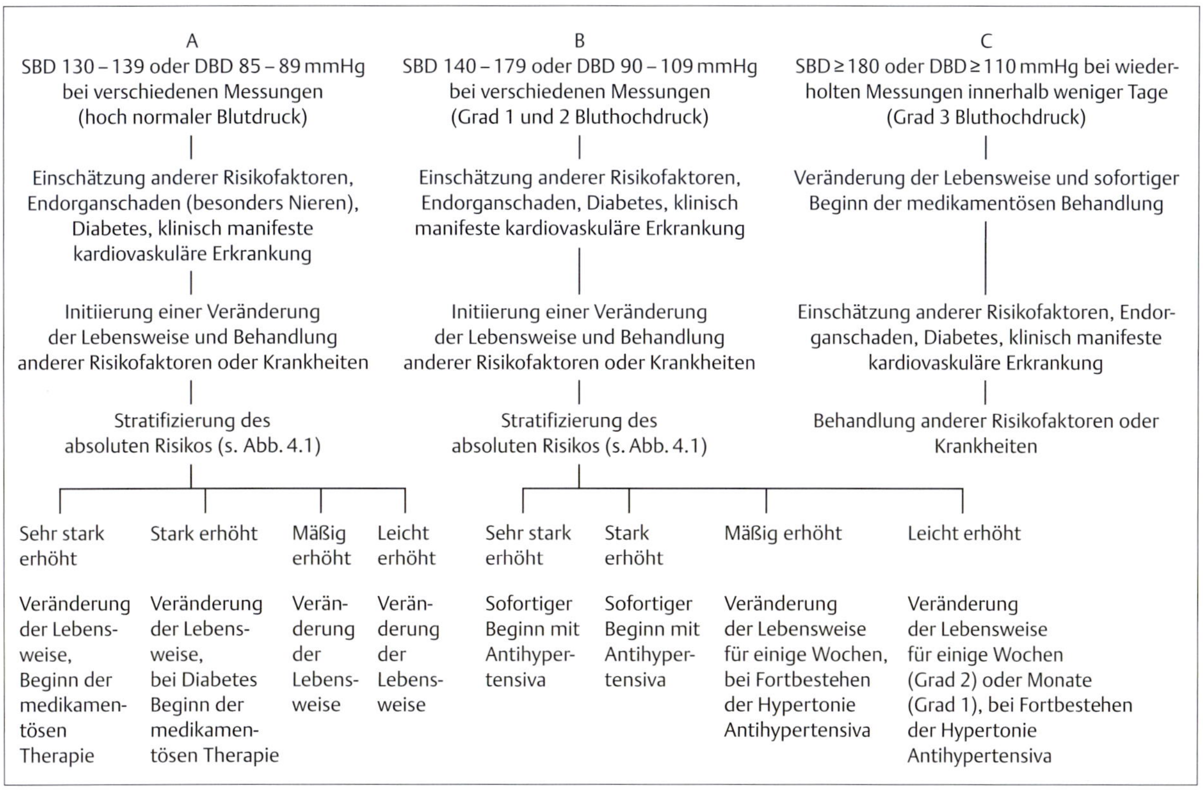

Abb. 23.**1** Einleitung der blutdrucksenkenden Behandlung basierend auf dem Grad der Blutdruckerhöhung (A, B, C) und der absoluten Risikoabschätzung (leicht erhöht, mäßig erhöht, stark erhöht, sehr stark erhöht; Abb. 4.**1**). BD = Blutdruck, SBD = systolischer Blutdruck, DBD = diastolischer Blutdruck) (Quelle: Leitlinien zur Behandlung der arteriellen Hypertonie der Deutschen Hochdruckliga und Deutschen Hypertonie-Gesellschaft).

Merke
Auch bei älteren Menschen wird die kardio- und zerebrovaskuläre Ereignisrate durch eine antihypertensive Therapie deutlich gesenkt. Dies gilt nach neuen Daten auch für Patienten von >80 Jahren, wie die vor kurzem publizierte HYVET-Studie gezeigt hat (Beckett et al. 2008).

Einige Wirkstoffe haben den Vorteil, neben der Blutdrucksenkung auch vorhandene **Begleit- oder Folgeerkrankungen** günstig zu beeinflussen. Bereits länger belegt ist, dass mit einer Behandlung mit **ACE-Inhibitoren**, **AT1-Antagonisten** und **Kalziumantagonisten** das Auftreten eines neuen Diabetes mellitus seltener ist als bei einer Therapie mit Betablockern und Diuretika. Dabei trat ein Diabetes mellitus bei der Therapie mit einem ACE-Hemmer oder einem AT1-Antagonisten seltener auf als unter Kalziumantagonisten (Julius et al. 2004, Elliot et al. 2007). Das Neuauftreten eines Diabetes mellitus verschlechtert die langfristige Prognose der Patienten (Verdecchia et al. 2004). Betablocker, Diuretika und insbesondere Kombinationen der beiden Wirkstoffgruppen sollten, wenn möglich, bei Patienten mit metabolischem Syndrom, hohem Diabetesrisiko und bei Diabetikern vermieden werden.

Hochdruckbedingte Endorganschäden werden ebenfalls teilweise unterschiedlich reduziert bzw. ihre Progredienz verhindert. **ACE-Hemmer** und **AT1-Antagonisten** haben günstige Effekte bei chronischen Nierenerkrankungen mit und ohne Niereninsuffizienz, sowie bei Mikroalbuminurie und Proteinurie unabhängig ihrer Ätiologie (Weir 2007). ACE-Hemmer und AT1-Antagonisten haben eine günstige Wirkung auf die linksventrikuläre Hypertrophie, deren effektivere Regression mit einer Reduktion kardiovaskulärer Ereignisse einhergeht (Dahlöf et al. 2002). Sie sind zudem vorteilhaft bei einer gleichzeitig vorliegenden Herzinsuffizienz (Blood Pressure Lowering Treatment Trialists' Collaboration 2003). Ob sich ACE-Hemmer und AT1-Antagonisten in besonderer Weise zur Behandlung der vaskulären Demenz, des langjährigen Endorganschadens des Gehirns, eignen, bleibt unklar. Die PRoFESS-Studie konnte keinen spezifischen positiven Effekt für Telmisartan zeigen (Diener et al. 2008).

Merke
Verglichen mit anderen Antihypertensiva haben ACE-Inhibitoren, AT1-Antagonisten und Kalziumantagonisten günstige Effekte auf das Auftreten eines Diabetes mellitus. Hochdruckbedingte Organschäden, nämlich chronische Nierenerkrankungen mit und ohne Niereninsuffizienz, linksventrikuläre Hypertrophie und Herzinsuffizienz werden vorteilhaft durch ACE-Hemmer und AT1-Antagonisten beeinflusst.

23.2 Nutzen versus Risiko

Der langfristige Nutzen einer antihypertensiven Therapie für die Reduktion von kardio- und zerebrovaskulären Ereignissen überwiegt bei weitem mögliche Risiken, die durch die Medikamente hervorgerufen werden können. Wie unter allen Medikamenten können auch unter Antihypertensiva **substanzspezifische unerwünschte Wirkungen** bzw. Komplikationen auftreten. Darüber hinaus können **unerwünschte Wirkungen** gerade **zu Beginn einer Therapie** auch auf zu starke Blutdrucksenkung zurückzuführen sein. Diese zeigen sich in Form von **Müdigkeit**, **Abgeschlagenheit** und **Schwindel**. Häufiger finden sich diese Symptome bei älteren Patienten und bei Patienten mit zerebralen Gefäßfolgeschäden der Hypertonie.

Insbesondere kommt es bei Patienten mit langjähriger schlecht eingestellter Hypertonie bereits bei Erreichen von normotensiven Zielblutdruckwerten zu Beschwerden, wie sie bei Hypotension registriert werden. Dies könnte an der **Verschiebung der zerebralen Autoregulation** liegen, die Wochen bis Monate benötigt, um sich wieder auf normale Zielblutdruckwerte einzustellen. Dies sollte dem Patienten erklärt werden. Bei diesen Patienten muss die Blutdrucksenkung langsamer vollzogen werden, um eine Verträglichkeit zu gewährleisten. Substanzspezifische unerwünschte Wirkungen werden im nachfolgenden Kap. 23.3 diskutiert. In der Regel ist etwa ein halbes Jahr nach Therapiebeginn die Lebensqualität von Patienten verbessert gegenüber der Zeit ohne antihypertensive Therapie.

Merke
Im Falle des Auftretens unerwünschter Wirkungen sollte eine möglicherweise zu rasch erfolgte Medikamentenaufsättigung bedacht werden. In solchen Fällen sollte eine passagere Dosisreduktion erfolgen.

23.3 Indikationen und Kontraindikationen verschiedener Antihypertensiva

Wirkstoffgruppen der ersten Wahl

Spezifische Indikationen, **unerwünschte Wirkungen** und **Kontraindikationen** von Wirkstoffen aus den Gruppen der ersten Wahl werden nachfolgend präsentiert. Die wesentlichen differenzialtherapeutischen Überlegungen wurden in Tab. 23.**1** zusammengefasst.

Tabelle 23.1 Differenzialtherapeutische Überlegungen beim Einsatz von Antihypertensiva.

Wirkstoffgruppe	Vorteil bzw. einsetzen bei:	Nachteil bzw. nicht einsetzen bei:
Diuretika	Herzinsuffizienz Niereninsuffizienz (Schleifendiuretika)	Hypokaliämie Hyperurikämie Diabetes mellitus, metabolisches Syndrom Gicht (Thiazide)
Betablocker	Koronare Herzkrankheit Zustand nach Myokardinfarkt Herzinsuffizienz Herzrhythmusstörungen	Asthma bronchiale AV-Block II oder III Diabetes mellitus, metabolisches Syndrom
Kalziumantagonisten	Stabile Angina pectoris Linksventrikuläre Hypertrophie Vorhofflimmern (Nicht-Dihydropyridine) Periphere arterielle Verschlusskrankheit Isolierte systolische Hypertonie (Ältere) Metabolisches Syndrom	AV-Block (Nicht-Dihydropyridine) Ödeme (Dihydropyridine) Instabile Angina pectoris Akuter Herzinfarkt (erste 4 Wochen)
ACE-Inhibitoren	Linksventrikuläre Hypertrophie Herzinsuffizienz Vorhofflimmern Zustand nach Myokardinfarkt, Nephropathie Mikroalbuminurie Metabolisches Syndrom Diabetes mellitus	Schwangerschaft Hyperkaliämie Beidseitige Nierenarterienstenosen
AT1-Antagonisten	Linksventrikuläre Hypertrophie Herzinsuffizienz Vorhofflimmern Zustand nach Myokardinfarkt Nephropathie, Mikroalbuminurie Metabolisches Syndrom, Diabetes mellitus Unverträglichkeit von ACE-Inhibitoren	Schwangerschaft Hyperkaliämie Beidseitige Nierenarterienstenosen

Betablocker. Betablocker haben einen günstigen therapeutischen Effekt bei Patienten mit **koronarer Herzerkrankung**, mit **Herzinsuffizienz** bzw. nach **Herzinfarkt**. Vorteilhaft sind Betablocker bei **tachykarden Rhythmusstörungen**. Individuell werden Betablocker häufig günstig von Patienten empfunden, die unter **innerer Unruhe** oder **Nervosität** bzw. stressbedingten Blutdruckanstiegen oder tachykarden Pulsfrequenzen leiden. Offensichtlich weniger gut scheinen Betablocker in der Verhinderung von Schlaganfällen zu sein (Lindholm et al. 2005). Sie haben nachteilige Effekte auf den Lipidstoffwechsel, im Sinne einer Erhöhung des LDL-Cholesterins, und begünstigen das Neuauftreten eines Diabetes mellitus. Deshalb sollen Betablocker bei Patienten mit metabolischem Syndrom vermieden werden, ebenso bei Patienten mit pathologischer Glukosetoleranz. Wie auch bei Diuretika wird von Patienten unter Betablockern häufig über Potenzprobleme berichtet. Weitere unerwünschte Wirkungen sind Schlafstörungen, Müdigkeit oder depressive Störungen. Bei bestehenden Depressionen sind Betablocker kontraindiziert. Potenziell können bei Patienten mit arterieller Verschlusserkrankung Verstärkungen der Symptome auftreten. Kontraindikationen sind **obstruktive Atemwegserkrankungen** und **AV-Blockierungen**.

Diuretika. Sie gehören seit Jahrzehnten zur Standardtherapie der Hypertonie, da sie eine deutliche blutdrucksenkende Wirkung besitzen und die **Wirkung anderer Antihypertensiva**, insbesondere von ACE-Hemmern/AT1-Rezeptorantagonisten, **verstärken**. In der Kombinationstherapie erlauben sie die Anwendung anderer Wirkstoffe in niedrigerer Dosierung. In der Langzeittherapie der Hypertonie sind sie die mit am häufigsten verwendete Substanzgruppe. Diuretika kommen bei unkomplizierter Hypertonie insbesondere **im Alter** vermehrt zum Einsatz. Insbesondere bei **therapierefraktärer Hypertonie** mit der Notwendigkeit von **antihypertensiven Mehrfachkombinationen** kommt ihnen ein unverzichtbarer

Stellenwert zu. Nachteilig sind die metabolischen unerwünschten Wirkungen der Diuretika wie Hypokaliämie, Hyperurikämie, verschlechterte Glukosetoleranz mit der Entstehung von Diabetes mellitus insbesondere bei metabolischem Syndrom (ALLHAT 2002, Lindholm et al. 2005). Diuretika sollten deshalb in der Hypertoniebehandlung **niedrig dosiert** werden, um die metabolischen unerwünschten Wirkungen gering zu halten. Auch wird häufig über Potenzprobleme berichtet. Nachteilig bei älteren Patienten ist auch eine mögliche Exsikkose bei vermindertem Durstgefühl, dies gilt insbesondere bei Patienten mit zerebralen Funktionseinschränkungen.

Kalziumantagonisten. Kalziumantagonisten sind effektive Blutdrucksenker, deren Wirkung über eine Vasodilatation mit Abnahme des peripheren Widerstands vermittelt wird. Dihydropyridine (z.B. Nifedipin) können zu einer Herzfrequenzsteigerung führen. Die Präparate haben sich im Alltag bewährt und verfügen über **wenig bedrohliche unerwünschte Wirkungen**. Aus diesem Grund werden sie häufig und gern verordnet. Aufgrund des gehäuften Auftretens von kardiovaskulären Komplikationen wie schwerer Hypotension oder Herzinfarkt sollten unretardierte, rasch wirksame Kalziumantagonisten insbesondere für die Behandlung dieser Formen nicht mehr eingesetzt werden. Bevorzugt eingesetzt werden Kalziumantagonisten bei älteren Patienten mit **isolierter systolischer Hypertonie**, **metabolischem Syndrom**, **Asthma bronchiale**, symptomatisch bei **stabiler koronarer Herzerkrankung** und auch bei Patienten zur Verhinderung zerebraler Folgen der Hypertonie. Ebenfalls sind sie geeignet bei peripherer arterieller Verschlusserkrankung.

Häufigste unerwünschte Wirkungen sind Kopfschmerzen und Ödeme sowie bei Nicht-Dihydropyridinen (Diltiazem, Verapamil) AV-Blockierung.

Kontraindiziert sind die Kalziumantagonisten bei instabiler Angina pectoris und bei akutem Herzinfarkt.

ACE-Hemmer. Die antihypertensive Wirkung der ACE-Hemmer ist überwiegend auf die **Hemmung der Angiotensin-II-Bildung** zurückzuführen. Die ACE-Hemmer führen zu einer Senkung des peripheren Widerstandes, dazu kommt es zu einer Steigerung des Herz-Zeit-Volumens. Die ACE-Hemmer haben sich besonders bewährt bei Patienten mit **chronischen Nierenerkrankungen**, bei **diabetischer Nephropathie**, nach **Myokardinfarkten** und **Schlaganfällen**. Aufgrund ihrer guten Verträglichkeit werden sie gerne auch bei unkomplizierter Hypertonie eingesetzt. Wie auch AT1-Antagonisten führen ACE-Hemmer weniger häufig als alle anderen Antihypertensiva zum Auftreten eines Diabetes mellitus und sind deshalb günstig bei metabolischen Syndromen. Bei Patienten mit Fettstoffwechselstörungen sind sie ebenfalls bevorzugt einzusetzen. Bei linksventrikulärer Hypertrophie führt eine Behandlung mit ACE-Hemmern zu einer nachgewiesenen Regression.

Unerwünschte Wirkungen sind seltener als bei Betablockern, Diuretika und Kalziumantagonisten und betreffen am häufigsten einen chronischen Reizhusten. Weiterhin sind Exantheme, angioneurotische Ödeme, Hyperkaliämie und Agranulozytose in seltenen Fällen beschrieben.

Kontraindikationen bestehen bei bilateraler Nierenarterienstenose bzw. Nierenarterienstenose bei Einzelniere, hämodynamisch relevanter Aorten- und Mitralstenose, hypertropher Kardiomyopathie und Schwangerschaft.

AT1-Antagonisten. Die so genannten Sartane sind selektive und spezifische Antagonisten des Angiotensin II-Typ 1-Rezeptors, der die vasokonstriktorischen neuralen und wachstumsfördernden Wirkungen von Angiotensin II vermittelt. Die blutdrucksenkende Wirkung entspricht in etwa derjenigen der ACE-Hemmer. Sie haben sich besonders bewährt bei Patienten mit **diabetischer Nephropathie** sowie bei der Behandlung von Patienten mit frischem und abgelaufenem **Schlaganfall** (Schrader et al. 2005, Schrader et al. 2003, Deferrari et al. 2002). Bei **linksventrikulärer Hypertrophie** sind sie Betablockern bei der Reduktion vaskulärer Ereignisse, insbesondere von Schlaganfällen, überlegen. Sie reduzieren das Auftreten von **Vorhofflimmern** und vermindern das Auftreten von Schlaganfällen bei Patienten mit bestehendem Vorhofflimmern (Dahlöf et al. 2002, Wachtell et al. 2005). Ebenfalls sind sie bei **Herzinsuffizienz**, Zustand nach **Herzinfarkt**, **chronischen Nierenerkrankungen** und **Diabetes mellitus** mit und ohne diabetische **Nephropathie** günstig einzusetzen.

Die unerwünschten Wirkungen und Kontraindikationen sind ähnlich wie bei ACE-Hemmern. Sie führen nicht so häufig zu Reizhusten, wie dies bei ACE-Hemmern beobachtet wird. Die AT1-Antagonisten haben unter allen Antiyhypertensiva die beste Verträglichkeit.

Mono- oder Kombinationstherapie

Die Wahl des optimalen Antihypertensivums bzw. deren Kombination ist eine ärztliche Entscheidung, wobei der behandelnde Arzt die individuellen Besonderheiten des Patienten berücksichtigen sollte. Die Blutdrucksenkung sollte zuverlässig über den ganzen Tag erfolgen. Antihypertensiva mit einer **Wirkdauer von mindestens 24 h** sind zu bevorzugen, sie ermöglichen eine einmal tägliche Tabletteneinnahme und erhöhen die Therapietreue. Die Überprüfung sollte möglichst durch ambulante Blutdruckmessung erfolgen. Besondere Aufmerksamkeit sollten in der Praxis den **unerwünschten Wirkungen** (auch den nur subjektiv empfundenen Nebenwirkungen) geschenkt werden, da diese häufig die Ursache für Therapieabbrüche und mangelnde Compliance sind.

Die antihypertensive Therapie kann in Form einer Monotherapie oder mit der Kombination von 2 Antihypertensiva in niedriger Dosierung begonnen werden. Die oben vorgestellten 5 Substanzklassen der ersten Wahl sind neben der Monotherapie auch für die Kombinationstherapie geeignet. Wenn der Zielblutdruck nicht erreicht wird, kann die Dosis gesteigert werden. Hat das zuerst gewählte Medikament keinen nennenswerten blutdrucksenkenden Effekt oder wesentliche Nebenwirkungen, sollte es durch ein Antihypertensivum aus einer anderen Gruppe ersetzt werden. Dieses Vorgehen hat den Vorteil, dass für den individuellen Patienten das wirksamste und am besten verträgliche Medikament gefunden werden kann. Der Nachteil besteht darin, dass bis zur optimalen Blutdruckeinstellung Wochen oder Monate vergehen können, was manchmal beim Patienten zum Therapieabbruch führen kann. 60–70% der Patienten benötigen langfristig eine **Kombinationstherapie aus mindestens 2 Präparaten**, weshalb Diskussionen über das optimale Antihypertensivum in der Monotherapie stark an Bedeutung verloren haben.

Ein **direkter Vergleich von Kombinationstherapien** wurde selten durchgeführt. Neuere Studien (u.a. ASCOT, ACCOMPLISH) zeigen bei etwas besserer Blutdrucksenkung Vorteile der Kombination ACE-Hemmer/Kalziumantagonisten gegenüber Betablockern/Diuretika. Die ACCOMPLISH-Studie zeigt bei gleicher Blutdrucksenkung Vorteile der Kombination ACE-Hemmer/Kalziumantagonisten gegenüber ACE-Hemmern/Diuretika (Dahlöf et al. 2005, Jamerson et al. 2008).

Vor diesem Hintergrund kann eine **primäre Kombinationstherapie** mit 2 Antihypertensiva sinnvoll sein. Deshalb wurde auch von mehreren Fachgesellschaften eine initiale Kombinationstherapie in die Empfehlungen aufgenommen. Unterstützt wurde dies durch verschiedene Studien, in denen deutlich gemacht wurde, dass zum Erreichen des Zielblutdrucks viele Patienten von Beginn mit einer Kombinationsbehandlung mit mehr als einem antihypertensiven Medikament gefahrlos behandelt werden können. Insbesondere bei Patienten mit Blutdruckwerten >160/100 mmHg kann eine primäre Kombinationstherapie eingeleitet werden. Eine primäre Kombinationstherapie sollte insbesondere bei hohem oder sehr hohem kardiovaskulären Risiko in Betracht gezogen werden. Der Beginn mit einer Monotherapie ist dagegen zu bevorzugen bei Patienten mit leichter Hypertonie und leicht bzw. mäßig erhöhtem kardiovaskulären Risiko.

Fixe Kombinationen können die Behandlung vereinfachen und die Therapietreue erhöhen. Zahlreiche wirksame und gut verträgliche Kombinationen stehen zur Verfügung. Folgende Kombinationen sind als effizient und gut verträglich belegt:

- ACE-Hemmer bzw. AT1-Antagonisten plus Kalziumantagonisten,
- ACE-Hemmer bzw. AT1-Antagonisten plus Diuretika,
- Dihydropyridin-Kalziumantagonisten plus Betablocker,
- Betablocker plus Diuretika oder
- Kalziumantagonisten plus Diuretika.

Die **Kombination** von **ACE-Hemmern** und **AT1-Blockern** wurde in der ONTARGET-Studie untersucht. Hier zeigte sich kein Vorteil, allerdings traten unter der Kombination **häufiger unerwünschte Wirkungen**, v.a. Hypotensionen und Nierenfunktionseinschränkungen auf, weshalb diese Kombination für den Patienten mit primärer Hypertonie nicht empfohlen werden kann, sondern Patienten mit spezieller, überwiegend nephrologischer Problematik oder herzinsuffizienten Patienten vorbehalten bleiben sollte (The ONTARGET Investigators 2008).

Für **Dreierkombinationen** kommen insbesondere folgende Kombinationen infrage:

- ACE-Hemmer bzw. AT1-Antagonisten plus Diuretika plus Kalziumantagonist,
- Betablocker plus Diuretikum plus Vasodilatator (s.u.) oder
- Diuretikum plus zentrales Antisympathikotonikum plus Vasodilatator (s.u.).

Dabei kommen als zentrale Antisympathikotonika **Clonidin** oder **Moxonidin** infrage und als Vasodilatatoren Kalziumantagonisten, ACE-Hemmer, AT1-Antagonisten, Alpha-1-Blocker und Dihydralazin.

Andere Antihypertensiva, wie z.B. **α1-Blocker**, **Clonidin** oder **Moxonidin,** kommen vorwiegend bei **Unverträglichkeiten** auf die 5 Mittel der ersten Wahl infrage und finden ihren Einsatz v.a. in der Kombinationsbehandlung. Eine spezielle Indikation für α1-Blocker ist die benigne Prostatahyperplasie.

23.4 Aktuelle Entwicklungen und Ausblick

In der Hypertoniebehandlung werden augenblicklich verschiedene neue **pharmakologische Wirkstoffe** getestet. Der **Renininhibitor** Aliskiren wirkt blutdrucksenkend in der Monotherapie und in Kombination mit einem Thiaziddiuretikum vergleichbar gut wie ACE-Hemmer und AT1-Antagonisten. Ob Aliskiren gegenüber ACE-Hemmern und AT1-Antagonisten Vorteile hat, wird in laufenden Endpunktstudien ermittelt.

Derzeit werden Endothelin A-Rezeptorantagonisten, duale Angiotensin-/Endothelininhibitoren, Vasopeptidaseinhibitoren und Quabain-Antagonisten in Studien untersucht.

Ein **völlig neuartiger, kausaler Ansatz** könnte in Zukunft in der Hypertoniebehandlung durch **Impfungen** liegen. Mit CYT006-AngQb wurde ein Impfstoff entwickelt, der eine Antikörperantwort gegen Angiotensin II induziert (Ambühl et al. 2007). Ob sich dieser Therapieansatz zur Hypertoniebehandlung beim Menschen eignen wird und ob dieser Ansatz langfristig einen Stellenwert in der antihypertensiven Routinetherapie erlangen kann, ist derzeit noch nicht klar. Durch Hypertonieimpfung könnte erstmals eine Heilung dieser anderenfalls in der Regel chronischen Erkrankung gelingen.

Fazit

Die arterielle Hypertonie wird in Deutschland unzureichend erkannt und behandelt. Die Blutdruckreduktion zielt bei Hypertonikern auf die Reduktion des vaskulären Risikos ab, wobei der Schlaganfall neben dem Herzinfarkt, der Herzinsuffizienz und sonstigen Endorganschäden (hypertensive Nephropathie, vaskuläre Demenz) einen besonderen Stellenwert besitzt. Blutdruckgrenzen sollten abhängig vom vaskulären Risikoprofil individuell definiert werden. Die adäquate Blutdruckeinstellung sollte durch ambulante Blutdruckmessungen sichergestellt werden.

IV

Literatur

Ambühl PM, Tissot AC, Fulurija A, et al. A vaccine for hypertension based on virus-like particles: preclinical efficacy and phase I safety and immunogenicity. J Hypertens 2007;25:63–72

Beckett NS, Peters R, Fletcher AE, et al. Treatment of hypertension in patients 80 years of age or older. N Engl J Med 2008;358:1887–1898

Blood Pressure Lowering Treatment Trialists' Collaboration. Effects of different blood-pressure-lowering regimens on major cardiovascular events: results of prospectively-designed overviews of randomised trials. Lancet 2003;362(9395):1527–1535

Collins R, MacMahon S. Blood pressure, antihypertensive drug treatment and the risk of stroke and of coronary heart disease. Br Med Bull 1994;50:272–298

Collins R, Peto R, MacMahon S, et al. Blood pressure, stroke, and coronary heart disease. Part 2. Short term reductions in blood pressure: overview of randomised drug trials in their epidemiological context. Lancet 1990;335:827–839

Dahlöf B, Devereux RB, Kjeldsen SE, et al. Cardiovascular morbidity and mortality in the Losartan Intervention For Endpoint reduction in hypertension study (LIFE): a randomised trial against atenolol. Lancet 2002;359: 995–1003

Dahlöf B, Sever PS, Poulter NR, et al. Prevention of cardiovascular events with an antihypertensive regimen of amlodipine adding perindopril as required versus atenolol adding bendroflumethiazide as required, in the Anglo-Scandinavian Cardiac Outcomes Trial-Blood Pressure Lowering Arm (ASCOT-BPLA): a multicentre randomised controlled trial. Lancet 2005;366(9489):895–906

Deferrari G, Ravera M, Deferrari L, Vettoretti S, Ratto E, Parodi D. Renal and cardiovascular protection in type 2 diabetes mellitus: angiotensin II receptor blockers. J Am Soc Nephrol 2002;13 Suppl 3:S224–229

Diener HC, Sacco RL, Yusuf S, et al. Effects of aspirin and extended-release dipyridamole versus clopidogrel and telmisartan on disability and cognitive function after recurrent stroke in patients with ischaemic stroke in the Prevention Regimen for Effectively Avoiding Second Strokes (PROFESS) trial: A double-blind active and placebo-controlled study. Lancet Neurol 2008:7:875–884

Elliot WJ, Meyer PM. Incident diabetes in clinical trials of antihypertensive drugs: a network meta-analysis. Lancet 2007;369:201–207

Guidelines Committee 2003 European Society of Hypertension-European Society of Cardiol-ogy guidelines for the management of arterial hypertension. J Hypertens 2003;21:1011–1053

Jamerson K, Weber MA, Bakris GL, et al. ACCOMPLISH Trial Investigators: Benazepril plus amlodipine or hydrochlorothiazide for hypertension in high-risk patients. N Engl J Med. 2008;359(23):2417–2428

Julius S, Kjeldsen SE, Weber M, et al. Outcomes in hypertensive patients at high cardiovascular risk treated with regimens based on valsartan or amlidipine: the VALUE randomised trial. Lancet 2004;363(9426):2022–2031

Leitlinien zur Behandlung der arteriellen Hypertonie: Deutsche Hochdruckliga e.V. - Deutsche Hypertonie Gesellschaft, 2008

Lindholm LH, Carlberg B, Samuelsson O. Should β blockers remain first choice in the treatment of primary hypertension? A meta-analysis. Lancet 2005; 266:1545–1533

Löwel H, Meisinger C, Heier M et al. Epidemiologie der arteriellen Hypertonie in Deutschland. Dtsch Med Wochenschr 2006;131:2586–2591

Lüders S, Schrader J, Zidek W, et al. for the PHARAO-study-group: Ambulatory blood pressure measurement in prehypertension: Analysis of the PHARAO-Study: Prevention of Hypertension with the ACE-inhibitor Ramipril in patients with high-normal blood pressure – a prospective, randomised, controlled prevention trial of the German Hypertension League. J Hypertens 2008, 26:1487–1496

Mancia G, De Backer G, Dominiczak A, et al. 2007 Guidelines for the Management of Arterial Hypertension. J Hypertens 2007;25:1105–1187

Schrader J, Lüders S, Kulschewski A, et al. Morbidity and Mortality after Stroke, Eprosartan Compared with Nitrendipine for Secondary Prevention: principal results of a prospective randomized controlled study (MOSES). Stroke 2005;36:1218–1226

Schrader J, Lüders S, Kulschewski A, et al. The ACCESS Study: evaluation of acute candesartan cilexetil therapy in stroke survivors. Stroke 2003;34:1699–1703

Staessen JA, Gasowski J, Wang JG, et al. Risks of untreated and treated isolated systolic hypertension in the elderly: meta-analysis of outcome trials. Lancet 2000; 355:865–872

The ALLHAT Officers and Coordinators fort he ALLHAT Collaborative Research Group. Major outcomes in high-risk hypertensive patients randomized to angiotensin-converting enzyme inhibitor or calcium channel blocker vs diuretic: The Antihypertensive and Lipid-Lowering treatment to prevent Heart Attack Trial (ALLHAT). JAMA 2002;288:2981–2997

The ONTARGET Investigators. Telmisartan, ramipril, or both in patients at high risk for vascular events. N Engl J Med 2008;358:1547–1559

Verdecchia P, Reboldi G, Angeli F, et al. Adverse prognostic significance of new diabetes intreated hypertensive subjects. Hypertension 2004; 43: 963–969

Wachtell K, Lehto M, Gerdts, E, et al. Angiotensin II receptor blockade reduces new-onset atrial fibrillation and subsequent stroke compared to atenolol: the Losartan Intervention For End Point Reduction in Hypertension (LIFE) study. J Am Coll Cardiol 2005;45:712–719

Weir MR. Effects of renin-angiotensin system inhibition on end-organ protection: can we do better? Clin Ther 2007(9):1803–1824

24 Cholesterinsenkung und Stabilisierung der Gefäßfunktion

Marco Bacigaluppi, Dirk M. Hermann

Neue Studien zeigen übereinstimmend, dass das **Risiko des ischämischen Schlaganfalls** sowohl bei Männern als auch bei Frauen **mit der Gesamtcholesterinkonzentration steigt**. Cholesterinspiegel oberhalb eines Schwellenwerts von 6,2 mmol/l sind mit einem erhöhten vaskulären Risiko assoziiert (Leppala et al. 1999). Die Grenzwerte des Gesamtcholesterins wurden ursprünglich anhand von 95 %-Perzentilen in der Bevölkerung festgelegt. Die Zielwerte, die tatsächlich das Atheroskleroserisiko vermindern, liegen weit unterhalb des Bevölkerungsmittelwerts, die in Deutschland in der Altersgruppe zwischen 35 und 65 Jahren bei etwa 6,1 mmol/l liegt (http://www.lipid-liga.de). Das vaskuläre Risiko ist also in unserem Land bereits beim Überschreiten des Bevölkerungsmittelwerts erhöht. Für das Gesamtcholesterin sollte gemäß US-amerikanischem National Cholesterol Education Program Expert Panel (2002) ein Wert von 5,1 mmol/l nicht überschritten werden.

Tabelle 24.**1** Übersicht der Lipidgrenzwerte im Blut.

Lipide	Werte in mmol/l (mg/dl)			
	Optimal	Normal	Grenzwertig	Hoch
Gesamtcholesterin		2,8–5,1 (110–199)	5,2–6,1 (200–239)	≥6,2 (≥240)
Triglyzeride		<1,7 (<150)	1,7–2,1 (150–199)	≥2,2 (≥200)
LDL-Cholesterin	<2,6 (<100)	2,6–3,2 (100–129)	3,3–4,1 (130–159)	≥4,2 (≥160)
HDL-Cholesterin	≥1,6 (≥60)	1,0–1,5 (40–59)		<1,0 (<40)*

Grenzwertige und hohe Cholesterin-, Triglyzerid- und LDL-Cholesterinwerte sind mit einem erhöhten vaskulären Risiko assoziiert. * Beim HDL-Cholesterin steigern Werte <1,0 mmol/l das vaskuläre Risiko.

24.1 Strategien der Cholesterinsenkung

Der Gesamtcholesterinspiegel nimmt typischerweise mit dem Alter zu und ist bei prämenopausalen Frauen niedriger als bei altersgleichen Männern. Dieser Unterschied gleicht sich mit zunehmendem Alter jedoch aus.

Für die **LDL-Cholesterinkonzentration** liegen die Referenzwerte der Gesamtbevölkerung zwischen 1,8 und 4,1 mmol/l (Tab. 24.**1**). Ab einem LDL-Cholesterin von 4,2 mmol/l muss von einem erhöhten Wert ausgegangen werden (National Cholesterol Education Program Expert Panel 2002). LDL-Konzentrationen unterliegen keinen alters- und geschlechtsabhängigen Veränderungen. Sie werden meist über das HDL und die Triglyzeride abgeschätzt gemäß der Formel:

$$\text{LDL} = \text{Gesamtcholesterin} - \left(\text{HDL} + \frac{\text{Triglyzeride}}{5}\right)$$

Diese **indirekte Methode** ist lediglich eine Näherung. Sie kann jedoch nur für Triglyzeridwerte <4,5 mmol/l und in Abwesenheit einer Dysbetalipoproteinämie angewandt werden.

Für den **HDL-Cholesterinspiegel** liegen die Referenzwerte zwischen 1 und 1,5 mmol/ (Tab. 24.**1**). Werte <1 mmol/l gelten als niedrig, Werte ab 1,6 mmol/l als wünschenswert (National Cholesterol Education Program Expert Panel 2002). Die durchschnittliche HDL-Konzentration unterscheidet sich zwischen den Geschlechtern. Frauen weisen einen etwas höheren Wert als Männer auf (1,3–1,5 vs. 1,0–1,3 mmol/l).

Durch das National Cholesterol Education Program wird die **Messung des Plasmacholesterins** ab dem vollendeten 20. Lebensjahr mindestens einmal jährlich empfohlen (http://www.nhlbi.nih.gov/about/ncep/index.htm). Diese Messungen sollten auch das Lipoproteinprofil beinhalten (LDL, HDL), um das vaskuläre Risiko zuverlässig abschätzen zu können. Cholesterinwerte sollten nach 12-stündiger Nahrungskarenz bestimmt werden. Es sollte beachtet werden, dass LDL- und HDL-Werte über mehrere Wochen nach einem Myokardinfarkt, Schlaganfall wie auch nach Entzündungen vermindert sind. In die **Risikoabschätzung der Atherosklerose** sollten neben der Dyslipidämie auch **weitere Risikofaktoren** einbezogen werden, nämlich das Vorhandensein einer positiven Familienanamnese, der arteriellen Hypertonie, des Nikotinabusus und des Diabetes mellitus. Im Falle des Vorhandenseins einer Hyperlipidämie sollte eine sekundäre Hyperlipidämie durch Blutanalysen (Schilddrüsenhormone, Blutzucker, Kalzium, Leber- und Nierenwerte) und Anamnese (Alkoholkonsum, Ernährungsstörungen) ausgeschlossen werden.

Nicht pharmakologische Strategien der Cholesterinsenkung

Die erste und wichtigste Strategie – nach Ausschluss einer sekundären Fettstoffwechselstörung – ist sowohl in der Primär- als auch Sekundärprävention vaskulärer Erkrankungen die **Modifikation von Lebensstilfaktoren**. Neben der Aufgabe des Nikotinkonsums sind regelmäßige körperliche Bewegung und eine so genannte mediterrane Diät wichtig. Bei der Ernährung soll insbesondere die Zufuhr von Cholesterin und gesättigten Fettsäuren (Fleisch, Milchprodukte, Eigelb, Palmen-/Kokosnussöl) vermindert und die Zufuhr von ungesättigten Omega-3-Fettsäuren (Fisch, Gemüse, Obst) erhöht werden (National Cholesterol Education Program Expert Panel 2002).

Pharmakologische Strategien der Cholesterinsenkung

Pharmakologische Strategien werden angewandt, wenn die Modifikation von Lebensstilfaktoren nicht zur Normalisierung der Cholesterinwerte führt (Karow und Lang-Roth, 2005). Die pharmakologische Therapie der Hyperlipidämie beinhaltet 5 Wirkstoffgruppen, die in unterschiedlicher Weise Cholesterin- und Triglyzeridkonzentrationen senken. Von diesen Wirkstoffgruppen werden inzwischen die Hydroxy-3-Methylglutaryl-Coenzym-A (HMG-CoA)-Reduktase-Inhibitoren bei Weitem am meisten genutzt. Die übrigen Substanzgruppen sind für besondere Indikationen vorgesehen, zeichnen sich durch eine eher geringe Wirksamkeit aus oder sind aufgrund unerwünschter Wirkungen inzwischen weniger gebräuchlich.

HMG-CoA-Reduktase-Inhibitoren. Diese auch Statine genannten Wirkstoffe blockieren das geschwindigkeitslimitierende Enzym der Cholesterinbiosynthese (Kap. 5), das HMG-CoA in Mevalonsäure umwandelt. HMG-CoA-Reduktasehemmer bewirken typischerweise eine **Reduktion des Gesamtcholesterins** um 20–30% bei gleichzeitiger Reduktion des LDL um 25–40%. Die HDL-Werte steigen moderat um 5–10%, die Triglyzeridwerte können leicht um 10–20% sinken. Neben ihren cholesterinsenkenden Effekten haben Statine zusätzliche cholesterinunabhängige, so genannte **pleiotrope Wirkungen**. Hierunter werden gewöhnlich antiinflammatorische, immunmodulierende, plaquestabilisierende und neuroprotektive Effekte verstanden (Endres 2005). Die meisten pleiotropen Effekte werden durch HMG-CoA-Reduktasehemmung erzielt und sind dosisabhängig, verhalten sich also analog der LDL-Senkung. Sechs Statine befinden sich derzeit im Handel (Lovastatin, Simvastatin, Pravastatin, Fluvastatin, Atorvastatin, Rosuvastatin).

Unerwünschte Wirkungen und Kontraindikationen. Zu den häufigen unerwünschten Wirkungen von Statinen (>1%) gehören **Muskelschmerzen** und **Muskelkrämpfe** mit **Erhöhung der Muskelenzyme**, Magen-Darm-Störungen, grippeähnliche Beschwerden, Infektionen und dermatologische Erscheinungen. Zu einer Erhöhung der Muskelenzyme kommt es häufiger (2–3%), wenn Statine zusammen mit Fibraten (Gemfibrozil), Nikotinsäuren und Zyklosporin eingenommen werden. Ein milder **Leberenzymanstieg** kann bei allen Statinen unter hoher Dosierung auftreten. Gelegentliche Nebenwirkungen (<1%) umfassen **Leberzellschäden**. Zu den gefürchtetsten unerwünschten Wirkungen gehören **toxische Myopathien**, deren schwerste Form die **Rhabdomyolyse** ist (etwa 4000 Fälle wurden im Zusammenhang mit Statinen beschrieben). Der HMG-CoA-Reduktasehemmer Cerivastatin, der in besonderer Weise diese ernstzunehmende Komplikation zeigte (>100 Todesfälle), wurde 2001 vom Markt genommen. Bei Muskelschmerzen, Muskelschwäche und/oder Kreatinkinase-Erhöhung sollte immer an eine Myopathie gedacht werden und der HMG-CoA-Reduktasehemmer ggf. abgesetzt werden. Statine sind in der Schwangerschaft und Stillzeit kontraindiziert.

> **Merke**
> HMG-CoA-Reduktasehemmer sind Medikamente der ersten Wahl bei Hypercholesterinämie. Sie sind allgemein gut verträglich und haben eine potente LDL-senkende Wirkung. Sie weisen überdies pleiotrope antiinflammatorische, plaquestabilisierende und neuroprotektive Effekte auf.

Nikotinsäure. Nikotinsäure (Niacin, Niaspan) wird zur Absenkung erhöhter Blutfettwerte eingesetzt, wobei der Wirkmechanismus möglicherweise in einer Hemmung der Freisetzung Apo B100-haltiger Lipoproteine aus der Leber beruht. Nikotinsäure senkt in einer Dosis von 500–1000 mg pro Tag den Gesamtcholesterin- und LDL-Wert um bis zu 15–25%. Als Monotherapie reduziert Nikotinsäure die Inzidenz von Myokardinfarkten (Knopp et al. 1999, Karpe u. Frayn 2004).

Unerwünschte Wirkungen und Kontraindikationen. Nikotinsäure gilt als sicheres Medikament, wobei das **Flush-Syndrom**, mit oder ohne Juckreiz, die Akzeptanz bei den Patienten stark begrenzt. Gelegentlich kommt es unter Nikotinsäure zu Magen-Darm-Beschwerden, Verschlechterung der Glukosetoleranz (Vorsicht bei Patienten mit Diabetes mellitus!) und Harnsäureanstiegen im Blut mit oder ohne Gichtarthritis. Nikotinsäure ist bei

Herzinsuffizienz und akutem Mykardinfarkt kontraindiziert. Als Monopräparat ist Nikotinsäure inzwischen außer Handel. Ein **Kombinationspräparat** mit **Laropiprant**, einem Prostaglandin-Rezeptorantagonisten, der das Auftreten der Flushsymptomatik verhindern soll, ist seit kurzem auf dem Markt.

Austauschharze. Austauschharze (Cholestyramin, Colestipol) werden seit >30 Jahren als cholesterinsenkende Medikamente genutzt. Es handelt sich um stark basische **Anionenaustauscher**, die im Darm Chloridanionen gegen Gallensäuren austauschen. Wegen der hohen Affinität zu Gallensäuren können die an das Cholestyramin gebundenen Gallensäuren im Darm nicht mehr aufgelöst werden. Das nicht resorbierbare Cholestyramin-Gallensäuren-Molekül wird somit ausgeschieden, und der enterohepatische Kreislauf des Cholesterins wird unterbrochen. Cholestyramin senkt das Gesamtcholesterin um 15–25 % und das LDL-Cholesterin um 20–35 %.

Unerwünschte Wirkungen und Kontraindikationen. Wegen einer kompensatorisch verstärkten VLDL-Synthese sollte dieses Medikament nicht Patienten mit Hypertriglyzeridämie verabreicht werden. Als Nebenwirkungen treten häufig gastrointestinale Beschwerden auf (Obstipation, Völlegefühl, Übelkeit, Brechreiz), die in vielen Fällen therapielimitierend sind. Leichte Leberenzymanstiege können beobachtet werden. Zu beachten ist die Interaktion mit oralen Antikoagulanzien, Digitalis und Östrogenen, und die verminderte Aufnahme von fettlöslichen Vitaminen.

Ezetimib. Dieser Wirkstoff aus der Gruppe der Azetidone **hemmt** die **Cholesterinresorption** im Dünndarm. Dadurch reduziert es den Cholesterintransport in die Leber um etwa 50 %. Die Plasma-Triglyzeridkonzentration wird leicht gesenkt, die HDL-Konzentration milde erhöht, sodass die Wirkung insgesamt geringer ist als die von HMG-CoA-Reduktase-Inhibitoren. Die **Kombination mit HMG-CoA-Reduktasehemmern** führt zu einer zusätzlichen Senkung des LDL-Werts um 20–25 %. Ezetimib hat damit einen **additiven Effekt** als Kombinationspräparat. Ob Ezetimib einen günstigen Effekt auf Surrogatmarker subklinischer Atherosklerose hat, ist bislang unklar. Die ENHANCE-Studie konnte keinen Einfluss einer Add on-Therapie mit Ezitimib bei Patienten, die mit Simvastatin behandelt waren, auf die Intima-Media-Dicke zeigen (Kastelein et al. 2008).

Unerwünschte Wirkungen und Kontraindikationen. Zu den Nebenwirkungen gehören Kopfschmerz und gastrointestinale Beschwerden, namentlich Durchfall. In Kombination mit Statinen kann es zu Myalgien und Transaminasenerhöhungen kommen. Ezetimib ist bislang nur als Reservemedikament bei Statin- und Colestyraminunverträglichkeit zugelassen.

Fibrinsäurederivate. Fibrinsäurederivate (Bezafibrat, Fenofibrat, Gemfibrozil) führen über die **Aktivierung** des nukleären Rezeptors **Peroxisome Proliferator-Activated Receptor (PPAR)-α** zu einer gesteigerten Aktivität des Enzyms Lipoproteinlipase sowie einer vermehrten Apolipoprotein AI-Produktion. Folge ist eine Abnahme v. a. der Triglyzeride um 25–40 %. Fibrinsäurederivate werden v. a. bei Hypertriglyzeridämien eingesetzt. Sie können zudem bei schweren kombinierten Hyperlipidämien in Kombination mit HMG-CoA-Reduktasehemmern verwendet werden.

Unerwünschte Wirkungen und Kontraindikationen. Als Nebenwirkungen treten häufig gastrointestinale Beschwerden auf. Eine Erhöhung der Leberenzyme wird bei 2–3 % der Patienten beobachtet. Sie erfordert aber normalerweise nicht die Unterbrechung der Therapie. Myalgien und Myositis-ähnliche Symptomatiken mit Kreatinkinase-Anstieg können auftreten. Fibrinsäurederivate sind mit einer erhöhten Neigung der Gallensteinbildung assoziiert. Die Interaktion mit oralen Antikoagulanzien, oralen Antidiabetika und Insulin ist zu beachten. Bei Kombination mit HMG-CoA-Reduktasehemmern ist das **erhöhte Myopathie-Risiko** zu beachten.

Procedere. In der Behandlung von Hyperlipidämien ist **zunächst** eine **pharmakologische Monotherapie** anzustreben. Wenn diese nicht zum Erfolg führt, wird gemäß einer Stufeneskalation (Karow u. Lang-Roth 2005) eine **Kombinationstherapie** angewandt. Als Kombinationsmöglichkeiten können HMG-CoA-Reduktasehemmer zusammen mit Cholestyramin, Nikotinsäure oder Fibrinsäurederivaten verordnet werden. Bei letzterer Therapie ist das besondere Risiko einer Myopathie zu beachten. Bei erhöhten Triglyzerid- und LDL-Werten kann eine Kombination von Cholestyramin mit Nikotinsäure oder Cholestyramin mit Fibrinsäurederivaten eine gute Alternative sein.

Neben pharmakologischen Strategien zur Cholesterinsenkung kommt im Sinne einer ultima ratio-Therapie bei Patienten mit homozygoter familiärer Hypercholesterinämie und Patienten, die keine andere Behandlung vertragen, die **LDL-Apherese** in Betracht. Die Apherese wird alle 7–14 Tage ausgeführt und bewirkt eine rasche und deutliche Senkung der LDL-Werte (bis 70–80 %). Dieses Verfahren bleibt Personen vorbehalten, bei denen eine andere wirksame Therapie nicht zur Verfügung steht.

Merke
In der Therapie der Hyperlipidämie ist eine Stufeneskalation sinnvoll. Zu Beginn sollte eine Modifikation von Lebensstilfaktoren versucht werden. Wenn diese nicht in der Lage ist, die Cholesterinwerte zu normalisieren, sollte eine pharmakologische Therapie initiiert werden, wobei bei den meisten Patienten HMG-CoA-Reduktasehemmer zum Einsatz gelangen. Sollte eine Monotherapie nicht ausreichend sein, z. B. bei schweren genetisch bedingten Hyperlipidämien, kommen Kombinationstherapien unter Zuhilfenahme anderer Wirkstoffgruppen und als ultima ratio die LDL-Apherese in Betracht.

24.2 Nutzen versus Risiko

Klinische Studien haben den Nutzen der cholesterinsenkenden Therapie sowohl in der Sekundärprävention als auch – unter definierten Bedingungen – in der Primärprävention gezeigt. So wurde nachgewiesen, dass die Senkung des Cholesterins zu einer Senkung der kardiovaskulären und zerebrovaskulären Mortalität und Morbidität führt.

Sekundärprophylaxe

Bei Patienten mit **koronarer Herzkrankheit** (Angina pectoris oder Herzinfarkt) und Hypercholesterinämie (Gesamtcholesterin: 5,5–8,0 mmol/l) zeigte die Scandinavian Simvastatin Survival Study, kurz **4S**, dass Simvastatin (20 mg/Tag) über einen Zeitraum von 6 Jahren hinweg eine Reduktion der Gesamtmortalität um 30 % und der kardiovaskulären Mortalität um 42 % hervorruft (Scandinavian Simvastatin Survival Study Group 1994).

Die Statineffekte scheinen nicht auf Patienten mit Hypercholesterinämie begrenzt zu sein. Bei Patienten mit Myokardischämie und Normocholesterinämie (Gesamt-Cholesterin <6,2 mmol/l) reduzierte Pravastatin (40 mg/Tag) in der Cholesterol And Current Events (**CARE**)-Studie das Risiko einer koronaren Herzkrankheit über 5 Jahre hinweg um 24% und das Schlaganfallrisiko um 31 % (Sacks et al. 1996).

In der bislang einzigen Studie an **Schlaganfallpatienten**, Stroke Prevention by Aggressive Reduction in Cholesterol Levels (**SPARCL**), reduzierte die aggressive Cholesterinsenkung mit 80 mg/Tag Atorvastatin bei Patienten nach Schlaganfall oder transitorisch-ischämischer Attacke das zerebrovaskuläre und kardiovaskuläre Risiko über einen Zeitraum von 5 Jahren hinweg um jeweils 16 % und 20 %. Die sekundär-prophylaktische Wirkung wurde erneut unabhängig vom Cholesterinwert beobachtet (Amarenco et al. 2006). Die Mortalität wurde nicht beeinflusst. Männer und Frauen sowie junge und alte Menschen profitierten in gleicher Weise von der Statingabe. Therapieeffekte waren besonders ausgeprägt bei Patienten mit zerebraler Makroangiopathie.

Primärprophylaxe

Primärprophylaktische Effekte von Statinen wurden bei vaskulären Hochrisikogruppen beschrieben. Die West Of Scotland Coronary Prevention (**WOSCOP**)-Studie wies nach, dass Pravastatin (40 mg/Tag) bei Männern mit **Hypercholesterinämie** (Gesamtcholesterin 7,0±0,6 mmol/l) über 5 Jahre hinweg eine Risikoreduktion des Myokardinfarkts um 31 %, der kardialen Sterblichkeit um 32 % und der Gesamtsterblichkeit um 22 % bewirkt (Shepherd et al. 1995). In ähnlicher Weise reduzierte Lovastatin (20 oder 40 mg/Tag) in der Air Force/Texas Coronary Atherosclerosis Prevention Study (**AFCAPS/TexCAPS**) bei Patienten mit einem durchschnittlichen LDL von 3,89 mmol/l das Risiko einer koronaren Herzkrankheit um 35 % (Downs et al. 1998).

Bei Patienten mit **Diabetes mellitus Typ 2** mit Normocholesterinämie (LDL ≤4,14 mmol/l) und einem zusätzlichen Risikofaktor (Retinopathie, Albuminurie, Nikotinkonsum oder arterielle Hypertonie) reduzierte niedrig-dosiertes Atorvastatin (10 mg/Tag) in der Collaborative Atorvastatin Diabetes Study (**CARDS**) das Risiko eines akuten koronaren Ereignisses, einer Koronarintervention oder eines Schlaganfalls über einen Zeitraum von 3,9 Jahren hinweg um 37 % (Colhoun et al. 2004).

Der Nutzen der Statintherapie besteht zusätzlich zum Nutzen von Thrombozytenfunktionshemmern und Blutdrucksenkern. Die **Risiken** der Cholesterinsenkung sind weitestgehend substanzabhängig. Diesbezüglich sei auf Kap. 24.1 verwiesen, in dem unerwünschte Wirkungen und Komplikationen der Therapie mit Cholesterinsenkern abgehandelt wurden.

24.3 Indikationen und Kontraindikationen der Cholesterinsenkung

Primärprävention

Hauptziel der Primärprävention aus Sicht des Neurologen ist die Vermeidung von Schlaganfällen oder transitorisch-ischämischen Attacken. Gemäß Leitlinien des National Cholesterol Education Program Expert Panel (2002) werden **3 Risikogruppen** unterschieden:

- A: kein oder maximal ein Risikofaktor,
- B: multiple (≥2) Risikofaktoren,
- C: koronare Herzkrankheit (KHK) oder KHK-Äquivalent.

Die Therapieempfehlungen der Deutschen Gesellschaft für Neurologie (Diener et al. 2008) richten sich für die Primärprävention nach der **Höhe des LDL-Cholesterins** sowie dem **Risikoprofil** (Tab. 24.**2**):

- A: Bei Personen mit **0 oder 1 Risikofaktoren** ohne KHK kann ein Statin bei LDL-Werten ≥4,1 mmol/l und sollte ein Statin bei LDL-Werten ≥4,9 mmol/l eingesetzt werden (Ziel-LDL: <4,1 mmol/l). Bei LDL-Werten ≥4,1 mmol/l wird die Modifikation von Lebensführungsfaktoren empfohlen.
- B: Bei Personen mit **≥2 Risikofaktoren** (10-Jahres-KHK-Risiko <20%) kann ein Statin bei LDL-Werten ≥3,3 mmol/l und sollte ein Statin bei LDL-Werten ≥4,1 mmol/l eingesetzt werden (Ziel-LDL: <3,3 mmol/l).
- C: Bei Patienten mit einer **KHK**, **Zustand nach Herzinfarkt oder** einem **vergleichbaren Risiko** (10-Jahres-KHK-Risiko >20%, z. B. bei Diabetes mellitus Typ 2, sollte ein Statin bei einem LDL-Wert ≥2,6 mmol/l und kann ein Statin bereits bei einem LDL-Wert ≥1,8 mmol/l eingesetzt werden.

Die Senkung eines erhöhten Homozysteins mit Folsäure, Vitamin B12 und Vitamin B6 reduziert nach dem gegenwärtigen Stand der Kenntnis das Schlaganfallrisiko nicht (Lonn et al. 2006).

Folgendes sollte bei Tab. 24.**2** beachtet werden:

- Bei LDL-Werten >3,3 mmol/l sollte immer eine sekundäre Ursache ausgeschlossen werden. Beachte, dass sich die Sekundärprävention auf den ischämischen Schlaganfall und die transitorisch-ischämische Attacke, nicht jedoch den hämorragischen Schlaganfall bezieht.

> **Merke**
> Bei der Abwägung einer primärpräventiven Statingabe muss das Risikoprofil des Patienten genau bekannt sein.

Sekundärprävention

Ziel der Sekundärprävention aus Sicht des Neurologen ist die Verhinderung eines erneuten Schlaganfalls oder einer erneuten transitorisch-ischämischen Attacke. Die Richtlinien der Deutschen Gesellschaft für Neurologie (Diener et al. 2008) sind strenger als die der Primärprävention. In diesem Fall werden in jedem Fall **LDL-Werte <2,6 mmol/l** angestrebt (Tab. 24.**2**). Dies benötigt sowohl das Einhalten einer strengen Diät als auch die medikamentöse Therapie.

Eine Vielzahl von Studien hat gezeigt, dass Statine das Schlaganfallrisiko bei Patienten mit Gefäßerkrankungen, insbesondere mit KHK, senken. Hierbei liegt die relative Risikoreduktion in großen Metaanalysen bei 21% (Amarenco et al. 2006). Gemäß National Cholesterol Education Program sollten **Schlaganfallpatienten mit manifester KHK** oder vaskulärer Erkrankung mit **vergleichbarem Risiko** unabhängig vom Ausgangswert des LDL-Cholesterins mit einem Statin behandelt werden (Tab. 24.**2**). Der LDL-Zielwert sollte bei <2,6 mmol/l liegen, bei Hochrisikopatienten mit multiplen Risikofaktoren bei <1,8 mmol/l (Grundy et al. 2004).

Bei Patienten mit ischämischem Schlaganfall oder transitorisch-ischämischer Attacke (modified Rankin Scale <3) **ohne KHK** mit LDL-Werten zwischen 2,6 und 4,9 mmol/l ist Atorvastatin (80 mg/Tag) zur Rezidivprävention wirksam (Tab. 24.**2**). Die Senkung des LDL-Cholesterins ist wahrscheinlich wichtiger als der Einsatz eines bestimmten Statins. Gemäß SPARCL-Studie wird deshalb empfohlen, den LDL-Wert mit einem Statin auf <2,6 mmol/l zu senken.

Bei Patienten mit **hämorrhagischem Schlaganfall** sollte eine Statinbehandlung nur in Ausnahmefällen erfolgen, z. B. aus kardiovaskulärer Indikation, etwa bei Bestehen einer KHK oder bei LDL-Werten >4,8 mmol/l.

Grundsätzlich sollte die **Statintherapie baldmöglichst nach der Aufnahme** im Krankenhaus beginnen. Es gibt Hinweise, dass bei Patienten mit akuten vaskulären Ereignissen (Schlaganfall, akutes Koronarsyndrom) das plötzliche Absetzen von Statinen mit einer erhöhten Morbidität und Letalität assoziiert ist (Endres u. Laufs 2006, Blanco et al. 2007). Deshalb sollten Patienten, die vor dem Schlaganfallereignis ein Statin eingenommen haben, dieses auch am Aufnahmetag sowie danach erhalten.

Wie auch in der Primärprävention ist die Senkung des Homozysteins mit Vitamin B6, Vitamin B12 und Folsäure auch in der Sekundärprävention des Schlaganfalls unwirksam (Toole et al. 2004, Bonaa et al. 2006).

Wie bereits in Kap. 5 geschildert, liegen bis heute nur sehr begrenzte Hinweise vor, dass die Senkung von Triglyzeriden das zerebrovaskuläre Risiko reduziert. Bei Patienten mit einer isolierten Erhöhung der Triglyzeride dürften demnach nur **Modifikationen der Lebensführung** wirksam sein. Bei schwerer Hypertriglyzeridämie und Hyperchylomikronämie (Triglyzeride >5,6 mmol/l) ist das Risiko einer Pankreatitis sehr hoch. Eine extrem fettarme Diät ohne freien Zucker und ohne Alkoholkonsum sollte aufmerksam befolgt werden, zusammen mit einer lipidsenkenden Therapie.

> **Merke**
> In der Sekundärprävention nach Schlaganfall ist eine lipidsenkende Therapie bei bestehenden vaskulären Risikofaktoren empfehlenswert. Bei zerebralen Blutungen sollte eine lipidsenkende Therapie nur bei Bestehen wichtiger Risikofaktoren durchgeführt werden.

Tabelle 24.2 Übersicht der Leitlinien zur medikamentösen lipidsenkenden Therapie nach Art des Präventionsansatzes und Risikokategorie.

Präventionsansatz	Risikofaktoren	LDL-Zielwert	Lebensstilmodifikation (z. B. Diät) bei LDL-Werten von:	Lebensstilmodifikation und Medikamente bei LDL-Werten von:
Primärprävention	Keine KHK und <2 RF	<4,1 mmol/l (<160 mg/dl)	4,1–4,8 mmol/l (160–189 mg/dl)	≥4,9 mmol/l (≥190 mg/dl)
	Keine KHK und ≥2 RF	<3,3 mmol/l (<130 mg/dl)	3,3–4,0 mmol/l (130–159 mg/dl)	≥4,1 mmol/l (≥160 mg/dl)
	KHK (oder Risiko für KHK >20 %)	<2,6 mmol/l (<100 mg/dl); <1,8 mmol/l (<70 mg/dl) bei hohem Risiko	<2,6 mmol/l (<100 mg/dl)	≥2,6 mmol/l (≥100 mg/dl)
Sekundärprävention	TIA/ischämischer Schlaganfall (mRS <3), keine KHK	<2,6 mmol/l (<100 mg/dl)	<2,6 mmol/l (<100 mg/dl)	≥2,6 mmol/l (≥100 mg/dl)
	TIA/ischämischer Schlaganfall (mRS <3) und KHK	<2,6 mmol/l (<100 mg/dl); <1,8 mmol/l (<70 mg/dl) bei hohem Risiko		Unabhängig vom LDL-Wert

RF= Risikofaktoren; KHK= Koronare Herzkrankheit; TIA= transitorisch-ischämische Attacke

24.4 Aktuelle Entwicklungen und Ausblick

Zur Behandlung der Hypercholesterinämie und Atherosklerose werden derzeit **Phospholipase A_2 (PLA_2)-Inhibitoren** entwickelt. PLA_2 spielen eine wichtige Rolle bei der Entzündungsreaktion in der atherosklerotischen Plaque, indem sie Arachidonsäure aus Glyzerophospholipiden der Membran bilden. Von den 5 Haupt-PLA_2-Klassen sind v.a. die sezernierten PLA_2 ($sPLA_2$) und die Lipoprotein-gebundenen PLA_2 (Lp-PLA_2) in die Progression und Vulnerabilität der atherosklerotischen Plaque involviert. Populationsbasierte Studien zeigen, dass eine erhöhte Plasmakonzentration von $sPLA_2$ und Lp-PLA_2 kardiovaskuläre Ereignisse prädizieren.

Drei Unterkategorien von $sPLA_2$ sind an diesem Prozess beteiligt. $sPLA_2$-X und $sPLA_2$-V mindern die Fähigkeit von HDL-Cholesterin, den reversen Cholesterintransport durchzuführen. $sPLA_2$-IIa und $sPLA_2$-V bauen aus LDL-Cholesterin Phospholipide ab und vergrößern die Wahrscheinlichkeit, dass Phospholipide in der Gefäßwand zurückgehalten werden. Produkte der Hydrolyse mit oxidierten LDL durch Lp-PLA_2 bewirken eine vermehrte Apoptose von Makrophagen in der atherosklerotischen Plaque und vergrößern das Risiko der Plaqueruptur.

Zurzeit sind klinische Studien im Gange (PLASMA, FRANCIS-ACS Trial) (Rosenson et al. 2009), die den Effekt von $sPLA_2$-Inhibitoren testen (Corson 2009). Experimentelle Studien konnten zeigen, dass atherosklerotische Plaques unter Umständen reversibel sind, sofern es gelingt, mit Cholesterin beladene Schaumzellen aus der Intima zu befreien (Park et al. 2009). Es bleibt zu hoffen, dass es durch zukünftige Therapien möglich wird, nicht nur die erhöhten Cholesterinspiegel zu normalisieren, sondern auch pathophysiologische Korrelate der Gefäßschädigung zu beseitigen.

Fazit
Lipidsenkende Therapien sind ein wesentlicher Bestandteil der Sekundärprävention vaskulärer Erkrankungen. In den letzten Jahren haben sich Statine auch in der Primärprävention des Schlaganfalls als nützlich erwiesen, insbesondere bei Patienten mit multiplen Risikofaktoren. Die Kenntnis des individuellen Lipidprofils und der Risikofaktoren sind für eine differenzierte Therapieentscheidung wichtig.

Literatur

Amarenco P, Bogousslavsky J, Callahan A, 3rd, et al. High-dose atorvastatin after stroke or transient ischemic attack. N Engl J Med 2006;355:549–559

Blanco M, Nombela F, Castellanos M, et al. Statin treatment withdrawal in ischemic stroke: a controlled randomized study. Neurology 2007;69:904–910

Bonaa KH, Njolstad I, Ueland PM, et al. Homocysteine lowering and cardiovascular events after acute myocardial infarction. N Engl J Med 2006;354:1578–1588

Colhoun HM, Betteridge DJ, Durrington PN, et al. Primary prevention of cardiovascular disease with atorvastatin in type 2 diabetes in the Collaborative Atorvastatin Diabetes Study (CARDS): multicentre randomised placebo-controlled trial. Lancet 2004;364:685–696

Corson MA. Phospholipase A2 inhibitors in atherosclerosis: the race is on. Lancet 2009;373:608–610

Diener H-C, Putzki N, Deutsche Gesellschaft für Neurologie. Kommission Leitlinien. Leitlinien für Diagnostik und Therapie in der Neurologie. Stuttgart: Thieme; 2008

Downs JR, Clearfield M, Weis S, et al. Primary prevention of acute coronary events with lovastatin in men and women with average cholesterol levels: results of AFCAPS/TexCAPS. Air Force/Texas Coronary Atherosclerosis Prevention Study. JAMA 1998;279:1615–1622

Endres M. Statins and stroke. J Cereb Blood Flow Metab 2005;25:1093–1110

Endres M, Laufs U. Discontinuation of statin treatment in stroke patients. Stroke 2006;37:2640–2643

Fauci AS. Harrison‘s principles of internal medicine. New York: McGraw-Hill Medical; London: McGraw-Hill [distributor], 2008

Grundy SM, Cleeman JI, Merz CN, et al. Implications of recent clinical trials for the National Cholesterol Education Program Adult Treatment Panel III guidelines. Circulation 2004;110:227–239

Karow T, Lang-Roth R. Allgemeine und spezielle Pharmakologie und Toxikologie. Vorlesungsorientierte Darstellung und klinischer Leitfaden 2005. Pulheim: Selbstverlag, 2005

Karpe F, Frayn KN. The nicotinic acid receptor – a new mechanism for an old drug. Lancet 2004;363:1892–1894

Kastelein JJ, Akdim F, Stroes ES, et al. Simvastatin with or without ezetimibe in familial hypercholesterolemia. N Engl J Med 2008;358:1431–1443

Knopp RH. Drug treatment of lipid disorders. N Engl J Med 1999;341:498–511

Leppala JM, Virtamo J, Fogelholm R, Albanes D, Heinonen OP. Different risk factors for different stroke subtypes: association of blood pressure, cholesterol, and antioxidants. Stroke 1999;30:2535–2540

Lonn E, Yusuf S, Arnold MJ, et al. Homocysteine lowering with folic acid and B vitamins in vascular disease. N Engl J Med 2006;354:1567–1577

National Cholesterol Education Program Expert Panel. Third Report on Detection, Evaluation, and Treatment of High Blood Cholesterol in Adults. Circulation 2002;106:3143–3421

Park YM, Febbraio M, Silverstein RL. CD36 modulates migration of mouse and human macrophages in response to oxidized LDL and may contribute to macrophage trapping in the arterial intima. J Clin Invest 2009;119:136–145

Rosenson RS, Hislop C, McConnell D, et al. Effects of 1-H-indole-3-glyoxamide (A-002) on concentration of secretory phospholipase A2 (PLASMA study): a phase II double-blind, randomised, placebo-controlled trial. Lancet 2009;373:649–658

Sacks FM, Pfeffer MA, Moye LA, et al. The effect of pravastatin on coronary events after myocardial infarction in patients with average cholesterol levels. Cholesterol and Recurrent Events Trial investigators. N Engl J Med 1996;335:1001–1009

Scandinavian Simvastatin Survival Study Group. Randomised trial of cholesterol lowering in 4444 patients with coronary heart disease. Lancet 1994;344:1383–1389

Shepherd J, Cobbe SM, Ford I, et al. Prevention of coronary heart disease with pravastatin in men with hypercholesterolemia. West of Scotland Coronary Prevention Study Group. N Engl J Med 1995; 333: 1301–1307

Toole JF, Malinow MR, Chambless LE, et al. Lowering homocysteine in patients with ischemic stroke to prevent recurrent stroke, myocardial infarction, and death: the Vitamin Intervention for Stroke Prevention (VISP) randomized controlled trial. JAMA 2004;291:565–575

25 Blutzuckertherapie

Christian Weimar

Wesentliches Behandlungsziel beim Diabetes mellitus ist die Reduktion der erhöhten Blutglukosewerte, welche das Auftreten vaskulärer Folgekrankheiten begünstigen. Die Zielwerte des Blutglukosewerts sollten sich nach Alter, Wohlbefinden, Funktionsstatus und der Lebenserwartung des Patienten richten. Sie sollten mit dem Patienten gemeinsam definiert werden. Neben der Bestimmung der Nüchtern-Blutglukose wird in den Therapieempfehlungen der internationalen Diabetesgesellschaften das glykosylierte HbA_{1c} als Verlaufsparameter empfohlen, das die durchschnittlichen Blutglukosewerte der vorausgegangenen 8–10 Wochen widerspiegelt. Allgemein geraten wird, einen HbA_{1c}-Wert ≦6,5 % anzustreben und ab einem HbA_{1c} >7,0 % eine Therapieänderung vorzunehmen. Bei geriatrischen oder multimorbiden Patienten liegen die angestrebten HbA_{1c}-Werte dagegen eher bei ≦8,0 %.

25.1 Strategien der Blutzuckersenkung

Nicht pharmakologische Strategien

Zu den nicht pharmakologischen Interventionen liegen evidenzbasierte und endpunktbezogene Wirksamkeitsnachweise vor, die als Basis jeder Behandlung des Diabetes mellitus ausgeschöpft werden sollten:

- Ernährungstherapie mit individuellen Instruktionen,
- Reduktionsdiät bei Übergewicht,
- Limitierung der Fettzufuhr, insbesondere der gesättigten Fettsäuren,
- ballaststoffreiche Kost,
- Erhöhung der körperlichen Aktivität im Rahmen der individuell vorhandenen Möglichkeiten und
- Lebensstiländerung mit Reduktion des Alkoholkonsums und Nikotinverzicht.

Zur Unterstützung dieser Maßnahmen ist eine strukturierte Schulung wichtig. Die nicht medikamentöse Intervention erlaubt typischerweise, den HbA_{1c} um etwa 2 % zu senken (UK Prospective Diabetes Study Group 1998).

Pharmakologische Strategien

Eine pharmakologische Behandlung ist in der Regel erst angezeigt, wenn **nicht pharmakologische Maßnahmen über 3 Monate erfolglos durchgeführt** wurden, ohne die Therapieziele zu erreichen. Die pharmakologische Behandlung sollte individuell nach Alter, Komorbidität und Lebenserwartung angepasst werden. Eine Verbesserung der Blutzuckereinstellung ist mit allen verfügbaren Antidiabetika (oral oder parenteral) möglich, wobei oberstes Ziel die normnahe Blutzuckereinstellung ist. Bezüglich der Sicherheit und Nebenwirkungen gibt es jedoch unterschiedliche Effekte, auf die in Kap. 25.3 näher eingegangen wird. Orale Antidiabetika senken den HbA_{1c} durchschnittlich um etwa 1 % (UK Prospective Diabetes Study Group 1998).

Die oralen Antidiabetika umfassen verschiedene Wirkstoffgruppen, die auf Folgendes abzielen:

- eine Verstärkung der endogenen Insulinsekretion durch Beta-Zellen der Langerhans'schen Inseln (Sulfonylharnstoffe, Sulfonylharnstoffanaloga, Dipeptidylpeptidase [DPP]-4-Hemmer),
- Sensitivierung körpereigener Zellen für Insulin (so genannter „Insulinsensitizer“: Glitazone),
- Inhibition der Glukagonsekretion (DPP-4-Hemmer),
- Hemmung der Glukoneogenese (Biguanide) oder
- Verzögerung der Glukoseresorption aus dem Darm (α-Glukosidasehemmer).

Ein Stufenplan der medikamentösen Therapie des Diabetes mellitus Typ 2 ist in Abb. 25.**1** dargestellt. Initial wird gewöhnlich mit einer **Monotherapie** begonnen. Bei übergewichtigen Patienten ist das **Biguanid** Metformin Therapie der ersten Wahl, bei normalgewichtigen Patienten oder Kontraindikationen für Metformin Glibenclamid aus der Gruppe der **Sulfonylharnstoffe**.

Eine **frühe Kombination von 2 oralen Antidiabetika** zum Erreichen des HbA_{1c}-Therapieziels ist **sinnvoll**. Hierbei kommen neben Sulfonylharnstoffen und deren Analoga Glitazone, DPP-4-Hemmer und α-Glukosidasehemmer in Betracht (Kap. 25.3, Tab. 25.**1**). Die Gabe von >2 oralen Antidiabetika ist dagegen nur in besonderen Situationen üblich. Bei Übergewicht ist auch eine Kombinationstherapie aus Insulin und Metformin möglich. Wichtige Besonderheiten der verschiedenen oralen Antidiabetika werden in Kap. 25.3 erörtert.

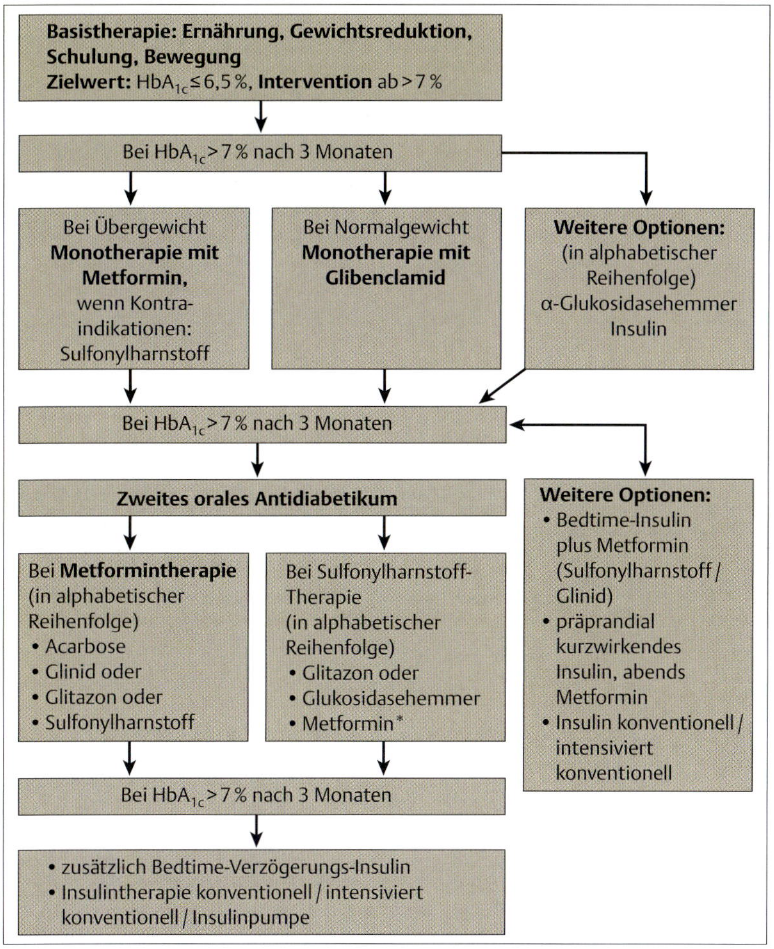

Abb. 25.**1** Stufenplan der medikamentösen Therapie des Typ-2-Diabetes mellitus (Quelle: Matthaei u. Häring 2008).

Eine **Insulintherapie** sollte begonnen werden, wenn durch **modifizierte Ernährung** und **orale Antidiabetika** das individuelle **Therapieziel nicht erreicht** werden kann. Eine Insulintherapie ist in der Regel auch bei Diabetes mellitus Typ 1, Sekundär-Therapieversagen nach längerer Diabetesdauer, Niereninsuffizienz, in perioperativen Situationen, bei Stoffwechselentgleisung oder zunehmender Malnutrition bei kataboler Stoffwechsellage indiziert.

Empfehlungen zur Anwendung:

- Eine Fortsetzung der Therapie mit oralen Antidiabetika ist möglich bzw. sinnvoll (speziell bei ausgeprägter Insulinresistenz).
- Verzögertes, so genanntes NPH-Insulin oder Insulin-Glargin, ein vom Humaninsulin abgeleitetes, gentechnisch hergestelltes Insulin mit einer langen Wirkungsdauer, vor dem Schlafengehen (unter Beibehaltung der oralen Antidiabetika).
- Insulin-Glargin zum Frühstück (unter Beibehaltung der oralen Antidiabetika).
- Schnellwirksames Insulin zu den Hauptmahlzeiten (evtl. in Kombination mit NPH-Insulin oder Insulin-Glargin).
- 2-mal täglich Mischinsulin (NPH-Insulin + schnell wirksames Insulin).

Bezüglich der wissenschaftlichen Evaluation sowie der Einordnung in den Therapie-Algorhythmus wird auf die evidenzbasierte Leitlinie der Deutschen Diabetes Gesellschaft (www.diabetes-deutschland.de) verwiesen.

Merke

Die Therapieoptionen des Diabetes mellitus haben sich in den vergangenen Jahren durch Entwickung neuartiger oraler Antidiabetika deutlich erweitert. Neben Sulfonylharnstoffen und Biguaniden kommen diverse andere Wirkstoffe in Betracht, die miteinander oder mit Insulinen kombiniert werden dürfen. Bei der Insulintherapie ist die Kombination verzögerter und schnellwirksamer Insuline sinnvoll und sollte auf die Mahlzeiten abgestimmt werden.

Tabelle 25.1 Besonderheiten der oralen Antidiabetika.

Wirkstoff-gruppe	Wirkstoff (Handelsnamen)	Wirkprinzip	Besonderheiten	Nebenwirkungen / Kontraindikationen
Sulfonylharnstoffe	Glibenclamid (Euglucon N), Glimepirid (Amaryl), Gliquidorm (Glurenorm)	Stimulation der endogenen Insulinfreisetzung.	Nachgewiesene Wirksamkeit gegen vaskuläre Komplikationen.	Gewichtszunahme, Hypoglykämie, gastrointestinale Beschwerden/ Cholestase, selten Blutbildungsstörungen. Kontraindiziert bei Niereninsuffizienz und schweren Leberfunktionsstörungen (außer Gliquidon) sowie in Schwangerschaft und Stillzeit.
Biguanide	Metformin (Glucophage, Mescorit, Siofor)	Hemmung der Glukoneogenese und Verzögerung der Resorption von Glukose.	Nachgewiesene Wirksamkeit gegen vaskuläre Komplikationen. Günstiger Effekt auf Körpergewicht (u. a. appetitzügelnd), daher besonders bei adipösen Patienten empfohlen.	Gastrointestinale Beschwerden wie Durchfall, Übelkeit, Erbrechen, und Laktazidosen. Kontraindiziert bei Niereninsuffizienz, Herzinsuffizienz, Leberversagen und Alkoholismus, da Laktazidose verstärkt sein kann. Sehr strenge Indikationsstellung in Schwangerschaft und Stillzeit. Sehr selten Hypoglykämien.
α-Glukosidasehemmer	Acarbose (Glucobay), Miglitol (Diastabol)	Verzögerung der Resorption von Glukose.	Senkung des postprandialen Blutglukose-Werts.	Blähungen, Darmgeräusche, Durchfall, Bauchschmerzen und gelegentlich Übelkeit, oft Complianceprobleme. Vorsichtige Dosierung bei Niereninsuffizienz. Kontraindiziert in Schwangerschaft und Stillzeit. Praktisch keine Hypoglykämien.
Sulfonylharnstoff-Analoga (Glinide)	Repaglinid (Novonorm), Nateglinid (Starlix)	Stimulation der endogenen Insulinfreisetzung.	Kurze Wirkdauer, Senkung des postprandialen Blutzuckerwerts, Mehrfacheinnahme nötig, in der Regel als Kombinationspräparat zusätzlich zur Metformintherapie.	Gewichtszunahme, Hypoglykämie, gastrointestinale Beschwerden/Leberenzymanstiege, allergische Reaktionen. Kontraindiziert bei Niereninsuffizienz und schweren Leberfunktionsstörungen, Repaglinide auch bei Niereninsuffizienz einsetzbar. Kontraindiziert in Schwangerschaft und Stillzeit.
Glitazone	Rosiglitazon (Actos), Pioglitazon (Avandia)	„Insulinsensitizer", Sensitivierung körpereigener Zellen für Insulin durch Aktivierung nukleärer Rezeptoren, namentlich Peroxisome Proliferator-Activated Receptor (PPAR)-γ.	Derzeit noch rege Diskussion über Nutzen, da Prototyp dieser Gruppe wegen leberschädigender Wirkung vom Markt genommen wurde. Vorsicht bei Kombination mit Insulin: Gefahr der Herzinsuffizienz.	Hypercholesterinämie, Ödeme, Gewichtszunahme, möglicherweise Hepatotoxizität. Kontraindiziert bei Herzinsuffizienz, Leberfunktionsstörung, in Schwangerschaft und Stillzeit. Offenbar kaum Hypoglykämiegefahr.
Dipeptidylpeptidase (DPP)-4-Hemmer	Sitagliptin (Januvia), Vildagliptin (Galvus)	Verzögerter Abbau von Glucagon-like peptide(GLP)-1, das die Insulinfreisetzung aus der β-Zelle verstärkt und die Glukagonfreisetzung aus der α-Zelle inhibiert.	Nur in Kombination mit Metformin, Sulfonylharnstoff oder Glitazonen zugelassen. Auch als Kombinationspräparate mit Metformin erhältlich.	Kopfschmerzen, Schwindel, Übelkeit, Leberenzymanstiege, Atemwegsinfektionen. Kontraindiziert bei Leberfunktionsstörungen und Niereninsuffizienz, in Schwangerschaft und Stillzeit. Selten Hypoglykämien.

25.2 Nutzen versus Risiken

Untersuchungen zum **Nutzen** einer adäquaten Blutzuckereinstellung existieren zur Primärprophylaxe, nicht jedoch zur Sekundärprophylaxe zerebrovaskulärer Erkrankungen. In der United Kingdom Prospective Diabetes Study (UK Prospective Diabetes Study Group 1998) wurde eindrucksvoll gezeigt, dass eine Erhöhung des HbA_{1c}-Werts um 1% mit einer Odds Ratio für einen tödlichen Schlaganfall von 1,37 einhergeht (Stevens et al. 2004).

In derselben Studie reduzierte Metformin bei adipösen Typ 2-Diabetikern das Schlaganfallrisiko um 42%. Im Systolic Hypertension in the Elderly Program (SHEP) führte eine konsequente Diabeteseinstellung bei nicht insulinpflichtigen Diabetikern zu einer Risikoreduktion um 20% für vaskuläre Ereignisse (Curb et al. 1996). In der Heart Outcomes Prevention Evaluation (HOPE)-Studie **verminderte** eine wirksame **Diabetestherapie sämtliche vaskulären Endpunkte** bei Hochrisikopatienten. Insbesondere das Schlaganfallrisiko war um 33% reduziert (HOPE-Study Investigators 2000).

Eine kürzlich veröffentlichte Metaanalyse zum Effekt einer antidiabetischen Therapie auf makrovaskuläre Ereignisse bei Patienten mit Typ-2-Diabetes zeigt eine relative Risikoreduktion um 19% (Stettler et al. 2006). Dass die Blutzuckereinstellung **langfristig** zur **Reduktion makro- und mikrovaskulärer Komplikationen** sowie zur **Senkung der Mortalität** führt, konnte anhand einer multifaktoriellen Intervention durch die Steno-2-Studie belegt werden, die eine absolute Risikoreduktion um 20% über einen Zeitraum von 13,3 Jahre fand (Gaede et al. 2003).

Aus zahlreichen Beobachtungsstudien ist bekannt, dass eine (insbesondere Stress-induzierte) Hyperglykämie nach akutem Schlaganfall mit einer schlechten Prognose assoziiert ist (Capes et al. 2001). Für Patienten mit akutem Myokardinfarkt sowie Patienten auf chirurgischen Intensivstationen konnte der Nutzen einer intensivierten Insulinbehandlung bereits nachgewiesen werden (Malmberg et al. 1995; Van de Bergh et al. 2001). Dagegen konnte der prospektive, kontrolliert-randomisierte, Glucose Insulin in Stroke Trial (GIST) in der Schlaganfallakutphase keine Reduktion von Mortalität und schwerer Behinderung nach Blutzuckersenkung durch Insulin zeigen (Gray et al. 2007).

Nach den kürzlich veröffentlichten Ergebnissen der ACCORD- und ADVANCE-Studien kommt bei der Diabetesbehandlung der **Vermeidung unerwünschter Nebenwirkungen**, wie schweren Hypoglykämien und ausgeprägter Gewichtszunahme, eine essenzielle Bedeutung zu (Gerstein et al. 2008, Patel et al. 2008). Vor diesem Hintergrund sind allzu strenge Behandlungsregime wahrscheinlich wenig hilfreich. In den genannten Studien konnte unter einer intensivierten Blutzuckereinstellung keine signifikante Reduktion von Herzinfarkten oder Schlaganfällen nachgewiesen werden, dafür ein erhöhtes Risiko für **schwere Hypoglykämien** (Gerstein et al. 2008, Patel et al. 2008). Um Hypoglykämien vorzubeugen, sollte die Behandlung mit Antidiabetika engmaschig an Veränderungen der Ernährungsgewohnheiten angepasst werden.

Zu einer **Gewichtszunahme** kann es unter antidiabetischer Therapie bei zahlreichen Wirkstoffen kommen – v. a. unter Insulin, Sulfonylharnstoffen und Glitazonen. Dabei ist zu berücksichtigen, dass die Zunahme der bereits bestehenden Adipositas die diabetische Stoffwechselstörung oftmals verstärkt. Bei Patienten mit bestehendem Übergewicht kann das Biguanid Metformin eingesetzt werden, das normalerweise nicht zu einer Gewichtszunahme führt.

Auf substanzspezifische Nebenwirkungen und Kontraindikationen wird in Kap. 25.3 eingegangen.

> **Merke**
> In der Diabetestherapie sollte ein Behandlungsregime gesucht werden, das die Blutzuckerwerte möglichst wirksam an die Behandlungsziele heranführt. Dabei sollten Hypoglykämien vermieden werden, da diese – wie im Übrigen auch Gewichtszunahme – den Behandlungsnutzen infrage stellen.

25.3 Indikationen und Kontraindikationen der Blutzuckersenkung

Zur pharmakologischen Therapie liegen endpunktbezogene, positive Ergebnisse derzeit nur für Sulfonylharnstoffe, Metformin und Insulin vor (UK Prospective Diabetes Study Group 1998). Diese Daten rechtfertigen den besonderen Stellenwert dieser Wirkstoffgruppen in der Blutzuckertherapie. Die meisten Diabetiker sterben an makrovaskulären Komplikationen ihrer Erkrankung, wie Schlaganfall oder Herzinfarkt. Trotzdem ist die Assoziation zwischen der Güte der Blutzuckereinstellung und dem Risiko für diese makrovaskulären Komplikationen deutlich geringer als für mikrovaskuläre Komplikationen wie Retino-, Nephro- und Polyneuropathie.

Im Einklang mit der European Diabetes Policy Group und den globalen International Diabetes Federation-Guidelines wird in den deutschen Leitlinien ein **HbA_{1c}-Zielbereich von <6,5%** empfohlen (www.diabetes-deutschland.de). Nach den kürzlich veröffentlichten ACCORD- und ADVANCE-Studien ist eine darüber hinausgehende Blutzuckereinstellung nach dem gegenwärtigen Stand des Wissens wenig hilfreich (Gerstein et al. 2008, Patel et al. 2008). Mögliche Gründe für das Versagen der beiden Studien sind neben den bereits berichteten Nebenwirkungen (insbesondere Hypoglykämien, Gewichtszunahmen) die bereits langjährige Erkrankungsdauer der Studienteilnehmer sowie die Studiendauer von im Mittel

3,5–6,25 Jahren. In der United Kingdom Prospective Diabetes Studie (UKPDS) zeigte sich unter der medikamentösen Behandlung eine kardiovaskuläre Risikoreduktion erst nach Beobachtungszeiträumen von >10 Jahren. Es ist denkbar, dass in der ACCORD- und ADVANCE-Studie zu kurze Beobachtungszeitfenster gewählt wurden, um eine protektive Wirkung der intensivierten Blutzuckertherapie nachzuweisen.

Bei der **Wahl der oralen Antidiabetika** ist zu beachten, dass sich das **Nebenwirkungsprofil** verschiedener Wirkstoffe unterscheidet. So besteht ein besonderes Risiko einer Gewichtszunahme unter Insulin, Sulfonylharnstoffen, Sulfonylharnstoff-Analoga und Glitazonen, während die Gefahr schwerwiegender Hypoglykämien in besonderem Maße unter Insulin, Sulfonylharnstoffen und Sulfonylharnstoff-Analoga gegeben ist. Differenzialtherapeutische Gesichtspunkte, wichtige Nebenwirkungen und Kontraindikationen sind in Tab. 25.**1** zusammengefasst. Wichtige Prinzipien der Insulintherapie wurden bereits in Kap. 25.1 erörtert.

Neben der Blutzuckereinstellung sollte bei Diabetikern darauf geachtet werden, dass **andere** vaskuläre **Risikofaktoren** besonders **konsequent therapiert** werden. Unabhängig davon, ob eine Hypertonie vorliegt, profitieren Diabetiker von einer pharmakologischen **Blutdrucktherapie** mit ACE-Hemmern und Diuretika sowohl in Bezug auf Tod als auch makro- und mikrovaskuläre Komplikationen (Patel et al. 2007). Der Nutzen einer primärprophylaktischen antithrombotischen Therapie mit **Azetylsalizylsäure** bei Typ 2-Diabetiken wird kontrovers diskutiert. In Hinblick auf die Prävention des Schlaganfalls rechtfertigt die derzeitige Studienlage eine primär-prophylaktische Behandlung mit Thrombozytenfunktionshemmern nicht (Kap. 22).

25.4 Aktuelle Entwicklungen und Ausblick

Obwohl der Zusammenhang zwischen Übergewicht und seinen Folgeerkrankungen, insbesondere dem Diabetes mellitus Typ 2, in der Bevölkerung bekannt sein sollte, nimmt die Zahl der Übergewichtigen und Adipösen immer weiter zu. Bereits jetzt belegt die Adipositas als unabhängiger Risikofaktor für die Gesamtmortalität in Deutschland Rang 4 (World Health Organisation 2005). Um der Bedrohung durch die explosive Zunahme der Adipositas und des Diabetes für die menschliche Gesundheit entgegenzuwirken, müsste zunächst das Bewusstsein der Bevölkerung weiter sensibilisiert werden. Hierzu könnten **Aufklärungskampagnen**, wie sie für Rauchen und Lungenkrankheiten bekannt sind, mit Informationen über die Risiken von Übergewicht und Diabetes mellitus Typ 2, die Motivation zur **Lebensstiländerung** erhöhen. Da eine Verhinderung der Krankheitsentwicklung des Diabetes mellitus Typ 2 nur möglich ist, wenn Interventionsmaßnahmen vor Beginn der Erkrankung ansetzen, erscheinen regelmäßige und frühzeitige Screening-Untersuchungen auch für Übergewicht und seine Folgeerkrankungen sinnvoll.

Zwischen dem HbA_{1c}-Wert und dem durchschnittlichen Blutglukosespiegel besteht eine lineare Beziehung, sodass sich hieraus ein durchschnittlicher Glukosewert (estimated average glucose, eAG = 28,7 × HbA_{1c} (in mg/dl) – 46,7 mg/dl) berechnen lässt. Zunehmend wird daher weltweit die langfristige Blutzuckereinstellung in der Arzt-/Patienten-Kommunikation als **„geschätzte durchschnittliche Glukose"** anstatt des HbA_{1c} angegeben. Dies erleichtert es den Patienten, ihre Blutzuckermessungen zum Langzeitwert in Beziehung zu setzen. Die Umrechnung kann mithilfe eines Rechners erfolgen, der per Knopfdruck die HbA_{1c}-Werte in Durchschnittsglukose umwandelt. Die American Diabetes Association bietet einen solchen Rechner unter www. diabetes.org an.

Derzeitige Therapien des Diabetes setzen v. a. an der Reduktion der Blutglukose an. Sie berücksichtigen nicht, dass der Typ-2-Diabetes eine metabolische Erkrankung ist, dem eine Funktionsstörung des Fettgewebes im Sinne eines inflammatorischen Prozesses zugrunde liegt. **Anti-inflammatorische Strategien** werden in der Diabetesforschung derzeit mit großem Interesse verfolgt. Klinische Studien hierzu, etwa unter Verwendung von Interleukin-1-Antagonisten, sind im Gang. Erste Ergebnisse hierzu sind viel versprechend (Larsen et al. 2007). Ob sich derartige Therapeutika in der Klinik durchsetzen, bleibt abzuwarten.

Fazit

Aufgrund seiner makro- und mikrovaskulären Komplikationen hat die optimierte Behandlung des Diabetes mellitus in der vaskulären Neurologie einen wichtigen Stellenwert. Im Allgemeinen sollte der HbA_{1c} einen Wert von 6,5 % nicht überschreiten. Im Falle von Werten >7 % ist eine Therapieoptimierung angezeigt. Orale Antidiabetika können untereinander und mit Insulinen kombiniert werden. Die wichtigsten Nebenwirkungen der etablierten Antidiabetika sind Gewichtszunahme, Volumenretention und Hypoglykämie. Letztere ist oft auch limitierend für eine strengere Diabeteseinstellung.

Literatur

Capes SE, Hunt D, Malmberg K, Pathak P, Gerstein HC. Stress hyperglycemia and prognosis of stroke in nondiabetic and diabetic patients: A systematic overview. Stroke 2001;32:2426–2432

Curb JD, Pressel SL, Cutler JA, et al. Effect of diuretic-based antihypertensive treatment on cardiovascular disease risk in older diabetic patients with isolated systolic hypertension. Systolic hypertension in the elderly program cooperative research group. JAMA1996;276:1886–1892

Gaede P, Vedel P, Larsen N, Jensen GV, Parving HH, Pedersen O. Multifactorial intervention and cardiovascular disease in patients with type 2 diabetes. N Engl J Med 2003;348:383–393

Gerstein HC, Miller ME, Byington RP, et al. Effects of intensive glucose lowering in type 2 diabetes. N Engl J Med 2008;358:2545–2559

Gray CS, Hildreth AJ, Sandercock PA, et al. Glucose-potassium-insulin infusions in the management of post-stroke hyperglycaemia: The UK glucose insulin in stroke trial (gist-uk). Lancet Neurol 2007;6:397–406

Heart Outcomes Prevention Evaluation (HOPE) Study Investigators. Effects of ramipril on cardiovascular and microvasular outcomes in people with diabetes mellitus: Results of the hope study and micro-hope substudy. Lancet 2000;355:253–259

Larsen CM, Faulenbach M, Vaag A, et al. Interleukin-1-receptor antagonist in type 2 diabetes mellitus. N Engl J Med 2007;356(15):1517–1526

Malmberg K, Ryden L, Efendic S, et al. Randomized trial of insulin-glucose infusion followed by subcutaneous insulin treatment in diabetic patients with acute myocardial infarction (digami study): Effects on mortality at 1 year. J Am Coll Cardiol 1995;26:57–65

Matthaei S, Häring HU. Behandlung des Diabetes mellitus Typ 2. Diabetologie 2008;3(2):S157–S161

Patel A, MacMahon S, Chalmers J, et al. Intensive blood glucose control and vascular outcomes in patients with type 2 diabetes. N Engl J Med 2008;358:2560–2572

Patel A, MacMahon S, Chalmers J, et al. Effects of a fixed combination of perindopril and indapamide on macrovascular and microvascular outcomes in patients with type 2 diabetes mellitus (the advance trial): A randomised controlled trial. Lancet 2007;370:829–840

Stettler C, Allemann S, Juni P, et al. Glycemic control and macrovascular disease in types 1 and 2 diabetes mellitus: Meta-analysis of randomized trials. Am Heart J 2006;152:27–38

Stevens RJ, Coleman RL, Adler AI, Stratton IM, Matthews DR, Holman RR. Risk factors for myocardial infarction case fatality and stroke case fatality in type 2 diabetes: Ukpds 66. Diabetes Care 2004;27:201–207

UK Prospective Diabetes Study (UKPDS) Group. Effect of intensive blood-glucose control with metformin on complications in overweight patients with type 2 diabetes (ukpds 34). Lancet 1998;352:854–865

van den Berghe G, Wouters P, Weekers F, et al. Intensive insulin therapy in the critically ill patients. N Engl J Med 2001;345:1359–1367

World Health Organisation. The European Health Report 2005: Public health action for healthier children and population. Statistical tables. Geneva: World Health Organisation ed. 2005

26 Kardiale Rhythmustherapie

Paulus Kirchhof

Die meisten Rhythmusstörungen bedürfen keiner akuten Behandlung. Dies gilt insbesondere für Extrasystolen. Sie haben jedoch Konsequenzen für die kardiologische Beurteilung: Vorhof-Extrasystolen, können, insbesondere wenn sie gehäuft auftreten, ein Zeichen für unerkanntes paroxysmales Vorhofflimmern sein (Kap. 10 und 18). Dies ist möglicherweise für die Akutevaluation bedeutsam, etwa die Beurteilung der Schlaganfallätiologie. Ventrikuläre Extrasystolen sind ein Anhaltspunkt für eine strukturelle Herzerkrankung. Sie können bei den meisten stabilen Patienten nach Abschluss der akuten neurologischen Therapie weiter untersucht werden.

26.1 Strategien des Rhythmuserhalts

Grundsätzlich können bei Rhythmusstörungen so genannte **Basistherapien**, die auf eine Senkung des allgemeinen vaskulären Risikos, eine symptomatische Besserung während der Rhythmusstörung, und bei Vorhofflimmern und Vorhofflattern auf eine Verhinderung von thrombembolischen Komplikationen abzielen, und **rhythmuserhaltende Behandlungen** unterschieden werden.

Einige Rhythmusstörungen, etwa ventrikuläre Extrasystolen, bedürfen keiner spezifischen antiarrhythmischen Therapie, sollten jedoch eine intensivere Reduktion des kardiovaskulären Risikos nach sich ziehen. Andere Rhythmusstörungen (Kap. 26.2) benötigen eine geplante oder z.T. auch umgehende spezifische Behandlung, etwa Kammerflimmern, Vorhofflattern oder andere supraventrikuläre Tachykardien. Das Vorhofflimmern nimmt eine Sonderstellung ein, da hier bei allen Patienten eine antithrombotische Therapie und in der Regel eine Frequenz-regulierende Behandlung notwendig sind (Tab. 26.**1**, Tab. 26.**2**). Die Abwägung für oder gegen eine rhythmuserhaltende Behandlung sollte individuell erfolgen.

26.2 Spezifisch antiarrhythmisch zu behandelnde Rhythmusstörungen

Folgende Rhythmusstörungen bedürfen in der Regel einer akuten Behandlung.

Asystolie. Asystolien entstehen bei einer Erkrankung des Sinusknotens, oft bei älteren Menschen in Zusammenhang mit einer vasovagalen Reizung (z.B. während des Absaugens bei intubierten Patienten). Sie können bei größeren Schlaganfällen indirekte Folge der zerebralen Ischämie sein. Akut kann die Asystolie durch die Gabe von **Atropin** (Start mit 0,5 mg i.v., bis maximal 3 mg) behoben werden. Weitere Behandlungsoptionen sind die **Katecholamingabe** (z.B. Suprarenin 1 mg auf 10 ml 0,9% Kochsalzlösung; 1 ml alle 3–5 min i.v.) oder **Orciprenalin-Gabe** (Alupent, z.B. 5 mg/50 ml als Perfusor), und die **elektrische Stimulation** des Herzens durch externe Schrittmacher/Defibrillator-Kombinationsgeräte oder **Anlage eines internen passageren Schrittmacherkabels** in die rechte Herzkammer. Persistiert die Asystolie ohne Ersatzrhythmus, ist eine **Herzdruckmassage** erforderlich.

AV-Blockierungen. Ein **AV-Block III. Grades** und ein **AV-Block II. Grades Typ Mobitz** (ohne PQ-Verlängerung bei den übergeleiteten Schlägen) bedarf, wenn er nach Beheben möglicher passagerer Ursachen (AV-Knoten-verlangsamende Medikamente, Hyperkaliämie u.a.) anhält, einer Versorgung mit einem **Herzschrittmacher**, zumeist einem Zweikammergerät (so genannter DDD-Schrittmacher), bei Patienten mit permanentem Vorhofflimmern einem VVI-R-Schrittmacher, also einem Gerät, das nur in der Kammer stimuliert und die Kammerfrequenz an die körperliche Belastung anpasst (Vardas et al. 2007). Die Dringlichkeit der Schrittmacherimplantation hängt von der Frequenz des Ersatzrhythmus ab. Bei hämodynamisch nicht tolerierten Bradykardien ist ggf. die überbrückende Anlage eines passageren Schrittmacherkabels indiziert.

AV-Blockierungen I. Grades und einzelne (v.a. nächtliche) **AV-Blockierungen II. Grades Typ Wenckebach,** also AV-Blockierungen mit progressiver Zunahme des PQ-Intervalls und intermittierendem Ausfall einzelner Überleitungen über den AV-Knoten, bedürfen oft **keiner speziel-**

len Behandlung. Bei vielen Patienten ist eine Anpassung der AV-Knoten-verlangsamenden Medikation ausreichend (Abschnitt „Frequenzregulierung" weiter unten). AV-Blockierungen können Ausdruck einer Abszessbildung am AV-Ring bei Endokarditis (oft der Aortenklappe) sein. Dies ist ein wichtiges Warnzeichen, das in der Regel zur frühen Operation drängt.

Supraventrikuläre Tachykardien. **AV-Knoten-Reentry-Tachykardien** (AVNRT) und **AV-Reentry-Tachykardien bei akzessorischer Leitungsbahn** (AVRT) lassen sich in der Regel durch vagale Manöver oder durch die schnelle intravenöse Bolusgabe von 6–12 mg (in Einzelfällen bis 18 mg) **Adenosin** unter kontinuierlicher EKG-Registrierung beenden (Blomstrom-Lundqvist et al. 2003). Im Intervall sollten diese Patienten einer **Katheterablation** zugeführt werden. Wenn solche Tachykardien rezidivierend auftreten, so kann eine AV-Knoten-blockierende Medikation (Verapamil, Betablocker) Rezidive verhindern.

Atriale Tachykardien lassen sich nur gelegentlich mit Adenosin beenden. Wenn atriale Tachykardien häufig rezidivieren, so liegt häufig eine neu aufgetretene Kreislaufbelastung vor (z.B. beginnende Sepsis, neuer Herzklappenfehler). Neben der Behandlung solcher Ursachen der Tachykardie kann die Gabe eines Betablockers oder eines Natriumkanalblockers (Flecainid oder Propafenon) in Einzelfällen sinnvoll sein.

Ventrikuläre Tachykardien und Kammerflimmern

Nicht anhaltende Kammertachykardien. Diese Art Kammertachykardien ist im klinischen Alltag oft nicht einfach von supraventrikulären Tachykardien mit aberranter Überleitung zu unterscheiden. Liegt eine nicht anhaltende Kammertachykardie vor, so ist eine intensive Suche nach einer strukturellen Herzerkrankung notwendig, die durch eine kardiologische Fachabteilung erfolgen sollte (Zipes et al. 2006). Bis zur Einschätzung des Risikos für einen plötzlichen Herztod sollten Patienten mit Kammertachykardien dauerhaft stationär mit einem **Monitor-EKG** in Defibrillationsbereitschaft überwacht werden.

Anhaltende Kammertachykardien und Kammerflimmern. Diese sind ein medizinischer Notfall (Zipes et al. 2006). Führt die Tachykardie zur Bewusstlosigkeit, so ist eine umgehende **Defibrillation** und ggf. **Herzdruckmassage** notwendig. Anhaltende Kammertachykardien, die nicht zur Bewusstlosigkeit führen, können im Einzelfall schwierig zu behandeln sein. Eine sichere Behandlungsoption besteht in der R-Zacken-getriggerten externen **Kardioversion** in Kurznarkose/Analgosedierung. Vor allem bei nach Kardioversion rezidivierenden Kammertachykardien kann eine akute **antiarrhythmische Behandlung** erforderlich sein. Eine Sedierung (Benzodiazepine, Propofol, in Einzelfällen tiefe Analgosedierung mit Beatmung) trägt in vielen Fällen zu einem Beherrschen von rezidivierenden Kammertachykardien bei. Diese sollte, wenn irgend möglich, in enger Absprache mit rhythmologisch erfahrenen Kardiologen erfolgen. In Abhängigkeit von der kardialen Grunderkrankung und der Ventrikelfunktion sowie der Frequenz und Morphologie der Tachykardie können Betablocker, Ajmalin, Amiodaron, Flecainid oder Mexiletin eingesetzt werden.

Ventrikuläre Proarrhythmie/Torsades de pointes. Eine Sonderform der Kammertachykardie stellen die Spitzenumkehrtachykardien (Torsades de pointes) dar. Diese treten bei Patienten mit abnorm verlängertem QT-Intervall im EKG auf. Frauen sind häufiger betroffen als Männer. Die QT-Verlängerung kann angeboren („angeborenes langes QT-Syndrom") oder erworben sein („medikamenteninduzierte Proarrhythmie"/„erworbenes QT-Syndrom"). Viele kardiale und nicht kardiale Medikamente verursachen eine QT-Verlängerung, u.a. Kaliumkanal-blockierende Antiarrhythmika, Antibiotika, Antipsychotika, Antihistaminika, Methadon und andere (vgl. www.torsades.org). Entwickelt ein Patient eine abnorme, überschießende QT-Verlängerung unter einer solchen Medikation, können v.a. bei gleichzeitiger Bradykardie und Hypokaliämie, manchmal auch bei Akkumulation des Medikaments etwa im Rahmen eines akuten Nierenversagens, Torsades de pointes entstehen.

Die Behandlung von Torsades de pointes besteht neben der Defibrillation in einer **hochnormalen Einstellung des Serumkaliums**, der Gabe von **Betablockern** intravenös, **Magnesium** intravenös und in nicht anders beherrschbaren Fällen der hochfrequenten Stimulation im rechten Vorhof über einen **passageren Schrittmacher**. Die ursächlichen Medikamente werden abgesetzt und in Extremfällen ggf. aktiv eliminiert. Torsades de pointes sind eine „patientenspezifische" Komplikation: Patienten, die einmal Torsades de pointes erlitten haben, dürfen keine QT-verlängernden Medikamente erhalten.

26.3 Indikationen und Kontraindikationen in der Therapie von Vorhofflimmern

Das wichtigste Therapieprinzip bei Patienten mit Vorhofflimmern ist die **kontinuierliche Antikoagulation** mit einem Vitamin K-Antagonisten (INR 2–3, Fuster et al. 2006) (Tab. 26.**1**, Abb. 26.**1**). Diese ist bei den meisten Patienten mit Vorhofflimmern und erhöhtem Schlaganfallrisiko indiziert (Kap. 9 und 18) und sollte möglichst früh nach der Diagnosestellung eingeleitet werden. Der orale direkte Thrombinantagonist **Dabigatran** hat in der RE-LY-Studie in niedriger Dosis (110 mg 2-mal täglich) thrombembolische Ereignisse mit ähnlicher Wirksamkeit wie Vitamin K-Antagonisten, aber niedrigerer Blutungsrate und

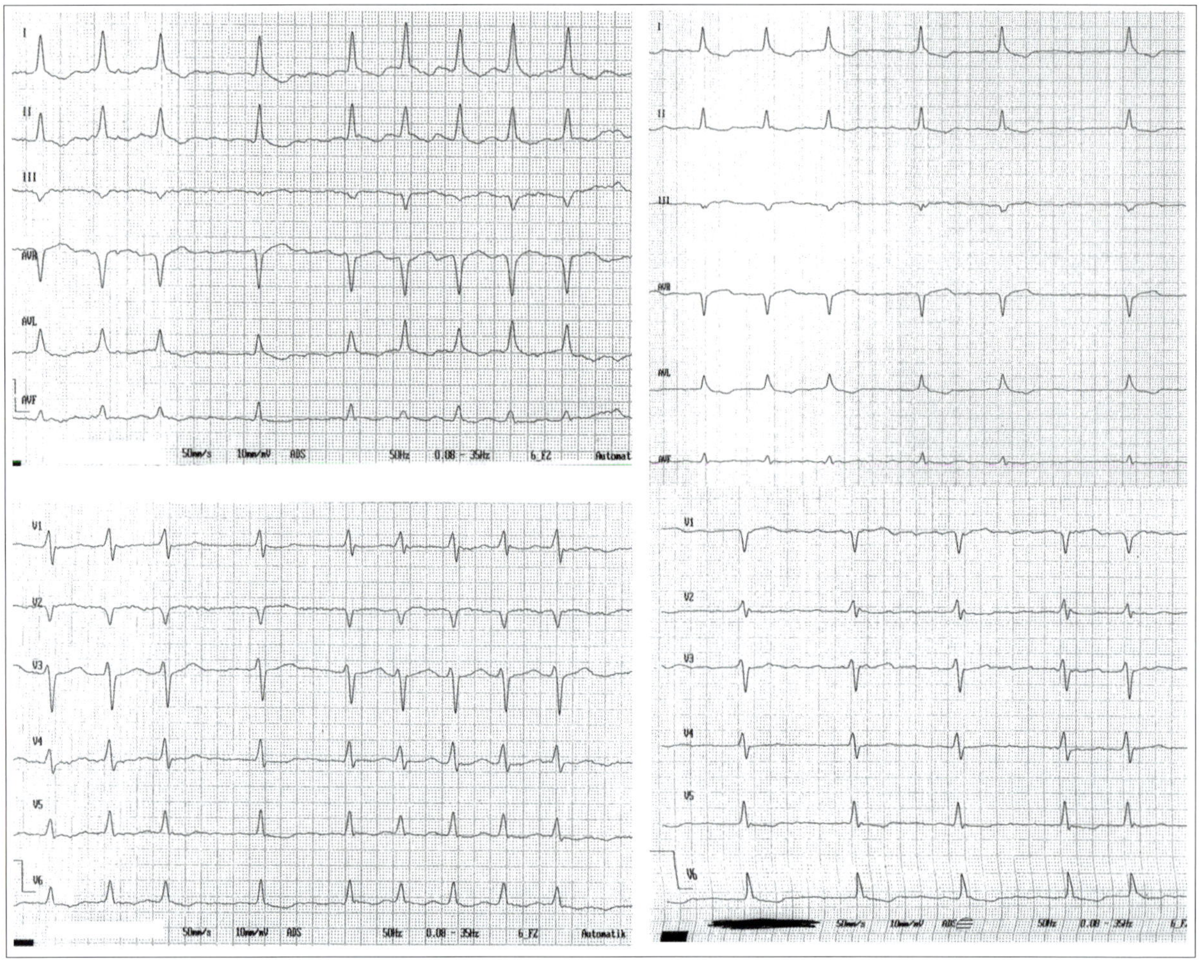

Abb. 26.**1** 12-Kanal-EKG einer 73-jährigen Patientin, die mit kardialer Dekompensation bei tachykard übergeleitetem Vorhofflimmern auf eine internistische Notfallstation aufgenommen wurde (links). Rechts das EKG im Verlauf nach Antikoagulation und frequenzregulierender Behandlung. Zum Zeitpunkt des 2. EKG's war die Patientin weitgehend asymptomatisch.

in hoher Dosis (150 mg zwei mal täglich) wirksamer mit ähnlicher Blutungsrate wie Vitamin K-Antagonisten verhindert. Wahrscheinlich werden Dabigatran und andere neue Antikoagulanzion die Sekundärprophylaxe von Patienten mit Vorhofflimmern vereinfachen und verbessern. Die Zulassung von Dabigatran für die Sekundärprophylaxe des Schlaganfalls steht aus (Stand: Februar 2010).

Zusätzlich ist eine **frequenzregulierende Behandlung**, z. B. mit einem **Betablocker** oder mit einem **Kalziumantagonisten vom Verapamil-Typ** sinnvoll, evtl. in Kombination mit **Digitalis** (Tab. 26.**1**). Ziel dieser Behandlung ist eine Kammer-Herzfrequenz um 80/min in Ruhe.

Gerade Patienten mit Hypotonien im Rahmen von tachykard übergeleitetem Vorhofflimmern profitieren hämodynamisch sehr von einer Regularisierung der Kammer-Herzfrequenz. Geeignete Medikamente sind Metoprolol (initial 5 mg i. v., danach 1–4 mg/h intravenöse Erhaltungstherapie) oder Verapamil (initial 5–10 mg i. v. über 2–5 min, danach 4–10 mg/h intravenöse Erhaltungstherapie). Die frequenzregulierende Behandlung sollte anschließend oralisiert werden. Digitalis eignet sich vorwiegend zur Frequenzsenkung in Ruhe und beeinflusst die AV-Knoten-Überleitung bei akut kranken Patienten nur wenig.

Eine umfassende Behandlung von Vorhofflimmern erfordert eine sorgfältige **Diagnostik kardialer und vaskulärer Begleiterkrankungen** und eine umfassende **Reduktion des kardiovaskulären Risikos**, z. B. durch Behandlung mit Statinen, Senkung eines Bluthochdrucks, insbesondere mit ACE-Hemmern und Sartanen, Behandlung eines Diabetes mellitus, Nikotinkarenz und Gewichtsreduktion. Es ist empfehlenswert, Patienten mit Vorhofflimmern und vaskulär-neurologischen Erkrankungen interdisziplinär kardiologisch und neurologisch zu behandeln.

Bei Vorhofflimmern, das auch **nach Frequenzregulierung symptomatisch** bleibt, sollte zusätzlich eine **rhythmuserhaltende Behandlung** mit **Kardioversion** und

Tabelle 26.**1** Medikamentöse Therapie des Vorhofflimmerns: Basistherapie (indiziert bei allen Patienten mit Vorhofflimmern).

Antikoagulation	Vitamin-K-Antagonisten, Ziel INR 2–3, z. B. Phenprocoumon (Marcumar oder Falitrom)
	Bei Niedrig-Risiko-Patienten Azetylsalizylsäure 100 mg/d
Frequenzregulierung	Betablocker, z. B. 150–250 mg Metoprolol täglich
	Kalziumantagonisten, z. B. 3-mal 80 mg Verapamil täglich
	Bei hoher Ruhe-Herzfrequenz Digitalis-Präparate mit niedrigen Zielspiegeln
	Als Reservepräparat bei nicht gut regulierbarer Kammerfrequenz Amiodaron
	Bei nicht kontrollierbarer Kammerfrequenz AV-Knotenablation und Schrittmacherimplantation in Absprache mit kardiologischen Kollegen
„Upstream therapy"	Antihypertensiva, insbesondere ACE-Hemmer oder Sartane
	Antidiabetika
	Statine (?)
	Therapie einer kardialen Grunderkrankung (Abschnitt Herzinsuffizienz und KHK)
Allgemeinmaßnahmen	Nikotinkarenz, Gewichtsreduktion regelmäßige Bewegung

der Gabe von **Antiarrhythmika** erwogen werden. In der Akutsituation ist für die meisten Patienten die Antikoagulation und Frequenzregulierung ausreichend. Über eine rhythmuserhaltende Behandlung kann in der Regel nach Erholung von dem neurologischen Ereignis entschieden werden. Für die rhythmuserhaltende Behandlung sind bei strukturell herzgesunden Patienten Natriumkanalblocker (z. B. Flecanid oder Propafenon) wirksam und nebenwirkungsarm (Tab. 26.**2**). Bei Patienten mit koronarer Herzerkrankung kann Dronedaron eingesetzt werden, ein Multikanalblocker, der auch die AV-Knoten-Leitung verlangsamt. Patienten mit schwerer struktureller Herzerkrankung sollten mit Amiodaron behandelt werden.

Bei Patienten mit hochsymptomatischem Vorhofflimmern und Rezidiven unter antiarrhythmischer Behandlung kann eine **Katheterablation im linken Vorhof** erwogen werden (Calkins et al. 2007, Kirchhof et al. 2007). Diese sollte in ausreichendem zeitlichem Abstand zu einem Schlaganfall erfolgen. Es ist wichtig, dass auch der anscheinend erfolgreiche Erhalt des Sinusrhythmus keinen Einfluss auf die sonstige Behandlung des Vorhofflimmerns (Antikoagulation, frequenz-regulierende Behandlung) haben darf. Auch Patienten mit Vorhofflimmern und anscheinend erfolgreichem Rhythmuserhalt sollten dauerhaft antikoaguliert bleiben, wenn sie ein hohes Risiko für thrombembolische Komplikationen haben.

Tabelle 26.**2** Medikamentöse Therapie des Vorhofflimmerns: Rhythmuserhaltende Behandlung (indiziert bei symptomatischem Vorhofflimmern).

Antiarrhythmika	
Langsam dissoziierende Natriumkanalblocker (Flecainid, Propafenon)	Patienten mit strukturell gesundem Herzen
Sotalol (Betablocker mit zusätzlicher Kaliumkanal blockierender Wirkung)	Patienten mit koronarer Herzerkrankung (cave QT-Verlängerung und Proarrhythmie)
Multikanalblocker	
Dronedaron	Patienten mit koronarer Herzerkrankung und leichter Herzinsuffizienz
Amiodaron	Patienten mit schwerer Herzinsuffizienz, für die Dauertherapie relativ sicher

26.4 Aktuelle Entwicklungen und Ausblick

Für viele Herzrhythmusstörungen stehen schon heute lebensverlängernde oder symptomlindernde, in einigen Fällen sogar heilende Behandlungsverfahren zur Verfügung, etwa die Schrittmacherbehandlung bei symptomatischen Bradykardien, die Katheterablation bei den meisten supraventrikulären Tachykardien, oder der implantierbare Defibrillator bei Patienten mit hohem Risiko für Kammertachykardien oder Kammerflimmern. Es wird erwartet, dass die technischen Möglichkeiten des erweiterten EKG-Monitorings die Erkennung von Vorhofflimmern und Diagnostik von kryptogenen Schlaganfällen verbessern werden. Weitere, neue Antikoagulanzien, (Thrombin-Inhibitoren und Faktor Xa-Antagonisten) werden die Möglichkeiten der Antikoagulation bei Patienten mit Vorhofflimmern erweitern. Möglicherweise kann in Zukunft auch eine moderne, umfassende rhythmuserhaltende Behandlung von Vorhofflimmern zur Verhinderung von Schlaganfällen beitragen. Dies bedarf jedoch einer sorgfältigen, wahrscheinlich umfassenden und multimodalen Behandlung und einer kontrollierten, prospektiven Evaluation. Wahrscheinlich wird auch die Beachtung von Rhythmusstörungen (Extrasystolen, Vorhofflimmern u.a.) als Risikofaktor zunehmen.

Fazit

Vor dem Hintergrund, dass etwa 20% aller Schlaganfälle auf kardiale Embolien meist im Rahmen des Vorhofflimmerns zurückzuführen sind, ist die Erkennung und Behandlung des Vorhofflimmerns in der Schlaganfall-Rezidiv-Prophylaxe von eklatanter Wichtigkeit. Wichtigstes Therapieprinzip bei Vorhofflimmern ist die dauerhafte Antikoagulation mit einem Vitamin K-Antagonisten oder in Zukunft mit Thrombin- oder Faktor Xa-Inhibitoren. Dazu sollten Patienten mit Vorhofflimmern frequenz-regulierend und, abhängig von den Symptomen der Rhythmusstörung, Rhythmus-erhaltend behandelt werden.

Akut bedrohliche Rhythmusstörungen (z.B. Asystolie, AV-Block III, Kammerflimmern, Kammertachykardien) bedürfen einer akuten, meist elektrischen Behandlung durch Schrittmacher oder Defibrillation. Fast allen anderen Herzrhythmusstörungen können nach der neurologischen Akutphase weiter abgeklärt werden, meist gemeinsam mit einem Kardiologen.

Literatur

Blomstrom-Lundqvist C, Scheinman MM, Aliot EM, et al. ACC/AHA/ESC guidelines for the management of patients with supraventricular arrhythmias--executive summary. a report of the American college of cardiology/American heart association task force on practice guidelines and the European society of cardiology committee for practice guidelines (writing committee to develop guidelines for the management of patients with supraventricular arrhythmias) developed in collaboration with NASPE-Heart Rhythm Society. J Am Coll Cardiol 2003;42:1493–1531

Calkins H, Brugada J, Packer DL, et al. HRS/EHRA/ECAS Expert Consensus Statement on Catheter and Surgical Ablation of Atrial Fibrillation: Recommendations for Personnel, Policy, Procedures and Follow-Up: A report of the Heart Rhythm Society (HRS) Task Force on Catheter and Surgical Ablation of Atrial Fibrillation Developed in partnership with the European Heart Rhythm Association (EHRA) and the European Cardiac Arrhythmia Society (ECAS); in collaboration with the American College of Cardiology (ACC), American Heart Association (AHA), and the Society of Thoracic Surgeons (STS). Endorsed and Approved by the governing bodies of the American College of Cardiology, the American Heart Association, the European Cardiac Arrhythmia Society, the European Heart Rhythm Association, the Society of Thoracic Surgeons, and the Heart Rhythm Society. Europace 2007;9:335–379

Fuster V, Ryden LE, Cannom DS, et al. ACC/AHA/ESC 2006 guidelines for the management of patients with atrial fibrillation-executive summary: A report of the American College of Cardiology/American Heart Association Task Force on practice guidelines and the European Society of Cardiology Committee for Practice Guidelines (Writing Committee to Revise the 2001 Guidelines for the Management of Patients with Atrial Fibrillation) Developed in collaboration with the European Heart Rhythm Association and the Heart Rhythm Society. Eur Heart J 2006;27:1979–2030

Kirchhof P, Auricchio A, Bax J, et al. Outcome parameters for trials in atrial fibrillation: executive summary: Recommendations from a consensus conference organized by the German Atrial Fibrillation Competence NETwork (AFNET) and the European Heart Rhythm Association (EHRA). Eur Heart J 2007;28:2803–2817

Vardas PE, Auricchio A, Blanc JJ, et al. Guidelines for cardiac pacing and cardiac resynchronization therapy: the task force for cardiac pacing and cardiac resynchronization therapy of the European Society of Cardiology. Developed in collaboration with the European Heart Rhythm Association. Eur Heart J 2007;28:2256–2295

Zipes DP, Camm AJ, Borggrefe M, et al. ACC/AHA/ESC 2006 guidelines for management of patients with ventricular arrhythmias and the prevention of sudden cardiac death--executive summary: A report of the American College of Cardiology/American Heart Association Task Force and the European Society of Cardiology Committee for Practice Guidelines (Writing Committee to Develop Guidelines for Management of Patients with Ventricular Arrhythmias and the Prevention of Sudden Cardiac Death) Developed in collaboration with the European Heart Rhythm Association and the Heart Rhythm Society. Eur Heart J 2006;27:2099–2140

27 Therapie des persistierenden Foramen ovale

Krassen Nedeltchev, Heinrich P. Mattle

Die Therapie des persistierenden Foramen ovale (PFO) hat gegenwärtig ihren Stellenwert v. a. in der Sekundärprävention paradoxer Embolien nach stattgehabtem Schlaganfall. Zwei Strategien werden angewendet:

- die medikamentöse Therapie mit Thrombozytenaggregationshemmern oder Vitamin K-Antagonisten und
- der perkutane Verschluss des persistierenden Foramen ovale.

Chirurgische Strategien des Verschlusses eines persistierenden Foramen ovale kommen nur selten zum Einsatz. Effektive Behandlungsoptionen des Platypnoe-Orthodeoxie-Syndroms sind sowohl der perkutane als auch der chirurgische Verschluss eines persistierenden Foramen ovale. Eine randomisierte doppelblinde Studie zum perkutanen Verschluss eines persistierenden Foramen ovale bei Migräne mit Aura ergab keinen Nutzen hinsichtlich der Migräne-Beschwerdefreiheit. Angesichts der geringen Inzidenz vaskulärer Ereignisse in der Allgemeinbevölkerung ist eine primärpräventive Behandlung des Zufallsbefundes eines persistierenden Foramen ovale aufgrund der jetzigen Datenlage nicht sinnvoll.

27.1 Strategien des Verschlusses eines persistierenden Foramen ovale

Medikamentöse Therapie

Die aktuellen Empfehlungen der American Academy of Neurology (AAN, Messe et al. 2004) zur Behandlung von Patienten mit rekurrentem Hirninfarkt, persistierendem Foramen ovale und Vorhofseptumaneurysma basieren auf einer Substudie einer randomisierten Studie (Homma et al. 2002) und 3 prospektiven Kohortenstudien (De Castro et al. 2000, Mas et al. 2001, Bogousslawsky et al. 1996). Während einer Beobachtungsdauer von 2–4 Jahren lag die durchschnittliche jährliche **Rezidivrate eines Hirninfarkts** bei **0,9–2,4%** und die des kombinierten Endpunkts Hirninfarkt und transitorisch-ischämische Attacke bei 2,3–5,5%.

Eine **Risikostratifizierung** ist aufgrund der relativ niedrigen Rezidivrate schwer möglich. Dennoch waren ein zusätzlich bestehendes Vorhofseptumaneurysma, ein Rechts-Links-Shunt ohne Provokation oder multiple ischämische Ereignisse vor der Diagnose eines persistierenden Foramen ovale mit einem erhöhten Rezidivrisiko vergesellschaftet.

Ein signifikanter Vorteil der Behandlung mit **Vitamin K-Antagonisten** gegenüber Thrombozytenaggregationshemmern konnte bisher nicht gezeigt werden. Jedoch stammen die meisten Daten aus nicht randomisierten Studien. Immerhin war ein Trend zur Überlegenheit der oralen Antikoagulation gegenüber den Thrombozytenaggregationshemmern in mehreren Studien erkennbar. Die einzige randomisierte Studie, die sich mit der medikamentösen Sekundärprävention des kryptogenen Hirninfarkts befasste, ist die Patent Foramen Ovale in Cryptogenic Stroke Studie (PICSS, Homma et al. 2002). Diese Studie bestätigte die bereits bekannte erhöhte Prävalenz des persistierenden Foramen ovale bei Patienten mit kryptogenem Schlaganfall, zeigte aber für Patienten mit und ohne persistierendes Foramen ovale ein gleiches Rezidivrisiko eines Hirninfarkts und eine gleiche Mortalität während der Verlaufsbeobachtung von 2 Jahren. Auch die Rezidivrate eines Hirninfarkts unterschied sich nicht, egal ob Patienten Azetylsalizylsäure (325 mg/Tag) oder Vitamin K-Antagonisten (durchschnittlicher INR = 2,04) einnahmen. Weder die Größe des persistierenden Foramen ovale noch die Koinzidenz eines Vorhofseptumaneurysmas waren mit einem erhöhten Risiko weiterer ischämischer Ereignisse assoziiert.

> **Merke**
> Basierend auf diesen Daten kam die AAN zur Schlussfolgerung, dass Patienten mit kryptogenem Hirninfarkt und isoliertem persistierendem Foramen ovale das gleiche Risiko eines Rezidivinfarkts tragen wie Patienten ohne persistierendes Foramen ovale, wenn sie mit Thrombozytenaggregationshemmern oder Vitamin K-Antagonisten behandelt werden.

Für Patienten mit isoliertem **Vorhofseptumaneurysma** war die Datenlage unzureichend, um eine Empfehlung zu machen. Bei Patienten mit gleichzeitigem Vorliegen eines persistierenden Foramen ovale mit Vorhofseptumaneurysma zeichnet sich eine inkonsistente Datenlage ab. Während die Französische PFO/ASA-Studie (Mas et al. 2001) ein überproportional erhöhtes Risiko in dieser Gruppe beschrieb, konnte die PICSS-Studie (Homma et al. 2002) keine Assoziation zwischen dem persistierenden Foramen ovale mit Vorhofseptumaneurysma und dem Rezidivrisiko finden. Multiple zerebrale Ischämien vor der Diagnose des persistierenden Foramen ovale sind möglicherweise mit einem erhöhten Rezidivrisiko assoziiert (Nedeltchev et al. 2002). Ob eine medikamentöse Behandlung auch für „Hochrisiko"-Patienten (großes persistierendes Foramen ovale, Rechts-Links-Shunt ohne Provokation, Eustachi'sche Klappe, Chiari-Netzwerk oder prothrombotische Prädisposition) ausreichend ist, kann aufgrund der vorliegenden Daten nicht beantwortet werden.

IV

Perkutaner Verschluss des persistierenden Foramen ovale

Der erste perkutane Verschluss eines Vorhofseptumdefekts erfolgte 1974 durch King. In den 1980er Jahren wurden dann verschiedene Verschlusssysteme zur Behandlung von Vorhofseptumdefekten entwickelt, die jedoch schnell ihren Platz auch beim perkutanen Verschluss eines persistierenden Foramen ovale fanden. Während der 1990er Jahre wurden Schirmsysteme speziell zur Versorgung des persistierenden Foramen ovale entwickelt.

Merke
Leider gibt es bislang keine Daten aus randomisierten Studien, die die medikamentöse Behandlung mit dem perkutanen Verschluss eines persistierenden Foramen ovale bei Patienten mit kryptogenem Hirninfarkt und persistierendem Foramen ovale vergleichen. Die bisherigen Studien mit diesem Ziel rekrutierten schlecht, was u. a. mit der Tatsache zu tun hat, dass es schwierig war, den Patienten den Sinn einer Randomisierung zu vermitteln.

Die **Sicherheit** und **Effizienz** des perkutanen Schirmverschlusses bei Patienten mit kryptogenem Hirnschlag wurde inzwischen in zahlreichen Studien unter Verwendung unterschiedlicher Schirmsysteme belegt. In der bisher größten publizierten Serie wurden 525 Patienten behandelt (Wahl et al. 2008). Während einer Beobachtungsdauer von bis zu 11 Jahren (1534 Patientenjahre) wurden 17 (1,1%) thrombembolische Ereignisse beobachtet (6 Hirninfarkte, 9 transitorische-ischämische Attacken und 2 periphere Gefäßverschlüsse).

Die derzeit verwendeten **Doppelschirmsysteme** sind aus 2 Doppelscheiben aufgebaut, die aus Nitinolwindungen, einer Formgedächtnislegierung aus Nickel und Titan bestehen. Der Eingriff wird unter Lokalanästhesie über einen venösen Zugang durch die Femoralvene vorgenommen. Der Verschluss erfolgt, indem auf jeder Seite des schlitzförmigen persistierenden Foramen ovale eines der Schirmchen entfaltet wird, während der Verbindungshals im persistierenden Foramen ovale liegt. Die **in situ-Thrombosierung** und nachfolgende **Endothelialisierung** des Schirms führt zu einem definitiven Verschluss des persistierenden Foramen ovale. Um eine antithrombotische Therapie bis zur vollständigen Endothelialisierung des Schirmchens zu gewährleisten, erhalten alle Patienten in den ersten 6 Monaten Azetylsalizylsäure (100 mg/Tag) und im ersten Monat Clopidogrel (75 mg/Tag).

Zu diesem Zeitpunkt wird eine transösophageale Kontrastechokardiografie wiederholt. Erweist sich das persistierende Foramen ovale dann als verschlossen, setzen einige Autoren das Aspirin ab, es sei denn, die Aspirineinnahme ist aufgrund eines anderen Leidens, z. B. einer vergesellschafteten koronaren Herzkrankheit, weiterhin indiziert. Es stellt sich jedoch die Frage, ob nicht alle Patienten mit persistierendem Foramen ovale nach einem perkutanen Verschluss Azytylsalizylsäure auf Dauer einnehmen sollten. Die Wahrscheinlichkeit, dass ein persistierendes Foramen ovale nichts mit einem erlittenen kryptogenen Hirninfarkt zu tun hat, beträgt etwa 33%. Sie ist identisch mit 1 geteilt durch die Odds Ratio, die sich aus Kohortenvergleichen ergab.

27.2 Nutzen und Risiken

In der Abschätzung des **Nutzen der Behandlung des persistierenden Foramen ovale** muss berücksichtigt werden, dass die auf das persistierende Foramen ovale bezogene Schlaganfallrate bei Patienten ohne vorausgegangenes Ereignis niedrig ist. So liegt die lebenslange Schlaganfallgefahr wahrscheinlich bei maximal 2% (Kap. 10). Dies rechtfertigt die primärpräventive Behandlung nicht. In der Schlaganfallsekundärprävention bei Patienten mit kryptogenem Schlaganfall und persistierendem Foramen ovale müssen jährliche Schlaganfallrezidivraten von 0,9–2,4% (Kap. 27.1) bei medikamentöser Therapie dem üblichen **Risiko von Thrombozytenaggregationshemmern und Antikoagulanzien** gegenübergestellt werden, die in Kap. 22 abgehandelt sind. Hieraus resultiert, dass der Nutzen einer Thrombozytenaggregationshemmung gegeben und der Nutzen einer Antikoagulation sorgfältig im Einzelfall abgewogen werden muss.

Die **Risiken des perkutanen Verschlusses** des persistierenden Foramen ovale sind insgesamt gering und kaum höher als bei normalen Herzkatheteruntersuchungen. Zu den sehr seltenen Komplikationen zählen katheterinduzierte Thrombembolien, perikardiale Effusionen, Fehlposition, Bruch oder Embolisation des Schirmchens, Erosionen des Endokards, Thrombusbildung an der Schirmchenoberfläche, Vorhofseptumfibrose, Arrhythmien, Komplikationen an der Stelle der Venenpunktion,

Luftembolien oder gar Tod (Wohrle 2006). Die Komplikationsrate beträgt <1 %. Viele der genannten Komplikationen hinterlassen keinen bleibenden Schaden.

27.3 Indikationen und Kontraindikationen des Verschlusses eines persistierenden Foramen ovale

Gemäß Empfehlungen der Europäischen Schlaganfallorganisation (ESO) (Guidelines 2008) sollten Patienten mit kryptogenem Hirninfarkt und persistierendem Foramen ovale mit Thrombozytenaggregationshemmern behandelt werden. Die orale Antikoagulation wird bei Patienten mit persistierendem Foramen ovale mit nachgewiesener Beinvenenthrombose oder Vorhofseptumaneurysma empfohlen, dies allerdings auf der geringen Evidenz guter klinischer Praxis (GCP). Vor dem Hintergrund der existierenden Datenlage schlussfolgert die ESO, dass der endovaskuläre Verschluss eines persistierenden Foramen ovale bei Patienten mit kryptogenem Hirninfarkt und erhöhtem Rezidivrisiko erwogen werden kann. Evidenzen hierzu sind jedoch ebenfalls schwach.

Ungeklärt bleibt, wie das erhöhte Rezidivrisiko bei Patienten mit kryptogenem Schlaganfall und persistierendem Foramen ovale definiert werden soll. Dabei scheinen v.a. „indirekte klinische Kriterien" wichtig (Kap. 10), für welche jedoch in Kohortenstudien und populationsbasierten Verlaufsstudien z.T. wenig konsistente Beobachtungen gemacht wurden.

Merke
Obwohl es sich um eine einleuchtende und insgesamt wenig risikoreiche Therapieform handelt, ist die Indikation zum Verschluss des persistierenden Foramen ovale bei Patienten mit kryptogenem Schlaganfall angesichts fehlender wissenschaftlicher Evidenzen weich. Wie andere Schlaganfallpatienten sollten auch Patienten mit persistierendem Foramen ovale nach einem Schlaganfall in jedem Fall mit Thrombozytenaggregationshemmern versorgt werden. Der Einsatz von Antikoagulanzien ist sorgfältig in Abhängigkeit von klinischen Gegebenheiten und apparativen Befunden zu prüfen.

27.4 Aktuelle Entwicklungen und Ausblick

Mit dem Ziel des Vergleichs der medikamentösen Behandlung mit dem perkutanen Verschluss des persistierenden Foramen ovale rekrutieren derzeit 5 Studien Patienten mit kryptogenem Hirninfarkt und persistierendem Foramen ovale (PC-Trial in Europa, Kanada, Brasilien and Australien, CLOSE in Frankreich, CLOSURE1 und RESPECT in den USA und GORE Reduce in den USA und Skandinavien). Leider verwenden diese Studien z.T. recht unterschiedliche Okklusionssysteme, was die Bewertung des Nutzens in Zukunft möglicherweise erschweren wird.

Neben dem perkutanen Schirmverschluss werden derzeit alternative Verschlussstrategien getestet. Ein neues endovaskuläres Behandlungsverfahren wendet hochfrequente Radioenergie an, um die Septa primum und secundum zu erwärmen und das persistierende Foramen ovale zu verschließen. Die breite klinische Anwendung steht jedoch wegen der geringen Verschlussrate derzeit nicht zur Diskussion (Sievert et al. 2007, Walpoth et al. 2008). Im Versuchsstadium steht auch ein endovaskuläres Nahtverfahren (Ruiz et al. 2008).

Fazit
Die Frage, ob Patienten mit kryptogenem Schlaganfall und persistierendem Foramen ovale in spezifischer Weise versorgt werden müssen, bleibt derzeit offen. Dies hängt sicher mit der Tatsache zusammen, dass das Schlaganfall-Rezidivrisiko, dass dem persistierenden Foramen ovale zuzuschreiben ist, relativ niedrig ist, wodurch Behandlungsrisiken und -komplikationen, etwa der Antikoagulation, ins Gewicht fallen. Zu bedauern ist, dass es bislang keine systematischen Vergleichsstudien zwischen Verschluss des persistierenden Foramen ovale und medikamentöser Behandlung gibt.
Angesichts der gegenwärtigen Datenlage ist bei der Therapieentscheidung die sorgfältige Prüfung des jeweiligen Einzelfalls wichtig, wobei klinische Angaben des Patienten (Schlaganfall in Situation eines Valsalva-Maneuvers aufgetreten? Erhöhter rechtskardialer Druck?), die kardialen Gegebenheiten (großes persistierendes Foramen ovale mit spontanem Shunt und/oder Vorhofseptumaneurysma?) sowie das Nichtvorhandensein anderer Schlaganfallerklärungen berücksichtigt werden sollten. Bis zum Vorliegen definitiver Daten sollten Patienten möglichst konsequent in Therapiestudien eingeschlossen werden.

Literatur

Bogousslavsky J, Garazi S, Jeanrenaud X, Aebischer N, Van Melle G. Stroke recurrence in patients with patent foramen ovale: the Lausanne Study. Lausanne Stroke with Paradoxal Embolism Study Group. Neurology 1996;46:1301–1305

De Castro S, Cartoni D, Fiorelli M, et al. Morphological and functional characteristics of patent foramen ovale and their embolic implications. Stroke 2000;31:2407–2413

Guidelines for management of ischaemic stroke and transient ischaemic attack 2008. Cerebrovasc Dis 2008;25:457–507

Homma S, Sacco RL, Di Tullio MR, Sciacca RR, Mohr JP. Effect of medical treatment in stroke patients with patent foramen ovale: patent foramen ovale in Cryptogenic Stroke Study. Circulation 2002;105:2625–2631

Mas JL, Arquizan C, Lamy C, et al. Recurrent cerebrovascular events associated with patent foramen ovale, atrial septal aneurysm, or both. N Engl J Med 2001;345:1740–1746

Messe SR, Silverman IE, Kizer JR, et al. Practice parameter: recurrent stroke with patent foramen ovale and atrial septal aneurysm: report of the Quality Standards Subcommittee of the American Academy of Neurology. Neurology 2004;62:1042–1050

Nedeltchev K, Arnold M, Wahl A, et al. Outcome of patients with cryptogenic stroke and patent foramen ovale. J Neurol Neurosurg Psychiatry 2002;72:347–350

Ruiz CE, Kipshidze N, Chiam PT, Gogorishvili I. Feasibility of patent foramen ovale closure with no-device left behind: first-in-man percutaneous suture closure. Catheter Cardiovasc Interv 2008;71:921–926

Sievert H, Fischer E, Heinisch C, Majunke N, Roemer A, Wunderlich N. Transcatheter closure of patent foramen ovale without an implant: initial clinical experience. Circulation 2007;116:1701-1706

Wahl A, Kunz M, Moschovitis A, et al. Long-term results after fluoroscopy-guided closure of patent foramen ovale for secondary prevention of paradoxical embolism. Heart 2008;94:336–341

Walpoth NB, Habermacher K, Moarof I, et al. Device-less patent foramen ovale closure by radiofrequency thermal energy. Swiss Med Wkly 2008;138:108–113

Wohrle J. Closure of patent foramen ovale after cryptogenic stroke. Lancet 2006;368:350–352

28 Therapie schlafassoziierter Atmungsstörungen

Dirk M. Hermann, Claudio L. Bassetti

Über die mit den Apnoen assoziierten Blutdruckschwankungen, die zu Störungen der Endothelfunktion, sekundärer arterieller Hypertonie, vaskulärer Inflammation und Atherosklerose führen, stellen schlafassoziierte Atmungsstörungen einen unabhängigen Schlaganfall-Risikofaktor dar. Da nächtliche Atmungsstörungen auf Stroke Units in der Regel leicht erkennbar sind und das Vorhandensein eines Schlafapnoesyndroms mit einer ungünstigen Schlaganfallerholung assoziiert ist (Hermann und Bassetti, 2009), sollten therapeutische Optionen geprüft werden, sofern Patienten für die Behandlung aufgeschlossen sind.

28.1 Strategien der Therapie schlafassoziierter Atmungsstörungen

Reduktion des Körpergewichts. Das obstruktive Schlafapnoesyndrom ist eng mit Übergewicht assoziiert. Das bei Übergewichtigen vermehrt vorhandene peripharyngeale Fettgewebe engt den Querschnitt der Atemwege ein. Gewichtsreduktion bessert die hieraus resultierende Atmungsstörung. Die Behandlung des Schlafapnoesyndroms sollte diätetische Maßnahmen stets mit beinhalten.

Modifikation der nächtlichen Körperlage. Bei vielen Patienten ist das Auftreten nächtlicher Apnoen körperlageassoziiert. So prädisponiert insbesondere die Rücken- und manchmal auch die Seitenlage für nächtliche Apnoen. Die Modifikation der Schlafposition (Bauch- versus Seiten- oder Rückenlage) reduziert den Schweregrad des Schlafapnoesyndroms. Technische Hilfsmittel zur Beeinflussung des Schlafverhaltens (etwa das Einnähen eines Tennisballs in den Schlafanzug) wurden in der Vergangenheit vielfach diskutiert. Sie haben in der Praxis eher wenig Verbreitung gefunden.

Nicht invasive Maskenbeatmung. Nicht invasive Maskenbeatmung zielt darauf ab, die Atemwege durch Verabreichung der Luft mit leicht erhöhtem Druck (6–12 cm H_2O) offen zu halten bzw. durch Druckunterstützung eine funktionierende Atmung sicherzustellen. Dies erfolgt über Beatmungssysteme entweder mit kontinuierlich erhöhtem Druck (Continous Positive Airway Pressure, CPAP) oder über die Modifikation des Druckniveaus abhängig vom Ein- und Ausatemzyklus (Biphasic Positive Airway Pressure, BiPAP).

Die **CPAP-Maskenbeatmung** ist die Therapie der Wahl beim obstruktiven Schlafapnoesyndrom und beim gemischten Schlafapnoesyndrom, das sowohl obstruktive als auch zentrale Apnoen und Hypopnoen aufweist (Faccenda et al. 2001, Pepperell et al. 2002). Der kontinuierlich erhöhte Druck verhindert den Kollaps der Atemwege, wodurch der Luftstrom sichergestellt wird. In den letzten Jahren wurden **automatische CPAP-Systeme** verfügbar, die den Atemluftdruck eigenständig titrieren. Diese Systeme werden gerne in der Behandlung von Schlaganfallpatienten eingesetzt, da der Schweregrad der Atmungsstörung infolge des Schlaganfalls bei vielen Patienten vorübergehend zunimmt. Automatische CPAP-Systeme tragen passageren Veränderungen des Schweregrades der Atmungsstörung Rechnung und passen das Druckniveau den Erfordernissen an.

Bei Patienten mit vorwiegend zentralen Apnoen und Hypopnoen ist die Verwendung einer **BiPAP-Maskenbeatmung** sinnvoll. Bei der BiPAP-Beatmung wechselt der Atemluftdruck zwischen der Inspirations- und Expirationsphase, wodurch die Atemmechanik unterstützt wird. Neben BiPAP-Systemen können bei Patienten mit komplexen Atmungsstörungen mit vermindertem Atemantrieb ansonsten in der Intensivneurologie verwendete **invasive Beatmungssysteme** (unterstützend oder kontrolliert) sowie neuartige **prozessorgesteuerte nicht invasive Systeme** (z. B. die so genannte adaptive Servoventilation) eingesetzt werden.

Nasale Sauerstoffgabe. Die Gabe von Sauerstoff über eine nasale Sonde (2–4 l/min) ist die Therapie der Wahl bei Cheyne-Stokes-Atmung. Durch die Sauerstoffgabe kommt es zu einer Stabilisierung der arteriellen Sauerstoffkonzentration sowie einer moderaten Dämpfung des Atemantriebs.

IV

IV

28.2 Nutzen versus Risiken

Effekte einer CPAP-Therapie wurden in insgesamt 10 Studien bei insgesamt 579 Patienten mit akutem oder subakutem Schlaganfall untersucht (für eine genauere Übersicht: Hermann u. Bassetti 2009). Die **CPAP-Compliance** wurde von einigen Autoren in der Schlaganfall-Rehabilitationsphase mit bis zu 70% beziffert (Wessendorf et al. 2001). Andere Autoren gaben für die Akut- und Postakutphase niedrigere Zahlen an, die in der Regel in der Größenordnung von 25–50% lagen (Bassetti et al. 2006). In einer randomisierten Studie an Patienten mit schwerem Schlafapnoesyndrom (Apnoe-Hypopnoe-Index ≥30/h) lag der durchschnittliche CPAP-Gebrauch bei lediglich 1,4 h pro Nacht. Die Studie wurde aufgrund ihrer schlechten Patientenrekrutierung vorzeitig gestoppt (Hsu et al. 2006). In einer anderen randomisierten Studie war die CPAP-Compliance etwas besser (4,1 h pro Nacht; Sandberg et al. 2001). Die geringe Compliance in CPAP-Therapiestudien wurde begründet mit der spontanen Besserung des Schlafapnoesyndroms bei einem Teil der Patienten in der Schlaganfall-Postakutphase, mit dem Fehlen subjektiver Beschwerden wie Tagesmüdigkeit und -schläfrigkeit bei vielen Patienten, mit Schlaganfall-bedingten motorischen Einschränkungen (Fazialisparese, bulbäre Parese), kognitiven Störungen (Verwirrtheitssyndrome, Demenz) und sonstigen neuropsychologischen Beeinträchtigungen (Aphasie, Anosognosie).

Vergleichsweise wenige Studien untersuchten die **Wirksamkeit der CPAP-Therapie**. In einer Gruppe mit 41 Patienten mit Schlaganfall und Schlafapnoesyndrom beobachteten Wessendorf et al. (2001) eine Besserung des subjektiven Wohlbefindens und der nächtlichen Blutdruckwerte. Sandberg et al. (2001) beschrieben eine Linderung depressiver Symptome bei 31 Schlaganfallpatienten mit schlafassoziierten Atmungsstörungen, die mit CPAP behandelt wurden im Vergleich zu einer randomisierten Gruppe ohne Therapie. Martinez-Garcia et al. (2004) untersuchten 51 Patienten mit Schlaganfall und Schlafapnoesyndrom (Apnoe-Hypopnoe-Index ≥20/h) und beobachteten, dass Patienten, die die CPAP-Therapie konsequent durchführten, in einer Follow-up-Phase von 18 Monaten eine **niedrigere Inzidenz neuer vaskulärer Ereignisse** aufwiesen als Patienten, die die Therapie nicht anwendeten. In einer kürzlich publizierten Kohorte bestehend aus 96 Patienten mit Schlaganfall und Apnoe-Hypopnoe-Index ≥20/h wiesen Patienten, die die CPAP-Therapie anwendeten, eine **niedrigere 5-Jahres-Mortalität** auf als Patienten, die die Behandlung ablehnten (Martinez-Garcia et al. 2009).

Die nicht invasive Maskenbeatmung ist ausgesprochen risikoarm. Abgesehen von Missempfindungen durch Druckstellen der Atemmaske oder Atemweg-Reizzuständen verbunden mit der trockenen Atemluft – letztere sind durch Luftbefeuchter gut therapierbar – treten keine relevanten Beeinträchtigungen auf, sofern die Patienten motorisch und kognitiv in der Lage sind, die Atemmaske zu bedienen.

28.3 Indikationen und Kontraindikationen der Therapie schlafassoziierter Atmungsstörungen

Merke

Die Wirksamkeit der CPAP-Therapie bezüglich der Reduktion des arteriellen Blutdrucks ist bei Patienten mit obstruktivem Schlafapnoesyndrom bewiesen (Faccenda et al. 2001, Pepperell et al. 2002). In der Gruppe der Schlaganfallpatienten mit Schlafapnoesyndrom hingegen besteht aufgrund fehlender endgültiger Wirksamkeitsbelege bislang keine ausreichende Evidenz, die die systematische CPAP-Behandlung aller Patienten rechtfertigt.

Die hohe Rate des Behandlungsabbruchs bei Schlaganfallpatienten mit Schlafapnoesyndrom wirft die Frage auf, welche Patienten präferenziell mit einer CPAP- (oder BiPAP)-Maske therapiert werden sollten. Aufgrund von Dosis-Wirkungs-Effekten der Schwere der Apnoen auf das vaskuläre Risikoprofil empfiehlt es sich, die nicht invasive Beatmung bei Patienten mit **mäßigem bis schwerem Schlafapnoesyndrom** konsequent in Betracht zu ziehen. Aufgrund der zu erwartenden Compliance sollte die CPAP-Behandlung bei Patienten mit **subjektiven Beschwerden** in Verbindung mit der Schlafapnoe (Tagesmüdigkeit und -schläfrigkeit, Konzentrationsstörungen) erwogen werden. Wir empfehlen die CPAP-Therapie zudem Patienten mit **therapieresistenter arterieller Hypertonie** oder mit **multiplen Risikofaktoren**.

Vor dem Hintergrund des gehäuften Therapieabbruchs können Patienten mit schweren motorischen Beeinträchtigungen, die die Maskenatmung (Fazialisparese, bulbäre Parese) oder die manuelle Maskenbedienung (hochgradige Armparese) erschweren, Patienten mit kognitiven Defiziten (Verwirrtheitssyndrome, Demenzen, Psychosen) sowie Patienten mit einer Aphasie oder Anosognosie meist nicht befriedigend eingestellt werden.

Der Konsum von Alkohol, Hypnotika und sedierenden Antidepressiva verschlechtert ein bestehendes Schlafapnoesyndrom. Der Gebrauch dieser Substanzen sollte bei Schlafapnoepatienten kritisch überdacht werden.

28.4 Aktuelle Entwicklungen und Ausblick

Vor dem Hintergrund, dass das Schlafapnoesyndrom inzwischen zwar als eigenständiger vaskulärer Risikofaktor etabliert ist, die Wirksamkeit der CPAP-Therapie speziell bei Schlaganfallpatienten mit Schlafapnoesyndrom jedoch bislang nicht abschließend dokumentiert ist, besteht die Notwendigkeit der Durchführung weiterer randomisierter Studien an diesem Patientenkollektiv. Zukünftige Studien sollten vaskuläre (Blutdruck, Rezidivrate) und nicht vaskuläre (Schlaganfallerholung, kognitive Leistungsfähigkeit, Lebensqualität) Endpunkte haben. Sie sollten an ausgewählten Patientenkollektiven durchgeführt werden. Dabei sollten Personengruppen, die in der Vergangenheit eine hohe Abbruchrate zeigten, z. B. motorisch schwer beeinträchtigte oder kognitiv gestörte Patienten, von dem Studieneinschluss zunächst ausgeschlossen werden.

Fazit

Schlafassoziierte Atmungsstörungen sind häufige und behandelbare Zustände, deren Vorhandensein die Aufmerksamkeit des vaskulären Neurologen verdienen. Bei Schlaganfallpatienten, die für die Behandlung aufgeschlossen sind, sollte die Indikation einer CPAP-Therapie evaluiert werden, sofern vor Ort technische und logistische Möglichkeiten bestehen. Patienten, die an Übergewicht leiden, sollten in jedem Fall auf die Bedeutung der Gewichtsreduktion für die Risikofaktorkontrolle hingewiesen werden.

Literatur

Bassetti CL, Milanova M, Gugger M. Sleep-disordered breathing and acute ischemic stroke: diagnosis, risk factors, treatment, evolution, and long-term clinical outcome. Stroke 2006;37:967–972

Faccenda JF, Mackay TW, Boon NA, Douglas NJ. Randomized, placebo-controlled trial of continuous positive airway pressure on blood pressure in the sleep apnea-hypopnea syndrome. Am J Respir Crit Care Med 2001;163:344–348

Hermann DM, Bassetti CL. Sleep-related breathing and sleep-wake disturbances in ischemic stroke. Neurology 2009;20;73:1313–1320

Hsu CY, Vennelle M, Li HY, et al. Sleep-disordered breathing after stroke: a randomised controlled trial of continuous positive airway pressure. J Neurol Neurosurg Psychiatry 2006;77:1143–1149

Martinez-Garcia MA, Galiano-Blancart R, Roman-Sanchez P, et al. Continuous positive airway pressure treatment in sleep apnea prevents new vascular events after ischemic stroke. Chest 2004;128:2123–2129

Martinez-Garcia MA, Soler-Cataluna JJ, Ejarque-Martinez L, et al. CPAP treatment reduces mortality in ischemic stroke patients with obstructive sleep apnea. Am J Resp Crit Care Med 2009; in press

Pepperell JC, Ramdassingh-Dow S, Crosthwaite N. Ambulatory blood pressure after therapeutic and subtherapeutic nasal continuous positive airway pressure for obstructive sleep apnoea: a randomized parallel trial. Lancet 2002;359:204–210

Sandberg O, Franklin KA, Bucht G, et al. Nasal continuous positive airway pressure in stroke patients with sleep apnoea: a randomized treatment study. Eur Respir J 2001;18:630–634

Wessendorf TE, Wang YM, Thilmann AF, et al. Treatment of obstructive sleep apnoea with nasal continuous positive airway pressure. Eur Respir J 2001;18:623–629

29 Neuroprotektion und Neurorestauration

Jörg B. Schulz

IV

Definition

Neuroprotektion ist die Verhinderung neuronalen Zelltodes und neurologischer Funktionserhalt ohne zwangsläufige Beeinflussung der zugrunde liegenden Pathomechanismen, also ohne Rekanalisation des Gefäßes.

Neurorestaurative Strategien zielen darauf ab, zugrunde gegangene Nervenzellen zu ersetzen oder die Plastizität des bestehenden Gewebes zu fördern, insbesondere durch Induktion neuer Nervenzellverbindungen.

Da das therapeutische Fenster für neuroprotektive Maßnahmen nach dem Schlaganfall kurz ist (Kap. 2) und bis heute keine evidenzbasierten Therapien etabliert wurden, die es beim Menschen erlauben, neuronalen Zelltod zu verhindern, sobald ein Schlaganfall eingetreten ist, werden derzeit große Hoffnungen an restaurative Therapien geknüpft.

Die für vaskuläre Erkrankungen in der Klinik zugelassenen Therapien beschränken sich auf die Rekanalisation von Gefäßen. Neuroprotektive Therapien sollen in die Schadenskaskade eingreifen, die durch die Minderversorgung des Hirnparenchyms mit Sauerstoff und Energiesubstraten nach Verschluss eines Gefäßes oder auch nach einer Hirnblutung induziert wird. Zwar konnten für zahlreiche Wirkstoffe und Wirkstoffgruppen in tierexperimentellen Studien neuroprotektive Eigenschaften nachgewiesen werden. In klinischen Studien beim Menschen zeigten sich für die gleichen Substanzen jedoch keine erkrankungsmodifizierenden Effekte.

29.1 Strategien der Neuroprotektion

Das Ausmaß des ischämischen Gewebeschadens ist abhängig von der Dauer und der Schwere der Blutflussreduktion. Grundlage eines jeden therapeutischen Ansatzes ist das **Penumbra-Konzept** (Kap. 2). Während Gehirngewebe, das mit <10 ml/100 g Gewebe/min durchblutet wird, innerhalb weniger Minuten irreversibel zugrunde geht, können Gehirnareale mit vorübergehend reduzierter Perfusion gerettet werden, solange der Erhaltungsstoffwechsel intakt bleibt, d. h. keine irreparable strukturelle Schädigung entsteht (10–20 ml/100 g Gewebe/min). Gelingt es nicht, eine Reperfusion wieder herzustellen, wird auch dieser Bereich der funktionellen Läsion in eine strukturelle Läsion übergehen. Das zeitliche Fenster für diese Vorgänge ist variabel und bestimmt das therapeutische Zeitfenster für Reperfusions- und Neuroprotektionsinterventionen (Kap. 2).

Neuroprotektionsstrategien greifen aktiv in **Zelltodmechanismen** ein. Zu den Zelltodmechanismen bei zerebraler Ischämie zählen:

- Exzitotoxizität (d. h. Schädigung durch exzitatorische Neurotransmitter, insbesondere Glutamat),
- Laktatazidose,
- gestörte Ionen- und Volumenhomöostase,
- gestörter Energiehaushalt und gestörte mitochondriale Funktion,
- die Generierung freier Radikale und
- inflammatorische Prozesse.

Nach dem Verschluss eines Blutgefäßes startet eine komplexe Serie zellulärer und molekularer Ereignisse. Zellen depolarisieren und schwellen, exzitatorische Aminosäuren und Kaliumionen werden freigesetzt, und die intrazelluläre Kalziumkonzentration steigt. Viele klinische Studien der Vergangenheit haben versucht, in diese **frühen Erkrankungsprozesse** einzugreifen. Das therapeutische Zeitfenster erwies sich jedoch hierbei als zu kurz, um klinisch relevante Effekte zu erreichen. Nach dieser ersten Phase früher Gewebeschädigung scheint die Läsion jedoch auch noch nach mehreren Stunden und unter Umständen Tagen nach Beginn der zerebralen Ischämie zu wachsen. Zu den diesen **späten Ereignissen** zugrunde liegenden Mechanismen zählen inflammatorische Prozesse, die Generierung von freien Radikalen und die Apoptose. Für die Therapie dieser Mechanismen steht ein längeres Zeitfenster zur Verfügung.

Merke

Gelingt es nicht, Nervenzellen wieder mit Sauerstoff und Energiesubstraten zu versorgen, wird auch der beste neuroprotektive Ansatz nicht zum Erfolg führen. Neuroprotektive Ansätze können also Folgendes:

1. entweder vor einer Reperfusion das mögliche Zeitfenster bis zur Rekanalisation von Gefäßen verlängern oder

2. nach erfolgreicher Reperfusion nachfolgende Schäden verhindern, insbesondere Schäden durch die Reoxygenierung und freie Radikalbildung (so genannte Reperfusionsschäden).

Klinische Neuroprotektionsstudien

In Ratten- und Mausmodellen wurde in der Vergangenheit für zahlreiche Moleküle gezeigt, dass diese in der Lage sind, Neuronen nach zerebraler Ischämie vor dem Zelluntergang zu schützen. Das gilt für experimentelle Therapiestudien mit Kalziumkanalblockern oder -chelatoren, Natriumkanalblockern, Kaliumkanalöffnern, Glutamatrezeptor-Antagonisten, GABA-Agonisten, Opioid-Antagonisten, Antioxidanzien, Membranstabilisatoren, Leukozyten-Adhäsionsinhibitoren, Wachstumsfaktoren und antiapoptotischen Substanzen. Für keine dieser Substanzen oder Substanzgruppen konnten bisher in der Klinik positive Studienergebnisse erzielt werden, die zur Zulassung einer Substanz unter der Indikation „Neuroprotektion beim Schlaganfall" geführt haben. Eine Übersicht über abgeschlossene oder noch rekrutierende klinische Studien wird durch das **Internet Stroke Center** (http://www.strokecenter.org/trials/index.aspx) zur Verfügung gestellt.

Zahlreiche Übersichtsarbeiten fassen die Studienergebnisse allgemein (Ginsberg 2008, Lo 2008b) oder spezifisch für Kalziumantagonisten (Horn u. Limburg 2001) und Glutamatantagonisten (Ikonomidou u. Turski 2002) zusammen und diskutieren die Ursachen für eine fehlende Translation in die Klinik. So wurde einerseits die Meinung geäußert, dass grundsätzlich nur eine Reperfusion zum Erhalt des Nervengewebes führen kann und eine **Neuroprotektion ohne Reperfusion unmöglich** ist. Dieses trifft sicher für den Kern der Läsion zu, nicht jedoch für die Randzone, deren Neurone durch eine mögliche natürliche Reperfusion oder verzögerte Kollateralversorgung wieder von einem Erhaltungsstoffwechsel in einen Funktionsstoffwechsel zurückgeführt werden können. Ferner wissen wir heute, dass es sowohl bei der natürlichen Reperfusion als auch bei der Reperfusion nach Thrombolyse zu Gefäßwand- und Gewebeschäden insbesondere infolge der Generierung freier Sauerstoffradikale kommt. Es wird daher die Frage gestellt, ob die präklinische Forschung präzise genug, die Modelle adäquat und realistisch sind, oder ob nicht Kombinationstherapien für eine Neuroprotektionstherapie benötigt werden, die verschiedene und nicht nur einen biochemischen Ansatzpunkt haben.

Myron Ginsberg, ein Pionier präklinischer Neuroprotektionsforschung beim Schlaganfall, gibt zu bedenken, dass die meisten **klinischen Neuroprotektionsstudien** im Gegensatz zu den Lysestudien an **vergleichsweise wenigen Patienten** durchgeführt wurden (Ginsberg 2009). Mithilfe des Internet Stroke Center hat er bis Ende 2007 160 klinische Studien identifiziert, die den Nachweis eines neuroprotektiven Effekts beim Schlaganfall erbringen sollten. Dabei wurden Studien mit thrombolytischen oder antithrombotisch wirksamen Substanzen ausgeschlossen. Vierzig der Phase 1-, Phase 2- oder Phase 3-Studien waren noch nicht abgeschlossen. Etwa 120 Studien waren abgeschlossen und es standen genügend Informationen zur Beurteilung der Daten zur Verfügung. Bei zwei Dritteln dieser Studien handelte es sich um frühe Studienphasen zur Untersuchung der Sicherheit und Machbarkeit mit <200 Patienten (Durchschnitt 80±53 Patienten), die keine Aussage über die Effizienz der untersuchten Substanzen erlauben.

In nur 40 Studien wurden >200 Schlaganfallpatienten eingeschlossen. In der Hälfte dieser Studien wurde ein **Zeitfenster >6 h** angewendet (typischerweise 12, 24 oder 48 h nach Auftreten der Schlaganfallsymptome). Diese langen Zeitfenster widersprechen allen in Tierexperimenten erhobenen Befunden, die von einem Zeitfenster von maximal 4–6 h ausgehen. Die wenigen abgeschlossenen und ausgewerteten Studien, in die >200 Patienten rekrutiert wurden, die das zeitliche Fenster bis zur Initiierung der Therapie auf maximal 6 h beschränkt hatten und deren Informationen aussagekräftig sind, sind in Tab. 29.**1** dargestellt. Daraus ergibt sich, dass höhere Anforderungen an Substanzen gestellt werden sollten, bevor sie in der Klinik erprobt werden. Ferner müssen die Protokolle klinischer Studien realistisch auf den Daten der präklinischen Studien aufbauen.

Es wird daher gefordert, dass in der **präklinischen Forschung** potenziell neuroprotektive Substanzen an mindestens 2 verschiedenen Spezies in 2 verschiedenen Laboren untersucht werden sollten. Ferner sollten jeweils mindestens ein Modell für eine permanente bzw. transiente Ischämie verwendet werden. Eine Passage durch die Blut-Hirn-Schranke sollte gewährleistet und eine hohe Konzentration im Gehirn zu frühen Zeitpunkten nach Applikation möglich sein. Neben kurzfristigen sollten auch langfristige Ergebnisse sowohl in morphologischen, aber auch in Verhaltensexperimenten nachweisbar sein. Protektive Substanzen sollten ein möglichst langes therapeutisches Zeitfenster haben. Eine exakte Dosis-Wirkungskurve sollte bestimmt sein. Diese Vorgehensweise für die präklinische Forschung wurde in den Richtlinien des Stroke Therapy Academic Industry Roundtable zusammengefasst (STAIR 1999).

Freier Radikalfänger NXY-059. Die beiden größten bisher durchgeführten Protektionsstudien beim ischämischen Schlaganfall, die Stroke Academic Industry NXY-059 Trials (**SAINT**) I und II, erbrachten widersprüchliche (Lees et al. 2006, Shuaib et al. 2007) und in einer Metaanalyse negative (Diener et al. 2008) Ergebnisse. Der freie Radikalfänger NXY-059 wurde in diesen Studien innerhalb von 6 h nach Auftreten der ersten klinischen Symptome verab-

Tabelle 29.1 Abgeschlossene und publizierte randomisierte klinische Studien mit dem Ziel der Neuroprotektion und einem maximalen Zeitfenster von 6 h (Quelle: Ginsberg 2008, Ginsberg 2009).

Substanz	Bezeichnung der Studie	Zahl der eingeschlossenen Patienten	Maximales Zeitfenster	Zitat
Nimodipin	Very Early Nimodipine Use in Stroke (VENUS)	454	6 h	Horn et al. 2001
Aptiganel	Aptiganel Acute Stroke Trial	628	6 h	Albers et al. 2001
Selfotel	Acute Stroke Studies Involving Selfotel Treatment (ASSIST)	567	6 h	Davis et al. 1997, Davis et al. 2000
Gavestinel	Glycine Antagonist In Neuroprotection (GAIN America)	1646	6 h	Sacco et al. 2001
Gavestinel	Glycine Antagonist (gavestinel) in Neuroprotection (GAIN International)	1804	6 h	Lees et al. 2000
NXY-059	Stroke-Acute Ischemic NXY Treatment trial (SAINT I)	1722	6 h	Lees et al. 2006
NXY-059	Stroke-Acute Ischemic NXY Treatment trial (SAINT I)	3159	6 h	Shuaib et al. 2007
Tirilazad	RANdomized Trail of High-Dose Tirilazad in Acute Stroke (RANTTAS)	556	6 h	THe RANTTAS Investigators 1996
Lubeluzol	US and Canadian Lubeluzole Ischemic Stroke Study	721	6 h	Grotta 1997
Lubeluzol	European and Australian Lubeluzole Ischemic Stroke Study	725	6 h	Diener 1998
Enlimomab	Enlimomab Acute Stroke Trial	625	6 h	Enlimomab Acute Stroke Trial Investigators 2001
UK-279,276	Acute Stroke Therapy by Inhibition of Neutrophils (ASTIN)	966	6 h	Krams et al. 2003

reicht. Während die erste der beiden Phase 3-Studien positive Effekte zeigte, bestätigten sich diese in der zweiten Studie nicht. Im Gegensatz zu anderen Radikalfängern ist NXY-059 polar und gut wasserlöslich. Dadurch bedingt sind allerdings eine schlechte Penetration durch die Blut-Hirn-Schranke und eine schlechte zelluläre Akkumulation, die das Therapieversagen mit erklären dürfte. Eigene tierexperimentelle Untersuchungen haben gezeigt, dass eine Kombination von Radikalfängern und Glutamatrezeptor-Antagonisten synergistisch wirkt. Die zur Protektion notwendigen Dosierungen können deutlich reduziert und das zeitliche therapeutische Fenster verlängert werden (Schulz et al. 1998).

Erythropoietin. Hannelore Ehrenreich hat eine Phase 2- und eine Phase 3-Studie zu den Effekten von Erythropoietin (Epo) beim ischämischen Schlaganfall durchgeführt. Neurone expremieren Epo-Rezeptoren. Zahlreiche präklinische *in vitro-* und *in vivo-*Untersuchungen haben das neuroprotektive Potential von Epo belegt. Aufgrund dieder Untersuchungen werden Epo antiapoptotische, antiinflammatorische, antioxidative, neurotrophe und angiogenetische Eigenschaften zugeschrieben. Damit wird nicht nur ein Schädigungsweg, sondern mehrere Wege beeinflusst, ferner wird neuroprotektives mit neurorestaurativem Potential kombiniert. Die erste Phase 2-Studie umfasste zunächst 13 Patienten, an denen die Sicherheit des Medikaments bei Schlaganfallpatienten belegt wurde und weitere 40 Patienten, die entweder rekombinantes humanes Epo (rhEpo) oder Plazebo innerhalb von 8 Stunden nach Auftreten der ersten Schlaganfallsymptome erhielten. Patienten, die mit Epo behandelt wurden, zeigten besser funktionelle Ergebnisse (Barthel Index, Rankin Scale) 30 Tage nach dem ischämischen Ereignis (Ehrenreich 2002). Anschließend wurde eine randomisierte, Plazebo-kontrollierte Phase 2/3-Studie mit 460 Patienten durchgeführt, die innerhalb von 6 h nach Symptombeginn, nach 24 h und 48 h intravenös jeweils 40 000 I.U. Epo oder Plazebo erhielten. In dieser 2. Studie war zusätzlich eine intravenöse Lyse mit rekombinantem Tissue Plaminogen Activator (t-PA) möglich. Am Tag 90 zeigte keiner der funtionellen Meßparameter (u.a. Barthel) eine Überlegenheit der t-PA-Behandlung gegenüber Plazebo (Ehrenreich 2009). Ferner wurden in der Gruppe der Epo- + Lyse-behandelten Patienten signifikant mehr Todesfälle beobachtet als in der Gruppe der Plazebo- + Lyse-behandelten Schlaganfall-Patienten (16,4 vs. 9,0%). Es konnten also keine neuroprotektiven Eigenschaften nachgewiesen werden, ferner wurden deutliche Sicherheitsrisiken bei der gleichzeitigen Behandlung mit Epo und t-PA deutlich. Die Ursachen dafür sind bisher nicht verstanden.

Cytidin-5'-Diphosphocholin (CDP-Cholin, Citicolin). CDP-Cholin ist eine körpereigene Substanz, ist oral verfügbar, passiert nach exogener Gabe die Blut-Hirn-Schranke und unterstützt die Biosynthese von Phosphatidylcholin, einem wichtigen Bestandteil aller Zellmembranen. Der Substanz werden zahlreiche neuroprotektive und neuroregenerative Effekte nachgesagt. Dazu gehören antiexzitotoxische, membranstabilisierende, antioxidative, die mitochondriale Funktion fördernde und antiapoptotische Eigenschaften. In mehreren präklinischen Studien, die den Anforderungen der STAIR-Richtlinien entsprachen, konnten eine dosisabhängige, signifikante Reduktion des Infarktvolumens sowie eine höhere Anzahl überlebender Neurone, verbunden mit besserer funktioneller Leistungsfähigkeit nachgewiesen werden (Hurtado et al. 2007, Hurtado et al. 2008). Auch in MRT-kontrollierten klinischen Studien konnte eine deutliche Reduktion des Infarktvolumens mit einem verbesserten funktionellen neurologischen Ergebnis dokumentiert werden (Warach et al. 2000).

In einer Metaanalyse von 4 klinischen prospektiven randomisierten und plazebokontrollierten Doppelblindstudien wurden die Daten von 1372 Patienten mit akutem ischämischen Schlaganfall ausgewertet (Davalos et al. 2002). Alle Teilnehmer wiesen einen NIHSS-Ausgangswert ≥8 auf, wurden innerhalb der ersten 24 h nach Symptombeginn randomisiert und mit 500, 1000 oder 2000 mg oralem CDP-Cholin oder Plazebo behandelt. Eine weitgehend vollständige Wiederherstellung zeigten nach 3 Monaten 25,2% der Patienten unter CDP-Cholin im Vergleich zu 20,2% unter Plazebo.

Derzeit werden die Effekte von CDP-Cholin in der International Citicoline Trial on Acute Stroke (**ICTUS**)-Studie in 40 Prüfzentren untersucht. Die Studie soll 2600 Patienten mit zerebraler Ischämie einschließen und hat kombinierte neurologische und MRT-Endpunkte. Leider wurde für den Einschluss von Patienten ein Zeitfenster von 24 h gewählt, in dem realistischerweise kaum neuroprotektive Effekte erzielt werden können.

Hypothermie. Bereits mäßige Temperaturerhöhungen und Fieber sind bekannte negative Prädiktoren für das klinische Ergebnis nach einem Schlaganfall (Kap. 19 und 43). Eine milde therapeutische Hypothermie (32–34 °C) über 12–24 h nach Herzstillstand und Wiederbelebung reduziert signifikant die Mortalität und verbessert die neurologische Funktion (Bernhards et al. 2002, Hypothermia after Cardiac Arrest Study Group 2002). Zahlreiche Ansätze zur Kühlung von Patienten wurden entwickelt, die von äußerlich angewendeten Cool pads bis zu endovaskulären Kühlkathetern reichen (Kap. 43). Die Effektivität der endovaskulären Kühlkatheter, die Körpertemperatur rasch und präzise abzusenken, wurde nachgewiesen und klinische Studien zum Nachweis der Effektivität nach ischämischem Schlaganfall initiiert. Allerdings sind die intensivmedizinischen Anforderungen (Sedierung, möglicherweise Beatmung, Kontrolle des Kältezitterns) und potenziellen Komplikationen (Pneumonie, kardiale Arrhythmien, Koagulopathien) beachtlich. Der Nachweis der klinischen Wirksamkeit beim Schlaganfall steht aus.

29.2 Strategien der Regenerations- und Plastizitätsförderung

Hoffnungen in der Regenerations- und Plastizitätsforschung liegen in der Stimulation neurologischer Funktionserholung durch endogene oder exogen verabreichte Stammzellen, in der Förderung axonaler Plastizität und der Stimulation der Vaskularisierung des ischämischen Hirngewebes.

Stammzellen. Vor dem Hintergrund, dass endogene Stammzellen durch eine zerebrale Ischämie zur Proliferation angeregt werden, besteht Hoffnung, dass auf diesem Weg neue Neurone entstehen, die verloren gegangene Neurone ersetzen. Obwohl eine solche Proliferation in Nagetieren nachgewiesen wurde, bleibt bis heute unklar, ob die durch Ischämie induzierte Neurogenese auch beim Menschen auftritt und ob sie zur funktionellen Erholung beiträgt, indem sich Neurone in existierende funktionelle Neuronennetze integrieren. Zudem ist fragwürdig, ob diese Zellen beim Schlaganfall in ausreichender Zahl gebildet werden können, um den ischämiebedingten Zellverlust auszugleichen.

Neueste Untersuchungen weisen darauf hin, dass das Erholungspotenzial von neuralen Stammzellen möglicherweise gar nicht im **Zellersatz**, sondern in der **Schaffung eines überlebensfördernden**, die funktionelle Erholung erleichternden **Milieus** liegt (so genanntes Bystander-Effekt-Konzept). So immigrieren nach peripherer exogener Applikation bei der Maus nur ein sehr geringer Teil adulter neuraler Stammzellen in das Gehirn (<1%), und die dort vorgefundenen Zellen bleiben weitestgehend undifferenziert (Bacigaluppi et al. 2009). Die verabreichten Zellen haben ausgeprägte immunmodulierende, gliainhibierende und antiapoptotische Effekte, die die mit der Zelltherapie verbundene Funktionserholung vermutlich erklären (Bacigaluppi et al. 2009).

Neben neuralen Stammzellen werden in tierexperimentellen Studien derzeit Effekte von hämatopoietischen und endothelialen Stammzellen beim Schlaganfall untersucht. Der Nutzen endothelialer Stammzellen könnte in der Reparatur des ischämischen Gefäßsystems und der Stimulation der Vaskularisierung des Hirngewebes liegen. Kontrollierte Studien zur Wirksamkeit von Stammzellen in der Klinik stehen aus. Vor der Durchführung derartiger Studien sollten mögliche Risiken in Verbindung mit Zelltherapien, etwa die Induktion von Tumorwachstum, sorgfältig geprüft werden.

Stimulation axonaler Plastizität. Infolge des ischämischen Schlaganfalls werden im adulten Säugetiergehirn genetische Programme reaktiviert, die das Aussprossen zentralnervöser Axonen und Axonenkollateralen fördern (Buchli u. Schwab 2005). Tierexperimentelle Untersuchungen haben gezeigt, dass diese Programme erfolgreich zur Stimulation neurologischer Erholung genutzt werden können. In experimentellen Schlaganfallstudien wurde beobachtet, dass die **Antagonisierung eines oligodendroglialen Wachstumsinhibitors**, Nogo-A, durch neutralisierende Antikörper bei der Ratte zu verstärktem Axonenwachstum in der nicht geschädigten Hemisphäre führt, welches eng mit der motorischen Funktionserholung korreliert (Wiessner et al. 2003; Kap. 2, Abb. 2.**2**). Derzeit befinden sich monoklonale neuralisierende Nogo-A-Antikörper beim Rückenmarktrauma in klinischer Testung. Klinische Schlaganfallstudien mit Nogo-A-Antikörpern sind geplant. Interessanterweise können durch Gabe von Wachstumsfaktoren (z. B. Erythropoietin) ebenfalls axonale Wachstumseffekte induziert werden. Es wird mit Spannung erwartet, ob es in der Klinik möglich sein wird, durch Stimulation des Axonenwachstums neurologische Funktionserholung zu fördern.

Therapeutische Angiogenese. Im ischämischen Hirngewebe wird nach einem Schlaganfall Angiogenese stimuliert, was zu einer Erhöhung der Gefäßdichte in zuvor minderdurchbluteten Hirnarealen führt. Durch Freisetzung von Wachstumsfaktoren hat das Gefäßsystem ausgeprägte trophische Einflüsse auf das Hirnparenchym. Aus diesem Grund können die Remodellierung des Gefäßsystems und die Plastizität des Hirnparenchyms nicht unabhängig voneinander betrachtet werden. Bemühungen der experimentellen Forschung zielen derzeit darauf ab, durch Stimulation der Vaskularisierung durch Wachstumsfaktoren oder pharmakologische Ansätze neuronale Erholungs- und Plastizitätsprozesse zu erleichtern.

29.3 Aktuelle Entwicklungen und Ausblick

Derzeit herrscht bei akademischen Wissenschaftlern und der Pharmaindustrie große Ernüchterung darüber, dass es bisher nicht gelungen ist, über die rekanalisierenden Therapien hinaus neuroprotektive Therapie in der Grundlagenforschung zu entwickeln und ihre Effektivität in klinischen Studien nachzuweisen. Wie bereits dargestellt, haben dazu eine unrealistische Erwartungshaltung bezüglich möglicher Zeitfenster, eine unvollständige präklinische Charakterisierung von pharmakokinetischen und potenziellen protektiven Eigenschaften von Substanzen, ihr unkritischer und hastiger Einsatz in klinischen Studien und die Heterogenität des Schlaganfalls beim Menschen beigetragen. Ferner sind die durch die zerebrale Ischämie und konsekutive Hypoxie induzierten zellulären Schäden vielgestaltig und es stellt sich die Frage, ob die Hemmung eines biochemischen Wegs alleine wirklich den Zelluntergang verhindern kann. Insbesondere aus der Krebstherapie lässt sich ableiten, dass neuroprotektive Ansätze nach ischämischem Schlaganfall vermutlich erst erfolgreich sein werden, wenn verschiedene biochemische Wege simultan blockiert werden. Das führt vermutlich auch dazu, dass Substanzen in niedrigeren Dosen angewendet werden können, die dann besser verträglich sind.

Dem Aspekt der **Biodistribution und ZNS-Gängigkeit** von pharmakologischen Substanzen sollte schließlich in Zukunft größere Beachtung geschenkt werden. So zeigen Untersuchungen der vergangenen Jahre, dass die Akkumulation neuroprotektiver Substanzen nicht nur durch passive Diffusionsprozesse, sondern auch durch aktive Tranportproteine beeinflusst werden, die entlang der Blut-Hirn-Schranke exprimiert sind (insbesondere so genannte ATP-Bindungskassetten-Transporter; Spudich et al. 2006). Das Expressionsverhalten von ATP-Bindungskassetten-Transportern unterscheidet sich beträchtlich zwischen verschiedenen Spezies, was zu **Unwägbarkeiten der Translation pharmakologischer Therapien** von Nagern auf den Menschen führt (Hermann und Bassetti, 2007). Untersuchungen an Primaten sowie sorgfältigere Biodistributionsstudien könnten helfen, den Erfolg der Translation pharmakologischer Therapien vom Labor in die Klinik zu verbessern.

Die Suche nach möglichen therapeutischen Ansätzen wird auch dadurch verkompliziert, dass molekulare und biochemische Prozesse, die initial wesentlich zur Zellschädigung beitragen, im weiteren Verlauf die Erholung und Regeneration fördern können (Lo 2008a). Neuroprotektion, die nachfolgende funktionelle Erholung und Plastizität sollten somit nicht unabhängig voneinander betrachtet werden. Dieses gilt insbesondere für die Blockade von Glutamatrezeptoren (Lo 2008a) und die durch CD95/Fas-induzierte Apoptose (Reich et al. 2008). Während die Aktivierung von CD95/Fas initial zum Zelluntergang durch Aktivierung der Apoptose entscheidend beiträgt, wird CD95/Fas im weiteren Verlauf zur Regeneration und Plastizität und offensichtlich auch zur Generierung neuronaler Stammzellen benötigt (Beier u. Schulz 2009, Corsini et al. 2009).

Fazit

Eine genaue Analyse potenziell neuroprotektiver bzw. neurorestaurativer Therapien in verschiedenen Stadien nach dem Schlaganfall ist notwendig, bevor endgültige Schlüsse über die Effektivität einer Substanz gezogen und klinische Studien initiiert werden dürfen.

Literatur

Albers GW, Goldstein LB, Hall D, Lesko LM, Investigators AAS. Aptiganel hydrochloride in acute ischemic stroke: a randomized controlled trial. JAMA 2001;286:2673–2682

Beier C, Schulz JB. CD95/Fas in the brain – not just a killer. Cell Stem Cells 2009;5:128–130.

Bacigaluppi M, Pluchino S, Peruzzotti Jametti L, et al. Delayed post-ischaemic neuroprotection following systemic neural stem cell transplantation involves multiple mechanisms. Brain 2009; 132:2239–2251

Bernard SA, Gray TW, Buist MD, et al. Treatment of comatose survivors of out-of-hospital cardiac arrest with induced hypothermia. N Engl J Med 2002;346: 557–563

Buchli AD, Schwab ME. Inhibition of Nogo: a key strategy to increase regeneration, plasticity and functional recovery of the lesioned central nervous system. Ann Med 2005;37:556–567

Corsini NS, Sancho-Martinez I, Laudenklos S, et al. The death receptor CD95 activates adult neural stem cells for working memory formation and brain repair. Cell Stem Cells 2009;5:178–190

Davalos A, Castillo J, Alvarez-Sabin J, et al. Oral citicoline in acute ischemic stroke: an individual patient data pooling analysis of clinical trials. Stroke 2002;33:2850–2857

Davis SM, Albers GW, Diener HC, Lees KR, Norris J. Termination of Acute Stroke Studies Involving Selfotel Treatment. ASSIST Steering Committed. Lancet 1997;349:32

Davis SM, Lees KR, Albers GW, et al. Selfotel in acute ischemic stroke: possible neurotoxic effects of an NMDA antagonist. Stroke 2000;31:347–354

Diener HC. Multinational randomised controlled trial of lubeluzole in acute ischaemic stroke. European and Australian Lubeluzole Ischaemic Stroke Study Group. Cerebrovasc Dis 1998;8:172–181

Diener HC, Lees KR, Lyden P, et al. NXY-059 for the treatment of acute stroke: pooled analysis of the SAINT I and II Trials. Stroke 2008;39:1751–1758

Ehrenreich H, Hasselblatt M, Dembowski C, Cepek L, Lewczuk P, Stiefel M, et al. Erythropoietin therapy for acute stroke is both safe and beneficial. Mol Med 2002;8:495–505

Ehrenreich H, Weissenborn K, Prange H, Schneider D, Weimar C, Wartenberg K, et al. Recombinant human erythropoietin in the treatment of acute ischemic stroke. Stroke 2009;40:e647–656

Enlimomab Acute Stroke Trial Investigators. Use of anti-ICAM-1 therapy in ischemic stroke: results of the Enlimomab Acute Stroke Trial. Neurology 2001;57:1428–1434

Ginsberg MD. Neuroprotection for ischemic stroke: past, present and future. Neuropharmacology 2008;55:363-389

Ginsberg MD. Current status of neuroprotection for cerebral ischemia: synoptic overview. Stroke 2009;40:S111–114

Grotta J. Lubeluzole treatment of acute ischemic stroke. The US and Canadian Lubeluzole Ischemic Stroke Study Group. Stroke 1997;28:2338–2346

Hermann DM, Bassetti CL. Implications of ATP-binding cassette transporters for brain pharmacotherapies. Trends Pharmacol Sci 2007;28:128–134

Horn J, de Haan RJ, Vermeulen M, Limburg M. Very Early Nimodipine Use in Stroke (VENUS): a randomized, double-blind, placebo-controlled trial. Stroke 2001;32:461–465

Horn J, Limburg M. Calcium antagonists for ischemic stroke: a systematic review. Stroke 2001;32:570–576

Hurtado O, Cardenas A, Pradillo JM, Morales JR, Ortego F, Sobrino T, et al. A chronic treatment with CDP-choline improves functional recovery and increases neuronal plasticity after experimental stroke. Neurobiol Dis 2007; 26: 105–111

Hurtado O, Pradillo JM, Fernandez-Lopez D, Morales JR, Sobrino T, Castillo J, et al. Delayed post-ischemic administration of CDP-choline increases EAAT2 association to lipid rafts and affords neuroprotection in experimental stroke. Neurobiol Dis 2008; 29: 123–131. Hypothermia after Cardiac Arrest Study Group. Mild therapeutic hypothermia to improve the neurologic outcome after cardiac arrest. N Engl J Med 2002;346:549–556

Ikonomidou C, Turski L. Why did NMDA receptor antagonists fail clinical trials for stroke and traumatic brain injury? Lancet Neurology 2002;1:383–386

Krams M, Lees KR, Hacke W, et al. Acute Stroke Therapy by Inhibition of Neutrophils (ASTIN): an adaptive dose-response study of UK-279,276 in acute ischemic stroke. Stroke 2003;34:2543–2548

Lees KR, Asplund K, Carolei A, et al. Glycine antagonist (gavestinel) in neuroprotection (GAIN International) in patients with acute stroke: a randomised controlled trial. GAIN International Investigators. Lancet 2000;355:1949–1954

Lees KR, Zivin JA, Ashwood T, et al. NXY-059 for acute ischemic stroke. N Engl J Med 2006;354:588-600

Lo E. A new penumbra: transitioning from injury into repair after stroke. Nat Med 2008a;14:497–500

Lo EH. Experimental models, neurovascular mechanisms and translational issues in stroke research. Br J Pharmacol 2008b;153(1):S396–405

Reich A, Spering C, Schulz JB. Death receptor Fas (CD95) signaling in the central nervous system: tuning neuroplasticity? TINS 2008;31:478–486

Sacco RL, DeRosa JT, Haley EC, et al. Glycine antagonist in neuroprotection for patients with acute stroke: GAIN Americas: a randomized controlled trial. JAMA 2001;285:1719–1728

Schulz JB, Weller M, Matthews RT, et al. Extended therapeutic window for caspase inhibition and synergy with MK-801 in the treatment of cerebral histotoxic hypoxia. Cell Death Diff 1998;5:847–857

Shuaib A, Lees KR, Lyden P, et al. NXY-059 for the treatment of acute ischemic stroke. N Engl J Med 2007;357:562–571

Spudich A, Kilic E, Xing H, Wunderli-Allenspach H, Bassetti CL, Hermann DM. Inhibition of multidrug resistance transporter-1 facilitates neuroprotective therapies after focal cerebral ischemia. Nature Neurosci 2006;9:487–488

STAIR. Recommendations for standards regarding preclinical neuroprotective and restorative drug development. Stroke 1999;30:2752–2758

The RANTTAS Investigators. A randomized trial of tirilazad mesylate in patients with acute stroke. Stroke 1996;27:1453–1458

Warach S, Pettigrew LC, Dashe JF, et al. Effect of citicoline on ischemic lesions as measured by diffusion-weighted magnetic resonance imaging. Citicoline 010 Investigators. Ann Neurol 2000;48:713–722

Wiessner C, Bareyre FM, Allegrini PR, et al. Anti-Nogo-A antibody infusion 24 hours after experimental stroke improved behavioral outcome and corticospinal plasticity in normotensive and spontaneously hypertensive rats. J Cereb Blood Flow Metab 2003;23:154–165

30 Operative Interventionen

Hagen B. Huttner, Stefan Schwab

Sowohl für den ischämischen Schlaganfall als auch für die intrazerebrale Blutung existieren neben konservativen Therapieansätzen in speziellen Situationen operative Interventionsmöglichkeiten, die jedoch individuell – in Abhängigkeit des Gesamtzustandes des Patienten, seiner Komorbidität und seines Alters – geprüft werden müssen (Juttler et al. 2007). Im Folgenden liegt der Fokus auf den neurochirurgischen Therapieoptionen bei 3 Krankheitsbildern:

1. dem raumfordernden, so genannten „malignen" Mediainfarkt,
2. dem raumfordernden Kleinhirninfarkt sowie
3. der intrazerebralen Blutung.

Die jeweiligen Operationsmöglichkeiten erstrecken sich von der Anlage einer **externen Ventrikeldrainage** (hauptsächlich beim raumfordernden Kleinhirninfarkt und bei der intrazerebralen Blutung) über die **Hemikraniektomie** (beim malignen Mediainfarkt), die **subokzipitale Trepanation** mit evtl. zusätzlicher „Stroke"-Ektomie (beim raumfordernden Kleinhirninfarkt) bis hin zur **Kraniotomie** und **Hämatomevakuation** bei der intrazerebralen Blutung.

30.1 Strategien und Zielsetzungen operativer Interventionen

Anlage einer externen Liquordrainage zur Behandlung der Hirnblutung und des raumfordernden Kleinhirninfarkts. Die Anlage einer externen Liquordrainage stellt eine potenziell lebensrettende **Akutmaßnahme** bei Patienten dar, die eine Liquorzirkulationsstörung mit Verschlusshydrozephalus auf dem Boden einer intrazerebralen Blutung mit Ventrikeleinbruch oder eines raumfordernden Kleinhirninfarkts mit Kompression des 4. Ventrikels entwickeln (Bardutzky u. Schwab 2007, Tulyapronchote et al. 1993, Shenkin u. Zavala 1982, Schwab et al. 1998, Robertson et al. 2004, Morgenstern et al. 1998, Rincon et al. 2008, Hornig et al. 1994) (Abb. 30.**1**). Eine externe Liquordrainage wird gewöhnlich **ipsilateral zur Läsion** – bei Kleinhirninfarkten zum Schutz des linkshemisphärischen Sprachzentrums von **rechts frontal** – über eine Bohrlochtrepanation durch das Hirngewebe hindurch eingebracht, sodass die Drainagespitze am **Boden des** Vorderhorns des **Seitenventrikels** bzw. am Foramen Monroi zum liegen kommt (Huttner u. Staykov et al. 2008). Alternativ zur Anlage einer externen Liquordrainage kommt, insbesondere bei raumfordernden Kleinhirninfarkten, in letzter Zeit auch die **endoskopische Ventrikulostomie** des 3. Ventrikels in Betracht, wobei diese Prozedur bislang noch nicht als Routineverfahren angesehen werden kann (Baldauf et al. 2006).

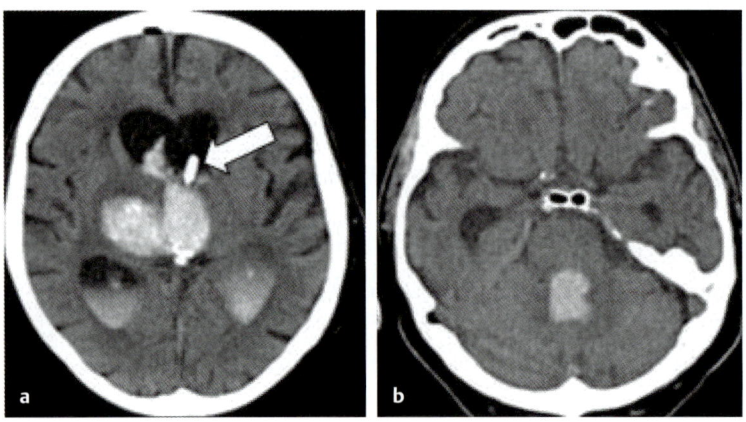

Abb. 30.**1** Kraniale CT bei einem Patienten mit einer Thalamusblutung rechts, ausgedehntem Ventrikeleinbruch und Hydrozephalus. Der Pfeil markiert die Spitze der eingelegten externen Drainage, die sich auf den dorsalen Rand des Vorderhorns des linken Seitenventrikels bzw. auf das Foramen Monroi projiziert.

Hemikraniektomie zur Behandlung des „malignen" Mediainfarkts. Kerngedanke der Kraniotomie zur Behandlung maligner supratentorieller Infarkte – meist im Territorium der A. cerebri media unter Einbeziehung des Stammganglienbereichs und ggf. Einschluss des Versorgungsgebiets der A. cerebri anterior – ist Schaffung von Raum, in welchen sich die Schwellung des infarzierten Hirngewebes ausdehnen kann ohne gesunde Strukturen zu schädigen (Cury et al. 2005). Bei diesem so genannten **„malignen" Mediainfarkt** entwickelt sich regelhaft innerhalb von 1–5 Tagen eine unilaterale Pupillenstörung und ein Anstieg des intrakraniellen Drucks >30 mmHg. Ältere klinische Studien beschreiben für dieses Krankheitsbild eine Mortalität von bis zu 80% (Hacke et al. 1996). Die Rationale der dekompressiven Kraniotomie ist, durch Entfernung der Schädelkalotte über der betroffenen Hemisphäre Platz für ein Anschwellen nach außen zu erzeugen (Abb. 30.**2**).

Technisch existieren 2 verschiedene Verfahren, die **externe Dekompression** (Entfernung des Knochendeckels und Duraplastik) und die **interne Dekompression** (mit Entfernung des Infarktgewebes), sowie die Kombination beider Verfahren. Inzwischen hat sich jedoch im Konsensus die externe Dekompression („Hemikraniektomie") durchgesetzt (Mori et al. 2004). Schließlich wird unter Zuhilfenahme von Spender-Dura oder patienteneigenem Faszienmaterial eine **erweiterte Duraplastik** erstellt (gewöhnlich rangiert die Länge des Patchs zwischen 15–20 cm und die Breite zwischen 2,5–3,5 cm). Der Knochendeckel kann später (meist nach ca. 3–6 Monaten) reimplantiert werden (Roberston et al. 2004, Mori et al. 2004).

Subokzipitale Dekompression zur Behandlung des raumfordernden Kleinhirninfarkts. Patienten mit Infarkten im Bereich der hinteren Schädelgrube bedürfen nur selten einer intensivmedizinischen Behandlung und operativen Dekompressionstherapie. In einigen Fällen führt jedoch ein großer Kleinhirninfarkt aufgrund seiner Schwellung zu einer Kompression des Hirnstamms und Mittelhirns und/oder zu einer Liquorzirkulationsstörung. Patienten mit einem kompletten oder subtotalen Kleinhirninfarkt sollten daher auf einer Intensivstation überwacht werden (Kase et al. 1993). Eine **Bewusstseinsstörung** ist dabei als Zeichen einer Hirnstammkompression oder Liquorzirkulationsstörung zu werten. In diesen Fällen sollte die Indikation zur **kombinierten Anlage einer externen Liquordrainage und subokzipitalen Dekompression** frühzeitig gestellt werden (Abb. 30.**3**). Die Anlage einer externen Liquordrainage alleine ist aus unserer Sicht pathophysiologisch aufgrund der zu erwartenden Hirnstammkom-

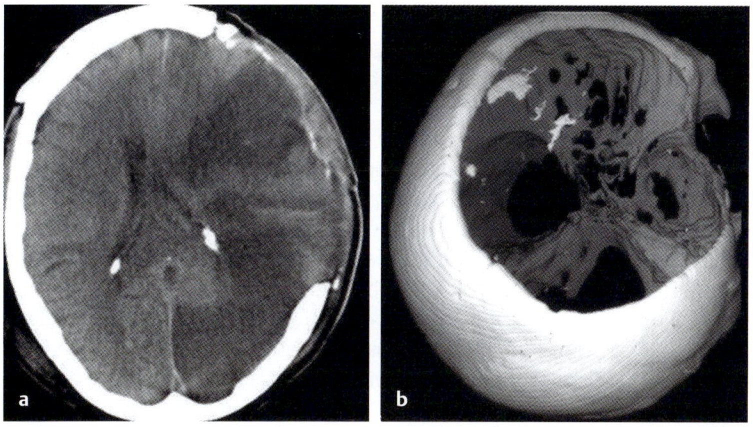

Abb. 30.**2a, b** **a** Kraniale CT nach linksseitiger Hemikraniektomie bei raumforderndem Mediainfarkt. **b** 3D-Rekonstruktion (Knochenfenster) einer Multislice-CT nach Trepanation.

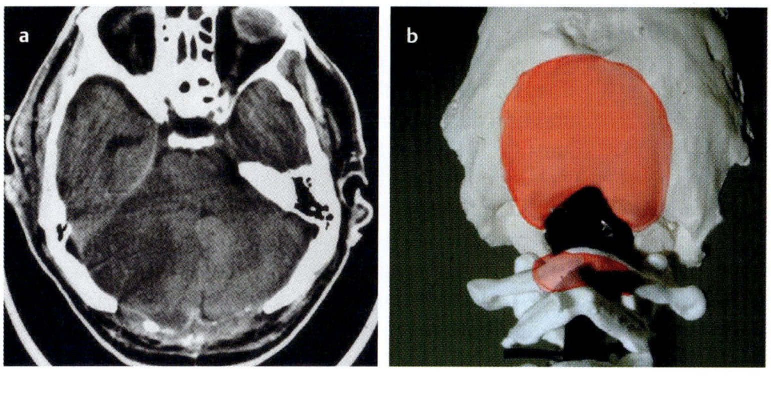

Abb. 30.**3a, b** **a** Kraniale CT bei einem Patienten mit rechtsseitigem raumforderndem Kleinhirninfarkt und Zustand nach subokzipitaler Dekompression. **b** Schematische Darstellung des Trepanationsbereichs.

IV

pression durch lokale Druckphänomene nicht zu rechtfertigen.

Die Trepanation im Bereich der hinteren Schädelgrube erfolgt osteoklastisch. Der Atlasbogen wird entfernt, wobei man hierbei besonders darauf achten muss, dass die lateral davon verlaufenden Vertebralarterien nicht verletzt werden. Die Dura wird Y-förmig mittels eines medianen Schnitts eröffnet, d. h. im kraniozervikalen Übergang, der dann in Richtung der beiden Kleinhirnhemisphären auseinander weichend erweitert wird. Fakultativ kann zu diesem Zeitpunkt eine so genannte **„Stroke"-Ektomie**, also das Absaugen von nekrotischem Infarktgewebe erfolgen. Dann erfolgt das Einnähen einer Duraersatzplastik, die man evtl. bereits zu Beginn in Form des Galeaperiosts gewonnen hat; alternativ kommt auch Fremdmaterial zum Einsatz, wie Pferde- oder Rinderperikard (Tulyapronchote et al. 1993, Shenkin u. Zavala 1982, Raco et al. 2003, Jauss et al. 1999).

30.2 Nutzen versus Risiken

Beide operative Interventionen (Anlage einer externen Liquordrainage und dekompressive Kraniotomie) kommen prinzipiell bei allen 3 Erkrankungsbildern (raumfordernder Kleinhirninfarkt, raumfordernder Mediainfarkt, intrazerebrale Blutung) in Betracht. Wir sehen diese neurochirurgischen Eingriffe als Therapieerweiterung, zu denen es im Einzelfall keine Alternative gibt, sofern dem Patienten nach bestem Wissen und Gewissen geholfen werden soll. Zwar ist der Nutzen dieser Therapien noch nicht für alle 3 Erkrankungen gleichermaßen evidenzbasiert (Kap. 30.3). Er ergibt sich jedoch aus pathophysiologischen Überlegungen und daraus abgeleiteten moralisch-ethischen Bedenken im Falle des Nicht-Behandelns. Im Folgenden soll der Stellenwert beider operativer Interventionen separat für die 3 Erkrankungen – unter Einbeziehung der Vorteile aber auch der Risiken – beleuchtet werden.

Nutzen und Risiken der externen Liquordrainage

Nutzen. Die Anlage einer externen Liquordrainage wird notwendig, wenn ein **raumfordernder Kleinhirninfarkt** zu einer **Kompression des 4. Ventrikels** oder sogar des Hirnstamms führt, was beides mit konsekutiver **Liquorzirkulationsstörung** und **Verschlusshydrozephalus** einhergehen kann (Shenkin u. Zavala 1982). Die Anlage der externen Liquordrainage ist hierbei als lebensrettende Akutmaßnahme bei Vigilanzminderung aufgrund eines sich entwickelnden Hydrozephalus anzusehen und prinzipiell bei allen Patienten indiziert, die eine progrediente Bewusstseinstrübung bei raumfordernden Kleinhirninfarkten entwickeln (Tulyapronchote et al. 1991, Hornig et al. 1994, Tohgi et al. 1993, Chen et al. 1992).

Da Patienten, die in der CT oder MRT Hinweise auf potenziell schwellende Infarkte in der hinteren Schädelgrube zeigen, ohnehin auf einer Überwachungs-, vorzugsweise Intensivstation behandelt werden, kann – bei engmaschiger Kontrolle der Vigilanz – von einer probatorischen Anlage einer externen Liquordrainage abgesehen werden (Kase et al. 1993, Jauss et al. 1999, Heros 1992, Macdonell et al. 1987). Ist jedoch bei Aufnahme bereits eine komplette Infarzierung einer Kleinhirnhemisphäre nachweisbar, sollte frühzeitig die kombinierte Therapie aus subokzipitaler Dekompression und Anlage einer externen Liquordrainage erwogen werden (Kap. 30.3) (Baldauf et al. 2006, Jauss et al. 1999, Kudo et al. 2007).

Die Anlage einer externen Liquordrainage ist die Therapie der Wahl bei einer **intrazerebralen Blutung mit Ventrikeleinbruch** und **Zeichen der Liquorzirkulationsstörung**.

Es gibt verschiedene Varianten der Anlage: Vorzugsweise wird eine externe Liquordrainage ipsilateral zur intrazerebralen Blutung gelegt, im Falle einer primär ventrikulären Blutung ohne größere Parenchymdefekte wird die Drainage von rechts frontal (Schutz des linkshemisphärischen Sprachzentrums) eingelegt, bzw. kann bilateral eingesetzt werden, um beide Seitenventrikel unabhängig voneinander zu drainieren. Im Falle einer Massenblutung mit konsekutiver Verlegung des Foramen Monroi kann die **bilaterale Anlage** einer externen Liquordrainage zur eigenständigen Drainage beider Seitenventrikel nötig werden (Engelhard et al. 2003).

Risiken. Die Anlage einer externen Liquordrainage ist zwar eine neurochirurgische Routinemaßnahme mit relativ geringem periprozeduralem Risiko. Dennoch existieren eine Reihe von Komplikationen, die die Morbidität und Mortalität für die Patienten potenziell erhöhen (Huttner et al. 2008). Unabhängig von der zu behandelnden Erkrankung beinhaltet die Anlage einer externen Liquordrainage eine **Vollnarkose** des Patienten. Komplikationen des Eingriffs bestehen in dem Risiko einer Stichkanal- bzw. Parenchymblutung (Abb. 30.**4**), einer symptomatischen Epilepsie, die sich auch erst im Verlauf durch den strukturellen Parenchymschaden entwickeln kann, der Dislokation der externen Liquordrainage bei Lagerungsmanövern und der Verlegung des Abflusses durch intraventrikuläre Blutgerinnsel. Das häufigste Problem besteht jedoch in der Infektion der Liquordrainage und der weitergeleiteten Liquorrauminfektion (Lozier et al. 2002, Pfausler et al. 2004, Pfisterer et al. 2003). Die Häufigkeit einer solchen mit der Ventrikeldrainage assoziierten Ventrikulitis nimmt vermutlich in Abhängigkeit der Liegedauer der Drainage zu. Zur Früherkennung einer Infektion sollte deshalb täglich eine Bestimmung der Liquorzellzahl und des Liquoreiweiß über die Aspiration von Liquor über die Drainage erfolgen. Ein prophylaktischer Wechsel der externen Li-

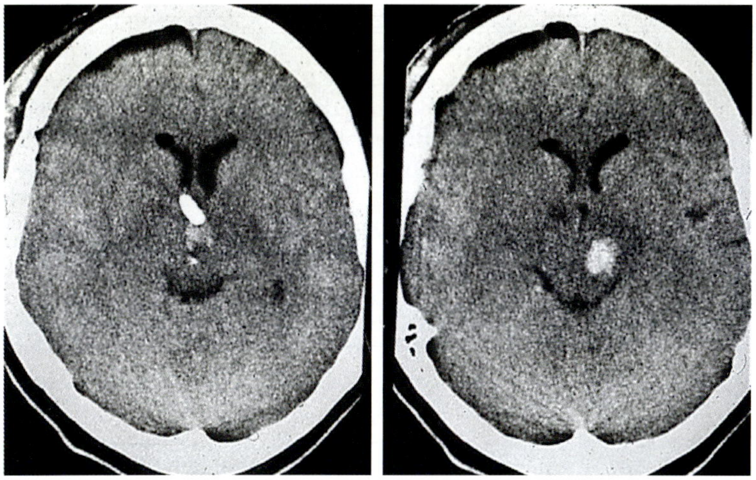

Abb. 30.**4** Komplikation einer externen Ventrikeldrainage Anlage. Die externe Ventrikeldrainage ist von rechts frontal zu tief eingeführt worden, was in einer traumatischen Mittelhirnblutung resultierte.

quordrainage wird – je nach Institution und Fachdisziplin – nicht durchgeführt oder nach rund 7–10 Tagen auch bei unauffälliger Zellzahl empfohlen (Lozier et al. 2002, Pfausler et al. 2004, Pfisterer et al. 2003).

Merke

Die Anlage einer externen Liquordrainage kann bei Patienten mit raumforderndem Kleinhirninfarkt sowie bei intrazerebralen Blutungen mit Ventrikeleinbruch in solchen Fällen als sinnvolle Behandlungsmaßnahme eingestuft werden, in denen es zu einem Liquoraufstau kommt. Neben der Akutbehandlung des Verschlusshydrozephalus ermöglicht die externe Liquordrainage bei der intrazerebralen Blutung, adjuvante Therapien zu verwirklichen, namentlich die **intraventrikuläre Fibrinolyse**.

Beim raumfordernden Kleinhirninfarkt ist die Gefahr einer so genannten **„upward herniation"** erwähnenswert, also einer nach oben gerichteten Herniation von Anteilen des Kleinhirnwurms von kaudal durch das Tentorium cerebelli im Falle einer Überdrainage der supratentoriellen inneren Liquorräume (Auer et al. 1986, Cuneo et al. 1979).

Nutzen und Risiken der Kraniotomie

Nutzen. Der Nutzen einer Kraniotomie zur Behandlung des **raumfordernden Media- und Kleinhirninfarkts** liegt in der Reduktion einer lebensbedrohlichen Erhöhung des intrakraniellen Drucks durch das sich entwickelnde Ödem (Chen et al. 1992, Juttler et al. 2007). Die Gefahr der nach kaudal gerichteten transtentoriellen und transforaminalen Herniation beim malignen Mediainfarkt wird durch die raumgebende Hemikraniektomie vermindert, was sich – im Vergleich zur konservativen Behandlung – in einer deutlich **reduzierten Mortalität** widerspiegelt (Vahedi u. Hofmeijer et al. 2007). Die Gefahr des raumfordernden Kleinhirninfarkts liegt initial in der Entwicklung einer Liquorzirkulationsstörung, in der Folge kann es durch die Ödementwicklung zur direkten Schädigung des Pons und weiterer Anteile des Hirnstamms kommen, was in zunehmender Vigilanzminderung resultiert und auch mit zusätzlichen Hirnnervenausfällen einhergehen kann. Hiervor, aber insbesondere auch vor der tödlich verlaufenden transtentoriellen Herniation von Anteilen des Kleinhirnwurms und der transforaminalen Herniation der Kleinhirntonsillen, schützt die subokzipitale Dekompression (Shenkin u. Zavala 1982, Raco et al. 2003, Tohgi et al. 1993).

Die Kraniotomie zur Behandlung **raumfordernder intrazerebraler Blutungen** wird weitaus kontroverser diskutiert (Kap. 30.3.) (Mendelow et al. 2005). Prinzipiell dient die Kraniotomie weniger der Druckentlastung durch Raumgebung als vielmehr als operativer Zugangsweg zur Hämatomevakuation (Morgenstern et al. 1998).

Risiken. Operative Eingriffe am Schädel bergen stets ein gewisses prozedurales Risiko, welches jedoch angesichts der als lebensrettend anzusehenden Intervention meist akzeptabel erscheint. Eine intakte Gerinnung sollte gegeben sein, ggf. sollte die Antagonisierung eines erhöhten INR-Werts mit Prothrombinkomplexkonzentraten, Frischplasmen und/oder Vitamin K erfolgen. Man sollte zudem abwarten, bis eine etwaige systemische Thrombolysetherapie abgeklungen ist. Eine vorbestehende Gabe von Thrombozytenfunktionshemmern mag zwar für die Operateure unangenehm sein, kann aber ggf. durch die Gabe von Thrombozytenkonzentraten kupiert werden. Es besteht das übliche Risiko einer Vollnarkose und die Gefahr der Entstehung einer Wundinfektion, einer iatrogenen Liquorrauminfektion, der Ausbildung eines Liquorkissens und der Verletzung von gesundem Hirnparenchym. Wir halten die perioperative Gabe von liquorgängigen Antibiotika (v. a. Cephalosporine) für notwendig.

Merke

Die Kraniotomie vermindert beim malignen Mediainfarkt und raumfordernden Kleinhirninfarkt die Gefahr der transtentoriellen und transforaminalen Herniation und reduziert die Mortalität. Sie ist eine sinnvolle Behandlungsoption, die das Überleben der Patienten ermöglicht. Bei intrazerebraler Blutung wird die Kraniotomie kontroverser diskutiert. Sie dient hier v. a. der Schaffung eines Zugangswegs zur Hämatomevakuation.

In den folgenden Kapiteln werden Daten aus klinischen Studien zum raumfordernden Media- und Kleinhirninfarkt sowie zur intrazerebralen Blutung mit Ventrikeleinbruch zusammengefasst. Dabei wird eine Empfehlung gegeben, welche Therapie wann bei welchem Patienten sinnvoll ist bzw. wann eine Nichtbehandlung angezeigt erscheint.

30.3 Indikationen und Kontraindikationen der Hemikraniektomie beim malignen Mediainfarkt

Im Jahr 2007 wurden die Ergebnisse von 3 europäischen randomisierten Studien zur Hemikraniektomie in einer gemeinsamen gepoolten Analyse veröffentlicht (Juttler et al. 2007, Vahedi u. Hofmeijer et al. 2007, Vahedi u. Vicaut et al. 2007, Hofmeijer et al. 2006). In diese Analyse wurden Patienten zwischen 18 und 60 Jahren mit einem **klinisch schweren Mediasyndrom** (National Institutes of Health Stroke Scale (NIHSS) Score >15 und zusätzlich Bewusstseinsstörung) und einem Infarkt, der nach CT-Kriterien mindestens 50% des Mediastromgebiets unter Beteiligung der Stammganglien umfasste, innerhalb von 48 h nach Symptombeginn eingeschlossen. 42 Patienten wurden konservativ, 51 mit frühzeitiger Hemikraniektomie behandelt. Nach 12 Monaten zeigte sich, dass die Hemikraniektomie nicht nur das **langfristige Überleben** der Patienten **verbessert** (Überlebensrate 78% bei Hemikraniektomie gegenüber 29% bei konservativer Therapie), sondern in vielen Fällen auch zu einem akzeptabeln klinischen Ergebnis geführt hatte. Der Anteil der mit einer sehr schweren Behinderung überlebenden Patienten, d. h. bettlägerig und dauerhaft pflegebedürftig (entsprechend einem Wert von 5 auf der Modified Rankin Scale) lag in der Hemikraniektomie-Gruppe mit 4% nicht höher als in der konservativen Behandlungsgruppe mit 5%, und das trotz einem weitaus größeren Anteil überlebender Patienten nach Operation (Vahedi u. Hofmeijer et al. 2007).

In dieser Analyse zeigte sich ferner kein statistisch signifikanter Unterschied zwischen Patienten, die sehr früh – innerhalb der ersten 24 h – oder erst später behandelt wurden. Es fand sich auch kein Unterschied im Ergebnis bei Patienten mit betroffener dominanter und nicht dominanter Hemisphäre. Auch das Ergebnis von Patienten über und unter 50 Jahren unterschied sich nicht (Vahedi u. Hofmeijer et al. 2007).

Merke

Aufgrund randomisierter Studien ist die frühzeitige Hemikraniektomie die Therapie der Wahl bei raumfordernden supratentoriellen ischämischen Infarkten bei Patienten mit einem Alter bis zu 60 Jahren.

Es ist moralisch fragwürdig, **Kontraindikationen** für diese potenziell lebensrettende Therapie zu formulieren. Die Autoren plädieren jedoch dafür, von einer Hemikraniektomie bei Patienten >70 Jahre abzusehen – insbesondere dann, wenn die linke Hemisphäre betroffen ist, da das Ergebnis dieser Patienten in der Regel schlecht ist.

30.4 Indikationen und Kontraindikationen der subokzipitalen Dekompression und externen Liquordrainage beim raumfordernden Kleinhirninfarkt

Zur Behandlung des raumfordernden Kleinhirninfarkts gibt es diverse retrospektive, mono- oder oligozentrische Fallserien, die jedoch meist <50 Patienten behandelt haben. Verschiedene Vorgehensweisen werden propagiert:

1. Anlage einer externen Liquordrainage bei Zeichen einer Liquorzirkulationsstörung, Kraniotomie nur bei sekundärer klinischer Verschlechterung,
2. Externe Liquordrainage und Kraniotomie, sobald klinisch und neuroradiologisch ein raumfordernder Kleinhirninfarkt nachgewiesen wurde,
3. nur Kraniotomie, und Anlage einer externen Liquordrainage erst bei sich dann anschließend entwickelndem Hydrozephalus, sowie
4. jeweils die Option, die Trepanation mit einer „Stroke"-Ektomie zu verknüpfen (Tulyapronchote et al. 1993; Shenkin u. Zavala 1982, Hornig et al. 1994, Raco et al. 2003, Jauss et al. 1999, Tohgi et al. 1993, Chen et al. 1992, Heros 1992, Horwitz u. Ludolph 1983, Koh et al. 2000, Jauss et al. 2001, Cioffi et al. 1985, Mathew et al. 1995).

Die einzige prospektive, offene, multizentrische Studie zu Patienten mit raumfordernden Kleinhirninfarkten war die German-Austrian Space Occupying Cerebellar Infarction Study (GASCIS) (Jauss et al. 1999). GASCIS hatte zum Ziel, Art und Zeitpunkt der operativen Intervention bei Patienten mit sekundärer Verschlechterung nach raumforderndem Kleinhirninfarkt zu untersuchen. Einschlusskriterien für die Teilnahme an dieser Studie waren ein Alter zwischen 18 und 75 Jahren und ein akuter, raumfordernder Kleinhirninfarkt, nachgewiesen durch CT oder MRT. Die Patienten wurden in 3 Gruppen unterteilt, die Behandlung durch subokzipitale Dekompression, externe Liquordrainage oder konservative Therapie durch anti-ödematöse Behandlung.

Das chirurgische Vorgehen war der konservativen Behandlung bei Patienten mit wachem bis soporösem Vigilanzzustand überlegen, nicht jedoch bei komatösen Patienten. Als wichtigster Prognosefaktor zeigte sich also der **Bewusstseinszustand des Patienten**, also das Vorhandensein einer bereits eingetretenen Bewusstseinsminderung.

Merke

Zur Dekompressionstherapie nach raumforderndem Kleinhirninfarkt existieren keine randomisierten Studien. Aufgrund klinischer Erfahrung und der Ergebnisse nicht randomisierter Studien ist jedoch bei Patienten mit klinischer Verschlechterung (insbesondere progrediente Bewusstseinstrübung) eine frühzeitige Trepanation in Kombination mit der Anlage einer externen Liquordrainage zu empfehlen (Jauss et al. 1999).

30.5 Indikationen und Kontraindikationen der Kraniotomie und externen Liquordrainage bei der intrazerebralen Blutung

Die Versorgung einer intrazerebralen Blutung – entweder konservativ oder operativ – ist weiterhin Gegenstand intensiver klinischer Forschung; bislang existiert noch keine sichere Evidenz für oder wider eine der beiden Therapieansätze (Morgenstern et al. 1998, Zuccarello et al. 1993). Zu diesem Thema sind zahlreiche Untersuchungen veröffentlicht worden. Die wichtigste Studie, STICH, wurde im Jahre 2005 publiziert (Mendelow et al. 2005): In STICH wurden >1000 Patienten eingeschlossen, bei denen bei dem behandelnden Neurochirurgen Ungewissheit bezüglich der Entscheidung für oder gegen die Operation bestand. In diesem Fall wurden die Patienten entweder für eine alleinige Intensivtherapie oder für eine Hämatomevakuation und Intensivtherapie randomisiert. Als klinischer Endpunkt wurde die Glasgow Outcome Scale nach 6 Monaten gewählt. Kernaussage der Studie ist, dass es **keinen** signifikanten **Unterschied zwischen operierten und konservativ behandelten Patienten** gibt (Mendelow et al. 2005), sodass eine standardisierte Hämatomevakuation bei Patienten mit supratentorieller Blutung nicht empfohlen werden kann (Broderick et al. 2007).

Allerdings wurden in Subgruppenanalysen folgende Patientengruppen isoliert, für welche eine Operation indiziert sein könnte. So wurde für oberflächliche, bis 1 cm an den Kortex heranreichende lobäre Blutungen und Blutungen in der hinteren Schädelgrube nach Hämatomausräumung eine verbesserte Erholung beobachtet. Für die klassische Stammganglienblutung konnte keine eindeutige Aussage getroffen werden. Sie sollte, wenn überhaupt, in Abhängigkeit vom Hämatomvolumen operiert werden. Für Stammganglienblutungen mit einem Volumen von <30 ml und Hirnstammblutungen gilt die Hämatomevakuation als **kontraindiziert**.

Merke

Die derzeitigen Evidenzen für eine Wirksamkeit der Hämtomevakuation bei Patienten mit intrazerebraler Blutung sind begrenzt. Die STICH-Studie konnte keine Überlegenheit der Hämatomausräumung gegenüber einer alleinigen konservativen Therapie aufzeigen. Evakuationen sollten v. a. bei größeren und oberflächlichen Blutungen in Betracht gezogen werden. Kleinere Stammganglienblutungen und Hirnstammblutungen sollten nicht operiert werden.

Die neurochirurgische Behandlung der **Ventrikelblutung** ist als eine von der Kraniotomie separat zu betrachtende Indikation, da hier nur eine Bohrlochtrepanation notwendig wird. Über diese können endoskopisch ventrikuläre Blutbestandteile aspiriert werden. Dieses Verfahren ist relativ neu, scheint jedoch positive Effekte auf die klinische Erholung aufzuweisen (Zhang et al. 2007). Alternativ kommt die intraventrikuläre Fibrinolysetherapie zum Einsatz (Huttner u. Staykov et al. 2008, Naff et al. 2004, Huttner et al. 2008). Aus der CLEAR-IVH-Studie gibt es Hinweise, dass durch die intraventrikuläre Fibrinolyse die Resorption des Bluts, das häufig für eine protrahierte Aufwachreaktion des Patienten verantwortlich ist, beschleunigt werden kann (http://clearivh.com) (Morgan et al. 2008).

Durch die Fibrinolyse entstehen 2 positive Effekte. Einerseits kann der verschlussbedingte Wechsel von externen Liquordrainagen oftmals vermieden werden. Andererseits reduziert die schnellere Resorption des Bluts die Gefahr einer schwerwiegenden Arachnoiditis, auf deren Boden sich im Verlauf ein malresorptiver, kommunizierender Hydrozephalus entwickeln kann, der letztlich mittels eines ventrikuloperitonealen Shunts versorgt werden müsste (Engelhard et al. 2003, Huttner et al. 2007).

Zur **intraventrikulären Fibrinolyse** existieren bislang keine Daten aus einer randomisierten klinischen Endpunktstudie. Es kann also derzeit nur spekuliert werden, ob die verbesserte Blutresorption das funktionelle Endergebnis der ohnehin schwer betroffenen Patienten beeinflusst. Eine systematische Übersicht zu den kleineren prospektiven Fallserien und retrospektiven Beobachtungsstudien legte den Schluss nahe, dass die Kombination aus externer Liquordrainage und intraventrikulärer Fibrinolyse die klinische Erholung verbessern kann (Nieuwkamp et al. 2000). Von einer intraventrikulären Fibrinolysetherapie sollte dann abgesehen werden, wenn eine der intrazerebralen Blutung zugrunde liegende Gefäßmalformation nicht sicher ausgeschlossen werden kann oder eine Gerinnungsstörung (z. B. Marcumarblutung) vorliegt, da die intraventrikuläre Fibrinolysetherapie potenziell mit der Gefahr einer lyseassoziierten Nachblutung in den Stichkanal verbunden ist. Sonstige Kontraindikationen für die Lysetherapie bestehen eigentlich nicht. Die wichtigere Entscheidung ist, ob ein Patient initial mit einer externen Liquordrainage versorgt werden sollte oder nicht.

Merke

Gemäß CLEAR-IVH-Studie beschleunigt die intraventrikuläre Fibrinolyse die Resorption von Ventrikelblutungen. Leider fehlen bislang Endpunktstudien zur klinischen Wirksamkeit. Angesichts der Erfahrungen der Autoren kann die intraventrikuläre Fibrinolyse jedoch oftmals externe Drainagewechsel verhindern. Sie reduziert überdies die Gefahr von Arachnoiditiden, sodass die Therapie bereits jetzt – etwa in Rahmen klinischer Studien – in Erwägung gezogen werden sollte.

30.6 Aktuelle Entwicklungen und Ausblick

Maligner Mediainfarkt

Für die **Hemikraniektomie** ist die Evidenzlage für die Behandlung des malignen Mediainfarkts derzeit am besten durch randomisierte Studien belegt. Es gibt jedoch eine **Reihe ungeklärter Fragen**, die derzeit untersucht werden. Beispielsweise ist der ideale Zeitpunkt der Operation (frühzeitig, also noch vor Entstehung eines raumfordernden Ödems, versus verzögerte Operation, wenn bereits Zeichen von Hirndruck bestehen) bislang nicht geklärt (Juttler et al. 2007). Ferner ist der überlebensfördernde Effekt der Hemikraniektomie in den randomisierten Studien nur für Patienten <60 Jahre untersucht. Die geplante DESTINY II Studie wird auch >60 Jahre alte Patienten einschließen, um die Effektivität dieser Therapie bei älteren Patienten zu untersuchen. Zukünftige Studien sollten der Frage Beachtung schenken, ob sich die klinische Erholung bei Patienten mit linkshemisphärischen Infarkten, also Infarkten unter Einbeziehung des Sprachzentrums, von rechtshemisphärischen Infarkten unterscheidet und die Infarkte deshalb unterschiedlich behandelt werden sollten.

Raumfordernder Kleinhirninfarkt

Bezüglich der Kraniotomie bei Infarkten in der hinteren Schädelgrube sind eine Reihe von Fragen ungeklärt. Die Evidenz für oder wider eine kombinierte Behandlung aus **externer Liquordrainage und/oder subokzipitaler Dekompression und/oder „Stroke"-Ektomie** ist Gegenstand intensiver Diskussion. Es zeichnet sich ab, dass hierzu bald eine randomisierte klinische Studie laufen könnte. Bislang bleibt unklar, ob man Patienten klinisch oder neuroradiologisch anhand von CT-Untersuchungen überwachen sollte. Es ist unklar, ob initial eine externe Liquordrainage probatorisch gelegt und beispielsweise erst im Verlauf eine Kraniotomie mit oder ohne Entfernung des ischämischen Areals durchgeführt werden kann. In Zusammenhang mit randomisierten Studien stellt sich in besonderer Weise die Frage nach der ethischen Vertretbarkeit eines Studienprotokolls. Es stellt sich z. B. die Frage, ob es ethisch vertretbar ist, einen jungen Patienten in einen Studienarm zu randomisieren, dessen Behandlungsprotokoll von Vornherein bestimmte Therapieoptionen ausschließt.

Intrazerebrale Blutung

Gegenwärtig werden bei der intrazerebralen Blutung 2 sehr unterschiedliche neurochirurgische Vorgehensweisen untersucht. In die STICH-II-Studie werden Patienten mit lobären, kortexnahen intrazerebralen Blutungen ohne Ventrikeleinbruch eingeschlossen, bei denen entweder eine frühe Hämatomevakuation oder eine konservative Therapie durchgeführt wird. Die MISTIE-Studie untersucht die stereotaktische Aspiration des intrazerebralen, d. h. parenchymatösen, Hämatoms nach Instillation des Fibrinolytikums t-PA über eine kleine Kraniotomie. Von diesem Vorgehen erhofft man sich eine Reduktion des Masseneffekts und eine Beschleunigung der Blutungsresorption.

Bei der **intraventrikulären Blutung** wird im Rahmen der CLEAR-IVH-Studie gegenwärtig die Frage geklärt, ob sich die intraventrikuläre Fibrinolyse auf die klinische Erholung auswirkt. Durch diese Daten könnte die Etablierung der intraventrikulären Fibrinolyse in der Behandlung der Ventrikelblutung gelingen.

Fazit
Die Durchführung einer Kraniotomie beim raumfordenden Mediainfarkt/Kleinhirninfarkt und die Hämatomevakuation bei der intrazerebralen Blutung sind potenziell lebensrettende Akuttherapien, deren Indikation sorgfältig in Abhängigkeit vom klinischen Zustandsbild abgewogen werden sollte. Während die Wirksamkeit der Kraniotomie beim malignen Mediainfarkt inzwischen durch randomisierte Studien gut belegt und die Datenlage zur subokzipitalen Dekompression beim raumfordernden Kleinhirninfarkt durchaus plausibel ist, steht die Indikation zur Hämatomevakuation bei der intrazerebralen Blutung derzeit eher auf schwachen Füßen. Jüngste Untersuchungen weisen jedoch bei intrazerebralen Blutungen mit Ventrikeleinbruch auf eine günstige Wirkung einer intraventrikulären Fibrinolyse hin. Bis zum Vorliegen klinischer Endpunkt-Studien sollte die Indikationsstellung im Einzelfall erfolgen.

Literatur

Auer LM, Auer T, Sayama I. Indications for surgical treatment of cerebellar haemorrhage and infarction. Acta Neurochir (Wien) 1986;79:74–79

Baldauf J, Oertel J, Gaab MR, Schroeder HW. Endoscopic third ventriculostomy for occlusive hydrocephalus caused by cerebellar infarction. Neurosurgery 2006;59:539–544

Bardutzky J, Schwab S. Antiedema therapy in ischemic stroke. Stroke 2007;38:3084–3094

Broderick J, Connolly S, Feldmann E, et al. Guidelines for the management of spontaneous intracerebral hemorrhage in adults: 2007 update: A guideline from the american heart association/ american stroke association stroke council, high blood pressure research council, and the quality of care and outcomes in research interdisciplinary working group. Stroke 2007;38:2001–2023

Chen HJ, Lee TC, Wei CP. Treatment of cerebellar infarction by decompressive suboccipital craniectomy. Stroke 1992;23:957–961

Cioffi FA, Bernini FP, Punzo A, D'Avanzo R. Surgical management of acute cerebellar infarction. Acta Neurochir (Wien) 1985;74:105–112

Cuneo RA, Caronna JJ, Pitts L, Townsend J, Winestock DP. Upward transtentorial herniation: Seven cases and a literature review. Arch Neurol 1979;36:618–623

Curry WT, Jr., Sethi MK, Ogilvy CS, Carter BS. Factors associated with outcome after hemicraniectomy for large middle cerebral artery territory infarction. Neurosurgery 2005;56:681–692

Engelhard HH, Andrews CO, Slavin KV, Charbel FT. Current management of intraventricular hemorrhage. Surg Neurol 2003;60:15–21

Hacke W, Schwab S, Horn M, Spranger M, De Georgia M, von Kummer R. 'Malignant' middle cerebral artery territory infarction: Clinical course and prognostic signs. Arch Neurol 1996;53:309–315

Heros RC. Surgical treatment of cerebellar infarction. Stroke 1992;23:937–938

Hofmeijer J, Amelink GJ, Algra A, et al. Hemicraniectomy after middle cerebral artery infarction with life-threatening edema trial (HAMLET). Protocol for a randomised controlled trial of decompressive surgery in space-occupying hemispheric infarction. Trials 2006;7:29

Hornig CR, Rust DS, Busse O, Jauss M, Laun A. Space-occupying cerebellar infarction. Clinical course and prognosis. Stroke 1994;25:372-374

Horwitz NH, Ludolph C. Acute obstructive hydrocephalus caused by cerebellar infarction. Treatment alternatives. Surg Neurol 1983;20:13-19

Huttner HB, Juttler E, Schwab S. Hemicraniectomy for middle cerebral artery infarction. Curr Neurol Neurosci Rep 2008;8:526–533

Huttner HB, Nagel S, Tognoni E, Kohrmann M, Juttler E, Orakcioglu B, Schellinger PD, Schwab S, Bardutzky J. Intracerebral hemorrhage with severe ventricular involvement: Lumbar drainage for communicating hydrocephalus. Stroke 2007;38:183–187

Huttner HB, Staykov D, Bardutzky J, Nimsky C, Richter G, Doerfler A, Schwab S. Treatment of intraventricular hemorrhage and hydrocephalus. Nervenarzt 2008;79:1369–1376

Huttner HB, Tognoni E, Bardutzky J, et al. Influence of intraventricular fibrinolytic therapy with rt-pa on the long-term outcome of treated patients with spontaneous basal ganglia hemorrhage: A case-control study. Eur J Neurol 2008;15:342–349

Jauss M, Krieger D, Hornig C, Schramm J, Busse O. Surgical and medical management of patients with massive cerebellar infarctions: Results of the german-austrian cerebellar infarction study. J Neurol 1999;246:257–264

Jauss M, Muffelmann B, Krieger D, Zeumer H, Busse O. A computed tomography score for assessment of mass effect in space-occupying cerebellar infarction. J Neuroimaging 2001;11:268–271

Juttler E, Schellinger PD, Aschoff A, Zweckberger K, Unterberg A, Hacke W. Clinical review: Therapy for refractory intracranial hypertension in ischaemic stroke. Crit Care 2007;11:231

Juttler E, Schwab S, Schmiedek P, et al. Decompressive surgery for the treatment of malignant infarction of the middle cerebral artery (DESTINY): A randomized, controlled trial. Stroke 2007;38:2518–2525

Juvela S. Risk factors for impaired outcome after spontaneous intracerebral hemorrhage. Arch Neurol 1995;52:1193–1200

Kase CS, Norrving B, Levine SR, et al. Cerebellar infarction. Clinical and anatomic observations in 66 cases. Stroke 1993;24:76–83

Koh MG, Phan TG, Atkinson JL, Wijdicks EF. Neuroimaging in deteriorating patients with cerebellar infarcts and mass effect. Stroke 2000;31:2062–2067

Kudo H, Kawaguchi T, Minami H, Kuwamura K, Miyata M, Kohmura E. Controversy of surgical treatment for severe cerebellar infarction. J Stroke Cerebrovasc Dis 2007;16:259–262

Lozier AP, Sciacca RR, Romagnoli MF, Connolly ES, Jr. Ventriculostomy-related infections: A critical review of the literature. Neurosurgery 2002;51:170–181

Macdonell RA, Kalnins RM, Donnan GA. Cerebellar infarction: Natural history, prognosis, and pathology. Stroke 1987;18:849–855

Mathew P, Teasdale G, Bannan A, Oluoch-Olunya D. Neurosurgical management of cerebellar haematoma and infarct. J Neurol Neurosurg Psychiatry 1995;59:287–292

Mendelow AD, Gregson BA, Fernandes HM, et al. Early surgery versus initial conservative treatment in patients with spontaneous supratentorial intracerebral haematomas in the international surgical trial in intracerebral haemorrhage (STICH): A randomised trial. Lancet 2005;365:387–397

Morgan T, Awad I, Keyl P, Lane K, Hanley D. Preliminary report of the clot lysis evaluating accelerated resolution of intraventricular hemorrhage (clear-ivh) clinical trial. Acta Neurochir Suppl 2008;105:217–220

Morgenstern LB, Frankowski RF, Shedden P, Pasteur W, Grotta JC. Surgical treatment for intracerebral hemorrhage (STICH): A single-center, randomized clinical trial. Neurology 1998;51:1359–1363

Mori K, Nakao Y, Yamamoto T, Maeda M. Early external decompressive craniectomy with duroplasty improves functional recovery in patients with massive hemispheric embolic infarction: Timing and indication of decompressive surgery for malignant cerebral infarction. Surg Neurol 2004;62:420–429

Naff NJ, Hanley DF, Keyl PM, et al. Intraventricular thrombolysis speeds blood clot resolution: Results of a pilot, prospective, randomized, double-blind, controlled trial. Neurosurgery 2004;54:577–583; discussion 583–574
Nieuwkamp DJ, de Gans K, Rinkel GJ, Algra A. Treatment and outcome of severe intraventricular extension in patients with subarachnoid or intracerebral hemorrhage: A systematic review of the literature. J Neurol 2000;247:117–121
Pfausler B, Beer R, Engelhardt K, Kemmler G, Mohsenipour I, Schmutzhard E. Cell index--a new parameter for the early diagnosis of ventriculostomy (external ventricular drainage)-related ventriculitis in patients with intraventricular hemorrhage? Acta Neurochir (Wien) 2004;146:477–481
Pfisterer W, Muhlbauer M, Czech T, Reinprecht A. Early diagnosis of external ventricular drainage infection: Results of a prospective study. J Neurol Neurosurg Psychiatry 2003;74:929–932
Raco A, Caroli E, Isidori A, Salvati M. Management of acute cerebellar infarction: One institution's experience. Neurosurgery. 2003;53:1061–1065
Rincon F, Mayer SA. Clinical review: Critical care management of spontaneous intracerebral hemorrhage. Crit Care 2008;12:237
Robertson SC, Lennarson P, Hasan DM, Traynelis VC. Clinical course and surgical management of massive cerebral infarction. Neurosurgery 2004;55:55–61
Schwab S, Steiner T, Aschoff A, et al. Early hemicraniectomy in patients with complete middle cerebral artery infarction. Stroke 1998;29:1888–1893
Shenkin HA, Zavala M. Cerebellar strokes: Mortality, surgical indications, and results of ventricular drainage. Lancet 1982;2:429–432
Tohgi H, Takahashi S, Chiba K, Hirata Y. Cerebellar infarction. Clinical and neuroimaging analysis in 293 patients. The tohoku cerebellar infarction study group. Stroke 1993;24:1697–1701
Tulyapronchote R, Malkoff MD, Selhorst JB, Gomez CR. Treatment of cerebellar infarction by decompression suboccipital craniectomy. Stroke 1993;24:478–480
Vahedi K, Hofmeijer J, Juettler E, et al. Early decompressive surgery in malignant infarction of the middle cerebral artery: A pooled analysis of three randomised controlled trials. Lancet Neurol 2007;6:215–222
Vahedi K, Vicaut E, Mateo J, et al. Sequential-design, multicenter, randomized, controlled trial of early decompressive craniectomy in malignant middle cerebral artery infarction (decimal trial). Stroke 2007;38:2506–2517
Wirtz CR, Steiner T, Aschoff A, et al. Hemicraniectomy with dural augmentation in medically uncontrollable hemispheric infarction. Neurosurg Focus 1997;2:E3
Zhang Z, Li X, Liu Y, Shao Y, Xu S, Yang Y. Application of neuroendoscopy in the treatment of intraventricular hemorrhage. Cerebrovasc Dis 2007;24:91–96
Zuccarello M, Brott T, Derex L, et al. Early surgical treatment for supratentorial intracerebral hemorrhage: A randomized feasibility study. Stroke 1999;30:1833–1839

V Spezielle Krankheitsbilder

31 Ischämischer Schlaganfall

Dirk M. Hermann, Claudio L. Bassetti

Definition

Der **Schlaganfall** ist eine plötzlich einsetzende Erkrankung des Gehirns, die durch eine Störung des Blutflusses, entweder durch Verschluss oder Ruptur eines hirnversorgenden Gefäßes, verursacht wird.

Gemessen an der Gesamtzahl aller Schlaganfälle ist der ischämische Schlaganfall mit etwa 80% das bei Weitem häufigste Krankheitsbild. Intrazerebale Blutungen und Subarachnoidalblutungen, die die übrigen 20% ausmachen, werden in den Kap. 33 und 34 behandelt.

Während es beim ischämischen Hirninfarkt durch die Minderdurchblutung zur Infarzierung des Gewebes mit Untergang der Neuronen und Gliazellen kommt, können kürzer dauernde oder weniger schwere Ischämien zu selektivem neuronalem Zelltod führen, bei dem die Gliazellen vital bleiben.

Definition

Unter einer **transitorisch-ischämischen Attacke** (TIA) wird gemäß aktueller Diagnosekriterien eine im Gegensatz zum Schlaganfall flüchtige neuronale Dysfunktion verstanden, die eine Symptomdauer von <1 h aufweist (Albers et al. 2002). Die TIA führt definitionsgemäß nicht zu fassbaren strukturellen Schäden.

Frühere Klassifikationen zerebral-ischämischer Ereignisse als **reversibles neurologisches Defizit** gelten heute ähnlich wie Diagnosen einer TIA bei über ≥1 h, jedoch <24 h andauernden Symptomen oder von so genannten **„minor strokes"** bei Patienten mit geringen neurologischen Auffälligkeiten als obsolet, weil diese Zustandsbilder, wie inzwischen gezeigt wurde, in der überwiegenden Mehrzahl der Fälle mit struktureller Gewebeschädigung (oftmals selektivem neuronalem Zellschaden oder lakunären Infarkten) einhergehen.

31.1 Epidemiologie, klinische Präsentation und Klassifikation

Epidemiologie

Schlaganfallinzidenz. Zerebrovaskuläre Erkrankungen besitzen in der Neurologie eine hohe Versorgungsrelevanz, die in den nächsten Jahrzehnten angesichts der Alterung unserer Gesellschaft weiter zunehmen dürfte. Etwa 80–200 Menschen/100 000 Einwohner erleiden gemäß jüngster Untersuchungen in Europa jährlich einen Schlaganfall (Truelsen et al. 2006; European Registers of Stroke Investigators 2009). Dabei bestehen ausgeprägte **regionale Unterschiede** der Schlaganfallinzidenz, wobei Osteuropäer am häufigsten und Südeuropäer am seltensten betroffen sind (European Registers of Stroke Investigators 2009). Die Schlaganfallinzidenz im deutschsprachigen Raum wird gemäß bevölkerungsbasierter Studien auf etwa 140/100 000 Einwohner pro Jahr beziffert (Wolfe et al. 2000, Gostynski et al. 2006). In den meisten europäischen Ländern scheint die altersadjustierte Schlaganfallinzidenz bei Männern höher als bei Frauen zu sein (European Registers of Stroke Investigators 2009).

Vor dem Hintergrund der steigenden Lebenserwartung unserer Gesellschaft hat die Weltgesundheitsorganisation (WHO) in den 1990er Jahren eine umfangreiche bevölkerungsbasierte Studie initiiert, deren Ergebnisse im Weltgesundheitsbericht 2003 veröffentlicht wurden. Die Studie bestätigt, dass die Schlaganfallinzidenz eine **deutliche Altersabhängigkeit** aufweist, wobei sich die jährliche Schlaganfallrate ab dem 45. Lebensjahr in etwa 10-Jahres-Intervallen verdoppelt, bis sie sich nach dem Alter von 85 Jahren zunehmend einem Plateau annähert (Abb. 31.**1**). Vor dem Hintergrund ihrer höheren Lebenserwartung finden sich Frauen häufiger in den höheren Alterssegmenten wieder, weshalb sie bezogen auf die Gesamtbevölkerung etwa so häufig wie Männer von einem Schlaganfall betroffen sind. In der Annahme konstanter altersbezogener Schlaganfallraten wurden die WHO-Daten aus der Europäischen Union (EU) und den Staaten der europäischen Freihandelszone (EFTA) in die **Zukunft** projiziert, wobei ein **Anstieg der jährlichen Schlaganfallzahlen** von 1,1 Mio. im Jahr 2000 auf etwa 1,5 Mio. im Jahr 2025 vorhergesagt wurde (Truelsen et al. 2006).

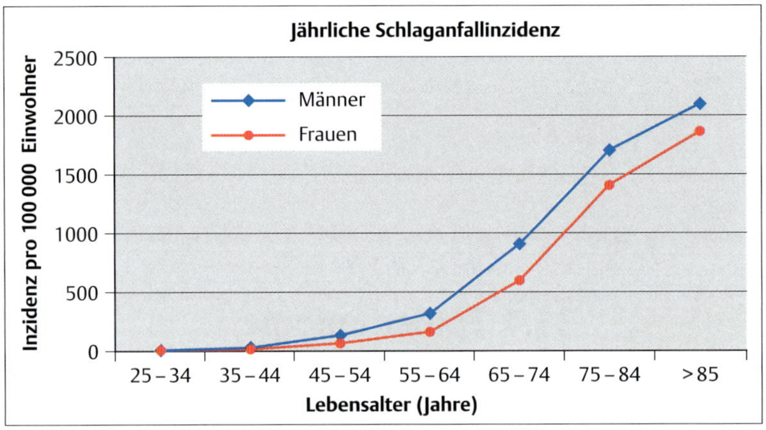

Abb. 31.**1** Schätzung der jährlichen Schlaganfallinzidenz in Deutschland durch die WHO in Abhängigkeit vom Lebensalter bei Männern und Frauen (Quelle: Truelsen et al. 2006).

Schlaganfallmortalität und -invalidität. Lange Zeit stellte der Schlaganfall in den europäischen Bevölkerungsstatistiken die dritthäufigste Mortalitätsursache dar, unmittelbar nach Herzerkrankungen und malignen Tumoren. In Westeuropa sinkt die Schlaganfallmortalität in den vergangenen 40 Jahren kontinuierlich (Kesteloot et al. 2006). Dieser Trend stellt sich seit etwa 15 Jahren auch in den osteuropäischen Ländern ein (Kesteloot et al. 2006). Die Abnahme der Schlaganfallmortalität wird auf veränderte Ernährungsgewohnheiten und Lebensstilfaktoren, sicher aber auch auf die verbesserte Schlaganfallversorgung zurückgeführt. Trotz deutlicher Fortschritte in der Patientenversorgung stellt der Schlaganfall nach wie vor die häufigste Invaliditätsursache in westlichen Ländern dar. Während inzwischen lediglich etwa 1 von 6 Patienten heute den 1. Monat seines Schlaganfalls nicht überlebt, ist von den überlebenden Patienten vermutlich etwa jeder Zweite dauerhaft im Alltagsleben beeinträchtigt (Klijn et al. 2003).

Rezidivrisiko. Das Risiko, in Deutschland nach einem Schlaganfall einen weiteren Schlaganfall zu erleiden, beträgt etwa 13 % im ersten halben Jahr (Daffertshofer et al. 2004). Das Schlaganfallrezidivrisiko unterscheidet sich somit nur unwesentlich von dem der TIA (ebenfalls 13 %, Daffertshofer et al. 2004). Das Rezidivrisiko wird erheblich durch die **Versorgungsstrukturen** beeinflusst, in denen ein Patient behandelt wird. In einer britischen bevölkerungsbasierten Studie, in der das Rezidivrisiko von Patienten mit TIA oder so genanntem minor stroke vor und nach der Einführung spezialisierter stationärer Strukturen untersucht wurde, wurde eindrucksvoll gezeigt, dass das Rezidivrisiko durch die rasche Ursachensuche und -therapie (am selben Tag über spezialisierte Klinik verglichen mit verzögerter Abklärung über primäre Versorgungszentren) fast um den Faktor 5 reduziert werden konnte (von 10,3 % auf 2,1 % über einen Zeitraum von 90 Tagen) (Rothwell et al. 2007).

Merke
Die transitorisch-ischämische Attacke gilt inzwischen analog dem Schlaganfall als ein Zustandsbild, das unverzüglich (am selben Tag) abgeklärt und behandelt werden muss.

Klinische Präsentation

Klinisch zeichnet sich der Schlaganfall durch das **plötzliche Auftreten fokal-neurologischer Defizite** aus, die sich entweder einzeitig, mehrzeitig stotternd oder progredient entwickeln. Die beobachteten Ausfälle hängen von der Lokalisation der Durchblutungsstörung ab. In Fällen, in denen mehrere neurologische Befunde auf ein einzelnes Gefäßterritorium begrenzt sind, ist die Symptomkonstellation unter Umständen suggestiv für die ischämische Schlaganfallsemiologie (Mumenthaler et al. 2005; Bogousslavsky u. Caplan 1995). Lakunäre Infarkte sind oft nur durch rein motorische oder sensible Ausfälle charakterisiert (so genannter **„pure motor stroke"**, **„pure sensory stroke"**).

Merke
Die Klinik besitzt nur eine geringe Diskriminationskraft in der Unterscheidung von ischämischen Schlaganfällen und Hirnblutungen. Hieraus resultiert, dass therapeutische Entscheidungen erst nach Durchführung bildgebender Untersuchungen getroffen werden dürfen.

Klinische Befundverschlechterungen können unterschiedliche Gründe haben. So können Fluktuationen der Gewebeperfusion bei fortbestehenden Gefäßverschlüssen zu Veränderungen des neurologischen Zustandsbildes führen. Andererseits können Befundverschlechterungen durch Rezidivinfarkte oder die hämorrhagische

Transformation von Infarkten hervorgerufen sein (Mumenthaler et al. 2005). Die Durchführung einer Verlaufsbildgebung ist im Zweifelsfall sinnvoll.

Kopf- und Nackenschmerzen. Schlaganfälle können mit stechenden oder brennenden Kopf- und Nackenschmerzen assoziiert sein, insbesondere wenn sie in der Folge von **Gefäßdissektionen** auftreten (Kap. 37). Der Kopfschmerz geht dabei dem Schlaganfall typischerweise kurz (bis wenige Tage) voraus (Mumenthaler et al. 2005). In der Mehrzahl der Fälle ist allenfalls ein Bagatelltrauma erinnerlich. Das Vorhandensein eines Horner-Syndroms sollte das Augenmerk auf eine Dissektion lenken.

Die Assoziation eines temporalen Kopfschmerzes mit einer erhöhten Blutsenkungsgeschwindigkeit und einer druckdolenten, verdickten A. temporalis sollte an einen Schlaganfall im Rahmen einer **Riesenzellarteriitis** (Kap. 38) denken lassen (Mumenthaler et al. 2005). Auch die übrigen ischämischen Schlaganfälle gehen nicht selten mit Kopfschmerzen einher, insbesondere wenn **Infarkte im hinteren Stromgebiet** auftreten (besonders A. cerebelli superior-Infarkte).

Bewusstseinsstörungen. Ausgedehnte Schlaganfälle im vorderen Stromgebiet führen insbesondere bei Vorhandensein zusätzlicher, möglicherweise älterer kontralateraler Infarkte ähnlich wie Schlaganfälle im Versorgungsgebiet der A. vertebralis und basilaris häufig zu Bewusstseinsstörungen (Mumenthaler et al. 2005). Zusätzliche sensomotorische Ausfälle im Fall von ausgedehnten Hemisphäreninfarkten sowie Hirnnervenausfälle im Fall von pontinen und mesenzephalen Infarkten sind hinsichtlich der Lokalisation des Schlaganfalls richtungsweisend.

Fokal-neurologische Defizite. Die neurologischen Befunde infolge eines Schlaganfalls hängen von der Lokalisation der Durchblutungsstörung ab und können motorische, sensible, vegetative und höhere kortikale **Negativsymptome** umfassen.

> **Merke**
> Embolische Schlaganfälle führen in der Regel zu einzeitigen oder gelegentlich rezidivierenden fokal neurologischen Defiziten mit in der Folge persistierenden oder sich im Verlauf bessernden Befunden. Hämodynamisch bedingte Schlaganfälle, denen subtotale oder totale Stenosen größerer Gefäße (z. B. A. carotis interna, A. basilaris) zugrunde liegen, präsentieren sich hingegen häufig fluktuierend, z. B. durch repetitive Sehstörungen (so genannte „claudicatio optica") oder rhythmisch anmutende motorische Entäußerungen (so genanntes „limb shaking") im Rahmen von Orthostasereaktionen und unter körperlicher Belastung (Mumenthaler et al. 2005; Kap. 3).

Positivsymptome (z.B. Myoklonien, Phosphene) bei Schlaganfällen sind eher selten und oftmals epileptischer Natur (Mumenthaler et al. 2005). Typische Befundkonstellationen im Rahmen definierter topografischer Schlaganfallsyndrome wurden bereits in Kap. 3 dargestellt.

Klassifikation

Klassifikation basierend auf pathophysiologischen Konzepten. Die allermeisten **territorialen Schlaganfälle** sind embolischer Natur. Hierbei müssen arterielle und kardiale Emboliequellen unterschieden werden, die wiederum heterogen sind. Kardiale Embolien können im Rahmen der koronaren Herzkrankheit, bei kardialen Rhythmusstörungen, bei Klappenerkrankungen oder auch als paradoxe Embolien bei Patienten mit venösen Thrombosen und persistierendem Foramen ovale auftreten (Kap. 7 bis 10). Arterielle Embolien werden bei Patienten mit Aorten- oder Karotisatheromatose (Kapitel 5), bei atherosklerotischen Gefäßstenosen (Kap. 36) oder Gefäßdissektionen (Kap. 37) beobachtet. Seltener können Vaskulitiden (Kap. 38) oder Vaskulopathien (Kap. 40) zu Schlaganfällen führen. Schlaganfälle können durch eine pathologisch gesteigerte Gerinnungsneigung (Kap. 12) oder genetische Prädisposition (Kap. 13) begünstigt sein.

> **Merke**
> **Lakunäre Infarkte** sind in der Regel nicht embolischer Natur. Sie basieren in der Regel auf einer Lipohyalinose von perforierenden Arterien und Arteriolen der Stammganglien und weißen Substanz. Die Läsionen messen typischerweise im Durchmesser <15 mm.

Lakunäre Infarkte müssen abgegrenzt werden von der subkortikalen arteriosklerotischen Enzephalopathie (SAE) (Kap. 39), bei der es durch Funktionsstörungen der Arteriolen zu einer diffusen ischämischen Schädigung des tiefen Marklagers und der periventrikulären weißen Substanz kommt.

Trial of Org10172 in Acute Stroke Treatment (TOAST)-Klassifikation. Im Rahmen wissenschaftlicher Studien sind allzu differenzierte Stratifizierungen von Schlaganfallätiologien wenig hilfreich. In der TOAST-Klassifikation wurden 3 Ätiologien identifiziert (Makroangiopathie, kardiale Embolie, Mikroangiopathie), die aufgrund ihrer Häufigkeit für die Charakterisierung von Schlaganfallkollektiven wichtig sind (Adams et al. 1993).

In den TOAST-Kriterien werden neben den Kategorien „Makroangiopathie", „kardiale Embolie" und „Mikroangiopathie" die Kategorien „andere Ätiologie" und „unklare Ätiologie" differenziert. Die ursprüngliche Klassifikation beinhaltete zusätzlich eine Einordnung aufgrund der Sicherheit, mit der die ätiologische Zuordnung möglich ist (Einstufung als „möglich" oder „wahrscheinlich"). Diese Unterscheidung wurde in einer seit einigen Jahren verwendeten leicht vereinfachten Form der TOAST-Kriterien verlassen.

Unter **„Makroangiopathie"** werden gemäß den TOAST-Kriterien Schlaganfälle klassifiziert, bei denen eine ≥50% Stenose oder der Verschluss eines hirnversorgenden Gefäßes vorliegt. Die Patientenabklärungen sollten keinen Hinweis für das Bestehen einer kardialen Emboliequelle geben.

Als **„kardial embolisch"** gelten Schlaganfälle, bei denen eine kardiale Emboliequelle gefunden wird. Hierbei gelten künstliche und bioprothetische Herzklappen, das Bestehen von Vorhofflimmern, ein offenes Foramen ovale, Mitralklappenstenosen, kardiale Thromben, Herzinfarkte in der jüngeren Vorgeschichte (<6 Monate), eine dilatative Kardiomyopathie, ein Sick-sinus-Syndrom, Vorhofmyxom oder das Bestehen einer infektiösen Endokarditis als relevant. Das Vorhandensein von Ischämien in mehreren Stromgebieten unterstützt die Diagnose.

Eine **„Mikroangiopathie"** wird bei subkortikal gelegenen lakunären Schlaganfallsyndromen vermutet. Eine lumeneinengende Makroangiopathie (≥50%) und eine kardiale Emboliequelle sollten ausgeschlossen sein. Das Vorhandensein eines Diabetes mellitus oder einer arteriellen Hypertonie stützt die Diagnose.

Als **„andere Ursachen"** werden Schlaganfälle eingestuft, bei denen eine Vaskulitis, Dissektion, Gerinnungsstörung oder hämatologische Erkrankung gefunden wird. Als **„unklare Ätiologie"** werden gemäß revidierter Version Schlaganfälle gewertet, bei denen keine oder mehrere Ursachen gefunden wurden (z. B. Vorhofflimmern plus hämodynamisch relevante Gefäßstenose).

Kritisch muss angemerkt werden, dass die TOAST-Klassifikation nicht auf differenzierten pathogenetischen Konzepten beruht. So dürfte die überwiegende Zahl der Schlaganfälle, die unter „unklare Ätiologie" eingeordnet wird, vermutlich auf arterioarteriellen Embolien beruhen. Die Interrater-Reliabilität der TOAST-Kriterien gilt als mäßig (Meschia et al. 2006).

Fazit
Die langfristige Invalidität und das Rezidivrisiko machen die rasche Erkennung und korrekte ätiologische Einordnung des Schlaganfalls wichtig.

Literatur

Adams HP, Bendixen BH, Kappelle JL, et al. Classification of subtype of acute ischemic stroke. Stroke 1993;24:35-41

Albers GW, Caplan LR, Easton JD, Fayad PB, Saver JL, Sherman DG, TIA Working Group. Transient ischemic attack – proposal for new definition. N Engl J Med 2002;347:1713-1716

Bogousslavsky J, Caplan L. Stroke syndromes. Cambridge: Cambridge University Press;1995

Daffertshofer M, Mielke O, Pullwitt A, Felsenstein M, Hennerici M. Transient ischemic attacks are more than „ministrokes". Stroke 2004;35(11):2453-2458

European Registers of Stroke Investigators. Incidence of stroke in europe at the beginning of the 21st century. Stroke 2009;40(5):1557-1563

Gostynski M, Engelter S, Papa S, Ajdacic-Gross V, Gutzwiller F, Lyrer P. Incidence of first-ever ischemic stroke in the Canton Basle-City, Switzerland: a population-based study 2002/2003. J Neurol 2006;253(1):86-91

Kesteloot H, Sans S, Kromhout D. Dynamics of cardiovascular and all-cause mortality in Western and Eastern Europe between 1970 and 2000. Eur Heart J 2006;27(1):107-113

Klijn CJ, Hankey GJ; American Stroke Association and European Stroke Initiative. Management of acute ischaemic stroke: new guidelines from the American Stroke Association and European Stroke Initiative. Lancet Neurol 2003;2(11):698-701

Meschia JF, Barrett KM, Chukwudelunzu F, et al.: Siblings with Ischemic Stroke Study (SWISS) Investigators. Interobserver agreement in the trial of org 10172 in acute stroke treatment classification of stroke based on retrospective medical record review. J Stroke Cerebrovasc Dis 2006;15(6):266-272

Mumenthaler M, Bassetti C, Daetwyler C. Neurologische Differenzialdiagnostik. Heidelberg: Thieme-Verlag; 2005

Rothwell PM, Giles MF, Chandratheva A, et al. Early use of Existing Preventive Strategies for Stroke (EXPRESS) study. Effect of urgent treatment of transient ischaemic attack and minor stroke on early recurrent stroke: a prospective population-based sequential comparison. Lancet 2007;370(9596):1432-1442

Truelsen T, Piechowski-Józwiak B, Bonita R, Mathers C. Bogousslavsky J, Boysen G. Stroke incidence and prevalence in Europe: a review of available data. Eur J Neurol 2006;13:581-598

Wolfe CD, Giroud M, Kolominsky-Rabas P, et al. Variations in stroke incidence and survival in 3 areas of Europe. European Registries of Stroke (EROS) Collaboration. Stroke 2000;31(9):2074-2079

World Health Organization. The World Health Report 2003: Shaping the future. World Health Organization, Geneva, Switzerland, 2004

31.2 Diagnostik

Joachim Röther, Michael Forsting

Grundsätzliches. Die bildgebende Darstellung des Gehirns und der Gefäße ist zentraler Bestandteil der Diagnostik bei akuten Durchblutungsstörungen des Gehirns. Sie ist immer notwendig, wenn ein neurologisches Defizit akut einsetzt und differenzialdiagnostisch an einen Schlaganfall zu denken ist. Nur mithilfe der radiologischen Diagnostik gelingt es, zwischen einem ischämischen Schlaganfall und einer intrakraniellen bzw. intrazerebralen Blutung zu unterscheiden.

Sowohl die MRT als auch die CT können erhebliche technische Fortschritte verzeichnen, sodass beide Methoden in der Akutphase zur Anwendung kommen und jeweils spezifische Vor- und Nachteile aufweisen (Tab. 31.**1**). Da das oberste Ziel bei der Akuttherapie eine möglichst kurze „door-to-needle"-Zeit ist, punktet die CT mit guter Verfügbarkeit und kurzen Untersuchungszeiten. Die CT-Angiografie bildet die intrakraniellen Gefäße mit der gleichen Auflösung wie die MR-Angiografie (MRA) ab. Die extrakraniellen Gefäße können zwar auch mittels CT-Angiografie dargestellt werden, jedoch sind die benötigte Kontrastmittelmenge und die resultierende Strahlendosis hoch, insbesondere wenn auch eine CT-Perfusionsun-

Tabelle 31.1 CT versus MRT in der Akutdiagnostik.

	CT	MRT
Verfügbarkeit/Praktikabilität	+++	+(+)
Sensitivität bei Ischämie-Nachweis	++	+++
Ausschluss intrazerebrale Blutung	++	+++
Lyse-Indikation	++	++ (*)
Gefäßpathologie • intrakraniell • extrakraniell	 • ++ • +	 • ++ • ++
(*) im erweiterten Zeitfenster nach Ablauf von 4,5 h ist das MRT überlegen (+++)		

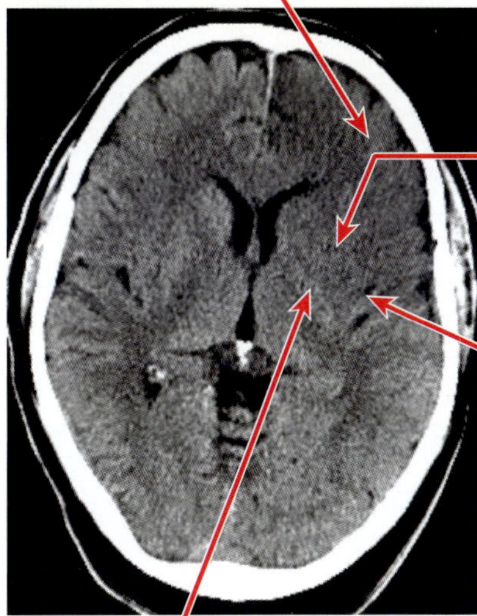

Abb. 31.2 Infarktfrühzeichen bei akutem Verschluss der A. cerebri media.

tersuchung erfolgen soll. Hier bietet die MRT mit einer Kopf-/Halsspule und die kontrastmittelangehobene MR-Angiografie die Möglichkeit, den gesamten Gefäßbaum vom Aortenbogen bis in die Schädelhöhle darzustellen.

Während die Schlaganfall-MRT im Rahmen eines 15-minütigen Untersuchungsprogramms als „One stop-Shop" die Möglichkeit bietet, die frische Ischämie (diffusionsgewichtete Bildgebung), die Hirnperfusion (Perfusions-MRT), die Gefäße (MR-Angiografie) und das Hirnparenchym (T2- und FLAIR-Sequenzen) einschließlich Häm-Sequenzen zum Nachweis von Mikroblutungen darzustellen, ist die **Verfügbarkeit der MRT** in vielen Kliniken insbesondere außerhalb der Kernarbeitszeiten **eingeschränkt**, sodass vielerorts der CT mit den Erweiterungen CT-Angiografie und Perfusions-CT der Vorzug gegeben wird.

Computertomografie. Nachdem die ECASS 3-Studie gezeigt hat, dass die systemische Thrombolyse bis 4,5 h nach Symptombeginn effektiv und sicher ist (Hacke et al. 2008), ist die CT in diesem Zeitfenster ausreichend. Der Vorteil der CT ist, dass intrazerebrale und subarachnoidale Blutungen mit ausreichender Sicherheit ausgeschlossen werden können, die Untersuchungszeit sehr kurz ist, und die CT in den meisten Kliniken sofort zur Verfügung steht.

In Abhängigkeit von der Symptomdauer und der Schwere der Ischämie lassen sich folgende **CT-Frühzeichen** eines ischämischen Infarkts identifizieren (von Kummer et al. 1994) (Abb. 31.**2**):

- das hyperdense Arterienzeichen,
- die Dichteminderung der Basalganglien und der Inselrinde, mit fehlender Abgrenzbarkeit der inneren Kapsel,
- die fehlende Grau-weiß-Differenzierung des Kortex und umschriebene Kortex-Hypodensitäten sowie
- fokale, frühe Schwellung des Kortex und verstrichene äußere Liquorräume.

Die Detektierbarkeit der Frühzeichen ist u.a. von der **Fensterung der Dichtewerte** abhängig. Durch ein enges CT-Fenster können die Frühzeichen besser kontrastiert dargestellt werden als durch ein weites (Abb. 31.**3**), sodass diese Möglichkeit bei der digitalen Bildbetrachtung ausgenutzt werden sollte.

Das **hyperdense Arterienzeichen** (zuerst als so genanntes hyperdenses Mediazeichen beschrieben) ist nicht sehr zuverlässig (Maelfe et al. 1999). Gerade bei Patienten mit Atherosklerose oder bei hohem Hämatokrit stellen sich die basalen Hirnarterien nicht selten hyperdens dar, ohne dass ein Gefäßverschluss vorliegt. Ist eine basale Hirnarterie jedoch nur unilateral hyperdens (Abb. 31.**4**) und passt dies auch zur Klinik des Patienten, sollte es im Zweifelsfall als Gefäßverschluss gewertet werden. Hyperdens erscheint in diesem Fall der zellreiche Thrombus innerhalb des Gefäßlumens.

Die **Dichteminderung der Basalganglien** ist das früheste Zeichen eines Infarkts im Versorgungsgebiet der lentikulostriären Arterien. Fast immer liegt diesem Befund ein zumindest passagerer Verschluss des M1-Segments zugrunde und regelhaft geht diese frühe Dichteminderung in einen Infarkt über. Aufgrund der fehlenden Kollateralisierung ist das lentikulostriäre Versorgungsgebiet praktisch nie Teil der Penumbra. Ähnlich verhält es

V

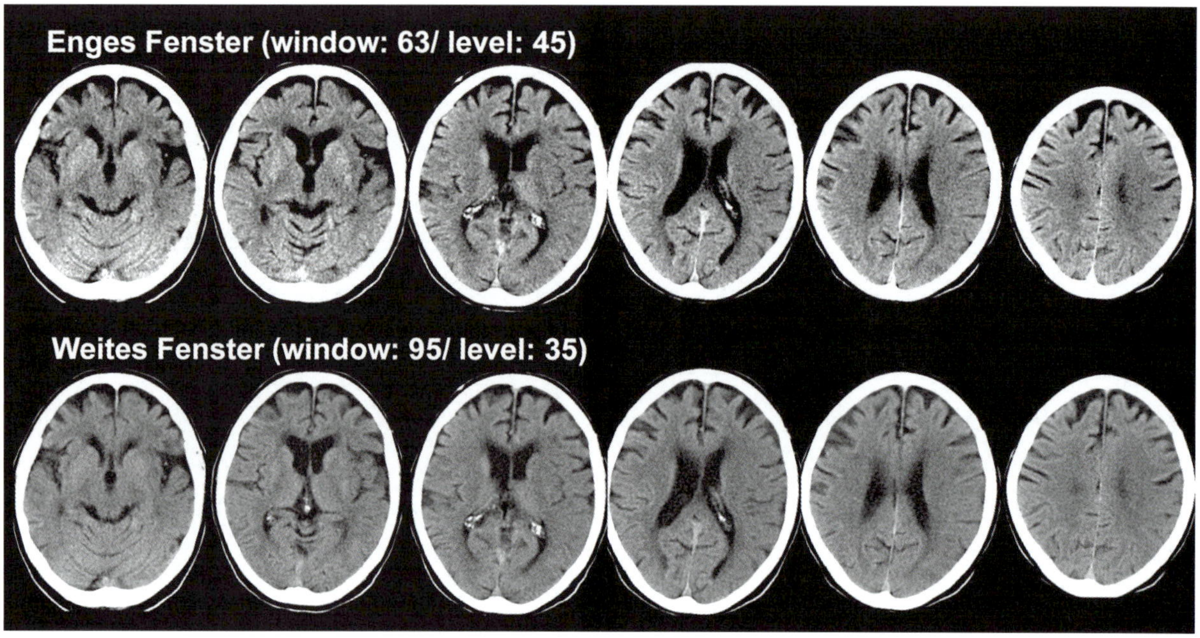

Abb. 31.**3** Möglichkeiten der CT-Fensterung. Hirnstrukturen lassen sich durch ein enges CT-Fenster (hier: window: 63/level: 45) stärker kontrastiert darstellen als durch ein weites Fenster (window: 95/level: 35). Der Nachweis von Infarktfrühzeichen gelingt damit besser.

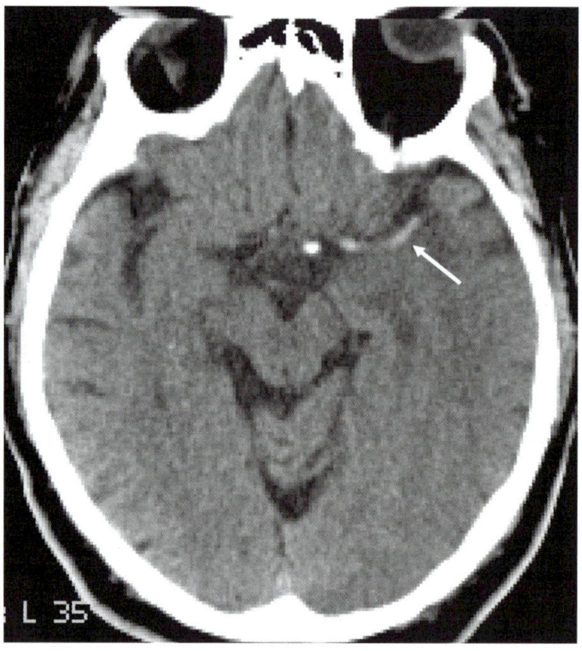

Abb. 31.**4** Hyperdenses Arterienzeichen. Das hyperdense Gefäß (hier A. cerebri media links; Pfeil) entspricht dem zellreichen Thrombus im Gefäßlumen.

sich mit der kortikalen Hypodensität: Je früher sie nach Symptombeginn nachweisbar ist, desto unzureichender ist die Kollateralisierung, und es ist davon ausgehen, dass dieses Areal infarziert.

Anders ist die **frühe Schwellung** zu interpretieren. Hier handelt es sich offenbar lediglich um eine Volumenzunahme des Gewebes, also eine Nettowasserzunahme, die reversibel sein kann.

Merke
Für die Indikationsstellung der Thrombolyse gilt, dass das Gewebe mit Frühzeichen wahrscheinlich infarzieren wird, sodass bei ausgedehnten Hypodensitäten mit zunehmend weniger Risikogewebe zu rechnen ist, das von einer frühen Rekanalisation profitieren kann.

Sind **mehr als ein Drittel** des kortikalen Mediaterritoriums **hypodens**, geht die Thrombolyse innerhalb der ersten Stunden mit einem **erhöhten Blutungsrisiko** einher. Das Ausmaß der Frühzeichen korreliert zwar mit dem Schlaganfall-Schweregrad, eine generelle Kontraindikation der systemischen Thrombolyse bei ausgedehnten Frühzeichen besteht jedoch nicht (Patel et al. 2001).

CT-Angiografie. Mit modernen Mehrzeilen-CT-Geräten kann im Anschluss an eine native CT-Untersuchung bei besonderen Fragestellungen eine kontrastangehobene Untersuchung durchgeführt werden. Diese zeigt in CT-Angiografie-Technik den Circulus Willisii und erlaubt Ar-

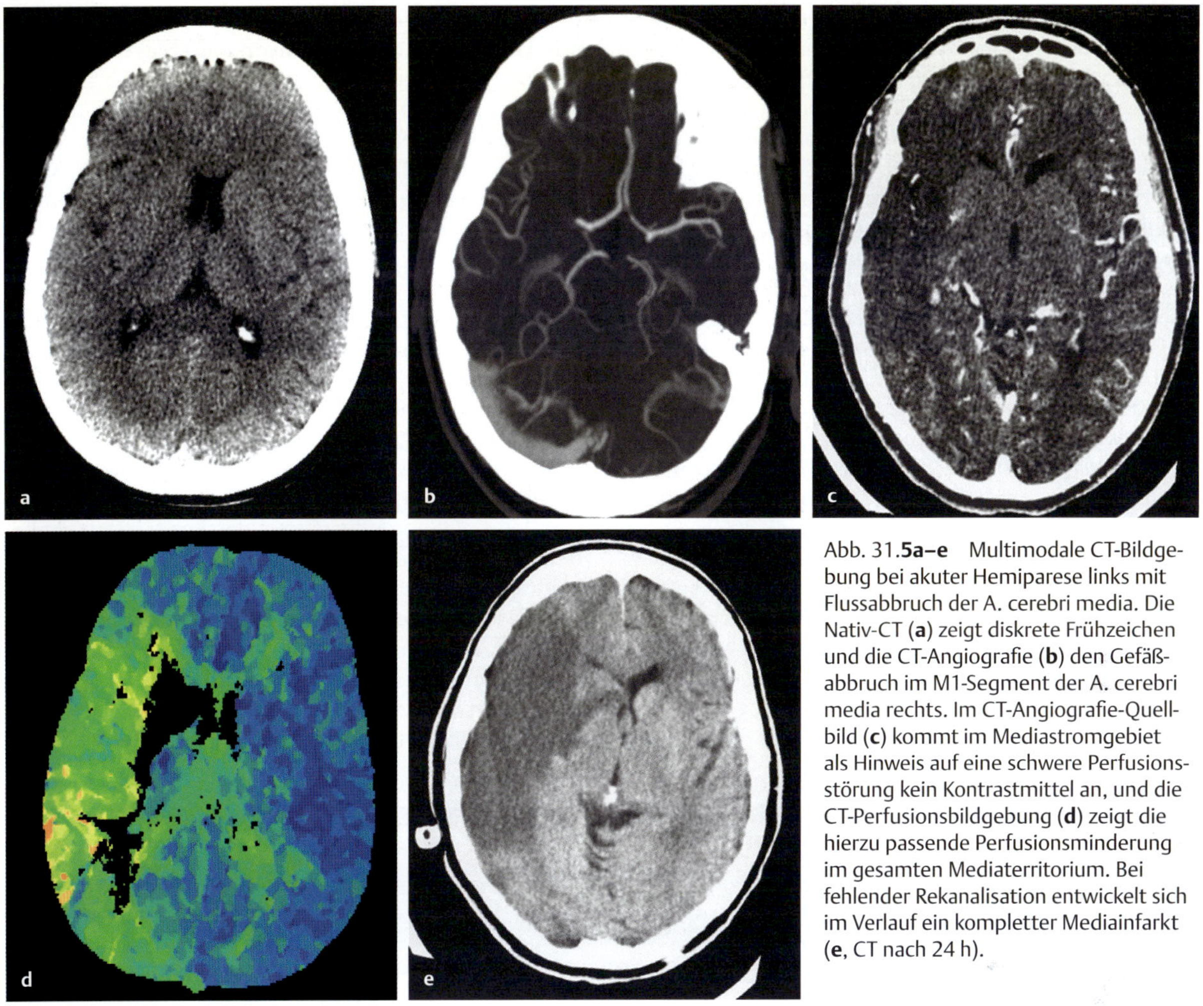

Abb. 31.**5a–e** Multimodale CT-Bildgebung bei akuter Hemiparese links mit Flussabbruch der A. cerebri media. Die Nativ-CT (**a**) zeigt diskrete Frühzeichen und die CT-Angiografie (**b**) den Gefäßabbruch im M1-Segment der A. cerebri media rechts. Im CT-Angiografie-Quellbild (**c**) kommt im Mediastromgebiet als Hinweis auf eine schwere Perfusionsstörung kein Kontrastmittel an, und die CT-Perfusionsbildgebung (**d**) zeigt die hierzu passende Perfusionsminderung im gesamten Mediaterritorium. Bei fehlender Rekanalisation entwickelt sich im Verlauf ein kompletter Mediainfarkt (**e**, CT nach 24 h).

terienastverschlüsse sicher zu diagnostizieren (Abb. 31.**5**) (Wildermuth et al. 1998, Knauth et al. 1997). Anschließend sollte man die Quellbilder der CT-Angiografie sorgfältig im Parenchymfenster anschauen. Weniger perfundierte Areale demarkieren sich auf diesen Quellbildern deutlich besser als in der Nativ-CT (Abb. 31.**5**) (Schramm et al. 2002). Insbesondere an Kliniken, an denen die MRT-Technologie nicht rund um die Uhr zur Verfügung steht, sollte diese vereinfachte Perfusions-CT-Technik etabliert werden. Die Indikation zur CT-Angiografie besteht insbesondere bei dem Verdacht auf eine vertebrobasiläre Ischämie (Brandt et al. 1999), wenn der Nachweis eines proximalen Gefäßverschlusses erforderlich ist (insbesondere, weil die Option einer lokalen Lyse in Erwägung gezogen wird) und im erweiterten oder unklaren Zeitfenster.

Dynamische CT-Perfusionsmessung. Bei der dynamischen CT-Perfusionsmessung (so genannte Perfusions-CT) wird ähnlich wie bei der Perfusions-MRT die Passage eines intravenös applizierten Kontrastmittelbolus mit rasch aufeinander folgenden CT-Schichtaufnahmen verfolgt (1 Schichtaufnahme pro Sekunde, je nach CT-Gerät bis zu vier 10 mm dicke Schichten). Die Quellbilder dienen der Berechnung von Parameterbildern der mittleren Transitzeit (Abb. 31.**5**), des zerebralen Blutvolumens und des zerebralen Blutflusses. Unter Anwendung bestimmter Verfahren, auf die hier nicht näher eingegangen werden kann (so genanntes „central volume"-Prinzip), ist eine Abschätzung der absoluten Blutfluss- und Blutvolumenwerte möglich (für Details: Mayer et al. 2000, Wintermark et al. 2007). Die Zuverlässigkeit dieser Abschätzung ist begrenzt.

Merke

Zusammengefasst gilt für die Frühdiagnostik mittels CT:
- Frühzeichen beachten!
- Bei digitaler Bildbetrachtung Fensterweite variieren!
- Großzügig CT-Angiografie durchführen.
- Quellbilder der CT-Angiografie nutzen, um Perfusion zu beurteilen.

Magnetresonanztomografie. Die **diffusionsgewichtete MRT** ist in der Frühphase der zerebralen Ischämie sensitiver als die CT (Fiebach et al. 2002). Die diffusionsgewichtete MRT (angloamerikanisch: DWI) misst die Brown'sche Molekularbewegung im Extrazellulärraum. Kommt es durch das intrazelluläre Ödem in der Frühphase des Schlaganfalls zu einer Schwellung der Zelle und damit zu einer Verkleinerung des Extrazellulärraums, nimmt die Diffusionsbewegung im Extrazellulärraum ab. Als Folge davon steigt das Signal auf so genannten Diffusionsbildern, aus denen Apparent Diffusion Coefficient-Maps (ADC-Maps) errechnet werden (Abb. 31.**6**) (Muir et al. 2006). Während die DWI also das zytotoxische Ödem visualisiert, basiert die Hypodensität in der CT auf der Nettowasserzunahme bei der Entwicklung des vasogenen Ödems. Da das vasogene Ödem in der ischämischen Kaskade dem zytotoxischen Ödem nachfolgt, ist die DWI in der Frühphase des Schlaganfalls sensitiver als die CT (Kucinski et al. 2002). In der Regel werden diffusionsgestörte Hirnareale, die bereits in der Frühphase ein hohes Signal auf DWI-Bildern aufweisen, infarzieren, wenngleich bei frühzeitiger Reperfusion auch eine Normalisierung beobachtet werden kann (Fiehler et al. 2002). Aufgrund der hohen Signalunterschiede zwischen normalem und ischämischem Hirngewebe sind letztere in der DWI einfach zu identifizieren.

Die klassischen MRT-Verfahren in **Spinechotechnik mit T2-, Fluid attenuated inversion recovery (FLAIR)- und T1-gewichteten Sequenzen** (Abb. 31.**6**) ergänzen in der Akutsituation die DWI, insbesondere wenn das Diffusionsbild keinen typischen Befund für einen ischämischen Infarkt liefert. Dann müssen andere Ursachen für das akute neurologische Defizit erkannt bzw. ausgeschlossen werden, insbesondere die intrazerebrale Blutung oder die Subarachnoidalblutung. Auch Tumoren, Hypoglykämien und Abszesse können auf Diffusionsbildern mit einer Signalerhöhung einhergehen. Das Läsionsmuster ist bei Tumoren und Abszessen jedoch völlig anders als bei einer arteriellen Ischämie, sodass eine Fehldiagnose nicht vorkommen sollte.

Die **MR-Angiografie** erlaubt eine schnelle und zuverlässige Darstellung der supraaortalen und intrakraniellen Gefäße (Abb. 31.**6**, Abb. 31.**7**). Die Darstellung der supraaortalen Gefäße erfolgt mittels der **kontrastangehobenen MR-Angiografie** (angloamerikanisch: ce-MR-Angiografie), die mit einer kurzen Akquisitionszeit von 10–15 s rasch einen Überblick über die supraaortalen Äste ermöglicht. Bei unruhigen Patienten ist diese Technik auch geeignet, um Verschlüsse größerer Arterien an den basalen Hirngefäßen zu erkennen. Besser für die Darstellung der intrakraniellen Gefäße ist jedoch die **Time-of-Flight-**

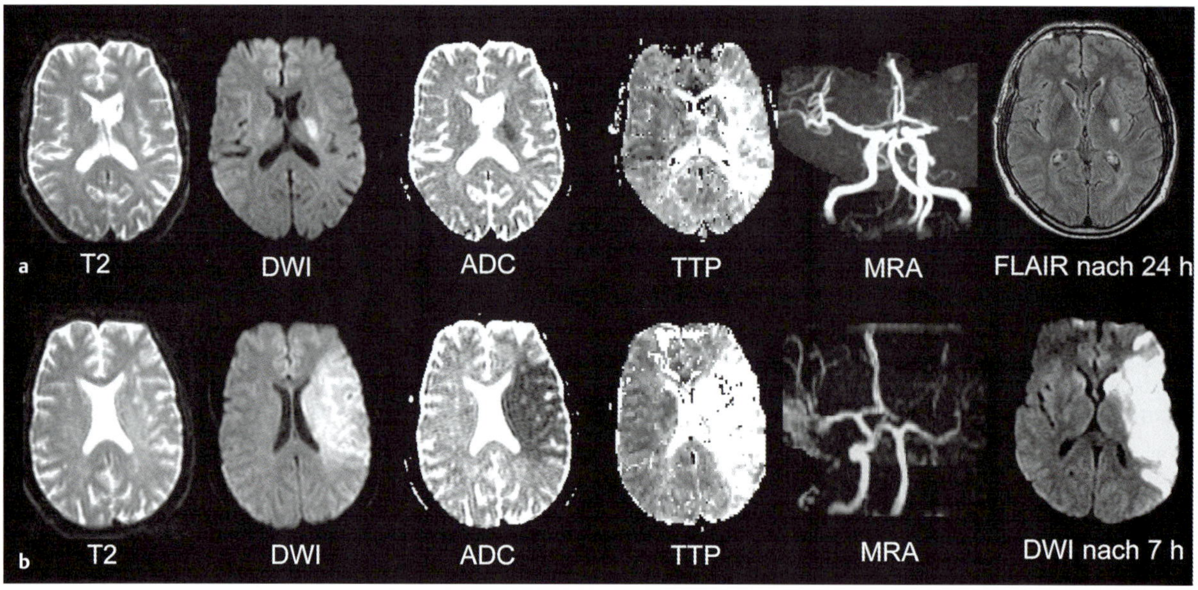

Abb. 31.**6a, b** **a** Multimodale MRT 1,5 h nach Symptombeginn bei rechtsseitiger Hemiparese mit Aphasie (NIHSS 14). Die MR-Angiografie zeigt eine Okklusion der A. cerebri media links mit ausgedehntem Mismatch zwischen der DWI- und der Time-to-peak-PWI-Sequenz (TTP-PWI-Sequenz), die auf vitales Gewebe hinweist. Die Thrombolyse führt zur Rekanalisation und Geweberettung. Nur ein kleiner striatokapsulärer Infarkt entsteht (großes Mismatch, kleiner Infarkt). **b** Im Gegensatz hierzu zeigt die Schlaganfall-MRT bei einem anderen Patienten mit schwerem neurologischen Defizit (Hemiplegie und globale Aphasie; NIHSS 21) 2 h nach Symptombeginn eine ausgedehnte Diffusionsstörung in der DWI- und ADC-Sequenz, die bedingt durch eine Okklusion der A. carotis interna mehr als zwei Drittel des Mediaterritoriums einnimmt. Nur ein geringes DWI/PWI-Mismatch besteht. Der Patient wurde aus diesem Grund nicht lysiert. Die Folge-MRT nach 7 h dokumentiert die Infarzierung der residuellen Penumbra. Der Patient entwickelte einen malignen Infarkt und musste hemikraniektomiert werden (kaum Mismatch, großer Infarkt) (Quelle: Thomalla et al. 2003).

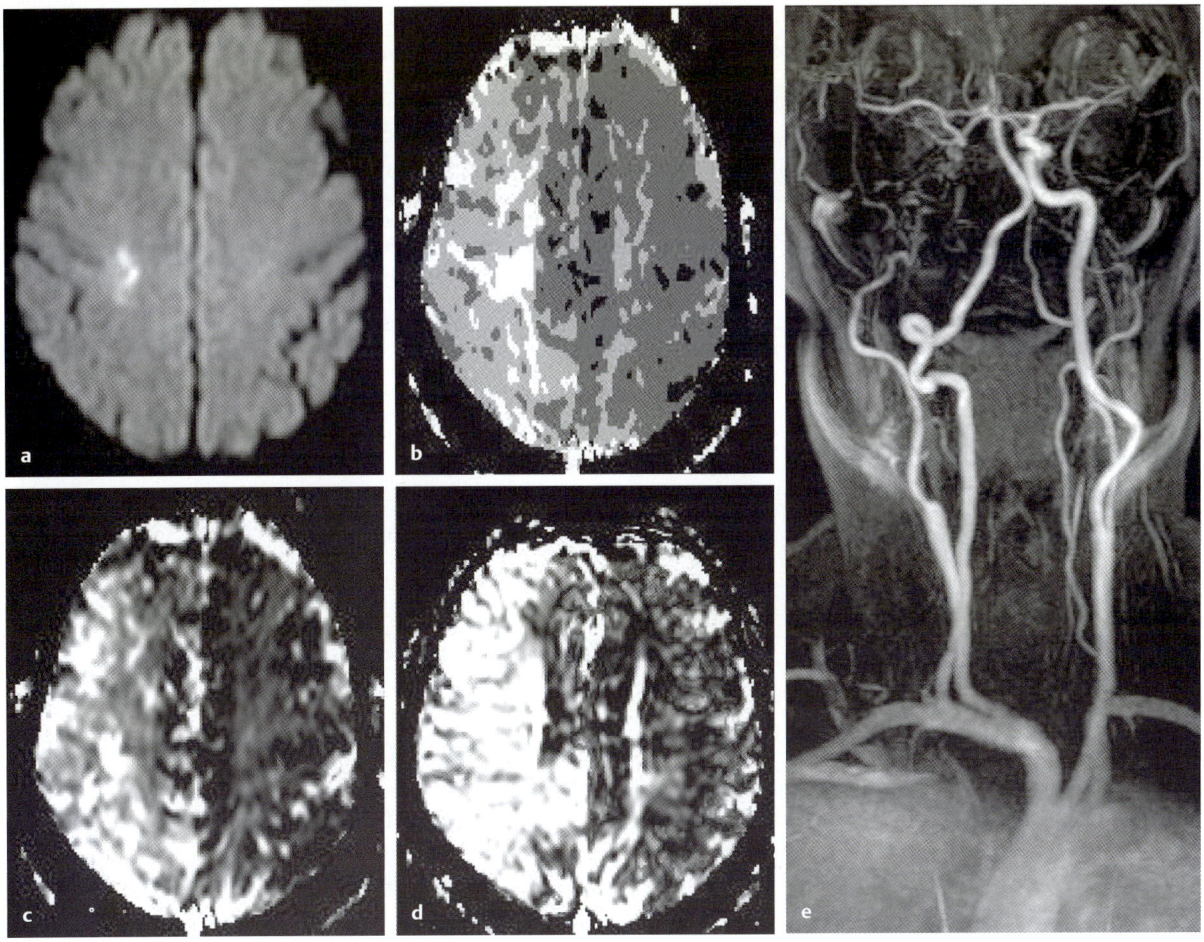

Abb. 31.**7a–e** DWI/PWI-Mismatch-MRT bei einem Patient mit Dysarthrie und linksseitiger Hemiparese (NIHSS 7) 2,5 h nach Symptombeginn. Kleine subkortikale Läsion in der DWI-Sequenz (**a**) mit Perfusionsverzögerung in der Time-to-peak-Map (**b**) aufgrund eines A. carotis interna-Verschlusses. Die relativen zerebralen Blutvolumen (rCBV)- und Blutfluss (rCBF)-Maps (**c** und **d**) zeigen einen Blutvolumenanstieg und einen Blutflussabfall, der bei einer duplexsonografisch nachgewiesenen Flussgeschwindigkeit in der A. cerebri media von 30 cm/s (kontralateral 80 cm/s) als Hinweis auf eine Hypoperfusion mit reaktiv dilatierten Gefäßen gewertet werden muss. **e** ce-MR-Angiografie. Der Patient besserte sich spontan nach Anhebung des Blutdrucks.

MR-Angiografie (TOF-MR-Angiografie), die eine bessere Ortsauflösung und die Darstellung auch der distalen intrakraniellen Gefäße ermöglicht.

Als Entscheidungskriterium für die **Thrombolyse im erweiterten Zeitfenster** jenseits 4,5 h ist die diffusionsgewichtete MRT mit MR-Angiografie und ein **T2*-Bild** zum Ausschluss einer Einblutung ausreichend. Die in der letzten Zeit häufig propagierte **Mismatch-Diagnostik** mit Perfusions-MRT (angloamerikanisch: PWI), DWI und MR-Angiografie (Abb. 31.**6**) bietet für den klinischen Alltag zwar eine praktikable Vereinfachung der pathophysiologischen Prozesse bei einer zerebralen Ischämie (Jansen et al. 1999), deren Aussagekraft jedoch bislang nicht abschließend beurteilt werden kann.

Bei der **Perfusions-MRT** wird ähnlich wie bei der Perfusions-CT ein paramagnetisches Kontrastmittel intravenös als Bolus appliziert. Während der Passage des Kontrastmittels durch die Hirnkapillaren erfasst eine sequenzielle T2*-gewichtete Gradientenechosequenz mit einer Frequenz von 1–1,5 Bildakquisitionen/s die Signaländerung. Durchblutetes Parenchym erscheint signalarm, während das nicht durchblutete Parenchym sein Ursprungssignal behält. Aus der Konzentrationszeitkurve des Kontrastmittels werden Perfusionsparameterbilder der mittleren Transitzeit, der Zeit bis zum Kontrastmittelmaximum (time-to-peak, TTP), des relativen Blutvolumens (rCBV) und des relativen Blutflusses (rCBF) berechnet (Abb. 31.**7**). Eine Quantifizierung der Perfusionsparameter ist bislang wie bei der Perfusions-CT nicht zuverlässig möglich. Eine relative Wertangabe im Vergleich zur gesunden Hemisphäre ist jedoch in der Praxis ausreichend.

Merke

Die MRT-Bildgebung hat ihren Stellenwert beim Schlaganfall v. a. in der Erweiterung des Zeitfensters (Röther et al. 2002). Auch nach Ablauf des 4,5-h-Fensters für eine systemische Thrombolyse weisen insbesondere Patienten mit einem Verschluss proximaler Gefäße vitales Risikogewebe auf, das von einer rekanalisierenden Therapie profitiert. Ziel der Schlaganfallbildgebung ist es, Gewebe mit einer Perfusionsminderung in der Perfusions-MRT, einem dazu passenden Gefäßverschluss in der MR-Angiografie und einer möglichst kleinen Diffusionsstörung nachzuweisen (so genanntes „tissue-at-risk"), das einer Thrombolyse zugänglich ist (Muir et al. 2006).

Fazit

Zusammengefasst gilt für die MRT-Diagnostik der akuten zerebralen Ischämie:

- Die Diffusionswichtung zeigt sehr früh das ischämische Areal an.
- Die MR-Angiografie erlaubt eine zuverlässige Darstellung der intrakraniellen und der supraaortalen Gefäße.
- Patienten mit einem akuten Schlaganfall profitieren am meisten von der Thrombolyse, wenn sie ein großes Mismatch haben, d. h. ein kleines diffusionsgestörtes Areal und ein großes Perfusionsdefizit.
- Bei negativem Diffusionsbild muss die MRT-Untersuchung so erweitert werden, dass andere Ursachen für das akute neurologische Defizit nicht übersehen werden.

Literatur

Brandt T, Knauth M, Wildermuth S, et al. CT angiography and doppler sonography for emergency assessment in acute basilar artery ischemia. Stroke 1999;30:606–612

Fiebach JB, Schellinger PD, Jansen O, et al. CT and diffusion-weighted MR imaging in randomized order: Diffusion-weighted imaging results in higher accuracy and lower interrater variability in the diagnosis of hyperacute ischemic stroke. Stroke 2002;33:2206–2210

Fiehler J, Foth M, Kucinski T, Weiller C, Zeumer H, Röther J. Severe ADC decreases do not predict irreversible tissue damage in humans. Stroke 2002;33:79–86

Hacke W, Kaste M, Bluhmki E, et al. Thrombolysis with alteplase 3 to 4.5 hours after acute ischemic stroke. N Engl J Med 2008;359:1317–1329

Jansen O, Schellinger P, Fiebach J, Hacke W, Sartor K. Early recanalisation in acute ischaemic stroke saves tissue at risk defined by MRI. Lancet 1999;353:2036–2037

Knauth M, von Kummer R, Jansen O, Hahnel S, Dorfler A, Sartor K. Potential of CT angiography in acute ischemic stroke. AJNR Am J Neuroradiol 1997;18:1001–1010

Kucinski T, Vaterlein O, Glauche V, et al. Correlation of apparent diffusion coefficient and computed tomography density in acute ischemic stroke. Stroke 2002;33:1786–1791

Manelfe C, Larrue V, von Kummer R, et al. Lesaffre E. Association of hyperdense middle cerebral artery sign with clinical outcome in patients treated with tissue plasminogen activator. Stroke 1999;30:769–772

Mayer TE, Hamann GF, Baranczyk J, et al. Dynamic CT perfusion imaging of acute stroke. Am J Neuroradiol 2000;21:1441–1449

Muir KW, Buchan A, von Kummer R, Rother J, Baron JC. Imaging of acute stroke. Lancet Neurol 2006;5:755–768

Patel SC, Levine SR, Tilley BC, et al. Lack of clinical significance of early ischemic changes on computed tomography in acute stroke. JAMA 2001;286:2830–2838

Röther J, Schellinger PD, Gass A, et al. Effect of intravenous thrombolysis on MRI parameters and functional outcome in acute stroke <6 hours. Stroke 2002;33:2438–2445

Schramm P, Schellinger PD, Fiebach JB, et al. Comparison of ct and ct angiography source images with diffusion-weighted imaging in patients with acute stroke within 6 hours after onset. Stroke 2002;33:2426–2432

Thomalla GJ, Kucinski T, Schoder V, Fiehler J, Knab R, Zeumer H, Weiller C, Röther J. Prediction of malignant middle cerebral artery infarction by early perfusion- and diffusion- weighted magnetic resonance imaging. Stroke 2003;34:1892–1899

von Kummer R, Meyding-Lamade U, Forsting M, Rosin L, Rieke K, Hacke W, et al. Sensitivity and prognostic value of early CT in occlusion of the middle cerebral artery trunk. AJNR Am J Neuradiol 1994;15:9–15

Wildermuth S, Knauth M, Brandt T, Winter R, Sartor K, Hacke W. Role of CT angiography in patient selection for thrombolytic therapy in acute hemispheric stroke. Stroke 1998;29:935–938

Wintermark M, Meuli R, Browaeys P, et al. Comparison of CT perfusion and angiography and MRI in selecting stroke patients for acute treatment. Neurology 2007;68:694–697

31.3 Therapie

Hans-Christoph Diener, Werner Hacke

Therapieprinzipien

Die medizinische Behandlung von Patienten mit akutem ischämischem Schlaganfall gliedert sich wie folgt:

1. Aufzeichnung und Behandlung vitaler Parameter, nämlich Blutdruck, Körpertemperatur, Herzfrequenz, Atemfrequenz, Sauerstoffsättigung, Blutzucker und Elektrolyte,
2. gefäßrekanalisierende Therapie mit systemischer oder lokaler Thrombolyse oder Devices,
3. frühe Sekundärprävention,
4. vorbeugende Behandlung von Komplikationen und
5. Maßnahmen der Frührehabilitation.

Aufzeichnung und Behandlung vitaler Parameter

Respiratorische Funktion und Atemwegshygiene. Bei Patienten mit mittelschweren und schweren Schlaganfällen ist eine adäquate Optimierung der Sauerstoffsättigung von großer Bedeutung. Der pO_2 sollte monitorisiert werden. Bei ausgeprägten neurologischen Symptomen ist die Gabe von **2–4 l Sauerstoff/min** über eine Nasensonde zu empfehlen. Bei Patienten mit pathologischem Atemmuster oder Patienten mit hohem Risiko für die Entwicklung einer Aspirationspneumonie ist eine frühe endotracheale Intubation anzustreben. Diese sollte nur dann unterbleiben, wenn eine Patientenverfügung vorliegt, die dies ausdrücklich ausschließt.

Erhöhte und erniedrigte Blutdruckwerte. In den Hirnarealen, in denen eine Ischämie vorliegt, ist die Autoregulation des zerebralen Blutflusses aufgehoben. Daher hängt hier die Durchblutung direkt vom systemischen Blutdruck ab. Analysen aus mehreren Studien und Datenbanken zeigen, dass sowohl sehr stark erhöhte Blutdruckwerte systolisch >200 mmHg und deutlich erniedrigte Blutdruckwerte systolisch <120 mmHg mit einer Verschlechterung der Prognose einhergehen (Leonardi-Bee et al. 2002, Willmot et al. 2004). Die INWEST-Studie zeigte aber, dass eine abrupte Blutdrucksenkung bei intravenöser Gabe von Nimodipin die Prognose verschlechtert (INWEST 1994). Die bei >70 % aller Patienten mit ischämischen Insulten initial erhöhten Blutdruckwerte fallen meist in den nächsten Tagen wieder ab (Schrader et al. 2003).

Bei Patienten mit vorbestehender arterieller Hypertonie wird ein Zielwert von 180 mmHg systolisch und 100–105 mmHg diastolisch empfohlen. **Systolische Blutdruckwerte >220 mmHg** und **diastolische Blutdruckwerte >120 mmHg** sollten **langsam gesenkt** werden (Tab. 31.**2**). Eine rasche Blutdrucksenkung ist nur indiziert bei akutem Myokardinfarkt mit Herzinsuffizienz, einem akuten Nierenversagen oder bei Vorliegen eines Aortenaneurysmas.

Tabelle 31.**2** Empfohlene antihypertensive Therapie beim akuten ischämischen Schlaganfall aus der Leitlinie Akuttherapie des ischämischen Schlaganfalls (Quelle: Hacke et al. 2008).

Umstand	Therapie
Systolischer Blutdruck 180–220mmHg und/oder diastolischer Blutdruck 105–120mmHg	• Keine Therapie
Systolischer Blutdruck ≥220 mmHg und/oder diastolischer Blutdruck 120–140 mmHg bei wiederholten Messungen	• Captopril 6,25–12,5 mg p. o. / i. m. • Labetalol 5–20 mg i. v.* • Urapidil 10–50 mg i. v., anschließend 4–8 mg/h i. v.** • Clonidin 0,15–0,3 mg i. v./s. c. • Dihydralazin 5 mg i. v. plus Metoprolol 10 mg
Diastolischer Blutdruck ≥140 mmHg	• Nitroglycerin 5 mg i. v., gefolgt von 1–4 mg/h i. v. • Natriumnitroprussid 1–2 mg

* Labetalol ist bei Patienten mit Asthma, Herzinsuffizienz, Erregungsleitungsstörungen oder Bradykardie zu vermeiden.
** Bei Patienten mit instabilem Blutdruck kann alternierend Urapidil/Labetalol und Arterenol verabreicht werden.

Bei Patienten, bei denen eine Lyse durchgeführt werden soll, muss der systolische Blutdruck <185 mmHg liegen.

Bei Patienten mit vorbestehender arterieller Hypertonie sollten die bisher eingenommenen Medikamente bei weiterhin erhöhten Blutdruckwerten weiter gegeben werden. Bei den übrigen Patienten sollte zunächst abgewartet werden, ob sich der Blutdruck wieder normalisiert. Wenn dies nicht der Fall ist, wird eine antihypertensive Therapie initiiert. Zur oralen Akuttherapie werden ACE-Hemmer und Kalziumantagonisten wie Nitrendipin empfohlen. Nifedipin sollte vermieden werden, da dies zu einem relativ abrupten Blutdruckabfall führen kann.

Liegen hypotone Blutdruckwerte vor, müssen behandelbare Ursachen wie eine **Herzinsuffizienz** gesucht und abgeklärt werden. Bei Hypovolämie werden kristalline Elektrolytlösungen gegeben. Wenn diese nicht ausreichen, werden sie durch kolloidale Lösungen ergänzt. Patienten, die katecholaminpflichtig werden, müssen mit kontinuierlicher arterieller Blutdruckmessung und zentralvenösem Katheter überwacht werden.

Kardiale Begleiterkrankungen. Kardiale Arrhythmien (besonders Vorhofflimmern) sind nach Schlaganfällen nicht selten. Ziel der Therapie ist hier, das intravasale Volumen stabil zu halten und **Hypo- und Hypervolämie zu vermeiden**. In der unmittelbaren Akutphase des Schlaganfalls besteht keine Notwendigkeit, neu aufgetretene **Herzrhythmusstörungen** unmittelbar durch Kardioversion zu behandeln. Besteht die dringende Indikation für einen Herzschrittmacher, kann dieser bei schwer betroffenen Patienten zunächst extern angelegt werden und später implantiert werden. Die medikamentöse Rhythmisierung sollte in Zusammenarbeit mit Kardiologen erfolgen.

Hypo- und Hyperglykämie. Eine **Hypoglykämie** sollte bei wachen Patienten durch die orale Applikation von Traubenzucker oder gezuckertem Tee behandelt werden. Bei Bewusstseinsminderung, Schluckstörungen oder Erbrechen erfolgt die Behandlung der Hypoglykämie durch Infusionen einer 10- bis 20 %-igen Glukoselösung am besten über einen zentralvenösen Zugang.

Viele Schlaganfallpatienten leiden unter einem Diabetes mellitus. Nicht nur bei diesen finden sich aber häufig in der Akutphase des ischämischen Insults **erhöhte Blutzuckerwerte**. Obwohl die Studienlage nicht eindeutig ist, sollten Blutglukose-Spiegel von >200 mg/dl konsequent behandelt werden. Eine intensivierte Insulin-Therapie bei nur leicht bis mäßig erhöhten Serumglukose-Werten hatte in einer großen randomisierten Studie keinen Effekt auf Mortalität und das funktionelle Ergebnis (Gray et al. 2007). Bei deutlich erhöhten Blutzuckerwerten erfolgt die Senkung des Blutzuckerspiegels durch Altinsulin subkutan:

- mit 4–6 I. E. bei Blutzuckerwerten >200 mg/dl,
- mit 6–8 I. E. bei Blutzuckerwerten >250 mg/dl und
- mit 8–12 I. E. bei Blutzuckerwerten >300 mg/dl.

V

Körpertemperatur. In großen prospektiven Studien war eine erhöhte Körpertemperatur oder Fieber zum Zeitpunkt des oder nach dem Schlaganfall ein Risikofaktor für eine schlechte Funktionserholung (Azzimondi et al. 1995, Wang et al. 2000). Kontrollierte Studien zur aktiven Senkung erhöhter Körpertemperaturen durch **Kühlung** oder **Parazetamol** liegen aber bisher nicht vor. Durch Parazetamol lässt sich eine erhöhte Körpertemperatur bei Patienten mit akutem Schlaganfall senken (Dippel et al. 2001). Eine prophylaktische antibiotische Therapie wird nicht empfohlen (Schwarz et al. 2008).

Flüssigkeits- und Elektrolyt-Haushalt. Viele v.a. ältere Schlaganfallpatienten sind im Sommer exsikkiert, was sowohl die Prognose des Schlaganfalls verschlechtert als auch das Risiko von tiefen Beinvenenthrombosen erhöht. In diesen Fällen sollte über einen intravenösen Zugang eine regelmäßige Flüssigkeitssubstitution erfolgen. In der Akutphase des Schlaganfalls sollten die Elektrolyte bei schwer betroffenen Patienten täglich kontrolliert und bei Bedarf substituiert werden. Kontrollierte Studien zu diesem Vorgehen gibt es allerdings nicht.

Gefäßrekanalisierende Therapie

> **Merke**
> Die einzig wissenschaftlich belegte kausale Therapie des ischämischen Insults ist die systemische Thrombolyse mit gewebespezifischem Plasminogenaktivator (angloamerikanisch: t-PA) in einem Zeitfenster von 0–4,5 h (Hacke et al. 2004, Clark et al. 1999, Hacke et al. 1995, Hacke et al. 1998, Marler et al. 2000, Marler et al. 1995). Diese erfolgt mit einer Dosis von 0,9 mg/kg t-PA (Maximaldosis 90 mg). 10 % der Gesamtdosis werden als Bolus, die restlichen 90 % im Anschluss als Infusion über 60 min gegeben.

Der Nutzen wurde sowohl durch die NINDS-Studie, die ECASS-III-Studie und Metaanalysen belegt. Ob innerhalb oder außerhalb dieses therapeutischen Fensters die so genannte Schlaganfall-MRT mit diffusions- und perfusionsgewichteten Sequenzen zum Nachweis oder Ausschluss einer Penumbra den Einsatz einer systemischen Thrombolyse rechtfertigt oder ein erhöhtes Risiko einer zerebralen Blutung voraussagt, ist bisher nicht ausreichend belegt (Davis et al. 2008, Hacke et al. 2005, Furlan et al. 2006, Hacke et al. 2009). Bis zum Beweis des Gegenteils sollte daher zum Ausschluss einer intrakraniellen Blutung eine CT durchgeführt werden, da hier der geringste Zeitverlust entsteht.

> **Merke**
> Eingeschränkt bzw. kontraindiziert ist die Therapie bei Patienten mit bekanntem Diabetes mellitus und Blutglukose-Spiegel <50 mg/dl und >400 mg/dl. Blutdruckwerte >185/110 mmHg müssen vor Beginn der systemischen Thrombolyse gesenkt werden.

Die meisten Zentren geben t-PA off-label auch bei >80-jährigen Patienten, wenn diese keine ausgeprägte subkortikale arteriosklerotische Enzephalopathie (SAE) und keine sehr großen Infarkte aufweisen.

Bei M1- und M2-Verschlüssen sowie Verschlüssen der A. basilaris kommt auch die **lokale Thrombolyse** oder die **interventionelle Embolektomie** mit einem Device in Betracht. Diese Verfahren kommen insbesondere dann zum Einsatz, wenn es unter systemischer Thrombolyse nicht gelingt, das Gefäß zu rekanalisieren. Bestehen gleichzeitig ausgeprägte Stenosen, ist häufig die Implantation eines Stents notwendig, da sonst ein hohes Risiko eines Reverschlusses besteht. Werden Patienten mit Basilarisverschlüssen in ein tertiäres Zentrum verlegt, sollte schon vor dem Transport mit einer systemischen Lyse in halber Dosierung begonnen werden (so genannte **Bridging-Lyse**).

Frühe Sekundärprävention

Patienten mit einer transitorisch-ischämischen Attacke haben ein hohes Risiko, innerhalb der nächsten 48 h einen ischämischen Insult zu erleiden. Bei Patienten, die bereits einen zerebralen ischämischen Insult erlitten haben, ist das Reinsultrisiko innerhalb der ersten 7 Tage am höchsten. Daher muss die Sekundärprävention orientiert an der Pathophysiologie so früh wie möglich beginnen.

Nach den Ergebnissen von 2 großen Studien ist in der Frühphase des ischämischen Insults nur die Wirksamkeit von Azetylsalizylsäure in Dosen zwischen 100 und 300 mg am Tag belegt (IST 1997, CAST 1997). Anschließend kann dann nach den später dargestellten Prinzipien der Sekundärprävention entschieden werden, ob diese Prophylaxe fortgesetzt, durch eine orale Antikoagulation bei Patienten mit kardialer Emboliequelle ersetzt oder mit potenteren thrombozytenfunktionshemmenden Strategien, wie der Kombination von Aspirin plus retardiertem Dipyridamol oder Clopidogrel, fortgefahren wird.

Mehrere Studien haben gezeigt, dass die systemische Heparinisierung mit PTT-relevanter Dosierung oder die entsprechende Gabe von niedermolekularem Heparin die Prognose des akuten ischämischen Insults nicht verbessert (Hommel et al. 1998, Diener et al. 2007). Dies gilt auch für Patienten mit Vorhofflimmern (Bath et al. 2001).

Daher sollten auch Patienten mit Vorhofflimmern vorübergehend mit Azetylsalizylsäure behandelt werden und anschließend antikoaguliert werden. Bei Patienten, die eine transitorisch-ischämische Attacke oder einen leichten Schlaganfall erlitten haben und bereits oral antikoaguliert waren, gibt es keine Notwendigkeit, die orale Antikoagulation zu unterbrechen.

Vorbeugung und Behandlung von Komplikationen des akuten ischämischen Schlaganfalls

Tiefe Beinvenenthrombosen und Lungenembolien. Bettlägerige Patienten mit akutem Schlaganfall und gleichzeitig ausgeprägter Parese im Bein haben unbehandelt ein hohes Risiko, eine tiefe Beinvenenthrombose und eine Lungenembolie zu entwickeln. Zu einer Zeit, als eine konsequente Prophylaxe noch nicht zur Verfügung stand, betrug die Inzidenz von tiefen Beinenvenenthrombose in dieser Situation bis zu 70 %. Subkutane niedermolekulare Heparine reduzieren das Risiko von tiefen Beinvenenthrombose und Lungenembolien, ohne das Risiko intra- oder extrakranieller Blutungen signifikant zu erhöhen (Diener et al. 2006, Andre et al. 2007, Hilbom et al. 2002, Muir 2008, Sherman et al. 2007). Auch unfraktioniertes Heparin ist in dieser Indikation wirksam. Die medikamentöse Prophylaxe sollte ergänzt werden durch ausreichende Flüssigkeitszufuhr und frühzeitige Mobilisierung. Individuell angepasste Kompressionsstrümpfe sind nicht präventiv wirksam.

Merke
Beim Abfall der Thrombozyten muss insbesondere bei der Gabe von unfraktioniertem Heparin an eine Heparin-induzierte Thrombozytopenie gedacht werden (Kap. 22). In diesem Fall muss das Heparin sofort abgesetzt und durch Hirudin ersetzt werden.

Pneumonie. Die Aspirationspneumonie ist die häufigste Komplikation bei Schlaganfallpatienten und besonders häufig bei Patienten mit Vigilanzstörungen und Schluckstörungen. Präventiv wirksam sind hier häufiges Umlagern und Atemgymnastik. Die präventive Gabe von Antibiotika, bevor klinische Symptome einer Pneumonie auftreten, ist nicht wirksam (Chamoro et al. 2005).

Schluckstörungen. Schluckstörungen gehen mit einer deutlich schlechteren Prognose, einer höheren Inzidenz von Pneumonien und einer höheren Mortalität einher. Bei allen Patienten mit Schluckstörungen sollte daher ein einfaches Protokoll zur raschen Schluckdiagnostik nach Aufnahme erstellt werden. Eine routinemäßige nicht orale Ernährung für alle Schlaganfallpatienten verbessert die Prognose nicht. Dies gilt auch für den frühzeitigen Einsatz einer perkutanen Gastrostomie (Dennis et al. 2005a, Dennis et al. 2005b). Daher sollte auf eine frühe PEG-Anlage zugunsten einer Ernährung über eine nasogastrale Sonde verzichtet werden. Erst bei Schluckstörungen, die länger als 3–4 Wochen anhalten, sollte eine PEG angelegt werden.

Harnwegsinfekte. In der akuten Phase nach Schlaganfällen ist eine Urinretention häufig. Dies kann entweder eine wiederholte Katheterisierung oder das Legen eines Blasenkatheters notwendig machen. Nach Pneumonien ist die häufigste Ursache für Fieber nach einem Schlaganfall ein Harnwegsinfekt, der antibiotisch behandelt werden sollte.

Epileptische Anfälle. Es gibt keine Evidenz für die Wirksamkeit einer prophylaktischen antiepileptischen Theapie bei Patienten mit Schlaganfall ohne vorausgegangene Anfälle oder das Vorliegen einer Epilepsie. Treten epileptische Anfälle auf, werden diese nach den üblichen Kriterien behandelt.

Fazit
Die rasche Monitorisierung und Behandlung vitaler Parameter, die sofortige Einleitung einer rekanalisierenden Akuttherapie nach Sicherung der Schlaganfalldiagnose, der unverzügliche Beginn einer Schlaganfall-Sekundärprävention und die Verhinderung von Komplikationen sind die wesentlichen Bausteine einer erfolgreichen Schlaganfalltherapie.

Literatur

Andre C, de Freitas GR, Fukujima MM. Prevention of deep venous thrombosis and pulmonary embolism following stroke: a systematic review of published articles. Eur J Neurol 2007;14(1):21–32

Azzimondi G, Bassein L, Nonino F, et al. Fever in acute stroke worsens prognosis. Stroke 1995;26:2040–2043

Bath PM, Lindenstrom E, Boysen G, et al. Tinzaparin in acute ischaemic stroke (TAIST): a randomised aspirin-controlled trial. Lancet 2001;358:702–710

CAST (Chinese Acute Stroke Trial) Collaborative Group. CAST: randomized placebo-controlled trial of early aspirin use in 20.000 patients with acute ischaemic stroke. Lancet 1997;349:1641–1649

Chamorro A, Horcajada JP, Obach V, et al. The Early Systemic Prophylaxis of Infection After Stroke study: a randomized clinical trial. Stroke 2005 Jul;36(7):1495–1500

Clark W, Wissman S, Albers G, et al. Recombinant tissue-type plasminogen activator (Alteplase) for ischemic stroke 3 to 5 hours after symptom onset - The ATLANTIS Study: A randomized controlled trial. JAMA 1999;282:2019–2026

Davis SM, Donnan GA, Parsons MW, et al. Effects of alteplase beyond 3 h after stroke in the Echoplanar Imaging Thrombolytic Evaluation Trial (EPITHET): a placebo-controlled randomised trial. Lancet Neurol 2008;7(4):299–309

Dennis MS, Lewis SC, Warlow C. Effect of timing and method of enteral tube feeding for dysphagic stroke patients (FOOD): a multicentre randomised controlled trial. Lancet 2005a;365(9461):764–772

V

Dennis MS, Lewis SC, Warlow C. Routine oral nutritional supplementation for stroke patients in hospital (FOOD): a multicentre randomised controlled trial. Lancet 2005b;365(9461):755–763
Diener HC, Ringelstein EB, von Kummer R, et al. Prophylaxis of thrombotic and embolic events in acute ischemic stroke with the low-molecular-weight heparin certoparin: results of the PROTECT Trial. Stroke 2006;37(1):139–144
Diener HC, Sacco R, Yusuf S. Rationale, design and baseline data of a randomized, double-blind, controlled trial comparing two antithrombotic regimens (a fixed-dose combination of extended-release dipyridamole plus ASA with clopidogrel) and telmisartan versus placebo in patients with strokes: the Prevention Regimen for Effectively Avoiding Second Strokes Trial (PRoFESS). Cerebrovasc Dis 2007;23(5-6):368–380
Dippel DWJ, Breda vEJ, Gemert vHMA, et al. Effect of paracetamol (acetaminophen) on body temperature in acute ischemic stroke a double-blind, randomized phase II clinical trial. Stroke 2001;32:1607–1612
Furlan AJ, Eyding D, Albers GW, et al. Dose Escalation of Desmoteplase for Acute Ischemic Stroke (DEDAS): evidence of safety and efficacy 3 to 9 hours after stroke onset. Stroke 2006;37(5):1227–1231
Gray CS, Hildreth AJ, Sandercock PA, et al. Glucose-potassium-insulin infusions in the management of post-stroke hyperglycaemia: the UK Glucose Insulin in Stroke Trial (GIST-UK). Lancet Neurol 2007;6(5):397–406
Hacke W, Aichner F, Bode C, et al. Akuttherpaie des ischämischen Insultes. In: Diener H, Putzki N, Berlit P, et al., Hrsg. Leitlinien für Diagnostik und Therapie in der Neurologie. Stuttgart: Thieme; 2008:243–260
Hacke W, Albers G, Al-Rawi Y, et al. The Desmoteplase in Acute Ischemic Stroke Trial (DIAS): a phase II MRI-based 9-hour window acute stroke thrombolysis trial with intravenous desmoteplase. Stroke 2005;36(1):66–73
Hacke W, Donnan G, Fieschi C, et al. Association of outcome with early stroke treatment: pooled analysis of ATLANTIS, ECASS, and NINDS rt-PA stroke trials. Lancet 2004;363:768–774
Hacke W, Furlan AJ, Al-Rawi Y, et al. Intravenous desmoteplase in patients with acute ischaemic stroke selected by MRI perfusion-diffusion weighted imaging or perfusion CT (DIAS-2): a prospective, randomised, double-blind, placebo-controlled study. Lancet Neurol 2009;8(2):141–50
Hacke W, Kaste M, Fieschi C, et al. Intravenous thrombolysis with recombinant tissue plasminogen activator for of acute hemispheric stroke. The European cooperative acute stroke study (ECASS). JAMA 1995;274:1017–1025
Hacke WK, Fieschi M, von Kummer C, for the Second European-Australasian Acute Stroke Study Investigators. Randomised double-blind placebo-controlled trial of thrombolytic therapy with intravenous alteplase in acute ischaemic stroke (ECASS II). Lancet 1998;352:1245–1251
Hillbom M, Erila T, Sotaniemi K, Tatlisumak T, Sarna S, Kaste M. Enoxaparin vs heparin for prevention of deep-vein thrombosis in acute ischaemic stroke: a randomized, double-blind study. Acta Neurol Scand 2002;106(2):84–92
Hommel M, for the FISS bis Investigators Group. Fraxiparine in ischemic stroke study (FISS bis). Cerebrovasc Dis 1998;8 (Suppl 4):19
International Stroke Trial Collaborative Group. The International Stroke Trial (IST): a randomised trial of aspirin, subcutaneous heparin, both or neither among 19435 patients with acute ischaemic stroke. Lancet 1997;349:1569–1581
Leonardi-Bee J, Bath P, Phillips S, Sandercock P, IST Collaborative Group. Blood pressure and clinical outcomes in the International Stroke Trial. Stroke 2002;33(5):1315–1320
Marler JR, for the National Institute of Neurological Disorders and Stroke rt-PA Stroke Study Group. Tissue plasminogen activator for acute ischemic stroke. N Engl J Med 1995;333(24):1581–1587
Marler JR, Tilley BC, Lu M, et al. Early stroke treatment associated with better outcome: the NINDS rt-PA stroke study. Neurology 2000;55:1649–1655
Muir KW. The PREVAIL trial and low-molecular-weight heparin for prevention of venous thromboembolism. Stroke 2008;39(7):2174–2176
Schrader J, Lüders S, Kulschewski A, et al. The ACCESS Study: evaluation of acute candesartan cilexetil therapy in stroke survivors. Stroke 2003;34:1699–1703
Schwarz S, Al-Shajlawi F, Sick C, Meairs S, Hennerici MG. Effects of prophylactic antibiotic therapy with mezlocillin plus sulbactam on the incidence and height of fever after severe acute ischemic stroke: the Mannheim infection in stroke study (MISS). Stroke 2008;39(4):1220–1227
Sherman DG, Albers GW, Bladin C, et al. The efficacy and safety of enoxaparin versus unfractionated heparin for the prevention of venous thromboembolism after acute ischaemic stroke (PREVAIL Study): an open-label randomised comparison. Lancet 2007;369(9570):1347–1355
Wahlgren NG, MacMahon DG, De Keyser J, Indredavik B, Ryman T. Intravenous Nimodipine West European Stroke Trial (INWEST) of nimodipine in the treatment of acute ischaemic stroke. Cerebrovasc Dis 1994;4:204–210
Wang Y, Lim L, Levi C, Heller R, Fisher J, Maths B. Influence of admission body temperature on stroke mortality. Stroke 2000;31:404–409
Willmot M, Leonardi-Bee J, Bath PM. High blood pressure in acute stroke and subsequent outcome: a systematic review. Hypertension 2004;43(1):18–24

32 Zerebrale Venen- und Sinusvenenthrombose

R. Haberl, S. Kirsch

Definition
Die zerebrale Venen- und Sinusvenenthrombose ist eine in der Mehrzahl der Fälle subakute Erkrankung, die durch den thrombotischen Verschluss einer der zerebralen Venen oder der sie drainierenden Sinus charakterisiert ist.

32.1 Epidemiologie, klinische Präsentation und Klassifikation

Die geschätzte **Inzidenz** der zerebralen Venen- bzw. Sinusvenenthrombose beträgt 3–4/1 Mio. Einwohner pro Jahr (Stam 2005). Die Erkrankung kann in jedem Alter auftreten. Die Mehrzahl der Erkrankten ist <40 Jahre alt. Frauen sind deutlich häufiger betroffen als Männer (Verhältnis 3:1).

In der Internationalen Studie zu zerebralen Venen- und Sinusvenenthrombosen (ISCVT) lag die **Sterblichkeit** innerhalb eines durchschnittlichen Nachbeobachtungszeitraums von 16 Monaten bei 8,3 % (Ferro et al. 2004). Zu einer vollständigen Remission kam es in ca. 60 % der Fälle.

Höheres Lebensalter (>37 Jahre), männliches Geschlecht, psychiatrische Auffälligkeiten, Koma, eine durch die Thrombose bedingte zerebrale Stauungsblutung bei Aufnahme, Thrombosen der inneren Hirnvenen, gleichzeitige Infektionen des zentralen Nervensystems oder mit Neoplasmen assoziierte Thrombosen sprachen für eine ungünstigere Prognose.

Auch wenn Spontanremissionen möglich sind (de Bruijn et al. 2001), ist die Prognose wahrscheinlich desto besser, je frühzeitiger die Diagnose gestellt und die Erkrankung behandelt wird. In ISCVT waren >80 % der Patienten antikoaguliert.

Klinische Präsentation

Am häufigsten ist ein subakuter Beginn mit einer <1 Monat andauernden Symptomatik. In jeweils ca. 20 % beginnt die Erkrankung akut oder chronisch. Die klinische Manifestation ist vielgestaltig. Kein Symptom bzw. Syndrom ist spezifisch für die zerebrale Venen- oder Sinusvenenthrombose.

Kopfschmerzen sind mit 75–95 % das am häufigsten vorkommende (de Bruijn et al. 2001), oft auch das erste und nicht selten sogar das einzige Symptom. Meist treten zumindest im Verlauf als Zeichen einer intrakraniellen Drucksteigerung **Übelkeit**, **Brechreiz** und **Sehstörungen** auf. Dieses Bild der so genannten **isolierten intrakraniellen Hypertension** findet sich in bis zu 40 % der Fälle (Biousse et al. 1999).

Bei perakutem Beginn der Kopfschmerzen mit Meningismus (bei venöser Stauungsblutung in den Subarachnoidalraum) muss eine aneurysmabedingte Subarachnoidalblutung abgegrenzt werden. Die Kopfschmerzen können fokal oder holozephal auftreten. Sie können einer Migräneattacke, bei zusätzlichen fokal-neurologischen Zeichen einer Migräne mit Aura ähneln. Sie können im Verlauf fluktuieren, sind aber dabei häufig progredient und sprechen dann meist nicht mehr gut auf übliche Kopfschmerzmedikamente an. Mit körperlicher Anstrengung oder unter Valsalva-Manöver nehmen sie in der Regel zu.

In ca. 40 % der Fälle kommt es früh zu fokalen sowie zu primär oder sekundär generalisierten **epileptischen Anfällen** (Masuhr et al. 2006). Diese sind entweder Ausdruck eines generalisierten Hirnödems, einer umschriebenen venösen Stauung oder eines venösen Infarkts mit Einblutung. Bedingt durch die fokalen Parenchymläsionen finden sich oft **fokal-neurologische Defizite** im Sinne von Paresen, Aphasien oder Hemianopsien. Passagere Defizite können bei geringen oder fehlenden Kopfschmerzen auch eine transitorisch-ischämische Attacke imitieren. Relativ häufig kommt es früh zu **Vigilanzstörungen**, v. a. wenn tiefe Hirnvenen betroffen sind, aber auch bei generalisiertem Hirnödem oder ausgedehnten Stauungsblutungen. Hirnnervenbeteiligungen kommen vor (III–XI), isolierte Hirnnervenausfälle sind selten. Gerade bei Älteren kann sich eine zerebrale Sinusvenenthrombose auch lediglich mit psychiatrischen Symptomen manifestieren und dann leicht übersehen werden.

Das klinische Bild ist abhängig von der **Lokalisation der Thrombose**. Im Fall des am häufigsten betroffenen Sinus sagittalis superior kommt es neben Kopfschmerzen oft zu Paresen und epileptischen Anfällen. Bei einer isolierten intrakraniellen Hypertension ist wahrscheinlicher einer der lateralen Sinus thrombosiert. Ist der linke Sinus transversus involviert, kann früh eine Aphasie auftreten. Wenn die tiefen inneren Hirnvenen betroffen sind, ist das klinische Bild je nach Lokalisation sehr variabel, geht aber häufiger mit Bewusstseinsstörungen, neuropsychologischen Defiziten oder beidseitigen Paresen einher (Bousser u. Ferro 2007). Die am ehesten im Rahmen von Infektionen, aber insgesamt selten auftretende Thrombose des Sinus cavernosus kann neben dem Ausfall angrenzender Hirnnerven (III, IV, VI und V1) zusätzlich zu Chemosis, Protrusio bulbi und Papillenödem führen. Isolierte kortikale Venenthrombosen verursachen initial häufig fokale epileptische Anfälle (Urban u. Müller-Forell 2005).

Merke
Kopfschmerzen, oft assoziiert mit Übelkeit und Brechreiz, sind das häufigste, oft auch erste und manchmal sogar einzige Symptom. Fehlende Kopfschmerzen schließen aber eine zerebrale Venen- oder Sinusvenenthrombose nicht aus.

Klassifikation

Anatomische Klassifikation. Oberflächliche kortikale Venen drainieren Blut vom Kortex und subkortikalen Marklager, verlaufen als so genannte Brückenvenen durch den Subarachnoidalraum und münden dann direkt in intradural gelegene Sinus (v.a. Sinus sagittalis superior und Sinus transversus). Die tiefen inneren Venen münden über die V. cerebri magna in den Sinus rectus und weiter über die Sinus sigmoidei in die tiefen Halsvenen (Abb. 32.**1**).

Man unterscheidet **Thrombosen der zerebralen Venen** von **Thrombosen der venösen Sinus**. In zwei Dritteln der Fälle ist mehr als ein Gefäß bzw. ein Sinus thrombosiert. Am häufigsten ist der Sinus sagittalis superior (60%) betroffen. In 40% dieser Fälle sind kortikale Venen mitbetroffen (Agnelli und Verso, 2008). Für die Interpretation der Bildgebung ist es wichtig zu wissen, dass in 50–80% der Fälle eine signifikante Asymmetrie der Sinus transversii besteht. Meist ist der linke Sinus transversus schmallumiger angelegt (Beards et al. 1998). Außerdem ist der Sinus sagittalis superior im vorderen Drittel oft hypoplastisch und gelegentlich aplastisch.

Ätiologische Klassifikation. Zu den häufigsten Ursachen der blanden Venen- und Sinusvenenthrombose zählen neben erworbenen oder angeborenen Gerinnungsstörungen hormonelle Einflüsse (Tab. 32.**1**). Die orale Kontrazeption ist in 10% als alleinige Ursache eruierbar. Insbesondere Präparate der 3. Generation, die Gestoden bzw. Desogestrel enthalten, scheinen mit einem erhöhten Risiko verbunden zu sein. Im 3. Trimenon einer Schwangerschaft und v.a. im Wochenbett ist das Risiko für zerebrale Venen- und Sinusvenenthrombosen bei der Mutter erhöht. Die peri- und postpartale Inzidenz liegt bei 12/100 000 Geburten (Lanska u. Kryscio 2000). Unter den Gerinnungsstörungen zählen die Faktor V-Leiden-Mutation (APC-Resistenz) und Prothrombin-Mutation G20210A vor dem Antithrombin III-, Protein C- und Protein S-Mangel zu den häufigsten angeborenen Thrombophilien. Die Hyperhomozysteinämie ist ein unabhängiger Risikofaktor. Für die Mutation der Methylentetrafolatreduktase C677T ist der Einfluss auf das Risiko für Venen- und Sinusvenenthrombosen nicht belegt. Das Risiko für eine ze-

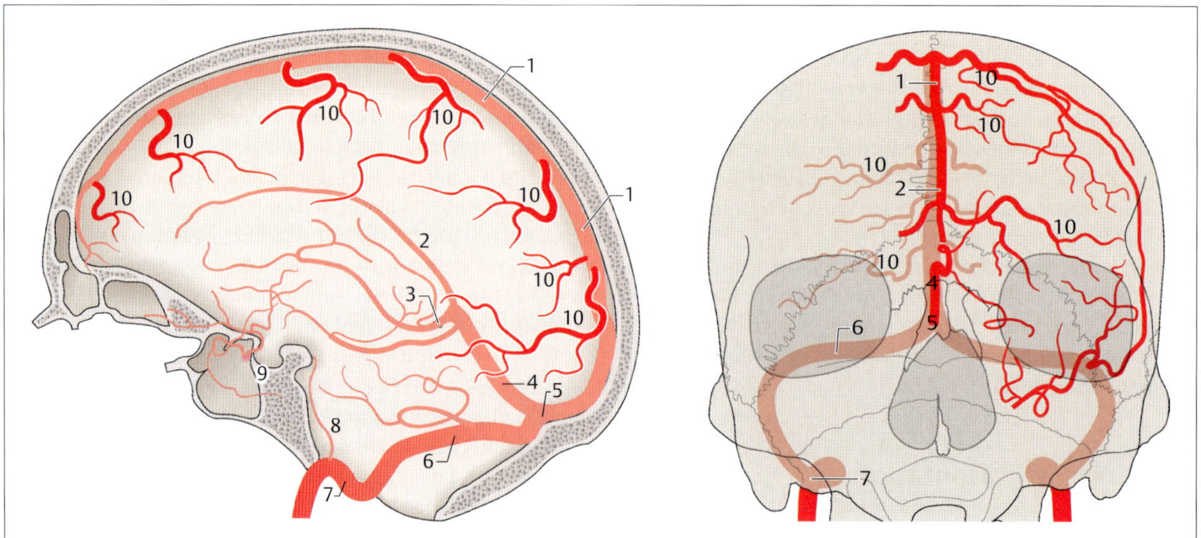

Abb. 32.**1** Schematische Darstellung der zerebralen Venen und venösen Sinus. 1= Sinus sagittalis superior, 2= Sinus sagittalis inferior, 3= V. cerebri magna (Galeni), 4= Sinus rectus, 5= Confluens sinuum, 6= Sinus transversus, 7= Sinus sigmoideus, 8= Sinus petrosus inferior, 9= Sinus cavernosus, 10= kortikale Venen/„Brückenvenen" (Quelle: Huber P et al. 1979).

Tabelle 32.1 Ursachen der blanden Sinusvenenthrombose.

	Spezifische Ursachen
Hormonelle Störungen	Orale Kontrazeption, Hormonersatztherapie, Schwangerschaft (v. a. letztes Trimenon), Wochenbett
Primäre und sekundäre Gerinnungsstörungen	Faktor V-Leiden-Mutation (APC-Resistenz), Prothrombin-Mutation G20210A, Antithrombin III -, Protein C- oder Protein-S-Mangel, Hyperhomozysteinämie
Malignome	Diverse Karzinome, Karzinoid, Lymphom, Leukämie
Hämatologische Erkrankungen	Polyzythämie, Sichelzellanämie, paroxysmale nächtliche Hämoglobinurie, hypochrome bzw. immunhämolytische Anämie, Thrombozythämie
Kollagenosen	Systemischer Lupus erythematodes, Sjögren-Syndrom
Vaskulitiden	Morbus Behçet, Wegener-Granulomatose, Churg-Strauss, Neurosarkoidose
Medikamentös-toxische Ursachen	Kortikosteroide, Chemotherapeutika, Erythropoetin, Vitamin A-Überdosierung, Rauschdrogen
Mechanische Ursachen	Schädel-Hirn-Trauma, neurochirurgische Operationen, zentralvenöser Katheter, Abflussbehinderung durch Tumoren, Strangulation, lumbale Liquorpunktion
Neurologische Erkrankungen	Spontanes Liquorunterdrucksyndrom, durale arteriovenöse Malformation bzw. arteriovenöse Fistel
Internistische Erkrankungen	Schwere Dehydratation, Diabetes mellitus, Urämie, nephrotisches Syndrom, Thyreotoxikose, Herzinsuffizienz, Kardiomyopathie, Leberzirrhose, Morbus Crohn, Colitis ulcerosa

rebrale Venen- oder Sinusvenenthrombose steigt um ein Vielfaches, wenn mehrere Risikofaktoren gleichzeitig vorhanden sind, z. B. wenn bei bestehender Genmutation ein orales Kontrazeptivum eingenommen wird (Martinelli et al. 1998).

Im Falle **maligner Tumoren** bzw. Metastasen wird häufig die direkte Kompression eines Sinus oder einer Vene als Ursache der Thrombose beschrieben (Raizer u. DeAngelis 2000), seltener bislang **paraneoplastische Syndrome**. Besonders aufmerksam sollte man im Falle eines postpunktionellen Syndroms nach einer lumbalen Liquorpunktion sein, da zerebrale venöse Thrombosen mit zeitlicher Verzögerung von Tagen nach Punktionen auftreten können (Wilder-Smith 1997). Bessern sich die Kopfschmerzen im Verlauf im Liegen nicht bzw. nehmen im Liegen sogar zu, so muss eine zerebrale Thrombose ausgeschlossen werden.

Septische Venen- und Sinusvenenthrombosen sind mit Einführung der Antibiotika sehr viel seltener geworden (Verhältnis zu blanden Thrombosen 1:10–20). Häufige Ursache septischer Thrombosen sind fokale bakterielle (z. B. Staphylokokkus aureus) Infektionen im Bereich des Mittelohrs, des Mastoids, der Orbita und des Mittelgesichts, die in der Regel den nächstgelegenen Sinus transversus, sigmoideus oder cavernosus betreffen. Eine Meningitis oder ein Hirnabszess können ebenfalls zu einer Thrombose führen. Zerebrale Venen- und Sinusvenenthrombosen sind außerdem im Zusammenhang mit systemischen bakteriellen (Typhus, Tuberkulose, Erreger von Endokarditiden und Septikämien, Lues, Leptospirose), viralen (Masernvirus, Hepatitis B- und C-Virus, Herpes simplex-Virus, Zytomegalievirus, HIV), parasitären (Malaria, Trichinose) oder pilzbedingten (Aspergillose) Infektionen beschrieben.

32.2 Diagnostik

Grundsätzliches. Bei klinischem Verdacht auf eine venöse Thrombose sollte unverzüglich eine zerebrale MRT mit koronarer T1-, T2- und T2*-Wichtung und venöser Angiografie oder eine CT mit Kontrastmittelgabe und venöser Angiografie durchgeführt werden.

Die **Spiegelung des Augenhintergrunds** und die **Bestimmung der D-Dimere** können richtungsweisend sein. In bis zu 40% findet sich eine Stauungspapille, z. T. auch bei Patienten ohne Kopfschmerzen (Biousse et al. 1999). Nur bei bestehender Fokalneurologie sind in bis zu 96% der Fälle im Akutstadium D-Dimere nachweisbar (>500 ng/ml) (Crassard et al. 2005). Eine unauffällige Papille oder negative D-Dimere schließen eine zerebrale venöse Thrombose nicht aus.

Eine zum Ausschluss einer Meningitis, einer Meningoenzephalitis oder einer aneurysmatischen Subarachnoidalblutung durchgeführte Liquorpunktion darf nicht isoliert interpretiert werden. Auch bei blanden Sinusvenenthrombosen mit isolierter intrakranieller Hypertension sind pathologische Liquorbefunde mit bis zu 1000 Zellen/µl gefunden worden (Biousse et al. 1999).

Die digitale Subtraktionsangiografie ist in der Akutdiagnostik nur indiziert, wenn kein Schnittbildverfahren zur Verfügung steht. Sie kann zur Diagnose einer kortikalen Venenthrombose notwendig sein.

Für die bisher erprobten Ultraschallverfahren konnte bisher noch keine ausreichende Sensitivität und Spezifität nachgewiesen werden. Möglicherweise können sie der Verlaufsbeobachtung dienen, der prognostische Nutzen ist allerdings noch unklar.

> **Merke**
> Die Diagnose einer Venen- oder Sinusvenenthrombose wird kernspintomografisch oder computertomografisch gestellt, jeweils mit venöser Angiografiesequenz.

In der **zerebralen MRT** wird die Diagnose durch den **direkten Thrombusnachweis** gesichert. Da sich das Signalverhalten des Thrombus mit dem Alter der Thrombose verändert, sind verschieden gewichtete Sequenzen notwendig. In der 1. Woche ist die T2*-gewichtete Sequenz bezüglich des direkten Thrombusnachweises am sensitivsten (Idbaih et al. 2006, Abb. 32.**2a**, Abb. 32.**3a**). Erst im Verlauf der ersten Tage stellt sich der Thrombus durch Entstehung intrazellulären Methämoglobins in T1-gewichteten Sequenzen hyperintens dar, und etwa ab der 2. Woche wird der Thrombus durch das jetzt extrazellulär lokalisierte Methämoglobin auch in T2-gewichteten Sequenzen hyperintens (Abb. 32.**2b, c**). Wochen bis Monate nach Beginn der Thrombose nimmt die Signalintensität des Thrombus in der Regel wieder ab. In der Diffusionswichtung stellt sich der Thrombus nur inkonstant hyperintens dar.

Zu den **indirekten**, in der Bildgebung sichtbaren **Zeichen** einer Venen- oder Sinusvenenthrombose zählen verstrichene Gyri, enge Ventrikel bzw. ein Ödem als Zeichen erhöhten Hirndrucks (Abb. 32.**4**). Hier können diffusionsgewichtete Sequenzen zur frühen Darstellung des durch die venöse Stauung/den Infarkt bedingten zytotoxischen Ödems hilfreich sein. Eine **atypisch gelegene intrazerebrale Blutung** (nicht einem arteriellen Gefäßgebiet zuzuordnen oder bilateral) sollte immer an eine Sinusvenenthrombose denken lassen. Die T2*-gewichtete Sequenz stellt auch kleine intraparenchymale Blutungen mit hoher Sicherheit dar. Selten kann auch die lokale

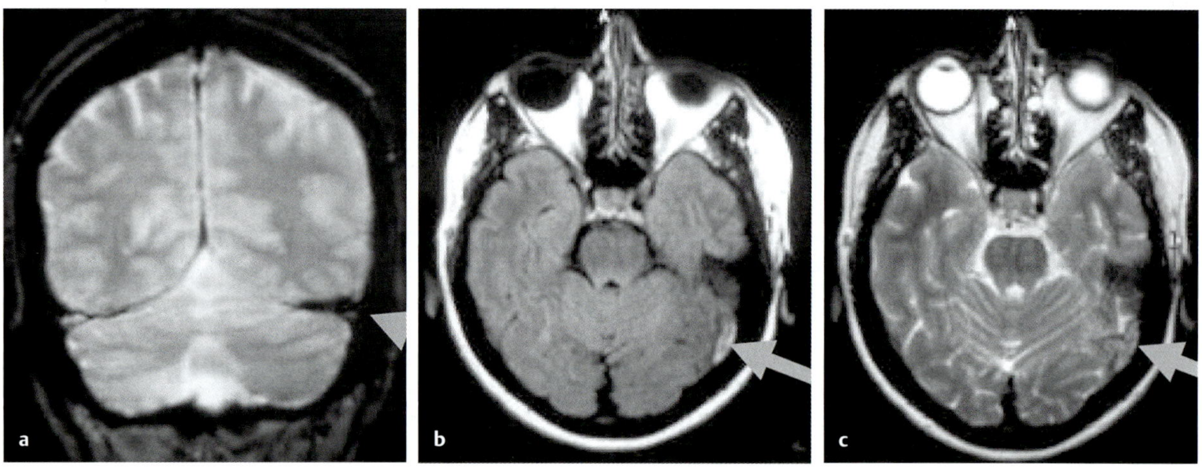

Abb. 32.**2a–c** Frische Thrombose des linken Sinus transversus. „Ganz schwarz", ohne Flussartefakte in der T2*-gewichteten Sequenz (**a**) und bereits hyperintens in der T1-gewichteten Sequenz. In der T2-gewichteten Sequenz (**c**) noch isointens und dadurch schlecht erkennbar.

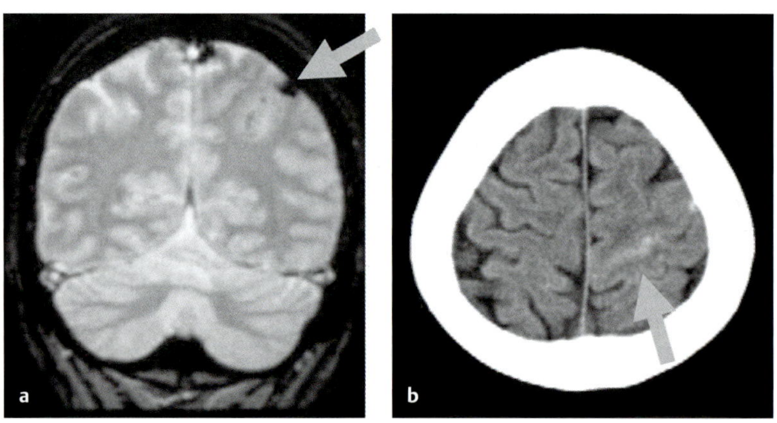

Abb. 32.**3a, b** **a** Thrombus in kortikaler Vene links in T2*-gewichteter Sequenz. **b** Brückenvenenthrombose, die sich im Nativ-CT als Hyperdensität im Sulcus mit verstrichenen Gyri in der Umgebung darstellt.

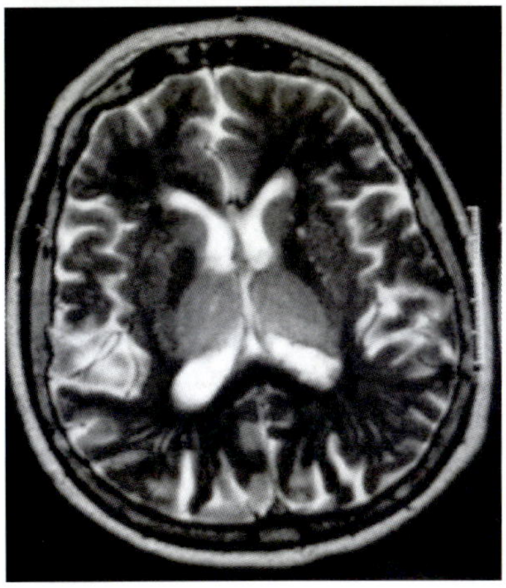

Abb. 32.**4** Venöse Stauung mit Ödem in beiden Thalami bei tiefer innerer Venenthrombose.

Darstellung von Blut an der Hemisphärenoberfläche, insbesondere im Sulkus (differenzialdiagnostisch thrombosierte Vene bzw. durch Thrombus verursachte Subarachnoidalblutung zu erwägen), einziger Hinweis auf eine kortikale Venenthrombose sein (Urban u. Müller Forell 2005, Abb. 32.**3b**).

In der venösen Kernspinangiografie, in der Regel als **Time-of-Flight-Angiografie** durchgeführt, zeigt sich der Thrombus im Idealfall als **Signalaussparung**. Aufgrund möglicher Fehlerquellen (s. u.) sollte die Angiografie stets im Zusammenhang mit Schnittbildern beurteilt werden. Pathologische Befunde in Angiografie und Schnittbildern sollten kongruent und mit der klinischen Symptomatik vereinbar sein.

Die notfallmäßig oft nativ durchgeführte **kraniale CT** kann v. a. dem **Ausschluss anderer Ursachen** (z. B. Tumor) dienen, übersieht jedoch oft Sinus- und Sinusvenenthrombosen (Provenzale et al. 1998). Umgekehrt kann sich ein Sinus in der nativen CT bei erhöhtem Hämatokrit hyperdens präsentieren und fälschlicherweise eine Thrombose suggerieren.

Mit Gabe von Kontrastmittel erhöht sich die diagnostische Sicherheit der CT, insbesondere mit zusätzlicher venöser Angiografie. Bei technisch guter Durchführung (mit einer Schichtdicke von 1–1,5 mm in der venösen Phase des Kontrastmittelbolus) ist die venöse CT-Angiografie meist sogar der venösen MR-Angiografie überlegen, da keine Flussartefakte auftreten, kleinere Venen besser dargestellt werden und die Messzeit wesentlich kürzer ist (<1 min). Das immer wieder im Zusammenhang mit Sinusvenenthrombosen beschriebene **„empty triangle sign“** – ein von Kontrastmittel umspülter Thrombus – ist für sich allein genommen kein sicheres Zeichen.

Bei Schwangeren ist die CT kontraindiziert.

Fehlerquellen bei der Befundung der Schnittbildgebung mit venöser Angiografie sind:

- Hypoplasie oder Aplasie eines Sinus kann zu fehlendem Flusssignal oder Flussartefakten in der Angiografie (insbesondere der Time-of-Flight-Angiografie) führen und einen Thrombus vortäuschen,
- bei hohem Methämoglobingehalt des Thrombus findet sich in den Quellbildern der venösen Time-of-Flight-Angiografie ein hohes Signal, das nicht als Flusssignal fehlgedeutet werden darf,
- in Einzelfällen kann der Thrombus auch Kontrastmittel aufnehmen.

Ursachensuche. Da oft mehrere Ursachen gleichzeitig vorliegen, sollte auch bei Vorhandensein eines offensichtlichen Risikofaktors nach weiteren Ursachen gesucht werden (Tab. 32.**1**). In ca. 15 % der Fälle bleibt die Ursache trotz intensiver Ursachensuche unklar (Ferro et al. 2004). Manchmal findet sich erst im längerfristigen Verlauf eine ursächliche Erkrankung.

Insbesondere bei älteren Menschen sollte im Sinne einer tumor-assoziierten Thrombose gezielt nach Malignomen gesucht werden. Bei Verdacht auf eine durale arteriovenöse Fistel kann eine digitale Subtraktionsangiografie mit Darstellung der A. carotis externa indiziert sein.

32.3 Therapie

Akuttherapie. Vor dem Hintergrund der bisherigen Studienlage (Einhäupl et al. 1991, de Bruijn u. Stam 1999, Stam et al. 2002) werden **akute blande Venen- und Sinusvenenthrombosen** mittels **Antikoagulation** behandelt, weil dadurch wahrscheinlich das Risiko eines anhaltenden schweren neurologischen Defizits und die Mortalität reduziert wird, ohne dass das Risiko für intrazerebrale Blutungen zunimmt. Die plazebokontrollierte Studie von Einhäupl et al. (1991) zur Therapie der aseptischen Venen- und Sinusvenenthrombose mit partieller Thrombinzeit (PTT)-gesteuerter, intravenöser Heparinisierung wurde nach 20 Patienten wegen deutlich günstigerer Ergebnisse in der Heparingruppe abgebrochen. Die plazebokontrollierte Studie von De Bruijn und Stam (1999) mit Nadroparin (anti-Xa 2-mal 90 U/kg pro Tag subkutan) zeigte einen Trend zugunsten der Nadroparinbehandlung, allerdings auch einen günstigeren Spontanverlauf als die Studie von Einhäupl et al. (1991). Die Metaanalyse beider Studien (Stam et al. 2002) ergab eine relative Risikoreduktion für Tod und Abhängigkeit von 46 %, wobei es unter der Heparinbehandlung nicht zum Auftreten neuer, symptomatischer Blutungen kam. Vorstellung ist, dass Heparin die Ausbreitung des Thrombus bzw. den erneuten thrombotischen Verschluss verhindert, weshalb auch bei bereits bestehenden Stauungsblutungen antikoaguliert werden kann und soll.

Nicht bekannt ist, ob PTT-gesteuertes, intravenös gegebenes unfraktioniertes Heparin und höher dosiertes, subkutan appliziertes niedermolekulares Heparin gleich gut wirksam sind. Üblicherweise wird bislang aufgrund größerer Erfahrungen mit intravenös verabreichtem Heparin behandelt. Die **Ziel-PTT** sollte um 80–100 s, mindestens aber doppelt so hoch wie der PTT-Ausgangswert liegen und schnell erreicht werden (ggf. Bolus von 3000–5000 I.E.). Insbesondere bei schweren Verläufen ist die bessere Steuerbarkeit von intravenös verabreichtem Heparin sicher von Vorteil. Blutbildkontrollen sind mindestens jeden 2. Tag notwendig, um eine heparininduzierte Thrombozytopenie nicht zu übersehen.

In der Schwangerschaft und in der Stillzeit ist Heparin nicht kontraindiziert. Kurz vor der Geburt muss es jedoch abgesetzt werden. Heparin ist in der Therapie der septischen Venen- und Sinusvenenthrombose nicht systematisch untersucht, wird aber analog der blanden Sinusvenenthrombose verwendet und scheint den Erfahrungswerten nach keine höheren Blutungsraten zu haben (Masuhr u. Einhäupl 2008).

> **Merke**
> Eine durch die Venen- bzw. Sinusvenenthrombose bedingte Stauungsblutung ist in der Akutphase keine Kontraindikation für die Antikoagulation mit Heparin!

Eine **lokale Thrombolyse** mit rekombinantem tissue-Plasminogenaktivator (t-PA) kann vor dem Hintergrund von Einzelfallberichten und kleineren Fallserien nur als Ultima Ratio bei zunehmender klinischer Verschlechterung trotz adäquater Antikoagulation angesehen werden. Die Rekanalisationsrate ist höher als mit Heparin allein, korreliert aber nicht unbedingt mit einem guten klinischen Verlauf. Außerdem scheint das Blutungsrisiko unter gleichzeitiger Gabe von t-PA erhöht, v.a. wenn bereits eine Stauungsblutung besteht (Kim und Suh, 1997; Frey et al. 1999). Die alleinige lokale Thrombolyse im Vergleich zur Heparintherapie ist bisher ebenso wie die systemische Lyse bei Sinusvenenthrombosen nicht hinsichtlich der Wirksamkeit untersucht. Möglicherweise wird in Zukunft die rein mechanische Thrombektomie in speziellen Fällen Bedeutung gewinnen (Modi et al. 2008).

Die beste **Hirndrucktherapie** ist die adäquate Antikoagulation. Kopfschmerzen bessern sich in der Regel relativ rasch unter der intravenösen Heparingabe. Patienten mit isolierter intrakranieller Hypertension und durch ein Papillenödem bedingter Visusminderung sollten vor Beginn der Antikoagulation mittels lumbaler Liquorpunktion druckentlastet werden. Analog der Therapie des Pseudotumor cerebri (idiopathische intrakranielle Hypertension) wird hier auch Azetazolamid verordnet. Im Falle einer rasch progredienten Visusminderung ist selten eine Liquorableitung durch einen lumbo- oder ventrikuloperitonealen Shunt oder eine Optikusscheidenfensterung notwendig. Selten kann bei unkontrollierbarem Hirndruck mit beginnender Einklemmung eine operative Dekompression notwendig sein (Stefini et al. 1999). **Osmotherapeutika** sollten aufgrund des verstärkten Reboundeffekts bei venösem Abflussstörungen **zurückhaltend** eingesetzt werden. **Steroide** können zu einer Verschlechterung der Symptomatik führen (Canhao et al. 2008) und sind **nicht indiziert**.

Im Akutstadium auftretende epileptische Anfälle erfordern eine rasche und effektive **antiepileptische Therapie** (z.B. Aufsättigung mit Phenytoin), da es im Zusammenhang mit zerebralen Venen- und Sinusvenenthrombosen häufiger zu einem Status epilepticus (bis zu 13%) kommt, der eine hohe Mortalität aufweist (Masuhr et al. 2006).

Bei **septischen Thrombosen** muss eine wirksame antibiotische Therapie eingeleitet werden, ggf. mit chirurgischer Sanierung des Infektfokus.

Langzeitbehandlung. Üblicherweise werden die Patienten im Verlauf von Heparin auf eine **orale Antikoagulation** mit Marcumar umgestellt. Die Einstellung auf Marcumar sollte frühestens nach 7–14 Tagen erfolgen. Eine INR von 2–3 ist anzustreben. Wie lange die Antikoagulation fortgeführt werden soll, ist nicht untersucht. In der Regel wird über einen Zeitraum von 3-6 Monaten antikoaguliert. In diesem Zeitraum kann vielfach eine Rekanalisation des Sinus oder der Venen erreicht werden, auch wenn bisher kein Zusammenhang zwischen vollständiger Rekanalisation und guter klinischer Erholung nachgewiesen ist (Stolz et al. 2004). In ISCVT wurde die Antikoagulation durchschnittlich über 8 Monate hinweg fortgeführt. Rezidive innerhalb von ca. 1,5 Jahren waren selten (2,3%). Etwas häufiger traten extrazerebrale thrombembolische Komplikationen auf (4,3%).

Eine **dauerhafte Antikoagulation** ist bei einem Rezidiv, bei Gerinnungsstörungen mit hohem Thromboserisiko, z.B. homozygoter Faktor V-Leiden-Mutation, Prothrombin-Mutation G20210A, Protein C- oder Protein S-Mangel (Dentali et al. 2006, Christopher et al. 1999) oder bei Erkrankungen mit erhöhter Gerinnungsneigung zu erwägen.

Aufgrund seiner möglichen teratogenen Wirkung ist Marcumar in der **Schwangerschaft** kontraindiziert. Schwangere Patientinnen werden deshalb in der Regel mit einem niedermolekularen Heparinpräparat behandelt. In der Stillzeit darf Marcumar gegeben werden. Da aber geringe Mengen in die Muttermilch übertreten können, sollte das Kind prophylaktisch Vitamin K erhalten. Eine Venen- oder Sinusvenenthrombose in der Vorgeschichte (auch im Zusammenhang mit einer Schwangerschaft) ist keine Kontraindikation für eine (erneute) Schwangerschaft. Bei bestehenden Risikofaktoren für Thrombosen ist eine Thromboseprophylaxe während der Schwangerschaft und im Wochenbett indiziert.

Bis zu 50% aller Patienten klagen auch nach der Akutphase der Erkrankung über **anhaltende Kopfschmerzen** (Breteau et al. 2003). Bei Therapieresistenz muss ein Rezidiv der Venen- bzw. Sinusvenenthrombose ausgeschlossen werden. Selten kann eine durale arteriovenöse Fistel Folge einer Sinusvenenthrombose sein.

Eine längerfristige oder sogar dauerhafte antiepileptische Therapie kann, muss aber nicht notwendig sein. Späte Anfälle treten v. a. innerhalb des ersten Jahres auf. Etwa 10 % entwickeln im Langzeitverlauf eine **Epilepsie** (Ferro et al. 2004). Besonders gefährdet sind Patienten mit intrazerebralen Blutungen, mit fokalen Defiziten bzw. epileptischen Anfällen in der Akutphase.

Neben offensichtlichen Defiziten, z. B. Aphasien, bestehen wahrscheinlich nicht selten weniger auffällige, aber die Lebensqualität beeinträchtigende kognitive oder ängstlich-depressive Störungen (Buccino et al. 2003).

Fazit

Das klinische Bild der Venen- und Sinusvenenthrombosen ist vielgestaltig. Nicht nur beim klassischen Bild – Kopfschmerzen in Verbindung mit fokal-neurologischen Defiziten oder epileptischen Anfällen – muss an eine zerebrale venöse Thrombose gedacht werden. Die Diagnose kann in der Regel mittels zerebraler Schnittbildgebung mit venöser Angiografie gesichert werden. Die Prognose ist besser, wenn die Diagnose früh gestellt und adäquat antikoaguliert wird. Bei sorgfältiger Suche kann in 85 % der Fälle eine Ursache gefunden werden. Bei hohem Risiko für Thrombosen sollte dauerhaft antikoaguliert werden. Langfristige Folge können u. a. Kopfschmerzen, den Alltag beeinträchtigende neuropsychologische Auffälligkeiten und Epilepsien sein.

Literatur

Agnelli G, Verso M. Epidemiology of cerebral vein and sinus thrombosis. Front Neurol Neurosci 2008;23:16–22.

Beards SC, Yule S, Kassner A, Jackson A. Anatomical variation of cerebral venous drainage: the theoretical effect on jugular bulb blood samples. Anaesthesia 1998;53:627–633

Biousse V, Ameri A, Bousser MG. Isolated intracranial hypertension as the only sign of cerebral venous thrombosis. Neurology 1999;53:1537–1542

Bousser MG, Ferro JM. Cerebral venous thrombosis: an update. Lancet Neurol 2007;6:162–170

Breteau G, Mounier-Vehier F, Godefroy O, et al. Cerebral venous thrombosis 3-year clinical outcome in 55 consecutive patients. J Neurol 2003;250:29–35

de Bruijn SF, de Haan RJ, Stam J. Clinical features and prognostic factors of cerebral venous sinus thrombosis in a prospective series of 59 patients. For The Cerebral Venous Sinus Thrombosis Study Group. J Neurol Neurosurg Psychiatry 2001;70:105–108

de Bruijn SF, Stam J. Randomized, placebo-controlled trial of anticoagulant treatment with low-molecular-weight heparin for cerebral sinus thrombosis. Stroke 1999;30:484–488

Buccino G, Scoditti U, Patteri I, Bertolino C, Mancia D. Neurological and cognitive long-term outcome in patients with cerebral venous sinus thrombosis. Acta Neurol Scand 2003;107:330–335

Canhão P, Cortesão A, Cabral M, et al. ISCVT Investigators. Are steroids useful to treat cerebral venous thrombosis? Stroke 2008;39:105–110

Crassard I, Soria C, Tzourio C, et al. A negative D-dimer assay does not rule out cerebral venous thrombosis: a series of seventy-three patients. Stroke 2005;36:1716–1719

Dentali F, Crowther M, Ageno W. Thrombophilic abnormalities, oral contraceptives, and risk of cerebral vein thrombosis: a meta-analysis. Blood 2006;107:2766–2773

Einhäupl KM, Villringer A, Meister W, et al. Heparin treatment in sinus venous thrombosis. Lancet 1991;338:597–600

Ferro JM, Canhao P, Stam J, Bousser MG, Barinagarrementeria F, for the ISCVT Investigators. Prognosis of cerebral vein and dural sinus thrombosis: results of the International Study on Cerebral Vein and Dural Sinus Thrombosis (ISCVT). Stroke 2004;35:664–670

Frey JL, Muro GJ, McDougall CG, Dean BL, Jahnke HK. Cerebral venous thrombosis: combined intrathrombus rtPA and intravenous heparin. Stroke 1999;30(3):489–494

Huber P. Zerebrale Angiographie für Klinik und Praxis, 3. Aufl. Stuttgart: Thieme; 1979

Idbaih A, Boukobza M, Crassard I, Porcher R, Bousser MG, Chabriat H. MRI of clot in cerebral venous thrombosis: high diagnostic value of susceptibility-weighted images. Stroke 2006;37:991–995

Kim SY, Suh JH. Direct endovascular thrombolytic therapy for dural sinus thrombosis: infusion of alteplase. Am J Neuroradiol 1997;18:639–645

Lanska DJ, Kryscio RJ. Risk factors for peripartum and postpartum stroke and intracranial venous thrombosis. Stroke 2000;3:1274–1282

Martinelli I, Sacchi E, Landi G, Taioli E, Duca F, Mannucci PM. High risk of cerebral-vein thrombosis in carriers of a prothrombin-gene mutation and in users of oral contraceptives. N Engl J Med 1998;338:1793–1797

Masuhr F, Busch M, Amberger N, et al. Risk and predictors of early epileptic seizures in acute cerebral venous and sinus thrombosis. Eur J Neurol 2006;13:852–856

Masuhr F, Einhäupl K. Are steroids useful to treat cerebral venous thrombosis? Front Neurol Neurosci 2008;23:132–143

Modi K, Misra V, Reddy P. Rheolytic thrombectomy for dural venous sinus thrombosis. J Neuroimaging 2008;19:366–369

Provenzale JM, Joseph GJ, Barboriak DP. Dural sinus thrombosis: findings on CT and MR imaging and diagnostic pitfalls. Am J Roentgenol 1998;170:777–783

Raizer JJ, DeAngelis LM. Cerebral sinus thrombosis diagnosed by MRI and MR venography in cancer patients. Neurology 2000;54:1222–1226

Stam J. Thrombosis of the cerebral veins and sinuses. N Engl J Med 2005;352:1791–1798

Stam J, De Bruijn SF, DeVeber G. Anticoagulation for cerebral sinus thrombosis. Cochrane Database Syst Rev 2002;4:CD002005

Stefini R, Latronico N, Cornali C, Rasulo F, Bollati A. Emergent decompressive craniectomy in patients with fixed dilated pupils due to cerebral venous and dural sinus thrombosis: report of three cases. Neurosurgery 1999;45:626–629

Stolz E, Trittmacher S, Rahimi A, et al. Influence of recanalization on outcome in dural sinus thrombosis: a prospective study. Stroke 2004;35:544–547

Urban PP, Müller-Forell W. Clinical and neuroradiological spectrum of isolated cortical vein thrombosis. J Neurol 2005;252:1476–1481

Wilder-Smith E, Kothbauer-Margreiter I, Lämmle B, Sturzenegger M, Ozdoba C, Hauser SP. Dural puncture and activated protein C resistance: risk factors for cerebral venous sinus thrombosis. J Neurol Neurosurg Psychiatry 1997;63:351–356

33 Intrazerebrale Blutungen

Definition
Intrazerebrale Blutungen sind intrakranielle Blutungen in das Hirnparenchym oder in das Ventrikelsystem. Blutungsquelle sind die das Hirnparenchym oder das Ependym versorgenden Gefäße. Intrazerebrale Blutungen werden abgegrenzt von Subarachnoidalblutungen, die prinzipiell auch im Parenchym auftreten können, deren Blutungsquelle aber die durch den Subarachnoidalraum verlaufenden Gefäße sind. Subarachnoidalblutungen werden in Kap. 34 behandelt.

V

33.1 Epidemiologie, klinische Präsentation und Klassifikation

Thorsten Steiner

Epidemiologie

Im Jahr 2007 erlitten in Deutschland 33 880 Menschen eine intrazerebrale Blutung. Die Prävalenz beträgt etwa 41/100 000 Einwohner und war in den vergangenen 5 Jahren relativ konstant (Statistisches Bundesamt 2007). In der Europäischen Union erleiden etwa 90 000 und weltweit erleiden etwa 1 Mio. Menschen pro Jahr eine intrazerebrale Blutung (Sudlow u. Warlow 1997). Unter allen Schlaganfällen haben intrazerebrale Blutungen einen Anteil von etwa 10–17 % (Sacco et al. 1998, Kolominsky-Rabas et al. 1998, Broderick et al. 1993, Weimar et al. 2003). Die Inzidenz steigt mit zunehmendem Alter (Abb. 33.**1**). Sie hängt stark von der ethnischen Zugehörigkeit ab und ist bei Afrikanern, Afroamerikanern, Südamerikanern und Asiaten etwa 1,5- bis 2-mal höher als in der weißen Bevölkerung. In China sind bis zu 40 % der Schlaganfälle auf intrazerebrale Blutungen zurückzuführen (Zhang et al. 2003).

Klinische Präsentation

Die klinischen Symptome der intrazerebralen Blutung unterscheiden sich prinzipiell nicht von denen bei zerebralen Ischämien. Bei Patienten mit supratentoriellen Blutungen entwickeln sich schlagartig **fokal neurologische Ausfälle**, wie Paresen, die in der Regel arm- oder beinbetonte Hemiparesen sind, Sprachstörungen, Schluckstörungen oder Hemianopsien. Bei infratentoriellen Blutungen im Hirnstamm finden sich neben Hemiparesen Hirnnervenausfälle (mit Störungen der Okulomotorik, Dysphagie und Dysarthrie) und häufig bereits eine frühe **Vigilanzstörung**. Kleinhirnblutungen äußern sich mit Schwindel und ataktischer Gangstörung. Lediglich die Geschwindigkeit der auf das initiale Ereignis folgenden Symptomentwicklung oder -verschlechterung kann sich bei intrakraniellen Blutungen schneller vollziehen als bei zerebralen Ischämien.

Aufgrund des akut zunehmenden intrakraniellen Volumens treten **Hirndruckzeichen** wie Kopfschmerz, Übelkeit und Erbrechen häufiger bei intrazerebralen Blutungen als bei zerebralen Ischämien auf. Bei primär intraventrikulären Blutungen ist die Symptomatik sehr variabel und reicht von Kopfschmerzen über Okulomotorikstörungen bis hin zu primärer Bewusstlosigkeit in Abhängigkeit vom intraventrikulären Blutvolumen.

Klassifikation, Risikofaktoren, Prognose

Klassifikation. Die intrazerebralen Hämatome werden nach Lokalisation und Ätiologie **unterschieden. Bezüglich der Lokalisation werden lobäre Blutungen** von **Blutungen in den tiefen Hirnstrukturen** abgegrenzt, wie den Basalganglien und dem Thalamus. Diese Unterscheidung wird im Wesentlichen aus ätiologischen Gründen gemacht, da Blutungen, die ihren Ursprung in tiefen Hirnstrukturen nehmen, sehr häufig mit einer chronischen arteriellen Hypertonie assoziiert sind. Die eigentliche Ursache stellt nicht die Hypertonie, sondern die durch sie induzierte Mikroangiopathie dar. Aus diesen Gründen wird die Konstellation aus tief gelegener Blutung und Hypertonie auch als „typische" Hirnblutung bezeichnet (Abb. 33.**2**, Abb. 33.**3**). Hypertone Blutungen machen etwa 50 % aller intrazerebralen Blutungen aus. Weitere typisch hypertone Blutungen liegen im **Kleinhirn** und im **Hirnstamm**. Lobäre Blutungen sind häufig mit strukturellen Läsionen des Gehirns, z. B. einer zerebralen Amyloidangiopathie, Tumoren oder arteriovenösen Malformationen assoziiert. Lobäre Blutungen werden

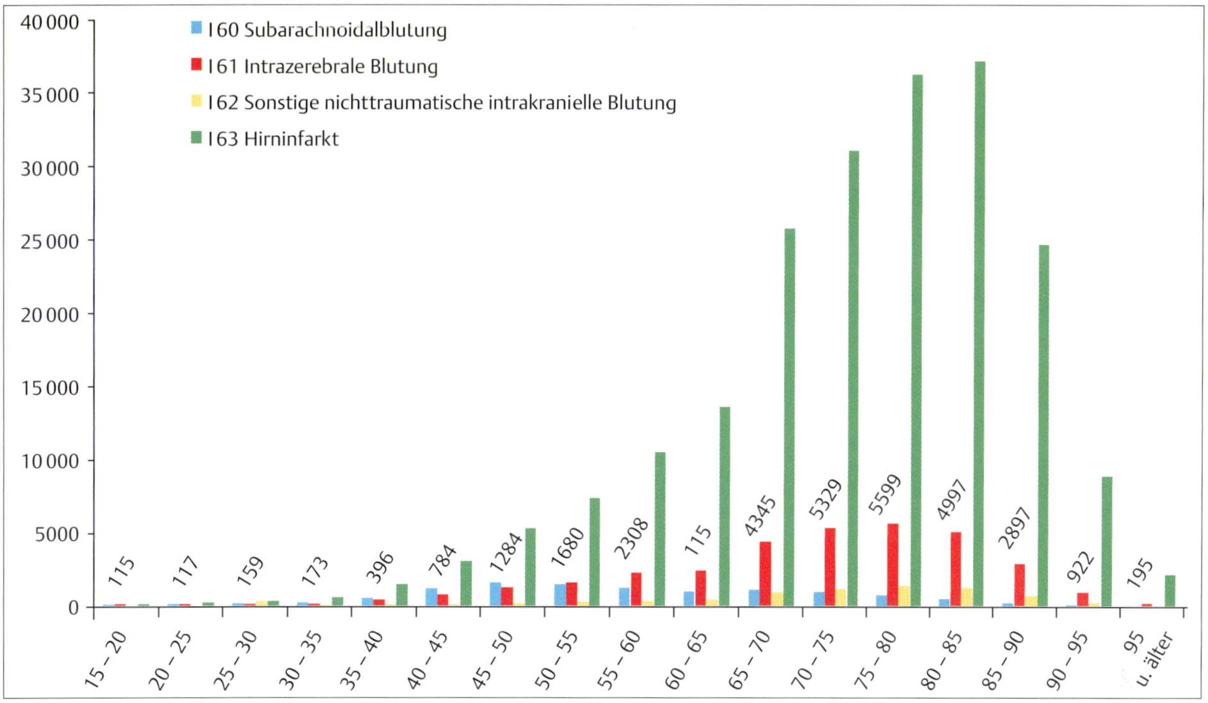

Abb. 33.**1** Inzidenz der Hirnblutung in Deutschland im Jahr 2007, verglichen mit anderen Schlaganfallformen in Abhängigkeit vom Patientenalter (Statistisches Bundesamt 2007).

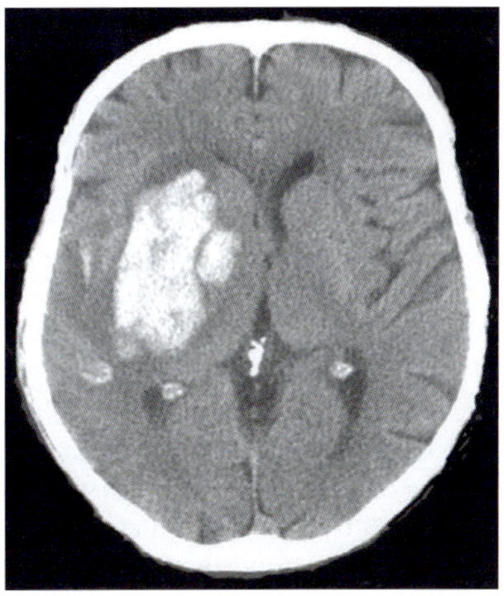

Abb. 33.**2** Typische hypertensive Blutung der Stammganglien in der zerebralen CT.

aus den genannten Gründen auch als „atypische" Hirnblutungen bezeichnet.

Die bisher angewandte Unterscheidung zwischen primärer und sekundärer intrazerebraler Blutung sollte vermieden werden, da sie irreführend ist. So wurden intrazerebrale Blutungen, die auf eine klare Ursache, z. B. eine zerebrale Amyloidangiopathie zurückgeführt werden konnten, also als sekundäre Blutungen anzusehen sind, ebenso als primär bezeichnet, wie die typische hypertone Blutung. Außerdem werden typische intrazerebrale Blutungen auch als spontan bezeichnet, womit zum Ausdruck gebracht werden soll, dass eine eindeutige Ursache – außer der Assoziation mit einer Hypertonie – zunächst nicht gefunden werden konnte. Wir halten diese Bezeichnung ebenfalls für wenig aufschlussreich.

Merke

Typische Blutungen sind mit einer chronischen arteriellen Hypertonie assoziiert und liegen charakteristischerweise in den Basalganglien, im Thalamus, im Kleinhirn oder Hirnstamm.

Etwa 60 % aller Blutungen nehmen ihren Ursprung vom Putamen oder Thalamus, etwa 20 % sind lobäre Blutungen, und etwa 20 % sind im Kleinhirn oder im Hirnstamm lokalisiert (Chiquete et al. 2007, Ruiz-Sandoval et al. 2006). Darüber hinaus ist bekannt, dass sowohl die sporadische als auch die β-Amlyoid-Vorläufer-Protein (APP) assoziierte zerebrale Amyloidangiopathie (Kap. 13) nur sehr selten Gefäße der tiefen Hirnregionen, wie der Stammganglien, des Thalamus, des Kleinhirns oder Hirnstamms befällt (Ruiz-Sandoval et al. 2006, Jeerakathil et al. 2004).

Von Amarenco und Kollegen wurde kürzlich eine neue **Klassifikation für intrazerebrale Blutungen** vorgeschlagen (Amarenco et al. 2009). Die Stärke dieser Klassifikation ist, dass sie versucht, die Ursachen der intrazerebralen Blutung möglichst umfassend abzubilden. Eine

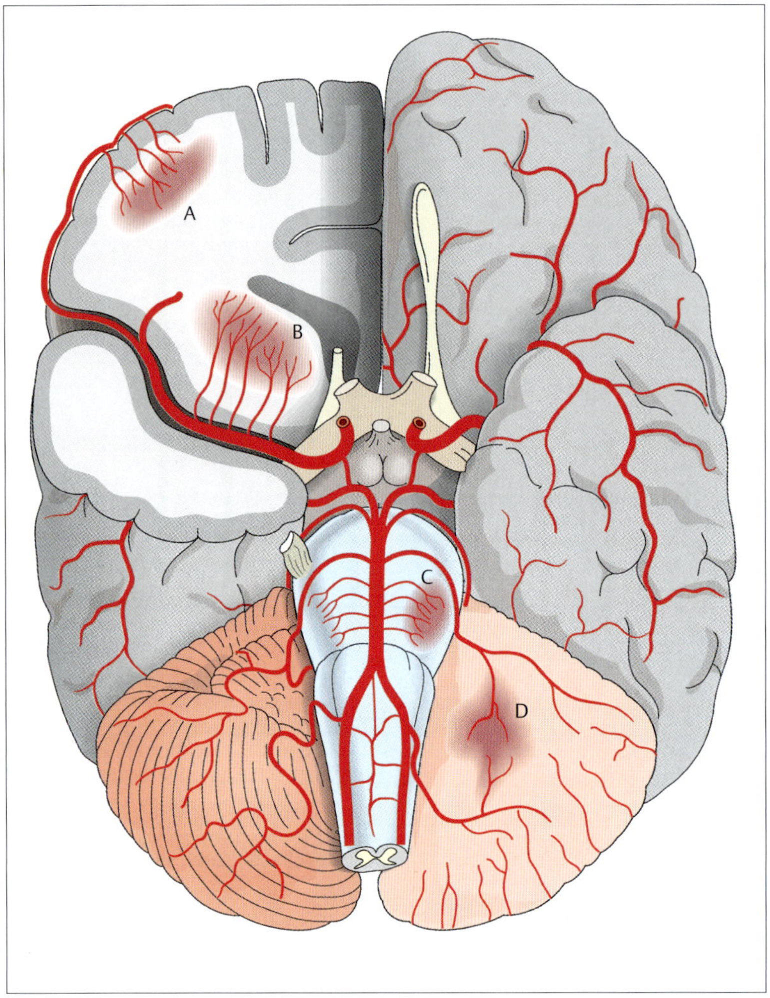

Abb. 33.**3** Lokalisation von intrazerebralen Blutungen nach Qureshi et al. (2001). Blutungslokalisationen B, C und D treten gehäuft in Assoziation mit einer chronischen arteriellen Hypertonie auf. Deshalb werden intrazerebrale Blutungen in B, C und D als „typische" Blutungen im Gegensatz zu „atypischen" lobären Blutungen in der Lokalisation A klassifiziert.

Klassifikation der Ursachen der intrazerebralen Blutungen ist schwierig, weil die Pathomechanismen in vielen Teilen bisher nicht geklärt sind. Aus diesem Grund ist in manchen Punkten eine Unterscheidung zwischen Ursache und Risikofaktor nicht immer eindeutig. In der Regel handelt es sich bei den modifizierbaren Faktoren um **Risikofaktoren**. So wird Bluthochdruck als Risikofaktor und die hypertensiv bedingte Mikroangiopathie als Ursache für intrazerebrale Blutungen eingestuft. Manche Autoren werten die zerebrale Amyloidangiopathie als Risikofaktor. Nach unserer Auffassung handelt es sich um eine genetisch bedingte Mikroangiopathie, die sich pathophysiologisch als intrazerebrale Blutung manifestiert. Wir ordnen auch die zerebrale autosomal dominante Arteriopathie mit subkortikalen Infarkten und Leukenzephalopathie (CADASIL) und die COL4A1-assoziierte zerebrovaskuläre Erkrankung in diesen Formenkreis ein (Rost et al. 2008).

Manche intrazerebralen Blutungen sind Folge anderer Erkrankungen. So entstehen Sinusvenenthrombosen auf dem Boden von duralen Fisteln, aber auch im Zuge von Gerinnungsstörungen. Da diese Erkrankungen für die Behandlung der intrazerebralen Blutung von großer Bedeutung ist, wurden sie ebenfalls als primäre Ursachen eingestuft. Auf der Basis dieser Überlegungen präsentieren wir eine Modifikation der von Amarenco vorgeschlagenen Klassifikation (Tab. 33.**1**). Die Behandlung mit Medikamenten, die eine gerinnungshemmende oder fibrinolytische Wirkung haben, wird in diesem System als Risikofaktor bewertet. Denn es ist vermutlich nicht der Wirkstoff, der zur Blutung führt, sondern vielmehr das Zusammentreffen dieser Gerinnungsstörung mit einer vaskulären Vorschädigung. Auf der anderen Seite wird für einige Medikamente, z. B. Kokain oder Amphetamin, angenommen, dass sie zu vaskulitisch bedingten Blutungen führen, weshalb sie den Ursachen zugerechnet werden.

Risikofaktoren. Zu den **nicht beeinflussbaren Risikofaktoren** der intrazerebralen Blutungen zählen Alter und ethnische Zugehörigkeit (Tab. 33.**2**).

Zu den **beeinflussbaren Risikofaktoren** der intrazerebralen Blutungen gehören chronischer Bluthochdruck,

Tabelle 33.1 Klassifikation der intrazerebralen Blutung (ICB) (Quelle: Amarenco et al. 2009).

Hypertensiv bedingte zerebrale Mikroangiopathie (50–70 % aller ICB)	
Gentisch bedingte Erkrankungen	• Zerebrale Amyloidangiopathie (bis zu 30 %) • Sporadisch • Hereditär • Andere: z. B. familiäre zerebrale Amyloidangiopathie, CADASIL, COL4A1-assoziierte zerebrovaskuläre Erkrankung
Hämorrhagische Diathesen	
Vaskuläre Malformationen	• Arteriovenöse Malformation (AVM) • Durale Fisteln • Sinusvenenthrombose • Rupturierte Aneurysmata • Kavernome: sporadisch, familiär
Andere Ursachen	• Tumor assoziiert • Toxisch: Sympathomimetika (Adrenalin, Exctasy, Monoaminoxidasehemmer), Amphetamine, Alkoholexzess, Kohlenmonoxid, Kokain • Traumatisch • Infektiös: z. B. Endokarditis (rupturierendes mykotisches Aneurysma) • Vaskulitisch: Arteriitis, Angiitis • Kollagenosen (z. B. Dissektionen intrakranieller Arterien)
Koexistierende Ursachen	
Unbekannte Ursache	
Nicht klassifizierbar	

Tabelle 33.2 Risikofaktoren der intrazerebralen Blutung.

Alter (Abb. 33.1)
Ethnische Zugehörigkeit (bei Asiaten und Afrikanern um 1,5- bis 2-fach erhöhtes Risiko)
Hämorrhagische Diathese: • Medikamentenassoziiert: – Antikoagulanzien: orale Vitamin K-Antagonisten, Heparine – Fibrinolytika – Thrombozytenaggregationshemmer
Arterielle Hypertonie (bei >70 % aller intrazerebralen Blutungen anzutreffen)
Rauchen
Erhöhter Alkoholkonsum
Hypocholesterinämie

Rauchen, erhöhter Alkoholkonsum und Hypocholesterinämie (Juvela 1996). In prospektiven Studien findet sich bei 70–80 % aller Patienten mit einer intrazerebralen Blutung ein chronischer Bluthochdruck (Mendelow et al. 2005, Lyden et al. 2007). Bluthochdruck scheint insbesondere bei jüngeren Patienten mit typisch lokalisierten Blutungen eine Rolle zu spielen (Ruiz-Sandoval et al. 2006). Die blutdrucksenkende Therapie mit einer Kombination aus ACE-Hemmer und Diuretikum (Perindopril plus Indapamin) senkte das Risiko einer intrazerebralen Blutung in der PROGRESS-Studie um 50 % (PROGRESS 2001). In einer prospektiven Fall-Kontroll-Studie fanden sich weniger intrazerebrale Blutungen bei Patienten mit Hypercholesterinämie, eine cholesterinsenkende Therapie mit Statinen erhöhte jedoch nicht das Risiko (Woo et al. 2004). Auch in der SPARCL-Studie führte die Statin-Therapie (mit 80 mg/Tag Atorvastatin) nicht zu einer erhöhten zerebralen Blutungsrate (Amarenco et al. 2006).

Prognose. Wie beim ischämischen Schlaganfall ist auch bei den intrazerebralen Blutungen in den vergangenen 15 Jahren eine deutliche Verbesserung der Prognose zu beobachten. Lag die Sterblichkeit innerhalb von 30 Tagen nach dem Blutungsereignis in den 1990er-Jahren bei etwa 40 % (Broderick et al. 1993), wovon die Hälfte der Patienten innerhalb der ersten 2 Tage verstarb, finden sich in den prospektiven Medikamentenstudien der vergangenen 5 Jahre Sterblichkeitsraten von etwa 20–30 % (Mendelow et al. 2005, Mayer et al. 2005, Mayer et al. 2008). Der medizinökonomische Aufwand, der durch intrazerebrale Blutungen entsteht, beträgt etwa 30 000–45 000 € pro Überlebendem pro Jahr (Weimar et al. 2003).

Die wesentlichen prognostischen Faktoren sind:

- die Menge initialen Bluts,
- die Blutvolumenzunahme durch Nachblutung,
- die Schwere der initialen Symptomatik und
- das Vorhandensein bzw. die Menge intraventrikulären Bluts.

So erhöht sich die Sterblichkeit mit jedem Milliliter des initialen parenchymalen Blutvolumens um 5 %, mit jedem Volumenzuwachs von 10 % um 2 %, mit jeder Verschlechterung der Glagow Coma Scale von 1 Punkt um 4 % und mit dem Vorhandensein einer Ventrikelblutung um etwa 50 %. Mit jedem Alterszuwachs um 10 Jahre verschlechtert sich das Ergebnis auf der modifizierten Rankin-Skala um eine Kategorie (Davis et al. 2006). Infratentorielle Blutungen haben eine schlechtere Prognose als supratentorielle (Hemphill et al. 2001).

Der Einfluss dieser Prädiktoren findet seinen Niederschlag in diversen Prognoseskalen, von denen hier 2 erwähnt werden: Zum einen der so genannten **Intracerebral Hemorrhage (ICH)-** oder **Hemphill-Score**, der die Glasgow Coma Scale, das Alter (Trennwert bei 80 Jahren), infratentorielle versus supratentorielle Lage, Blutvolumen (Trennwert bei 30 ml) und das Vorhandensein einer Ventrikelblutung berücksichtigt (Hemphill et al. 2001). Rost und Mitarbeitern erweiterten diese Skala um den prämorbiden klinischen Status und testeten diesen so genannten **FUNC-Score** (FUNCtional outcome in patients with primary intracerebral hemorrhage) bei >600 Patienten mit intrazerebraler Blutung. Kein Patient mit einem Punktwert von ≤4 (auf einer Skala von 0–11) erreichte funktionelle Unabhängigkeit, diese wurde allerdings von 80% erreicht, die den Maximalwert von 11 Punkten hatten (Rost u. Smith et al. 2008).

Fazit

Häufigste Ursachen der intrazerebralen Blutungen sind die chronisch hypertensiv bedingte zerebrale Mikroangiopathie und die zerebrale Amyloidangiopathie. Blutungen, die mit einem chronischen Bluthochdruck assoziiert sind, liegen in der Regel in den Stammganglien, im Thalamus, im Hirnstamm oder Kleinhirn. Jede von diesem Schema abweichende Blutung muss weiter abgeklärt werden.

V

Literatur

Amarenco P, Bogousslavsky J, Callahan A, 3rd, et al. High-dose atorvastatin after stroke or transient ischemic attack. N Engl J Med 2006;355:549–559

Amarenco P, Bogousslavsky J, Caplan LR, Donnan GA, Hennerici MG. Classification of stroke subtypes. Cerebrovasc Dis 2009;27:493–501

Broderick J, Brott T, Duldner JE, Tomsick T, Huster G. Volume of intracerebral hemorrhage: a powerful and easy-to-use predictor of 30-day mortality. Stroke 1993;24:987–993

Broderick JP, Brott T, Tomsick T, Miller R, Huster G. Intracerebral hemorrhage more than twice as common as subarachnoid hemorrhage. J Neurosurg 1993;78:188–191

Chiquete E, Ruiz-Sandoval MC, Alvarez-Palazuelos LE, et al. Hypertensive intracerebral hemorrhage in the very elderly. Cerebrovasc Dis 2007;24:196–201

Davis SM, Broderick J, Hennerici M, et al. Hematoma growth is a determinant of mortality and poor outcome after intracerebral hemorrhage. Neurology 2006;66:1175–1181

Hemphill JC, 3rd, Bonovich DC, Besmertis L, Manley GT, Johnston SC. The ICH score: a simple, reliable grading scale for intracerebral hemorrhage. Stroke 2001;32:891–897

Jeerakathil T, Wolf PA, Beiser A, et al. Stroke risk profile predicts white matter hyperintensity volume: the Framingham study. Stroke 2004;35:1857–1861

Juvela S. Prevalence of risk factors in spontaneous intracerebral hemorrhage and aneurysmal subarachnoid hemorrhage. Arch Neurol 1996;53:734–740

Kolominsky-Rabas PL, Sarti C, Heuschmann PU, et al. A prospective community-based study of stroke in Germany – the Erlangen Stroke Project (ESPro): incidence and case fatality at 1, 3, and 12 months. Stroke 1998;29:2501–2506

Lyden PD, Shuaib A, Lees KR, et al. Safety and tolerability of NXY-059 for acute intracerebral hemorrhage: the CHANT Trial. Stroke 2007;38:2262–2269

Mayer S, Brun N, Broderick J, et al. Efficacy and safety of recombinant activated factor VII for acute intracerebral hemorrhage. N Engl J Med 2008;358:2127–2137

Mayer S, Brun N, Broderick J, et al. Recombinant activated factor VII for acute intracerebral hemorrhage. N Engl J Med 2005;352:777–785

Mendelow AD, Gregson BA, Fernandes HM, et al. Early surgery versus initial conservative treatment in patients with spontaneous supratentorial intracerebral haematomas in the International Surgical Trial in Intracerebral Haemorrhage (STICH): a randomised trial. Lancet 2005;9457:387–397

PROGRESS Collaborative Group. Randomised trial of a perindopril-based blood-pressure-lowering regimen among 6,105 individuals with previous stroke or transient ischaemic attack. Lancet 2001;358:1033–1041

Qureshi AI, Tuhrim S, Broderick JP, et al. Spontaneous intracerebral hemorrhage. N Engl J Med 2001;344:1450–1460

Rost NS, Greenberg SM, Rosand J. The genetic architecture of intracerebral hemorrhage. Stroke 2008;39:2166–2173

Rost NS, Smith EE, Chang Y, et al. Prediction of functional outcome in patients with primary intracerebral hemorrhage. The FUNC Score. Stroke 2008;39:2304–2309

Ruiz-Sandoval JL, Romero-Vargas S, Chiquete E, et al. Hypertensive intracerebral hemorrhage in young people: previously unnoticed age-related clinical differences. Stroke 2006;37:2946–2950

Sacco RL, Boden-Albala B, Gan R, et al. Stroke incidence among white, black, and Hispanic residents of an urban community: the Northern Manhattan Stroke Study. Am J Epidemiol 1998;147:259–268

Statistisches Bundesamt. Diagnosedaten der Patienten und Patientinnen in Krankenhäusern (einschl. Sterbe- und Stundenfälle). 2007;Fachserie 12

Sudlow CL, Warlow CP. Comparable studies of the incidence of stroke and its pathological types: results from an international collaboration. International Stroke Incidence Collaboration. Stroke 1997;28:491–499

Weimar C, Weber C, Wagner M, et al. Management patterns and health care use after intracerebral hemorrhage. A cost-of-illness study from a societal perspective in Germany. Cerebrovasc Dis 2003;15:29–36

Woo D, Kissela BM, Khoury JC, et al. Hypercholesterolemia, HMG-CoA reductase inhibitors, and risk of intracerebral hemorrhage: a case-control study. Stroke 2004;35:1360–1364

Zhang LF, Yang J, Hong Z, et al. Proportion of different subtypes of stroke in China. Stroke 2003;34:2091–2096

33.2 Diagnostik

Michael Forsting, Isabel Wanke

Grundsätzliches. Die intrazerebrale Blutung ist klinisch nicht von einem ischämischen Schlaganfall oder anderen Ereignissen, die zu fokal-neurologischen Defiziten führen, unterscheidbar. Die Neuroradiologie ist deshalb für die Blutungsdiagnostik von herausragender Bedeutung. Aus diesem Grund wird dieses Unterkapitel von Neuroradiologen verfasst.

Untersuchungstechniken

Computertomografie. Die CT ist nach wie vor Methode der ersten Wahl zum Nachweis intrazerebraler Blutungen (Jansen et al. 2008). Durch das Hämoglobin sind akute Blutungen mit ca. 40–50 Hounsfield-Einheiten typischerweise primär **hyperdens** (Abb. 33.**4a**). Der sukzessive Hämoglobinabbau während der Resorption der Blutung führt dann zu einer Dichteabnahme von etwa 2 Hounsfield-Einheiten pro Tag. In seltenen Fällen, z. B. bei ausgeprägten Anämien, können sich Blutungen in der CT auch primär hypodens darstellen. Das ist besonders zu beachten bei Patienten mit Leukämien, bei denen eine erhöhte Blutungsneigung gar nicht so selten mit einer Anämie vergesellschaftet ist.

Nach etwa 3–6 Wochen wird die primär hyperdense Blutung **hypodens** und durchläuft dabei ein fast hirnisodenses Stadium. Zu diesem isodensen Zeitpunkt kann eine intrazerebrale Blutung relativ einfach übersehen werden. Mit der Resorption bilden sich auch die Raumforderungszeichen zurück und es entsteht der endgültige **Parenchymdefekt**, der im Vergleich zur ursprünglichen Blutungsgröße häufig überraschend klein ist (Abb. 33.**5a, b**). Typisch ist z. B. der schlitzförmige Defekt nach einer Stammganglienblutung.

Nach **Kontrastmittelgabe** kommt es sowohl in der CT als auch in der MRT in der Resorptionsphase oft zu einem **Ringenhancement** am Rand des Hämatoms. Kennt man das initiale Bild der Blutung nicht, kann es zu diesem Zeitpunkt durchaus zu einer Verwechslung mit einem Hirnabszess oder einem Tumor kommen. Bei einer atypisch gelegenen Blutung oder einem malignen Grundleiden muss man in der Tat aber daran denken, dass sich ein intrazerebraler Tumor oder eine Metastase initial als Blutung präsentieren können.

Verwirrung stiften kann auch die **hämorrhagische Transformation** eines ischämischen Infarkts. Hierbei kommt es zu Diapedese-Blutungen infolge gestörter vaskulärer Integrität. Ähnlich sieht es übrigens bei der **venösen Stauungsblutung** aus. Kennzeichen ist hier oft, dass die Blutung bereits in einem vermeintlich akuten Stadium ein deutliches perifokales Ödem hat. Dieses Ödem kommt durch die venöse Kongestion zustande und geht der Blutung in der Regel voraus.

Magnetresonanztomografie. In der MRT stellen sich intrazerebrale Blutungen sehr viel heterogener als in der CT dar (Abb. 33.**6**). Das Signal der intrazerebralen Blutung hängt nämlich von einer Vielzahl gerätetechnischer und biologischer Variablen ab. Bei der Untersuchung mit Hochfeldgeräten (1,5 Tesla) und Spin-Echo-Sequenzen lässt sich aufgrund des Signalverhaltens das Alter einer Blutung oft relativ gut definieren (Tab. 33.**3**) (Jansen et al. 2008, Forsting u. Jansen 2005).

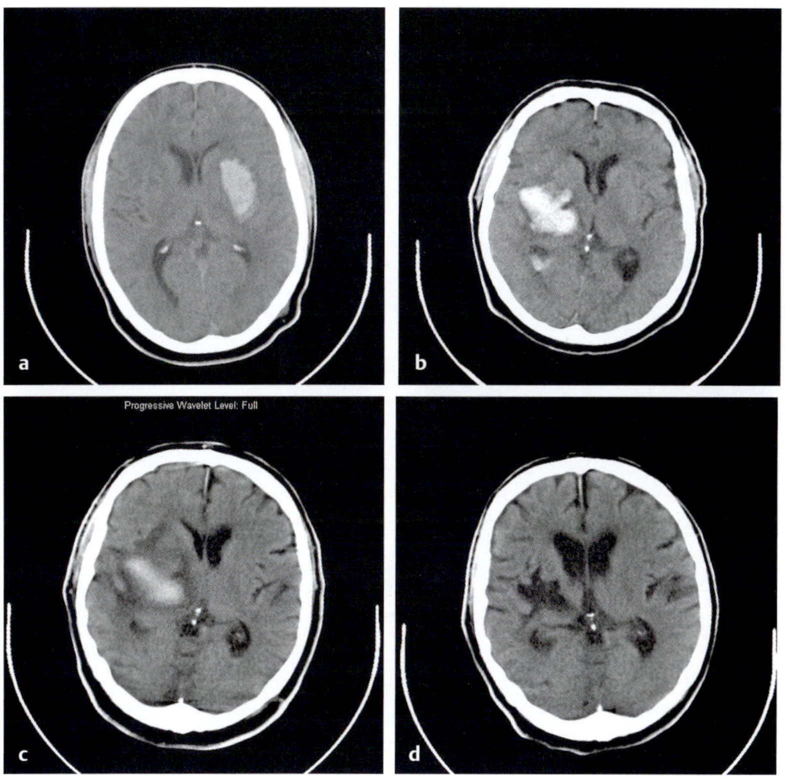

Abb. 33.**4a–d** **a** CT bei einer typischen hypertensiven Stammganglienblutung links mit geringem Perifokalödem. **b** Typische, hypertensive Thalamusblutung rechts mit Ventrikeleinbruch. Die CT zeigt Blut im Hinterhorn des rechten Seitenventrikels und geringer auch im Hinterhorn des linken Seitenventrikels. **c** Eine Woche nach dem akuten Blutungsereignis (**b**) zeigt sich eine deutliche Dichteabnahme des thalamischen Hämatoms und erhebliche Zunahme des perifokalen Ödems. **d** Nach Abschluss der Resorption bleibt ein Defekt im Thalamus und in den lateralen Stammganglien rechts zurück.

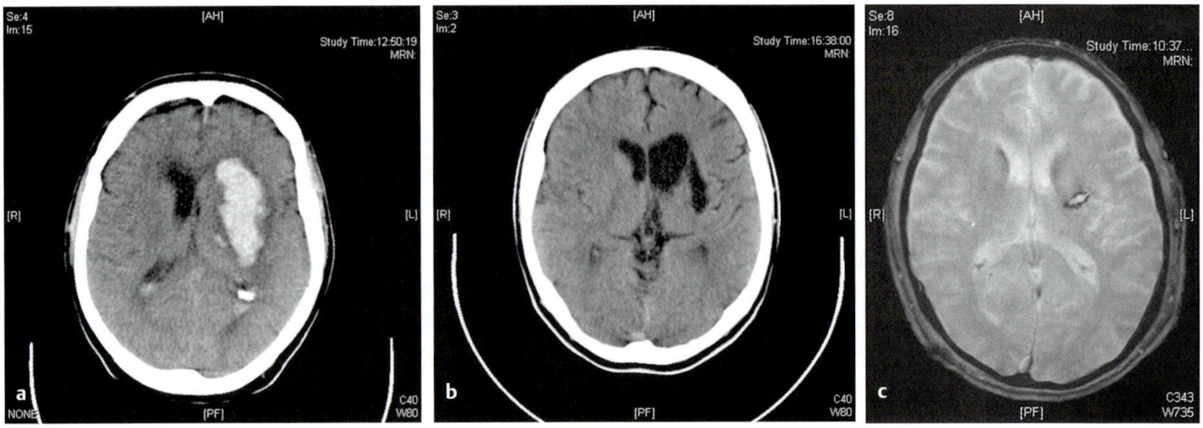

Abb. 33.**5a–c** **a** Große, hypertensive Stammganglienblutung links in der Akutphase. **b** Nach Resorption der Blutung bleibt ein kleiner, fast schlitzförmig konfigurierter Defekt in den Stammganglien links zurück. Außerdem ist es kompensatorisch zu einer Aufweitung des linken Vorderhorns gekommen. **c** T2*-MR-Bild eines typischen blutungs-bedingten „schlitzförmigen Defekts" in den Stammganglien links. Neben dem Muster („schlitzförmiger Defekt") ist im MRT der schwarze Hämosiderin-Saum beweisend für die stattgehabte Blutung.

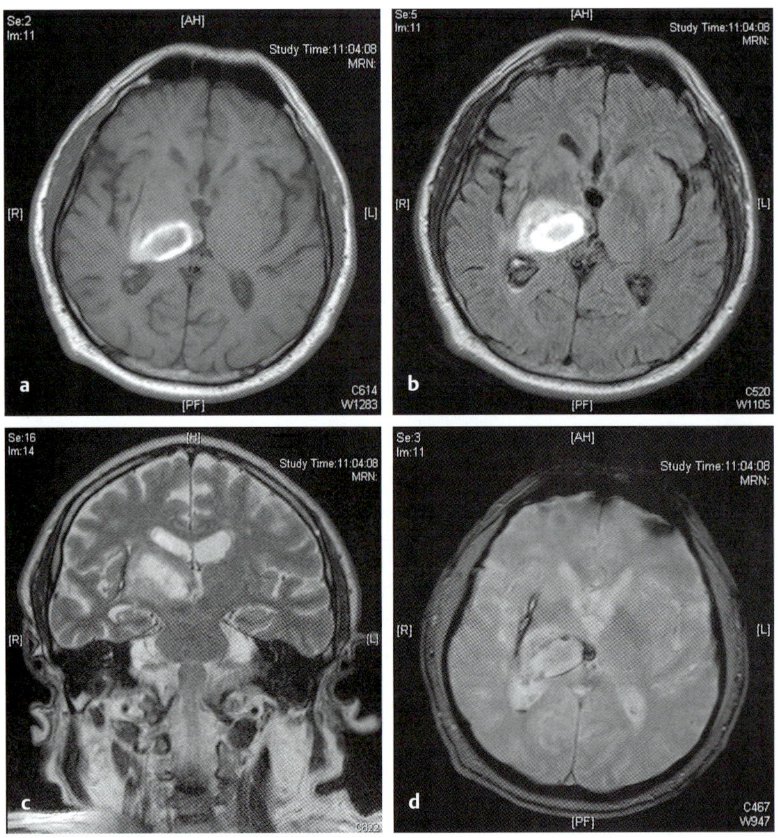

Abb. 33.**6a–d** **a** T1-gewichtetes MRT-Bild einer subakuten Blutung mit randständigem Methämoglobin. **b** Das FLAIR-Bild zeigt ein deutliches perifokales Ödem und lässt lateral davon erahnen, dass auch dort schon einmal eine Blutung stattgefunden hat (Signalabsenkung). **c** Auf dem koronaren T2-Bild ist dieser laterale, ältere Blutungsdefekt schon besser erkennbar. Die T2*-gewichtete Gradientenechosequenz (**d**) zeigt den lateral gelegenen Blutungsdefekt am deutlichsten (randständige Hämosiderinablagerungen). Auch in der akuten Phase der Blutung ist eine Signalminderung erkennbar, diese als Ausdruck des intrazellulären Methämoglobins.

Tabelle 33.**3** Hämatomsignal in der MRT.

Verlauf		Befund
Hyperakut	(<24 h)	T1: isointens T2: hyperintens
Akut	(1–3 Tage)	T1: leicht hypointens T2: hypointens
Subakut	3–7 Tage T1: stark hyperintens	T1: stark hyperintens T2: hypointens
	Älter als 7 Tage	T1: stark hyperintens T2: stark hyperintens
Chronisch	Monate	T1: stark hyper- bis hypointens T2: hyperintens
	Jahre	T1: stark hypointens T2: hypointens

Bei atypisch gelegenen intrazerebralen Blutungen sollte die MRT die CT ergänzen, weil so einigen Patienten eine invasive Angiografie erspart werden kann. **Kavernome** und meistens auch echte **arteriovenöse Malformationen** sind MR-tomografisch leichter zu diagnostizieren als in der CT. Auch die **Sinusthrombose** als Blutungsursache für eine intrazerebrale Blutung wird in der MRT fast immer schon auf Spin-Echo-Sequenzen erkannt. Auf einen **Tumor** als Ursache einer intrazerebralen Blutung deuten Verzögerungen im zeitlichen Ablauf der Hämatomresorption hin. Der nach Abschluss der Blutungsresorption **nicht vollständig geschlossene Hämosiderinring** ist in der MRT jedenfalls dringend verdächtig auf das Vorliegen einer Tumorblutung.

Katheterangiografie. Die Katheterangiografie wird notwendig, wenn es in der MRT nicht gelingt, eine Blutungsursache zu finden und wenn die klinischen Gesamtumstände die Blutung nicht plausibel erklären. Die Untersuchung ist relevant v. a. bei Personen mit atypischer Blutungslokalisation und Personen mit intrazerebraler Blutung ohne Hypertonie oder vorausgegangenes Trauma.

Einordnung typischer und atypischer Blutungen

Obwohl hypertensive Blutungen fast immer im Putamen, im Thalamus, im Kleinhirn oder im Hirnstamm liegen (Abb. 33.**7a**; Kap. 33.1) und lobäre Blutungen nur etwa 1–2% der hypertensiven Blutungen ausmachen, können nicht hypertensive Blutungen von typisch hypertensiven Blutungen rein bildmorphologisch nicht unterschieden werden.

> **Merke**
> Hat ein Patient keine Hypertonie in seiner Anamnese (hoher Blutdruck in der Aufnahmesituation zählt nicht!), ist auch eine typisch gelegene Blutung grundsätzlich verdächtig auf eine nicht hypertensive Ursache.

Erfassung spezifischer Blutungsquellen

Zerebrale Amyloidangiopathie. Die zerebrale Amyloidangiopathie ist eine häufige Ursache nicht hypertensiver Blutungen, insbesondere von Lobärblutungen beim älteren Patienten. In der MRT sind hier – neben dem Hauptbefund – fast immer kleine und kortexnahe alte Blutungen und kleine ischämische Infarkte zu sehen (Jansen et al. 2008). Besonders sensitiv für alte **Mikroblutungen** sind T2*-gewichtete Gradienten-Echo-Sequenzen (Jansen et al. 2008). Diese zeigen mit sehr hoher Nachweisgenauigkeit Hämosiderin und damit Blutungsresiduen an. Sieht man bei einem Patienten mit einer atypischen Blutung diese Merkmale im T2*-Bild und ist dann der Patient auch noch älter als 60 Lebensjahre, wird die Diagnose Amyloidangiopathie mit nachfolgender Lobärblutung sehr wahrscheinlich. Die MRT-Untersuchung kann diese Patienten vor einer Hirnbiopsie zur weiteren Sicherung der Blutungsursache bewahren. Wir wissen, dass die Hirnbiopsie bei einer Amyloidangiopathie mit einem deutlich erhöhten Risiko einer Blutung im Biopsiekanal assoziiert ist.

Gefäßfehlbildungen. Gefäßfehlbildungen werden in gesonderten Kapiteln abgehandelt (Kap. 34 und 35). Sie verursachen etwa 5–7% aller intrazerebralen Blutungen. Grundsätzlich kann es sich um arteriovenöse Malformationen, durale arteriovenöse Fisteln und Aneurysmen handeln. Kommt es bei einer Aneurysmaruptur zu einem intrazerebralen Hämatom, so kann man anders als bei der reinen Subarachnoidalblutung aufgrund der Hämatomlokalisation meist sehr gut auf die Aneurysmalokalisation schließen.

Tumorblutungen. Tumoreinblutungen sind nicht selten die erste Manifestation eines intrakraniellen Tumors. Unter den hirneigenen Tumoren sind es häufig Glioblastome oder Oligodendrogliome, die sich initial mit einer Blutung äußern (Jansen et al. 2008). Primärtumoren mit intrakraniellen Metastasen, die gerne zu Blutungen neigen, sind Melanome, Hypernephrome und Schilddrüsenkarzinome (Jansen et al. 2008). Multiple intrazerebrale Blutungen dürfen bei einem bekannten Malignom nicht reflexhaft zur Diagnose „multiple eingeblutete Metastasen" führen. Differenzialdiagnostisch sollten paraneoplastische venöse Thrombosen in Betracht gezogen werden, die ebenfalls Blutungen induzieren (Kap. 32). Da Therapie und Prognose bei einer paraneoplastischen Sinusvenenthrombose

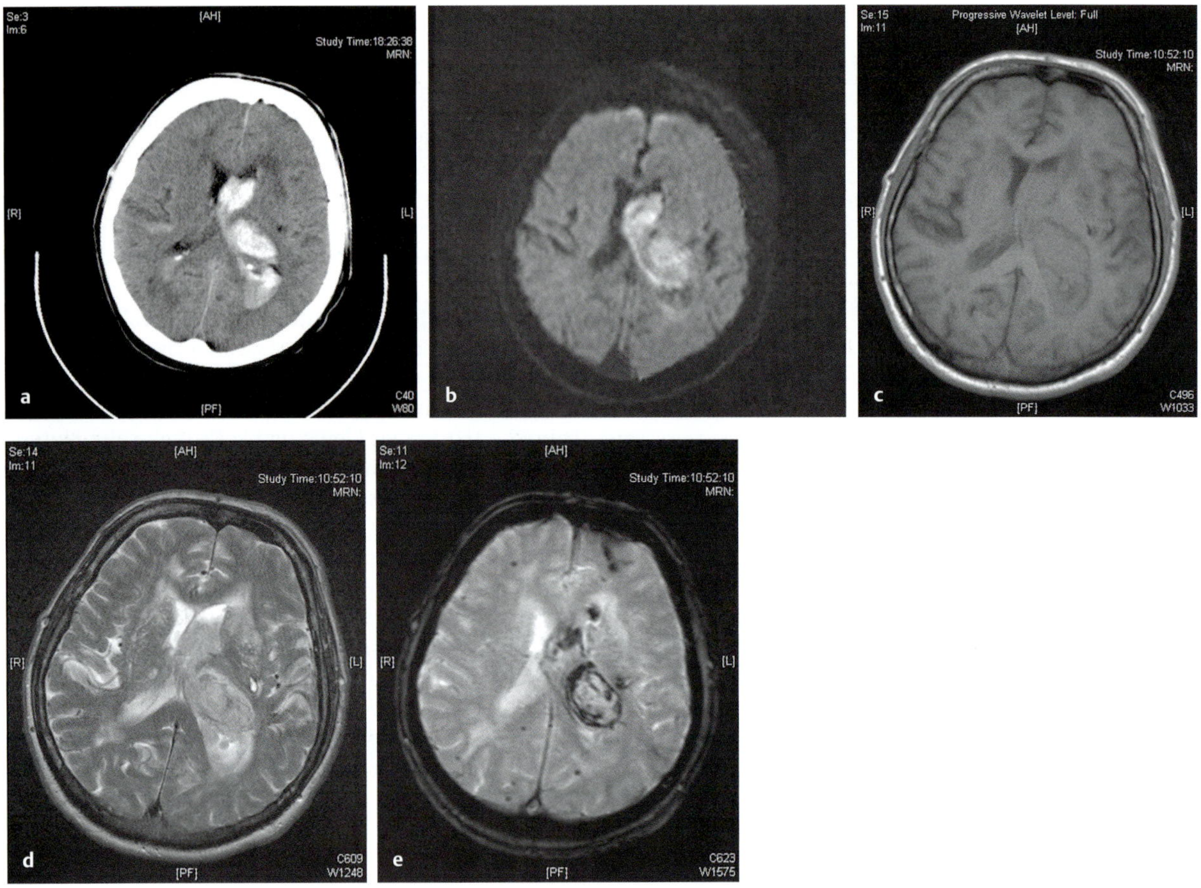

Abb. 33.**7a–e** **a** Typische, hypertensive Thalamusblutung links mit Einbruch ins Ventrikelsystem. **b** Diffusionsbild derselben Blutung im gleichen Stadium. **c** T1-Bild dieser Blutung mit isointensem Signal (dies zeigt, dass es eine akute Blutung ist). **d** Das T2-Bild zeigt die Blutung ebenfalls leicht hypointens. Man sieht zusätzlich einen alten Blutungsdefekt in den lateralen Stammganglien links mit dem typischen Hämosiderinsaum. **e** T2*-gewichtetes Gradientenecho dieser Blutung. Man sieht zusätzlich zahlreiche alte, punktförmige, kortikal und subkortikal lokalisierte Blutungen, die dringend verdächtig auf das zusätzliche Vorliegen einer zerebralen Amyloidangiopathie sind.

völlig anders sind als bei intrakraniellen Metastasen, sollte man die venöse Abflussstörung immer eindeutig ausgeschlossen haben, bevor man die Diagnose „eingeblutete Metastasen" stellt.

Fazit

Für die Diagnostik der intrazerebralen Blutung gilt:

- Die primäre Diagnostik erfolgt in der Regel per CT.
- Bei atypischer Blutungslokalisation können in der MRT Kavernome, arteriovenöse Malformationen oder andere Blutungsursachen nachgewiesen werden.
- Eine Katheterangiografie ist zwingend notwendig, wenn in der MRT keine Blutungsursache zu finden war und die klinischen Gesamtumstände die Blutungsursache nicht erklären.

Literatur

Forsting M, Jansen O. MRT des Zentralnervensystems. 1. Aufl., Stuttgart: Thieme-Verlag;2005

Jansen O, Forsting M, Sartor K. Neuroradiologie. 4. Aufl., Referenzreihe Radiologie. Stuttgart: Thieme-Verlag;2008

33.3 Therapie

Thorsten Steiner

Therapieprinzipien

Die Therapie intrazerebraler Blutungen unterscheidet nicht operative von operativen Maßnahmen. Tab. 33.**4** fasst die wesentlichen Aspekte und therapeutischen Empfehlungen der nicht operativen Maßnahmen zusammen. Die Senkung des Blutdrucks, des Hirndrucks, der Körpertemperatur und des Blutzuckers, die Anfallsbehandlung und die Antagonisierung medikamentös induzierter Gerinnungsstörungen stehten dabei im Vordergrund.

Mehrfach wurde gezeigt, dass die Behandlung von Patienten mit intrazerebraler Blutung in spezialisierten Einrichtungen (Neurologische/neurochirurgische Intensivstationen, Überwachungsstationen, Schlaganfallstationen) zu einer Verbesserung des klinisch-neurologischen Ergebnisses und zu einer Reduktion der Letalität führt. Die größte Gefahr bei akuten intrazerebralen Blutungen stellt die **Nachblutung** dar. Diese Gefahr ist in den ersten Stunden nach der Blutung am größten: Etwa 30% aller Patienten erleiden eine klinisch relevante Vergrößerung der intrazerebralen Blutung innerhalb der ersten 4 h nach dem initialen Ereignis (Brott et al. 1997).

Tabelle 33.**4** Zusammenfassung der klinischen Aspekte und der aktuellen, nicht operativen therapeutischen Empfehlungen der Deutschen Gesellschaft für Neurologie (DGN).

Klinischer Aspekt	Therapeutische Empfehlung*
Blutdruck	Arterielle Hypertonie bekannt: BPsys <170 mmHg Arterielle Hypertonie nicht bekannt: BPsys <160 mmHg
Hirndruck	siehe Tab. 33.**6**
Temperatur	Normothermie (<37,5 °C)
Blutzucker	Normoglykämie (BZ <180 mmol/l)
Anfälle	Antiepileptika, wenn klinisch apparent Prophylaktisch in Ausnahmefällen
Marcumar-Blutung	Marcumar/andere Vitamin K-Antagonisten absetzen Vitamin K (10–20 mg i. v.) PPSB oder FFP (INR <1,2)
Heparin-Blutung	Absetzen von Vollheparin Protaminsulfat, Dosierung in Abhängigkeit von der Latenz seit letzter Heparingabe

* Indikationen s. Text

Nimmt man alle Blutungsereignisse zusammen (intrazerebrale und intraventrikuläre Blutungen), dann finden sich bei 70% aller Patienten **Blutvolumenzunahmen** innerhalb von 24 h nach dem Erstereignis (Davis et al. 2006). Deshalb muss bei Verdacht auf eine intrazerebrale Blutung ebenso verfahren werden, wie bei zerebraler Ischämie: Patienten müssen umgehend in eine Einrichtung überwiesen werden, in der eine spezialisierte Diagnostik und Therapie eingeleitet werden kann.

Konservative Therapie

Blutdruck. Chronischer Bluthochdruck erhöht das Risiko, eine intrazerebrale Blutung zu erleiden. Er ist wahrscheinlich ein Risikofaktor für die Nachblutung in der Akutphase und erhöht das Risiko für eine erneute intrazerebrale Blutung. Die Behandlung eines erhöhten Blutdrucks dient somit der **Primärprophylaxe**, der **Reduktion des Nachblutungsrisikos** in der Akutphase und der **Sekundärprophylaxe** nach intrazerebraler Blutung. Zur Behandlung der arteriellen Hypertonie unter primärprophylaktischen Gesichtpunkten wird auf das Kap. 23 sowie die Empfehlungen der Europäischen Bluthochdruckgesellschaft und Kardiologischen Gesellschaft verwiesen (Mancia et al. 2007).

Die pathophysiologische und prognostische Bedeutung des Blutdrucks in der Akutphase einer intrazerebralen Blutung ist bis heute nicht eindeutig geklärt. Einerseits könnte eine Senkung des Blutdrucks zu einer kritischen Minderperfusion im periläsionellen Gebiet der Blutung führen. Andererseits könnten Blutdruckspitzen Nachblutungen auslösen. Verschiedene Untersuchungen mittels zerebraler MRT und Positronen-Emissionstomografie (PET) sprechen dafür, dass es sich bei der periläsionellen Zone nicht um eine ischämische Penumbra handelt (Schellinger et al. 2003, Zazulia et al. 2001). Zwar lässt sich in diesem Gewebe eine mitochondriale Funktionsstörung nachweisen, dieser Funktionsstörung liegt vermutlich aber keine Ischämie zugrunde (Kim-Han et al. 2006).

Die Ergebnisse zweier Phase 2-Studien sprechen dafür, dass man den Blutdruck in der Akutphase einer intrazerebralen Blutung senken kann: Die INTERACT-Studie verglich eine leitliniengerechte Blutdrucksenkung (systolischer Blutdruck [BPsys] <180 mmHg) mit einer starken Blutdrucksenkung (BPsys <140 mmHg) bei jeweils 200 Patienten. Die starke Blutdrucksenkung verringerte die Nachblutungswahrscheinlichkeit, wobei sich die Nebenwirkungsraten in beiden Gruppen nicht unterschieden (Anderson et al. 2008). Die ATACH-Studie untersuchte mit einem Dosis-Eskalations-Design 3 Stufen der Blutdruckreduktion (Stufe 1: BPsys <200 mmHg, Stufe 2: BPsys <170 mmHg, Stufe 3: BPsys <140 mmHg) bei 60 Patienten. Es fanden sich auch hier keine Unterschiede in den Nebenwirkungsraten zwischen den Stufen (Qureshi 2008).

Zusammenfassend finden sich derzeit also **mehr Argumente für** eine **günstige Wirkung der akuten Blut-**

V

drucksenkung. Diese Argumente bedürfen der weiteren Absicherung durch gegenwärtig bereits laufende Phase 3-Studien (Anderson 2009).

> **Merke**
> Gegenwärtig werden von der deutschen Gesellschaft für Neurologie (DGN) folgende **Leitlinien** empfohlen:
> - Bei Patienten mit bekannter arterieller Hypertonie sollte der Blutdruck unter 170/100 mmHg oder unter einen mittleren arteriellen Druck (MAP) von 125 mmHg gesenkt werden, wenn der BPsys >180 mmHg oder der diastolische Blutdruck (BPdias) >100 mmHg gemessen wird.
> - Bei Patienten ohne bekannten Bluthochdruck sollte der Blutdruck unter 150/90 mmHg oder unter einen MAP von 100 mmHg gesenkt werden, wenn der BPsys >160 mmHg oder der BPdias >95 mmHg gemessen wird.

Der **mittlere Druck** sollte jedoch nicht um >20 % des Ausgangswerts erniedrigt werden. Zur Blutdrucksenkung in der Akutphase einer intrazerebralen Blutung sollten Medikamente verwendet werden, die sich durch eine gute Steuerbarkeit auszeichnen. Das bedeutet, dass diese Medikamente zum einen eine kurze Halbwertzeit haben und zum anderen intravenös appliziert werden können. Die individuelle Wahl eines Antihypertonikums hängt außer-

Tabelle 33.**5** Intravenöse Antihypertonika zur Anwendung in der Akutphase von intrazerebralen Blutungen.

Medikament	Dosierung	Wirklatenz	Wirkdauer	Kommentar
Alpha-Blocker				
Urapidil	12,5–25 mg Bolus; 5–40 mg/h Infusion	3–5 min	4–6 h	Indiziert bei den meisten hypertensiven Notfällen, inkl. Schlaganfall. Zu vermeiden bei koronarer Ischämie.
Betablocker				
Esmolol	250–500 µg/kg/min Bolus, dann 50–100 µg/kg/min Infusion	1–2 min	10–30 min	Kontraindiziert bei Bradykardie, AV-Block, Herzversagen und Bronchospasmus.
Vasodilatatoren				
Nitroprussid	0,25–10 µg/kg/min als Infusion	Sekunden	2–5 min	Insbesondere wenn der diastolische Blutdruck >140mmHg beträgt. Kontraindiziert bei hohem intrakraniellen Druck.
Nicardipin	5–15 mg/h Infusion	5–10 min	0,5–4 h	Kontraindiziert bei akutem Herzversagen, koronarer Ischämie und Aortenstenose.
Enalapril	1,25–5 mg alle 6 h	15–30 min	6–12 h	Indiziert bei akuter linksventrikulärer Insuffizienz. Zu vermeiden bei akutem Herzinfarkt und arterieller Hypotension.
Hydralazin	10–20 mg Bolus	10–20 min	1–4 h	Indiziert bei Eklampsie. Zu vermeiden bei Tachykardie und koronarer Ischämie.
Fenoldopam	0,1–0,3 µg/kg/min Infusion	<5 min	30 min	Indiziert bei den meisten hypertensiven Notfällen, inkl. Schlaganfall. Zu vermeiden bei Glaukom, Tachykardie und portaler Hypertonie.
Diuretika				
Furosemid	20–40 mg Bolus	2–5 min	2–3 h	Zu vermeiden bei Hypokaliämie, Eklampsie und Phäochromozytom.

dem von weiteren Begleiterkrankungen des Patienten ab (Tab. 33.**5**).

Zur **sekundärprophylaktischen Wirkung** der Blutdrucksenkung nach intrazerebraler Blutung ist aus einer Metaanalyse von 7 randomisierten kontrollierten Studien bekannt, dass eine Blutdrucktherapie das Risiko von Schlaganfällen und transitorisch-ischämischer Attacke (TIA) senken kann (Rashid et al. 2003). Zwar umfasst diese Analyse lediglich den Endpunkt „vascular event", nicht aber den spezifischen Endpunkt „intrazerebrale Blutung". In der **PROGRESS-Studie**, die eine der 7 Studien in der Metaanalyse war, hatte sich ergeben, dass die Kombination aus dem ACE-Hemmer Perindopril und dem Diuretikum Indapamin zu einer **Reduktion von Blutungsereignissen** nach 4 Jahren bei Patienten führt, die wegen eines Schlaganfalls, einer intrazerebralen Blutung oder einer TIA in der Vorgeschichte in die Studie eingeschlossen worden waren. Über Rezidivraten von Blutungen nach einer ersten intrazerebralen Blutung finden sich Zahlen zwischen 4,0 und 5,4% (Chen et al. 2001, Bae et al. 1999).

Bei der **mittel- und langfristigen Blutdruckeinstellung** sollten die Empfehlungen der europäischen Hypertoniegesellschaften Anwendung finden: Angestrebt werden sollte ein **Ruheblutdruck <130/80 mmHg**. Gegenwärtig erscheint die Kombination von ACE-Hemmern oder Angiotensin-Rezeptor-Antagonisten mit Diuretika sinnvoll (Mancia et al. 2007). Patienten mit arterieller Hypertonie und erhöhtem kardiovaskulären Risiko (≥20% in 10 Jahren) sollten zusätzlich mit Statinen behandelt werden – auch dann, wenn Blutspiegel des LDL-Cholesterins normal sind.

Hirndruck. Durch eine intrakranielle Blutung erhöht sich das Hirnvolumen. Da das Gehirn von der geschlossenen Schädelkalotte umgeben ist, führt das zusätzliche Blut dann zu einer Steigerung des intrakraniellen Drucks (ICP), wenn nicht gleichzeitig Volumina anderer intrakranieller Gewebe reduziert werden (so genannte **Monro-Kellie-Doktrin**). Die Drucksteigerung tritt akut auf, wenn die Blutung bereits initial ein kritisches Volumen hat. Sie kann sich auch im weiteren Verlauf akut ereignen, wenn durch Nachblutung ein kritisches Volumen erreicht wird. Die Steigerung des intrakraniellen Drucks kann mit zunehmendem perifokalen Ödem schleichend erfolgen (z.T. über 10–14 Tage hinweg). Weitere Ursache einer Steigerung des intrakraniellen Drucks kann ein Hydrozephalus durch intraventrikuläre Blutung mit Liquoraufstau sein. Zu einem Ventrikeleinbruch kommt es bei 35–45% aller intrazerebralen Blutungen. Diese Gefahr ist besonders groß, wenn die ursprüngliche Blutung in ventrikelnahen Strukturen liegt, wie dem Thalamus oder dem Kopf des Nucleus caudatus (Steiner et al. 2006, Tuhrim et al. 1999).

Die Hirndrucktherapie richtet sich nach der Ursache und der Akuität der Drucksteigerung. Im Falle einer **akuten Hirndruckkrise** mit entsprechenden klinischen Zeichen (akute Verschlechterung der Vigilanz, Pupillenstörung, Störung der Atmung, etc.) durch die Blutung oder Nachblutung muss – nach Bestätigung durch CT oder MRT – eine **operative Entlastung** erfolgen, sofern die Grundsatzentscheidung für weitere therapeutische Maßnahmen getroffen wurde. Im Falle eines Hydrozephalus sollte eine **externe Ventrikeldrainage** (EVD) angelegt werden (s.u.).

Tabelle 33.**6** Hirndrucktherapie.

Stufe 1: Basismaßnahmen „Hirndruckprophylaxe"	Schmerztherapie Sauerstoffgabe Absaugen, Schlucktraining Ggf. Tracheotomie Anxiolyse Antiepileptika
Stufe 2: Nicht operative Hirndrucktherapie	Osmotische Therapie Mechanische Beatmung Barbiturate TRIS-Puffer Ggf. Hypothermie
Operative Hirndrucktherapie	Hämatomausräumung mit/ohne Entlastungstrepanation Externe Ventrikeldrainage ggf. in Kombination mit intrathekaler Thrombolyse Ggf. Lumbaldrainage (bei kommunizierendem Hydrozephalus)

Oftmals liegen zu Beginn einer intrazerebralen Blutung keine klinischen Zeichen eines erhöhten intrakraniellen Drucks vor, aber die Größe der Blutung (inkl. des perifokalen Ödems) lassen erwarten, dass sich im weiteren Verlauf eine Hirndrucksteigerung entwickeln wird. In diesen Fällen sollten Maßnahmen eingeleitet werden, die einer Hirndrucksteigerung vorbeugen (Tab. 33.**6**). Hierzu gehören die Vermeidung von Unruhe durch Angst, Schmerzen, Sauerstoffmangel und neurologische Beeinträchtigungen, und die Behandlung von Anfällen. Das bedeutet, dass Patienten mit intrazerebraler Blutung eine suffiziente Schmerztherapie erhalten, ausreichend mit Sauerstoff versorgt, wenn nötig anxiolytisch und antiepileptisch behandelt und ggf. frühzeitig tracheotomiert werden sollten.

Gerinnungsstörungen. Etwa 8–12% der intrakraniellen Blutungen ereignen sich im Zusammenhang mit der Einnahme von Vitamin K-Antagonisten. Primäre Blutungen unter PTT-wirksamer Heparinisierung treten sehr selten, in <1% der Fälle, auf (Flaherty et al. 2007, Steiner et al. 2006). Nachblutungen ereignen sich bei Vitamin K-Antagonisten häufiger und treten im Gegensatz zu Nachblutungen bei spontanen intrazerebralen Blutungen auch außerhalb der akuten Phase (nach 24 h) auf, insbesondere wenn die Gerinnungswerte nicht normalisiert sind. Deshalb sollten Vitamin K-Antagonisten abgesetzt, ihre Wirkung mit intravenösem Vitamin K (10 mg i.v./Tag) antagonisiert und Gerinnungsfaktoren ersetzt werden, bis die Gerinnungswerte normalisiert sind. Prinzipiell eignet sich hierzu die Gabe von frischgefrorenem Plasma (FFP) oder von Prothrombinkomplex-Konzentraten (PPSB). Zielwert bei der Dosierung ist die INR, wobei ein Wert <1,2–1,4 angestrebt wird. Bei der Errechnung der exakten Dosierung müssen die Angaben der Hersteller beachtet werden, da sich die Faktorenkonzentrationen der verschiedenen Präparate unterscheiden. Aufgrund der hohen Verdünnung von Prothrombinkomplex-abhängigen Faktoren in FFPs sind allerdings deutlich höhere Volumina (0,8–3 l) nötig, um die gleiche Menge an Faktoren zu verabreichen wie mit PPSB. Dies hat zum einen eine langsamere Normalisierung der Gerinnung zur Folge, zum anderen besteht die Gefahr einer Volumenüberlastung mit Lungenödem und einer Transfusion Related Lung Injury (TRALI).

Gemäß den so genannten „Serious Hazards of Transfusion"-Berichten wurden in Großbritannien in den vergangenen 5 Jahren jährlich etwa 310 000–350 000 FFPs verabreicht. Die Rate von TRALIs lag bei >20 Fällen/Jahr, wenn Standard-FFP verabreicht wurde. Nach Verabreichung von mit Methylen-Blau behandelten FFPs wurde kein Fall von TRALI registriert. Das Risiko der Übertragung einer Erreger-bedingten Infektion bei FFPs liegt bei 1:1,2 bis 1:50 Mio. (O'Shaughnessy 2004). Die Embolierate nach Absetzen von Warfarin und Applikation von FFP bei Patienten mit intrazerebraler Blutung unter Antikoagulation wird in den US-amerikanischen Leitlinien mit 5 % und die Rate der Nachblutungen mit 0,8 % angegeben (Broderick et al. 2007). Für PPSB findet sich ein Embolierisiko nach Absetzen von Warfarin von 0–5 % und ein Nachblutungsrisiko von 6 %. Diese Zahlen sind allerdings kritisch zu betrachten, weil sie fast ausschließlich auf retrospektiven unkontrollierten Untersuchungen mit sehr kleinen Fallzahlen beruhen.

Im Falle einer intrazerebralen Blutung, die im Zusammenhang mit einer **Vollheparinisierung** aufgetreten ist, sollte die Heparingabe gestoppt und **Protaminsulfat** intravenös gegeben werden.

> **Merke**
> Als Dosisrichtschnur gilt, dass 1–1,5 ml Protaminsulfat 1000 Heparineinheiten inaktivieren, die innerhalb der vergangenen 4 h verabreicht wurden.

Epileptische Anfälle. Klinisch sichtbare Anfälle bzw. epileptische Aktivität im EEG treten bei intrazerebralen Blutungen häufiger als bei ischämischen Schlaganfällen auf. Epilepsietypische Potenziale wurden bei knapp einem Drittel aller Patienten mit intrazerebraler Blutung, aber nur bei 6 % der Patienten mit ischämischen Hirninfarkten beobachtet (Vespa et al. 2003). Der größere Anteil der klinisch apparenten Anfälle ereignet sich in den ersten 24 h nach einer intrazerebralen Blutung. Epileptische Anfälle treten häufiger bei lobärer Lage als bei subkortikaler Lage der Blutung auf (Passero et al. 2002).

Eine antiepileptische Therapie sollte immer begonnen werden, wenn Patienten mit Blutungen epileptische Anfälle entwickeln. Ein Status epilepticus muss schnellst möglich unterbrochen werden, da spätestens nach 30–60 min mit irreversiblen Schäden zu rechnen ist. Als Medikamente der ersten Wahl sollten **Benzodiazepine** (Lorazepam, Diazepam oder Clonazepam) eingesetzt werden. Führt dies innerhalb 10 min nicht zum Erfolg, sollte unter intensivmedizinischer Überwachung und über die Dauer von 30 min **Phenytoin**, **Valproinsäure** oder **Phenobarbital** gegeben werden. Sollte auch diese Therapie erfolglos bleiben, müssen die Patienten intubiert und mit **Thiopental**, **Midazolam** oder **Propofol** behandelt werden. Dieses Vorgehen entspricht den Empfehlungen der DGN zur Behandlung des Status epilepticus (Kurthen et al. 2008).

Eine prophylaktische Gabe von Antiepileptika wird nicht empfohlen. Aufgrund der hohen Inzidenz von epileptischen Anfällen wird bei intrazerebraler Blutung die Durchführung eines EEG empfohlen. Zeigt das EEG eindeutig epileptische Aktivität, sollte eine antiepileptische Therapie begonnen werden.

Temperatur. Erhöhte Körpertemperatur ist eine negativer prognostischer Prädiktor für die neurologische Erholung bei der intrazerebralen Blutung (Leira et al. 2004). Neben der Körpertemperatur sind die Anzahl neutrophiler Granulozyten und der Fibrinogenspiegel im Blut Prädiktoren einer frühen neurologischen Verschlechterung (Leira et al. 2003). In retrospektiven Untersuchung fand sich ein ungünstigerer Verlauf, wenn bei Patienten innerhalb der ersten 72 h nach intrazerebraler Blutung eine Körpertemperatur >37,5 °C gemessen wurde (Schwarz et al. 2000). Deshalb sollte eine erhöhte Körpertemperatur auf normale Werte gesenkt werden. Inwieweit Hypothermie einen neuroprotektiven oder ödemprotektiven Effekt hat, ist bislang bei Blutungen nicht systematisch untersucht worden.

Blutzucker. Sowohl ein bereits bestehender Diabetes mellitus, aber auch ein erhöhter Blutzuckerspiegel (bei Patienten ohne bekannten Diabetes) sagen bei Patienten mit intrazerebraler Blutung eine **höhere Sterblichkeit** nach 30 und 90 Tagen voraus (Passero et al. 2003, Fogelholm et al. 1997). Erhöhte Blutzuckerspiegel zeigten eine erhöhte Wahrscheinlichkeit für eine **Nachblutung** an (Broderick et al. 2007). In einer weiteren Untersuchung fand sich ein Zusammenhang zwischen dem Zusammentreffen erhöhter Blutzuckerspiegel (≥140 mg/dl) bzw. erhöhter systolischer Blutdruckwerte bei Aufnahme und dem Eintreten einer sekundären Blutvolumenzunahme (Kazui et al. 1997). Auf der Basis dieser wenigen Daten wird daher empfohlen, den Blutzuckerspiegel zu korrigieren, falls er nicht im Normalbereich liegt (40 mg/dl < Nüchternplasmaglukose <100 mg/dl).

Thromboseprophylaxe. In der Phase 2b-Studie mit rekombinantem Faktor VIIa betrug die Rate von Lungenembolien innerhalb von 7–11 Tagen nach einer intrazerebralen Blutung in der Plazebo-Gruppe 2,1% (2 von 96 Patienten) und in der Verum-Gruppe 1,3% (4 von 303) (Mayer et al. 2005). In einer retrospektiven Analyse an einer größeren Zahl von Patienten mit intrazerebraler Blutung (n=1926) wurde bei 1,6% der Patienten die Diagnose einer tiefen Beinvenenthrombose gestellt (Gregory u. Kuhlemeier 2003).

> **Merke**
> Die Rate nicht klinisch apparenter tiefer Beinvenenthrombose bei Patienten mit intrazerebraler Blutung ist deutlich niedriger als bei ischämischem Schlaganfall mit hochgradigen Paresen (dort bis zu 50%), wenn mit kernspintomografischen Methoden nach tiefen Beinvenenthrombosen gesucht wird.

Zur Vermeidung von Thrombosen und thrombembolischen Komplikationen stehen diverse Strategien zur Verfügung, wie:

- die intravenöse oder subkutane Gabe von unfraktioniertem oder niedermolekularem Heparin und
- die Anwendung von elastischen Kompressionsstrümpfen oder pneumatischen Kompressionsstiefeln.

Die Wirksamkeit der beiden letztgenannten Methoden wurde in einer prospektiven Studie bei 151 Patienten mit intrazerebraler Blutung verglichen. Primärer Endpunkt war der kombinierte Endpunkt tiefe Beinvenenthrombose (nachgewiesen mittels Kompressionsdoppler) oder Lungenembolie (nachgewiesen durch CT oder Angiografie) oder Tod durch Lungenembolie. Dieses Ereignis trat bei 4,7% der Patienten ein, die mit der Kombination aus elastischen Kompressionsstrümpfen und pneumatischen Kompressionsstiefeln behandelt worden waren, im Vergleich zu 15,9% bei Patienten, die nur elastische Kompressionsstrümpfe trugen (Lacut et al. 2005). Im Jahr 1991 veröffentlichten Boeer und Mitarbeiter eine Arbeit über 68 Patienten, die in 3 Gruppen aufgeteilt worden waren: Gruppe 1 enthielt Patienten, die ab dem 10. Tag niedrig-dosiertes (3-mal 5000 IE/Tag) unfraktioniertes Heparin subkutan (Standardtherapie) erhielten; Gruppe 2 und 3 erhielten diese Therapie ab Tag 4 bzw. Tag 2. Zum einen stellte sich heraus, dass es in keiner Gruppe zu einer erhöhten Blutungsrate kam. Die Rate thrombembolischer Ereignisse war größer in der Standardtherapiegruppe, wobei das Ergebnis nicht statistisch signifikant war (Boeer et al. 1991).

> **Merke**
> Zur Thromboseprophylaxe wird die Gabe von unfraktioniertem oder niedermolekularem Heparin (intravenös oder subkutan) 24 h nach dem Initialereignis bzw. nach operativen Maßnahmen empfohlen. Zusätzlich oder alternativ können die Patienten Kompressionsstrümpfe und Kompressionsstiefel erhalten.

Chirurgische Therapie

Die neurochirurgische Behandlung der intrazerebralen Blutung begründet sich wie folgt: Zum einen führt die Entfernung der Blutung zu einer **Volumenreduktion** und in der Folge zur **Senkung des intrakraniellen Drucks**. Bei der Entfernung der intrazerebralen Blutung kann eine **Blutstillung** vorgenommen und so die Nachblutungsrate gesenkt werden. Darüber hinaus wird mit der Entfernung der Blutung möglicherweise der Entzündungsprozess unterbunden, der sich durch Blutabbauprodukte ausgelöst im Randbereich der Blutung entwickelt und der der Ödembildung und Nachblutungen Vorschub leistet (Sansing et al. 2003).

Supratentoriell. Der Stellenwert der neurochirurgischen Therapie ist bis heute nicht eindeutig geklärt, obwohl zahlreiche Untersuchungen zur Wirksamkeit durchgeführt wurden (Gregson u. Mendelow 2005). Ursache ist die Heterogenität der Operationstechniken und der Operationsindikationen. Auch die bislang größte Studie, die **STICH-Studie** (Surgical Trial for Intracerebral Hemorrhage), konnte die Frage der Effektivität nicht klären (Mendelow et al. 2005). In dieser Studie an 1033 Patienten wurde ein nicht operatives (konservatives) mit einem operativen (Hämatomevakuation innerhalb von 96 h nach Beginn der ersten Symptome) Vorgehen verglichen. Es fand sich kein Unterschied hinsichtlich der klinischen Erholung (gemessen mit der Glasgow Outcome Scale) nach 6 Monaten.

Die Interpretation der Studie ist schwierig, u.a. weil für den Einschluss das Kriterium der Ungewissheit erfüllt sein musste: Der Patient konnte nur dann eingeschlossen werden, wenn sich der Neurochirurg nicht sicher über den individuellen Nutzen der Operation war. Ein anderer kritischer Punkt war die hohe Zahl von Patienten, die vom nicht operativen in den operativen Studienarm wechselte. Allerdings fand sich in einer vordefinierten Analyse, dass Patienten mit lobären, oberflächlich gelegenen Hämatomen (<1 cm unterhalb des Kortex), die keine Ventrikelblutung hatten, von der operativen Therapie profitieren.

Die Frage nach dem **optimalen Zeitpunkt der Operation** ist ebenfalls ungeklärt. Theoretisch sollte durch eine sehr frühe (<4 h) Hämatomevakuation die Nachblutungsrate gesenkt werden. Allerdings wurde eine sehr kleine Studie (n=11) abgebrochen, weil die Sterblichkeit nach 6 Monaten bei operierten Patienten im Vergleich zu einer

Voruntersuchung erhöht war. Als Erklärung diskutieren die Autoren, dass die operative Entlastung die Nachblutung ausgelöst haben könnte (Morgenstern et al. 2001).

Merke

Eine operative Entfernung sollte bei lobär und oberflächlich gelegenen Blutungen dann in Erwägung gezogen werden, wenn sich der Patient klinisch verschlechtert und zwar ausgehend von einem GCS (Glasgow Coma Score) >9 (Steiner et al. 2008). Die Entscheidungskriterien bezüglich des besten Zeitpunkts der Operation bleiben vage. Die amerikanische Schlaganfallgesellschaft empfiehlt mit Blick auf die Ergebnisse der STICH-Studie, innerhalb von 96 h zu operieren.

Infratentoriell. Infratentorielle Blutungen betreffen den Hirnstamm und das Kleinhirn. Beide können in das Ventrikelsystem einbrechen und so zu einem okklusiven Hydrozephalus führen. Kleinhirnblutungen können außerdem eine **Kompression des 4. Ventrikels** und des Hirnstamms bewirken. Die Kompression des 4. Ventrikels kann ebenfalls zu einem **Liquoraufstau** mit Hydrozephalus führen. Eine Kompression des Hirnstamms macht sich klinisch durch Hirnnervenausfälle (Störung der Okulomotorik, Schluckstörung, Störung der Atemmotorik) und Vigilanzminderung bemerkbar.

Merke

Kleinhirnblutungen sollten operiert werden (Evakuation der Blutung und dekompressive okzipitale Trepanation), wenn sich klinische Zeichen einer Hirnstammkompression oder eines Liquoraufstaus entwickeln (Dunne et al. 1987).

Obwohl hierzu keine Daten aus prospektiven Untersuchungen vorliegen, wird empfohlen, eine Evakuation ab einem Durchmesser der Blutung von 2–3 cm in Erwägung zu ziehen. Auch zum optimalen Zeitpunkt der Operation liegen keine Daten vor. Wir empfehlen eine engmaschige Kontrolle des klinischen Befundes und bei Veränderungen eine neuroradiologische Verlaufsuntersuchung, um rechtzeitig intervenieren zu können, bevor Zeichen der irreversiblen Hirnstammschädigung (beidseits erweiterte Pupillen mit erloschenem Lichtreflex) eintreten.

Hydrozephalus. Im Zusammenhang mit intrakraniellen Blutungen führen folgende Mechanismen zu einem Hydrozephalus: Verlegung der Abflusswege Foramina interventriculares (Monroi), Aquaeductus mesencephali (Sylvii), Aperturae laterales (Luschkae) und Apertura mediana (Magendi)) durch koagulierendes Blut bzw. Plasma oder durch Kompression. Der weitaus häufigste Mechanismus ist ein **Einbruch der** primären **Parenchymblutung in den Liquorraum** – bei etwa 35–45 % der supratentoriellen Blutungen findet sich Ventrikeleinbruch – wohingegen primäre Ventrikelblutungen selten sind. Infratentoriell führen Hirnstamm- und Kleinhirnblutung durch Einbruch der Blutung in den 4. Ventrikel oder Kleinhirnblutungen durch Kompression des 4. Ventrikels zu einem Liquoraufstau.

Klinisch macht sich ein Liquoraufstau durch zunehmende Vigilanzminderung mit und ohne Kopfschmerzen und in fortgeschrittenem Stadium durch Störungen der Okulomotorik, Schluckstörung oder Singultus bemerkbar. Die Diagnose sollte durch CT oder MRT bestätigt werden.

Therapeutisch ist die umgehende Anlage einer **externen Ventrikeldrainage** angezeigt (Salazar et al. 1986). Die wesentlichen Komplikationen der externen Ventrikeldrainage sind Fehlplatzierungen, Blutungen und Infektionen. Aus den beiden erstgenannten Punkten ergibt sich die Notwendigkeit einer postoperativen neuroradiologischen Kontrolle. Das Risiko einer **Ventrikulitis** (mit positivem Kulturergebnis) liegt bei etwa 8 % (Beer et al. 2008). Daher sollten prophylaktische Maßnahmen ergriffen werden, die dieses Risiko senken. Hierzu zählen v. a. eine möglichst sterile Arbeitsweise, lange subkutane Tunnelung (mindesten 12–15 cm) des Drainageschlauchs und vermutlich auch die Verwendung von silberbeschichteten Kathetern (Lackner et al. 2008). Bei unbeschichteten Kathetern sollte ein Wechsel nach 7–10 Tagen erfolgen. Eine **mikrobiologische und laborchemische Überwachung des Liquors** sollte in Abhängigkeit vom verwendeten Material regelmäßig (alle 2–3 Tage) erfolgen, wobei zu bedenken ist, dass die Infektionsrate mit der Häufigkeit der Kathetermanipulationen steigt.

Vor der Entfernung einer externen Ventrikeldrainage muss im **Abklemmversuch** bewiesen werden, dass der Liquorabfluss auf natürlichem Weg erfolgt. Ein Abklemmversuch kann in Erwägung gezogen werden, wenn der 3. und 4. Ventrikel in der CT frei oder annähernd frei von Blut sind. In diesem Fall sollte die externen Ventrikeldrainage zunächst für 24 h geschlossen und der intrakranielle Druck gemessen werden. Falls sich in dieser Zeit keine klinischen und in der Kontroll-CT keine neuroradiologischen Zeichen eines Liquoraufstaus einstellen und der intrakranielle Druck nicht ansteigt, kann die externe Ventrikeldrainage entfernt werden. Ist dies nicht der Fall, sollte für weitere 24–48 h Liquor über die externe Ventrikeldrainage drainiert werden und danach ein erneuter Abklemmversuch unternommen werden.

Bei weitgehend blutfreiem 4. und 3. Ventrikel kann die Anlage einer **lumbalen Drainage** erfolgen (Abb. 33.**8**) (Huttner et al. 2007). Dabei ist es wichtig sich zu vergewissern, dass ein kommunizierender Hydrozephalus vorliegt. Dies ist sichergestellt durch die Beobachtung, dass sich Druckänderungen im Ventrikelsystem, z. B. nach Änderung der Oberkörperposition, auf beide (ventrikuläre und lumbale) Messungen gleichsinnig auswirken. Weitere Abklemmversuche können dann in analoger Weise wie bei der externen Ventrikeldrainage mit der lumbalen

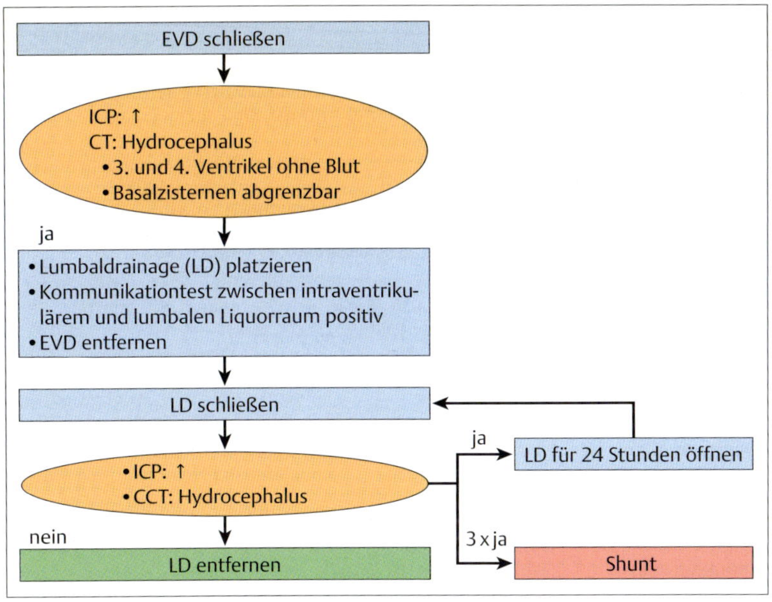

Abb. 33.**8** Algorithmus zum Entfernen einer externen Ventrikeldrainage (EVD) bzw. lumbalen Drainage nach Ventrikelblutung (ICP: intrakranieller Druck).

Drainage vorgenommen werden. Gelingt es trotz dreimaliger Abklemmversuche nicht, die lumbale Drainage zu entfernen, sollte eine ventrikuloperitoneale oder ventrikuloatriale Shuntanlage erfolgen.

Fazit

Nachblutungen sind die wesentliche Komplikation der intrazerebralen Blutung. Das Volumen der intrazerebralen Blutung und das Vorhandensein einer intraventrikulären Blutung sind die entscheidenden prognostischen Faktoren quoad vitam et functionem. Die therapeutischen Maßnahmen zielen deshalb auf 3 Faktoren ab:

- Die Reduktion des Nachblutungsrisikos. Allerdings ist zu bedenken, dass Ergebnisse hierzu bisher nur aus Phase 2-Studien vorliegen.
- Die Reduktion des Blutvolumens. Die neurochirurgische Entfernung einer Blutung sollte in Erwägung gezogen, wenn die Blutung neurochirurgisch gut zugänglich ist und wenn sich Patienten von einem relativ guten funktionellen Ausgangsniveau verschlechtern.
- Die Drainage intraventrikulären Bluts, wenn klinische oder neuroradiologische Zeichen einer Liquorabflussstörung bestehen.

Literatur

Anderson C. The second intensive blood pressure reduction in acute cerebral haemorrhage trial (interact). http://clinicaltrials.gov; Access date: 22.2.2009

Anderson CS, Huang Y, Wang JG, et al. Intensive blood pressure reduction in acute cerebral haemorrhage trial (interact): A randomised pilot trial. Lancet Neurol 2008;7:391–399

Bae H, Jeong D, Doh J, Lee K, Yun I, Byun B. Recurrence of bleeding in patients with hypertensive intracerebral hemorrhage. Cerebrovasc Dis 1999;9:102–108

Beer R, Lackner P, Pfausler B, Schmutzhard E. Nosocomial ventriculitis and meningitis in neurocritical care patients. J Neurol 2008;255:1617–1624

Boeer A, Voth E, Henze T, Prange HW. Early heparin therapy in patients with spontaneous intracerebral haemorrhage. J Neurol Neurosurg Psychiatry 1991;54:466–467

Broderick JP, Connolly ES, Feldman E, et al. Guidelines for the management of spontaneous intracerebral hemorrhage in adults. 2007 update. A guideline from the american heart association, american stroke association stroke council, high blood pressure research council, and the quality of care and outcomes in research interdisciplinary working group. Stroke 2007;38:2001–2023

Broderick JP, Diringer MN, Hill MD, et al. Determinants of intracerebral hemorrhage growth: An exploratory analysis. Stroke 2007;38:1072–1075

Brott T, Broderick J, Kothari R, et al. Early hemorrhage growth in patients with intracerebral hemorrhage. Stroke 1997;28:1-5

Chen CH, Huang CW, Chen HH, Lai ML. Recurrent hypertensive intracerebral hemorrhage among taiwanese. Kaohsiung J Med Sci 2001;17:556–563

Davis SM, Broderick J, Hennerici M, et al. Hematoma growth is a determinant of mortality and poor outcome after intracerebral hemorrhage. Neurology 2006;66:1175–1181

Dunne JW, Chakera T, Kermode S. Cerebellar haemorrhage – diagnosis and treatment: A study of 75 consecutive cases. Q J Med 1987;64:739–754

Flaherty ML, Kissela B, Woo D, et al. The increasing incidence of anticoagulant-associated intracerebral hemorrhage. Neurology. 2007;68:116–121

Fogelholm R, Avikainen S, Murros K. Prognostic value and determinants of first-day mean arterial pressure in spontaneous supratentorial intracerebral hemorrhage. Stroke 1997;28:1396–1400

Gregory PC, Kuhlemeier KV. Prevalence of venous thromboembolism in acute hemorrhagic and thromboembolic stroke. Am J Phys Med Rehabil 2003;82:364–369

Gregson BA, Mendelow AD. Surgical trial in lobar intracerebral hemorrhage (stich ii). Proceedings of the Scottish and Newcastle neursurgical research network. 2005:7–10

Huttner HB, Nagel S, Tognoni E, et al. Intracerebral hemorrhage with severe ventricular involvement: Lumbar drainage for communicating hydrocephalus. Stroke 2007;38:183–187

Kazui S, Minematsu K, Yamamoto H, Sawada T, Yamaguchi T. Predisposing factors to enlargement of spontaneous intracerebral hematoma. Stroke 1997;28:2370–2375

Kim-Han JS, Kopp SJ, Dugan LL, Diringer MN. Perihematomal mitochondrial dysfunction after intracerebral hemorrhage. Stroke 2006;37:2457–2462

Kurthen M, Janzen RWC, Lerche H, et al. Status epilepticus im Erwachsenenalter. In: Diener H-C, Putzki N, Berlit P, et al. (Hrsg.). Leitlinien für Diagnostik und Therapie in der Neurologie. Stuttgart: Thieme Verlag; 2008:17–25

Lackner P, Beer R, Broessner G, et al. Efficacy of silver nanoparticles-impregnated external ventricular drain catheters in patients with acute occlusive hydrocephalus. Neurocrit Care 2008;8:360–365

Lacut K, Bressollette L, Le Gal G, et al. Prevention of venous thrombosis in patients with acute intracerebral hemorrhage. Neurology 2005;65:865–869

Leira R, Davalos A, Silva Y, et al. Early neurologic deterioration in intracerebral hemorrhage: Predictors and associated factors. Neurology 2004;63:461–467

Mancia G, De Backer G, Dominiczak A, et al., The task force for the management of arterial hypertension of the European Society of H, The task force for the management of arterial hypertension of the European Society of C. 2007 guidelines for the management of arterial hypertension: The task force for the management of arterial hypertension of the european society of hypertension (ESH) and of the european society of cardiology (ESC). Eur Heart J 2007;28:1462–1536

Mayer S, Brun N, Broderick J, Davis S, Diringer M, Skolnick B, Steiner T, for the Europe/Australasia NovoSeven ICH Trial Investigators. Recombinant activated factor VII for acute intracerebral hemorrhage. N Engl J Med 2005;352:777–785

Mendelow AD, Gregson BA, Fernandes HM, et al. Early surgery versus initial conservative treatment in patients with spontaneous supratentorial intracerebral haematomas in the international surgical trial in intracerebral haemorrhage (STICH): A randomised trial. Lancet 2005;9457:387–397

Morgenstern LB, Demchuk AM, Kim DH, Frankowski RF, Grotta JC. Rebleeding leads to poor outcome in ultra-early craniotomy for intracerebral hemorrhage. Neurology 2001;56:1294–1299

O'Shaughnessy DF, Atterbury C, Bolton Maggs P, et al. Guidelines for the use of fresh-frozen plasma, cryoprecipitate and cryosupernatant. Br J Haematol 2004;126:11–28

Passero S, Ciacci G, Ulivelli M. The influence of diabetes and hyperglycemia on clinical course after intracerebral hemorrhage. Neurology 2003;61:1351–1356

Passero S, Rocchi R, Rossi S, Ulivelli M, Vatti G. Seizures after spontaneous supratentorial intracerebral hemorrhage. Epilepsia 2002;43:1175–1180

Qureshi AI. Antihypertensive treatment of acute cerebral hemorrhage (ATACH). International Stroke Conference 2008;6

Rashid P, Leonardi-Bee J, Bath P. Blood pressure reduction and secondary prevention of stroke and other vascular events: A systematic review. Stroke 2003;34:2741–2748

Reith J, Jørgensen HS, Pedersen PM, et al. Body temperature in acute stroke: Relation to stroke severity, infarct size, mortality, and outcome. Lancet 1996;347:422–425

Salazar J, Vaquero J, Martinez P, Santos H, Martinez R, Bravo G. Clinical and CT scan assessment of benign versus fatal spontaneous cerebellar haematomas. Acta Neurochir (Wien) 1986;79:80–86

Sansing LH, Kaznatcheeva EA, Perkins CJ, Komaroff E, Gutman FB, Newman GC. Edema after intracerebral hemorrhage: Correlations with coagulation parameters and treatment. J Neurosurg 2003;98:985–992

Schellinger PD, Fiebach JB, Hoffmann K, et al. Stroke mri in intracerebral hemorrhage: Is there a perihemorrhagic penumbra? Stroke 2003;34:1674–1679

Schwarz S, Hafner K, Aschoff A, Schwab S. Incidence and prognostic significance of fever following intracerebral hemorrhage. Neurology 2000;54:354–361

Steiner T, Diringer M, Rosand J. Intracerebral hemorrhage associated with oral anticoagulant therapy: Current practices and open questions. Stroke 2006;37:256–262

Steiner T, Forsting M, Haman G, Schwab S, Krassen N, Schmutzhard E. Intrazerebrale Blutungen. In: Diener H-C, Putzki N, Berlit P, et al. (Hrsg.). Leitlinien für Diagnose und Therapie neurologischer Krankheiten. Stuttgart: Thieme Verlag; 2008:317–333

Steiner T, Schneider D, Mayer S, et al. Dynamics of intraventricular hemorrhage in patients with spontaneous intracerebral hemorrhage: Risk factors, clinical impact, and effect of hemostatic therapy with recombinant activated factor VII. Neurosurgery 2006;59:767–774

Tuhrim S, Horowitz DR, Sacher M, Godbold JH. Volume of ventricular blood is an important determinant of outcome in supratentorial intracerebral hemorrhage. Crit Care Med 1999;27:617–621

Vespa PM, O'Phelan K, Shah M, et al. Acute seizures after intracerebral hemorrhage: A factor in progressive midline shift and outcome. Neurology 2003;60:1441–1446

Zazulia AR, Diringer MN, Videen TO, et al. Hypoperfusion without ischemia surrounding acute intracerebral hemorrhage. J Cereb Blood Flow Metab 2001;21:804–810

34 Intrakranielle Aneurysmen und Subarachnoidalblutung

Definition
Aneurysmen sind spindel- oder sackförmige Erweiterungen des Querschnitts von arteriellen Blutgefäßen infolge angeborener oder erworbener Wandveränderungen. Intrakranielle Aneurysmen sind typischerweise an Verzweigungsstellen der Hirnbasisarterien lokalisiert, wo sie im Falle einer Ruptur in den Subarachnoidalraum bluten.

Merke
Intrakranielle arterielle Aneurysmen sind keine kongenitalen, sondern erworbene Malformationen, was ihre Seltenheit bei den <20-Jährigen und ihr Zunehmen mit dem Alter erklärt. Sie entstehen auf dem Boden lokaler Wandschwächen an den Verzweigungsstellen basaler Hirnarterien.

34.1 Epidemiologie, klinische Präsentation, Klassifikation

Helmuth Steinmetz

Epidemiologie unrupturierter intrakranieller Aneurysmen

Die Prävalenz unrupturierter intrakranieller arterieller Aneurysmen variiert in Abhängigkeit von der diagnostischen Suchmethode. Retrospektive Auswertungen von Autopsien oder Angiografien unterschätzen die Prävalenz unrupturierter intrakranieller Aneurysmen erheblich. Prospektive Erhebungen kommen dagegen zu sehr hohen Prävalenzen von 3–4% in Autopsien und 3–7% in zerebralen Angiografien. Auch sie dürften kein ganz repräsentatives Abbild geben, da Autopsieserien überdurchschnittlich viele Ältere einschließen und Angiografien viele Gefäßkranke oder anderweitig neurologisch symptomatische Patienten betreffen. Als beste Annäherung an die Wahrheit gilt daher eine **Aneurysma-Prävalenz** von 2% unter Erwachsenen ohne spezifische Risikofaktoren (Rinkel et al. 1998). Spezifische Risikofaktoren sind eine **familiäre Aneurysmakrankheit** (mindestens 2 betroffene erstgradige Verwandte) oder eine **autosomal-dominante polyzystische Nierenerkrankung**. Beide führen zu einem etwa 4-fach erhöhten Risiko unrupturierter intrakranieller Aneurysmen, das Vorhandensein einer Arteriosklerose zu einem etwa doppelten Risiko. Inzidentell gefundene unrupturierte intrakranielle Aneurysmen liegen zu 80–85% im vorderen intrakraniellen Gefäßsystem und sind zu ca. 90% nicht >10 mm. Multiple (≥2) intrakranielle Aneurysmen finden sich bei 20–30% aller Patienten. Aneurysmen bei <20-Jährigen sind dagegen eine Rarität.

Für einen Anlagefaktor sprechen das familiär gehäufte Vorkommen intrakranieller arterieller Aneurysmen, das vermehrte Auftreten im Rahmen anderer genetischer Syndrome (z.B. polyzystische Nierenkrankung) und die Häufung bei Patienten mit spontanen arteriellen Dissektionen. Erste genetische Arbeiten bestätigen diese Annahme (Bilguvar et al. 2008). Schon aus dem Vergleich der Aneurysmaprävalenz mit der Inzidenz der aneurysmalen Subarachnoidalblutung ergibt sich, dass die meisten intrakraniellen arteriellen Aneurysmen nie rupturieren werden (Wermer et al. 2007). Das **Rupturrisiko** unrupturierter intrakranieller Aneurysmen ist gemäß International Study of Unruptured Intracranial Aneurysms (ISUIA; 2003) abhängig von der **Aneurysmalokalisation** und **-größe** (Tab. 34.**1**).

Epidemiologie der nicht traumatischen Subarachnoidalblutung

Die nicht traumatische („spontane") Subarachnoidalblutung (SAB) ist die dritthäufigste Schlaganfallursache. In Mitteleuropa und den USA beträgt ihre Inzidenz etwa 6–7 auf 100 000 Personenjahre, in Finnland und Japan sogar etwa 20 auf 100 000 Personenjahre. Hiervon sind etwa 85% Folge der **Ruptur eines intrakraniellen arteriellen Aneurysmas**. Der Häufigkeitsgipfel der nicht traumatischen Subarachnoidalblutung liegt bei 50 Lebensjahren, mit etwas mehr betroffenen Frauen als Männern. Verglichen mit den anderen Formen des Schlaganfalls sind die Patienten also relativ jung, ihre Letalität und Morbidität aber besonders hoch. So liegt die 30 Tage-Letalität der nicht traumatischen Subarachnoidalblutung einschließlich der Prähospitalphase nach wie vor bei 45% (Feigin et al. 2009). Beeinflussbare **Risikofaktoren** einer Aneurysmaruptur sind Rauchen, arterieller Hochdruck und Alkoholmissbrauch (Feigin et al. 2005).

Tabelle 34.**1** Jährliche Rupturwahrscheinlichkeit in Abhängigkeit von Größe und Lage nicht rupturierter intrakranieller Aneurysmen (Quelle: ISUIA Investigators 2003).

	<7 mm		**7–12 mm**	**13–24 mm**	**>24 mm**
	keine frühere SAB	frühere SAB			
ACI kavernöser Abschnitt (n=210)	0	0	0	0,6%	1,3%
ACI intrakraniell, ACM, ACA, ACommA (n=1037)	0	0,3%	0,5%	2,9%	8%
Vertebrobasilär, ACP, ACommP (n=445)	0,5%	0,7%	2,9%	3,7%	10%

ACI = A. carotis interna; ACM = A. cerebri media; ACA = A. cerebri anterior; ACommA = A. communicans anterior; ACP = A. cerebri posterior; ACommP = A. communicans posterior; SAB = Subarachnoidalblutung aus früherem anderen, ausgeschalteten Aneurysma

Klinische Präsentation der nicht traumatischen Subarachnoidalblutung

Merke
Das Leitsymptom der nicht traumatischen SAB ist der plötzliche diffuse Kopfschmerz so noch nie erlebter Intensität (**Vernichtungskopfschmerz**). Noch charakteristischer als die Intensität ist seine Akuität mit Erreichen des Schmerzmaximums binnen weniger Sekunden („angesprungen wie ein wildes Tier").

Circa ein Fünftel der Patienten mit Subarachnoidalblutung geben allerdings einen Intensitätsanstieg über Minuten an (Linn et al. 1998). Eine unmittelbar vorangegangene physische Anstrengung berichten nur etwas mehr als die Hälfte; 10–15% der Patienten mit Subarachnoidalblutung versterben noch vor der Klinikeinlieferung. Von den das Krankenhaus erreichenden Patienten zeigen bei der Aufnahme zwei Drittel eine **verminderte Bewusstseinslage**, die die Kopfschmerzanamnese verschleiern kann. Andere häufige Initialsymptome und Befunde sind **Übelkeit**, **Erbrechen**, **Nackensteife** und **Krampfanfall**.

Etwa ein Drittel der Patienten mit Subarachnoidalblutung präsentiert sich mit einem reinen Kopfschmerzereignis ohne Vigilanzstörung, Krampfanfall oder anderen Zeichen erhöhten intrakraniellen Drucks. Sie werfen das Problem der differenzialdiagnostischen **Abgrenzung zum benignen, nicht hämorrhagischen Vernichtungskopfschmerz** auf. Er erreicht sein Maximum wie der Kopfschmerz bei Subarachnoidalblutung binnen Sekunden oder Minuten, ist darüber hinaus durch einen unauffälligen CT- und Liquorbefund definiert und erklärt immerhin ca. 40% aller hospitalisierten Fälle eines akuten schweren Kopfschmerzereignisses (Linn et al. 1998). Dieser pathophysiologisch unklare Kopfschmerztyp wirft daher gelegentlich die wissenschaftlich offene Frage der Existenz eines nicht hämorrhagischen Warnkopfschmerzes im Rahmen der Entstehung oder des Wachstums unrupturierter Aneurysmen auf.

Wird eine Subarachnoidalblutung nachgewiesen, so sind eine Aneurysmaruptur (ca. zwei Drittel) oder eine so genannte perimesenzephale Subarachnoidalblutung (ca. ein Viertel) die beiden häufigsten Ursachen. Liegen beide nicht vor (zum Ausschluss Durchführung einer Angiografie), so sind die selteneren Ursachen einer Subarachnoidalblutung der Tab. 34.**2** zu bedenken.

Tabelle 34.**2** Seltene Ursachen nicht traumatischer Subarachnoidalblutungen.

Erregerbedingte Arteriitiden	Mykotische (infektiöse) Aneurysmen Meningovaskuläre Syphilis Borreliose Gnathostomiasis (G. spinigerum)
Immunvermittelte Arteriitiden	Primäre (isolierte) Angiitis des ZNS Polyarteriitis nodosa Morbus Wegener Churg-Strauss-Syndrom Morbus Behçet
Andere vaskuläre Erkrankungen	Arteriovenöse Angiome Durale arteriovenöse Fisteln Spinale arterielle Aneurysmen Intrakranielle arterielle Dissektionen Sinus-Venen-Thrombose Kortikale Venenthrombose Zerebrale Amyloid-Angiopathie (leptomeningeale Form) Moya-Moya-Krankheit
Sichelzellanämie	
Intrakranielle und intraspinale Tumoren	
Antikoagulanzien und Thrombolytika	
Kokain	

Klassifikation der nicht traumatischen Subarachnoidalblutung

Klassifikation der Subarachnoidalblutung nach klinischem Schweregrad. Die prognostisch bedeutsame Klassifikation des klinischen Schweregrades erfolgt nach den in der Tab. 34.**3** aufgeführten **Skalen von Hunt und Hess** (1968) oder **der World Federation of Neurological Surgeons** (Teasdale et al. 1988).

Klassifikation der Subarachnoidalblutung nach computertomografischem Blutungstyp. Die Klassifikation der nicht traumatischen Subarachnoidalblutung nach dem computertomografischen Blutungstyp hat ebenfalls eine differenzialdiagnostische, prognostische und therapeutische Bedeutung. Man differenziert einen **aneurysmalen**, einen **perimesenzephalen** und einen **konvexitären Blutungstyp**. Jeder von ihnen lässt Wahrscheinlichkeitsaussagen über die Blutungsursache zu, ohne hierfür aber spezifisch zu sein.

Der computertomografische Schweregrad wird nach der **Fisher-Klassifikation** eingeteilt (Tab. 34.**4**). Sie ist in Ergänzung der klinischen Skalen von prognostischer Bedeutung für das Auftreten und die Schwere der typischen Komplikationen aneurysmaler Subarachnoidalblutungen, d.h. Hydrozephalus, verzögerte ischämische Gewebeschädigung und langfristige neurologische Beeinträchtigung.

Der **aneurysmale Blutungstyp** ist als häufigster Typ durch einen Blutungsschwerpunkt in der supraselläre n Zisterne, in der Sylvi'schen Fissur oder im Interhemisphärenspalt definiert. Er erlaubt eine Vermutung bezüglich der Lokalisation der in der Regel zugrunde liegenden Aneurysmaruptur. Eine intraparenchymale Blutung kann diesen Subarachnoidalblutungs-Typ begleiten. Blutungsquelle ist bei etwa 40% der Patienten ein Aneurysma an der A. cerebri anterior und am R. communicans anterior. Etwas weniger häufig sind Aneurysmen der A. carotis interna (30%), A. cerebri media (20%) und vertebrobasiläre Aneurysmen (10%) für Subarachnoidalblutungen verantwortlich.

Der **perimesenzephale Blutungstyp** bildet mittlerweile eine eigene Entität und findet sich in ca. 25% aller nicht traumatischen Subarachnoidalblutungen. Die perimesenzephale Subarachnoidalblutung ist wahrscheinlich Ausdruck einer **venösen Blutung**. Sie ist durch ihr charakteristisches Blutungsmuster in der CT und den angiografischen Ausschluss einer Blutungsquelle definiert: Das Zentrum der Blutung liegt in den perimesenzephalen Zisternen oder präpontin. Sie reicht nicht bis in die laterale Sylvi'sche Fissur oder den vorderen Interhemisphärenspalt. Eine Blutsedimentation im Ventrikelsystem kann auftreten, jedoch keine Ventrikeltamponade oder intraparenchymale Blutung. Eine technisch adäquat durchgeführte und auswertbare Angiografie zeigt keine Blutungsquelle (Rinkel et al. 1991).

Tabelle 34.**3** Klinische Graduierung der Subarachnoidalblutung.

Hunt und Hess (1968)		WFNS (Teasdale et al. 1988)		
Grad		Grad	GCS	Hemiparese, Aphasie
I	Asymptomatisch, leichte Kopfschmerzen, leichter Meningismus	I	15	Nein
II	Starke Kopfschmerzen, Meningismus, keine Fokalzeichen außer Hirnnervenausfällen	II	14–13	Nein
III	Somnolenz, Verwirrtheit, leichte ZNS-Fokalzeichen	III	14–13	Ja
IV	Sopor, vegetative Störungen, mäßige bis schwere ZNS-Fokalzeichen	IV	12–7	Ja/nein
V	Koma, Einklemmungszeichen	V	6–3	Ja/nein

WFNS= World Federation of Neurological Surgeons= GCS, Glasgow Coma Scale, ZNS= Zentralnervensystem

Tabelle 34.**4** Computertomografische Graduierung der Subarachnoidalblutung.

Fisher-Grad	CT-Befund
1	Kein Blut im Subarachnoidalraum sichtbar
2	Diffuse Ablagerung oder dünne Blutschicht <1 mm Dicke
3	Lokalisierte Koagel oder Blutschicht >1 mm Dicke
4	Intrazerebrale oder intraventrikuläre Gerinnsel

Der **Kopfschmerzbeginn** der perimesenzephalen Subarachnoidalblutung ist weniger akut und der klinische Schweregrad leichter als bei der Aneurysmaruptur. Obwohl Vasospasmen beobachtet werden, bleiben ischämische Gewebsschäden eine umstrittene Rarität. Im langfristigen Verlauf finden sich keine Blutungsrezidive und keine verkürzte Lebenserwartung (Greebe u. Rinkel 2007).

Beim **konvexitären Blutungstyp** liegt der subarachnoidale Blutungsschwerpunkt weder basal-zisternal noch perimesenzephal-peripontin, sondern über der Großhirnkonvexität. Blutungen dieser Lokalisation sind auf seltenere Ursachen nicht traumatischer Subarachnoidalblutungen (Tab. 34.**2**) oder auf Subarachnoidalblutungen als Traumafolge verdächtig.

Fazit

Intrakranielle arterielle Aneurysmen finden sich bei ca. 2% der Bevölkerung. Die meisten dieser Aneurysmen werden zeitlebens nicht rupturieren. Leitsymptom der Subarachnoidalblutung ist der plötzliche Vernichtungskopfschmerz noch nie erlebter Intensität. Ursächlich muss neben einer Aneurysmaruptur auch an prognostisch günstigere venöse Blutungen gedacht werden.

Literatur

Bilguvar K, Yasuno K, Niemelä K, et al. Susceptibility loci for intracranial aneurysm in European and Japanese populations. Nat Genetics 2008;40:1472-1477

Feigin V, Rinkel GJ, Lawes CMM, et al. Risk factors for subarachnoid hemorrhage. An updated systematic review of epidemiological studies. Stroke 2005;36:2773-2780

Feigin V, Lawes CMM, Bennett DA, Barker SL, Parag V. Worldwide stroke incidence and early case fatality reported in 56 population-based studies: a systematic review. Lancet Neurol 2009;8:355–369

Greebe P, Rinkel GJ. Life expectancy after perimesencephalic subarachnoid hemorrhage. Stroke 2007;38:1222-1224

Hunt WE, Hess RM. Surgical risk as related to time of intervention in the repair of intracranial aneurysms. J Neurosurg 1968;28:14-20

International Study of Unruptured Intracranial Aneurysms Investigators. Unruptured intracranial aneurysms: natural history, clinical outcome, and risks of surgical and endovascular treatment. Lancet 2003;362:103-110

Linn FHH, Rinkel GJE, Algra A, van Gijn J. Headache characteristics in subarachnoid haemorrhage and benign thunderclap headache. J Neurol Neurosurg Psychiat 1998;65:791-793

Rinkel GJ, Wijdicks EF, Hasan D, et al. Outcome in patients with subarachnoid haemorrhage and negative angiography according to pattern of haemorrhage on computed tomography. Lancet 1991;338:964-968

Rinkel GJ, Djibuti M, Algra A, van Gijn J. Prevalence and risk of rupture of intracranial aneurysms. A systematic review. Stroke 1998;29:251-256

Teasdale GM, Drake CG, Hunt W, et al. A universal subarachnoid hemorrhage scale: report of a committee of the World Federation of Neurosurgical Societies. J Neurol Neurosurg Psychiat 1988;51:1457

Wemer MJ, van der Schaaf IC, Algra A, Rinkel GJ. Risk of rupture of unruptured intracranial aneurysms in relation to patient and aneurysm characteristics: an updated meta-analysis. Stroke 2007;38:1404-1410

34.2 Diagnostik

Michael Forsting, Isabel Wanke

Nachweis der Subarachnoidalblutung

Grundsätzliches. Beim klinischen Verdacht auf eine Subarachnoidalblutung ist eine Schädel-CT-Untersuchung zwingend erforderlich. Bei negativem CT sollte zum sicheren Ausschluss stets eine Lumbalpunktion angeschlossen werden.

Computertomografie. In der Akutphase des Ereignisses sichert die CT fast immer die Diagnose (Abb. 34.**1**). Bei einer verschwindend kleinen Minderheit der Patienten (2%) kann die CT innerhalb der ersten 12 h negativ sein (van der Wee 1995). Innerhalb der ersten Woche nach einer Subarachnoidalblutung sinkt die Nachweisgenauigkeit der CT jedoch auf etwa 50% ab.

Magnetresonanztomografie. Mit FLAIR-Sequenzen und protonengewichteten Sequenzen ist die MRT der CT in der Akutphase der Subarachnoidalblutung praktisch ebenbürtig (Abb. 34.**2**). **Vorteile** hat die MRT, wenn der Blutungszeitpunkt länger zurückliegt, weil dann die Blutabbauprodukte in der MRT deutlich besser erkennbar sind als in der CT. Die Verteilung des Bluts im Subarachnoidalraum gibt einen Hinweis auf die Lokalisation des Aneurysmas. Dies ist besonders hilfreich, wenn sich angiografisch mehrere Aneurysmen zeigen und die Frage nach dem mutmaßlich rupturierten Aneurysma therapieentscheidend ist (Abb. 34.**3**) (van Gijn 1980).

Lumbalpunktion. Sind CT und MRT jedoch negativ bei klinischem Verdacht auf eine Subarachnoidalblutung, muss eine Lumbalpunktion durchgeführt werden. Ein wasserklarer Liquor schließt eine Subarachnoidalblutung in der Regel aus, bei blutigem Liquor ist differenzialdiagnostisch immer ein artifiziell blutiger Liquor in Betracht zu ziehen. Die xantochrome Verfärbung des Liquors kann bis zu 2 Wochen nach der Subarachnoidalblutung sichtbar sein, Ferritin und Siderophagen sind in der Regel 4–6 Wochen nach der Subarachnoidalblutung nachweisbar.

Identifikation der aneurysmalen Blutungsquelle

Grundsätzliches. Ist die Subarachnoidalblutung gesichert, muss im nächsten Schritt angiografisch die Blutungsquelle identifiziert werden.

Angiografie. Die höchste Nachweisgenauigkeit für ein intrakranielles Aneurysma hat nach wie vor die Katheterangiografie in der Technik der **digitalen Subtraktionsan-**

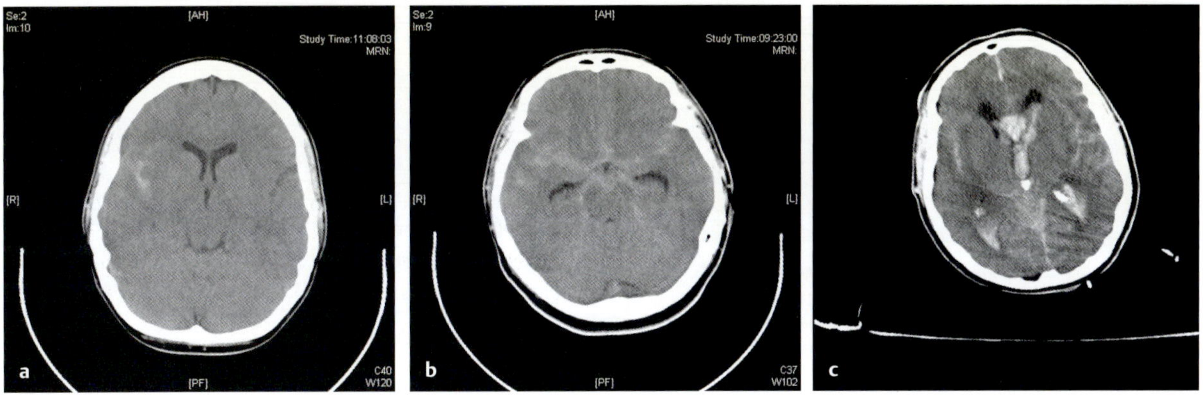

Abb. 34.**1a–c** **a** Blutnachweis in der rechten Sylvi'schen Fissur bei Mediaaneurysma rechts. **b** Symmetrisch verteilte Subarachnoidalblutung, bei der kein Rückschluss auf die Aneurysma-Lokalisation möglich ist. **c** Massive Subarachnoidalblutung mit Einbruch in den Balken und ins Ventrikelsystem bei später angiografisch nachgewiesenem Aneurysma am Ramus communicans anterior.

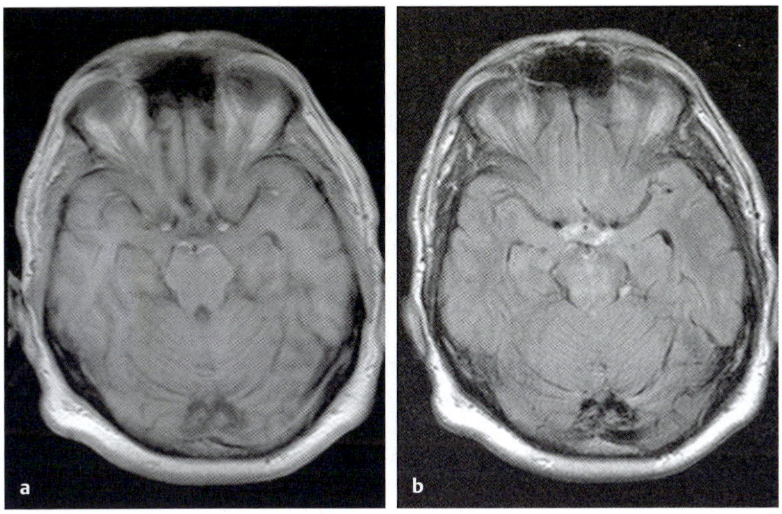

Abb. 34.**2a, b** T1-gewichtete MRT-Aufnahme (**a**) und FLAIR-Aufnahme (**b**) bei einem Patienten mit typischer präpontiner Subarachnoidalblutung. Im T1-Bild (**a**) ist das Blut als schmaler signalangehobener Saum erkennbar, in der FLAIR-Aufnahme (**b**) ist ein größeres Blutgerinnsel vor dem Mittelhirn sichtbar.

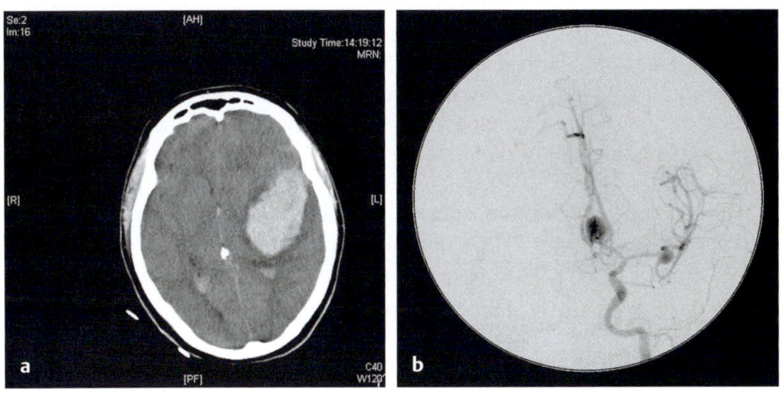

Abb. 34.**3a, b** CT (**a**) und DSA (**b**) bei einem Patienten mit massiver Subarachnoidalblutung in die linke Sylvi'sche Fissur. In der Mittellinie ist kaum Blut erkennbar. Die DSA (**b**) zeigt 2 Aneurysmen, eins am Ramus communicans anterior und eins in der Media-Bifurkation links. Mit der CT ist einfach zu entscheiden, dass das kleinere Media-Aneurysma geblutet haben muss.

giografie (DSA). Da multiple Aneurysmen bei etwa 20% der Patienten auftreten, müssen alle 4 hirnversorgenden Gefäße angiografisch dargestellt werden. Wird kein Aneurysma als Blutungsquelle gefunden, sollten auch alle duralen Gefäße (A. carotis externa beidseits) und die das Halsmark versorgenden Gefäße angiografisch mit dargestellt werden. Die **3D-Rotationsangiografie** (Abb. 34.**4**) wird in Zukunft wahrscheinlich die DSA-Einzelserien mit gestaffelten Winkelprojektionen ersetzen. Erste, allerdings noch kleine Patientenserien zeigen, dass die einma-

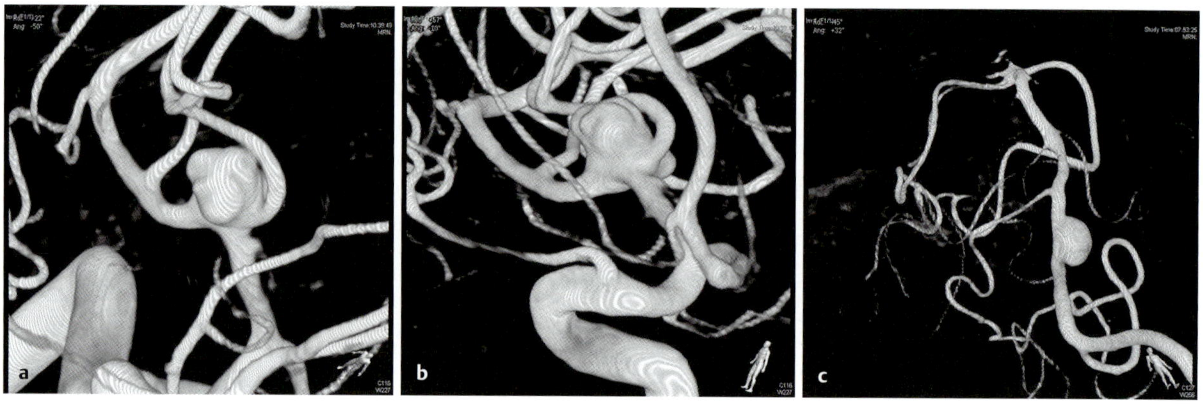

Abb. 34.**4a–c** 3D-Rotationsangiografie eines Media-Aneurysmas (**a**, **b**) und eines vertebrobasilären Aneurysmas (**c**). Die komplexe Anatomie des Media-Aneurysmas wird in den beiden 3D-Rekonstruktionen hervorragend illustriert. **c** Das hier gezeigte breitbasige vertebrobasiläre Aneurysma kann bei dieser Konfiguration nur mit einem Stent und Coils therapiert werden.

lige Injektion in ein Gefäß mit 3D-Aufnahmetechnik der herkömmlichen sequenziellen Technik wahrscheinlich ebenbürtig ist (Abb. 34.**5**).

Bei 15–20% der Patienten ist die initiale Angiografie negativ. In diesen Fällen ist eine **Re-Angiografie** etwa 14 Tage nach dem Akutereignis gerechtfertigt, da sich bei typischer aneurysmatischer Blutverteilung und schwerem Verlauf in 15% der Fälle ein vorher unentdecktes Aneurysma zeigt (Brown 1998). Alternativ kann eine **CT-Angiografie** oder **MRT-Angiografie** durchgeführt werden. Grundsätzlich sollte man sich aber darüber im Klaren sein, dass mit den Standard CT- und MRT-Geräten Aneurysmen <3 mm bzw. <4 mm nicht sicher ausgeschlossen werden können. Dabei ist die Ortsauflösung der CT-Angiografie heute und wahrscheinlich auch auf Dauer höher als die der MR-Angiografie. Inwieweit sich durch die Einführung von CT-Geräten der allerneuesten Generation (Dual Source oder 64 bzw. 128 Zeilen-CT-Geräte) die Nachweisgenauigkeit für Aneurysmen noch weiter verbessern lässt, muss erst durch große Studien gezeigt werden. Ihren besonderen Stellenwert haben CT-Angiografie und MR-Angiografie aber sicher bei der Therapieplanung komplexer und großer Aneurysmen.

Eine klare Indikation für den **Verzicht auf eine DSA** ergibt sich, wenn ein großes raumforderndes intrazerebrales Hämatom mit Indikation zur sofortigen neurochirurgischen Entlastung vorliegt. Hier ist es praktisch immer ausreichend, wenn im Anschluss an die Nativ-CT eine CT-Angiografie durchgeführt wird. Liegt ein Aneurysma oder eine andere Gefäßmissbildung vor, kann diese praktisch immer nachgewiesen werden und reicht dem Neurochirurgen auch für seine operative Planung.

Nachweis nicht aneurysmaler Blutungsquellen

Sinus- oder Brückenvenenthrombose. Häufig nicht oder wenigstens nur wenig bekannt ist, dass auch venöse Thrombosen zu einer reinen Subarachnoidalblutung führen können. Bevor man also eine Subarachnoidalblutung als nicht aneurysmal und damit in der Regel als Subarachnoidalblutung ohne „morphologische Ursache" klassifiziert, sollte man sich sicher sein, dass alle diagnostischen Verfahren ausreichend sind, um eine Sinus- oder Brückenvenenthrombose auszuschließen. Klinisch auffällig an diesen Patienten ist häufig, dass sie neben den klassischen Symptomen einer Subarachnoidalblutung oft initial einen **epileptischen Anfall** haben. Dies ist für die aneurysmale Subarachnoidalblutung eher ungewöhnlich. Eine weitere Ursache für eine Subarachnoidalblutung können Vaskulitiden sein, bei jungen Menschen sollte man auch an eine drogeninduzierte Vaskulitis denken. Andere seltene Ursachen sind in Kap. 34.1 abgehandelt. Für die Einordnung dieser Erkrankungen ist eine hoch auflösende DSA nach wie vor deutlich sensitiver als alle nicht invasiven angiografischen Verfahren wie CT-Angiografie und MR-Angiografie.

Perimesenzephale Subarachnoidalblutung. Ungefähr zwei Drittel der Patienten, bei denen angiografisch keine Blutungsquelle für Subarachnoidalblutung gefunden wird, liegt eine so genannte perimesenzephale Subarachnoidalblutung vor (Vermeer et al. 1997). Charakteristisch für diese Blutung ist ihre perimesenephal betonte Blutverteilung – es sollte kein Blut in der Sylvi'schen Fissur und rostral der Commissura anterior vorliegen, das unauffällige Angiogramm und der sehr gutartige Verlauf (Abb. 34.**5**). Nur bei einem geringen Teil der Patienten entwickelt sich ein Hydrozephalus, Vasospasmen werden praktisch nie beobachtet. Nach einer negativen Angiografie ist bei diesen Patienten **keine Re-Angiografie**

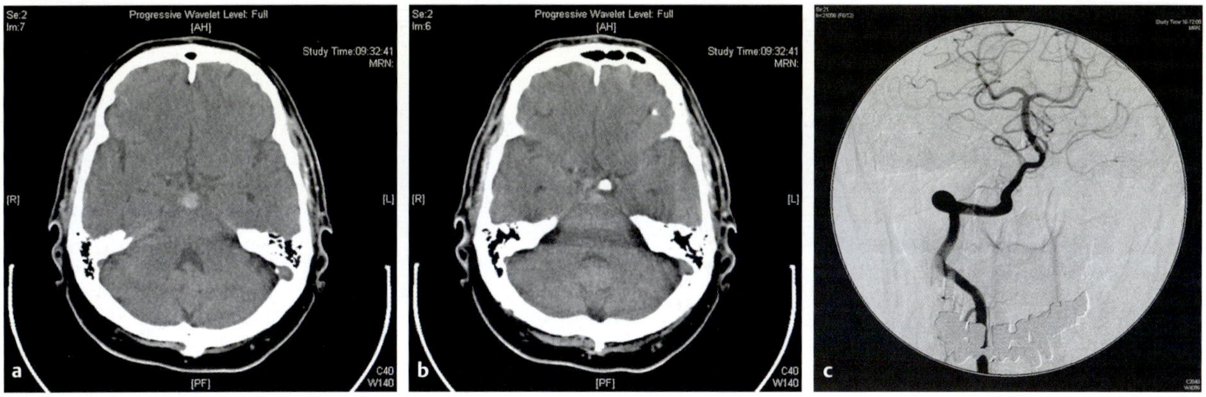

Abb. 34.**5a–c** **a**, **b** CT bei einer typischen perimesenzephalen Subarachnoidalblutung. Charakteristisch ist, dass kein Blut in der Sylvi'schen Fissur und rostral der Commissura anterior vorliegt. **c** Unauffälliges Angiogramm des hinteren Kreislaufs.

indiziert. Auch bei typischer perimesenzephaler Blutung ist jedoch eine initiale diagnostische Angiografie in jedem Fall nötig, da sich bei 2,5–5 % der Patienten mit einer solchen Blutverteilung angiografisch ein Aneurysma zeigt.

Traumatische Subarachnoidalblutungen. Ein weiteres Problem in der Diagnostik können traumatische Subarachnoidalblutungen sein. Ungefähr ein Drittel der Patienten mit einem schweren Schädel-Hirn-Trauma hat eine Subarachnoidalblutung in der initialen CT. Häufig ist das **Blut parietal lokalisiert** und damit völlig atypisch für eine aneurysmale Subarachnoidalblutung. Bei einigen Patienten kann die Abgrenzung zu einer aneurysmabedingten Subarachnoidalblutung schwierig sein, insbesondere wenn der Traumamechanismus nicht klar ist (Sturz wegen Subarachnoidalblutung oder Subarachnoidalblutung wegen Sturz). In diesen Fällen wird man um eine angiografische Abklärung dieser Patienten nicht herumkommen. Vor dem Hintergrund der verbesserten nicht invasiven Möglichkeiten der CT-Angiografie oder MR-Angiografie wird hier aber vielleicht in Zukunft die Katheterangiografie vermeidbar sein.

Nachweis von Vasospasmen

Zwischen 4 und 14 Tagen nach einer Subarachnoidalblutung kommt es bei 30–70 % der Patienten zu Vasospasmen, die bei einem Teil der Patienten auf die Gegenseite übergreifen. Perisistierende neurologische Defizite auf dem Boden von Vasospasmen entstehen bei etwa 20 % aller Patienten mit Subarachnoidalblutung. Hypovolämie, Hyponatriämie und ein zu niedriger Blutdruck können Vasospasmen begünstigen. Die Detektion der Vasospasmen erfolgt mit **transkranieller Duplexsonografie** (Flussgeschwindigkeiten der A. cerebri media typischerweise >200 cm/s; Verlaufsuntersuchungen möglichst täglich).

Nachweis eines Hydrocephalus malresorptivus

Durch eine Liquorresorptionsstörung kann in den ersten Tagen nach der Blutung ein Hydrocephalus malresorptivus entstehen, der durch CT oder MRT nachgewiesen werden kann und häufig eine externe Ventrikeldrainage oder Shuntanlage erforderlich macht.

Verlaufsuntersuchungen nach stattgehabter Subarachnoidalblutung

Zum Abschluss des Kapitels zur Diagnostik der Subarachnoidalblutung folgt hier eine vielleicht noch nicht lehrbuchfähige Meinung, die die persönliche Überzeugung zweier Autoren ist, die sich seit vielen Jahren mit der Subarachnoidalblutung und Aneurysmapatienten beschäftigen: Allgemein gilt das intrakranielle Aneurysma als eine akute Erkrankung, jedenfalls bei Patienten mit Subarachnoidalblutung. Ist das Aneurysma therapiert und hat die Therapie (egal, ob endovaskulär oder neurochirurgisch) zu einer definitiven Ausschaltung des Aneurysmas geführt, gilt der Patient als geheilt und bleibt in der Regel auch nicht an eine neurochirurgische oder neuroradiologische Ambulanz angebunden.

Wir glauben, dass diese Sichtweise für einen Teil der Patienten falsch ist. Bei Patienten, die in einem **frühen Lebensalter** (<40–45 Jahren) eine **Aneurysmaruptur** erleiden und womöglich zum Zeitpunkt der Subarachnoidalblutung schon **mehrere Aneurysmen** haben, sollte eine chronische Gefäßwanderkrankung angenommen werden. Angiografisch fällt bei diesen Patienten dem Erfahrenen häufig auf, dass die **Gefäße elongiert** sind. Selbst wenn diese Patienten initial nur ein einziges rupturiertes Aneurysma haben, sollte man unseres Erachtens alle 3–5 Jahre eine **MR-angiografische Kontrolle** durchführen, um sicher zu sein, dass kein De-novo-Aneurysma entsteht (Abb. 34.**6**). Nach endovaskulärer Therapie ist dies relativ

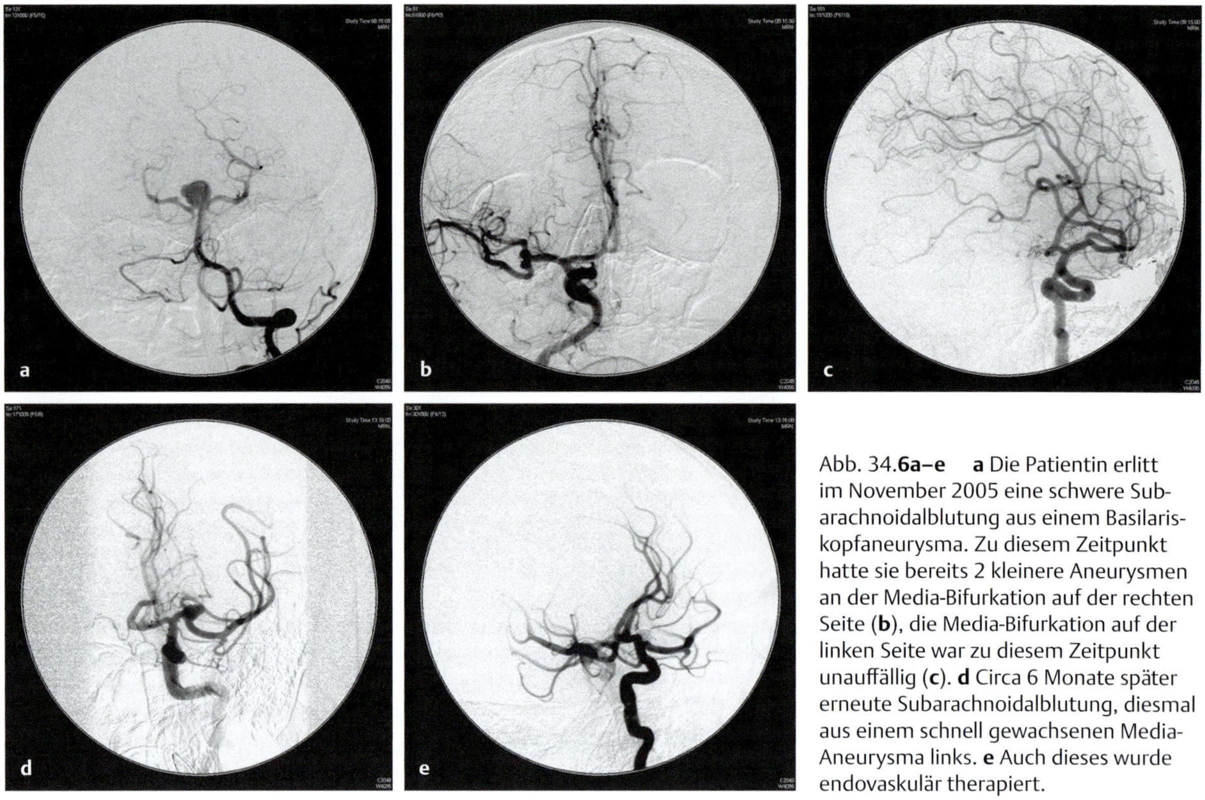

Abb. 34.**6a–e** **a** Die Patientin erlitt im November 2005 eine schwere Subarachnoidalblutung aus einem Basilariskopfaneurysma. Zu diesem Zeitpunkt hatte sie bereits 2 kleinere Aneurysmen an der Media-Bifurkation auf der rechten Seite (**b**), die Media-Bifurkation auf der linken Seite war zu diesem Zeitpunkt unauffällig (**c**). **d** Circa 6 Monate später erneute Subarachnoidalblutung, diesmal aus einem schnell gewachsenen Media-Aneurysma links. **e** Auch dieses wurde endovaskulär therapiert.

einfach, nach neurochirurgischer Therapie sind die Clip-Artefakte im MRT immer noch so störend, dass die unmittelbare Umgebung des geclippten Aneurysmas nicht beurteilt werden kann. Besonders gilt dies natürlich für Patienten, die eine positive Familienanamnese mit Verwandten ersten oder zweiten Grades für intrakranielle Aneurysmen oder gar für Subarachnoidalblutungen haben.

Screeninguntersuchungen von Familienmitgliedern

Zu diesem sehr komplexen Thema gibt es bislang wenig verlässliche Daten, die uns erlauben, evidenzbasierte Empfehlungen zur Durchführung von Screeninguntersuchungen zu geben. Wir wissen aus wenigen Studien, dass familiäre Aneurysmen häufig im gleichen Lebensabschnitt bei den unterschiedlich Betroffenen rupturieren. Es gibt für diese Familien bislang kein Patentrezept, und im Wesentlichen ist es ärztliches Feingefühl, das uns leiten sollte. Pragmatisch könnte bei einer gesicherten familiären Aneurysmaerkrankung ein guter Zeitpunkt zum Screening sein, wenn die Familienmitglieder das Alter des Index-Patienten erreicht haben, an dem sein Aneurysma rupturierte.

Merke

Screeningunteruchungen bei Angehörigen von Patienten, die nicht an einer familiären Aneurysmakrankheit leiden, machen angesichts der hohen Prävalenz von Aneurysmen in der Gesamtbevölkerung und der vergleichsweise geringen Blutungsrate (Kap. 34.1) aus medizinischen Erwägungen keinen Sinn.

34.3 Therapie

Michael Forsting, Isabel Wanke

Therapieprinzipien

Primäres Therapieziel ist, das Aneurysma komplett und so schnell wie möglich aus der Zirkulation auszuschalten, um die prognostisch schlechte Rezidivblutung zu verhindern. Prinzipiell stehen dafür heute 2 Methoden zur Verfügung:

- Das klassische neurochirurgische Clipping und
- der endovaskuläre Verschluss des Aneurysmas durch Platinspiralen (so genanntes Coiling).

Merke
Oberstes Therapieziel bei einer aneurysmalen Subarachnoidalblutung ist die Ausschaltung des Aneurysmas.

Historische Entwicklung

Seit der ersten erfolgreichen Operation eines intrakraniellen Aneurysmas im Jahre 1937 durch Dandy hat sich die Therapie der intrakraniellen Aneurysmen ständig gewandelt und zum Wohle der Patienten verbessert. Die Einführung des Operationsmikroskops durch Yasargil Ende der 1960er Jahre, die ständig wachsenden Erkenntnisse zur Pathophysiologie der Begleiterkrankungen und die Verbesserung der Neuroanästhesie waren Meilensteine in der Optimierung der Aneurysmatherapie. Die Operation mit Platzieren eines Clips auf den Aneurysma-Hals (unter Erhalt des aneurysmatragenden Gefäßes) war bis vor wenigen Jahren der Standard der Therapie intrakranieller Aneurysmen. Mitte der 1970er Jahre wurden dann erstmals systematisch endovaskuläre Verschlussstrategien entwickelt. Der methodische Durchbruch für die endovaskuläre Therapie gelang mit der Entwicklung elektrolytisch ablösbarer Platinspiralen durch den Italiener Guido Guglielmi an der University of California in Los Angeles. Er veröffentlichte 1991 seine ersten Erfahrungen mit den elektrolytisch ablösbaren Platinspiralen (Guglielmi et al. 1991, Guglielimi et al. 1992), die als Guglielmi Detachable Coils (GDC) heute ein Markenname geworden sind.

Technik des endovaskulären Aneurysmaverschlusses

Das technische Prinzip von GDC ist relativ einfach: Unmittelbar nach der diagnostischen Angiografie wird ein Mikrokatheter koaxial durch den Führungskatheter in das Aneurysma manövriert. Die in das Aneurysma einzubringende **Platinspirale** ist **an der Spitze eines Mikroführungsdrahts** befestigt, der unter Bildwandlerkontrolle durch den Mikrokatheter in das Aneurysma vorgeschoben wird. Bahnbrechend an den GDC-Spiralen ist, dass die Spirale bis zu ihrem Ablösen problemlos aus dem Aneurysma herausgezogen werden kann. Dies ist besonders dann wichtig, wenn Teile der Spirale in das Trägergefäß hineinragen oder die Spirale sich als falsch dimensioniert erweist. Durch Gleichstrom kommt es an einer präformierten Ablösestelle zu einer **elektrolytischen Trennung** von Spirale und Führungsdraht. Mittlerweile gibt es unterschiedliche Ablösemechanismen.

Die Therapie wird beendet, wenn die Angiografie keine Füllung des Aneurysmas mehr zeigt und unter Durchleuchtung das Aneurysmalumen durch Platinspiralen dicht gepackt ist. Die Technik ist mittlerweile so perfektioniert, dass sich eigentlich Aneurysmen in jeder Lokalisation behandeln lassen (Abb. 34.**7**). Voraussetzung für den Eingriff sind DSA-Anlagen mit einer hohen Ortsauflösung und so genannten **Road-Mapping-Techniken**. Hierbei bleibt das angiografische Bild projiziert, während der Untersucher wie entlang einer Straßenkarte das Gefäß sondiert und seine Spiralen in Position bringt. Obwohl prinzipiell schmerzfrei, wird der Eingriff in fast allen Zentren in Intubationsnarkose durchgeführt, um auch minimale Kopfbewegungen des Patienten zu vermeiden.

Technik der mikrochirurgischen Aneurysma-Ausschaltung

Die mikrochirurgische Ausschaltung eines Aneurysmas ist seit vielen Jahrzehnten eine standardisierte Therapie. Die operative Aneurysma-Ausschaltung wird über eine Kraniotomie durchgeführt, wobei der Zugang von Lage und Größe des Aneurysmas abhängig ist. Aneurysmen der vorderen Zirkulation können über standardisierte pterionale oder supraorbitale Kraniotomien erreicht werden. Arachnoidale Verwachsungen werden unter mikroskopischer Sicht gelöst, und die Anatomie des Aneurysmas wird dargestellt. Abhängig von der Anatomie wird die Clip-Konfiguration festgelegt, das Aneurysma am Abgang aus dem Trägergefäß mit einem **Clip** von außen verschlossen und das normale Gefäßlumen wieder hergestellt.

Die Rezidivrate nach erfolgreicher Aneurysma-Operation ist extrem niedrig. Viele der scheinbaren Rezidive nach Aneurysma-Clipping (aber auch nach Coiling) sind wahrscheinlich de novo-Aneurysmen in der Nachbarschaft des Clips. Wichtig ist allerdings, dass alle Patienten postoperativ **kontrollangiografiert** werden, um sicherzustellen, dass das **Aneurysma vollständig ausgeschaltet** wurde. Das von einigen Neurochirurgen gerne gegen eine solche Angiografie vorgebrachte Argument, dass das Aufschneiden des Aneurysma-Doms intra-operativ schon ausreiche, die komplette Ausschaltung des Aneurysmas zu belegen, ist nicht richtig.

Vergleich von Coiling und Clipping

In einem systematischen Review für die Cochrane-Datenbank wurden insgesamt 2272 randomisierte Patienten, davon 1135 endovaskulär und 1137 neurochirurgisch behandelte Patienten ausgewertet und verglichen (van der Schaaf 2005). Dabei betrug die relative **Risikoreduktion** für ein schlechtes Ergebnis 24 %, wenn die Patienten **endovaskulär** und **nicht neurochirurgisch behandelt** wurden, die absolute Risikoreduktion betrug 7 %. Dies bedeutet, dass bei 14 Patienten, die gecoilt und nicht geclippt wurden, bei einem Patienten ein schlechtes Ergebnis verhindert werden kann. Die Mortalität nach 12 Monaten betrug in der endovaskulär behandelten Gruppe 8,4 %, in

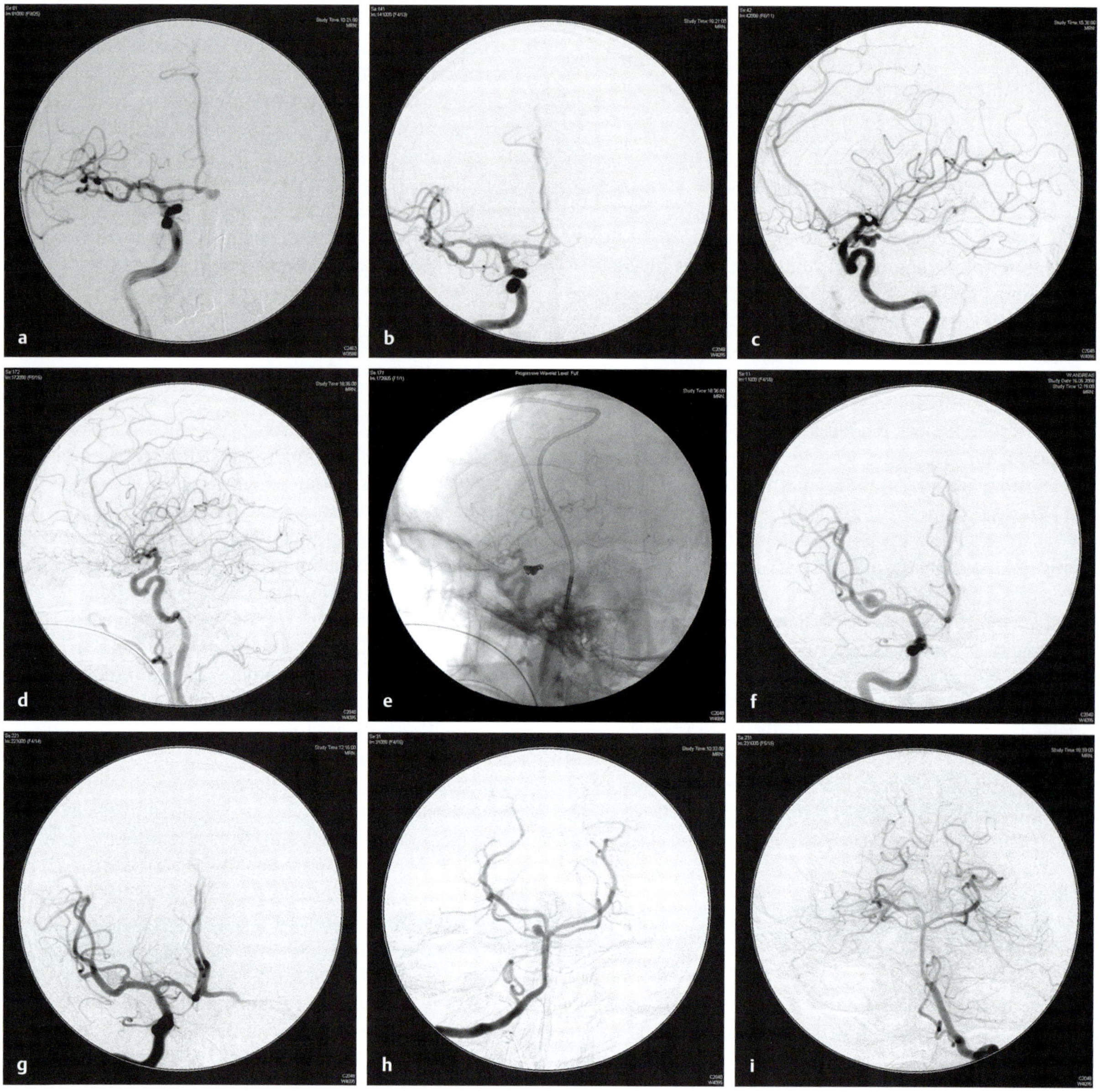

Abb. 34.**7a–i** Illustration verschiedener Aneurysma-Lokalisationen und -Konfigurationen, die endovaskulär behandelbar sind. Rupturiertes Aneurysma am Ramus communicans anterior vor (**a**) und nach (**b**) endovaskulärer Therapie. **c** Carotis-Angiogramm links vor endovaskulärer Therapie eines Aneurysmas am Abgang des Ramus communicans posterior. **d**, **e** Nach endovaskulärer Therapie sind das subtrahierte Angiogramm (**d**) und das nicht subtrahierte Angiogramm (**e**) dargestellt, welches das Coil-Paket zeigt. **f** Schmalbasiges Media-Aneurysma in der Bifurkation rechts. **g** Nach endovaskulärer Therapie kompletter Verschluss des Media-Aneurysmas und Erhalt aller Seitenäste. **h** DSA nach Injektion in die rechte A. vertebralis mit Nachweis eines kleinen Aneurysmas am Abgang der A. cerebelli superior rechts. **i** Zustand nach endovaskulärem Verschluss des Aneurysmas.

der neurochirurgisch behandelten Gruppe 10,4 %. Analysiert man die in der Literatur publizierten Zahlen nach Aneurysma-Lokalisation, so betrug die absolute Risikoreduktion für ein schlechtes Ergebnis bei endovaskulärer Behandlung 27 % im hinteren Kreislauf und 7 % im vorderen Kreislauf. Beide Unterschiede sind signifikant.

Ischämische Komplikationen oder sekundäre zerebrale Ischämien wurden in der endovaskulären Gruppe bei 47 %, in der neurochirurgischen Gruppe bei 48 % der Patienten gesehen. Dies erscheint sehr hoch und entspricht nicht der Rate an definitiven Infarkten nach Aneurysmabehandlung. Bei der endovaskulären Therapie beträgt das Risiko für einen ischämischen Hirninfarkt etwa 4–6 %.

In der Patientengruppe, die für die endovaskuläre Behandlung vorgesehen war, kam es bei 1,7 % vor der Behandlung zu einer Rezidivblutung, bei den neurochirurgisch allozierten Patienten kam es bei 2,6 % zu Rezidivblutungen vor dem Clipping. Das Risiko einer Rezidivblutung vor der Behandlung konnte in der endovaskulären Gruppe gegenüber dem neurochirurgischen Vorgehen somit um 36 % gesenkt werden. Die Erklärung für diesen Effekt ist: Die endovaskuläre Therapie findet praktisch immer unmittelbar im Anschluss an die diagnostische Angiografie statt. Die Operation hingegen wird mindestens durch den Transport von der Angiografie in den Operationssaal verzögert, in der Regel gleich um mehrere Stunden, da der Patient oftmals zunächst wieder auf die Intensivstation verlegt wird.

Therapie von unrupturierten Aneurysmen

Die Frage einer prophylaktischen Therapie erfordert den Vergleich des anzunehmenden Spontanverlaufs (Tab. 34.**1**) mit dem Therapierisiko. Gemäß International Study of Unruptured Intracranial Aneurysms (**ISUIA**) beträgt die 30-Tages-Letalität in der Gruppe der operierten Patienten ohne frühere Subarachnoidalblutung aus einem anderen Aneurysma 1,8 % (ISUIA 2003). Weitere 9,9 % aller Operierten zeigten nach 1 Jahr eine neurologische Behinderung oder kognitive Beeinträchtigung. Für endovaskulär Therapierte fanden sich eine 30-Tages-Letalität von 2,0 % und eine neurologische oder kognitive 1-Jahres-Morbidität von 6,4 %.

Die Therapierisiken variieren stark für verschiedene Subgruppen. Das **Alter** spielt dabei eine wichtige Rolle (relatives Risiko 2,4 bei Patienten >50 Jahre). Die Therapiemorbidität steigt mit der **Aneurysmagröße** (relatives Risiko 2,6 ab 12 mm), nach früherer zerebraler Ischämie (relatives Risiko 1,9), bei Aneurysmen der **hinteren Strombahn** und beim **Vorhandensein nicht hämorrhagischer Aneurysmasymptome** (z. B. Hirnnervenparese; relatives Risiko jeweils 1,6). Die endovaskuläre Behandlung war der Operation überlegen, wenn der Patient >50 Jahre war oder das Aneurysma sich im hinteren Kreislauf befand. Vor dem Hintergrund solcher Nutzen-Risiko-Betrachtungen sollten Entscheidungen für oder gegen eine Therapie auf der individuellen Abwägung patientenabhängiger Faktoren und des vermuteten Behandlungsrisikos beruhen.

Rekanalisierung und Rezidivblutungen nach endovaskulärer Therapie

Das größte technische Problem der endovaskulären Therapie ist nach wie vor die **Rekanalisierungsrate**. Hier liegen zwar wenig verlässliche Daten vor, aber wahrscheinlich liegt die Rekanalisierungsrate je nach Größe des Aneurysmas zwischen 10 % und 15 %. Dabei haben breitbasige und große Aneurysmen eine deutlich höhere Rekanalisierungstendenz als kleinere Aneurysmen mit engem Hals. Das eigentliche Problem der Rekanalisierung ist jedoch nicht das angiografische Ergebnis im Follow-up, sondern das Risiko der Rezidivblutung. In der ISAT-Studie beträgt das **Rezidivblutungsrisiko** in der endovaskulären Gruppe etwa 0,2 % pro Jahr und spielt damit für das Ergebnis keine Rolle. Das primär bessere Ergebnis durch die initiale Behandlung und die Vermeidung der Rezidivblutung durch die sehr frühe Behandlung wiegen weit mehr als das potenzielle Risiko der Nachblutung nach endovaskulärer Therapie.

Therapie von Vasospasmen

Die prophylaktische Gabe von **Nimodipin** (6 mal 60 mg/d oral, über einen Zeitraum von 14 Tagen) reduziert bei Patienten mit Subarachnoidalblutung das Risiko verzögerter ischämisch-neurologischer Defizite infolge von Vasospasmen. Die prophylaktische Wirksamkeit von Kalziumantagonisten (11 Studien, 2804 randomisierte Patienten) wurde in einem Cochrane-Review analysiert. Es fand sich eine signifikante Senkung der Wahrscheinlichkeit eines schlechten Endresultats mit einem relativen Risiko von 0,82 (absolute Risikoreduktion 5,1 %, number needed to treat = 20). Die Mechanismen, über die dieser Effekt bewirkt wird, bleiben unklar. Eine direkte Beeinflussung des Vasospasmus findet wahrscheinlich nicht statt. Die Wirkung resultiert möglicherweise aus einer Erhöhung der Ischämietoleranz und der Verbesserung der pialen Kollateralisierung. Der zitierte Nutzen ist für intravenös verabreichtes Nimodipin nicht belegt (Nebenwirkungen der Blutdrucksenkung im Vergleich zur oralen Gabe stärker ausgeprägt).

Induzierte Hypervolämie, Hypertension und Hämodilution können verzögerte ischämisch neurologische Defizite verbessern, die durch Vasospasmen hervorgerufen sind. Ausreichend dimensionierte Studien zu diesem Thema fehlen. Die Therapie sollte sich u. a. an der klinischen Symptomatik, dem zentralvenösen Druck, der Flüssigkeitsbilanz und dem Serumnatriumwert orientieren.

Aktuelle Entwicklungen

Eine ganz erhebliche Reduktion der Rekanalisierungsraten bei breitbasigen und großen Aneurysmen wird durch eine neuartige Kombinationsbehandlung der Aneurysmen erreicht (Abb. 34.**8**). **Selbstexpanierbare Mikrostents**, durch deren Maschen ein konsekutives Coiling möglich ist, lassen ein mechanisch dichteres Packen der Aneurysmen mit den Platinspiralen zu und führen durch

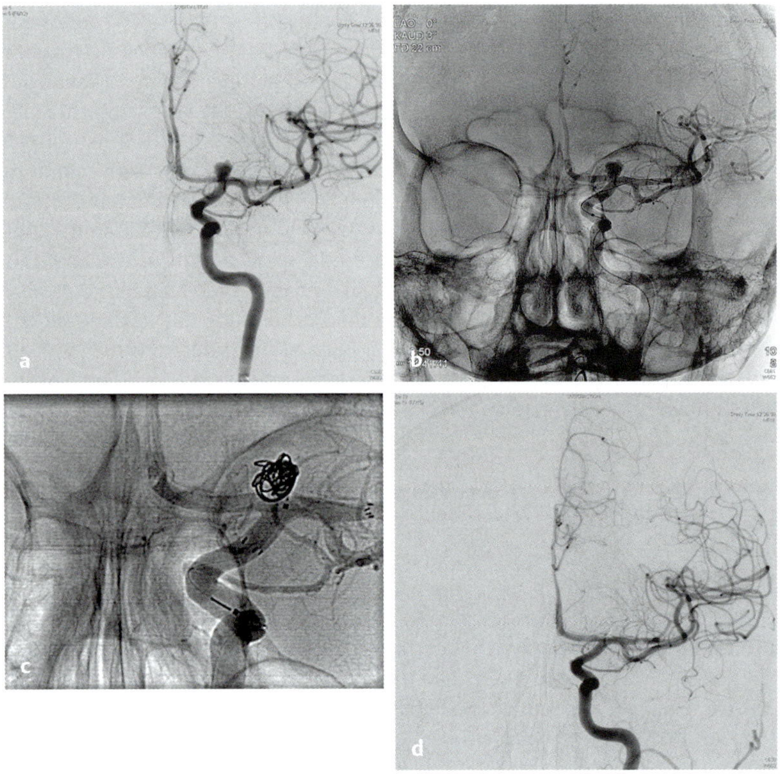

Abb. 34.**8a–d** **a** Akut rupturiertes Aneurysma an der intrakraniellen Karotis-Teilungsstelle. **b** Nicht subtrahiertes Interventionsbild mit Applikation des Stents. Die Stent-Markierungen sind in der Mitte des horizontalen Abschnitts der A. cerebri media links und dem Endabschnitt der A. carotis interna erkennbar. Das Drahtsystem zur Stabilisierung ist noch intravasal lokalisiert. **c** Das Aneurysma ist partiell gecoilt, der Stent schützt das Trägergefäß. **d** Am Ende des Eingriffs ist das Aneurysma komplett ausgeschaltet, das Gefäßlumen erhalten.

die Intimaproliferation zu einer weiteren Stabilisierung der Gefäßwand. Die Erfahrung von vielen Gruppen zeigt mittlerweile, dass durch diese Kombinationstherapie die Rekanalisierungsraten deutlich reduziert werden können.

Mittlerweile ist es durch Computersimulationen auch gelungen, Stents zu entwerfen, die möglicherweise den Einstrom von Blut in ein Aneurysma so nachhaltig verhindern, dass ein zusätzliches Coiling des Aneurysmasacks gar nicht mehr nötig ist. Die Reduktion des Einstroms kann gelingen durch immer **engere Stentmaschen** bis hin zu **beschichteten Stents**, die dann aber intrakraniell nicht überall eingesetzt werden können, insbesondere nicht dort, wo Perforatoren aus dem aneurysmatragenden Gefäßwandabschnitt abgehen. Dies trifft insbesondere für den horizontalen Abschnitt der A. cerebri media zu, aber genauso für die gesamte A. basilaris.

Denkbar und auch angewendet werden **Stents für Riesenaneurysmen** des paraophthalmischen Abschnitts der A. carotis interna (Abb. 34.**9**). Der hier praktisch immer notwendige Verschluss der A. ophthalmica ist klinisch wenig bedeutsam, da die retinalen Gefäße durch einen Karotis-nahen Ophthalmica-Verschluss praktisch nie in Mitleidenschaft genommen werden. Die Netzhaut ist extrem gut über Externaäste kollateralisiert. Sind die Perforatoren allerdings wichtig (wie an den o.g. Stellen), sollten nur Stents zum Einsatz kommen, die die Strömungsdynamik so beeinflussen, dass ein Bluteinstrom in das Aneurysma nicht mehr möglich ist. Abnehmergefäße, z.B. die pontinen Äste aus der Hinterwand der A. basilaris, werden von solchen Stents nicht verschlossen.

Fazit

Wie sollte ein Aneurysma behandelt werden?

Bei dem Vergleich zweier Verfahren, die im Wesentlichen vom manuellen Geschick des behandelnden Arztes abhängig sind, ist es nicht leicht, allgemein gültige Empfehlungen zu geben. Entscheidend sind die persönlichen Ergebnisse der behandelnden Ärzte. Vorausgesetzt, dass der interventionelle Neuroradiologe und der operativ tätige Neurochirurg ihr Handwerk gut beherrschen, kann man orientierend folgende Empfehlung aussprechen:

1. Ein nach Einschätzung des Interventionalisten endovaskulär behandelbares Aneurysma sollte auch endovaskulär behandelt werden. Aneurysmen im hinteren Kreislauf, insbesondere solche der A. basilaris, sollten nur in Ausnahmefällen neurochirurgisch behandelt werden.
   Durch Zuhilfenahme von Ballons und Stents ist es heute möglich, auch sehr breitbasige Aneurysmen endovaskulär sehr zuverlässig und nachhaltig zu behandeln. Das Behandlungsrisiko der endovaskulären Therapie steigt zwar durch die Verwendung der Hilfsmittel etwas an, dürfte jedoch, auch ohne dass größere Studien hierzu durchgeführt

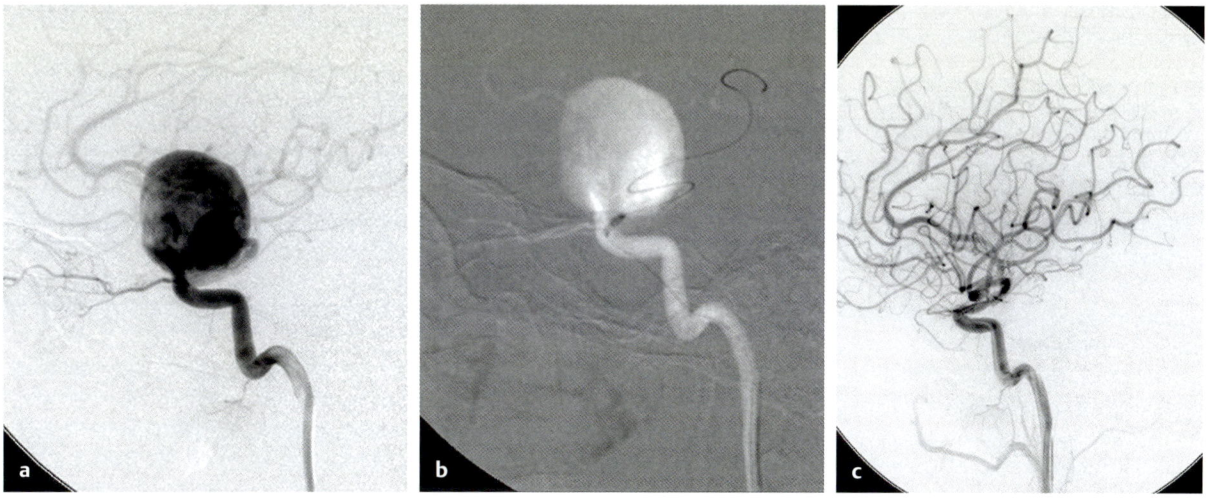

Abb. 34.**9a–c** **a** Behandlung eines Karotis-Riesenaneurysmas mit einem gecoverten Stent. Das seitliche Karotis-Angiogramm zeigt ein Riesenaneurysma, welches das Chiasma deutlich komprimiert. **b** Der Ballon-expandierbare Stent wird vor den Aneurysmahals gelegt. **c** Unmittelbares Ergebnis nach Applikation des Stents: Das Aneurysma ist vollständig aus der Zirkulation ausgeschaltet.

wurden, noch deutlich unter dem operativen Behandlungsrisiko liegen. Die modernen, komplex geformten Platinspiralen erlauben allerdings auch, Aneurysmen mit einem ungünstigen Verhältnis von Aneurysma-Eingang zu Aneurysma-Dom endovaskulär ohne Hilfsmittel zu behandeln.

2. Unbestritten ist die Operation bei folgenden Situationen immer noch indiziert:
   - Das Aneurysma ist zu klein. Aneurysmen bis zu einer Größe von etwa 2 mm, die dann auch noch im rechten Winkel aus dem Trägergefäß abgehen, sind endovaskulär praktisch nicht zu behandeln.
   - Die Anatomie des Aneurysmas ist angiografisch nicht zu verstehen oder derart komplex, dass das Trägergefäß möglicherweise durch die Spirale nicht geschont werden kann oder aus dem Aneurysma-Sack abgehende Gefäße verschlossen werden können. Die Einführung der Rotationsangiografie und sogar von CT-ähnlichen Aufnahmetechniken im Angiografieraum hat dazu geführt, dass die Mehrzahl der Aneurysmen anatomisch beurteilbar sind. Insbesondere die etwas komplizierteren Aneurysmen der Media-Teilungsstelle sind mit diesen neuen Bildgebungstechniken häufiger zu verstehen und damit auch häufiger endovaskulär behandelbar.
   - Es liegt ein begleitendes großes intrazerebrales Hämatom vor. Diese Indikation zur Operation des Aneurysmas ist allerdings zunehmend relativ zu sehen. Die notwendige operative Entlastung des Hämatoms, die manchmal aufgrund der bestehenden Hirndrucksymptomatik auch sehr schnell erfolgen muss, hat sich in den meisten Kliniken als Indikation zum zeitgleichen Clipping des Aneurysmas etabliert. Als Argumentation wird genannt, dass es gerade bei der Entlastung eines raumfordernden Hämatoms gerne zu einer Rezidivruptur des dann ja noch unversorgten Aneurysmas kommt. Wenn es zügig gelänge, das Aneurysma endovaskulär zu versorgen, wäre die operative Ausräumung des Hämatoms im Bezug auf die Rezidivruptur gefahrlos möglich.
3. Riesenaneurysmen sind weder neurochirurgisch noch endovaskulär einfach zu behandeln. Alleiniges Coiling führt bei diesen Aneurysmen praktisch immer zu einer Rekanalisation. Diese großen Aneurysmen werden in Zukunft daher bevorzugt mit Stents behandelt werden, und zwar mit solchen Stents, die einen Bluteinstrom in das Aneurysma komplett oder weitestgehend verhindern. Diese können entweder beschichtet sein oder aber durch das Design ihres Maschenwerks in der Lage sein, den Bluteinstrom komplett zu verhindern.

Literatur

Brown RD. Subarachnoidal hemorrhage and unruptured intracranial aneurysms. In: Cerebrovascular disease – pathophysiology, diagnosis and mangement. Carlton: Blackwell Science; 1998:1502–1531

Guglielmi G, Vinuela F, Duckwiler G, et al. Endovascular treatment of posterior circulation aneurysms by electrothrombosis using electrically detachable coils. J Neurosurg 1992;77(4):515–524

Guglielmi, G, Vinuela F, Dion J, et al. Electrothrombosis of saccular aneurysms via endovascular approach. Part 2: Preliminary clinical experience. J Neurosurg 1991;75(1):8–14

International Study of Unruptured Intracranial Aneurysms Investigators (ISUIA). Unruptured intracranial aneurysms: natural history, clinical outcome, and risks of surgical and endovascular treatment. Lancet 2003;362:103–110

Rinkel G, Feigin V, Algra A, van den Bergh WM, Vermeulen M, van Gijn J. Calcium antagonists for aneurysmal subarachnoid haemorrhage. Cochrane Database Syst Rev 2005; 25:CD 000277

van der Schaaf I, Algra A, Wermer M, et al. Endovascular coiling versus neurosurgical clipping for patients with aneurysmal subarachnoid haemorrhage. Cochrane Database Syst Rev 2005;4:CD 003085

van der Wee N, Rinkel GJ, D. Hasan, et al. Detection of subarachnoid haemorrhage on early CT: is lumbar puncture still needed after a negative scan? J Neurol Neurosurg Psychiatry 1995;58(3):357–359

van Gijn J, van Dongen KJ. Computed tomography in the diagnosis of subarachnoid haemorrhage and ruptured aneurysm. Clin Neurol Neurosurg 1980;82(1):11–24

Vermeer SE, Rinkel GJ, Algra A. Circadian fluctuations in onset of subarachnoid hemorrhage. New data on aneurysmal and perimesencephalic hemorrhage and a systematic review. Stroke 1997:28(4):805–808

35 Arteriovenöse Malformationen und andere Gefäßmissbildungen

Michael Forsting, Isabel Wanke

Gefäßmissbildungen des Gehirns werden üblicherweise in die Kategorien arteriovenöse Malformationen, kavernöse Malformationen (so genannte Kavernome), venöse Malformationen und kapilläre Teleangiektasien eingeteilt.

35.1 Arteriovenöse Malformationen

Definition
Arteriovenöse Malformationen stellen angeborene Kurzschlussverbindungen zwischen Arterien und Venen dar, bei denen arterielles Blut über eine pathologische arteriovenöse Kontaktstelle, den so genannten Nidus, in das venöse System gelangt. Piale arteriovenöse Malformationen sollten abgegrenzt werden von so genannten duralen arteriovenösen Fisteln und Sinus cavernosus-Fisteln, bei denen es sich oftmals um erworbene Gefäßmalformationen handelt.

Epidemiologie, klinische Präsentation und Klassifikation

Präzise Zahlen zur **Prävalenz** der pialen arteriovenösen Malformationen existieren nicht. Es wird angenommen, dass die Häufigkeit in der Gesamtbevölkerung deutlich <0,01 % ist (Stapf et al. 2003).

Die überwiegende Mehrzahl der arteriovenösen Malformationen manifestiert sich durch eine intrazerebrale Blutung oder Subarachnoidalblutung mit akuten Kopfschmerzen, fokal neurologischen Ausfällen, Vigilanzstörungen oder epileptischen Anfällen. Bislang geht man davon aus, dass arteriovenöse Malformationen ein **Blutungsrisiko** von **2–3 % pro Jahr** haben. Erfolgt nach der ersten Blutung keine Therapie, scheint sich das jährliche Blutungsrisiko sogar zu verdoppeln.

Die häufigsten, nicht blutungsbedingten Symptome sind zerebrale Krampfanfälle und Kopfschmerzen. Fokale neurologische Defizite treten eher selten bei einer nicht eingebluteten arteriovenösen Malformation auf.

Die **Spetzler-Klassifikation** (Tab. 35.**1**) erlaubt keinen Rückschluss auf das Blutungsrisiko der arteriovenösen Malformation, sondern stellt lediglich eine Risikoabschätzung für die operative Therapie dar. Prädisponierende Faktoren für eine Blutung scheinen gemäß **Nataf-Klassifikation** (Tab. 35.**2**) intranidale Aneurysmen, Stenosen und Ektasien im venösen Abflusstrakt zu sein. In Autopsie-Serien findet man in 1,4–4,3 % arteriovenöse Malformationen, bei etwa 12 % sind diese auch symptomatisch gewesen. Die **Inzidenz einer Rezidivblutung** nach einem ersten Blutungsereignis beträgt etwa 7 % im ersten Jahr und etwa 2 % pro Jahr in den folgenden 5 Jahren (Itoyama et al. 1989). Extrem selten kommt es offenbar zu spontanen Verschlüssen einer pialen arteriovenösen Malformation.

Tabelle 35.**1** Spetzler-Martin-Klassifikation der pialen arteriovenösen Malformationen (Quelle: Spetzler 1986).

Größe des Nidus	**Punkte**
<3 cm	1
3–6 cm	2
>6 cm	3
Venöse Drainage	**Punkte**
Äußere Venen	0
Innere Venen	1
Lage des Angioms	**Punkte**
Nicht-eloquente Hirnregion	0
Eloquente Hirnregion (Sprache, Sehen, Motorik etc.)	1

Tabelle 35.**2** Blutungsrisiko von pialen arteriovenösen Malformationen nach Nataf (Quelle: Nataf 1997).

Grad I	Keine Risikofaktoren
Grad II	Venöse Stenosen
Grad III	Ausschließlich Drainage in tiefe Hirnvenen
Grad IV	Nidales Aneurysma

V

Durale arteriovenöse Malformationen oder arteriovenöse Fisteln sind praktisch immer erworben, sie sind ganz selten traumatischen Ursprungs. Das Blutungsrisiko hängt von der venösen Drainage ab. Eine Drainage in kortikale Venen bedeutet immer ein sehr hohes Blutungsrisiko. Das therapeutische Vorgehen bei solchen duralen arteriovenösen Formationen erfordert eine sehr genaue Kenntnis der Architektur und der Pathophysiologie und sollte nur an wenigen Zentren vorgehalten werden. Eine initial falsche Therapie dieser Gefäßmissbildungen (zu proximal oder arterielle Verschlüsse) führt in der Regel zu einer deutlichen Verschlechterung der Gesamtsituation und manchmal am Ende auch zur Nichttherapierbarkeit.

Diagnostik

Grundsätzliches. Die bildgebende Diagnostik bei dem Verdacht auf eine arteriovenöse Malformation hat 3 Aufgaben:

- Diagnosesicherung,
- Therapieplanung,
- posttherapeutische Evaluation.

Computertomografie. Als Untersuchungsmethode der Wahl weist die CT sehr genau parenchymale, subarachnoidale und intraventrikuläre **Blutkomponenten** nach. Bei nicht rupturierter arteriovenöser Malformation kann die Nativ-CT normal sein. In 20% lassen sich jedoch **Verkalkungen** innerhalb der zur arteriovenösen Malformation führenden Gefäße erkennen. Bei einem Viertel der Patienten zeigt das angrenzende Hirnparenchym **gliotische Veränderungen**, durch den Steal-Effekt kann es zu **fokalen Atrophien** des Hirnparenchyms oder Aufweitungen des Ventrikelsystems kommen.

Magnetresonanztomografie. Die zu- und abführenden Gefäße einer arteriovenösen Malformation stellen sich als tubuläre Strukturen mit einer **Signalauslöschung** dar (Abb. 35.**1a–c**). Ältere und kleinere Blutungen können durch die **Hämosiderinablagerung** relativ einfach erkannt werden. Die anatomische Zuordnung des Nidus ist deutlich einfacher als in der CT.

Angiografie. Den Goldstandard in der Diagnostik, insbesondere in der prätherapeutischen Planung, stellt nach wie vor die **selektive und superselektive Katheterangiografie** dar (Abb. 35.**1d, e**). Zur Abklärung einer arteriovenösen Malformation gehören selektive Injektionen in die A. carotis interna beidseits, die A. carotis externa beidseits und beide Vertebralarterien. Globale Injektionen in die A. carotis communis oder gar eine Übersichtsangiografie aus dem Aortenbogen sind bei Verdacht auf eine intrakranielle Gefäßmalformation nie ausreichend. Den genauesten anatomischen Überblick über den Angiomnidus (fistulös oder glomerulär) erhält man jedoch nur durch superselektive Injektionen in einzelne zuführende Gefäße mit einem Mikrokatheter.

Durale arteriovenöse Fisteln sind schnittbilddiagnostisch nur in Ausnahmefällen zu diagnostizieren. Bei allen atypisch gelegenen intrazerebralen Blutungen sollte jedoch an diese Ursache gedacht werden.

Therapie

Therapieprinzipien. Die Mehrzahl der arteriovenösen Malformationen (60%) manifestiert sich durch eine intrakranielle Blutung (Brown et al. 1996). Aber auch bei bisher asymptomatischen arteriovenösen Malformationen wird das Blutungsrisiko als hoch eingeschätzt. Es ist daher das therapeutische Ziel, den Angiomnidus aus der Blutzirkulation komplett auszuschalten, um eine erste Blutung oder eine Rezidivblutung zu verhindern. Dies kann durch **mikrochirurgische Exstirpation**, **stereotaktische Strahlentherapie** und/oder **endovaskuläre Therapie** erreicht werden. Die Wahl der Therapie hängt von der Größe und Lokalisation des Angiomnidus ab, sicher aber auch von den einzelnen vor Ort verfügbaren Behandlungsmodalitäten.

Arteriovenöse Malformationen des **Hirnstamms** und der **Stammganglien** werden sicher bevorzugt strahlentherapeutisch behandelt, ansonsten ist die Kombination aus Embolisation mit Verkleinerung des Nidus und anschließender neurochirurgischer Exstirpation sicher die am häufigsten eingesetzte Therapie. Hilfreich bei der Entscheidungsfindung sind dabei die Klassifikation von Spetzler-Martin (Abschätzung des operativen Behandlungsrisikos) und Nataf (Abschätzung des Blutungsrisikos). Nach der Nataf-Klassifikation beträgt das Blutungsrisiko bei Grad-I-klassifizierten arteriovenösen Malformationen 13% und steigt bis auf 90% bei den als Grad III und IV klassifizierten arteriovenösen Malformationen (Nataf et al. 1997, Tab. 35.**2**). Gemäß Spetzler-Martin-Klassifikation beträgt die passagere operative Morbidität bei arteriovenösen Malformationen mit 0–3 Punkten ≤2,8%, bei 4 oder 5 Punkten hingegen wurde eine dauerhafte Morbidität von 16,7% bzw. 21,9% dokumentiert (Spetzler u. Martin 1986, Tab. 35.**1**). Berücksichtigt werden muss, dass es sich hierbei um alte Zahlen handelt, die das Risiko der heutigen kombinierten endovaskulär-mikrochirurgischen Therapie möglicherweise nicht präzise widerspiegeln.

Die Therapieentscheidung sollte jedoch grundsätzlich von einem interdisziplinären Team getroffen werden (idealerweise bestehend aus Neurochirurgen, interventionellem Neuroradiologen, Neurologen und Strahlentherapeuten). Die früher häufigste Indikation zur endovaskulären Behandlung war die präoperative Verkleinerung des Angiomnidus. Das Ziel dieser Behand-

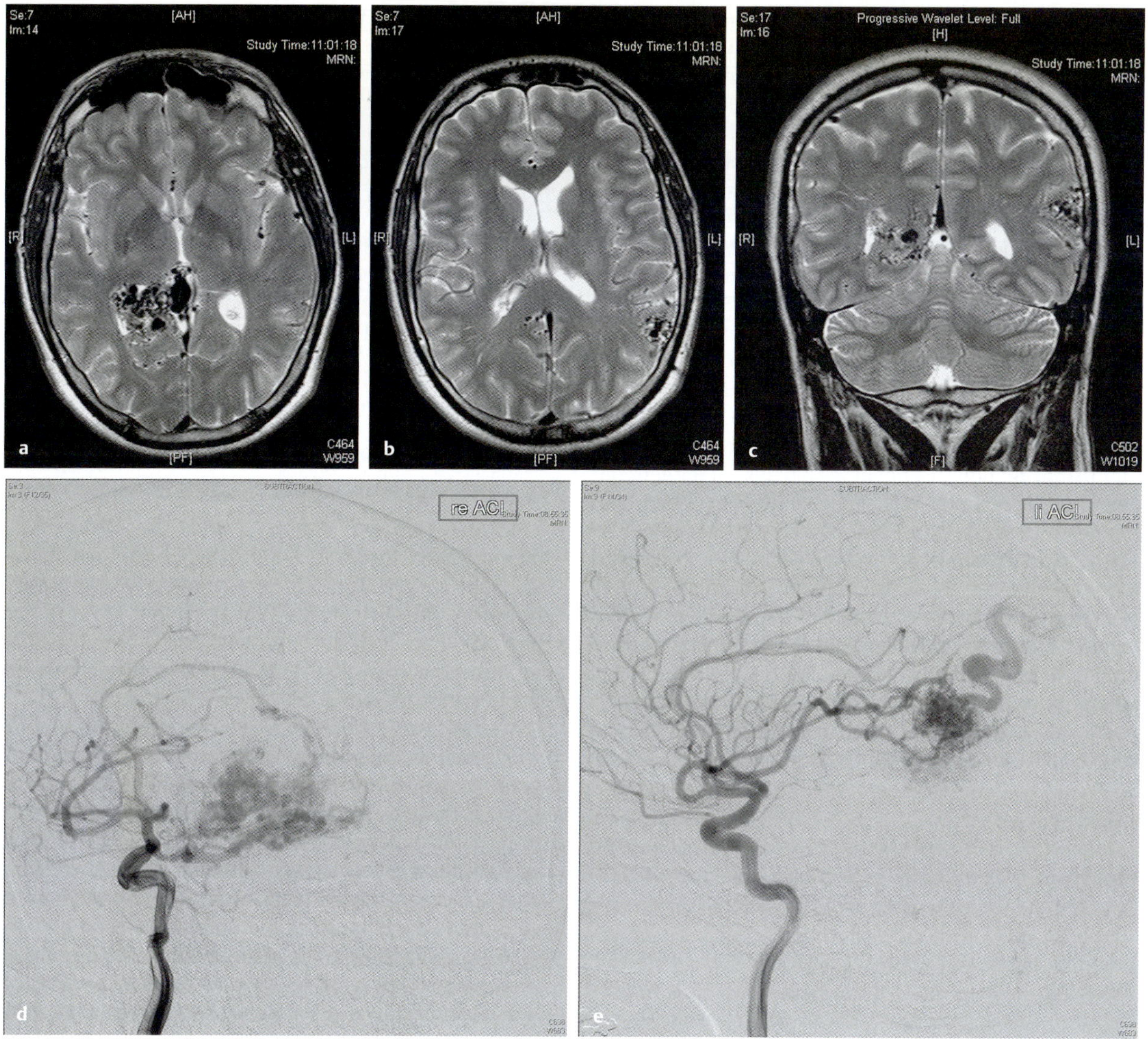

Abb. 35.**1a–e** T2-gewichtete MRT-Aufnahmen und digitale Subtraktionsangiografie (DSA) eines Patienten mit 2 arteriovenösen Malformationen. **a** Axiale, T2-gewichtete Aufnahme mit tubulären Signalauslöschungen bei einer arteriovenösen Malformation im rechten Trigonum. **b** T2-gewichtete Aufnahmen desselben Patienten wie in **a**. Der Patient hat zusätzlich eine parieto-okzipitale arteriovenöse Malformation links, auch hier erkennbar an tubulären Signalauslöschungen. In dieser Schnittebene sind gerade noch die drainierenden Venen rechts okzipital von der rechts trigonal gelegenen arteriovenösen Malformation angeschnitten. **c** Die koronaren T2-Aufnahmen zeigen beide arteriovenösen Malformationen in einer Schnittebene, wiederum gut erkennbar an den tubulären Signalauslöschungen. **d** DSA nach Injektion in die rechte A. carotis interna mit Darstellung der arteriovenösen Malformation im Trigonum rechts. **e** Nach Injektion in die linke A. carotis interna kommt die arteriovenöse Malformation links parieto-okzipital zur Darstellung.

lung war, eine bislang nicht operable arteriovenöse Malformation in eine operable arteriovenöse Malformation zu verwandeln, um so aus einer risikoreicheren arteriovenöse Malformation eine weniger risikoreichere zu machen. Wichtig ist in diesen Fällen eine genaue **Absprache mit dem Operateur**, um gemeinsam festzulegen, welche Feeder endovaskulär embolisiert werden sollen und welche Feeder neurochirurgisch besser zu erreichen sind.

Eindeutig kein Behandlungsziel sollte die nur partielle Therapie von arteriovenösen Malformationen sein. Sie bietet keinen Schutz vor einer Blutung und verbessert in der Regel auch nicht die Begleitsymptome einer Malformation, z. B. die Krampfanfälle. Für die Sondierung der einzelnen Feeder der arteriovenösen Malformation stehen heute sehr weiche, überwiegend draht- und flussgesteuerte Mikrokatheter zur Verfügung.

Technik der endovaskulären Embolisation. Mit **draht- und flussgesteuerte Mikrokathetern** gelingt es fast ausnahmslos, die Katheterspitze intranidal zu platzieren und von hier das Embolisat zu injizieren. Als Embolisationsmaterialien wurden früher überwiegend Flüssigklebstoffe vom Typ des Acrylats, heute wird sehr weit verbreitet ein Ethylenvinylalkohol-Kopolymer (Onyx) verwendet. Die Embolisierung mit Polyvinylalkohol (PVA)-Partikeln ist heute in den wenigsten Fällen indiziert und findet allenfalls bei duralen arteriovenösen Fisteln Anwendung.

Bei der Verwendung von Onyx erfolgt die Embolisation immer sehr nidusnah, eine Verteilung des Embolisats vollzieht sich dann zentrifugal. Der Klebstoff sucht sich seinen Weg durch den Nidus, sodass das Risiko einer Verlegung von nutritiven Gehirngefäßen praktisch ausgeschlossen ist. Dafür ist das **Risiko einer Ruptur der arteriovenösen Malformation** deutlich höher als bei der früher geübten Embolisation von pränidal (schließlich befindet man sich mit der Katheterspitze an der schwächsten Stelle des Angioms, nämlich direkt am Nidus). Nicht zuletzt deshalb ist es zwingend erforderlich, dass ein vaskulär erfahrenes neurochirurgisches Team über den endovaskulären Eingriff informiert ist und ggf. eine Entlastungsoperation durchführen kann. Die Verwendung dieser intranidalen Embolisationstechnik hat jedoch zu einem sprunghaften Anstieg des Anteils kurativ behandelter Patienten alleine nach endovaskulärer Therapie geführt (Abb. 35.**2a, b**).

Merke

In erfahrenen Zentren können heute 30–50 % der arteriovenösen Angiome (praktisch unabhängig von ihrer Größe) endovaskulär komplett embolisiert werden.

35.2 Kavernome

Definition

Kavernome sind Niedrigfluss-Gefäßmissbildungen, bei denen es sich pathologisch anatomisch um aufgeweitete, so genannte kavernöse Hohlräume handelt, zwischen denen nur selten Hirnparenchym zu finden ist. Die meisten Kavernome treten sporadisch auf, selten können sie durch eine Strahlentherapie induziert werden. Außerdem gibt es eine hereditäre Form mit autosomal dominantem Vererbungsweg. Hierbei kommt es fast immer zum Auftreten von multiplen Kavernomen.

Epidemiologie, klinische Präsentation und Klassifikation

Kavernome machen etwa 8–15 % aller intrakraniellen Gefäßmalformationen aus. Auf der Grundlage von Autopsie- und MRT-Daten beträgt die **Prävalenz** von Kavernomen etwa 0,5–0,7 %. Etwa 90 % der Patienten mit der familiären Form und etwa 25 % der Patienten mit der sporadischen Form weisen multiple Kavernome auf.

Patienten mit Kavernomen weisen eine Vielzahl von Symptomen auf, hierunter sind **Krampfanfälle** das **häufigste Symptom**. Andere Symptome sind **fokal neurologische Defizite** durch rezidivierende Blutungen bzw. Thrombosen innerhalb des Kavernoms und chronische **Kopfschmerzen**. Bei einigen Patienten, die ein oberflächliches Kavernom haben, kann man die Kopfschmerzen evtl. durch eine chronische meningeale Reizung bei Mikroblutungen erklären. Die Mehrzahl der Patienten wird symptomatisch zwischen der 3. und 5. Lebensdekade.

Das zentrale klinische Problem bei Patienten mit Kavernomen ist die Frage nach dem **Blutungsrisiko**. Probleme zur Abschätzung des Blutungsrisikos ergeben sich schon durch die Definition der Blutung bei Kavernomen. Nimmt

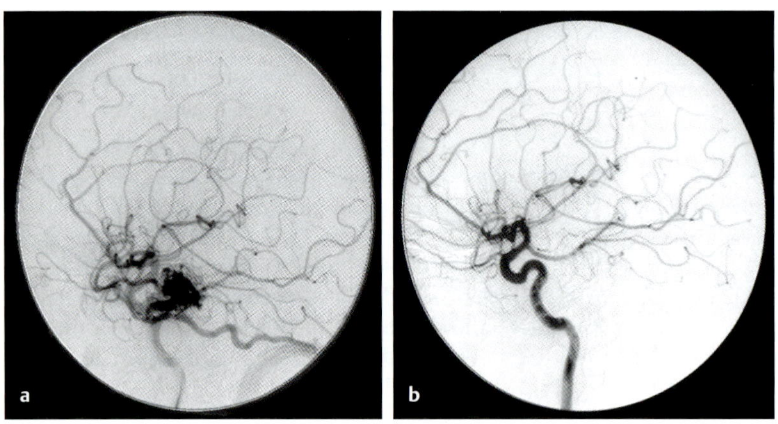

Abb. 35.**2a, b** DSA einer links temporalen arteriovenösen Malformation. **a** Vor Embolisation, **b** nach kompletter Embolisation mit Onyx.

man MRT-Kriterien, hat praktisch jedes Kavernom einen Hämosiderinring und damit definitionsgemäß geblutet. Nimmt man rein klinische Kriterien, kommt man auf eine jährliche Blutungsrate zwischen 0,25 und 0,7% pro Läsion und Jahr. Wenn die Blutung initiales Symptom des Kavernoms war, liegt die Blutungsrate offenbar deutlich höher. Die Wahrscheinlichkeit einer schwerwiegenden Blutung ist bei Kavernomen extrem gering, da es sich um eine Blutung aus dem Niederdrucksystem handelt. Auch die Rückbildungstendenz der neurologischen Ausfälle bei Kavernomblutungen ist deutlich höher als bei Blutungen aus arteriovenösen Malformationen.

Diagnostik

Grundsätzliches. Wegen des langsamen Blutflusses sind Kavernome **angiografisch fast nie sichtbar**, haben jedoch in der CT und noch mehr der MRT ein fast pathognomonisches Erscheinungsbild.

Computertomografie. Die Darstellung von Kavernomen hängt ab vom Ausmaß der thrombosierten Anteile, der hämorrhagischen Anteile und der Verkalkungen. Ein Kavernom ist in der CT in der Regel **hyperdens** verglichen mit dem umgebenden Hirnparenchym, kann aber durchaus **verschiedene Dichtewerte** haben.

Magnetresonanztomografie. Kavernome haben typischerweise ein so genanntes **Popcorn-Muster**: Im **T2*-Bild** imponiert der randständige **Hämosiderinsaum** als **schwarzer Ring**. Zentral zeigt das Kavernom fast immer ein gemischtes Signal, verursacht durch Blut bzw. Thromben unterschiedlichen Alters und unterschiedlichen Blutflussgeschwindigkeiten in den einzelnen Hohlräumen. Nach **Kontrastmittelgabe** reichern die meisten Kavernome an, wegen des langsamen Blutflusses jedoch häufig erst deutlich verzögert nach der Kontrastmittelinjektion.

Merke
T2*-gewichtete Sequenzen weisen Kavernome mit der höchsten Sensitivität nach; selbst geringe Mengen von Hämosiderin sind durch die dunklen Suszeptibilitätsartefakte leicht zu erkennen (Abb. 35.**3**). Hier wird wahrscheinlich die Hochfeld-MRT die Nachweisgenauigkeit noch deutlich erhöhen.

Insgesamt sind auf Gradientenechobildern Kavernome 3-mal häufiger zu erkennen als auf Spinechobildern. Die heute vielfach angewendeten FLAIR-Sequenzen sind zwar in Punkto Sensitivität bei typischen T2-Läsionen, wie Multiple-Sklerose-Herden und Tumoren, den T2-Spinechosequenzen mindestens gleichwertig oder sogar überlegen, jedoch im Nachweis von Kavernomen deutlich schlechter.

Merke
MR-Angiografie-Bilder sind für die Diagnostik von Kavernomen nicht hilfreich, können z. T. sogar durch das hohe T1-Signal im Zentrum des Kavernoms verwirren und zu Fehldiagnosen führen, z. B. eines Aneurysmas.

Wenn das MRT zur prächirurgischen Planung durchgeführt wird, ist es besonders bei infratentoriell gelegenen Kavernomen wichtig, möglichst dünne Schichten anzufertigen, um die exakte Beziehung des Kavernoms zur Hirnoberfläche darzustellen. Für den operativen Zugang ist es von entscheidender Bedeutung, genau die Stellen zu identifizieren, an denen das Kavernom an die Oberfläche heranreicht.

Bei 30% der Kavernompatienten liegt zusätzlich eine so genannte **Developmental Venous Anomaly** (DVA) vor, früher auch venöses Angiom genannt. Anatomisch handelt es sich hier um eine große transzerebral drainierende Vene, die entweder Anschluss an eine Ventrikelvene oder an eine oberflächliche Vene findet. Im engeren Sinne ist dies keine Gefäßmissbildung, sondern lediglich eine embryologisch persistierende Variante der venösen Drainage.

Soll ein Kavernom neurochirurgisch behandelt werden, ist es für den Operateur äußerst wichtig, eine solche assoziierte Developmental Venous Anomaly präoperativ zu kennen. Daher sollten alle Kavernome mindestens mit einer kontrastangehobenen MRT-Untersuchung untersucht werden (Abb. 35.**3**). Häufig sind diese Developmental Venous Anomaly's reine Zufallsbefunde.

Merke
Das Umgekehrte gilt ebenfalls: Immer dann, wenn man eine Developmental Venous Anomaly als vermeintlichen Zufallsbefund entdeckt, z. B. bei einem Patienten mit epileptischen Anfällen, müssen T2*-gewichtete Sequenzen angeschlossen werden, um ein kleines assoziiertes Kavernom nicht zu übersehen.

Therapie

Therapieprinzipien. Die Indikation zur Therapie und die dann anzuwendende Maßnahme bei Kavernomen sind im Wesentlichen vom natürlichen Verlauf der Erkrankung, den Symptomen und von der Lokalisation des Kavernoms abhängig. Prinzipiell gibt es 3 therapeutische Strategien:

1. Beobachtung von Patienten mit asymptomatischen oder chirurgisch nicht angehbaren Läsionen.
2. Chirurgische Entfernung von symptomatischen und risikoarm zu operierenden Läsionen.
3. Strahlentherapie für zunehmend symptomatische, aber chirurgisch nicht angehbare Läsionen.

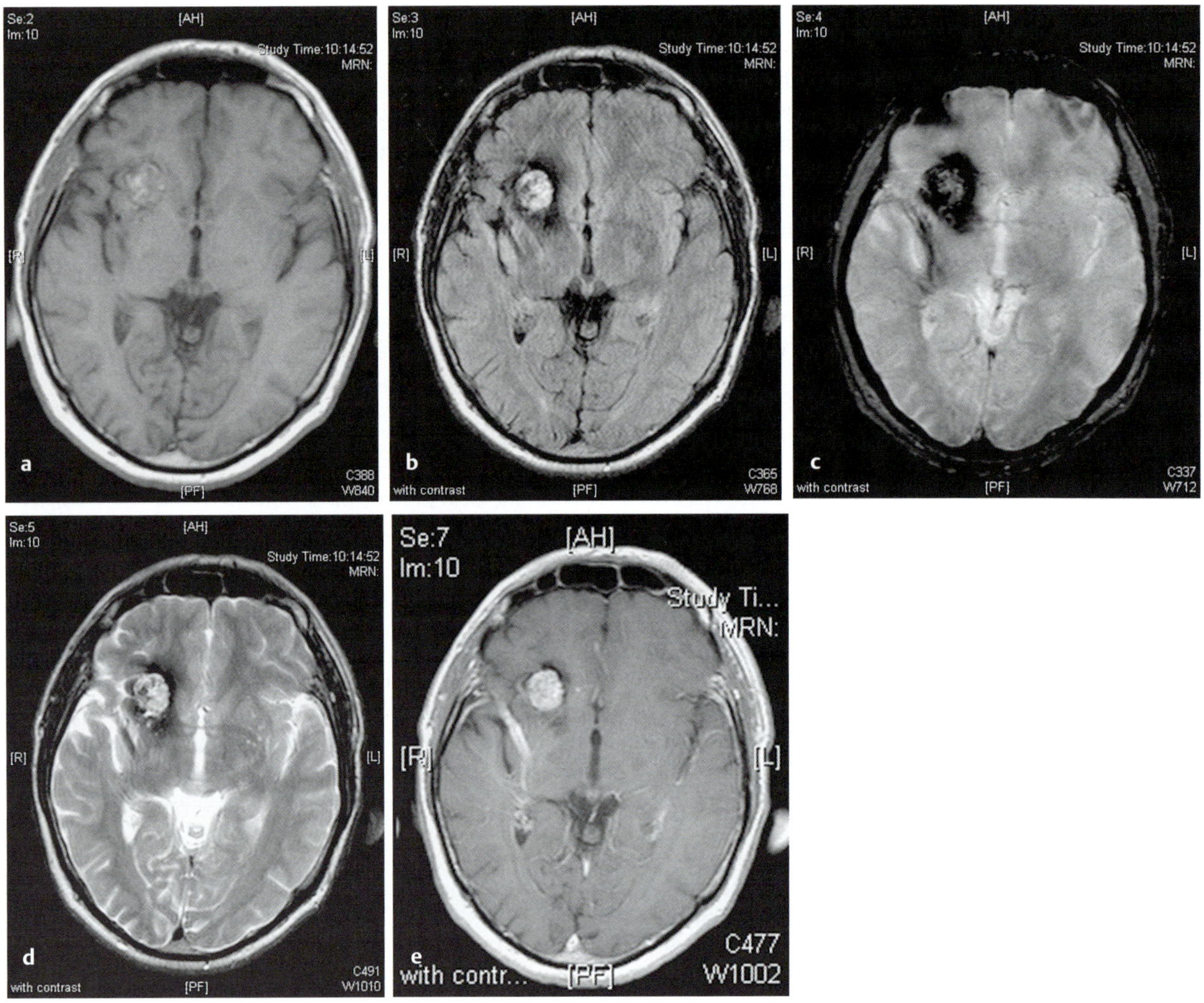

Abb. 35.**3a–e** Links frontales Kavernom in verschiedenen MRT-Sequenzen. **a** Das native axiale T1-Bild zeigt das gemischte Signal innerhalb des Kavernoms rechts frontal, den Hämosiderinsaum jedoch relativ undeutlich. **b** Die FLAIR-Aufnahme zeigt den Hämosiderinsaum wesentlich deutlicher. Das Kavernom hat zentral ein hohes Signal. **c** Die T2*-gewichtete axiale Aufnahme zeigt das Kavernom am deutlichsten, hier sieht man auch bereits die assoziierte Developmental Venous Anomaly (DVA) als tubuläre Signalauslöschung. **d** Das T2-Bild zeigt das typische Popcorn-Muster innerhalb des Kavernoms mit dem begleitenden Hämosiderinrandsaum. Auch hier ist die DVA als tubuläre Struktur erkennbar. **e** Die T1-gewichtete Aufnahme zeigt nach Kontrastmittelgabe die Signalanhebung des Kavernoms rechts frontal und jetzt deutlich die große drainierende DVA.

Merke

Patienten mit Kavernomen ohne (klinisch manifeste) Blutung oder Krampfanfälle sind klare Kandidaten für eine klinische Beobachtung. Die chirurgische Entfernung ist zu empfehlen für solche Kavernome, die mit einer oder wiederholten symptomatischen Blutungen auffallen und wenn das Kavernom gleichzeitig in einer chirurgisch einfach zugänglichen Region des Gehirns lokalisiert ist.

Therapeutische Überlegungen. Auch bei Patienten mit **medikamentös nicht beherrschbaren Epilepsien**, z. B. bei Kavernomen des Temporallappens, wird die **chirurgische Entfernung** empfohlen. Über 80 % dieser Patienten sind nach der Operation anfallsfrei, weitere 8 % deutlich gebessert in ihrer Anfallsfrequenz. 6 % der Patienten bleiben unverändert und nur 2 % der Patienten verschlechtern sich durch die Operation.

Ob **asymptomatische Kavernome** präventiv zur Verhinderung einer Blutung bei der Erstdiagnose entfernt werden sollen, ist immer noch Gegenstand kritischer Diskussionen. Während viele Neurochirurgen ein solches Vorgehen befürworten (insbesondere bei Kavernomen des Temporallappens), ist es in der Tat schwierig, den natürlichen Verlauf eines individuellen Kavernoms vorherzusagen und damit eine vernünftige Nutzen-Risiko-Analyse zwischen Patientengefährdung durch das Kavernom und Gefährdung durch die Operation zu machen.

Besonders schwierig ist die Nutzen-Risiko-Abwägung bei symptomatischen **Hirnstammkavernomen**. In dieser Lokalisation sind die Kavernome deutlich schwerer zu entfernen als supratentoriell. Andererseits – wenn sie die Hirnstammoberfläche erreichen – hat man über Jahre gelernt, sie auch in dieser Lokalisation mit einer erstaunlich geringen Morbidität und Mortalität zu entfernen.

Die **Strahlentherapie** von Kavernomen ist eine neue Therapieoption. In ersten kleineren Serien wurde gefunden, dass 50% der bestrahlten Kavernome durch die Strahlentherapie kleiner werden und die jährliche Rezidivblutungsrate deutlich abnimmt. Offenbar ist es so, dass auch die Strahlentherapie bei Kavernomen zu einer progressiven oder zu einer zunehmenden Hyalinisierung der endothel-ausgekleideten Gefäße führt und damit schlussendlich auch zu einem Verschluss der Kavernen.

35.3 Kapilläre Teleangiektasien

Definition
Kapilläre Teleangiektasien bestehen aus vielen dünnwandigen Gefäßkanälen, zwischen denen normales Hirngewebe liegt. Im Gegensatz zu den Kavernomen ist das Hirnparenchym also mehrheitlich zwischen den dilatierten Gefäßen lokalisiert.

Epidemiologie, klinische Präsentation und Klassifikation

Autopsieserien zeigen, dass kapilläre Malformationen oder Teleangiektasien etwa 16–20% aller ZNS-Gefäßmalformationen ausmachen. Die wahre Prävalenz dieser Gefäßmissbildungen ist nicht abzuschätzen, weil die überwiegende Mehrheit offenbar klinisch **asymptomatisch** ist. Die Mehrzahl der kapillären Teleangiektasien findet sich in der **Brücke**, deutlich seltener in den **Basalganglien**. Die Mehrzahl sind Zufallsbefunde bzw. werden bei Untersuchungen entdeckt, die aus völlig anderen Gründen gemacht werden. Unsere persönliche Erfahrung ist, dass ein Teil dieser Patienten mit pontinen kapillären Teleangiektasien über pulssynchrone Ohrgeräusche klagt.

Merke
Die so genannten hereditären hämorrhagischen Teleangiektasien (Rendu-Osler-Erkrankung) geben häufig Anlass zur Verwirrung, denn sie gehen nicht mit zerebralen kapillären Teleangiektasien einher. Die Rendu-Osler-Erkrankung ist mit pialen arteriovenösen Malformationen, duralen arteriovenösen Fisteln sowie selten mit Kavernomen vergesellschaftet (Kap. 40).

Diagnostik

Grundsätzliches. Kapilläre Teleangiektasien sind am besten MR-tomografisch zu erkennen. Sie erscheinen als kleine, **radiär verlaufende Gefäße**, die in eine kleine Sammelvene übergehen.

Magnetresonanztomografie. Üblicherweise werden sie gesehen auf **T1-gewichteten Bildern** nach Kontrastmittelgabe (Abb. 35.**4**). Im Gegensatz zu Kavernomen und anderen Hirnstammläsionen ist die Kontrastmittelaufnahme bei kapillären Teleangiektasien nur von sehr kurzer Dauer (üblicherweise nicht länger als 20 min). Dynamische MRT-Untersuchungen zeigen daher einen schnellen Signalanstieg und einen substanziellen Signalabfall nach 20 min. Dies ist völlig anders bei Hirnstammmetastasen

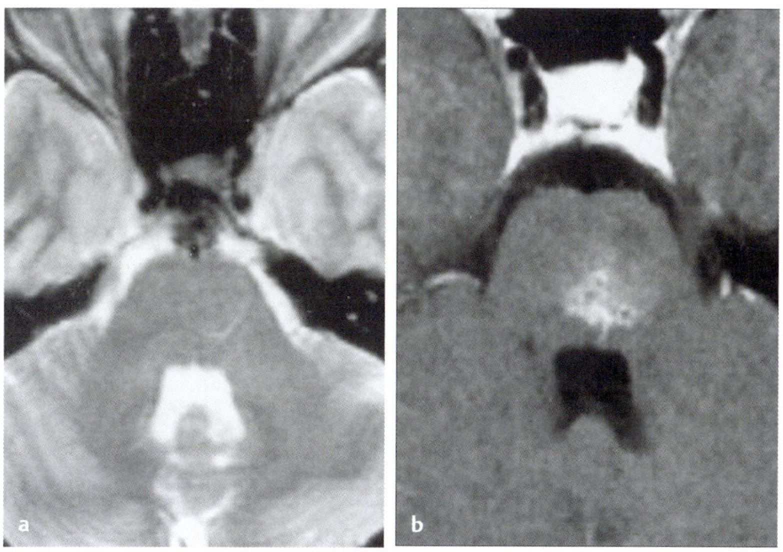

Abb. 35.**4a, b** Teleangiektasie des Pons. **a** Das axiale T2-Bild ist praktisch unauffällig, man sieht nur eine ganz geringe „Signalunruhe" unmittelbar vor dem 4. Ventrikel. **b** Die T1-gewichtete Kontrastmittel-Aufnahme zeigt das typische radiäre Anreicherungsmuster bei kapillären Teleangiektasien.

und kann deshalb für die Abgrenzung zwischen diesen beiden Diagnosen gut benutzt werden.

Auf **T2*-gewichteten Sequenzen** zeigen sich die kapillären Teleangiektasien üblicherweise signalarm. Dies ist jedoch nicht bedingt durch Verkalkungen oder gar einen Hämosiderinsaum, sondern wahrscheinlich durch die Anwesenheit von Deoxyhämoglobin im langsam fließenden Blut.

Merke

Eine signalarme Läsion auf T2*-gewichteten Bildern, die nicht sichtbar ist auf konventionellen T2-gewichteten Bildern und kräftig Kontrastmittel anreichert auf T1-Bildern, ist fast immer eine kapilläre Teleangiektasie. Ödem, Gliose oder Zeichen vorangegangener Blutung finden sich üblicherweise nicht. Kontrolluntersuchungen haben niemals irgendeine Veränderung dieser Malformation gezeigt.

Therapie

Eine Therapie dieser meist pontin gelegenen Veränderung ist nicht nötig und wahrscheinlich auch nicht möglich, nicht zuletzt wegen des interponierten intakten Hirngewebes.

Fazit

Gefäßmissbildungen erfordern eine sorgfältige Abwägung des spontanen Blutungs- und Behandlungsrisikos. Die Therapieentscheidung sollte in sorgfältiger Abstimmung zwischen Neurologen, interventionellen Neuroradiologen und Neurochirurgen erfolgen, unter Umständen in Interaktion mit Strahlentherapeuten.

Literatur

Brown RD Jr, Wiebers DO, Torner JC, O'Fallon WM. Frequency of intracranial hemorrhage as a presenting symptom and subtype analysis: a population-based study of intracranial vascular malformations in Olmsted Country, Minnesota. J Neurosurg 1996;85(1):29–32

Itoyama Y, Uemura S, Ushio Y, Kuratsu J, Nonaka N, Wada H, Sano Y, Fukumura A, Yoshida K, Yano T. Natural course of unoperated intracranial arteriovenous malformations: study of 50 cases. J Neurosurg 1989;71(6):805–809

Nataf F, Meder JF, Roux FX, Blustajn J, Merienne L, Merland JJ, Schlienger M, Chodkiewicz JP. Angioarchitecture associated with haemorrhage in cerebral arteriovenous malformations: a prognostic statistical model. Neuroradiology 1997;39(1):52–58

Spetzler RF, Martin NA. A proposed grading system for arteriovenous malformations. J Neurosurg 1986;65(4):476–483

Stapf C, Mast H, Sciacca RR, et al. New York Islands AVM Study Collaborators. The New York Islands AVM Study: design, study progress, and initial results. Stroke 2003;34(5):e29–33

36 Atherosklerotische Gefäßstenosen

Peter A. Ringleb, Werner Hacke

Definition
Im Rahmen des Fortschreitens der atherosklerotischen Plaquebildung kann das Gefäßlumen nur bedingt durch kompensatorische Dehnung des Gefäßes nach außen konstant gehalten werden. Es kommt zur Einengung des Gefäßlumens, der Stenosierung des Gefäßes. An den hirnversorgenden Gefäßen treten Stenosen präferenziell an der Abgangsstelle der A. carotis interna (ACI) aus der A. carotis communis auf.

36.1 Epidemiologie, klinische Präsentation und Klassifikation

Extrakranielle Karotisstenosen mit einem Stenosegrad von >50% lassen sich bei 1–3% aller Erwachsenen nachweisen (Eckstein et al. 2004). Allerdings gibt es keine breit angelegte Screeninguntersuchung und die Prävalenz ist abhängig von der untersuchten Population. So steigt ab dem 65. Lebensjahr die **Prävalenz** einer >50%igen Stenose auf 6–8%. In der „Berliner Altenstudie" bei Menschen >70 Jahren betrug sie sogar 15% (Hillen et al. 2000).

Die Prävalenzraten sind bei Menschen mit vaskulären Risikofaktoren deutlich höher: Eine erhöhte Prävalenz von bis zu 10–30% für >50%ige Stenosen konnte bei Patienten mit koronarer Herzkrankheit (KHK), peripherer arterieller Verschlusskrankheit (pAVK), Hyperlipidämie, Diabetes mellitus und Nikotinabusus gezeigt werden. Insgesamt ist damit zu rechnen, dass in Deutschland etwa 1 Mio. Menschen mit einer >50%igen Karotisstenose leben.

Abhängig von der klinischen Manifestation werden **symptomatische** und **asymptomatische Stenosen** unterschieden. Informationen aus der zerebralen Schnittbilddiagnostik spielen – nach evidenzbasierten Maßstäben – für diese Einteilung keine Rolle. Das Risiko für ein erstmaliges ipsilaterales neurologisches Defizit bei Vorhandensein einer Karotisstenose nimmt mit dem Stenosegrad zu. Das jährliche Risiko für einen manifesten ipsilateralen Hirninfarkt beträgt <1% für <50%ige Stenosen, 0,8–2,4% für 50–80%ige Stenosen und 1–5% für >80%ige Stenosen (Nicolaides et al. 2005).

Daten aus der Deutschen Schlaganfalldatenbank zeigen, dass etwa 20% der Hirninfarkte extrakranielle Gefäßläsionen zugrunde liegen, bei denen es sich in den meisten Fällen um atherosklerotische Stenosen oder Verschlüsse der A. carotis handelt. Dies bedeutet für Deutschland eine Inzidenz von etwa 30000 karotisassoziierten Schlaganfällen pro Jahr (Grau et al. 2001). Der häufigste Pathomechanismus einer karotisbedingten zerebralen Ischämie sind arterio-arterielle Embolien. Hämodynamische Infarkte sind aufgrund der zumeist ausreichenden intrakraniellen Kollateralisierung über den Circulus arteriosus Willisii in <10% der Fälle zu beobachten. Überwiegender Teil der Ereignisse sind flüchtige zerebrale oder okuläre Attacken.

Von besonderer Bedeutung ist, dass im Vergleich zu asymptomatischen Stenosen das **Rezidivrisiko** einer bereits einmal symptomatischen Karotisstenose ungleich höher ist. Dieses Rezidivrisiko ist v. a. abhängig vom Ausmaß der Stenose und der Latenz seit dem Ereignis. Es beträgt ca. 10% im 1. Monat, 15% im darauf folgenden 1. Jahr und 5% im 2. Jahr und liegt danach bei etwa 2% pro Jahr, also etwa im Bereich einer asymptomatischen Stenose (Rothwell et al. 2000). Dies ist der Grund, warum Stenosen, die länger als 6 Monate zuvor zu einer klinischen Symptomatik geführt hatten, wieder wie asymptomatische Stenosen behandelt werden sollten.

Im gefäßchirurgischen Sprachgebrauch wird im Gegensatz zum neurologischen häufig noch die **Einteilung nach Vollmar** verwendet (Eckstein et al. 2004):

- Asymptomatische Stenosen entsprechen hier dem Stadium I,
- Stenosen, die zu einer TIA geführt hatten, entsprechen dem Stadium II,
- Patienten mit einer „crescendo TIA" oder einem akuten Schlaganfall werden dem Stadium III zugeordnet und
- Patienten mit einem stattgehabten Schlaganfall entsprechen dem Stadium IV.

36.2 Diagnostik

Grundsätzliches. Hinweise auf das Vorliegen einer Karotisstenose können sich in Form von **Strömungsgeräuschen** bereits bei der klinischen Untersuchung ergeben, dies allerdings mit schlechter Sensitivität und Spezifität. Wesentlich akkurater erfolgt die Diagnostik nicht invasiv mit den in Kap. 17 ausführlich dargestellten **Ultraschalltechniken**. Die Validität der Ultraschallbefundung steigt mit der Erfahrung des Untersuchers deutlich an. In den letzten Jahren haben die **CT-Angiografie** und **MR-Angiografie** als weitere nicht invasive Technik an Verbreitung und Bedeutung gewonnen. Goldstandard zur Quantifizierung einer Stenose bleibt jedoch weiterhin, auch weil hierauf die evidenzbasierten Empfehlungen beruhen, die **digitale Subtraktionsangiografie**. Von Bedeutung ist, dass die genannten Verfahren auf unterschiedlichen physikalischen Parametern beruhen und deswegen nicht immer vergleichbare Ergebnisse liefern. Außerdem gibt es unterschiedliche Stenosemaße, die nicht direkt miteinander verglichen werden können.

Stenosegraduierung im Ultraschall. Im angloamerikanischen Schrifttum ist das so genannte **NASCET-Maß** gebräuchlich, bei dem der lokale Stenosedurchmesser mit dem Lumen der wieder normal weiten, distalen A. carotis interna verglichen wird. Im Unterschied hierzu vergleicht das **ECST-Maß** den Stenosedurchmesser mit dem Durchmesser auf gleicher Höhe (Abb. 17.**1**, Kap. 17). Sowohl das Maß nach NASCET als auch das nach ECST beruhen also auf dem Vergleich von Längenmaßen, bei nicht zirkulären Stenosen können also erhebliche Abweichungen zu planimetrisch oder hämodynamisch bestimmten Maßen entstehen. Dies ist mit Grund, warum v. a. bei Ultraschallverfahren nicht immer eine exakte Übereinstimmung mit Angiografiebefunden erzielt werden kann. Zu beachten ist, dass Ultraschallbefunde eher mit dem angiografischen Maß nach ECST übereinstimmen (Staikov et al. 2000).

Stenosegradierung in CT-Angiografie und MR-Angiografie. Auch bei der CT-Angiografie und MR-Angiografie gibt es Fehleinschätzungen, v. a. die **MR-Angiografie** neigt zu einer Überschätzung des Stenoseausmaßes. Dieses Problem wurde durch die Einführung der kontrastmittelunterstützten MR-Angiografie (ce-MR-Angiografie) abgemildert, aber nicht beseitigt. In einer systematischen Übersichtsarbeit wurde für hochgradige Karotisstenosen (70–99 $\%^{NASCET}$) eine gute Übereinstimmung der nicht invasiven Techniken **mit der DSA** festgestellt mit einem leichten Vorteil für die ce-MR-Angiografie (Tab. 36.**1**). Für mäßiggradige Stenosen (50–69 $\%^{NASCET}$) war die Übereinstimmung geringer, auch hier mit geringen Vorteilen für die ce-MR-Angiografie (Wardlaw et al. 2006).

Merke

Für die klinische Routine ist bei Verdacht auf das Vorliegen einer Karotisstenose zunächst eine Ultraschalluntersuchung durch einen erfahrenen Untersucher zu empfehlen. Sollte hierbei kein eindeutiger Befund zu erheben sein, oder sollten Hinweise auf relevante weiter proximal oder distal gelegene zusätzliche Stenosen bestehen, ist eine weitere nicht invasive Methode anzuwenden. Falls keine Kontraindikationen vorliegen, ist eine ce-MR-Angiografie zu empfehlen. Eine DSA ist nur noch in seltenen Ausnahmefällen mit komplexen Gefäßveränderungen notwendig, um eine Therapieentscheidung zu treffen.

36.3 Therapie

Therapieprinzipien

Die Behandlung einer Karotisstenose stellt bis auf wenige Notfallrekanalisationen eine präventive Maßnahme dar, die **bei asymptomatischen Patienten** als **Primär-** und **bei symptomatischen Patienten** als **Sekundärprävention** erfolgt. Die Behandlung von Karotisstenosen darf sich aber nicht nur auf die lokale Stenose beschränken, sondern muss diese immer auch als Teil einer den gesam-

Tabelle 36.**1** Sensitivität und Spezifität nichtinvasiver diagnostischer Verfahren zur Quantifizierung von Karotisstenosen im Vergleich zur digitalen Subtraktionsangiografie (Quelle: Wardlaw et al. 2006).

DAS	DUS	CTA	MRA	Ce-MRA
70–99 $\%^{NASCET}$				
Sensivität (95 % CI)	0,89 (0,85–0,92)	0,77 (0,68–0,84)	0,88 (0,82–0,92)	0,94 (0,88–0,97)
Spezifität (95 % CI)	0,84 (0,77–0,89)	0,95 (0,91–0,97)	0,84 (0,76–0,97)	0,93 (0,89–0,96)
50–69 $\%^{NASCET}$				
Sensivität (95 % CI)	0,36 (0,25–0,49)	0,67 (0,3–0,9)	0,37 (0,26–0,49)	0,77 (0,59–0,89)
Spezifität (95 % CI)	0,91 (0,87–0,94)	0,79 (0,63–0,89)	0,91 (0,78–0,97)	0,97 (0,93–0,99)

CI= Konfidenzintervall, DSA= digitale Subtraktionsangiografie, DUS= Duplex-Ultraschall, CTA= CT-Angiografie, MRA= MR-Angiografie, ce-MRA= kontrastangehobene MR-Angiografie ten Patienten betreffenden Atheromatose sehen. Obwohl es keine Studien zur Effektivität konservativer Maßnahmen bei Patienten mit Karotisstenosen gibt, stellen die in den Kapiteln 4.3 bis 4.6 erläuterten Maßnahmen zur **Risikofaktorenmodifikation** eine unverzichtbare Säule der effektiven Prävention dar.

Darüber hinaus werden aber seit vielen Jahrzehnten auch operative und interventionelle Techniken zur Beseitigung der Stenose angewendet. Die seit den 1940er Jahren durchgeführte **Karotisendarteriektomie (CEA)** gehört zu den am besten evaluierten Operationen und Therapieverfahren überhaupt (Eckstein et al. 2004). Seit mehreren Jahrzehnten wird die **stentgeschützte Angioplastie von Karotisstenosen (CAS)** als endovaskuläre Alternativmethode entwickelt und wurde trotz zunächst fehlender wissenschaftlicher Evidenz bereits 10000-fach angewendet. Für den Vergleich der operativen und endovaskulären Therapie sind randomisierte Studien notwendig, die – wegen des unterschiedlichen Spontanverlaufs beider Entitäten – sauber zwischen symptomatischen und asymptomatischen Patienten unterscheiden müssen.

Registerdaten wie aus dem pro-CAS-Register, in dem Komplikationsraten für Schlaganfall und Tod von 4,3% bei 2921 symptomatischen und 2,7% bei 2412 asymptomatischen Patienten beobachtet wurden (Theiss et al. 2008), besitzen keine valide Aussagekraft. Erst in den letzten Jahren wurden größere randomisierte Studien zum direkten Vergleich der CAS mit der etablierten CEA bei der Behandlung symptomatischer Karotisstenosen publiziert. Zur interventionellen Behandlung asymptomatischer Karotisstenosen stehen randomisierte Vergleichsstudien nach wie vor aus.

Primärpräventive Behandlung asymptomatischer Karotisstenosen

Wirksamkeit der CEA. Die CEA asymptomatischer Stenosen wurde in einigen prospektiv randomisierten Studien im Vergleich zur konservativen Therapie untersucht: In die nordamerikanischen Asymptomatic Carotid Atherosclerosis Study (**ACAS**) wurden 1659 Patienten mit nach NASCET >60%iger Karotisstenose randomisiert (Executive Committee for the ACAS, 1995). In den europäischen Asymptomatic Carotid Surgery Trial (**ACST**) wurden 3120 Patienten mit einer duplexsonografisch mindestens 60%igen Karotisstenose randomisiert (Halliday et al. 2004). Die **Wirksamkeit der CEA** war in beiden Studien fast identisch. In ACAS betrug das Risiko für einen ipsilateralen Schlaganfall (inklusive der perioperativen Schlaganfallrate und Letalität) in der medikamentös behandelten Gruppe 11,0%, in der Operationsgruppe 5,1% (ARR 5,9%, NNT pro Jahr 85). In ACST betrug das Risiko für den Endpunkt „perioperativer Schlaganfall oder Tod und jedweder Schlaganfall innerhalb von 5 Jahren" im konservativen Arm 11,8% und im operativen Arm 6,4% (ARR 5,4%, NNT pro Jahr 93). Das perioperative Risiko für Schlaganfall und Tod unterschied sich jedoch deutlich. In ACAS betrug es 1,5% im Vergleich zu 3,0% in ACST, wobei letztere Zahl der Realität außerhalb von Studien eher entsprechen dürfte.

Die Effektivität der primärpräventiven CEA ist also v.a. **vom periprozeduralen Risiko abhängig**. Durch Einführung der **Lokalanästhesie** war erwartet worden, dieses Risiko durch eine verbesserte Überwachungsmöglichkeit der Patienten und geringere kardiale Belastung zu reduzieren. In der kürzlich publizierten General Anaesthesia versus Local Anaesthesia for Carotid Surgery (**GALA**)-Studie konnte jedoch sowohl in der Gesamtpopulation von 3526 Patienten als auch bei den 1361 Patienten mit asymptomatischen Stenosen **kein Risikounterschied** nachgewiesen werden. Unter Lokalanästhesie betrug das 30-Tages-Risiko bei zuvor asymptomatischen Patienten für Schlaganfall, Herzinfarkt und Tod 2,9%, unter Vollnarkose 3,4% (OR 1,17; 95%CI 0,64–2,15) (Lewis et al. 2009).

Subgruppenanalysen von ACAS und ACST ergaben eine signifikante Interaktion des Therapieeffekts mit dem Geschlecht mit einem signifikanten Vorteil der Operation für Männer (ARR 4,1%; 95%CI 2,5–5,9%), jedoch nicht für Frauen (ARR 0,2%; 95%CI -2,0–2,5%) (Rothwell 2004a). Allerdings scheint nach ACST in der längerfristigen Beobachtung auch für Frauen ein Benefit zu bestehen (Halliday et al. 2004). In ACST war darüber hinaus kein Nutzen für Patienten >75 Jahren nachzuweisen (ARR 3,3%, 95%CI -1,9–8,4%). Anzumerken ist, dass beide Studien im Wesentlichen in den 1990er Jahren durchgeführt wurden, d.h. die konservative Behandlung entsprach v.a. in Bezug auf die antihypertensive und chlosterinsenkende Therapie nicht den heutigen Behandlungsstandards.

> **Merke**
> In den aktuellen Leitlinien der European Stroke Organisation (ESO) wird die primärpräventive operative Behandlung asymptomatischer Karotisstenosen nur empfohlen, wenn ein erhöhtes Schlaganfallrisiko besteht (ESO Writing Committee 2008). Das Vorhandensein einer Wirksamkeit ist stark abhängig von den Komplikationsraten des Operateurs.

Vergleich von CAS und CEA. Zur stentgeschützten Angioplastie asymptomatischer Karotisstenosen liegen bisher keine Daten aus randomisierten Vergleichsstudien vor. Dennoch wird diese Maßnahme tausendfach – häufig ohne klare Indikation – durchgeführt. 2008 begann die SPACE-2-Studie (www.space-2.org), in der in einem 3-armigen Design eine an aktuellen Leitlinien orientierte konservative Behandlung mit Operation und Intervention verglichen werden soll.

Sekundärpräventive Behandlung symptomatischer Karotisstenosen

Wirksamkeit der CEA. Die sekundärprophylaktische Wirksamkeit der CEA ist in mehreren Studien mit vergleichbaren Resultaten überzeugend gezeigt worden. Im European Carotid Surgery Trial (**ECST**) und North American Symptomatic Carotid Endarterectomy Trial (**NASCET**) wurden Patienten mit symptomatischer extrakranieller Karotisstenose entweder konservativ mit Thrombozytenfunktionshemmern oder additiv mit einer CEA behandelt (The ECST Collaborative Group 1998, The NASCET Collaborators 1991). Eine gemeinsame Analyse der Daten aus ECST und NASCET bestätigt, dass die CEA bei einer Stenose von 70–99 $\%^{NASCET}$ zu einer deutlichen absoluten Risikoreduktion eines ipsilateralen Schlaganfalls von 16% nach 5 Jahren führt. Ein geringerer Vorteil von absolut 4,6% der Operation besteht auch für Stenosen zwischen 50% und 69 $\%^{NASCET}$. Bei Stenosen <50% zeigte sich kein Vorteil der Operation, bei Stenosen <30% war die rein konservative Therapie effektiver (Rothwell et al. 2003).

V

Merke
Aus Subgruppenanalysen geht hervor, dass Patienten mit einem Schlaganfall mehr als TIA-Patienten, Patienten mit hirnneurologischen Symptomen mehr als solche mit okulären Symptomen, Patienten mit hochgradiger Stenose eher als solche mit mäßig- oder geringgradiger Stenose und Patienten innerhalb der ersten 2–4 Wochen nach Symptomatik besonders profitieren (Rothwell 2004b).

Trotz eines periprozeduralen Risikos von 5–7% stellt die CEA daher aktuell den in allen relevanten Leitlinien empfohlenen Goldstandard zur Behandlung von Patienten mit signifikanter (>50 $\%^{NASCET}$) symptomatischer Karotisstenose dar, wobei eine frühzeitige Operation anzustreben ist (ESO Writing Committee 2008).

Vergleich von CAS und CEA. In den letzten Jahren sind 5 Studien zum Vergleich der operativen und endovaskulären Therapie symptomatischer Karotisstenosen publiziert worden. In die in den Jahren 1992–1997 durchgeführte Carotid and Vertebral Artery Transluminal Angioplasty Study (**CAVATAS**) wurden 505 Patienten mit Karotisstenosen eingeschlossen. In beiden Behandlungsarmen lag die 30 Tage-Schlaganfall- und Mortalitätsrate etwas unter 10% (Cavatas Group 2001). Andere frühe Studien waren entweder nicht ausreichend gepowert, um statistische Aussagen zu erlauben, oder schlossen eine gemischte Population asymptomatischer und symptomatischer Patienten ein (Ringleb et al. 2006a). Diese Studien waren hinsichtlich der Behandlungskonsequenzen schwer zu interpretieren.

Die ersten Resultate zweier großer europäischer Studien zum direkten Methodenvergleich ausschließlich bei symptomatischen Patienten sind 2006 veröffentlicht worden (Mas et al. 2006, Ringleb et al. 2006b). Die französische Endartériectomie Versus Angioplastie chez des patients ayant une Sténose carotide athéroscléreuse Serrée Symptomatique (**EVA-3S**) war eine multizentrische, randomisierte Nicht-Unterlegenheitsstudie zur Beurteilung der Äquivalenz von CAS und CEA in der Behandlung von Patienten mit symptomatischer hochgradiger Karotisstenose (Mas et al. 2006). Eingeschlossen wurden Patienten mit Karotisstenose ≥60 $\%^{NASCET}$ und Symptomen (Amaurosis fugax, TIA, Hirninfarkt) innerhalb der letzten 120 Tage. Primärer Endpunkt war die Häufigkeit jedweden Schlaganfalls und Tod innerhalb von 30 Tagen nach Therapie.

Ursprünglich war im endovaskulären Arm die Verwendung eines Protektionssystems freigestellt. Nach wenigen Patienten mit sehr hoher Komplikationsrate von 27% wurde die Verwendung eines Protektionssystems verpflichtend vorgeschrieben. Nach Einschluss von 527 Patienten musste die Studie aus Sicherheitsgründen abgebrochen werden, nachdem der Endpunkt „jedweder Schlaganfall und Tod innerhalb von 30 Tagen" im CAS-Arm bei 9,6% und im CEA-Arm bei 3,9% der Patienten aufgetreten war. Dies entspricht einer signifikanten relativen Risikoreduktion von 2,5 (95% CI 1,2–5,1; p = 0,01) zugunsten der operativen Therapie (Mas et al. 2006).

Auch in die deutschsprachige Stentgeschützte Perkutane Angioplastie der Carotis vs. Endarteriektomie (**SPACE**)-Studie wurden Patienten mit einer hochgradigen Karotisstenose (≥50 $\%^{NASCET}$ oder ≥70 $\%^{ECST}$) und klinischen Symptomen in den vorangegangenen 180 Tagen randomisiert. Der primäre Endpunkt war das Auftreten eines ipsilateralen Schlaganfalls oder Tod in der Phase zwischen Randomisierung und 30 Tage nach Behandlung. Sowohl Operations- als auch Interventionstechnik waren dem Behandler freigestellt, allerdings waren die Grundzüge in Qualitätsstandards festgelegt und es durften nur zertifizierte Materialien verwendet werden. Die Verwendung von Protektionssystemen war nicht vorgeschrieben, letztlich wurden knapp 27% der Patienten der CAS-Gruppe unter Verwendung eines Protektionssystems behandelt.

In der Gesamtpopulation von 1214 Patienten betrug die Rate primärer Endpunktereignisse in der CAS-Gruppe 6,92% und in der CEA-Gruppe 6,45%. Bei einer absoluten Risikodifferenz von 0,47% reichte das 95%-Konfidenzintervall von -1,94% bis +2,87%. Da im Studienprotokoll eine Nicht-Unterlegenheitsschwelle von 2,5% festgelegt worden war, konnte anhand der SPACE-Daten die Nicht-Unterlegenheit der CAS nicht belegt werden (p = 0,09). Allerdings bestanden weder für den primären Endpunkt noch für einzelne Endpunktbestandteil oder andere sekundäre 30-Tages-Endpunkte signifikante Unterschiede zwischen beiden Behandlungsmodalitäten, wobei es bis auf den Endpunkt „ipsilaterale Hirnblutung" einen Trend zugunsten der CEA gab. In der Per-Protokoll-Auswertung, unter Ausschluss von 60 Patienten mit schwerwiegender

Protokollverletzung, gab es ähnliche Resultate, wobei der Trend zugunsten der CEA etwas größer war (Ringleb et al. 2006b).

In einer **Subgruppenanalyse** der SPACE-Studie wurde eine **Altersgrenze von 68 Jahren** ermittelt, die am besten zwischen altersbezogenen Risikogruppen differenziert. Patienten <68 Jahren hatten ein 2,7-fach höheres Risiko bei operativer Behandlung, ältere Patienten ein 1,9-fach höheres Risiko bei interventioneller Behandlung (p = 0,03). Für andere klinische Variablen bestehen keine signifikanten Unterschiede zwischen CAS und CEA. Bei Patienten mit **kontralateralem Karotisverschluss** gab es einen Trend für ein geringeres Behandlungsrisiko unter CAS (p = 0,07) (Stingele et al. 2008). Von Bedeutung waren auch Zentrumseffekte, im CAS-Arm hatten Zentren, die viele Patienten einschlossen, niedrigere Komplikationsraten; dieser Effekt war im CEA-Arm nicht festzustellen (Fiehler et al. 2008).

Die Beobachtungen der EVA-3S und SPACE-Studie wurden durch die kürzlich veröffentlichte International Carotid Stenting Study (**ICSS**) bestätigt, die an einem Kollektiv von 1710 Patienten mit symptomatischer Karotisstenose (>50 %^{NASCET}) die **Überlegenheit der CEA** gegenüber der CAS für den 30-Tages-Endpunkt zeigte (Brown et al. 2009). Patienten, die mit CEA behandelt wurden, hatten in der Studie im Vergleich zu CAS-behandelten Patienten eine geringere Wahrscheinlichkeit, in dem Untersuchungsintervall einen Schlaganfall, Herzinfarkt oder Tod zu erleiden (5,1 vs. 8,5 % in der Intention-to-treat-Analyse; p<0,01). Dieselbe Beobachtung ergab sich auch für die Per-Protokoll-Analyse (4,0 vs. 7,4 %; p<0,01).

Merke

Durch die Daten von SPACE, EVA-3S und ICSS hat sich der Stichprobenumfang zu diesem Themenkomplex mehr als vervierfacht. Unter Berücksichtigung aller randomisierten Studien muss die Überlegenheit der CEA gegenüber des CAS mit den derzeit zur Verfügung stehenden Operationstechniken als belegt angesehen werden. Abb. 36.**1** zeigt eine Metaanalyse der vorhandenen Studien.

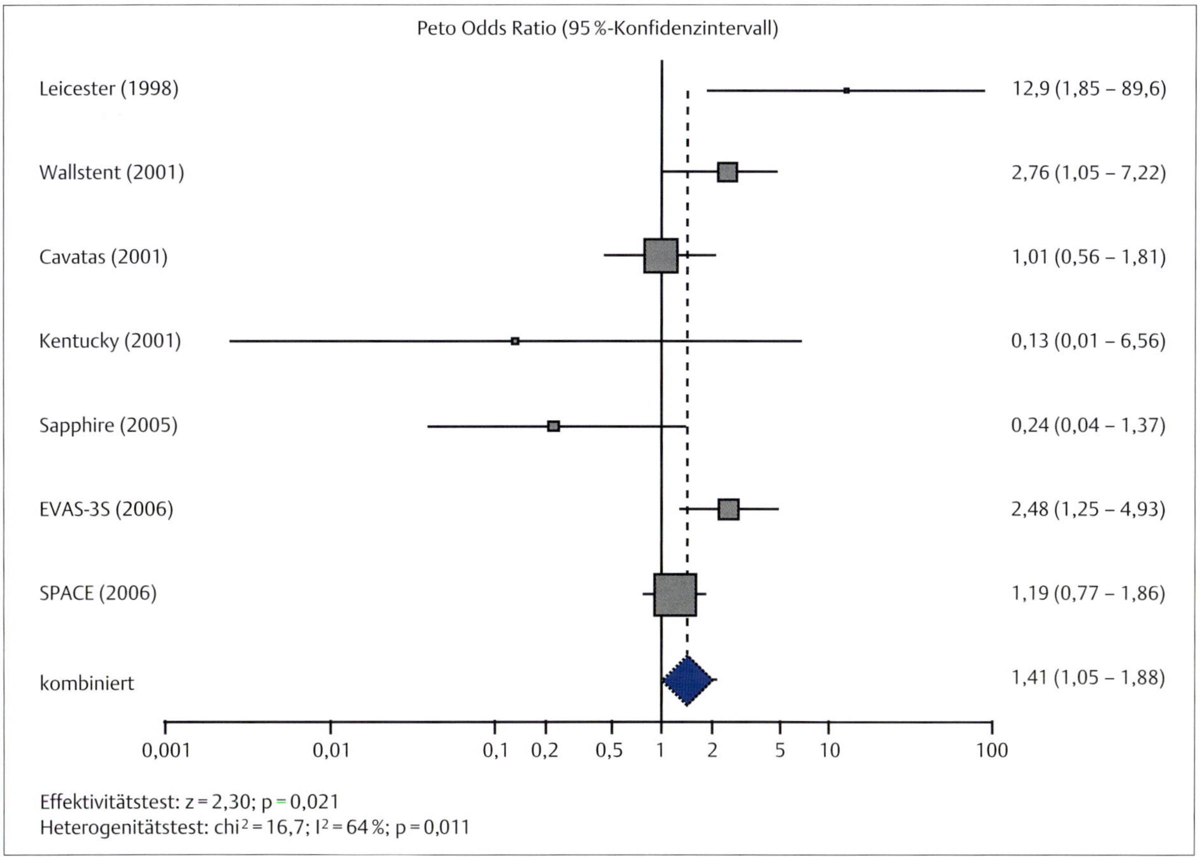

Abb. 36.**1** Metaanalyse des Endpunkts „jedweder Schlaganfall oder Tod innerhalb von 30 Tagen nach der Prozedur" der randomisierten Vergleichsstudien von CAS und CEA zur Behandlung symptomatischer Karotisstenosen (* nur die Patienten mit symptomatischen Stenosen wurden berücksichtigt). Die ICSS-Studie ist in dieser Metaanalyse noch nicht enthalten.

Die **Daten zur mittelfristigen Sekundärprävention** von EVA-3S und SPACE wurden 2008 publiziert. In beiden Studien traten in der postprozeduralen Phase nur wenige ipsilaterale Schlaganfälle auf. In EVA-3S ereigneten sich in der bis zu 4 Jahren reichenden Beobachtungsphase in beiden Behandlungsarmen 10 Schlaganfälle, jeweils 4 davon ipsilateral (Mas et al. 2008). In SPACE ereigneten sich zwischen Tag 30 und Jahr zwei 12 ipsilateral Hirninfarkte in der CAS- (2,2%) und 10 in der CEA-Gruppe (1,9%) (Eckstein et al. 2008). In beiden Studien war im **CAS-Arm** eine signifikant **höhere Rate von Rezidivstenosen** festzustellen. Nach den bisherigen Daten sind die endovaskuläre Therapie und die operative Therapie über einen relativ kurzen Zeitraum von 2–4 Jahren zur Sekundärprävention also ähnlich effektiv (Eckstein et al. 2008, Mas et al. 2008, McCabe et al. 2005).

36.4 Aktuelle Entwicklungen

Neben der Fortführung der Nachuntersuchung von Studienpatienten zum Vergleich der **langfristigen Wirksamkeit** bei CAS und CEA bleiben noch verschiedene Fragen offen. So werden die Materialien zur stentgeschützten Angioplastie stetig weiter entwickelt. Doch einige technische Details (z.B. Stentdesign, Notwendigkeit der Verwendung von Protektionssystemen) sind noch nicht geklärt. Auch der **optimale Zeitpunkt der Intervention** ist noch unklar. Während nach einem nicht invalidisierenden Schlaganfall aus Post-hoc-Analysen von ECST und NASCET deutliche Indizien dafür vorliegen, dass eine frühzeitige Operation besonderes effektiv ist (Rothwell et al. 2004c) und auch für Patienten mit Schlaganfall mit hieraus resultierenden Behinderungen Studiendaten zeigen, dass der Nutzen möglicherweise höher als das Risiko ist (Eckstein et al. 2002), sind diese Fragen in Bezug auf das Karotisstenting noch nicht geklärt. Wegen der periprozeduralen Notwendigkeit einer dualen Plättchenhemmung könnte das Risiko eines Hyperperfusionssyndroms erhöht sein. Literaturdaten hierzu sind kontrovers (Groschel et al. 2008, Topakian et al. 2007).

Fazit

Bisher bleibt die CEA Methode der Wahl zur sekundärpräventiven Behandlung von Patienten mit symptomatischer Karotisstenose. Die stentgeschützte Angioplastie ist v.a. bei jüngeren Patienten eine denkbare Alternative, wenn ein erfahrener Interventionalist zur Verfügung steht. Einschränkend muss jedoch berücksichtigt werden, dass Langzeitbeobachtungsstudien zur CAS bislang fehlen. Die primärpräventive CEA sollte nur nach sorgfältiger Nutzen-Risiko-Abwägung erfolgen. Die Effektivität ist stark abhängig vom Operateur und der individuellen Risikofaktorenkonstellation.

Literatur

Ballotta E, Da Giau G, Piccoli A, Baracchini C. Durability of carotid endarterectomy for treatment of symptomatic and asymptomatic stenoses. J Vasc Surg 2004;40:270–278

Brown MM, Ederle J, Bonati LH, et al. Safety results of the International Carotid Stenting Study (ICSS): Early outcome of patients randomised between carotid stenting and endarterectomy for symptomatic carotid stenosis. European Stroke Conference 2009; May 27, 2009; Stockholm, Sweden. Large clinical-trials session abstract 3

Cavatas Group. Endovascular versus surgical treatment in patients with carotid stenosis in the Carotid and Vertebral Artery Transluminal Angioplasty Study (CAVATAS): a randomised trial. Lancet 2001;357:1729–1737

Eckstein HH, Ringleb P, Dörfler A, et al. The Carotid Surgery for Ischemic Stroke trial: a prospective observational study on carotid endarterectomy in the early period after ischemic stroke. J Vasc Surg 2002;36:997–1004

Eckstein HH, Heider P, Wolf O. Chirurgische Therapie extrakranieller Stenosen. Deutsches Ärzteblatt 2004;101:B2321–2330

Eckstein HH, Ringleb P, Allenberg JR, et al. Results of the Stent-Protected Angioplasty versus Carotid Endarterectomy (SPACE) study to treat symptomatic stenoses at 2 years: a multinational, prospective, randomised trial. Lancet Neurol 2008;7:893–902

ESO Writing Committee. Guidelines for Management of Ischaemic Stroke and Transient Ischaemic Attack 2008. Cerebrovasc Dis 2008;25:457–507

Executive Committee for the Asymptomatic Carotid Atherosclerosis Study. Endarterectomy for asymptomatic carotid artery stenosis. Executive Committee for the Asymptomatic Carotid Atherosclerosis Study. JAMA 1995;273:1421–1428

Fiehler J, Jansen O, Berger J, Eckstein HH, Ringleb PA, Stingele R. Differences in complication rates among the centres in the SPACE study. Neuroradiology 2008;50:1049–1053

Grau AJ, Weimar C, Buggle F, et al. Risk factors, outcome, and treatment in subtypes of ischemic stroke: the German stroke data bank. Stroke 2001;32:2559–2566

Groschel K, Knauth M, Ernemann U, Pilgram SM, Schnaudigel S, Kastrup A. Early treatment after a symptomatic event is not associated with an increased risk of stroke in patients undergoing carotid stenting. Eur J Neurol 2008;15:2–5

Halliday A, Mansfield A, Marro J, Peto C, Peto R, Potter J, Thomas D. Prevention of disabling and fatal strokes by successful carotid endarterectomy in patients without recent neurological symptoms: randomised controlled trial. Lancet 2004;363:1491–1502

Hillen T, Nieczaj R, Munzberg H, Schaub R, Borchelt M, Steinhagen-Thiessen E. Carotid atherosclerosis, vascular risk profile and mortality in a population-based sample of functionally healthy elderly subjects: the Berlin ageing study. J Intern Med 2000;247:679–688

Lewis SC, Warlow CP, Bodenham AR, et al. General anaesthesia versus local anaesthesia for carotid surgery (GALA): a multicentre, randomised controlled trial. Lancet 2009;372:2132–2142

Mas JL, Chatellier G, Beyssen B, et al. for the EVA-3S Investigators. Endarterectomy versus Stenting in Patients with Symptomatic Severe Carotid Stenosis. New Engl J Med 2006;355:1660–1671

Mas JL, Trinquart L, Leys D, et al. Endarterectomy Versus Angioplasty in Patients with Symptomatic Severe Carotid Stenosis (EVA-3S) trial: results up to 4 years from a randomised, multicentre trial. Lancet Neurol 2008;7:885–892

McCabe DJ, Pereira AC, Clifton A, Bland JM, Brown MM. Restenosis After Carotid Angioplasty, Stenting, or Endarterectomy in the Carotid and Vertebral Artery Transluminal Angioplasty Study (CAVATAS). Stroke 2005;36:281–286

Nicolaides AN, Kakkos SK, Griffin M, et al. Severity of asymptomatic carotid stenosis and risk of ipsilateral hemispheric ischaemic

events: results from the ACSRS study. Eur J Vasc Endovasc Surg 2005;30:275–284
Ringleb P, Hennerici M, Hacke W. Stentprotected angioplasty of symptomatic carotid artery stenoses: The European point of view. Int J Stroke 2006a;01:94–96
Ringleb PA, Allenberg JR, Berger J, et al. 30 day results from the SPACE trial of stent-protected angioplasty versus carotid endarterectomy in symptomatic patients: a randomised non-inferiority trial. Lancet 2006b;368:1239–1247
Rothwell PM, Gibson R, Warlow CP. Interrelation between plaque surface morphology and degree of stenosis on carotid angiograms and the risk of ischemic stroke in patients with symptomatic carotid stenosis. On behalf of the European Carotid Surgery Trialists' Collaborative Group. Stroke 2000;31:615–621.
Rothwell PM, Eliasziw M, Gutnikov SA, et al. Analysis of pooled data from the randomised controlled trials of endarterectomy for symptomatic carotid stenosis. Lancet 2003;361:107-116
Rothwell PM. ACST: which subgroups will benefit most from carotid endarterectomy? Lancet 2004a;364:1122–1123
Rothwell PM. Effective Stroke Prevention in Patients with Symptomatic Carotid Stenosis. Cerebrovasc Dis 2004b;17 Suppl 1:89–104
Rothwell PM, Eliasziw M, Gutnikov SA, Warlow CP, Barnett HJ. Endarterectomy for symptomatic carotid stenosis in relation to clinical subgroups and timing of surgery. Lancet 2004c;363:915–924
Staikov IN, Arnold M, Mattle HP, et al. Comparison of the ECST, CC, and NASCET grading methods and ultrasound for assessing carotid stenosis. European Carotid Surgery Trial. North American Symptomatic Carotid Endarterectomy Trial. J Neurol 2000;247:681–686
Stingele R, Berger J, Alfke K, et al. for the SPACE investigators. Clinical and angiographic risk factors for stroke and death within 30 days after carotid endarterectomy and stent-protected angioplasty: a subanalysis of the SPACE study. Lancet Neurol 2008;7:216–222
The European Carotid Surgery Trialists' Collaborative Group. Randomised trial of endarterectomy for recently symptomatic carotid stenosis: final results of the MRC European Carotid Surgery Trial (ECST). Lancet 1998;351:1379–1387
The North American Symptomatic Carotid Endarterectomy Trial Collaborators. Beneficial effect of carotid endarterectomy in symptomatic patients with high-grade carotid stenosis. North American Symptomatic Carotid Endarterectomy Trial Collaborators. N Engl J Med 1991;325:445–453.
Theiss W, Hermanek P, Mathias K, et al. Predictors of death and stroke after carotid angioplasty and stenting: a subgroup analysis of the Pro-CAS data. Stroke 2008;39:2325–2330
Topakian R, Strasak AM, Sonnberger M, et al. Timing of stenting of symptomatic carotid stenosis is predictive of 30-day outcome. Eur J Neurol 2007;14:672–678
Von Reutern et al. Ultraschalldiagnostik der hirnversorgenden Arterien. 3. Aufl. Stuttgart: Thieme;2000
Wardlaw JM, Chappell FM, Best JJ, Wartolowska K, Berry E. Non-invasive imaging compared with intra-arterial angiography in the diagnosis of symptomatic carotid stenosis: a meta-analysis. Lancet 2006;367:1503–1512

37 Gefäßdissektionen

Marcel Arnold, Urs Fischer, Heinrich P. Mattle

Definition
Unter einer Gefäßdissektion wird ein spontaner oder traumatischer Einriss der Tunica intima einer Gefäßwand mit konsekutiver Einblutung in die Dissektionshöhle verstanden.

37.1 Epidemiologie, klinische Präsentation und Klassifikation

Epidemiologie

Dissektionen der hirnversorgenden Gefäße werden in den letzten Jahren dank moderner Bildgebung zunehmend häufiger erkannt. Bei jungen Patienten sind Karotis- und Vertebralisdissektionen Ursache von bis zu 25 % der Hirninfarkte. Insgesamt werden etwa 2 % aller Hirninfarkte durch Dissektionen verursacht (Lee et al. 2006). Lange war man der Ansicht, dass spontane Vertebralisdissektionen seltener als Karotisdissektionen auftreten. Eine jüngere populationsbasierte Studie spricht aber für eine ungefähr gleiche Häufigkeit der Vertebralis- und Karotisdissektionen (Lee et al. 2006).

Die **Inzidenz** der Karotisdissektionen lag in Studien aus den 1990er Jahren bei 2,5–2,9 pro 100 000 Personenjahre. Die wahre Häufigkeit dürfte hiermit deutlich unterschätzt sein, da vielerorts eine bildgebende Darstellung der hirnversorgenden Arterien nicht systematisch erfolgt und die klinische Symptomatik vielen Ärzten nicht geläufig ist. Zudem treten bei vielen Patienten lediglich lokale Symptome und keine Hirninfarkte auf, was die Diagnose zusätzlich erschwert.

Dissektionen können in jedem Lebensalter auftreten. Das mittlere Alter von Dissektionspatienten beträgt etwa 45 Jahre. Frauen sind im Durchschnitt 5 Jahre jünger als Männer (Arnold et al. 2006). Bei 8–20 % der Patienten, insbesondere bei Frauen, treten gleichzeitig multiple Dissektionen auf.

Klinische Präsentation

Karotisdissektionen. Das Spektrum der klinischen Präsentation der Karotisdissektionen ist breit gefächert. Grundsätzlich müssen Lokalsymptome von ischämischen Komplikationen unterschieden werden. Die lokalen Symptome reichen von Kopf-, Nacken- und Gesichtsschmerzen über ipsilaterale Hirnnervenlähmungen bis hin zu einem Horner-Syndrom und pulsatilen Tinnitus. Ischämische Komplikationen umfassen eine Amaurosis fugax, Retinainfarkte, transitorisch-ischämische Attacken und Hirninfarkte (Tab. 37.1). Alle Manifestationen können isoliert und in Kombination auftreten.

Kopfschmerzen sind das Leitsymptom bei der Mehrheit der Patienten. Bei >50 % der Patienten mit Dissektionen stellen sie das Erstsymptom dar (Biousse et al. 1994). Die Kopfschmerzen sind meistens ipsilateral periorbital, retroorbital, frontal und temporal lokalisiert und werden in ca. 70 % der Fälle als außergewöhnlich beschrieben. Gelegentlich können auch bei einseitigen Dissektionen bilaterale Schmerzen auftreten.

Ein Viertel bis die Hälfte der Patienten klagt über **Hals- und Nackenschmerzen**, welche häufig ipsilateral im lateralen Halsdreieck lokalisiert sind. Nicht selten treten Dissektionen lediglich mit isolierten Kopf-, Hals oder Nackenschmerzen auf. Deshalb sollte bei ungewöhnlichen

Tabelle 37.1 Klinische Manifestationen der Karotisdissektionen.

Lokale Symptome oder Befunde	Ischämische Manifestationen
Frontotemporale Kopfschmerzen, Gesichtsschmerzen, Halsschmerzen (meistens lateral)	Amaurosis fugax
Ipsilaterales Horner-Syndrom	Retinainfarkt (selten)
Ipsilateraler pulsatiler Tinnitus	Transitorisch-ischämische Attacke
Ipsilaterale Hirnnervenausfälle (hauptsächlich IX bis XII), selten III, V, VI, VII	Hirninfarkt (meistens embolisch bedingt im Versorgungsgebiet der A. cerebri media)

Schmerzen stets eine Bilduntersuchung der hirnversorgenden Arterien erfolgen.

Bei sorgfältiger klinischer Untersuchung findet man bei bis zu 50% der Patienten ein **Horner-Syndrom**, und bei bis zu einem Viertel ist dies der einzige Befund. Die Asymmetrie der Lidspalten ist bei diesen Patienten am besten erkennbar, wenn der Patient ein wenig nach unten blickt, und die Pupillenasymmetrie bei geringem Lichteinfall.

Etwa 10% der Patienten leiden an **Hirnnervenlähmungen**, bedingt durch eine lokale Kompression, eine Nervendehnung oder eine Ischämie (Arnold et al. 2006). Am häufigsten ist der **N. hypoglossus** betroffen, gefolgt von Paresen der anderen **kaudalen Hirnnerven**. Okulomotorius-, Abduzens- und Fazialisparesen hingegen sind selten.

Bis zu 25% der Patienten klagen über einen **pulsatilen Tinnitus**, ausgelöst durch Turbulenzen in einer stenosierten Arterie. Ein verzögert auftretender Tinnitus kann ein Hinweis auf eine Rekanalisation einer initial verschlossenen Arterie sein.

Bis zu 90% der Karotisdissektionen manifestieren sich mit **ischämischen Symptomen**, in >50% der Fälle mit Hirninfarkten. Weitere ischämische Präsentationen umfassen Retinainfarkte, Amaurois fugax oder zerebrale transitorisch-ischämische Attacken.

Merke

Ischämische Insulte ereignen sich meistens im Versorgungsgebiet der A. cerebri media und manifestieren sich häufig innerhalb der 1. Woche nach Beginn der lokalen Symptome.

Allerdings wurden auch Ischämien beschrieben, die >1 Monat nach Beginn der Erstsymptome auftraten. Dissektionen mit ischämischen Komplikationen sind eher mit hochgradigen Stenosen oder Gefäßverschlüssen assoziiert als solche mit Lokalsymptomen (Baumgartner et al. 2001).

Die Mehrheit der Hirninfarkte kündigt sich durch **Warnsymptome** an und könnte potenziell verhindert werden (Biousse et al. 1995). Bei intrakranieller Ausdehnung der Dissektionen kann es sehr selten auch zu einer Subarachnoidalblutung kommen.

Vertebralisdissektionen. Die typischen klinischen Symptome einer Vertebralisdissektion sind Hinterkopf- oder Nackenschmerzen, meistens ausgeprägter auf der Seite der Dissektion und oft gefolgt von einer Ischämie im hinteren Stromgebiet. Bei intrakraniellen Dissektionen kann es durch Ruptur auch zu einer Subarachnoidalblutung kommen.

Hauptsymptom der Vertebralisdissektionen sind **okzipitale Kopf- oder Nackenschmerzen**, welche in bis zu 90% der Fälle auftreten. Bei den meisten Patienten sind Kopf- und Nackenschmerzen Frühsymptome (Sturzenegger 1994), üblicherweise unilateral auf der Seite der Dissektion, gelegentlich aber auch bilateral. Nur ungefähr 50% der Patienten beschreiben die Intensität und den Charakter des Schmerzes als außergewöhnlich.

Seltene Komplikationen einer **extrakraniellen Vertebralisdissektion** sind **proximale Armparesen**, meistens bedingt durch eine Kompression oder Ischämie der Nervenwurzeln C5/6, oder durch spinale, epidurale Hämatome.

Mehr als 80% der Patienten erleiden eine **Ischämie im vertebrobasilären Stromgebiet** (Arnold et al. 2006), die in der überwiegenden Zahl der Fälle arterioarteriell embolischer Natur sind. Dabei ist das Wallenberg-Syndrom die häufigste Manifestation. Ischämien können aber auch im Zerebellum, Thalamus, Pons oder okzipitalen Kortex auftreten. Als seltene Komplikation kann eine spinale Ischämie beobachtet werden.

Merke

Die Symptomkonstellation von uni- oder bilateralen Nacken- oder Kopfschmerzen, Schwindel, Übelkeit, Erbrechen und Sehstörung sollte stets an das Vorliegen einer Vertebralisdissektion erinnern. Diese Symptome dürfen nicht als Basilarismigräne verkannt werden und auch bei Patienten mit einer bekannten Migräne muss in dieser Situation aktiv nach einer Dissektion gesucht werden.

Intrakranielle Vertebralisdissektionen können entweder rein intradural auf das V4-Segment begrenzt sein oder es kann sich um eine intrakranielle Ausdehnung einer extrakraniellen Dissektion handeln. Die klinische Manifestation von intrakraniellen Dissektionen reicht von ischämischen, hämorrhagischen bis hin zu kompressiven Zeichen.

Eine **Subarachnoidalblutung** tritt bei 5–15% aller intrakraniellen Dissektionen auf und wird in mehr als der Hälfte der Fälle durch ein dissezierendes Aneurysma hervorgerufen. Eine Subarachnoidalblutung kann das einzige Zeichen einer Dissektion sein oder aber auch gemeinsam mit Ischämien auftreten, was die therapeutischen Möglichkeiten stark einschränkt.

Ischämische Komplikationen von intrakraniellen Vertebralisdissektionen sind häufiger **Hirninfarkte** als transitorisch-ischämische Attacken. Ischämien können einerseits Folge einer arterio-arteriellen Embolie, aber andererseits auch hämodynamisch bedingt sein.

Die am meisten gefürchtete Komplikation einer Vertebralisdissektion ist ein embolischer Verschluss der A. basilaris mit schwerem Hirnstamminsult, der zu einem Locked-in-Syndrom oder auch zum Tod führen kann.

Merke

Die klinischen Symptome der zervikalen Gefäßdissektionen sind vielfältig. Je früher die Diagnose gestellt wird, desto häufiger sind die Patienten monosymptomatisch mit isolierten lokalen Symptomen. Ein schmerzhaftes Horner-Syndrom ist bis zum Beweis des Gegenteils durch eine Karotisdissektion bedingt.

Klassifikation

Ein intramurales Hämatom kann durch einen Einriss der Intima oder durch primäre Ruptur der Vasa vasorum entstehen. Wenn die Symptome nach einem schweren Schädel-Hirn-Trauma, z. B. nach einem Verkehrsunfall, auftreten, spricht man von einer **traumatischen Dissektion**. Gefäßdissektionen im Anschluss an ein leichtgradiges Trauma, das in der Regel nicht zu einer Dissektion führt (z. B. im Rahmen von sportlichen Aktivitäten, Achterbahn fahren, Intubationen etc.), oder Dissektionen ohne vorausgehendes Trauma werden in der Regel als spontan klassifiziert.

Die Pathomechanismen, die eine so genannte **spontane Dissektion** verursachen, sind weitgehend unbekannt. Im Vordergrund stehen prädisponierende genetische Faktoren sowie extrinsische Triggerfaktoren, insbesondere Infektionen. Bei den prädisponierenden Faktoren könnten v. a. Bindegewebserkrankungen und -abnormitäten eine Rolle spielen (Brandt et al. 2002). Bei 6–15 % der Patienten kann angiografisch eine **fibromuskuläre Dysplasie** nachgewiesen werden.

In mehreren Fall-Kontroll-Studien war die Migräne mit Dissektionen assoziiert. Die klassischen Risikofaktoren der Atherosklerose sind bei der Pathogenese der Gefäßdissektionen wahrscheinlich nicht von Bedeutung (Arnold et al. 2009).

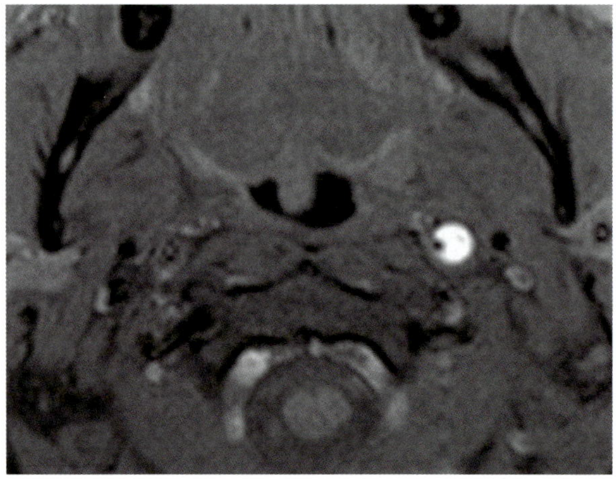

Abb. 37.1 Die zervikale T1-gewichete MRT-Untersuchung mit Fettsuppressionstechnik zeigt ein pathognomonisches halbmondförmiges hyperintenses Wandhämatom und ein hypointenses exzentrisches Restlumen in der A. carotis interna links (zur Verfügung gestellt von Prof. Gerhard Schroth, Neuroradiologie, Inselspital Bern).

37.2 Diagnostik

Grundsätzliches. Für die Diagnose ist die bildgebende Darstellung der hirnversorgenden Arterien unerlässlich. Die zervikale MRT kombiniert mit der MR-Angiografie hat sich in den letzten Jahren in der Praxis zur Methode der ersten Wahl entwickelt (Auer et al. 1998). Als weitere diagnostische Verfahren stehen die Doppler- und Duplexsonografie, die CT-Angiografie sowie als klassischer Goldstandard die konventionelle Katheterangiografie zur Verfügung.

Zervikale Magnetresonanztomografie. Mit **T1-gewichteten fettsupprimierten Sequenzen** kann das Wandhämatom direkt als hyperintense, oft sichel- oder halbmondförmige Struktur dargestellt werden. Das residuelle Gefäßlumen stellt sich in diesen Sequenzen als hypointenses „flow void“ dar (Abb. 37.1). Bei kernspintomografischem Nachweis eines **Wandhämatoms** gilt die Diagnose einer Gefäßdissektion als gesichert. Diagnostische Schwierigkeiten ergeben sich in den ersten Tagen nach Symptombeginn, in denen das Wandhämatom noch isointens sein kann, und wenn Gefäße anlagebedingt hypoplastisch sind. Langsamer Blutfluss kann sich wandnah als „Flow Related Enhancement“ hyperintens und im Zentrum des Gefäßes hypointens als „flow void“ darstellen und eine Dissektion vortäuschen. Auch die Abgrenzung eines intraluminalen Thrombus von einem Wandhämatom ist nicht immer eindeutig möglich.

Die **kontrastmittelgestützte MR-Angiografie** ist in Kombination mit der MRT hilfreich für die Bestimmung der longitudinalen Ausdehnung der Dissektion und des Stenosegrades. Auch bei der Verlaufsuntersuchung zur Beurteilung der Gefäßrekanalisation und der Größenentwicklung von dissezierenden Aneurysmen (Abb. 37.2) hat die MR-Angiografie ihren festen Platz. Sie zeigt aber nur selten die für Dissektionen pathognomonischen Befunde eines Doppellumens oder Intimasegels.

Doppler- und Farbduplexsonografie. Die Ultraschalluntersuchung zeigt häufig hämodynamische Auffälligkeiten an typischer Lokalisation als indirekte Zeichen einer Dissektion. Spezifische Befunde für eine Dissektion werden aber nur selten nachgewiesen. Die Sensitivität der Ultraschalldiagnostik liegt zwischen 69 % und 95 %, ist aber geringer bei Patienten mit Vertebralisdissektionen und bei Karotisdissektionen, die sich mit Lokalsymptomen manifestieren. Insbesondere bei diesen Patienten ist die Sonografie als alleinige Screening-Methode zu wenig zuverlässig (Arnold et al. 2008).

Konventionelle Katheterangiografie. Die Katheterangiografie wird heute meist nur noch in unklaren Fällen sowie bei therapeutischen endovaskulären Eingriffen eingesetzt. Pathognomonische Zeichen wie ein Doppellumen oder ein Intimasegel lassen sich nur ausnahmsweise darstellen.

Der angiografische Befund einer langstreckigen unregelmäßigen Stenose ist hoch verdächtig, aber nicht beweisend für eine Dissektion. Von einem für eine Gefäßdissektion typischen String-Zeichen spricht man bei

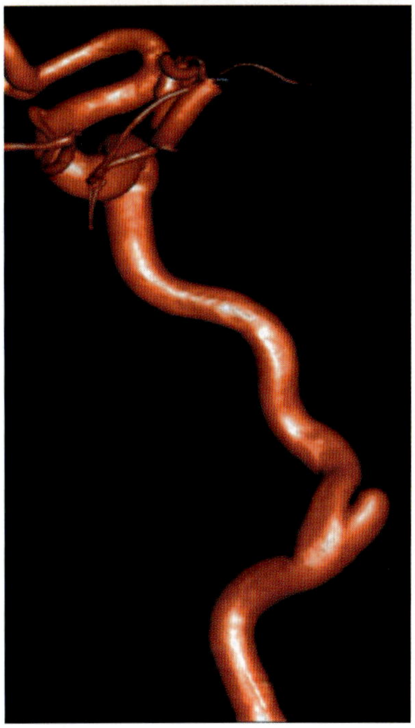

Abb. 37.**2** Die kontrastmittelgestützte MR-Angiografie zeigt ein dissezierendes Aneurysma der A. carotis interna links an typischer Lokalisation (zur Verfügung gestellt von Prof. G. Schroth).

fadenförmiger langstreckiger Stenose. Auch ein flammenförmiger Verschluss (flame-shaped occlusion) ist für eine Dissektion charakteristisch. Bei diesen zwar typischen Befunden ist für den Beweis der Gefäßdissektion dennoch eine zusätzliche zervikale MRT-Untersuchung mit Nachweis eines Wandhämatoms unerlässlich.

In der Katheterangiografie der Hals- und/oder Nierenarterien kann bei 10–20% der Patienten der typische perlschnurartige Aspekt der fibrosmuskulären Dysplasie dargestellt werden.

Computertomografie. Die CT-Angiografie hat zwar in den letzten Jahren große Fortschritte gemacht, ist aber noch weniger gut validiert als die kombinierte MRT/MR-Angiografie-Untersuchung und kann daher nicht als Methode der ersten Wahl empfohlen werden.

In der **zerebralen MRT und CT** können die Lokalisation und die Größe des Infarkts bestimmt und das Alter der Ischämie geschätzt werden. Auch Rückschlüsse auf eine embolische oder hämodynamische Genese der zerebralen Ischämie sind möglich. Mehrere Studien weisen darauf hin, dass die meisten zerebralen Ischämien durch arterioarterielle Embolien bedingt sind. Hämodynamisch verursachte Grenzzoneninfarkte treten deutlich seltener auf.

Bei intrakraniellen Dissektionen muss sorgfältig nach einer Subarachnoidalblutung gesucht werden.

Merke
Für die Diagnose einer Gefäßdissektion ist die zervikale MRT mit Fettsuppressionstechnik kombiniert mit der kontrastmittelgestützten MR-Angiografie-Untersuchung die Methode der ersten Wahl.

37.3 Therapie

Therapieprinzipien

Bei extrakraniellen zervikalen Dissektionen wird der therapeutische Nutzen von antithrombotischen Substanzen kaum infrage gestellt, obwohl keine randomisierte Studie dies belegt. Umstritten ist jedoch, ob **Antikoagulanzien** oder **Thrombozytenaggregationshemmer** wirksamer sind. Fallserien weisen darauf hin, dass das Risiko eines Schlaganfalls unter beiden Therapiemodalitäten gering ist (Georgiadis et al. 2009). Prospektive randomisierte Studien zu dieser Frage fehlen.

Therapeutische Überlegungen

Aufgrund der größeren Erfahrung mit Antikoagulanzien setzen wir mehrheitlich eine Antikoagulation ein. Bei großen Hirninfarkten in der Akutphase, hämorrhagisch transformierten Infarkten sowie Dissektionen mit intrakranieller Ausdehnung (ohne Subarachnoidalblutung) bevorzugen wir Azetylsalizylsäure. Die empfohlene **Dauer** der antithrombotischen Therapie beträgt in der Regel mindestens 3–6 Monate.

Bei persistierender Gefäßstenose oder Verschluss sowie bei der fibromuskulären Dysplasie empfehlen wir eine **Langzeitprävention** mit Azetylsalizylsäure (100 mg/Tag). Auch bei dissezierenden Aneurysmen ist Azetylsalizylsäure (100 mg/Tag) angezeigt, um Embolien aus dem Aneurysma-Sack zu verhindern.

Merke
Bei extrakraniellen zervikalen Dissektionen ist der Nutzen von antithrombotischen Substanzen unbestritten, obwohl keine randomisierten Studien vorliegen. Es bleibt unklar, ob Antikoagulanzien oder Thrombozytenaggregationshemmer wirksamer sind.

Die Daten von kleineren Fallserien sprechen dafür, dass sich bei akuten, durch eine extrakranielle Gefäßdissektion verursachten Hirninfarkten eine intravenöse oder intraarterielle **Thrombolyse** ohne relevante zusätzliche Risiken durchführen lässt, sofern die gängigen Ein- und Ausschlusskriterien für die Thrombolyse berücksichtigt werden. Insbesondere wurden in diesen Fallserien weder neue lokale Komplikationen infolge Zunahme des Wandhämatoms noch erhöhte intrakranielle Blutungsraten im Vergleich zu anderen Thrombolysestudien beobachtet.

Merke
Eine Thrombolyse kann in der Akutphase auch bei Patienten mit extrakranieller zervikaler Gefäßdissektion durchgeführt werden, wenn die allgemeinen Kriterien für eine Thrombolyse erfüllt sind.

Die **endovaskuläre Revaskularisation** eines dissezierten Gefäßes ist technisch machbar. Wir erwägen eine endovaskuläre Therapie bei progredienten neurologischen Defiziten, die wahrscheinlich hämodynamischer Genese sind, sowie bei rezidivierenden embolischen Ereignissen unter therapeutischer Antikoagulation. Aufgrund der begrenzten Erfahrungen mit dieser Methode und der Seltenheit von progredienten oder rezidivierenden Schlaganfällen unter antithrombotischer Behandlung sollte die endovaskuläre Intervention ausgewählten Einzelfällen vorbehalten werden.

Auch eine **medikamentös induzierte Hypertension** unter intensivmedizinischen Bedingungen kann in seltenen Fällen mit schwer eingeschränkter zerebraler Hamödynamik eine Progression des Hirninfarkts verhindern.

Chirurgische Interventionen sind ebenfalls technisch durchführbar. Angesichts der hohen chirurgischen Komplikationsraten, die einem meist günstigen Verlauf unter medikamentöser Therapie gegenüberstehen, werden diese heutzutage aber kaum noch eingesetzt.

Dissezierende Aneurysmen der extrakraniellen A. carotis interna haben unter antithrombotischer Therapie eine gute Langzeitprognose (Benninger et al. 2008). Eine endovaskuläre Therapie bleibt daher den sehr seltenen Patienten mit rezidivierenden ischämischen Symptomen trotz antithrombotischer Therapie vorbehalten. In Analogie dazu werden auch extrakranielle dissezierende Aneurysmen der A. vertebralis in der Regel nicht invasiv behandelt. Bei intrakraniellen Vertebralisaneurysmen besteht hingegen ein erhöhtes Risiko von Subarachnoidalblutungen. Insbesondere bei bereits erfolgter Subarachnoidalblutung ist das Risiko einer Rezidivblutung hoch. Aus diesem Grund sollte bei diesen Patienten eine endovaskuläre Therapie des dissezierenden Aneurysmas in Betracht gezogen werden.

Die **Prognose** ist bei Patienten, die keinen schweren Schlaganfall erlitten haben, meistens günstig. In der bisher größten Serie von Karotis- und Vertebralisdissektionen waren drei Viertel der Patienten 3 Monate nach einem Hirninfarkt wieder selbstständig. Die Mortalität lag bei 4 % (Arnold et al. 2006).

Rezidiv-Insulte manifestieren sich selten (ca. 1 % pro Jahr), und dies unabhängig davon, ob die dissezierte Arterie rekanalisiert. Die Gefäßrekanalisation erfolgt nahezu ausnahmslos in den ersten 6 Monaten nach Symptombeginn und ist in etwa zwei Dritteln der Fälle vollständig.

Die Rate symptomatischer Rezidiv-Dissektionen beträgt wahrscheinlich weniger als 1 % pro Jahr. Bei wiederholten kernspintomografischen Verlaufsuntersuchungen wurden jedoch zumeist asymptomatische Rezidivdissektionen in einer Häufigkeit von bis zu 20 % im 1. Monat und bis zu 25 % innerhalb von 7 Monaten beobachtet (Dittrich et al. 2007).

Fazit
Die wichtigste Herausforderung im Umgang mit Gefäßdissektionen ist, die Dissektion als Ursache eines Schlaganfalls oder Schmerzsyndroms nicht zu verkennen. Unter adäquater Behandlung ist das Rezidivrisiko gering.

Literatur

Arnold M, Baumgartner RW, Stapf C, et al. Ultrasound diagnosis of spontaneous carotid dissection with isolated Horner syndrome. Stroke 2008;39:82–86

Arnold M, Bousser MG, Fahrni G, et al. Vertebral artery dissection. Presenting findings and predictors of outcome. Stroke 2006:37;2499–2503

Arnold M, Kappeler L, Georgiadis D, et al. Gender differences in cervical artery dissection. Neurology 2006;67:1050–1052

Arnold M, Pannier B, Chabriat H, et al. Vascular risk factors and morphometric data in cervical artery dissection: a case-control study. J Neurol Neurosurg Psychiatry 2009;80:232–234

Auer A, Felber S, Schmidauer C, Waldenberger P, Aichner F. Magnetic resonance angiographic and clinical features of extracranial vertebral artery dissection. J Neurol Neurosurg Psychiatry 1998;64:474–481

Baumgartner RW, Arnold M, Baumgartner I, et al. Carotid dissection with and without ischemic events: Local symptoms and cerebral artery findings. Neurology 2001;57:827–832

Benninger D, Gandjour J, Georgiadis D, Stöckli E, Arnold M, Baumgartner RW. Benign long-term outcome of conservatively treated cervical aneurysms due to carotid dissection. Neurology 2007;69:486–487

Biousse V, D'Anglejan-Chatillon J, Massiou H, Bousser MG. Head pain in non-traumatic carotid artery dissection: a series of 65 patients. Cephalalgia 1994;14:33–36.

Biousse V, D'Anglejan-Chatillon J, Massiou H, Bousser MG. Time course of symptoms in extracranial carotid artery dissections. A series of 80 patients. Stroke 1995;26:235–239

Brandt T, Grond-Ginsbach C. Spontaneous cervical artery dissection: from risk factors toward pathogenesis. Stroke 2002;33:657–658

Dittrich R, Nassenstein J, Bachmann R, et al. Polyarterial clustered recurrence of cervical artery dissection seems to be the rule. Neurology 2007;69:180–186

Georgiadis D, Arnold M, von Büdingen HC, et al. Aspirin versus anticoagulation in carotid artery dissection: a study of 298 patients. Neurology 2009;72:1810–1815.

Lee VH, Brown RD Jr, Mandrekar JN, Mokri B. Incidence and outcome of cervical artery dissection: a population-based study. Neurology 2006;67:1809–1812

Sturzenegger M. Headache and neck pain: the warning symptoms of vertebral artery dissection. Headache 1994;34:187–193

38 Vaskulitiden

Nils Peters, Martin Dichgans

Definition
Bei Vaskulitiden handelt es sich um entzündliche Gefäßerkrankungen, die im Rahmen von Autoimmunprozessen, Intoxikationen, Tumorerkrankungen oder Infektionen auftreten können.

38.1 Epidemiologie, klinische Präsentation und Klassifikation

Epidemiologie

Vaskulitiden spielen hinsichtlich ihrer Häufigkeit bei zerebrovaskulären Erkrankungen eine untergeordnete Rolle. Sie machen insgesamt nicht mehr als 1% der zerebrovaskulären Erkrankungen aus (Younger 2004). Bei jüngeren Patienten ohne wesentliche vaskuläre Risikofaktoren ist ihr Anteil mit bis zu 5% jedoch deutlich höher und sollte daher insbesondere bei diesem Patientenkollektiv aufgrund der potenziell weitreichenden therapeutischen Konsequenzen stets in die differenzialdiagnostischen Überlegungen mit einbezogen werden.

Die Inzidenz der meisten primären Vaskulitiden liegt bei etwa 1:100000 pro Jahr, wobei einige Erkrankungen häufiger (z.B. Riesenzellarteriitis), andere seltener (z.B. Wegener Granulomatose, Churg-Strauss-Syndrom, isolierte ZNS-Vaskulitis) vorkommen. Die Arteriitis cranialis (Riesenzellarteriitis) stellt insgesamt die wohl häufigste primäre Vaskulitis dar (Eberhardt u. Dhadly 2007). Etwas häufiger sind sekundäre Vaskulitiden auf dem Boden systemischer Kollagenosen, z.B. des Lupus erythematodes mit einer Prävalenz von 50:100000 (Appenzeller et al. 2006).

Klinische Präsentation

Aufgrund der Variabilität der klinischen Symptomatik zerebraler Vaskulitiden stellt die diagnostische Einordnung häufig eine Herausforderung dar. Im Gegensatz zu den meisten zerebrovaskulären Erkrankungen, welche in der Regel mit einem akuten neurologischen Defizit einhergehen, entwickeln sich die Symptome bei zerebralen Vaskulitiden häufig (in bis zu 90% der Fälle) **subakut schleichend bzw. fluktuierend**. Oftmals finden sich unspezifische **Allgemeinsymptome**, z.B. Abgeschlagenheit, Fieber und Gewichtsverlust.

Neurologisch sind folgende Symptomkonstellationen besonders häufig anzutreffen: Etwa die Hälfte der Patienten klagt über **Kopfschmerzen**, oftmals mittelgradiger, teils starker Intensität und holozephaler Verteilung. Bei etwa 30–50% der Patienten finden sich **fokal-neurologische Defizite**. Diese basieren in der Regel auf ischämischen Läsionen, jedoch können zerebrale Vaskulitiden auch mit zerebralen Blutungen einhergehen. Im Falle kortikaler Mitbeteiligung kann es zu **epileptischen Anfällen** kommen. Diese stellen in der Regel fokale bzw. fokal eingeleitete Anfälle dar und betreffen etwa ein Drittel der Patienten.

Schließlich sind zerebrale Vaskulitiden nicht selten durch eine Enzephalopathie mit einhergehenden kognitiven Defiziten, psychischen Symptomen, einer **organischen Wesensänderung** oder auch einer Vigilanzstörung assoziiert. Zu beachten ist, dass Vaskulitiden auch das Rückenmark betreffen bzw. mit einem peripheren, neuromuskulären Befall (z.B. Mononeuritis multiplex) einhergehen können. Neben der neurologischen Symptomatik ist auf systemische Symptome bzw. die Mitbeteiligung anderer Organsysteme zu achten.

Aufgrund des breiten, relativ unspezifischen Symptomspektrums ist die differenzialdiagnostische Abgrenzung zu anderen neurologischen Erkrankungen oftmals schwierig. Zu den wichtigsten **Differenzialdiagnosen** zählen andere zerebrovaskuläre Erkrankungen inklusive der Sinus-/Hirnvenenthrombose, die Meningeosis carcinomatosa bzw. lymphomatosa, die septische Herdenzephalitis im Rahmen einer Endokarditis und vasospastische Syndrome des ZNS (Calabrese et al. 2007; Hajj-Ali u. Calabrese 2009).

Der natürliche Verlauf der Vaskulitiden ist in Abhängigkeit von der jeweiligen Form sehr unterschiedlich. So gibt es gutartige, selbstlimitierende Verläufe, Verläufe mit gravierenden funktionellen Defiziten (z.B. potenzielle Erblindung bei der Riesenzellarteriitis) sowie Vaskulitiden mit einer – wenn unbehandelt – ungünstigen Prognose quoad vitam. Die Prognose hängt insbesondere auch von der jeweiligen Organbeteiligung ab. Insgesamt bestimmt jedoch heute die Therapie, auf die unten eingegangen wird, die Prognose der einzelnen Vaskulitiden maßgeblich.

Klassifikation

Die das zentrale Nervensystem betreffende Vaskulitis (ZNS-Vaskulitis) kann unterteilt werden in die Gruppen der **primären und sekundären Vaskulitiden** (Berlit 2004b; Hajj-Ali u. Calabrese 2009). Symptomatisch sind v.a. Vaskulitiden mit arterieller Beteiligung, jedoch können auch Venen betroffen sein (z.B. Morbus Behçet).

Die **primären Vaskulitiden** stellen autoimmunologische, nicht erregerbedingte Entzündungen der Gefäße dar und werden gemäß der **Chapel-Hill Konsensus-Konferenz** in Abhängigkeit der Gefäßkaliberstärke in verschiedene Gruppen unterteilt (Tab. 38.**1**). In der Mehrzahl der Fälle handelt es sich um systemische Erkrankungen, bei denen neben dem zentralen Nervensystem auch andere Organsysteme betroffen sind. Die Diagnosestellung sollte auf der Basis der **Kriterien des American College of Rheumatology** (ACR) erfolgen. Histopathologisch können die Vaskulitiden zudem in granulomatöse (z.B. Arteriitis cranialis/Riesenzellarteriitis, Wegener-Granulomatose) und nicht granulomatöse (z.B. Panarteriitis nodosa, Immunkomplex-Vaskulitiden) Erkrankungen unterteilt werden. Diese Unterteilung hat jedoch keine unmittelbare klinische Relevanz. Die Vaskulitis kann auch isoliert das ZNS betreffen (MacLaren et al. 2005, Berlit 2009).

Sekundäre Vaskulitiden entstehen auf dem Boden anderer Erkrankungen, wie Intoxikationen (Kap. 14), maligner Grunderkrankungen (lymphoproliferativ, paraneoplastisch), Bindegewebserkrankungen/Kollagenosen oder Infektionen. Virus-Infektionen, die mit Vaskulitiden vergesellschaftet sein können, sind die Hepatitis B- und C-, HIV-, Varizella zoster- und Zytomegalie-Infektion (Berlit 2004b, Topakian et al. 2008). Bakterielle Infektionen, die auf das Gefäßsystem übergreifen, sind Lues, Borreliose und Tuberkulose (Berlit 2004b, Topakian et al. 2008).

Die **Häufigkeit einer ZNS-Beteiligung** variiert bei den unterschiedlichen Formen der Vaskulitis. Am häufigsten findet sie sich bei der Riesenzellarteriitis, seltener z.B. bei der Wegener Granulomatose, dem Churg-Strauss-Syndrom oder der mikroskopischen Polyangiitis.

Tabelle 38.**1** Systematik der wichtigsten primären Vaskulitiden mit möglicher ZNS-Beteiligung.

Klassifikation	Labor-Diagnostik	Therapie (Alternativen)
1. Beteiligung der großen Gefäße		
Arteriitis cranialis/Riesenzellarteriitis	BKS ↑, CRP ↑, evtl. hypochrome Anämie	Steroide (AZA, MTX)
Takayasu-Arteriitis	AK negativ, evtl. BKS ↑, CRP ↑	Steroide (MTX, CYC, AZA, Infliximab)
2. Beteiligung der mittleren Gefäße		
Panarteriitis nodosa	CRP ↑, BKS ↑, Hepatitis-Serologie, Immunkomplexe, Kryoglobuline, C3/C4-Verbrauch, (ANCA ↑)	Steroide/CYC (AZA, MTX, CSA, Rituximab, ggf. Plasmapherese); ggf. virostatische Therapie
Isolierte ZNS-Vaskulitis	AK negativ, evtl. BKS ↑, CRP ↑	Steroide/CYC (AZA)
3. Beteiligung der kleinen Gefäße		
Wegener Granulomatose	c-ANCA (Proteinase 3-AK) ↑, BKS ↑, CRP ↑	Steroide/CYC (MTX, AZA, MMF, CSA, Rituximab)
Churg-Strauss-Syndrom	p-ANCA (Myeloperoxidase-AK) ↑, Eosinophilie, IgE	Steroide; ggf. CYC (AZA, MTX, CSA, Rituximab, IVIg)
Mikroskopische Polyangiitis	p-ANCA (Myeloperoxidase-AK) ↑	Steroide/CYC
Immunkomplex-assoziierte Vaskulitiden (z.B. Kryoglobulinämie, Leukozytoklastische Vaskulitis, Serumkrankheit, Purpura Schönlein-Henoch, Morbus Behçet)	Immunkomplexe, C3/C4-Verbrauch	ggf. Steroide (ZNS-Beteiligung selten, oftmals selbstlimitierender Verlauf); Morbus Behçet: Steroide/AZA (CYC, MTX)

Steroide: in der Regel Prednison/Prednisolon (initial 1 mg/kg Körpergewicht pro Tag p.o., später schrittweise Dosisreduktion) bzw. Methylprednisolon 1000 mg/Tag i.v. über 3 Tage).
CYC= Zyklophosphamid (500–1000 mg/m^2 i.v. als Puls, alternativ 2-mal 1 mg/kg pro Tag p.o.), AZA= Azathioprin (2-mal 1 mg/kg pro Tag p.o.), MTX= Methorexat (10–25 mg pro Woche p.o.), CSA= Ciclosporin A (z.B. 2-mal 1,25–2,5 mg/kg pro Tag p.o., Dosierung nach Spiegel), MMF= Mykophenolatmofetil (2-mal 1 g pro Tag p.o.), IVIg= i.v. Immunglobuline (0,4 g/kg pro Tag i.v. über 5 Tage)

38.2 Diagnostik

Grundsätzliches. Die Diagnosestellung der zerebralen Vaskulitis ist bis heute eine Herausforderung. Zum einen können das klinische Bild und der Verlauf sehr variabel sein. Zum anderen basiert die Diagnosestellung oftmals auf Befundkonstellationen, welche die Diagnose einer Vaskulitis zwar wahrscheinlich machen, jedoch nicht beweisen. Dabei werden zur Diagnosesicherung verschiedene Methoden – laborchemische Untersuchungen, Liquoranalysen, bildgebende Untersuchungen und bioptische Gewebeanalysen – kombiniert, da die Sensitivität und Spezifität dieser Verfahren jeweils limitiert sind. Die Diagnose der zerebralen Vaskulitis basiert daher in der Regel auf einer Zusammenschau diverser Untersuchungsbefunde.

> **Merke**
> Für die diagnostische Einordnung ist die Tatsache hilfreich, dass Vaskulitiden oftmals eine charakteristische Altersverteilung aufweisen. Vaskulitiden betreffen oft jüngere Patienten. Ausnahme ist die Riesenzellarteriitis, die in der Regel im fortgeschrittenen Alter (jenseits des 50. Lebensjahres) auftritt. Zudem gibt es bei einigen Vaskulitiden eine deutliche Geschlechterpräferenz. So tritt z. B. die Riesenzellarteriitis, der Lupus erythematodes sowie die Takayasu-Arteriitis häufiger bei Frauen (Pfefferkorn et al. 2008), die Wegener Granulomatose häufiger bei Männern auf.

Laborchemische Untersuchungen. Laborchemisch finden sich häufig – jedoch nicht immer – **systemische Entzündungsparameter**, nämlich eine erhöhte Blutsenkungsgeschwindigkeit, ein erhöhtes C-reaktives Protein und Fibrinogen, sowie Blutbildveränderungen (z. B. Leuko-/Thrombozytose, Leuko-/Thrombozytopenie, Eosinophilie, hypochrome Anämie). Diese variieren zwischen den unterschiedlichen Vaskulitisformen (Tab. 38.**1**).

Einen weiteren wichtigen Bestandteil laborchemischer Untersuchungen stellen serologische Untersuchungen mit dem Nachweis mehr oder weniger spezifischer **Antikörper** oder **Immunparameter** dar, z. B. antinukleäre Antikörper (ANA), anti-neutrophile zytoplasmatische Antikörper (p-ANCA/ Anti-Myeloperoxidase, c-ANCA/ Anti-Proteinase-3), Doppelstrang-DNA-Antikörper und Komplementfaktoren (Berlit 2004b, Watts et al. 2007). Die Antikörpernachweise können neben der Klinik für bestimmte Formen der Vaskulitis wegweisend sein (Tab. 38.**1**). In manchen Fällen sind die immunologischen Untersuchungen gänzlich unauffällig, wie z. B. regelhaft bei der isolierten ZNS-Vaskulitis. Durch Untersuchung der Nieren- und Leberwerte sowie anderer Blut-Routineparameter sollte die Beteiligung anderer Organsysteme im Rahmen systemischer Vaskulitiden untersucht werden.

Stets sollte an die Möglichkeit einer sekundären Vaskulitis gedacht werden, insbesondere an sekundäre Vaskulitiden im Rahmen von viralen und bakteriellen Infektionen. Bei begründetem Verdacht sollte eine gezielte Diagnostik durch entsprechende **serologische, virologische bzw. bakteriologische Untersuchungen** erfolgen. Bei Malignomverdacht sollte eine **Tumorsuche** erfolgen.

Liquoranalysen. Ein weiteres Standbein der Diagnostik stellt die Liquoruntersuchung dar, welche bei etwa 60–80 % der Fälle pathologische Befundkonstellationen liefert. Diese umfassen insbesondere eine milde, in der Regel **lymphozytäre Pleozytose** sowie eine **mittelgradige Eiweißerhöhung**. Gegebenenfalls sollte bei nicht richtungsweisenden Befunden und weiterhin bestehendem klinischen Verdacht eine Verlaufskontrolle erfolgen. Eine deutlich erhöhte Zellzahl, ein im Vordergrund stehendes granulozytäres Zellbild, ein hochgradig erhöhter Eiweißwert bzw. deutlich reduzierte Glukosewerte sprechen gegen eine Vaskulitis und für eine andere Erkrankung (z. B. septische Enzephalitis). Eine zytologische Untersuchung auf maligne Zellen sollte zum Ausschluss einer Meningeosis erfolgen.

Magnetresonanztomografie. Neben den Standardsequenzen sollte routinemäßig eine **diffusionsgewichtete Sequenz** (zum Nachweis zerebraler Ischämien) und eine **Gradientenechosequenz** (zum Nachweis zerebraler Blutungen) erfolgen (Ay et al. 2002, White et al. 2007). Ein spezifisches Läsionsmuster gibt es bei den zerebralen Vaskulitiden nicht. Das Bild kann sowohl räumlich sehr variabel sein und mit unterschiedlich alten bzw. frischen Läsionen einhergehen (Abb. 38.**1**).

Darüber hinaus kommt zum möglichen Nachweis vaskulitischer Gefäßveränderungen der **MR-Angiografie** eine wichtige Rolle zu. Typische Gefäßveränderungen sind z. B. multiple, unregelmäßige Gefäßkaliberschwankungen mit Stenosierungen und aneurysmatischen Aussackungen. Unter Umständen sollte zur Abgrenzung gegenüber der septischen Herdenzephalitis, die in der Regel eine ausgeprägte Blut-Hirn-Schrankenstörung aufweist, eine **kontrastmittelverstärkte MRT-Untersuchung** ergänzt werden.

Doppler- und Duplexsonografie. Bei Beteiligung der großen Gefäße, insbesondere bei der Riesenzellarteriitis und Takayasu-Arteriitis, kann die Doppler- und Duplexsonografie hilfreich sein. Betroffene Arterien weisen eine Wandverdickung auf, die sich im Falle der Arteriitis cranialis typischerweise als Halo der A. temporalis superficialis dokumentieren lässt.

Angiografie. Sollte sich die Darstellung vaskulitischer Gefäßveränderungen der MR-Angiografie entziehen – was bei Beteiligung der kleineren zerebralen Gefäße oftmals

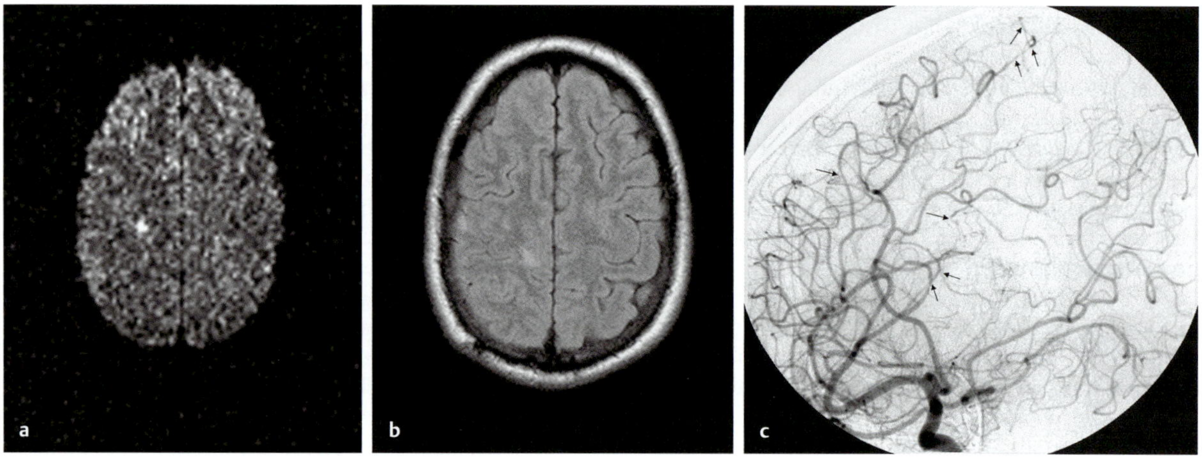

Abb. 38.**1a–c** Isolierte ZNS-Vaskulitis eines 25-jährigen Patienten: In der diffusionsgewichteten MRT-Sequenz (**a**) zeigen sich frische sowie in der FLAIR-Sequenz (**b**) ältere rechtshemisphärische Ischämien. In der selektiven DSA (**c**) der rechten A. carotis interna mit Darstellung der A. cerebri posterior und retrograd der A. basilaris über den Ramus communicans posterior kommen vaskulitistypische Veränderungen (Pfeile) der peripheren Äste der A. cerebri anterior und media mit Wandunregelmäßigkeiten, Stenosierungen und Kalibersprüngen zur Darstellung (Bilder freundlicherweise überlassen von Frau Dr. Linn, Abteilung für Neuroradiologie, Klinikum Großhadern).

V

der Fall ist – sollte eine konventionelle **digitale Subtraktionsangiografie** durchgeführt werden (Abb. 38.**1c**).

Histologie. Falls nicht invasive Untersuchungen keine abschließende Diagnosestellung erlauben, besteht gemäß aktueller Leitlinien bei den meisten Vaskulitiden die Empfehlung zur Durchführung einer Biopsie (Berlit 2004a, Berlit 2004b). Im Falle einer isolierten ZNS-Beteiligung im Rahmen einer vermuteten Vaskulitis ist eine **zerebrale und meningeale Biopsie** anzustreben. Dabei sollte eine offene Biopsie durchgeführt werden, da sie mit einer deutlich höheren Sensitivität verglichen mit der stereotaktischen Biopsie einhergeht. Bei der Riesenzellarteriitis sollte bei diagnostischer Unsicherheit eine **Biopsie** eines Asts der **A. temporalis superficialis** in Betracht gezogen werden. Bei systemischen Vaskulitiden kann natürlich im Falle einer weiteren Organbeteiligung die Biopsie von anderen **mitbeteiligten Organen** erfolgen (z. B. Haut, Niere, Respirationstrakt).

> **Merke**
> Ziel der Dura- und Hirnbiopsie ist, die Diagnose der zerebralen Vaskulitis aufgrund der weitreichenden therapeutischen Konsequenzen so sicher wie möglich zu stellen und andere wichtige Differenzialdiagnosen auszuschließen.

38.3 Therapie

Therapieprinzipien

Die Therapie variiert abhängig von der Form der Vaskulitis. Einen Überblick über die Therapie der wichtigsten primären Vaskulitiden gibt die Tab. 38.**1**. Dabei ist in der Regel eine **immunsuppressive Therapie** indiziert, welche oftmals über einen längeren, mehrmonatigen oder mehrjährigen Zeitraum fortgeführt werden sollte. Die Basistherapie zur **Remissionsinduktion** stellt zunächst die Steroidbehandlung dar, in Abhängigkeit von der Form der Vaskulitis bzw. des Schweregrades der Symptomatik entweder gewichtsadaptiert per os mit einer Dosierung von 1 mg/kg Körpergewicht Prednison oder Prednisolon pro Tag oder als intravenöse Stoßtherapie (z. B. 1000 mg Methylprednisolon pro Tag über 3 Tage). Insbesondere die Remissionsinduktion der Vaskulitiden mit Beteiligung der großen Gefäße (Arteriitis cranialis/Riesenzellarteriitis, Takayasu-Arteriitis) basiert auf einer Steroidbehandlung.

Therapeutische Überlegungen

Sollte eine ausreichende diagnostische Sicherheit über das Vorliegen einer Vaskulitis bestehen, die klare systematische Zuordnung zu einer speziellen Form der primären Vaskulitiden initial jedoch nicht möglich sein, sollte in der Regel zunächst eine **probatorische Steroidtherapie** erfolgen.

Gelingt die diagnostische Einordnung, stellt heute aufgrund des oftmals **ungünstigen natürlichen Verlaufs** bei der Vielzahl der Vaskulitiden – analog zu Vaskulitiden mit anderer Organbeteiligung – die Kombinationsbehandlung aus Steroiden und einer **Zyklophosphamidbehandlung** die Therapie der Wahl dar (Tab. 38.**1**). Die Zyklophosphamidtherapie erfolgt in der Regel als intravenöse Pulstherapie (500–1000 mg/m^2 Körperoberfläche je Puls). Eine evidenzbasierte Empfehlung auf dem Boden prospektiver, randomisierter Studien liegt für die ZNS-Vaskulitiden heute noch nicht vor. Jedoch weisen Metaanalysen darauf hin, dass die Zyklophosphamid-Pulstherapie effektiver ist als die orale Applikation bei insgesamt geringerer Kumulativdosis (de Groot et al. 2001). Dabei wird ein Intervall von 1–3 Wochen empfohlen.

Sollte eine solche Remissionsinduktionstherapie nicht greifen, wird alternativ eine **Plasmapherese** empfohlen. Zudem gibt es erste Hinweise darauf, dass auch eine Remissionsinduktion mit dem Anti-CD20-Antikörper **Rituximab** ggf. wirksam ist (Gottenberg et al. 2005, Keogh et al. 2006). Bei der Takayasu-Arteriitis kann neueren Untersuchungen zufolge auch der monoklonale Tumor-Nekrose-Faktor-α-Antikörper **Infliximab** gegeben werden (Tanaka et al. 2006).

Eine orale **Erhaltungstherapie** sollte im Fall einer erfolgreichen Remissionsinduktion folgen (Tab. 38.**1**). Diese sollte in den meisten Fällen für mindestens 1–2 Jahre aufrechterhalten bleiben. Mögliche Therapeutika sind Azathioprin (2-mal 1 mg/kg Körpergewicht pro Tag), Zyklophosphamid (2-mal 1 mg/kg Körpergewicht pro Tag), Ciclosporin A (z. B. 2-mal 1,25–2,5 mg/kg Körpergewicht pro Tag, Dosierung nach Spiegel) oder alternativ auch Methotrexat (10–25 mg pro Woche) bzw. Mykophenolatmofetil (2-mal 1 g pro Tag) (Berlit 2004b, Jayne et al. 2003). Bei bestehenden Kontraindikationen gegen eine längere Steroidtherapie kann alternativ z. B. Methotrexat (10–25 mg pro Woche) mit Folsäure (5–10 mg pro Woche) gegeben werden. Zudem kann eine medikamentöse Thrombozytenaggregationshemmung (Azetylsalizylsäure 100 mg/Tag) das Risiko ischämischer Ereignisse bei der Riesenzellarteriitis reduzieren. Weitere zerebrale Begleitkomplikationen im Rahmen einer Vaskulitis müssen ggf. spezifisch therapiert werden (z. B. Antikoagulation im Falle einer begleitenden Sinus- oder Hirnvenenthrombose).

Neben den insbesondere für die primären Vaskulitiden bedeutsamen immunsuppressiven Therapieansätzen muss im Falle einer **sekundären Vaskulitis** die **Behandlung der Grunderkrankung** erfolgen. Im Falle einer Hepatitis-assoziierten Vaskulitis sollte z. B. in Ergänzung zu einer niedrigdosierten Steroidtherapie eine virostatische Behandlung (z. B. mit Interferon-α, Lamivudin, Ribavirin) erfolgen. Generell sollte die Behandlung der Grunderkrankung gemäß der aktuellen Leitlinienempfehlung der jeweiligen Fachgesellschaft erfolgen.

Das **Therapiemonitoring** erfolgt in der Regel klinisch, laborchemisch, bildgebend und ggf. mittels Liquoruntersuchung sowie jeweils organspezifisch im Falle einer weiteren Organbeteiligung. Unter der immunsuppressiven Therapie weisen die meisten Vaskulitiden eine deutlich verbesserte Prognose auf. So beträgt unter Therapie die 5 Jahres-Überlebensrate der Panarteriitis nodosa sowie der Wegener Granulomatose >80%, bei einer Mortalitätsrate von bis zu 90% ohne Behandlung. Insgesamt ist aufgrund der oftmals bestehenden diagnostischen und therapeutischen Komplexität stets ein interdisziplinäres Vorgehen mit Beteiligung von Neurologen, Internisten/Rheumatologen, Neuroradiologen und ggf. Neurochirurgen sowie weiteren Fachdisziplinen in Abhängigkeit der jeweiligen Organbeteiligung anzustreben.

Arteriitis cranialis (Riesenzellarteriitis, Morbus Horton). Bei dieser häufigen Arteriitis handelt es sich um eine systemische granulomatöse Vaskulitis mit bevorzugtem Befall von Aorta und deren großen Gefäßästen, namentlich der extrakraniellen Gefäße der A. carotis und A. vertebralis. Die A. temporalis superficialis ist oft betroffen. Die Erkrankung tritt im höheren Lebensalter auf. Die Inzidenz wurde in epidemiologischen Studien mit 17,8/100 000 Personen pro Jahr bei >50-Jährigen angegeben (Salvarani et al. 1996). Die Arteriitis cranialis zählt somit zu den häufigsten Vaskulitiden überhaupt. Frauen sind doppelt so häufig betroffen wie Männer.

Klinisch äußert sich die Erkrankung mit heftigen, in der Kiefer- und Schläfenregion lokalisierten Kopfschmerzen und Berührungsempfindlichkeit der Kopfhaut v. a. im Bereich der Temporalarterien. Allgemeinsymptome wie Müdigkeit, Appetitverlust, Nachtschweiß und subfebrile Temperaturen sind häufig vorhanden. Die Claudicatio mandibularis, ein Kieferschmerz beim Kauen, ist ein charakteristisches weiteres Symptom. Eine ernsthafte Komplikation ist die **plötzliche Erblindung** durch Befall retinaler Arterien sowie Schlaganfälle im Versorgungsgebiet der A. vertebralis und basilaris. Die Arteriitis cranialis ist in der Mehrzahl der Fälle mit der **Polymyalgia rheumatica** assoziiert. Hierbei handelt es sich um eine entzündliche Erkrankung der Muskulatur mit Schmerzen in den großen Gelenken und proximalen Gliedmaßen.

Die Temporalarterie kann bei Palpation pulslos und verhärtet sein. Die **Blutsenkungsgeschwindigkeit** ist praktisch immer erhöht (>50 mm in der 1. Stunde). Das C-reaktive Protein ist meistens vermehrt. Die **Duplexsonografie** stellt die arterielle Wandverdickung der A. temporalis superficialis als Halo dar. Die **Gefäßbiopsie** zeigt eine granulomatöse Entzündung mit Infiltration von Riesenzellen am Übergang der Tunica intima zur Tunica media. Die Therapie der Wahl liegt in der Gabe von **Steroiden** (Prednison 1 mg/kg Körpergewicht per os, bei Verdacht auf retinalen Befall oder Befall des Hirnstamms: Pulstherapie mit 1000 mg Methylprednisolon pro Tag über 3 Tage, gefolgt von oraler Therapie). Die Prednison-

Dosisreduktion sollte langsam erfolgen (10 mg alle 4–8 Wochen).

Merke

Bei der Arteriitis cranialis sollte zur Verhinderung einer drohenden Erblindung eine niedrigdosierte Steroidtherapie (unter Magenschutz, Osteoporoseprophylaxe, Blutzuckerkontrolle) über mindestens 2 Jahre fortgeführt werden (Berlit 2004b). Im Falle eines Rezidivs muss eine erneute Erhöhung der Steroiddosis erfolgen. Die Blutsenkungsgeschwindigkeit ist neben etwaigen klinischen Symptomen der wichtigste Verlaufsparameter.

Fazit

Die eigentliche Herausforderung der Versorgung von Vaskulitiden stellt die Diagnostik dar. Trotz sorgfältiger Evaluation der Klinik unter Zuhilfenahme labordiagnostischer und nicht invasiver apparativer Untersuchungsmethoden ist es vielfach nicht möglich, eine eindeutige Diagnose zu stellen. In solchen Fällen ist daher angesichts der therapeutischen Konsequenzen die Durchführung einer Hirnbiopsie angezeigt. Die Therapie beinhaltet eine immunsuppressive Remissionsinduktion sowie eine Erhaltungstherapie, welche darauf abzielen, Autoimmunprozesse zu kontrollieren.

Literatur

Appenzeller S, Costallat LT, Cendes F. Neurolupus. Arch Neurol 2006;63:458–460

Ay H, Sahin G, Saatci I, Söylemezoğlu F, Saribaş O. Primary angiitis of the central nervous system and silent cortical hemorrhages. AJNR Am J Neuroradiol 2002;23:1561–1563

Berlit P. Diagnosis and differential cerebral vasculitis diagnosis. Nervenarzt 2004a;75:105–112

Berlit P. Cerebral vasculitis. Nervenarzt 2004b;75:817–828

Berlit P. Primary angiitis of the CNS – an enigma that needs worldwide efforts to be solved. Eur J Neurol 2009;16:10–11

Calabrese LH, Dodick DW, Schwedt TJ, Singhal AB. Narrative review: reversible cerebral vasoconstriction syndromes. Ann Intern Med 2007;146:34–44

de Groot K, Adu D, Savage CO; EUVAS (European vasculitis study group). The value of pulse cyclophosphamide in ANCA-associated vasculitis: meta-analysis and critical review. Nephrol Dial Transplant 2001;16:2018–2027

Eberhardt RT, Dhadly M. Giant cell arteritis: diagnosis, management, and cardiovascular implications. Cardiol Rev 2007;15:55–61

Gottenberg JE, Guillevin L, Lambotte O, et al. Tolerance and short term efficacy of rituximab in 43 patients with systemic autoimmune deseases. Ann Rheum Dis 2005;64:913–920

Hajj-Ali RA, Calabrese LH. Central nervous system vasculitis. Curr Opin Rheumatol 2009;21:10–18

Jayne D, Rasmussen N, Andrassy K, et al. A randomized trial of maintenance therapy for vasculitis associated with antineutrophil cytoplasmic autoantibodies. N Engl J Med 2003;349:36–44

Keogh KA, Ytterberg SR, Fervenza FC, Carlson KA, Schroeder DR, Specks U. Rituximab for refractory Wegener's granulomatosis: report of a prospective, openlabel pilot trial. Am J Respir Crit Care Med 2006;173:180–187

MacLaren K, Gillespie J, Shrestha S, Neary D, Ballardie FW. Primary angiitis of the central nervous system: emerging variants. QJM 2005;98:643–654

Pfefferkorn T, Bitterling H, Hüfner K, Opherk C, Schewe S, Pfister HW, Straube A, Dichgans M. Malignant hemispheric infarction in Takayasu arteritis. J Neurol 2008;255:1425–1426

Salvarani C, Gabriel SE, O'Fallon WM, Hunder GG. The incidence of giant cell arteritis in Olmsted County, Minnesota: apparent fluctuations in a cyclic pattern. Ann Intern Med 1995;123:192–194

Tanaka F, Kawakami A, Iwanaga N, et al. Infliximab is effective for Takayasu arteritis refractory to glucocorticoid and methotrexate. Intern Med 2006;45:313–316

Topakian R, Stieglbauer K, Nussbaumer K, Aichner FT. Cerebral vasculitis and stroke in Lyme neuroborreliosis. Two case reports and review of current knowledge. Cerebrovasc Dis 2008;26:455–461

Watts R, Lane S, Hanslik T, et al. Development and validation of a consensus methodology for the classification of the ANCA-associated vasculitides and polyarteritis nodosa for epidemiological studies. Ann Rheum Dis 2007;66:222–227

White ML, Hadley WL, Zhang Y, Dogar MA. Analysis of central nervous system vasculitis with diffusion-weighted imaging and apparent diffusion coefficient mapping of the normal-appearing brain. Am J Neuroradiol 2007;28:933–937

Younger DS. Vasculitis of the nervous system. Curr Opin Neurol 2004;17:317–336

39 Vaskuläre Demenz

Olga Todica, Jens Wiltfang, Dirk M. Hermann

Definition
Unter Demenzen werden meist chronische oder fortschreitende Erkrankungen des Gehirns verstanden, die mit Störungen des Gedächtnisses und anderer kognitiver Funktionen einhergehen. Durch die Erkrankung kommt es zu alltagsrelevanten Beeinträchtigungen, die sich auf das soziale und berufliche Leben auswirken.

Zwei Formen der Demenz nehmen in der Bevölkerung aufgrund ihrer Häufigkeit einen besonderen Stellenwert ein, der **Morbus Alzheimer** und die **vaskuläre Demenz** (Jellinger 2007; Moorhouse und Rockwood, 2008). Beide Erkrankungen sind eng miteinander assoziiert. So weisen Patienten mit Morbus Alzheimer, dem ein primär neurodegenerativer Prozess zugrunde liegt, überproportional häufig eine vaskuläre Schadenskomponente auf. Auf der anderen Seite triggern vaskuläre Störungen bei subkortikaler arteriosklerotischer Enzephalopathie neuronale Degenerationsprozesse in limbischen Hirnstrukturen, wie dem medialen temporalen Kortex.

Da die eindeutige Abgrenzung beider Demenzen in der Praxis oft nicht eindeutig möglich ist, wurde inzwischen die Diagnose einer so genannten **Mischdemenz** eingeführt, die Anteile beider Demenzen aufweist (Jellinger 2007, Aggarwal u. DeCarli 2007; Moorhouse u. Rockwood 2008). Inzwischen wird davon ausgegangen, dass beide Demenzen ein **Kontinuum neurodegenerativer und vaskulärer Schadensprozesse** darstellen, wobei am einen Ende des Kontinuums der Morbus Alzheimer in seiner Reinform und am anderen Ende die reine vaskuläre Demenz stehen (Moorhouse u. Rockwood 2008).

39.1 Epidemiologie, klinische Präsentation und Klassifikation

Epidemiologie

Demenzen sind typische Alterserkrankungen, deren Prävalenz mit der weltweiten Zunahme der Lebenserwartung v.a. in westlichen Ländern stetig zunimmt. Die Prävalenz von Demenzen in der Allgemeinbevölkerung im Alter von 65–69 Jahren liegt bei etwa 1,2%. Sie verdoppelt sich mit zunehmendem Lebensalter etwa in 5-Jahresabständen, woraus resultiert, dass etwa 2,8% der 70- bis 74-Jährigen, 6,0% der 75- bis 79-Jährigen, 13,3% der 80- bis 84-Jährigen und 23,9% der 85- bis 89-Jährigen in Deutschland an der Erkrankung leiden (Bickel 2000). Erst im Alter >90 Jahren erreicht die Erkrankung ein Plateau, wobei in dieser Altersgruppe etwa 34,6% der Menschen von einer Demenz betroffen sind (Bickel 2000). Aus diesen Zahlen resultiert, dass in Deutschland >900 000 Menschen an einer Demenz leiden (Bickel 2000).

Die Prävalenz einzelner Demenzerkrankungen weist erhebliche **Landesunterschiede** auf. So sind vaskuläre Demenzen bei Westeuropäern und Nordamerikanern europäischer Herkunft deutlich seltener als bei Asiaten und Osteuropäern, was einerseits durch Unterschiede der Lebensführung, andererseits durch genetische Faktoren bedingt sein dürfte. In klinikbasierten Patientenkollektiven aus der westlichen Welt macht die vaskuläre Demenz etwa 10–20% aller Demenzen aus. Etwa 40–50% der Demenzen werden als Morbus Alzheimer und etwa 10–20% als Mischdemenzen (Morbus Alzheimer plus vaskuläre Demenzkomponente) klassifiziert. Die vaskuläre Demenz stellt damit die zweithäufigste Demenzursache dar. Sie dominiert in vielen neurologischen Kliniken das Spektrum demenzieller Erkrankungen.

Der Anteil vaskulärer Demenzen an den Demenzerkrankungen ist über sämtliche Altersgruppen relativ konstant, wobei Männer im Vergleich zu Frauen eine etwa doppelt so hohe Lebenswahrscheinlichkeit haben, an einer vaskulären Demenz zu erkranken. Dieses Geschlechtsverhältnis ist beim Morbus Alzheimer umgekehrt. So erleiden Frauen etwa doppelt so häufig wie Männer einen Morbus Alzheimer. Vaskuläre Demenzen sind oftmals mit anderen **Erkrankungen des Herz-Kreislauf-Systems** assoziiert. So entwickelt ein Drittel aller >65-Jährigen nach einem Schlaganfall eine vaskuläre Demenz (Leys et al. 2005). Mehr als 70% aller terminalen Niereninsuffizienzpatienten weisen mäßiggradige oder schwere kognitive Beeinträchtigungen oder Gedächtnisstörungen auf (Murray et al. 2006). Auch viele Herzinsuffizienzpatienten zeigen kognitive Auffälligkeiten, oft in Form von psychomotorischer Verlangsamung und Aufmerksamkeitsdefiziten (Caplan 2006). Inzwischen wird davon ausgegangen, dass eine systemische Dysfunktion präkapillärer Arteriolen gemeinsames pathophysiologisches Korrelat beider Störungsbilder ist (Thompson u. Hakim 2009).

Klinische Präsentation

Im Gegensatz zum Morbus Alzheimer, der sich typischerweise mit über Jahre hinweg schleichend fortschreitenden mnestischen und kognitiven Störungen präsentiert, fällt die vaskuläre Demenz durch einen eher **fluktuierenden, stufenweisen Verlauf** auf. Bei der Alzheimer-Demenz ist das Störungsmuster im Allgemeinen kortikal betont (Tab. 39.**1**). Bei der vaskulären Demenz stehen frontal-exekutive Störungen (z. B. Störungen des Planens, der Organisation und der kognitiven Flexibilität), Verhaltensauffälligkeiten (oftmals psychomotorische Unruhe und Reizbarkeit) und nicht selten fokal neurologische Defizite im Vordergrund (Tab. 39.**1**).

Vor dem Hintergrund des fluktuierenden Verlaufs stellen sich folgende Erkrankungen als wichtige **Differenzialdiagnosen** der vaskulären Demenz dar:

- metabolische Erkrankungen (Enzephalopathie bei Niereninsuffizienz und Leberversagen),
- endokrine Störungen (Hypothyreose, Hyperparathyreoidismus),
- Elektrolytentgleisungen (Hypo- und Hypernatriämie, Hyperkalzämie),
- Hypovitaminosen (Vitamin B12- und Folsäuremangel),
- Vaskulitiden (z. B. Lupus erythematodes) und
- Infektionen (HIV, Lues, Borreliose).

Vor dem Hintergrund der bei beiden Erkrankungen ausgeprägten frontal-exekutiven Störungen sollten frontotemporale Demenzen, die sich allerdings in der Regel schleichend fortschreitend manifestieren, in Betracht gezogen werden. Frontotemporale Demenzen fallen meist

Tabelle 39.**1** Typische Störungen bei vaskulärer Demenz versus Alzheimer-Demenz.

	Vaskuläre Demenz	Alzheimer-Demenz
Kognition	**Führendes kognitives Symptom**	
	Exekutive Störungen (z. B. Planen)	Mnestische Störungen (v. a. episodisches Gedächtnis: Speichern der Lerninhalte)
	Weitere kognitive Symptome	
	• Ausgeprägte psychomotorische Verlangsamung • Ausgeprägte Aufmerksamkeitsstörung, v. a. Alertness • Mnestische Störungen typischerweise erst in späteren Krankheitsstadien • Visuokonstruktives Vermögen, Praxie und abstraktes Denken eher nicht betroffen	• Psychomotorische Verlangsamung eher weniger prominent • Aufmerksamkeit gestört, eher geteilte Aufmerksamkeit betroffen • Orientierung (zeitlich, örtlich) und episodisches Gedächtnis bereits früh gestört • Visuokonstruktive Störungen (Abb. 39.**1**, Abb. 39.**2**), Apraxie und Störung des abstrakten Denkens als typische Krankheitsmanifestationen
	• Störungen der Wortflüssigkeit im Rahmen frontal-exekutiver Störungen, jedoch keine eigentliche Aphasie	• Wortfindungsstörungen, verarmter Wortschatz und Störungen der Wortflüssigkeit als typische Krankheitsmanifestationen
	Alltagsrelevanz	
Motorik	In frühen Stadien: Gangstörungen mit gehäuften Stürzen	In schwereren Stadien: Unruhe, Rastlosigkeit
Verhalten/Affekt	Antriebstörungen, Affektlabilität, Apathie, sozialer Rückzug, depressive Stimmung, Reizbarkeit bereits in frühen Stadien	Antriebsstörungen, psychomotorische Unruhe, Aggressivität erst in späteren Stadien
Persönlichkeit	Persönlichkeitsveränderungen: Apathie, Enthemmung bereits in frühen Krankheitsstadien	Ausgeprägte Fassade; eigentliche Persönlichkeitsveränderungen erst im späteren Verlauf
Verlauf	Plötzlicher Beginn, schubförmige Verschlechterung, fluktuierender Verlauf	Schleichender Beginn, langsam progrediente Verschlechterung
Weitere Symptome	Fokale neurologische Symptome (z. B. Paresen, Parästhesien) meist als Ausdruck lakunärer Infarkte, Blasenstörungen als Ausdruck frontaler Schädigungen	Fokale neurologische Symptome (z. B. Paresen, Parästhesien) eher untypisch

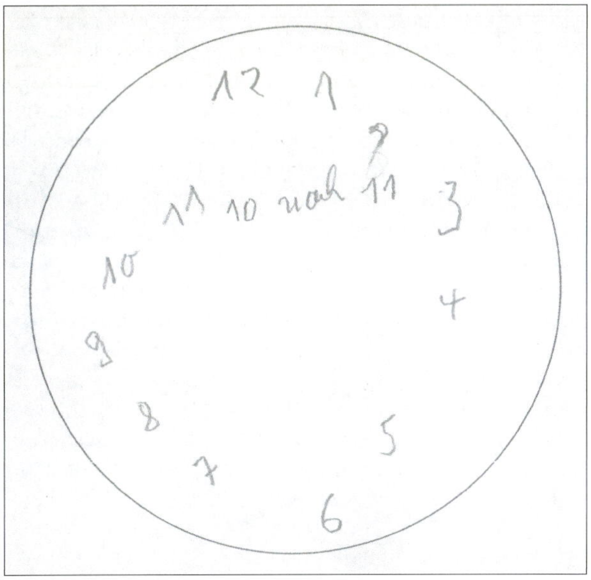

Abb. 39.**1** Uhrentest nach Schulman (1993). Aufgabe: Die Probanden sollen eine Uhr zeichnen und die Uhrzeit „Zehn nach Elf" eintragen. Der Patient mit einer mittelschweren Alzheimer-Demenz zeigte hier eine deutliche visuell-räumliche Desorganisation.

frühzeitig durch Auffälligkeiten des sozialen Lebens auf (Rückzug, Apathie, Gehemmtheit; Morbus Pick: Distanzlosigkeit, Enthemmtheit).

Grundvoraussetzung für die Diagnose einer **Demenz gemäß DSM IV-Kriterien** ist das Vorhandensein einer Gedächtnisstörung und einer Störung in mindestens einer weiteren kognitiven Funktionsdomäne bestehend aus Aphasie, Apraxie, Agnosie und frontal-exekutiven Funktionsstörungen. Die vorhandenen Defizite müssen zu signifikanten Beeinträchtigungen im sozialen und beruflichen Leben führen. Sie dürfen nicht Bestandteil einer rasch einsetzenden Bewusstseinsstörung (akutes organisches Psychosyndrom, also Delir) oder eines andersartigen psychischen Leidens (z. B. Depression) sein.

Merke

Für die Diagnose der vaskulären Demenz wird gemäß National Institute for Neurological Disorders and Stroke and the Association Internationale pour la Recherche et l'Enseignement en Neurosciences (NINDS-AIREN)-Kriterien ein Kausalzusammenhang zwischen dem demenziellen Syndrom und einer zerebrovaskulären Erkrankung postuliert. Dabei können sowohl multiple Territorialinfarkte als auch lakunäre Infarkte, diffuse mikroangiopathische Schädigungen und einzelne strategische Infarkte zu einer vaskulären Demenz führen.

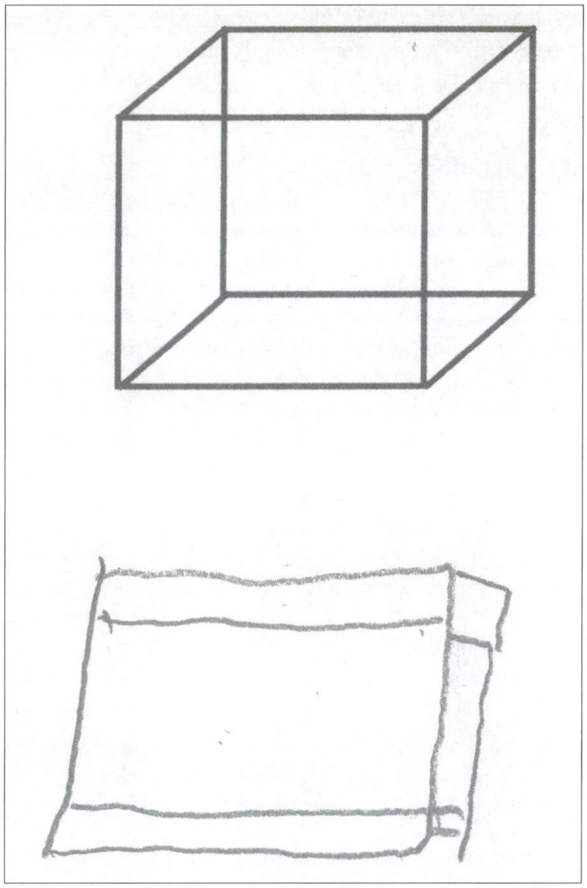

Abb. 39.**2** Würfel-Aufgabe (aus CERAD-Plus). Aufgabe: Abzeichnen eines Würfels. Der Patient mit der Diagnose eines mittelschweren Morbus Alzheimer konnte dreidimensionale Strukturen nicht mehr korrekt reproduzieren. Er zeigte hier eine ausgeprägte Störung der konstruktiven Praxie.

Das **Vorhandensein eines Zusammenhangs** wird als gegeben betrachtet, wenn die Demenz **innerhalb von 3 Monaten** nach dem Schlaganfall auftritt, abrupte oder stufenweise Verschlechterungen beobachtet werden, die vermutlich ischämischer Natur sind, oder die Erkrankung bei zudem nachgewiesener vaskulärer Schädigung vermutlich im Rahmen rezidivierender hämodynamischer Störungen fluktuiert.

Eine Reihe **supportiver Kriterien** können gemäß NINDS-AIREN-Kriterien die Diagnose einer vaskulären Demenz stützen. Hierzu zählen:

- das Vorhandensein von vaskulären Risikofaktoren (arterieller Bluthochdruck, Diabetes mellitus, Herzerkrankungen, Hypercholesterinämie, Nikotinabusus),
- das frühe Auftreten von Gangstörungen, Stürzen oder Harninkontinenz,
- das Vorhandensein frontaler, extrapyramidaler und pseudobulbärer Störungen sowie emotionaler Labilität und Inkontinenz (z. B. pathologisches Weinen) sowie

- das Vorhandensein fokaler sensomotorischer Symptome (insbesondere passagere Parästhesien und Paresen).

Klassifikation

Unterformen der vaskulären Demenz. Die vaskuläre Demenz stellt eine heterogene Gruppe von Erkrankungen dar. Unter der **subkortikalen arteriosklerotischen Enzephalopathie** (ursprünglich Morbus Binswanger) versteht man ein Krankheitsbild, das durch oftmals konfluierende periventrikuläre und im Marklager lokalisierte ischämische Läsionen gekennzeichnet ist. Das Störungsbild ist im Alter häufig. Gemäß der populationsbasierten Rotterdamstudie weisen kernspintomografisch 80% bzw. 92% aller >60-Jährigen periventrikuläre bzw. in der tiefen weißen Substanz lokalisierte T2-Läsionen auf (de Leeuw et al. 2001). Die subkortikale arteriosklerotische Enzephalopathie besitzt die Tendenz der Progredienz, wobei die vorhandene Läsionslast hinsichtlich der zu erwartenden Krankheitsprogression prädiktiv ist (de Groot et al. 2001). Die Erkrankung hat somit hohe Versorgungsrelevanz. Wichtigster Risikofaktor ist das Vorhandensein einer langjährigen arteriellen Hypertonie. Zudem begünstigt das Vorhandensein einer koronarer Herzkrankheit, einer Herzinsuffizienz, eines Diabetes mellitus und Nikotinabusus die Krankheitsentwicklung. Wichtigster genetischer Einflussfaktor ist das Vorhandensein eines Apolipoprotein-E-ε4-Genotyps (ApoE-ε4-Genotyps).

Die **Multiinfarktdemenz** ist ein durch multiple territoriale Infarkte ausgelöstes demenzielles Zustandsbild, dem arterielle oder kardiale Embolien zugrunde liegen. Gemäß dem Schwellenkonzept kommt es durch Überschreiten eines kritischen Schadensvolumens zu kognitiven und mnestischen Störungen (Jellinger 2007, Erkinjuntti 2007), die häufig hemisphärial lateralisiert sind. Die Risikofaktoren entsprechen denen des arterioembolischen und kardioembolischen Schlaganfalls. Dem Konzept der Multiinfarktdemenz wird seit einigen Jahren das Konzept der **strategischen Infarkte** gegenübergestellt, gemäß dem einzelne Infarkte in strategischen Arealen zu neuropsychologischen Ausfällen und demenziellen Zustandsbildern führen können. Läsionen im Mittelhirn, Thalamus, zingulären Kortex, Gyrus angularis, Hippocampus und frontalen Marklager sind besonders häufig Ursache kognitiv-mnestischer Störungen (Jellinger 2007, Erkinjuntti 2007), wobei abhängig von der Lokalisation frontal-exekutive oder mnestische Störungen überwiegen (Hermann et al. 2008).

Mit der subkortikalen arteriosklerotischen Enzephalopathie sowie mit Multiinfarktdemenzen assoziiert, jedoch pathophysiologisch zu unterscheiden, sind **lakunäre Schlaganfallsyndrome**, denen ein Verschluss perforierender Arteriolen zugrunde liegt. Lakunäre Infarkte sind in der Regel in der weißen Substanz und den Basalganglien lokalisiert. Sie haben typischerweise eine Größe von <15 mm. Vor dem Hintergrund, dass die Basalganglien, die innere Kapsel und das frontale Marklager von frontalen Projektionssystemen durchzogen werden, führen lakunäre Infarkte typischerweise zu exekutiven Störungen mit Beeinträchtigungen der Wortflüssigkeit. Zudem treten isolierte motorische und sensible Ausfälle auf (als „pure motor stroke" oder „pure sensory stroke" bei Kapselinfarkten).

Im Sinne einer globalen diagnostischen Kategorie, die sämtliche oben genannte Störungen umfasst, gewinnt derzeit der Begriff der **vaskulären kognitiven Beeinträchtigung** („vascular cognitive impairment") in der Demenzforschung an Bedeutung (Jellinger 2007, Moorhouse u. Rockwood 2008). Ob sich dieses Konzept angesichts der heterogenen Ätiologie vaskulärer Demenzen für die Therapieforschung eignet, muss offen bleiben.

Spezifische Erkrankungen. Verglichen mit Kontrollpersonen ohne Schlaganfall weisen Schlaganfallpatienten gemäß Framingham- und Rotterdam-Studie ein etwa 2-fach erhöhtes Risiko der Entwicklung demenzieller Erkrankungen auf. Die Prävalenz dieser so genannten **Post-Stroke-Demenz** streut in bevölkerungsbasierten Studien populationsabhängig stark im Bereich von etwa 6–32%, wobei etwa 7% aller Schlaganfallpatienten innerhalb von 1 Jahr und 48% innerhalb von 25 Jahren eine Demenz entwickeln (Jellinger 2007, Aggarwal u. DeCarli 2007). Wichtige Risikofaktoren für die Demenzentwicklung bei nichtstrategischen Hirninfarkten sind das Vorhandensein einer subkortikalen arteriosklerotischen Enzephalopathie, einer Herzinsuffizienz oder einer kardialen Rhythmusstörung. Niereninsuffizienzen, Pneumonien und epileptische Anfälle begünstigen ebenfalls die Demenzentwicklung. Das Vorhandensein eines Risikofaktors erhöht die Demenzwahrscheinlichkeit mehr als 4-fach.

Normaldruckhydrozephalus. Der Normaldruckhydrozephalus ist eine Erkrankung mit Krankheitsgipfel in der 7. Lebensdekade, die häufiger Männer als Frauen betrifft (etwa 2:1) und durch die Trias **Gangstörung**, **Demenz** und **Harninkontinenz** gekennzeichnet ist. Meist handelt es sich um einen kommunizierenden Hydrozephalus, der als Folge eines gestörten Liquorabflusses zustande kommt. Es gibt Schätzungen, dass bis zu 5,4% aller Demenzen Folge eines Normaldruckhydrozephalus sind (Gallia et al. 2006). Der intrakranielle Druck ist in der Regel normal oder allenfalls gering gesteigert.

Pathophysiologisch charakteristisch ist das Auftreten von **Liquorpulsationen** (so genannter Wasserhammerpuls). Darüber hinaus bestehen in Abständen von 30 s bis 2 min auftretende so genannte **B-Wellen** des intrakraniellen Drucks. Durch die pathologischen Druckanstiege kommt es zur Diffusion von Liquorflüssigkeit aus dem Ventrikelsystem ins Hirnparenchym (so genannte Liquordiapedese). Für die Krankheitsentwicklung relevant ist ein erhöhter Liquorabflusswiderstand, der vermutlich durch atherosklerotische Veränderungen an der Blut-Liquor-Schranke hervorgerufen wird (Gallia et al. 2006). Dass es sich um eine Erkrankung aus dem Formenkreis der subkortikalen arteriosklerotischen Enzephalopathie handelt, wird verdeutlicht durch die Tatsache, dass fast alle Patienten typische Läsionen in der weißen Substanz aufweisen. Bei etwa 75 % der Patienten liegt eine arterielle Hypertonie vor.

Mehr als 80 % der Patienten weisen eine meist mäßig ausgeprägte Demenz mit Vorherrschen von Gedächtnisstörungen und frontalen Funktionsstörungen auf. Etwa 95 % haben eine breitbasige Gangstörung mit Start- und Stoppschwierigkeiten und unregelmäßigem Schritt mit Schlurfen, Stolpern und Stürzen. Etwa 60 % zeigen eine Urininkontinenz, die in der Regel erst spät im Krankheitsverlauf auftritt und durch Dranginkontinenz, in späten Stadien durch Indifferenz gegenüber dem Einnässen gekennzeichnet ist.

Merke

Die Besserung der Gangstörung und Inkontinenz, etwas verzögert auch des demenziellen Syndroms, nach **probatorischer Liquorentnahme** (möglichst 50 ml) ist differenzialdiagnostisch von großer Bedeutung. In Fällen mit positivem Effekt ist die Anlage eines **ventrikuloatrialen oder -peritonealen Shunts** indiziert (Gallia et al. 2006).

Patienten mit Gangstörung und gering ausgeprägten kognitiven und mnestischen Störungen sowie Patienten mit kurzer Krankheitsanamnese (<2 Jahre) profitieren am meisten von der Shuntanlage (McGirt et al. 2005). Das Vorhandensein demenzieller Störungen ohne Gangstörung oder einer ausgeprägten subkortikalen arteriosklerotischen Enzephalopathie ist ein Negativprädiktor für den Therapieerfolg.

Amyloidangiopathie. Die Amyloidangiopathie ist durch extrazelluläre Ablagerungen des Beta-Amyloidpeptids an der Außenseite der Basalmembran und zwischen glatten Muskelzellen der Tunica media zerebraler und leptomeningealer Arterien, Venen und Kapillaren gekennzeichnet (Thal et al. 2008). Verschiedene Beta-Amyloid-Peptide (Aβ-Peptide) (u. a. $A\beta_{1-40}$, $A\beta_{1-42}$) sind in den Ablagerungen nachweisbar (Thal et al. 2008). Kapilläre Aβ-Ablagerungen ragen häufig in das Neuropil vor. Durch die Ablagerungen kommt es zur fibrinoiden Nekrose der Gefäßwand mit hieraus resultierenden Mikroaneurysmen, oftmals multiplen petechialen Blutungen im Kortex, den Basalganglien, dem Thalamus und Hirnstamm sowie zu Subarachnoidalblutungen (Thal et al. 2008).

Merke

Die Amyloidangiopathie ist ein häufiges **Begleitphänomen** (>80 %) **des Morbus Alzheimer** und tritt zudem isoliert bei älteren Menschen auf. So wird geschätzt, dass bei >80-Jährigen nur 25–40 % aller Menschen keine histologischen Veränderungen im Sinne einer Amyloidangiopathie aufweisen (Thal et al. 2008).

Neben sporadischen Amyloidangiopathien, die vor dem Hintergrund des Mitbefalls bzw. Nichtmitbefalls der Kapillaren in einen Typ 1 und Typ 2 unterteilt werden, existieren diverse genetisch-familiäre Formen, die durch Ablagerungen von Cystatin C, Transthyretin, Gelsolin und Prionprotein gekennzeichnet sind (Thal et al. 2008). Die Amyloidangiopathie führt oft zu kognitiven Störungen. Die Erkrankung ist Ursache von etwa 20 % aller intrazerebralen Blutungen.

Zerebrale autosomal dominante Arteriopathie mit subkortikalen Infarkten und Leukoenzephalopathie. Eine autosomal dominant vererbte Erkrankung, der Mutationen im Notch3-Gen auf Chromosom 19 zugrunde liegt, ist die zerebrale autosomal dominante Arteriopathie mit subkortikalen Infarkten und Leukoenzephalopathie **(CADASIL)**. Die Erkrankung manifestiert sich typischerweise im mittleren Lebensalter (durchschnittliches Erstmanifestationsalter: 46 Jahre; Männer und Frauen etwa gleich betroffen) mit rezidivierenden, temporal betonten, subkortikalen ischämischen Infarkten, transitorisch-ischämischen Attacken und Mikroblutungen (Dichgans et al. 1998). Bei etwa 50 % der Patienten findet man kognitive Störungen, bei etwa 30 % eine subkortikal betonte Demenz (Dichgans et al. 1998). Gangstörungen (90 %) und Urininkontinenz (>80 %) sind häufig (Dichgans et al. 1998). Gelegentlich finden sich psychiatrische Störungen (30 %) und epileptische Anfälle (10 %). In der Vorgeschichte ist häufig (bei etwa 40 % der Patienten) eine Migräne eruierbar, die in den meisten Fällen einer Migräne mit Aura entspricht. Auf die genetischen Aspekte von CADASIL wird detailliert in Kap. 13 eingegangen.

39.2 Diagnostik

Grundsätzliches. Die Diagnose der vaskulären Demenz wird gestellt durch die Diagnose eines demenziellen Syndroms, das basierend auf anamnestischen Informationen und apparativen Zusatzbefunden wahrscheinlich als ischämisch eingestuft werden muss. Die sorgfältige Erhebung der Krankheitsgeschichte und Erfassung vaskulärer Risikofaktoren ist folglich für die Diagnosestellung von besonderer Bedeutung.

Neuropsychologische Untersuchung. Neben gängigen Screeningverfahren und Testbatterien, die zur Erfassung kognitiver und mnestischer Störungen bei Alzheimerpatienten entwickelt wurden (Mini-Mental State Test, DemTect, Alzheimer's Disease Assessment Scale [ADAS]; Consortium to Establish a Registry for Alzheimer's Disease [CERAD], Abb. 39.**2**) sollten frontal-exekutive Funktionen (z. B. Planen, kognitive Flexibilität, geteilte Aufmerksamkeit), Antrieb und Psychomotorik mit altersnormierten neuropsychologischen Verfahren erfasst werden. Vor diesem Hintergrund wurden für die vaskuläre Demenzdiagnostik **modifizierte Testbatterien** entwickelt, in denen in Ergänzung zur Testbatterie ADAS-cog Exekutivfunktionsstörungen sowie kognitive Verarbeitungsgeschwindigkeit erfasst werden (so genannte **VADAS-cog**) (Ylikoski et al. 2007).

In der Differenzialdiagnose zwischen vaskulärer Demenz und Morbus Alzheimer ist neben den NINDS-AIREN-Kriterien die **Hachinski-Skala** hilfreich. Es handelt sich um eine semi-quantitative Skala, auf der neben der zeitlichen Dynamik der Erkrankung, Verhaltensstörungen, emotionale Auffälligkeiten, somatische Beschwerden, neurologische Symptome und Risikofaktoren abgefragt werden. Auf dieser Skala kann bei Vorliegen eines hohen Zahlenwerts mit großer Wahrscheinlichkeit von einer vaskulären Demenz ausgegangen werden.

Labordiagnostik. **Blutuntersuchungen** dienen einerseits der Erfassung kardiovaskulärer Risikofaktoren (Hyperlipidämie, Hypercholesterinämie, Diabetes mellitus, Hyperhomozysteinämie). Zum anderen sollen behandelbare Demenzursachen erfasst werden. Die Untersuchung des Blutbildes, Natrium, Kalium, Kalzium, TSH, Blutzuckers und HbA1c sollten regelhaft erfolgen. Bei zusätzlichen Verdachtsmomenten sollten Leber- und Nierenwerte, Vitamin B12, Folsäure, Borrelien-, Lues- und HIV-Antikörper, Vaskulitisantikörper (Kap. 38), paraneoplastische und parainfektiöse Antikörper und ein Toxikologiescreening angefordert werden.

Liquordiagnostik verfolgt einerseits das Ziel, entzündliche Demenzursachen auszuschließen. Andererseits ist es im Falle des Morbus Alzheimer inzwischen mithilfe von Aβ-Peptid und Tauprotein-Untersuchungen möglich geworden, eine positive Erkrankungsdiagnose zu stellen, bereits bevor die Demenz klinisch manifest geworden ist (im Stadium der leichten kognitiven Beeinträchtigung). Dabei kommt es typischerweise zu einer Reduktion des Quotienten von $A\beta_{1-42}/A\beta_{1-40}$, sowie zu einer Erhöhung des Phospho- und Gesamt-Tauproteins.

Bildgebende Diagnostik. Die **CT** ist einerseits zur Erfassung vaskulärer Läsionen, andererseits zum Ausschluss raumfordernder Prozesse (Hirntumor, Hirnmetastasen, Hirnblutung) geeignet. Sie erlaubt die Lokalisation ischämischer Infarkte und die Diagnose einer subkortikalen arteriosklerotischen Enzephalopathie. Sie besitzt ansonsten in der Differenzialdiagnostik von Demenzen einen eher geringen Stellenwert.

Aufgrund der sehr viel besseren räumlichen Auflösung bietet sich hier die **MRT** an, mit der beim Morbus Alzheimer und bei Mischdemenzen in T2- oder fluid attenuated inversion recovery (FLAIR)-gewichteten Aufnahmen bereits frühzeitig eine Atrophie des medialen Temporallappens und in fortgeschritteneren Stadien eine globale Hirnvolumenminderung nachgewiesen werden kann.

Die **Positronenemissionstomografie** bzw. **Einzelphotonen-Emissions-Computertomografie** kann in der Differenzialdiagnostik neurodegenerativer Demenzen hilfreich sein. In der Diagnosestellung der vaskulären Demenz ist sie von untergeordneter Bedeutung.

Merke
Die Durchführung einer Bilduntersuchung wird generell in folgenden Situationen empfohlen:
- bei Patienten <65 Jahre,
- bei Symptomen, die <1 Jahr bestehen,
- bei rascher Progredienz,
- bei vorausgegangener Kopfverletzung,
- bei fokal-neurologischen Symptomen,
- bei einem malignen Krebsleiden in der Anamnese,
- bei Antikoagulanzien-Einnahme oder Blutgerinnungsstörung sowie
- bei atypischem Verlauf und atypischer Symptomatik (z. B. rasch zunehmende Aphasie).

39.3 Therapie

Therapie vaskulärer Risikofaktoren

Wichtigster Aspekt in der Behandlung der vaskulären Demenz ist die konsequente **Therapie vaskulärer Risikofaktoren** und – im Falle der Assoziation mit ischämischen Schlaganfällen – **Schlaganfall-Sekundärprophylaxe**. Hierfür gelten sämtliche Aspekte, die in Kap. 4 dargestellt sind. Bei Patienten mit ausgeprägter subkortikaler arteriosklerotischer Enzephalopathie sollte der Einsatz von Antikoagulanzien kritisch überprüft werden.

Vor dem Hintergrund der besonderen Bedeutung der langjährigen Hypertonie in der Pathogenese der subkortikalen arteriosklerotischen Enzephalopathie ist die **konsequente Blutdrucktherapie** eminent wichtig (Kap. 23). Dies gilt trotz der Tatsache, dass eine große Sekundärprophylaxestudie, die Telmosartan bei Schlaganfallpatienten gegen Plazebo testete, hinsichtlich der Entwicklung einer Post-Stroke-Demenz negativ verlief (Diener et al. 2008).

Der Einsatz von **Statinen** sollte in der Rezidivprophylaxe bei Multiinfarktdemenzen und strategischen Infarkten erwägt werden. Eine bestehende Hypercholesterinämie sollte konsequent gemäß den in Kap. 24 dargestellten

Tabelle 39.**2** Medikamentöse Therapie bei Alzheimer- und Misch-Demenzen.

Wirkstoff	Rezeptorwirkung	Dosis	Halbwertszeit	Indikation
Donezepil	Reversibler, kompetitiver und nicht kompetitiver Acetylcholinesterasehemmer	Beginn mit 5 mg/ Tag, kann auf 10 mg/Tag (1-mal täglich) erhöht werden.	ca. 70 h	Leichte bis mittelschwere Demenz
Galantamin	Reversibler, kompetitiver Acetylcholinerterasehemmer	Beginn mit 8 mg/ Tag (je 4 mg 2-mal täglich), kann schrittweise auf 24 mg/ Tag erhöht werden.	7–8 h	Leichte bis mittelschwere Demenz
Rivastigmin	Kombinierter Acetylcholinesterase- und Butyrylcholinesterasehemmer	Beginn mit 3 mg/ Tag (je 1,5 mg 2-mal am Tag), kann schrittweise auf 12 mg/ Tag erhöht werden.	ca. 2 h	Leichte bis mittelschwere Demenz
Memantin	Nicht kompetitiver NMDA-Antagonist	Beginn 5 mg/ Tag, kann schrittweise auf 20 mg/ Tag erhöht werden.	60–80 h	Mittelschwere bis schwere Demenz

Leitlinien therapiert werden. Derzeit wird wissenschaftlich geprüft, ob sich Statine zur Therapie von Demenzen eignen. Experimentelle Untersuchungen haben einen neuroprotektiven Effekt aufgezeigt (Kilic et al. 2005).

Spezifische Therapien

Cholinesterasehemmer. Das Konzept der Cholinesteraseinhibition beim Morbus Alzheimer entstammt der Beobachtung, dass die cholinergen Systeme im basalen Vorderhirn in besonderem Maße von neurodegenerativen Prozessen betroffen sind. Drei Substanzen, Donepezil, Rivastigmin und Galantamin, sind zur Behandlung des leichten bis mittelschweren Morbus Alzheimer zugelassen (Tab. 39.**2**). Die Substanzen bewirken eine signifikante Besserung der Kognition und Alltagskompetenz. Typische Nebenwirkungen der Substanzen sind Durchfall und Übelkeit, seltener Erbrechen, Müdigkeit, Schlaflosigkeit, Kopfschmerzen und Schwindel.

Inzwischen liegen auch für die vaskuläre Demenz mehrere Therapiestudien vor. Hierbei zeigt insbesondere Donepezil, in etwas geringerem Ausmaß Rivastigmin und Galantamin, positive Effekte auf die Kognition (Kavirajan u. Schneider 2007). Leider führte die Therapie **nicht** zu einer **Verbesserung der funktionellen Alltagsaktivität** im Leben der Patienten (Kavirajan u. Schneider 2007), weshalb die Substanzen nicht zur Behandlung der vaskulären Demenz zugelassen wurden. Ein cholinerges Defizit steht nicht im Zentrum der Störungen bei vaskulärer Demenz. Die Therapie ist daher, mit Ausnahme von Mischdemenzen mit klar abgrenzbarer kognitiv mnestischer Störung, nicht indiziert.

N-Methyl-D-Aspartat (NMDA)-Antagonisten. Der nicht kompetitive NMDA-Antagonist Memantin ist in Deutschland seit 2002 zur Therapie der mittelschweren bis schweren Alzheimer-Demenz zugelassen (Tab. 39.**2**). Die Substanz bewirkt bei diesen Patienten leichte Verbesserungen der Kognition und Alltagsfähigkeiten. Studien zur Behandlung der vaskulären Demenz zeigten wiederum einen leichten Effekt auf kognitive Parameter, jedoch nicht auf globale alltagsrelevante Skalen (Kavirajan u. Schneider 2007). Die Nebenwirkungen sind dosisabhängig und umfassen typischerweise Schwindel, Unruhe, Durchfall, Übelkeit, Kopfschmerzen, Halluzinationen und Stürze. Memantin sollte nicht zur Therapie der vaskulären Demenz und allenfalls zur Behandlung von Mischdemenzen eingesetzt werden.

Besonderes zur Verwendung von Psychopharmaka und Blasenmedikamenten. Aufgrund der psychomotorischen Unruhe und Urininkontinenz kann bei dementen Patienten die Gabe von Psychopharmaka und Blasenmedikamenten erforderlich sein. Aufgrund des gegensätzlichen Therapieansatzes sollten Cholinesterasehemmer möglichst nicht mit anticholinerg wirksamen Antidepressiva, Neuroleptika und Blasenmedikamenten kombiniert werden. Aufgrund ihres **ungünstigen Effekts** auf die **Kognition** sollten letztere Substanzen bei dementen Personen mit großer Zurückhaltung eingesetzt werden. Benzodiazepine haben bei alten Menschen mit zerebraler Vorschädigung oft einen **paradoxen Effekt** (Verwirrtheitszustände, Unruhe). Sie verschlechtern zudem die kognitive Leistungsfähigkeit und begünstigen Stürze (Kap. 20). Sie sollten ebenfalls vorsichtig verordnet werden.

Fazit

Während zerebrovaskuläre Erkrankungen in der Differenzialdiagnostik demenzieller Erkrankungen lange Zeit eher wenig Aufmerksamkeit erhielten, wird die subkortikale arteriosklerotische Enzephalopathie inzwischen als eine im Alter häufige Erkrankung eingestuft, die mit kognitiven Auffälligkeiten assoziiert ist und das Voranschreiten demenzieller Symptome begünstigt. Die vaskuläre Demenz ist eng mit kardialen und systemischen Gefäßerkrankungen assoziiert. Die Therapie erfolgt durch konsequente Behandlung vaskulärer Risikofaktoren, unter denen der Bluthochdruck aufgrund seiner hohen Prävalenz eine besondere Rolle spielt. Im Fall einer Komorbidität mit dem Morbus Alzheimer – bei der so genannten Mischdemenz – kommt eine Behandlung mit Cholinesterasehemmern und NMDA-Antagonisten in Betracht.

Literatur

Aggarwal NT, DeCarli C. Vascular dementia: Emerging trends. Semin Neurol 2007;27:66–77

Bickel H. Dementia syndrome and Alzheimer disease: an assessment of morbidity and annual incidence in Germany. Gesundheitswesen 2000;62(4):211–218

Caplan LR. Cardiac encephalopathy and congestive heart failure: a hypothesis about the relationship. Neurology 2006;66(1):99–101

de Groot JC, de Leeuw FE, Oudkerk M, Hofman A, Jolles J, Breteler MM. Cerebral white matter lesions and subjective cognitive dysfunction: the Rotterdam Scan Study. Neurology 2001;56(11):1539–1545

de Leeuw FE, de Groot JC, Achten E, et al. Prevalence of cerebral white matter lesions in elderly people: a population based magnetic resonance imaging study. The Rotterdam Scan Study. J Neurol Neurosurg Psychiatry 2001;70(1):9–14

Dichgans M, Mayer M, Uttner I, et al. The phenotypic spectrum of CADASIL: clinical findings in 102 cases. Ann Neurol 1998;44(5):731–739

Diener HC, Sacco RL, Yusuf S, et al. Prevention Regimen for Effectively Avoiding Second Strokes (PRoFESS) study group. Effects of aspirin plus extended-release dipyridamole versus clopidogrel and telmisartan on disability and cognitive function after recurrent stroke in patients with ischaemic stroke in the Prevention Regimen for Effectively Avoiding Second Strokes (PRoFESS) trial: a double-blind, active and placebo-controlled study. Lancet Neurol 2008;7(10):875–884

Erkinjuntti T. Vascular cognitive deterioration and stroke. Cerebrovasc Dis 2007;24(1):189-194

Gallia GL, Rigamonti D, Williams MA. The diagnosis and treatment of idiopathic normal pressure hydrocephalus. Nat Clin Pract Neurol 2006;2(7):375–381

Hermann DM, Siccoli M, Brugger P, et al. Evolution of neurological, neuropsychological and sleep-wake disturbances after paramedian thalamic stroke. Stroke 2008;39(1):62–68

Jellinger KA. The enigma of vascular cognitive disorder and vascular dementia. Acta Neuropathol 2007;113:349–388

Kavirajan H, Schneider LS. Efficacy and adverse effects of cholinesterase inhibitors and memantine in vascular dementia: a meta-analysis of randomised controlled trials. Lancet Neurol 2007;6(9):782–792

Kilic U, Bassetti CL, Kilic E, Xing H, Wang Z, Hermann DM. Postischemic delivery of the 3-hydroxy-3-methylglutaryl coenzyme A reductase inhibitor rosuvastatin protects against focal cerebral ischemia in mice via inhibition of extracellular-regulated kinase-1/-2. Neuroscience 2005;134(3):901–906

Leys D, Hénon H, Mackowiak-Cordoliani MA, Pasquier F. Poststroke dementia. Lancet Neurol 2005;4(11):752–759

McGirt MJ, Woodworth G, Coon AL, Thomas G, Williams MA, Rigamonti D. Diagnosis, treatment, and analysis of long-term outcomes in idiopathic normal-pressure hydrocephalus. Neurosurgery 2005;57(4):699–705

Moorhouse P, Rockwood K. Vascular cognitive impairment: current concepts and clinical developments. Lancet Neurol 2008;7:2176–2185

Murray AM, Tupper DE, Knopman DS, et al. Cognitive impairment in hemodialysis patients is common. Neurology 2006;67(2):216–223

Thal DR, Griffin WS, de Vos RA, Ghebremedhin E. Cerebral amyloid angiopathy and its relationship to Alzheimer's disease. Acta Neuropathol 2008;115:599–609

Thompson CS, Hakim AM. Living beyond our physiological means: small vessel disease of the brain is an expression of a systemic failure in arteriolar function: a unifying hypothesis. Stroke 2009;40(5):322–330

Ylikoski R, Jokinen H, Andersen P, et al. Comparison of the Alzheimer's Disease Assessment Scale Cognitive Subscale and the Vascular Dementia Assessment Scale in differentiating elderly individuals with different degrees of white matter changes. The LADIS Study. Dement Geriatr Cogn Disord 2007;24(2):73–81

40 Seltene Schlaganfallsyndrome

Pauline Patak, Oliver Kastrup, Dirk M. Hermann

Seltene Schlaganfallsyndrome spielen insbesondere in der Schlaganfallabklärung bei jüngeren Menschen eine wichtige Rolle. Bei diesen Patienten treten die sonst verbreiteten Risikofaktoren als Auslöser in den Hintergrund. Im Folgenden wird auf ausgewählte Erkrankungen eingegangen, die den vorausgegangenen Kapiteln nicht zuzuordnen waren.

40.1 Nicht atherosklerotische Vaskulopathien

Fibromuskuläre Dysplasie

Die fibromuskuläre Dysplasie stellt eine seltene Gruppe nicht entzündlicher und nicht atherosklerotischer Erkrankungen kleiner und mittlerer Arterien dar, die sich meist bei Frauen zwischen dem 30. und 50. Lebensjahr manifestiert. Seltener können auch Kinder betroffen sein. Ein autosomal dominanter Erbgang wurde bei einem Teil der Patienten beschrieben. Die Prävalenz der Erkrankung ist nicht genau bekannt. Im Krankheitsverlauf kommt es zur Entwicklung einer degenerativen Nekrose vorwiegend der Tunica media mit **Mikroaneurysmen** und **arteriellen Dissektionen** bei bevorzugter Lokalisation in den Nieren-, Splanchnikus- und hirnversorgenden Gefäßen, dort v. a. im Bereich der A. carotis interna, die in 60–80 % der Fälle beidseits betroffen ist.

Merke
Die häufigsten neurologischen Symptome, die sich aus der Beteilung der hirnversorgenden Gefäße ergeben, entstehen im Rahmen intrakranieller Aneurysmen und arterieller Dissektionen. Es wird vermutet, dass etwa 15 % der spontanen Dissektionen extrakranieller Gefäße auf eine fibromuskuläre Dysplasie zurückzuführen sind (Schievink 2001).

Die Diagnose wird angiografisch gestellt durch Nachweis pathognomonischer **perlschnurartiger Gefäßveränderungen**. Die Therapie erfolgt analog zu anderen Aneurysmen und Dissektionen. Gefäßstenosen können mit perkutaner transluminaler Angioplastie (PTA) und Stenteinlagen therapiert werden. Asymptomatische Patienten werden mit Thrombozytenaggregationshemmern behandelt.

Sneddon-Syndrom

Diese nicht entzündliche Arteriopathie, die bevorzugt bei Frauen im Alter von 20–48 Jahren auftritt, bezeichnet die Kombination aus **Livedo racemosa** und **ischämischen Schlaganfällen**. Die Erkrankung ist mit einer geschätzten Inzidenz von 4 pro 1 Mio. Einwohner eher selten. Sie tritt zumeist sporadisch auf. Eine familiäre Häufung, dann meist mit autosomal-dominantem Erbgang, wurde in einem Drittel der Fälle beschrieben (Caplan 2008).

Bei den Patienten werden häufig lakunäre Schlaganfallsyndrome beobachtet, die oft mit Kopfschmerzen einhergehen (Nabavi et al. 2004). Die Livedo racemosa, eine livide netzartige Gefäßzeichnung mit bevorzugter Lokalisation an den Extremitäten und am Rumpf, kann der neurologischen Krankheitsmanifestation um viele Jahre vorausgehen. Histologisch beobachtet man eine nicht entzündliche, thrombotische Vaskulopathie kleinerer und mittlerer Arterien mit Intima-Verdickung. In 30–50 % ist die Erkrankung mit einem Antiphospholipid-Antikörpersyndrom assoziiert (Nabavi et al. 2004).

Susac-Syndrom

Das Susac-Syndrom ist eine sehr seltene progrediente **Mikroangiopathie** des Gehirns, der Retina und Kochlea. Die Ätiologie ist weitgehend unbekannt. Die Erkrankung tritt vorwiegend bei jungen Frauen auf (Aubart-Cohen et al. 2007). In den betroffenen Geweben kommt es zur Entwicklung von Mikroinfarkten, sodass die betroffenen Patienten unter kochleärer Schwerhörigkeit, Verschlüssen von Netzhautgefäßen und zerebrovaskulären Syndromen leiden (Aubart-Cohen et al. 2007). Oftmals werden ischämische Infarkte im Balken gefunden, die als so genannte „spoke lesions" („Radspeichen") bezeichnet werden (Abb. 40.**1**). Die Erkrankung verläuft nicht immer monophasisch. Die Therapie besteht in der Applikation von Kortikosteroiden und Thrombozytenaggregationshemmern.

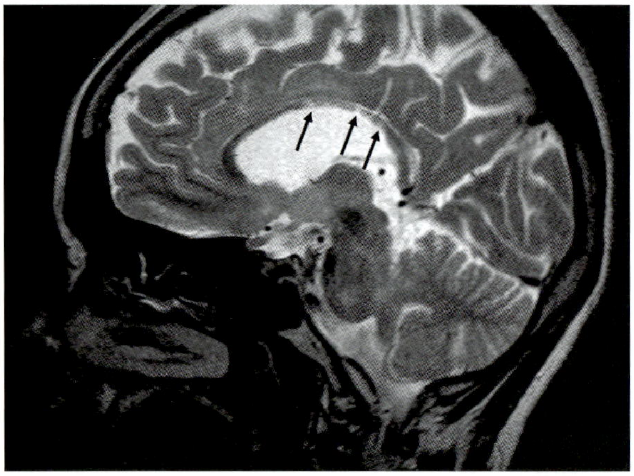

Abb. 40.**1** Charakteristisches Verteilungsmuster von Mikroinfarkten im Balken beim Susac-Syndrom. Darstellung so genannter „spoke lesions" in T2-gewichteter MRT (Pfeile).

Hereditäre Endotheliopathie mit Retinopathie, Nephropathie und Schlaganfällen (HERNS)

Diese sehr seltene Mikroangiopathie wird autosomal dominant vererbt und geht mit einem progredienten Visusverlust, einer zerebralen Mikroangiopathie und einer Nephropathie einher (Seifried et al. 2005). Migräneartige Kopfschmerzen und psychiatrische Beschwerden können auftreten. Die Therapie orientiert sich an den Krankheitsmanifestationen.

Moya-Moya-Erkrankung

Diese nicht entzündliche Arteriopathie geht mit einer bilateralen **progredienten Obliteration der Hirnbasisarterien** einher. Die Erkrankung zeigt die höchste Prävalenz in Japan, China und Korea (bis 50/100 000 Einwohner; Ikeda et al. 2006). Sie tritt sehr viel seltener in Europa auf. Frauen scheinen häufiger betroffen zu sein als Männer. Die Erkrankung tritt familiär gehäuft auf und kommt in allen Altersgruppen vor mit Häufung bei Kindern und Jugendlichen <18 Jahren und einem 2. Häufigkeitsgipfel bei 30- bis 50-Jährigen.

Durch fibrösen Umbau der Tunica intima bei gleichzeitiger lamellärer Proliferation elastischer Fasern kommt es bei der Erkrankung zu einer Verengung des Gefäßlumens (Horn et al. 2001). Der Gefäßprozess beginnt typischerweise im distalen Anschnitt der A. carotis und weitet sich dann auf die vorderen Anteile des Circulus Willisii aus (Horn et al. 2001). Seltener sind das hintere Stromgebiet oder extrakranielle Gefäße betroffen. Bei 10 % der Patienten beginnt die Erkrankung unilateral, befällt jedoch im Krankheitsverlauf in der Mehrheit der Fälle beide Seiten.

Merke
Durch die Gefäßstenosierung kommt es zur Ausbildung pathognomonischer netzartiger Kollateralgefäße an der Hirnbasis, die angiografisch ein rauchartiges Erscheinungsbild haben und der Erkrankung ihren Namen verleihen („moyamoya" japanischer Ausdruck für Nebel, Rauch; Abb. 40.**2a, b**). Diese Moya-Moya-typischen Kollateralgefäße bilden aufgrund pathologischer Wandveränderungen Mikroaneurysmen aus, die aufgrund ihrer Wandschwäche rupturgefährdet sind.

Die progrediente Gefäßokklusion der hirnversorgenden Arterien führt zu einer zerebralen Minderperfusion, die durch die kleinkalibrigen Kollateralen nicht ausreichend kompensiert wird und zur Entstehung oftmals rezidivierender Hirninfarkte führt, nicht selten in Form von Wasserscheideninfarkten (Abb. 40.**2c**). Die hieraus resultierenden Symptome in Form von Hemiparese, Dysarthrie und Sensibilitätsstörungen werden oft von migräneartigen Kopfschmerzen und manchmal epileptischen Anfällen begleitet (Caplan 2008). Wachstumsretardierung bei Kindern, kognitive Beeinträchtigungen und Störungen der Hypophysenfunktion können weitere Krankheitssymptome sein. Im Erwachsenenalter manifestiert sich die Erkrankung aufgrund der zunehmenden Gefäßfragilität oft durch hämorrhagische Infarkte (Abb. 40.**2d**, Caplan 2008).

In der Diagnostik ist die konventionelle digitale Subtraktionsangiografie neben der MR-Angiografie weiter von Bedeutung, die die hochgradig stenosierten hirnversorgenden Gefäße und die Kollateralgefäße zeigt. Die neurochirurgische Revaskularisierung des minderperfundierten Gewebes stellt derzeit die einzige Behandlungsmöglichkeit dar. Medikamentös werden Thrombozytenaggregationshemmer eingesetzt.

Die Moya-Moya-Erkrankung wird vom **Moya-Moya-Syndrom** abgegrenzt, bei dem es sich um die Ausbildung eines Moya-Moya-artigen Gefäßnetzes an der Hirnbasis handelt, das sekundär im Rahmen anderer Erkrankungen entsteht, wie der Neurofibromatose, der Sichelzellanämie oder dem Down-Syndrom. Ob es sich hierbei um eine grundsätzlich andersartige Gefäßpathologie handelt, muss offen bleiben.

Hereditäre hämorrhagische Teleangiektasie (Morbus Osler-Weber-Rendu)

Die geschätzte Prävalenz dieser autosomal-dominant vererbten Erkrankung des Gefäßbindegewebes liegt bei 1–2 Fällen pro 100 000 Personen (Porteous et al. 1992). Die Genetik ist heterogen, man unterscheidet zwischen HHT-1 bedingt durch Mutationen im Endoglin-Gen auf Chromosom 9 und HHT-2 durch Mutationen im Aktivin-Re-

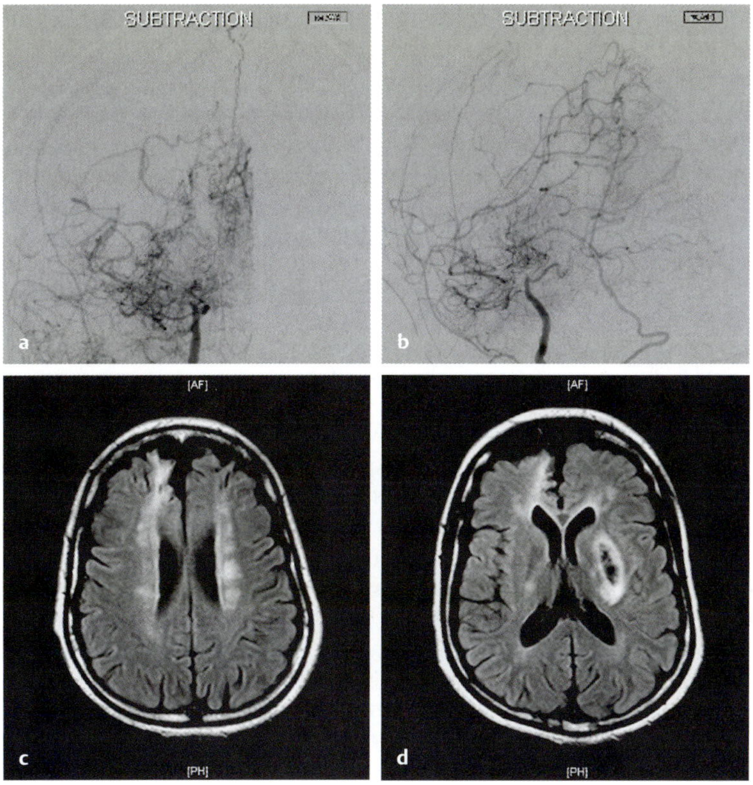

Abb. 40.**2a–d** Digitale Subtraktionsangiografie (**a**, **b**) und Fluid attenuated inversion recovery (FLAIR)-Sequenz in der MRT (**c**, **d**) einer Patientin mit Moya-Moya-Erkrankung. Beachte den funktionellen Verschluss der A. carotis interna am Mediaabgang und das rauchförmige Gefäßnetz im Mediaversorgungsgebiet (**a**, **b**). Multiple Grenzzoneninfarkte beidseits (**c**) und akuter hämorrhagischer Infarkt im Mediaversorgungsgebiet links (**d**) bei derselben Patientin.

zeptor-ähnlichen Kinase 1 (ALK1)-Gen auf Chromosom 12 (Meschia et al. 2005). Die Erkrankung tritt mit nahezu vollständiger Penetranz im Alter von 40 Jahren auf.

Merke
Klinisches Leitsymptom ist die rezidivierende Epistaxis, die gemeinsam mit den charakteristischen mukokutanen Teleangiektasien und der Familienanamnese die typische Trias der Erkrankung bilden. Zudem werden häufig pulmonale arteriovenöse Fisteln beobachtet.

Im Bereich des zerebralen Gefäßsystems können piale arteriovenöse Malformationen, durale arteriovenöse Fisteln und seltener Kavernome grundsätzlich zu Blutungen führen. In einer Langzeit-Studie an 321 Patienten mit hereditärer hämorrhagischer Teleangiektasie trat lediglich in 7 Fällen (2,1 %) eine intrakranielle Blutung auf, die jedoch von selbst stagnierte. Bei fast 30 % der Patienten mit einer nachgewiesenen pulmonalen arterio-venösen Fistel und hereditärer hämorrhagischer Teleangiektasie trat jedoch ein ischämischer Schlaganfall oder eine transitorisch-ischämische Attacke auf, die auf paradoxe Embolien oder septische Embolien zurückgeführt wurde (Maher et al. 2001).

Merke
Durch das Vorhandensein pulmonaler arteriovenöser Fisteln besitzen Patienten mit hereditärer hämorrhagischer Teleangiektasie ein beträchtliches ischämisches Schlaganfallrisiko. Das zerebrale Blutungsrisiko hingegen ist relativ niedrig.

40.2 Sichelzellanämie

Laut einer pädiatrischen Studie ist die Sichelzellanämie der bedeutsamste Risikofaktor für den Schlaganfall im Kindesalter in den USA (Earley et al. 1998). Die Erkrankung ist v.a. in der afrikanischen und afro-amerikanischen Bevölkerung prävalent. Es handelt sich um eine autosomal-rezessive Erkrankung, bei der in Position 6 der β-Kette des Hämoglobins die Aminosäure Glutamat durch Valin ersetzt ist. Das defekte Hämoglobin wird als **Hämoglobin S** (HbS) bezeichnet. Bei Sauerstoffabgabe interagiert das HbS-Molekül mit einem weiteren Hämoglobin-Molekül, wodurch die Erythrozyten an Plastizität verlieren und eine sichelartige Form annehmen. Des Weiteren gehen mit dem HbS Veränderungen der Erythrozyten-Membranstruktur sowie eine **verstärkte Adhäsion** der Erythrozyten **an Endothelzellen** einher. Die abnormen Erythrozyten führen zu Gefäßokklusionen in multiplen Organen, die sich in **schmerzhaften Krisen** mit Organschädigung äußern.

11% der Sichelzellanämiepatienten erleiden bis zu ihrem 20. Lebensjahr und 24% bis zu ihrem 45. Lebensjahr einen Schlaganfall, der sich bei der überwiegenden Zahl der Patienten als ischämischer Infarkt und bei einem kleineren Teil als primäre Hirnblutung manifestiert (Ohene-Frempong et al. 1998). Schmerzen und Infektionen im Rahmen der Erkrankung sind Faktoren, die die Entstehung eines Schlaganfalls begünstigen. Ursachen des ischämischen Schlaganfalls sind zum einen die Okklusion kleiner Hirngefäße durch Sichelzelladhäsion, zum anderen die Intimahyperplasie in größeren Gefäßen.

Merke
Die Stroke Prevention Trial in Sickle Cell Anemia (STOP)-Studie zeigte, dass eine frühe Detektion eines abnormen zerebralen Blutflusses mittels transkranieller Dopplersonografie und die frühzeitige Einleitung eines Bluttransfusionsprogramms, welches den Anteil des HbS unter 30% senkt, bei betroffenen Patienten Schlaganfälle verhindert (Adams et al. 1998).

In Großbritannien und den USA werden Kinder mit Sichelzellanämie ab dem 3. Lebensjahr Screeninguntersuchungen durch transkranielle Dopplersonografie unterzogen, um bei Flussgeschwindigkeiten der A. cerebri media >200 cm/s (in 2 aufeinander folgenden Untersuchungen) **Bluttransfusionen** einzuleiten (Amstrong-Wells et al. 2009). Eine Therapie mit **Hydroxyurea** erhöht zudem das fetale Hämoglobin (HbF), vermindert die Sichelzellbildung und das Schlaganfallrisiko (Charache et al. 1996). Langzeitbeobachtungsstudien konnten jedoch unter Hydroxyureatherapie keine signifikante Senkung des Schlaganfallrisikos feststellen (Steinberg et al. 2003).

40.3 Syndrom der Cholesterin-Embolien

Diese seltene Schlaganfallursache tritt auf bei Patienten mit ausgeprägter generalisierter Atherosklerose. Zumeist kommt es nach Operationen an der Aorta, Neueinführung von Antikoagulationen oder Thrombolyse zur Freisetzung von Cholesterinkristallen in den Blutkreislauf. Die Cholesterinembolien werden in die Mikrozirkulation des Körpers abgeschwemmt und erfassen so Hirn- und Rückenmarksarterien. Es kommt in einem engen Zeitabstand zu einer systemischen Reaktion mit Krankheitsgefühl, Fieber, Proteinurie und Hämaturie mit Nierenversagen, Petechien, Livedo, peripheren und zerebralen Durchblutungsstörungen. Im Labor fällt eine erhöhte Blutsenkungsgeschwindigkeit, Anämie, Leukozytose und Thrombozytopenie auf. Die Diagnose kann letztlich durch Nieren- oder Hautbiopsie gesichert werden. Die Erholung der z. T. polytopen fokal-neurologischen Defizite und des Psychosyndroms ist häufig schlecht.

40.4 Mitochondriale Erkrankungen

Diese phäno- und genotypisch sehr heterogene Gruppe von Erkrankungen betrifft bevorzugt Gewebe und Organsysteme mit einem hohen Energieumsatz, wie Skelettmuskulatur, Gehirn und Auge. Epidemiologische Daten zeigen, dass mitochondriale Erkrankungen mit einer Prävalenz von 5,7 pro 100000 Personen >14 Jahre höher als bisher angenommen sind (Schapira 2006). Ursache mitochondrialer Funktionsstörungen können entweder Mutationen im mitochondrialen Genom oder Defekte der nukleären DNA sein, wodurch es zu Störungen der mitochondrialen Atmungskette kommt. Die mitochondriale DNA wird ausschließlich maternal vererbt.

Die häufigste Erkrankung ist die **mitochondriale Enzephalomyopathie mit Laktazidose und schlaganfallähnlichen Episoden** (MELAS). Das MELAS-Syndrom wird meistens vererbt, wobei die überwiegende Mehrzahl der Fälle einen maternalen Erbgang aufweist. In 80% der Fälle ist das mitochondriale tRNALeu-Gen betreffen (Finsterer 2009). Fälle von sporadisch auftretendem MELAS wurden beschrieben. Betroffen sind vorwiegend junge Patienten zwischen der 1. und 3. Lebensdekade.

Das klinische Leitsymptom besteht aus wiederholten **schlaganfallähnlichen Ereignissen**, die durch plötzliche Verwirrtheit, kortikale Sehstörungen, Hemiparesen, Sprachstörungen, Hemiataxie oder Hemineglect charakterisiert sind, aber meist nur passager auftreten, ohne eine bleibende Behinderung zu hinterlassen (Finsterer 2009). **Migräneartige Kopfschmerzen** und **epileptische Anfälle** sind häufig, manchmal auch isoliert ohne fokalneurologisches Defizit. Innenohrschwerhörigkeit, Kardiomyopathie, Diabetes mellitus, endokrine Störungen und retinale Pigmentdegeneration sind weitere Manifestationen (Finsterer 2009). Die klinische Ausprägung reicht von monosymptomatischen Verläufen bis hin zu schweren Verläufen mit multiplen Organmanifestationen.

Laborchemisch zeigt sich ein erhöhtes Ruhelaktat. Die kardiologische Untersuchung kann eine Herzinsuffizienz oder kardiale Rhythmusstörungen aufzeigen (Finsterer 2009). In der Bildgebung präsentieren sich die schlaganfallähnlichen Episoden als fokale **T2-Hyperintensitäten** v. a. im Bereich des parieto-okzipitalen Kortex und der angrenzenden weißen Substanz (Abb. 40.**3**), die oftmals über die Gefäßterritorien hinausgehen, in der chronischen Phase abnehmen und oftmals ganz verschwinden (Finsterer 2009). Pathoanatomisch liegt diesen Auffällig-

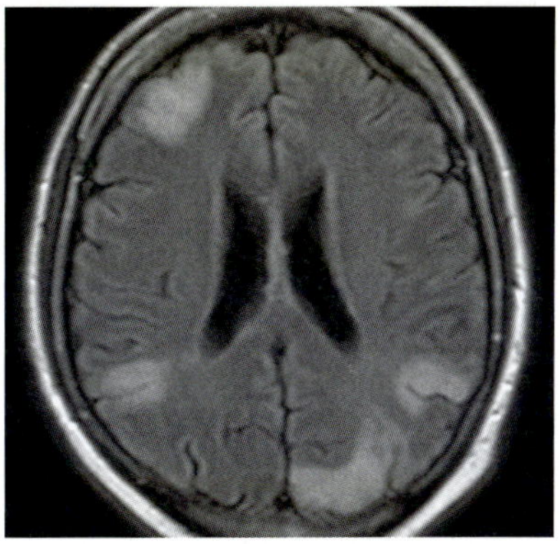

Abb. 40.**3** T2-gewichtete MRT bei MELAS, die multiple bihemisphärische kortikale Infarkte zeigt.

keiten ein **vasogenes Ödem** zugrunde. In der Muskelbiopsie zeigen sich die für mitochondrialen Erkrankungen typischen so genannten **ragged-red fibers**.

Die Therapie des MELAS ist in erster Linie symptomatisch. Mitochondrientoxische Substanzen wie Statine, Valproinsäure, Barbiturate, Biguanide, Tetrazykline, Choramphenicol und Zivudin sollten vermieden werden.

40.5 Eklampsie

Der Schlaganfall ist eine seltene Komplikation der Schwangerschaft. Etwa 12 % aller Todesfälle bei schwangeren Frauen werden auf Schlaganfälle zurückgeführt (Treadwell et al. 2008). Die häufigste schwangerschaftsspezifische Ursache des Schlaganfalls ist die Präeklampsie bzw. Eklampsie. Die **Präeklampsie** tritt etwa bei 2–10 % aller Schwangerschaften auf und ist definiert als Hypertonie mit Proteinurie von >0,3 g/l, Ödemen und einer Gewichtszunahme von >2 kg pro Tag.

Treten zu den Symptomen einer Präeklampsie fokalneurologische Defizite infolge einer zerebralen Blutung oder Ischämie auf oder werden Kopfschmerzen mit Bewussteinsstörungen und epileptischen Anfällen beobachtet, sind die Kriterien der **Eklampsie** erfüllt. Es wird geschätzt, dass der prozentuale Anteil von Patientinnen mit schwangerschaftsbedingtem Schlaganfall, die gleichzeitig unter Präeklampsie bzw. Eklampsie leiden, etwa 25–45 % beträgt (Treadwell et al. 2008). Das mit der Präeklampsie assoziierte ischämische Schlaganfallrisiko scheint auch nach Ablauf der Schwangerschaft erhöht zu sein. Die genaue Ursache für die Entstehung eines Schlaganfalls im Rahmen der Präeklampsie ist nicht bekannt. Die Hypertonie scheint nicht der alleinige Grund zu sein (Treadwell et al. 2008).

Merke
Der typische Bildbefund von Schlaganfällen bei der Eklampsie ist die so genannte posteriore Enzephalopathie. In der MRT findet man hierbei bilaterale T2-Hyperdensitäten im parietalen und okzipitalen Kortex in der weißen und grauen Substanz, die sich computertomografisch als Hypodensitäten darstellen.

Die pathoanatomische Grundlage diese Bildauffälligkeiten ist wiederum ein ausgedehntes Ödem (Pula u. Eggenberger 2008). Die strukturellen Befunde bilden sich jedoch nicht immer vollständig zurück, was darauf hinweist, dass es bei einem Teil der Patienten zu einer persistierenden ischämischen Gewebeschädigung kommt. Neben der Eklampsie können **Immunsuppressiva** (insbesondere Zyklosporin A, Cisplatin, 5-Fluorourazil), **Steroide**, Nitroglyzerin, Lysergsäurediethylamid (LSD) und Hyperkälzämie zur posterioren Enzephalopathie führen (Pula u. Eggenberger 2008). Die Therapie der Eklampsie besteht in der Blutdrucksenkung und Applikation von Magnesiumsulfat zur Anfallstherapie. Bei nicht schwangerschaftsassoziierten Formen der posterioren Enzephalopathie können pharmakologische Antikonvulsiva verordnet werden.

Wichtige **Differenzialdiagnosen** von Schlaganfällen während der Schwangerschaft und im Wochenbett, die nicht im Rahmen der Eklampsie zu sehen sind, sind die zerebrale Venen- und Sinusvenenthrombose und embolische Schlaganfälle, die durch die pro-thrombotische Gerinnungsneigung während der Schwangerschaft entstehen. Zur Diagnostik und Therapie der Schlaganfälle wird auf Kap. 31 und 32 verwiesen. Auf Besonderheiten der Therapie der zerebralen Venen- und Sinusvenenthrombose bei Schwangeren wird in Kap. 32 eingegangen.

40.6 Migräne und Schlaganfall

Migräne mit Aura stellt einen unabhängigen Risikofaktor für den ischämischen Schlaganfall dar. Die genauen Zusammenhänge sind nicht bekannt. Patienten mit Migräne haben ein erhöhtes Risiko, klinisch stille Infarkte im hinteren Stromgebiet v. a. im Zerebellum zu erleiden, wie aus populationsbasierten Studien hervorgeht (Kruit et al. 2004). Gleichzeitig zeigten sich bei den untersuchten Frauen mit Migräne mit Aura vermehrt Läsionen in der tiefen weißen Substanz (Kruit et al. 2004). Eine zwar seltene, aber klinisch gut bekannte Entität im Rahmen von Kopfschmerzattacken ist der migränöse Infarkt, der wiederum v. a. im hinteren Stromgebiet insbesondere bei Patientinnen mit vaskulären Risikofaktoren (Rauchen, Kontrazeptiva, Bluthochdruck) beobachtet wird. Patienten mit Migräne mit Aura weisen im Vergleich zu Personen mit Migräne ohne Aura und Nicht-Migränikern häufiger

V

ein **persistierendes Foramen ovale** auf (Kap. 10). Ob das persistierende Foramen ovale durch Entwicklung paradoxer Embolien zu den vaskulären Läsionen führt, muss offen bleiben.

40.7 Idiopathische reversible zerebrale Vasokonstriktion

Bei diesem Syndrom handelt es sich um eine seltene Schlaganfallursache, die insbesondere bei ansonsten gesunden jüngeren Erwachsenen, z.T. mit Migräne-Vorbelastung, auftritt. Klinisch kommt es neben schweren Kopfschmerzen mit Übelkeit und Erbrechen zu wechselnden, z.T. bilateralen fokal-neurologischen Ausfällen, kortikalen Sehstörungen und auch Krampfanfällen. Angiografisch lässt sich der typische Befund einer segmentalen Einengung und auch Dilatation von Arterien darstellen. Dieser Befund segmentaler Vasospasmen ist naturgemäß vieldeutig und kann zur Verwechslung mit anderen Krankheitsbildern führen, die differenzialdiagnostisch in Betracht gezogen werden müssen: Differenzialdiagnosen bei segmentalen Einengungen, Abknickungen oder Dilatationen von Hirnarterien sind:

- Vaskulitiden (Kap. 38),
- Rauschdrogen (v.a. Kokain und Amphetamine; Kap. 14),
- multiple Embolien,
- intravasale Lymphome,
- Meningeosis neoplastica,
- Dissektionen (Kap. 37),
- fibromuskuläre Dysplasie (s.o.).

Nach Ausschluss dieser Ursachen kann dieses idiopathische Syndrom diagnostiziert werden, welches sich meist komplett über einige Tage oder Wochen zurückbildet.

Fazit

Die korrekte Einordnung seltener Schlaganfallsyndrome erfordert Engramme, die bei typischen Befundkonstellationen und Komorbiditäten an diese Erkrankungen denken lassen. Das Fehlen klassischer Risikofaktoren, das Auftreten der Schlaganfälle bei besonders jungen Patienten ohne nennenswerte Atherosklerose und das Vorhandensein ungewöhnlicher Läsionsmuster sollte die Aufmerksamkeit des Neurologen auf seltene Schlaganfallsyndrome richten.

Literatur

Adams RJ, McKie VC, Hsu L, et al. Prevention of a first stroke by transfusions in children with sickle cell anemia and abnormal results on transcranial Doppler ultrasonography. N Engl J Med 1998;339:5–11

Armstrong-Wells J, Grimes B, Sidney S, et al. Utilization of TCD screening for primary stroke prevention in children with sickle cell disease. Neurology 2009;72:1316–1321

Aubart-Cohen F, Klein I, Alexandra JF, et al. Long-term outcome in Susac syndrome. Medicine (Baltimore) 2007;86:93–102

Caplan L, Bogousslavsky J. Uncommon Causes of stroke. 2nd edition. Cambridge University Press, 2008.

Charache S, Barton FB, Moore RD, et al. Hydroxyurea and sickle cell anemia. Clinical utility of a myelosuppressive "switching" agent. The Multicenter Study of Hydroxyurea in Sickle Cell Anemia. Medicine (Baltimore) 1996;75:300–326

Earley CJ, Kittner SJ, Feeser BR, et al. Stroke in children and sickle-cell disease: Baltimore-Washington Cooperative Young Stroke Study. Neurology 1998;51:169–176

Finsterer J. MELAS-Syndrom als Differenzialdiagnose des juvenilen ischämischen Insultes. Fortschr Neurol Psychiatr 2009;77:25–31

Horn P, Vajkoczy P, Schmiedek P. Die spontane Okklusion der Circulus arteriosus Willisii (Moyamoya-Erkrankung). Nervenarzt 2001;72:406–415

Ikeda K, Iwasaki Y, Kashihara H, et al. Adult moyamoya disease in the asymptomatic Japanese population. J Clin Neurosci 2006;13:334–338

Kruit MC, van Buchem MA, Hofman PA, et al. Migraine as a risk factor for subclinical brain lesions. JAMA 2004;291:427–434

Maher CO, Piepgras DG, Brown RD Jr, Friedman JA, Pollock BE. Cerebrovascular manifestations in 321 cases of hereditary hemorrhagic telangiectasia. Stroke 2001;32:877–882

Meschia JF, Brott TG, Brown RD Jr. Genetics of cerebrovascular disorders. Mayo Clin Proc 2005;80:122–132

Nabavi DG, Allroggen A, Ringelstein EB. Der juvenile ischämische Insult. Nervenarzt 2004;75:167–186

Ohene-Frempong K, Weiner SJ, Sleeper LA, et al. Cerebrovascular accidents in sickle cell disease: rates and risk factors. Blood 1998;91:288–294

Porteous MEM, Burn J, Proctor SJ. Hereditary haemorrhagic telangiectasia: a clinical analysis. J Med Genet 1992;29:527-530

Pula JH, Eggenberger E. Posterior reversible encephalopathy syndrome. Curr Opin Ophthalmol 2008;19:479–484

Schapira AH. Mitochondrial diseases. Lancet 2006;368:70–82

Schievink WI. Spontaneous dissection of the carotid and vertebral arteries. N Engl J Med 2001;344:898–906

Seifried C, Sitzer M, Jen J, Auburger G. HERNS. Eine seltene hereditäre Multisystemerkrankung mit zerebraler Mikroangiopathie. Nervenarzt 2005;76:1191–1195

Treadwell SD, Thanvi B, Robinson TG. Stroke in pregnancy and the puerperium. Postgrad Med J 2008;84:238–245

VI Klinische Versorgung

41 Versorgung in der Prähospitalphase

Elmar W. Busch

Die Aufgaben der präklinischen Versorgung beziehen sich auf die klinische Stabilisierung von Schlaganfallpatienten, den möglichst schnellen Transport und die Einweisung in die richtige Klinikabteilung. Für alle 3 Aufgaben ist die korrekte Einschätzung der Diagnose wichtig (Fischer et al. 2008). Für die Weiterversorgung ist es entscheidend, dass Schlaganfallpatienten ohne Zeitverzug zu einer Stroke Unit gebracht werden. Somit entscheidet der Notarzt oder Rettungssanitäter indirekt auch darüber, ob das Zeitfenster für eine Thrombolyse eingehalten werden kann.

41.1 Klinische Untersuchung

Der Schlaganfall tritt plötzlich ein. Daher ist es in **Anamnese** und **Fremdanamnese** entscheidend, andere langsam progrediente Störungen abzugrenzen. Typische **prästationäre Differenzialdiagnosen** sind:
- die Migräne mit Aura,
- die Todd'sche Parese nach einem Krampfanfall,
- die Hypoglykämie,
- Herpesenzephalitis oder Meningitis.

Weiterhin sind Informationen zum vaskulären Hintergrund wichtig. Gab es schon andere Gefäßereignisse und liegen Risikofaktoren vor? Gibt es eine Familienanamese für vaskuläre Erkrankungen? Welche Medikamente nimmt der Patient ein?

Bei der **klinischen Untersuchung** sind die Vitalzeichen zu erfassen und allgemeinmedizinische Parameter zu erheben, um z.B. eine Herzinsuffizienz, einen Klappenfehler und eine Exsikkose zu erkennen. Bei der orientierenden **neurologischen Untersuchung** wird zunächst auf die Bewusstseinslage geachtet und durch Ansprache des Patienten das Befolgen von Aufforderungen und das Vorliegen von Sprach- oder Sprechstörungen beurteilt.

Ein Meningismus kann ebenso wie ausgeprägte Kopfschmerzen mit Übelkeit Zeichen einer Subarachnoidalblutung oder einer Meningitis sein. Bei der Untersuchung der Okulomotorik wird gezielt nach Doppelbildern gefragt. Gesichtsfelddefekte (bei Posteriorinfarkten) werden häufig erst durch die Untersuchung deutlich. Faziale Parese, Zungenparese und Schluckstörungen sind häufige Infarktzeichen, und können möglicherweise dem Mediastromgebiet oder dem Hirnstamm zugeordnet werden. Im motorischen System werden Paresen am leichtesten durch den Arm- und Beinvorhalteversuch erkannt. Dagegen sind die Muskeleigenreflexe in der Akutphase wenig hilfreich. Beim bewusstseinsgetrübten Patienten kann jedoch ein positives Babinski-Zeichen wegweisend sein.

Sensibilität und Koordination sind in der Akutphase häufig schwierig zu beurteilen. Als **Hirnstammzeichen** sind besonders zu beachten:
- Bewusstseinsstörung,
- Störungen der Okulomotorik,
- faziale Sensibilitätsstörungen,
- Schwindel,
- Schluckstörung und
- Dysarthrie.

Aufgrund des vitalen Risikos ist es besonders wichtig, Verdachtsmomente für Basilaristhrombosen und Subarachnoidalblutungen zu erkennen und diese Patienten direkt in geeignete Zentren zu bringen. Wo immer möglich, sollten Scores eingesetzt werden, da sie die Kommunikation über den Zustand eines Patienten erleichtern.

41.2 Technische Untersuchung

An technischen Untersuchungen sollte das **Basismonitoring** mit Blutdruck, EKG und Pulsoxymetrie Standard sein. Entsprechend dem Konzept der Penumbra, d.h. der Annahme, dass eine Infarktrandzone mit noch zu rettendem Hirngewebe vorliegt, ist eine optimale Einstellung der Kreislaufparameter schon vor der Stroke Unit wichtig. Auffälligkeiten der Körpertemperatur und des Blutzuckers können einerseits auf Differenzialdiagnosen verweisen, und sind andererseits Zielparameter der Basistherapie beim Schlaganfall. Entgleiste Blutzuckerwerte und Fieber beeinflussen die ischämische Schadensentwicklung ungünstig. Ob allerdings die Therapie von erhöhten Blutzucker- und Temperaturwerten schon im Rettungswagen sinnvoll ist, ist derzeit noch ungeklärt.

41.3 Therapie

Merke
Es gibt weiterhin keine Möglichkeit, eine zerebrale Ischämie von einer Hirnblutung vor der Bildgebung zuverlässig zu unterscheiden. Daher ist eine spezifische Schlaganfalltherapie erst im Krankenhaus möglich. Bei der prähospitalen Schlaganfallbehandlung gelten daher die **Prinzipien der allgemeinen Notfallversorgung**.

Alle Patienten sollten einen intravenösen Zugang erhalten. Auf eine Oberkörperhochlagerung ist zu achten. Allerdings nimmt der Blutdruck beim Schlaganfall eine Sonderrolle ein. Um die Durchblutung der Penumbra nicht zu gefährden, werden in der Akutphase auch hohe Blutdruckwerte bis 220/120 mmHg akzeptiert (Ringleb et al. 2008). Dadurch vermeidet man auch die Gefahr der hypotonen Blutdruckentgleisung, wie sie als Reaktion auf manche Medikamente (z. B. Nifedipin) auftreten kann. Erst bei noch höheren Werten sollte mit Urapidil langsam intravenös behandelt werden, bei Entgleisungen des diastolischen Blutdrucks auch mit 2 Hüben Nitrospray. Eine Hypoglykämie sollte mit Glukoselösung behandelt werden, z. B. durch intravenöse Gabe von 30 ml Glukose 40 %. Durch Sauerstoffgabe sollte eine Sauerstoffsättigung von ≥95 % angestrebt werden. Bei Verdacht auf Exsikkose sollte mit NaCl 0,9 % behandelt werden.

Als Komplikation treten gelegentlich epileptische Anfälle in Form von Frühanfällen auf. Bei anhaltenden Anfällen sollten diese mit Lorazepam (1–2 mg) oder Clonazepam (1–2 mg) intravenös behandelt werden. Begleiterkrankungen oder Komplikationen in Form von Herzinsuffizienz, Myokardinfarkt, Ateminsuffizienz, Aspiration oder Pneumonie müssen individuell nach Schweregrad therapiert werden und können aufgrund der vitalen Bedrohung im Vordergrund stehen.

41.4 Logistik

Der Notarzt und der Rettungsdienst haben bei der Notfallversorgung von Schlaganfallpatienten eine entscheidende **logistische Rolle**. Diese Rolle begründet sich durch die Möglichkeit, durch die moderne und akute Schlaganfalltherapie innerhalb eines begrenzten Zeitfensters mit Thrombolyse und interventionellen Verfahren lang anhaltende Behinderungen zu verhindern. Dies ist von enormer individueller Bedeutung und hat auch eine wichtige gesundheitsökonomische Dimension. Daher gibt es inzwischen in vielen Gegenden Deutschlands regionale Absprachen von Leistungserbringern, Rettungsdiensten, Krankenkassen und Lokalpolitik zur Zuordnung von Schlaganfallpatienten zu den Stroke Units vor Ort (Busch u. Diener 2003). Im Falle eines Schlaganfalls sollen die Patienten direkt und so schnell wie möglich zur nächsten Stroke Unit gefahren werden. Vor dem Hintergrund der allgemeinen Verteilungsproblematik sind solche Absprachen jedoch nicht immer möglich oder werden z. T. unterlaufen. In jedem Fall sollte aber der Versuch einer regionalen Einigung der Verantwortlichen angestrebt werden. In unterversorgten Gebieten hat sich die Telemedizin als hilfreich erwiesen (Audebert et al. 2009).

Von besonderer Bedeutung ist der **Zeitfaktor** im prähospitalen Management. Früher bestand häufig die Meinung, dass es lediglich darauf ankommt, das Zeitfenster der Thrombolyse einzuhalten. Inzwischen ist klar, dass jeder Patient so früh wie möglich behandelt werden sollte. Vor diesem Hintergrund gewinnen Programme an Bedeutung, die auf eine Beschleunigung des Ablaufs zielen. Zuletzt wurde gezeigt, dass die drahtlose Übermittlung von prästationären Daten ins Krankenhaus einen weiteren Zeitgewinn für den Patienten bringen kann (Ziegler et al. 2008). Das Krankenhaus kann sich dann schon auf den Empfang des Patienten vorbereiten und erreicht eine Verkürzung der door-to-needle-time, d. h. der Zeit vom Eintreffen des Patienten bis zum Beginn der Thrombolyse.

Fazit
Vor dem Hintergrund der enormen logistischen Bedeutung prähospitaler Versorgungsabläufe ist kritische Reflektion und Optimierung des Zusammenspiels von Notfalldienst und Klinik für die Patienten äußerst wichtig. Die Zuweisung zur richtigen Abteilung und die Vermeidung von Zeitverzügen sind entscheidend für die zur Verfügung stehenden Behandlungsoptionen.

Literatur

Audebert HJ, Tietz V, Boy S, Pilz P, Haberl RL, Schenkel J. Acceptance of telemedicine for acute stroke care: The German project TEMPiS 2009. Nervenarzt;80:184–189

Busch E, Diener HC. Schlaganfallverbund Essen. Netzwerk zur Versorgung von Schlaganfallpatienten. Notfall Rettungsmed 2003;6:292–298

Fischer CE, Barnung S, Nielsen SL, Rasmussen LS. Prehospital identification of stroke - room for improvement. Eur J Neurol 2008;15:792–796

Ringleb et al., European Stroke Organisation (ESO) Executive Committee; ESO Writing Committee. Guidelines for management of ischaemic stroke and transient ischaemic attack. Cerebrovasc Dis 2008; 25:457–507

Ziegler V, Rashid A, Müller-Gorchs M, et al. Mobile computing systems in preclinical care of stroke. Results of the Stroke Angel initiative within the BMBF project PerCoMed. Anaesthesist 2008;57:677–685

VI

42 Versorgung auf der Stroke Unit

E. Bernd Ringelstein, Martin A. Ritter

42.1 Stroke Unit-Konzepte

Das deutsche Stroke Unit-Konzept

In Deutschland wurde das Stroke Unit-Konzept ab 1995 von Schlaganfallexperten der Deutschen Gesellschaft für Neurologie in Kooperation mit der Stiftung Deutsche Schlaganfall-Hilfe (SDSH) erarbeitet. Aufgrund der damals schon sehr weit entwickelten neurologischen Intensivmedizin war das Konzept der Stroke Units initial von intensivmedizinischen Gesichtspunkten geprägt. Es basierte auf den **Grundsätzen**:

1. dass jeder Schlaganfall ein Notfall ist, vergleichbar dem Herzinfarkt,
2. dass die Akutversorgung wegen der besonderen Expertise in neurologischen Fachabteilungen erfolgen sollte,
3. dass die in angelsächsischen Studien als effektiv nachgewiesenen Basisstrukturen auch in Deutschland realisiert werden, dies als eigene Betteneinheit ohne Mischbelegung (so genannte **„Dedicated Stroke Unit“**) (Tab. 42.**1**),
4. dass die Schlaganfallpatienten durch ein speziell geschultes, multiprofessionelles Team versorgt werden (**„Team approach“**),
5. dass die Akutversorgung in enger Zusammenarbeit mit Kardiologen und (Neuro-)Radiologen erfolgt,
6. dass eine sofortige CT als bildgebende Mindestdiagnostik in allen Fällen möglich ist,
7. dass die Aufnahme so früh wie möglich nach Beginn des Schlaganfallsyndroms erfolgt (**„Time is brain“-Konzept**) und
8. dass die auf Schlaganfallpatienten spezialisierte, mobilisierende und komplikationsverhindernde Pflege einschließlich der frühen Physiotherapie, Schluck- und Sprachtherapie unverzichtbare Komponenten der Stroke Unit-Behandlung darstellen.

Tabelle 42.**1** Gesicherte Wirkprinzipien der Stroke Unit-Behandlung mit Senkung der Letalität und Verbesserung der Unabhängigkeit.

Gesicherte Wirkprinzipien mit Senkung der Letalität und Verbesserung der Unabhängigkeit
• Ein multiprofessionelles Team aus Ärzten, Pflegenden, Logopäden, Krankengymnasten, Ergotherapeuten und Sozialdienst arbeitet synergistisch zusammen und ist auf Schlaganfallpatienten spezialisiert („team approach“). • Exklusivität der Behandlungseinheit für Schlaganfallpatienten („dedicated Stroke Unit“) • Eine Stroke Unit versorgt ausschließlich Patienten mit einem Schlaganfallsyndrom, aber keine anderen Notfallpatienten. Etwa 90 % der Patienten mit Schlaganfallsyndrom haben einen ischämischen Hirninfarkt oder eine Hirnblutung, etwa 10 % leiden an Krankheiten, die einen Schlaganfall vortäuschen (so genannte „stroke mimics“). • Ineinandergreifen der Akuttherapie des Insults mit frühen Mobilisations- und Rehabilitationsmaßnahmen („comprehensive Stroke Unit“). Auch dieses Organisationsprinzip der Stroke Units hat sich in randomisierten Studien als wirksam erwiesen. Es beinhaltet die Behandlung des Patienten über die perakute Diagnostik und Therapie hinaus mit der frühen Mobilisations- und Rehabilitationsanwendung.
Zusätzliche positive Effekte sind belegt für:
• Systemische Fibrinolysetherapie mit t-PA innerhalb der ersten 4,5 h nach ischämischem Insult oder intraarterielle Fibrinolysetherapie mit Urokinase im 3 bis 6 h-Fenster. • Multimodales Monitoring wichtiger Vitalparameter (Blutdruck, Herzaktion, Atmung und Sauerstoffsättigung, Temperatur). • Neurologischer Sachverstand

Rasch stellte sich die Notwendigkeit heraus, die Stroke Units als Organisationsplattform für die prähospitale Versorgung (Aufklärung der Bevölkerung, Schulung der Rettungsdienste, Beschleunigung und Neudefinition der Rettungswege, etc.) und die Nachsorge zu gestalten (Einleitung der Rehabilitation, Sekundärprävention oder Weiterversorgung in einer Pflegeeinrichtung, Organisation der sozialen Wiedereingliederung) sowie eine Anbindung an intensivmedizinische Strukturen sicherzustellen. Letztere beinhalten Beatmung und Kreislaufstützung, Hirndrucktherapie, Sepsistherapie, neurochirurgische Dekompressionsoperation im Falle maligner Hirninfarkte oder -blutungen mit lebensbedrohlicher, intrakranieller Drucksteigerung, Ventrikeldrainage sowie den Zugang zu interventionellen, neurochirurgischen und gefäßchirurgischen Therapien (Coiling oder Clipping von Aneurysmen, Verschluss arteriovenöser Fisteln, Absaugen großer Thromben im Karotis-T oder in den proximalen Stämmen der großen Hirnarterien, intraarterielle Katheter-Lysetherapie, einschließlich mechanischer Rekanalisation bei Basilarisverschluss).

> **Merke**
> Das zunächst kritisierte multimodale automatische Monitoring konnte in einer niederländischen Pilotstudie als hochwirksam nachgewiesen werden (Sulter et al. 2003). In Beobachtungsstudien zeigten sich ähnlich positive Resultate (Cavallini et al. 2003, Candelise et al. 2007). Eine prospektive Beobachtungsstudie in Schleswig-Holstein zeigte einen hochsignifikanten positiven Effekt des deutschen Stroke Unit-Konzepts gegenüber der konventionellen Behandlung der Schlaganfälle auf internistischen Mischstationen (Walter et al. 2009).

Aus Gründen der Flächendeckung wurde die **Zertifizierung** der Stroke Units in Deutschland auf 2 unterschiedlichen Ausstattungsniveaus konzipiert, der **überregionalen Stroke Unit**, deren Merkmale weitgehend dem von internationalen Schlaganfallexperten kürzlich definierten „Comprehensive Stroke Center" entsprechen (Leys et al. 2007) und der **regionalen Stroke Unit**, deren Niveau dem „Primary Stroke Center" entspricht. In Tab. 42.**2** sind die in den positiven, randomisierten Studien identifizierten Struktur- und Prozessmerkmale der Stroke Units den darüber hinausgehenden deutschen Struktur- und Prozessmerkmalen gegenübergestellt.

VI

In mehreren Überarbeitungen dieses Konzepts wurden die erforderlichen Krankenhausstrukturen, die ärztliche und nicht ärztliche Personaldichte und die zusätzlichen infrastrukturellen Vorhalteleistungen auf 2 unterschiedlichen Versorgungsebenen definiert (z. B. Zugang zu neurochirurgischen Eingriffen) (Ringelstein et al. 2000, Ringelstein et al. 2005, Ringelstein et al. 2006) und 2008 in der derzeit gültigen Fassung der **Zertifizierungsregeln** zusammengefasst. Inzwischen wurden ca. 200 überregionale und regionale Stroke Units bundesweit zertifiziert. Die Zertifizierung entwickelte sich aus einem Qualitätssiegel der SDSH von 1996 zu einem ausgereiften Verfahren der Deutschen Schlaganfall-Gesellschaft (DSG) in Kooperation mit der SDSH und einem akkreditierten, professionellen Zertifizierungsunternehmen (aktuell LGA InterCert, Nürnberg; www.dsg-info.de → Stroke Units, Zertifizierungskriterien).

Alle zertifizierten Stroke Units wurden von Beginn an einer **systematischen Qualitätssicherung** unterworfen. Zuletzt wurde eine von Epidemiologen und Schlaganfallspezialisten konsentierte Liste so genannter Qualitätsindikatoren definiert (Heuschmann et al. 2006), die bundesweit an die regional kooperierenden Sektionen der Arbeitsgemeinschaft Deutscher Schlaganfallregister (ADSR) geliefert und für regionales Benchmarking genutzt wird. Aufgrund dieser Vorarbeiten konnten die Kostenträger und die politischen Entscheidungsträger im Gesundheitswesen von dem Nutzen und der Kosteneffizienz dieses Stroke Unit-Konzepts überzeugt werden. Zusammen mit dem Deutschen Institut für Medizinische Dokumentation und Information (DIMDI) definierten Schlaganfallexperten der DSG einen Operationen-Prozeduren-Schlüssel als **Leistungskatalog** der Stroke Unit-Behandlung (OPS 8-981), wodurch das deutsche Stroke Unit-Konzept ab 2006 auf eine solide finanzielle Basis gestellt werden konnte (für weitere Details: Ringelstein u. Busse 2009).

Angelsächsische Stroke Unit-Konzepte

Versuche einer „Intensive Care Stroke Unit" oder „Neurovascular Care Unit" für Schlaganfallpatienten waren in den 1970er Jahren in Kanada wegen hoher Kosten und fehlender Effektivität nicht erfolgreich (Norris und Hachinsky, 1976). In Schweden wurde in Ermangelung von Infrastrukturen zur Versorgung von Schlaganfallpatienten ein gegensätzliches Konzept verfolgt und eine „Non-Intensive Stroke Unit" entwickelt (Strand et al. 1985), die ausschließlich **Patienten im Subakutstadium** multiprofessionell und überwiegend rehabilitativ behandelte. Ein ähnliches Konzept wurde in Großbritannien als Rehabilitationseinrichtung für schwerstkranke Schlaganfallpatienten als „Comprehensive Stroke Unit" eingeführt (Kalra et al. 1993).

In britischen Krankenhäusern wurden verblindete, kontrollierte Studien an Schlaganfallpatienten durchgeführt (Evans et al. 2001). Dabei schnitt die Stroke Unit-Behandlung („Organised In-patient Stroke Unit Care") gegenüber anderen Modellen (z. B. mobiler Stroke-Team-Einsatz) besser ab (Kalra et al. 2000). Die Fibrinolyse-Therapie oder das multimodale, automatische Monitoring von Vitalparametern waren ausdrücklich nicht Inhalt dieser Behandlungsform. Die Cochrane Meta-Analyse 2007, die die Stroke Unit-Behandlung mit der Behandlung auf Normalstation verglich, berücksichtigte 31 randomisierte Studien mit 6936 Patienten. Sie zeigte eine signifikante Senkung der Todesrate (Odds Ratio 0,86; 95 % CI 0,76–0,98; p = 0,02) und des kombinierten Endpunkts Tod oder Abhängigkeit (Odds Ratio 0,82; 95 % CI 0,73–0,92; p = 0,001) 1 Jahr nach dem Schlaganfall.

Tabelle 42.2 Merkmalskatalog der Stroke Unit*.

Präklinische Aktivitäten	
• Aktivitäten in den Medien zur Verbesserung der Erkennung des Schlaganfalls durch Laien • Systematische Fortbildungsveranstaltungen für niedergelassene Ärzte • Systematische Schulung der Rettungsdienste (z. B. im Face-Arm-Speech-Test, FAST) • Überwindung des Regionalprinzips: Transport des SA-Patienten zum nächsten **geeigneten** Krankenhaus (mit zertifizierter Stroke Unit)	
Untersuchung und Monitoring	
1. Aufgaben des ärztlichen Dienstes	
In randomisierten Studien untersucht	***Auf deutschen Stroke Units gefordert***
• Systematische Vorgeschichte und neurologische Untersuchung	• identisch
• Apparative Routineuntersuchungen: Standard-Laborwerte, Blutbild, EKG, CT	• identisch **Zu jeder Zeit verfügbar:** • CT einschließlich CT-Angiografie • Notfalllabor einschließlich Liquordiagnostik zur DD • extra- und intrakranielle Dopplersonografie, EKG, konventionelle Röntgendiagnostik
• Untersuchungen **in ausgewählten Fällen**: Dopplersonografie der A. carotis, Echokardiogramm (in der Regel TTE), MRT	• **zusätzlich:** Lipidstatus einschließlich LDL, Lp(a), Suche nach Thrombophilie **Innerhalb von 24 h erhältlich:** • Farbduplexsonografie der Hirnarterien, TTE und TEE, EEG • Umfassendere Ultraschalldiagnostik der extra- und intrakraniellen Arterien bei nahezu allen Patienten • TEE als Regelfall • MRT bei der Mehrzahl **Zusätzlich:** 24 h Zugang zum MRT und zur digitalen Subtraktionsangiografie
2. Aufgaben des Pflegepersonals:	
In randomisierten Studien untersucht	***Auf deutschen Stroke Units gefordert***
• Allgemeine Pflegebedürfnisse, Untersuchung der vitalen Funktionen (Wachheit, Blutdruck, Atmung, Kreislauf) Schluckprüfung Ausgleich des Elektrolyt- und Wasserhaushalts Verhinderung von Dekubitus • Einzelne neurologische Monitoring-Aufgaben (z. B. Vigilanz, Pupillenreaktion, Stroke-Skalen) • Dokumentation der Funktionen und ihrer Störungen	• Identisch, alle Maßnahmen ärztlich überwacht • Zusätzlich gesicherter Zugang zur Intensivstation im selben Haus, falls erforderlich • Kontinuierliches apparatives automatisiertes Monitoring von mindestens 6 Vitalparametern über mindestens 24 h bis zu Tagen • Schulung an den Geräten, Einstellung der Grenzwerte • Kenntnis der erforderlichen Interventionen
Frühes Management	
Physiologische Parameter	
In randomisierten Studien untersucht	***Auf deutschen Stroke Units gefordert***
• Sorgfältige Überwachung der Flüssigkeitszufuhr (oft NaCl i. v. während der ersten 12–24 h)	• identisch
• Sorgfältige Überwachung der Nahrungszufuhr	• identisch

Tabelle 42.**2** Fortsetzung.

• Klinisches Monitoring und ggf. Behandlung von Infektionen, Fieber, Sauerstoffmangel, Hyperglykämie	• identisch **Zusätzlich:** Permanenter Zugang zu neurochirurgischen Interventionen, z. B. dekompressive Kraniektomie, Ventrikeldrainage, Hämatomevakuation (Maximalentfernung wurde definiert) Zugang zur Gefäßchirurgie, falls erforderlich Zugang zur interventionellen Neuroradiologie, falls erforderlich (z. B. für Stenting und Coiling)
Frühe Mobilisierung:	
In randomisierten Studien untersucht	***Auf deutschen Stroke Units gefordert***
• Aufsitzen im Bett, Stehversuche, Gehversuche	• Identisch, geleitet und überwacht von Physiotherapeuten
Spezielle Krankenpflege:	
In randomisierten Studien untersucht	***Auf deutschen Stroke Units gefordert***
• Sorgfältige Lagerung und schlaganfallspezifische Handhabung des Patienten, Behandlung von Druckstellen	• Identisch
• Behandlung einer Schluckstörung	• Identisch, Unterstützung durch Logopäden
• Vermeidung eines Blasendauerkatheters, wenn möglich	• Identisch **Zusätzlich**: Einleitung der evidenz-basierten medikamentösen Sekundärprävention durch die Ärzte
Multidisziplinäre Rehabilitation im Team:	
Frühe Rehabilitation	
In randomisierten Studien untersucht	***Auf deutschen Stroke Units gefordert***
• Einmal wöchentlich formales Treffen der verschiedenen Berufsgruppen, zusätzlich ad hoc-Treffen mit einzelnen Mitgliedern des Teams	• Der Team-Approach wird in den deutschen Stroke Units analog gehandhabt, auch hier mit regelmäßigen Teambesprechungen
• Frühe Rehabilitation mit Zielvereinbarung unter Einbeziehung der Angehörigen	• Die Dauer der frühen Mobilisations- und Rehabilitationsphase ist auf den deutschen Stroke Units verkürzt, da in vielen Fällen Verlegung in spezialisierte neurologische Rehakliniken („step down rehab") oder ambulante Rehabilitation Kooperationsvereinbarungen der Akut- und Rehakliniken werden verlangt
• Enge Verknüpfung der Pflegemaßnahmen mit den Behandlungsmaßnahmen der übrigen Berufsgruppen	• Identisch, aber nicht expressis verbis formuliert
• Vermittlung von Information über Schlaganfall, Erholungspotenzial und weitere Unterstützungsmöglichkeiten an Patienten und Angehörige	• Identisch, aber nicht expressis verbis formuliert
Entlassungsplanung	
In randomisierten Studien untersucht	***Auf deutschen Stroke Units gefordert***
• Frühe Festlegung der Bedürfnisse nach der Entlassung (z. B. Pflegestufe) • Entlassungsplan unter Einbeziehung des Patienten und der Angehörigen	• Obligatorische Einschaltung des Sozialdiensts erforderlich

*Linke Spalte: In randomisierten Studien untersucht (Quelle: Langhorne u. Pollock 2002, Langhorne u. Dennis 2004).
Rechte Spalte: Auf deutschen Stroke Units gefordert (Quelle: Ringelstein et al. 2005, Faiss et al. 2008)

Das zukünftige Europäische Konzept

Merke
Der Zugang zur Stroke Unit-Behandlung soll der gesamten Bevölkerung Europas im Verlauf der nächsten Jahre zugänglich gemacht werden (Langhorne u. Dennis 2004, Rudd et al. 2005, Kjellström et al. 2007). In der jüngsten Helsingborg-Deklaration wird **bis 2015** eine **Versorgungskette** („Continuum of care") von der Stroke Unit-Behandlung in der Akutphase über die frühe Rehabilitation bis zur Sekundärprävention für alle Schlaganfallpatienten gefordert.

Das Konzept entspricht einer **Synthese der angelsächsischen und deutschen Anforderungen** (Kjellström et al. 2007). Aktuell erhalten in Europa <15% der Patienten Zugang zur strukturierten und organisierten Stroke Unit-Behandlung. Nur 8,3% der europäischen Patienten haben Zugang zu einer überregionalen Stroke Unit (Comprehensive Stroke Center, CSC), nur 5,2% zu einer regionalen Stroke Unit (Primary Stroke Center, PSC). 44% der Patienten steht nur ein suboptimaler Minimalstandard zur Verfügung, und 42% der Patienten erhalten noch nicht einmal dieses Angebot (Leys et al. 2007b). In Deutschland und Österreich ist die Situation wesentlich günstiger, wo 2005 bereits annähernd 30% aller Schlaganfallpatienten Zugang zu überregionalen oder regionalen Stroke Units hatten (Ringelstein et al. 2009). Die internationale Experten-Meinung zur erforderlichen oder empfehlenswerten Ausrüstung und Infrastruktur eines Comprehensive oder Primary Stroke Center ist in Tab. 42.**3** zusammengefasst. Diese hebt sich von der nach heutigen Erkenntnissen unzureichenden Minimalversorgung der meisten europäischen Krankenhäuser drastisch ab (Leys et al. 2007a).

42.2 Diagnostik

Merke
Die Diagnostik des Schlaganfallpatienten erfolgt schnell, strukturiert und zielorientiert.

Als erstes werden **Vitalfunktionen** (Vigilanz, Atmung, Kreislauf) geprüft, einschließlich Blutdruckmessung und Herzrhythmus und -funktion (12-Kanal-EKG). Wenn die Vorgeschichte unklar ist, wird der Patient kursorisch nach Verletzungen abgesucht. Bei potenziellen Lysekandidaten muss schon jetzt auf einen systolischen Blutdruck <180 mmHg hingewirkt werden (z.B. mittels Gabe von Urapidil intravenös). An dieser Stelle wird auch entschieden, ob der Patient eine intensivmedizinische oder spezifische kardiologische Behandlung mit künstlicher Beatmung, Kreislaufstützung, Rhythmustherapie oder ggf. Sepsisbehandlung benötigt. Wenn dies nicht der Fall ist, wird der Patient sofort neurologisch untersucht. In diesem Zusammenhang wird der Score der **National Institute of Health Stroke Scale** (NIHSS) bestimmt. Auch anamnestische und fremdanamnestische Hinweise zu den Umständen und dem Tempo des Symptombeginns oder auf begleitende Infekte und Prodromalzeichen werden registriert.

In der Notaufnahme wird ein intravenöser Zugang gelegt und **Blut** abgenommen, um die wichtigsten Gerinnungsparameter (mindestens PTT, INR und Thrombozyten), ein Blutbild (mindestens Hb, Leukozyten), Kreatinin und Harnstoff (Niereninsuffizienz?) und den Blutzucker mittels Streifentest (Hypoglykämie als Stroke Mimic eines entgleisten Diabetes mellitus?, Blutzucker <50 mg% oder >400 mg% als Kontraindikation der Lyse) zu bestimmen. Zur Lysetherapie muss ein entgleister Blutzucker ggf. aktiv in diese Grenzen gebracht werden. Weitere Blutzuckerkorrekturen erfolgen später. Nachfolgend erfolgt mit absolutem **Vorfahrtsrecht** eine **CT** oder **MRT des Kopfs**. Ziel dieser Diagnostik ist der Ausschluss einer Hirnblutung, einer anderen Ursache der neurologischen Defizite (Tumor, Angiom, Sinusvenenthrombose, Enzephalitis, etc.) und der Nachweis früher Infarktzeichen. Aus Gründen der Zeitersparnis („jede Minute zählt") ist die Sichtung der Bilder direkt am Monitor zweckmäßig, um bei Lysepatienten den initialen t-PA-Bolus umgehend zu verabreichen. Vor Beginn der t-PA-Infusion muss geklärt sein, dass die Thrombozytenzahl ≥100000/mm^2 beträgt und die PTT und der INR-Wert annähernd normal sind (INR <1,8).

Es folgen weitere diagnostische Maßnahmen, um die Schlaganfallpathogenese aufzuklären. Dazu gehören die transösophageale Echokardiografie (TEE), 24-h-Langzeitblutdruckmessung und laborchemische Untersuchungen zum Nachweis einer Fettstoffwechselstörung, Kollagenose, Vaskulitis, anderer Entzündungen, etwaiger Gerinnungsstörungen oder einer Erkrankung der blutbildenden Organe.

42.3 Basistherapie

Merke
In der Basistherapie greifen Diagnostik und spezifische Behandlung eng ineinander. Deswegen werden die wichtigsten Vitalparameter kontinuierlich, d.h. apparativ automatisch, nicht invasiv überwacht (arterieller Blutdruck, Herz-/Atemfrequenz, Sauerstoffsättigung, Körpertemperatur) oder engmaschig gemessen (Blutzucker, Hämoglobin, Leukozyten und Elektrolyte).

Tabelle 42.3 Expertenurteil zur erforderlichen Ausstattung von Stroke Units in Europa (Quelle: Leys et al. 2007b).

Comprehensive Stroke Center (CSC)[1]	Primary Stroke Center (PSC)[2]
Absolut notwendig für >75 % der Schlaganfall-Experten	**Absolut notwendig für >75 % der Schlaganfall-Experten**
Multidisziplinäres Team	Multidisziplinäres Team
Schlaganfall-geschultes Pflegepersonal	Schlaganfall-geschultes Pflegepersonal
Beginn der Physiotherapie innerhalb von 2 Tagen	
Kopf-CT 24/7	Kopf-CT 24/7
CT-Vorfahrt für alle Schlaganfall-Patienten	CT-Vorfahrt für alle Schlaganfall-Patienten
Extrakranielle Dopplersonografie	Extrakranielle Dopplersonografie
Extrakranielle Duplexsonografie	
TTE	
Automatisches EKG-Monitoring	Automatisches EKG-Monitoring
Automatisches Pulsoxymetrie-Monitoring	
Automatisches Blutdruck-Monitoring	
t-PA i. v.-Lyse-Therapie 24/7	t-PA i. v.-Lyse-Therapie 24/7
Zugang zur Karotis-Chirurgie	
Zugang zur Angioplastie und zum Stenting	
Intensivstation im selben Haus	Intensivstation im selben Haus
Zusammenarbeit mit externem Reha-Zentrum	
Verbindliches i. v.-Lyseprotokoll	Verbindliches i. v.-Lyseprotokoll
Schlaganfall-Ausbildungszentrum	
Schlaganfall-Pfade	
Schlaganfall-relevante klinische Forschung	
Absolut notwendig für >50 % der Schlaganfall-Experten	**Absolut notwendig für >50 % der Schlaganfall-Experten**
Neurologe verfügbar 24/7	Neurologe rufbereit
Arzt mit spezieller Schlaganfall-Ausbildung 24/7	Arzt mit spezieller Schlaganfall-Ausbildung 24/7
Interventioneller Neuroradiologe rufbereit	Interventioneller Neuroradiologe rufbereit
Neurochirurg rufbereit	
Karotis-Chirurg rufbereit	
Team für die Notfallaufnahme vorhanden	Team für die Notfallaufnahme vorhanden
Ärztl. Spezialist für Ultraschalldiagnostik der A. carotis verfügbar	Ärztl. Spezialist für Ultraschalldiagnostik der A. carotis verfügbar
Ärztl. Experte für Echokardiografie verfügbar	
Sozialarbeiter verfügbar	Sozialarbeiter verfügbar
Arzt mit Spezialkenntnissen in Rehabilitation verfügbar	
Beginn der Sprach- und Schluckheilbehandlung innerhalb von 2 Tagen	Beginn der Sprach- und Schluckheilbehandlung innerhalb von 2 Tagen
s. o. höhere Dringlichkeit	Beginn der Physiotherapie innerhalb von 2 Tagen

Tabelle 42.**3** Fortsetzung.

Comprehensive Stroke Center (CSC)[1]	**Primary Stroke Center (PSC)**[2]
MRT in verschiedenen Sequenzen 24/7	
DWI-MRT verfügbar	
Extrakranielle Doppler 24/7	
Extrakranielle Duplexsonografie 24/7	Extrakranielle Duplexsonografie vorhanden
Transkranielle Dopplersonografie 24/7	
CT-Angiografie 24/7	
MR-Angiografie 24/7	
Transfemorale Katheterangiografie 24/7	
TEE verfügbar	TEE vorhanden
s. o. höhere Dringlichkeit	Automatisches Monitoring der Pulsoxymetrie
s. o. höhere Dringlichkeit	Automatisches Monitoring des Blutdrucks
Automatisches Monitoring der Atmung	Automatisches Monitoring der Atmung
Automatisches Monitoring der Körpertemperatur	Automatisches Monitoring der Körpertemperatur
Intraarterielle Thrombolyse 24/7	
Möglichkeit der Beatmung	
Aneurysma-Chirurgie	
Hemikraniektomie	
Ventrikeldrainage möglich	
Neurochirurgische Hämatom-Evakuation verfügbar	
Spezialambulanz für Schlaganfall-Patienten	Spezialambulanz für Schlaganfall-Patienten
Multidisziplinäre Intensivstation im Hause	Multidisziplinäre Intensivstation im Hause
Stationäre Rehabilitation im Hause	Stationäre Rehabilitation im Hause
Externe Rehabilitation verfügbar	Externe Rehabilitation verfügbar
Spezialambulanz für Antikoagulation	
Spezielle Transportregelungen für die Aufnahme akuter Schlaganfall-Patienten	Spezielle Transportregelungen für die Aufnahme akuter Schlaganfall-Patienten
Schlaganfalldatenbank	
Stroke-Awareness-Programm für das Einzugsgebiet	Stroke-Awareness-Programm für das Einzugsgebiet
Präventionsprogramm gegen Schlaganfall	Präventionsprogramm gegen Schlaganfall
s. o. höhere Dringlichkeit	Behandlungspfade für Schlaganfall
Drittmittel für Schlaganfall-Forschung	
Medikamentenstudien	
Klinische Ausbildungsplätze für Schlaganfall-Spezialisten	
Koordination klinischer Schlaganfall-Studien	
Arbeitsgruppe für Schlaganfall-Forschung	

Tabelle 42.**3** Fortsetzung.

Comprehensive Stroke Center (CSC)[1]	Primary Stroke Center (PSC)[2]
Für >50 % der Schlaganfall-Experten bedeutsame Merkmale	**Für >50 % der Schlaganfall-Experten bedeutsame Merkmale**
s. o. höhere Dringlichkeit	Neurologe 24/7
Diagnostischer Radiologe 24/7	
Neurochirurg 24/7	
Internist im Schlaganfall-Team	Internist im Schlaganfall-Team
s. o. höhere Dringlichkeit	Ärztlicher Experte für TCD
s. o. höhere Dringlichkeit	Ärztlicher Experte für Echokardiografie
s. o. höhere Dringlichkeit	Ärztlicher Experte für Rehabilitation
Ärztlicher Leiter für die Schlaganfall-Medizin	
Neurologe mit Spezialausbildung in neurologischer Intensivmedizin im Team	
Perfusions-CT 24/7	
MRT in verschiedenen Sequenzen 24/7	MRT in verschiedenen Sequenzen 24/7
Diffusionsgewichtetes MRT 24/7	Diffusionsgewichtetes MRT 24/7
Perfusions-MRT 24/7	
s. o. höhere Dringlichkeit	Extrakranielle Dopplersonografie 24/7
s. o. höhere Dringlichkeit	Extrakranielle Duplexsonografie 24/7
Transkranielle Duplexsonografie 24/7	Transkranielle Duplexsonografie 24/7
s. o. höhere Dringlichkeit	MRT-Angiografie
s. o. höhere Dringlichkeit	Möglichkeit zur Beatmung
s. o. höhere Dringlichkeit	Spezialambulanz für Schlaganfall-Patienten in der Neurologie
s. o. höhere Dringlichkeit	Arbeitsgruppe für Schlaganfall-Lehre und -Forschung
Transthorakale Echokardiografie 24/7	
Transösophageale Echokardiografie 24/7	
Möglichkeit zum Coiling (von Aneurysmen) 8/5	
Intraarterielle Thrombektomie	
Hubschrauber-Versorgung der Notfälle möglich	
Ärztliche Stellen für Schlaganfall-Forschung (Stroke research fellowship)	
Schlaganfall-Datenbank	Schlaganfall-Datenbank

[1]CSC= entspricht weitgehend der überregionalen Stroke Uni in Deutschland
[2]PSC= entspricht weitgehend der regionalen Stroke Unit in Deutschland
24/7= 24-stündige Verfügbarkeit an 7 Tagen der Woche
8/5= für 8 h an jeweils 5 Werktagen verfügbar

Durch die **Pulsoxymetrie** können Hypoxien der Patienten lückenlos erkannt und durch geeignete Maßnahmen therapiert werden. Pernasale Sauerstoffzufuhr (2–4 l/min) oder auch nicht invasive Maskenbeatmung können hier helfen. Bei Patienten mit CO_2-Retention ist die Kapnografie sinnvoll, um die Indikation zur invasiven Beatmung zu stellen.

Blasenstörungen bedürfen der systematischen Überwachung durch Palpation der Blase, Restharnbestimmung mittels Ultraschall und Einmalkatheterisierung. Wegen der Gefahr der Aspirationspneumonie, der hypostatischen Pneumonie oder aufsteigender Harnwegsinfekte muss die **Körperkerntemperatur** engmaschig gemessen werden. Korrekturen erfolgen durch Antipyretika, notfalls auch physikalische Kühlungsmaßnahmen und möglichst gezielte Antibiose. Wenn Infektzeichen auftreten, wird eine Fokussuche durchgeführt (Röntgen-Thorax, Wechsel der peripher- oder zentralvenösen Zugänge) und Material zur Erregerdiagnostik gewonnen (Blut, Urin, Trachealsekret). Anschließend wird eine empirische Antibiotikatherapie begonnen, die nach Erhalt des Resistogramms modifiziert wird. Eine präventive Antibiotikatherapie konnte bisher das Ergebnis der Schlaganfallpatienten nicht verbessern (Harms et al. 2008). Durch tägliche Messungen der **Blutelektrolyte** können Entgleisungen des Flüssigkeitshaushalts rechtzeitig erkannt und korrigiert werden. Anfangs sollte eine Therapie mit isotonen **Infusionslösungen** zur Rehydrierung erfolgen. Wahrscheinlich trägt diese Maßnahme auch zur Verbesserung der Mikrozirkulation parenchymatöser Organe bei.

Zur Basistherapie gehört auch die **frühe Sekundärprävention**, entweder mithilfe von Thrombozytenaggregationshemmern, in der Regel Azetylsalizylsäure 100 mg/Tag, alternativ Aggrenox 2 Tabletten pro Tag (= Mischpräparat aus 25 mg Azetylsalizylsäure plus 200 mg retardiertem Dipyridamol) oder Clopidogrel 75 mg/Tag. Bei Vorliegen einer Indikation für eine orale Antikoagulation wird diese ab dem 10. bis14. Tag nach Hirninfarkt initiiert, bei Patienten mit kleinen Hirninfarkten schon früher. Während der ersten 10 Tage nach immobilisierendem Schlaganfall ist die **Prophylaxe** der **tiefen Becken- und Beinvenenthrombose** und der Lungenembolie mit 1-mal 40 mg Enoxaparin subkutan wirksamer als mit 2-mal 5000 IE unfraktioniertem Heparin subkutan (PREVAIL-Studie, Sherman et al. 2007). Andere fraktionierte Heparinpräparate kommen in analogen Niedrigdosen ebenso in Betracht (Nadroparin, Deltaparin, Tinzaparin, Certoparin).

Schluckstörungen treten bei >50% aller Schlaganfallpatienten auf und sind damit eine häufige Komplikation (Martino et al. 2005). Aufgrund der daraus resultierenden, z.T. schwerwiegenden Komplikationen (Malnutrition, Aspirationspneumonie, erhöhte Mortalität; Heuschmannn et al. 2004) ist eine präzise und detaillierte Diagnostik und Behandlung von großer Bedeutung. Klinische Dysphagie-Screening-Tests erlauben eine erste Einschätzung des Aspirationsrisikos und helfen, die Pneumonierate und die Mortalität zu senken. Die Pneumonie ist die häufigste Todesursache des akuten Schlaganfallpatienten (Heuschmann et al. 2004). Da die einfachen klinischen Screening-Tests der Schluckfunktion aber eine unzureichende Sensitivität, Spezifität und Reliabilität aufweisen und insbesondere stille Aspirationen nicht detektieren (Deborah et al. 2003), sollte bevorzugt eine **videoendoskopische Dysphagiediagnostik** zum Einsatz kommen (Fiberoptic endoscopic evaluation of swallowing, FEES; Dziewas et al. 2008). Mithilfe dieses Verfahrens, das am Patientenbett durchführbar ist, wird insbesondere die pharyngeale Phase des Schluckakts beobachtet und eine Aspirationsneigung in Abhängigkeit von der verabreichten Nahrungskonsistenz detektiert.

Die **engmaschige Überwachung des Blutzuckers** zeigt häufig eine initiale Hyperglykämie, bei oral oder mit Insulin behandelten Diabetikern oft auch hypoglykämische Entgleisungen. Die Hyperglykämie ist prognostisch ungünstig, weil sie die Infarktausbreitung beschleunigt und gleichzeitig die Rekanalisation unter fibrinolytischer Behandlung erschwert (Ribo et al. 2005). Der Blutzucker muss für die Lysetherapie innerhalb eines Korridors von 50 mg/ml bis 400 mg/ml liegen, andernfalls sollte er unmittelbar korrigiert und möglichst konstant gehalten werden. Abweichungen davon stellen nämlich eine Kontraindikation der Lysetherapie dar. Eine Blutzucker-Interventionsstudie an akuten Schlaganfallpatienten konnte kürzlich allerdings kein besseres Ergebnis unter aktiver Blutzuckermodulation gegenüber nicht streng eingestellten Blutzuckerwerten aufzeigen (Gray et al. 2007).

Ein ungelöstes Problem stellt die aktive **Senkung oder Erhöhung des Blutdrucks** dar (Ritter et al. 2009). Für diesbezügliche Fragestellungen sei auf Kap. 23 („Blutdrucktherapie") verwiesen. Bis zu 12% der akuten Schlaganfallpatienten weisen **kardiale Rhythmusstörungen** auf, die hämodynamisch relevant sind (Oppenheimer 2006). Für alle Schlaganfallpatienten mit dokumentiertem Vorhofflimmern gilt, dass die erste und wichtigste therapeutische Konsequenz die Antikoagulation ist (Fuster 2006). Diesbezügliche Behandlungsstrategien sind in Kap. 26 („Kardiale Rhythmustherapie") dargestellt. In der Schlaganfall-Akutphase kann Vorhofflimmern meist mit frequenz-regulierenden Betarezeptorblockern und/oder Kalziumantagonisten vom Verapamil-Typ auf eine Kammerfrequenz zwischen 80 und 100/min in Ruhe eingestellt werden. Wenn Vorhofflimmern hämodynamisch nur schlecht toleriert wird, kann im Einzelfall auch in der Akutsituation eine rhythmisierende Behandlung sinnvoll sein. Die seltene, zentralnervös mitverursachte schwere Bradykardie wird mit Parasympatholytika (Atropin 0,5–1 mg intravenös) oder einem passageren Schrittmacher beherrscht.

42.4 Flankierende Maßnahmen

Das speziell hierfür ausgebildete Pflegepersonal führt eine **schlaganfallspezifische Pflege** durch. Mithilfe von Schlaganfallskalen (meistens der NIHSS; Brott et al. 1989) wird der neurologische Status überwacht. Das frühe Ergebnis wird mithilfe der modifizierten Rankin Scale (mRS) gemessen. Die Patienten werden mehrfach täglich gebettet und im Bett mobilisiert. Systematisches **Umlagern im Zweistundentakt** ist hocheffektiv gegen Dekubitus und schützt vor hypostatischen Pneumonien. Beim Schlucktraining und der Speiseauswahl arbeitet das Pflegepersonal mit Logopäden eng zusammen.

Durch die **Physio- und Ergotherapie** erfolgt eine weitere, gezieltere Mobilisierung. Hierfür ist bei schwerstgelähmten Patienten anfangs unter Umständen der Einsatz von 2 oder sogar 3 Therapeuten gleichzeitig erforderlich. Besonders hohe therapeutische Anforderungen stellen Patienten mit ausgeprägtem Hemineglectsyndrom oder so genannte Pusher dar. Letztere sind Patienten, die sich aufgrund einer schweren Störung der subjektiven Vertikalen mit der gesunden Körperhälfte zur kranken Seite hin wegstemmen. Beide Syndrome können die frühe physiotherapeutische Behandlung extrem erschweren.

Die Ergotherapie bearbeitet gezielt Feinmotorikstörungen der Hände und vermittelt Techniken, um einfache Alltagsverrichtungen trotz Behinderung durchführen zu können (z. B. Zubereitung eines belegten Brots mit einer Hand, selbständiger Konsum von Getränken trotz Lähmung von Hand- und Gesichtsmuskeln, Anziehen und Schnüren der Schuhe oder eines Kleidungsstücks, etc.). Die auf die Schlaganfallpatienten spezialisierten **Logopäden** arbeiten als Schluckdiagnostiker und -therapeuten mit Patienten mit schweren oder länger anhaltenden Dysphagien, sowie als Sprachheiltherapeuten mit Patienten mit Aphasie oder Dysarthrophonie.

Parallel zu der frühen Mobilisations- und Rehabilitationsbehandlung des akuten Schlaganfallpatienten werden durch den Sozialdienst des Stroke Unit-Teams bereits Vorbereitungen zur nachfolgenden wohnortnahen, ambulanten oder stationären Rehabilitationsbehandlung („Step-down rehabilitation unit") ergriffen, sofern diese indiziert sind.

Die Wahl einer geeigneten **Sekundärprophylaxe** gehört ebenfalls zu den therapeutischen Aufgaben der Stroke Unit. Diese erfolgt vorrangig mittels Plättchenhemmung oder oraler Antikoagulation. Aber auch die Behandlung einer Hyperlipidämie mit Statinen gehört dazu. Sekundärpräventiv sollten alle Patienten mit ischämischem Insult 80 mg Atorvastatin erhalten, begründet durch das Ergebnis der SPARCL-Studie (Amarenco et al. 2007). Da sich die initiale Blutdruckentgleisung häufig wieder zurückbildet (Ritter et al. 2009), erfolgt die medikamentöse, sekundärpräventive Behandlung der arteriellen Hypertonie erst ab dem 3.–7. Tag, sofern nicht zuvor schon Werte von systolisch 220 mmHg oder diastolisch 110 mmHg überschritten wurden. Etwa 80 % aller Schlaganfallpatienten zeigen initial hypertensive Blutdruckwerte. Zahlreiche Evidenzen sprechen dafür, dass die zerebrale Hämodynamik im Akutstadium des ischämischen Schlaganfalls durch leicht bis moderat erhöhte Blutdruckwerte begünstigt und eine Infarktprogression dadurch aufgehalten wird.

Als weitere Maßnahme auf der Stroke Unit erhalten die Patienten eine individuelle **Edukation** über die Art und die Hintergründe der Erkrankung, das Risikoprofil und das Spektrum präventiver Möglichkeiten sowie das Rezidivpotenzial, soweit möglich unter Einbindung der Angehörigen.

42.5 Komplikationen

Im Akutstadium des Schlaganfalls lassen sich verschiedene Kategorien von Komplikationen differenzieren, die jeweils andere Therapiestrategien erfordern:

- Häufige **zerebrale Komplikationen** sind Hirnödem, Reinsult, Progression des Insultsyndroms durch Vergrößerung der Blutung oder progrediente Vergrößerung des Hirninfarkts, und die symptomatische Epilepsie.
- Typische **kardiovaskuläre Komplikationen** sind schwere Arrhythmie, insbesondere Auftreten von Vorhofflimmern und Auftreten eines Myokardinfarkts.
- Regelhafte **Komplikationen infolge der Immobilisierung** und der paretisch erschlafften Muskulatur sind insbesondere Pneumonie, Harnwegsinfekt, Dekubitus, andere Infektionen und venöse thrombembolische Komplikationen (Lungenembolie, tiefe Becken-/Beinvenenthrombose, paradoxe Hirnembolie), aber oft auch muskuloskelettale Schmerzen, lähmungsbedingte Subluxationen, insbesondere der Schulter, und lähmungsbedingte Stürze.
- Eine weitere Komplikationskategorie sind **homöostatische Entgleisungen** wie arterielle Hyper- und Hypotension, Hyperglykämie, Dehydratation und starke Elektrolyt-Verschiebungen, Fieber und Hypoxie.

> **Merke**
> Die Metaanalyse von Govan et al. (2007) zeigte, dass sowohl die Schlaganfallprogression (Odds Ratio 0,66) als auch pulmonale (Odds Ratio 0,60) oder sonstige (Odds Ratio 0,56) Infektionen hochgradig und signifikant durch die Stroke Unit-Behandlung vermindert werden.

Durch die multimodale und engmaschige Überwachung werden Interventionen, die gegen diese Komplikationen gerichtet sind, signifikant häufiger auf der Stroke Unit umgesetzt als auf Normalstationen. Dies verkürzt die Dauer der Beeinträchtigungen (Cavallini et al. 2003).

42.6 Strukturanforderungen

Die Vorhaltekosten der Krankenhausstruktur und der apparativen Ausstattung, v.a. aber der Umfang des ärztlichen und Pflegepersonals, wie es von den Zertifizierungsauflagen verlangt wird, ist wegen der dafür erforderlichen Erlöse aus den Fallpauschalen an relativ hohe Fallzahlen gebunden, um die Kosten gegenfinanzieren zu können. Von der Stroke Unit Kommission der DSG wurden 4 voll monitorisierte Betten als Mindestgröße einer zertifizierten regionalen Stroke Unit verlangt und gegen anfängliche erhebliche Widerstände durchgesetzt. Bei einem durchschnittlichen 3- bis 4-tägigen Überwachungsaufwand für die Schlaganfallpatienten ergibt sich daraus als Richtschnur, dass pro monitorisiertem Bett etwa 100 Schlaganfallpatienten im Jahr behandelt werden können. Unter wirtschaftlichen Gesichtspunkten sind 6 oder mehr monitorisierte Betten als Grundstock einer zertifizierten Stroke Unit günstiger als nur 4, auch unter Berücksichtigung der aktuellen Erlöse aus den unterschiedlichen DRGs des OPS 8-891. Um Schnittstellenprobleme zur Allgemeinstation aufzulösen, empfiehlt die DSG zusätzliche nicht monitorisierte Betten mit erhöhter Pflegeausstattung auf der Stroke Unit einzurichten, so genannte **Enhanced care-Betten** (Ringelstein et al. 2005).

Anhand mehrerer Analysen aus der Fachliteratur lässt sich belegen, dass Mengeneffekte, wie sie auf den Stroke Units in Deutschland regelhaft erreicht werden, zu verbesserter Qualität der Behandlung führen. Die kürzlich durchgeführte Analyse von Saposnik et al. (2007) an 26 000 Schlaganfallpatienten aus >600 kanadischen Krankenhäusern zeigte eine klare **Abhängigkeit der Letalität** von der **Zahl der jährlich behandelten Schlaganfallpatienten**. Krankenhäuser mit <50 Schlaganfällen pro Jahr zeigten eine 7-Tage-Letalität von 9,5 %, Krankenhäuser mit 100–200 Schlaganfällen pro Jahr von 7,3 % und Krankenhäuser mit >200 Schlaganfällen pro Jahr von 6,0 %, die Unterschiede waren jeweils hoch signifikant (p< 0,001). Zertifizierte Stroke Units sind ein günstiges Milieu, um solche positiven Effekte über die Steigerung der Expertise zu realisieren. Das geht oft ohne weitere Kostensteigerung oder sogar mit sinkenden Einzelfallkosten einher. Die konsequente Anwendung eines durchdachten Behandlungspfades kann diesen Effekt noch verstärken.

42.7 Qualitätssicherung

Mit Beginn der Zertifizierung wurde den Betreibern der von der DSG und der SDSH zertifizierten Stroke Units die systematische Erfassung von ca. 110 Einzeldaten (so genannter „Basisdatensatz") jedes Patienten in anonymisierter Form in einer Schlaganfalldatenbank zur Auflage gemacht. In nahezu der gesamten Bundesrepublik Deutschland hat die Arbeitsgemeinschaft Deutscher Schlaganfall-Register (ADSR) die Datenerfassung und -auswertung übernommen, in regionalen Registern für Benchmarking-Zwecke und nach Datenpooling für wissenschaftliche Untersuchungen. Diese Datenbanken sind inzwischen eine exzellente Quelle für verlässliche Versorgungsforschung.

Im Jahr 2006 wurde von der ADSR eine Liste von **Qualitätsindikatoren** über ein Delphi-artiges Verfahren mit internationaler Beteiligung und auf dem bestmöglichen Evidenzniveau für die Qualitätsmessung auf Stroke Units erarbeitet (Heuschmann et al. 2006) (www.schlaganfall-register.de). Damit konnte die Zahl der erforderlichen Items pro Fall auf 38 reduziert werden. Diese beziehen sich auf die Prähospitalversorgung, die Akutversorgung und die Nachsorge einschließlich Prävention, und ein Drei-Monats-Follow-up (letztes aus Kostengründen bisher regional begrenzt). Qualitätsindikatoren sind strukturbezogen, patientenbezogen oder sind Follow-up-Merkmale (Tab. 42.4). In halbjährlichem Abstand werden den einzelnen Kliniken die Qualitätsindikatoren im Vergleich zu allen anderen Kliniken eines regionalen Registers zurückgespiegelt. Dieses Benchmarking ist die Basis einer kontinuierlichen Qualitätssteigerung in den zertifizierten Stroke Units.

Fazit

Stroke Units in Deutschland stellen effiziente Versorgungsstrukuren für die Behandlung des Schlaganfalls dar, deren Wirksamkeit inzwischen durch wissenschaftliche Studien belegt ist. Stärken deutscher Stroke Units liegen in der Gewährleistung rascher Patientendiagnostik, der Ermöglichung eines unverzüglichen Therapiebeginns und in der frühzeitigen Erfassung von Komplikationen, die aufgrund der engmaschigen Überwachung zielstrebig durch speziell geschultes Personal behandelt werden können.

Tabelle 42.4 Qualitätsindikatoren für die akute Schlaganfallbehandlung (Quelle: Heuschmann et al. 2006).

Patienten-Krankenhausinfrastruktur
• Krankenhaus nimmt an der Ausbildung der Notfallversorgung von Schlaganfallpatienten teil • Krankenhaus nimmt an Schlaganfall-Aufklärungskampagnen der Bevölkerung teil • Krankenhaus verfügt über ein multidisziplinäres Schlaganfallteam • 24-stündige Verfügbarkeit von Schlaganfall-Imaging Einrichtung eines Internen/Externen Qualitätsmanagements • Vaskuläres Imaging verfügbar, ebenso von kardiologischen Untersuchungsmethoden • Verfügbarkeit eines automatisierten Monitorings von Vitalparametern

VI

Tabelle 42.4 Fortsetzung.

Patienten-Krankenhausinfrastruktur
Patientenbezogene Indikatoren während der stationären Behandlung
• Schlaganfallaufklärung der Patienten und ihrer Angehörigen • Frühe Rehabilitationsmaßnahmen: Physiotherapie, Ergotherapie • Frühe Rehabilitationsmaßnahmen: Sprachheilbehandlung, Schlucktherapie • Antithrombotische Therapie: Thrombozytenaggregationshemmer innerhalb von 48 h nach Schlaganfallbeginn • Antithrombotische Therapie: Thrombozytenaggregationshemmer zum Zeitpunkt der Entlassung • Antithrombotische Therapie: Antikoagulation zum Zeitpunkt der Entlassung bei Patienten mit Vorhofflimmern. Frühe Mobilisierung • Gehirnbildgebung bei allen Schlaganfall-verdächtigen Patienten • Gefäßbildgebung bei allen Patienten mit ischämischen Schlaganfall oder TIA • Orientierende Untersuchung der Patienten auf Schluckstörungen • Erfassung der 7-Tage-Krankenhaus-Mortalität für Patienten mit ischämischen Schlaganfall • Rate der im Krankenhaus erworbenen Pneumonie von ischämischen Schlaganfallpatienten • Frühe Gehirnbildgebung innerhalb 1 h nach Aufnahme, sofern die Patienten innerhalb von 2 h nach Schlaganfallbeginn aufgenommen wurden
Follow-up-Parameter drei Monate nach Schlaganfall
Sekundäre Schlaganfallprävention streng nach Leitlinien • Behandlungsergebnis (Resultat) • Lebensqualität (Resultat gemäß modified Rankin Scale u. a.)

Literatur

Amarenco P, Goldstein LB, Szarek M, et al. for the SPARCL Investigators: Effects of intense low-density lipoprotein cholesterol reduction in patients with stroke or transient ischemic attack: The stroke prevention by aggressive reduction in cholesterol levels (SPARCL) trial. Stroke 2007;38.3198–204

Brott T, Adams HP Jr, Olinger CP, et al. Measurements of acute cerebral infarction: a clinical examination scale. Stroke1989;20:864-870

Candelise L, Gattinoni M, Bersano A, Micieli G, Sterzi R, Morabito A, on the behalf of the PROSIT Study Group. Stroke-unit care for acute stroke patients: an observational follow-up study. Lancet 2007;369:299–305

Cavallini A, Micieli G, Marcheselli S, Quaglini S. Role for monitoring in management of acute ischemic stroke patients. Stroke 2003;34:2599–2603

Dziewas R, Warnecke T, Ölenberg S, et al. Towards a Basic Endoscopic Assessment of Swallowing in Acute Stroke – Development and Evaluation of a Simple Dysphagia Score; Cerebrovasc Dis 2008;26: 41–47

Evans A, Perez I, Harraf F, et al. Can differences in management processes explain different outcomes between stroke unit and stroke-team care? Lancet 2001;358:1586–1592

Faiss JH, Busse O, Ringelstein EB. Aufgaben und Ausstattung einer Stroke Unit. Weiterentwicklung des Stroke Unit-Konzeptes in Deutschland. Nervenarzt 2008;79:480–482

Fuster V, Rydén LE, Cannom DS, et al. American College of Cardiology/American Heart Association Task Force on Practice Guidelines; European Society of Cardiology Committee for Practice Guidelines; European Heart Rhythm Association; Heart Rhythm Society: ACC/AHA/ESC 2006 Guidelines for the Management of Patients with Atrial Fibrillation: a report of the American College of Cardiology/American Heart Association Task Force on Practice Guidelines and the European Society of Cardiology Committee for Practice Guidelines (Writing Committee to Revise the 2001 Guidelines for the Management of Patients With Atrial Fibrillation): developed in collaboration with the European Heart Rhythm Association and the Heart Rhythm Society. Circulation 2006;114:e257–354

Govan L, Langhorne P, Weir CJ, for the Stroke Unit Trialists Collaboration: Does the prevention of complications explain the survival benefit of organized inpatient (stroke unit) care? Further analysis of a systematic review. Stroke 2007;38:2536–2540

Gray CS, Hildreth A, Sandercock PA, et al. for the GIST Trialists Collaboration: Glucose-postassium-insulin infusions in the management of post-stroke hyperglycaemia: the UK Glucose Insulinin Stroke Trial (GIST-UK). Lancet Neurol 2007;6:397–406

Harms H, Prass K, Meisel C, et al. Preventive antibacterial therapy in acute ischemic stroke: a randomized controlled trial. PLoS ONE 2008;3:e2158

Heuschmann PU, Berger K, Misselwitz B, et al. for the German Stroke Registers Study Group and for the Competence Net Stroke. Frequency of thrombolytic therapy in patients with acute ischemic stroke and the risk of in-hospital mortality. The German Stroke Registers Study Group. Stroke 2003;34:1106–1113

Heuschmann PU, Kolominski-Rabas PL, Roether J, et al. for The German Stroke Registers Study Group. Predictors of in-hospital mortality in patients with acute ischemic stroke treated with thrombolytic therapy. JAMA 2004;292:1831–1838

Heuschmann PU, Kolominsky-Rabas PL, Misselwitz B, et al. for the German Stroke Registers Study Group: Predictos of in-hosptial mortality and attributable risks of death after ischemic stroke. Arch Intern Med 2004;164:1761–1768

Heuschmann PU, Biegler MK, Busse O, et al. Development and implementation of evidence-based indicators for measuring quality of acute stroke care. The Quality Indicator Board of the German Stroke Registers Study Group (ADSR). Stroke 2006;37:2573-2578

Kalra L, Dale P, Crome P. Improving stroke rehabilitation: a controlled study: Stroke 1993;24:1462–147

Kalra L, Evans A, Perez I, Knapp M, Donaldson N, Swift CG. Alternative strategies for stroke care: a prospective randomised controlled trial. Lancet 2000;356:894–99.

Kjellström T, Norrving B, Shatchkute A: Helsingborg Declaration 2006 on European Stroke Strategies. Cerebrovasc Dis 2007; 23: 229–41

Langhorne P, Pollock A in conjunction with The Stroke Unit Trialists' Collaboration. What are the components of effective stroke unit care? Age Ageing 2002;31:365–371

Langhorne P, Dennis MS. Stroke units: the next 10 years. Lancet 2004;363:834-835

Leys D, Ringelstein EB, Kaste M, Hacke W for the European Stroke Initiative executive committee. The main components of stroke unit care: results of the European expert survey. Cerebrovasc Dis 2007a;23:344–352

Leys D, Ringelstein EB, Kaste M, Hacke W for the Executiv Committee of the European Stroke Initiative. Facilities available in European hospitals treating stroke patients. Stroke 2007b;38:2985-2991

Martino R, Foley N, Bhogal S, Diamant N, Speechley M, Teasell R. Dysphagia After Stroke. Incidence, Diagnosis, and Pulmonary Complications. Stroke 2005;36:2756–2763

Norris JW, Hachinski VC. Intensive care management of stroke patients. Stroke 1976;7:573–577

VI

Oppenheimer S. Cerebrogenic cardiac arrhythmias: Cortical lateralization and clinical significance. Clin Auton Res 2006;16:6–11

Ramsey DJC, Smithard DG, Kalra L. Early assessments of dysphagia and aspiration risk in acute stroke patients. Stroke 2003;34:1252–1257

Ribo M, Molina C, Montaner J, et al. Acute hyperglycemia state is associated with lower tPA-induced recanalization rates in stroke patients. Stroke 2005;36:1705–1709

Ringelstein et al für die Kommission „Stroke Units" der Deutschen Gesellschaft für Neurologie. Empfehlungen für die Einrichtung von Schlaganfallspezialstationen „Stroke Units". Aktualisierung 1997. Nervenarzt 1998;69:180–185

Ringelstein EB, Berlit P, Busse O, et al. Konzept der überregionalen und regionalen Schlaganfallversorgung in Deutschland. Fortschreibung der Empfehlungen der Kommission 1.06 „Stroke Units und akute Schlaganfalltherapie" der Deutschen Gesellschaft für Neurologie. Akt Neurologie 2000;27:101–103

Ringelstein EB, Grond M, Busse O. Time is brain – Competence is brain. Die Weiterentwicklung des Stroke Unit-Konzeptes in Europa. Nervenarzt 2005;76:1024–1027

Ringelstein EB, Grond M, Busse O. German Stroke Society. Int J Stroke 2006;1:45–46

Ringelstein EB, Meckes-Ferber S, Hacke W, Kaste M, Brainin M, Leys D, for the European Stroke Initiative (EUSI) executive committee. European stroke facilities survey: the German and Austrian perspective. Cerebrovasc Dis 2009;27:138–45

Ringelstein EB, Busse O: Entwicklung und Perspektive des Stroke Unit-Konzeptes in Deutschland und Europa. In: Schäbitz WR, Ringelstein EB (Hrsg.): Das Stroke Unit-Buch. Bremen: UNI-MED Verlag;2009

Ritter MA, Kimmeyer P, Heuschmann PU, et al. Blood pressure threshold violations in the first 24 hours after admission for acute stroke. Frequency, timing, predictors, and impact on clinical outcome. Stroke 2009;40:462–468

Rudd AG, Hoffman A, Irwin P, Lowe D, Pearson MG. Stroke unit care and outcome. Results from the 2001 National Sentinel Audit of Stroke (England, Wales and Northern Ireland). Stroke 2005;36:103–106

Saposnik G, Baibergenova A, O'Donnell M, Hill MD, Kapral MK, Hachinski V, on behalf of the Stroke Outcome Research Canada (SORCan) Working Group: Hospital volume and stroke outcome: does it matter? Neurology 2007;69:1142–1151

Sherman DG, Albers GW, Bladin C, et al.on behalf of the PREVAIL Investigators: The efficacy and safety of enoxaparin versus unfractionated heparin for the prevention of venous thromboembolism after acute ischaemic stroke (PREVAIL Study): an open-label randomised comparison. Lancet 2007;369:1347–1355

Strand T, Asplund K, Eriksson S, Hegg E, Lithner F, Wester PO. A non-intensive stroke unit reduces functional disability and the need for long-term hospitalization. Stroke 1985;16:29–34

Sulter G, Elting JW, Langedijk M, Maurits NM, De Keyser J. Admitting acute ischemic stroke patients to a stroke care monitoring unit versus a conventional stroke unit. A randomized pilot study. Stroke 2003;34:101–104

Stroke Unit Trialists' Collaboration (SUTC). Organised inpatient (stroke unit) care for stroke (Cochrane Review). In: The Cochrane Library, Oxford: Update Software, Issue 3, 2003

Stroke Unit Trialists' Collaboration (SUTC). Organised inpatient (stroke unit) care for stroke. Cochrane Database Syst Rev 2007;4: CD00197

Stroke Unit Trialists' Collaboration (SUTC). How do stroke units improve patient outcoume? A collaborative review of the randomized trials. Stroke 1997;28:2139–1244

The European Stroke Organisation (ESO) Executive Committee and the ESO Writing Committee. Guidelines for Management of Ischaemic Stroke and Transient Ischaemic Attack 2008. Cerebrovasc Dis 2008; 25: 457–507

The National Institute of Neurological Disorders and Stroke rt-PA Stroke Study Group. Tissue plasminogen activator for acute ischemic stroke. N Engl J Med 1995; 333: 1581–1587

Walter A, Seidel G, Thie A, Raspe HH. Semi-intensive stroke unit versus conventional care in acute ischemic stroke or TIA – A prospective study in Germany. J Neurol Sci 2009;287:131–137

43 Intensivmedizinische Therapie

Stefan Schwab

43.1 Blutdruck und Herzrhythmus

Blutdruck

Viele Schlaganfallpatienten haben in der Akutphase einen erhöhten Blutdruck (Leonardi-Bee et al. 2002). Für die Blutdrucktherapie bei neurovaskulären Patienten ergeben sich **prinzipielle Überlegungen** für die **Akutphase**, die von denen allgemeiner Intensivpatienten abweichen. Zum einen bilden sich erhöhte Blutdruckwerte bei Patienten ohne zugrunde liegende arterielle Hypertonie häufig spontan innerhalb der ersten Woche zurück (Broderick et al. 1993). Eine aggressive Therapie kann deshalb im Verlauf zu hypotonen Blutdruckwerten führen. Zum anderen kann die akute Blutdruckerhöhung Ausdruck eines Bedarfshochdrucks bei kritisch minderperfundiertem Hirngewebe darstellen. Im Bereich ischämischer Hirnareale kann die Autoregulation des zerebralen Blutflusses aufgehoben und somit der Blutfluss direkt vom systemischen Blutdruck abhängig sein (Eames et al. 2002). Ferner sind andere Faktoren wie ein erhöhter intrakranieller Druck bei der Therapieentscheidung zu berücksichtigen.

Da größere Studien zur Akuttherapie des Blutdrucks bei Patienten mit ischämischen Schlaganfall fehlen, bleibt die Behandlung auch aus oben genannten Überlegungen kontrovers. Derzeit erfolgt meist nur eine Akuttherapie bei extrem hyper- oder hypotensiven Werten (Guidelines 2008). Zur Verfügung stehen die üblichen Akutmedikamente wie Urapidil, ACE-Hemmer und andere. Auch im Rahmen der Versorgung von Patienten mit Hirnblutungen gibt es noch keine ausreichenden Daten für eine generelle rasche Blutdrucksenkung bei hypertensiven Werten (Broderick et al. 2007, Steiner et al. 2006). Im Allgemeinen werden hier jedoch niedrigere Grenzen für eine Therapie angesetzt. Erste Ergebnisse randomisierter Studien deuten darauf hin, dass ein aggressiveres Akutmanagement bei Hirnblutungen sicher ist und einem Hämatomwachstum vorbeugt (Anderson et al. 2008). Die Auswirkungen auf das klinische Ergebnis sind bisher nicht ausreichend untersucht.

Herzrhythmus

Aus der Häufigkeit von Herzrhythmusstörungen ergibt sich die Notwendigkeit eines stringenten Monitorings sowie einer ausführlichen kardialen Diagnostik (Kap. 9). Besonders das zerebralen Ischämien häufig zugrunde liegende Vorhofflimmern muss dabei beachtet werden. Angesichts der akuten neurologischen Situation kommt der **Rhythmuskontrolle** bzw. der Rhythmusnormalisierung meist eine untergeordnete Rolle zu. Indikation für eine Kardioversion sind hämodynamisch wirksame und medikamentös nicht beherrschbare Rhythmusstörungen, bei denen die Gefahr einer zerebralen Minderperfusion besteht. Im Mittelpunkt steht daher die **Frequenzkontrolle** sowie die Einleitung einer adäquaten Sekundärprophylaxe zur Vermeidung von frühen Rezidiven (Guidelines 2008). Die Diagnostik und Therapie von höhergradigen Herzrhythmusstörungen und ggf. die Indikationsstellung zur Schrittmachertherapie erfolgt in enger Zusammenarbeit mit Kardiologen.

43.2 Atmung und Schluckstörungen

Atmung

Es existieren bisher keine Studien, die die generelle **Applikation von Sauerstoff** bei allen Schlaganfallpatienten rechtfertigen (Ronning et al. 1999). Dennoch muss eine ausreichende systemische Oxygenierung aus pathophysiologischen Überlegungen für die zerebrale Sauerstoffversorgung als wichtig angesehen werden. Derzeit wird meist eine Applikation von 2–5 l O_2/min über Nasensonde bei einer O_2-Sättigung von <95 % empfohlen. Bei der Einleitung der Therapie sollten Komorbiditäten wie eine chronisch obstruktive Lungenerkrankung bedacht werden.

Schluckstörungen

Die **Pneumonie** ist eine der häufigsten Komplikationen nach Schlaganfall (Weimar et al. 2002). Häufige Ursache hierfür sind **Aspirationen** bei nicht erkannten Schluckstörungen.

VI

Merke
Klinisch relevante Schluckstörungen treten in der Akutphase bei bis zu 50% der Patienten mit hemiplegischem Schlaganfall auf (Martino et al. 2005). Eine frühzeitige Diagnostik und Therapie ist daher obligat. Sollte die orale Ernährung nicht möglich sein, ist eine ausreichende parenterale Ernährung vorzunehmen. Bei Patienten mit anhaltender Schluckstörung muss die Anlage einer perkutanen endoskopischen Gastrostomie (PEG) in Erwägung gezogen werden (Guidelines 2008).

43.3 Blutzucker und Körpertemperatur

Blutzucker

Viele Schlaganfallpatienten sind Diabetiker. Allerdings sind auch bei Schlaganfallpatienten ohne bekannten Diabetes mellitus in bis zu 60% der Fälle in der Akutphase erhöhte Glukosewerte zu beobachten (van Kooten et al. 1993, Kiers et al. 1992). Dabei ist eine **Hyperglykämie** bei Aufnahme mit größeren Schlaganfällen, oftmals mit kortikaler Beteiligung, und einem schlechteren klinischen Ergebnis assoziiert (Kiers et al. 1992, Baird et al. 2003). Mehrere Studien konnten zeigen, dass eine Hyperglykämie sowohl während der Ischämie als auch nach erfolgreicher Reperfusion schädigend auf das Hirngewebe wirkt (Alvarez-Sabin et al. 2004, Ribo et al. 2007). Hinzu kommt, dass Glukose bei der Thrombolyse als direkter Inhibitor des rekombinanten tissue-Plasminogenaktivators (t-PA) die Reperfusionswahrscheinlichkeit reduziert (Ribo et al. 2005). Dies spiegelt sich auch in einem schlechteren Ansprechen der Diabetiker in allen großen Thrombolyse-Studien, zuletzt in ECASS-3, wider (Hacke et al. 2008).

Merke
Nachdem in den letzten Jahren zunächst eine intensivierte Insulintherapie für die allgemeine Intensivbehandlung propagiert wurde, ist diese Therapie zuletzt infrage gestellt worden, da die durch vermehrt auftretende Hypoglykämien entstehenden Komplikationen letztlich den Nutzen zunichte machen (Arabi et al. 2008).

In der Akuttherapie von Schlaganfällen existieren nur wenige Daten zu dieser Fragestellung. In einer englischen Studie wurden Patienten entweder konventionell oder mit einer intensivierten Infusionstherapie bestehend aus Glukose, Kalium und Insulin behandelt (Gray et al. 2007). Diese Behandlung hatte jedoch keinen Effekt auf das Ergebnis der Patienten. Auch hier kam es vermehrt zu Hypoglykämien. Allerdings muss erwähnt werden, dass lediglich nichtdiabetische Patienten mit milder bis mäßiger Hyperglykämie in die Studie eingeschlossen wurden und somit keine Aussage für Diabetiker mit deutlich erhöhten Blutzuckerwerten möglich ist (Gray et al. 2007).

In der Praxis ist es in der Akutphase gebräuchlich, dass extreme **Blutzuckerentgleisungen vorsichtig behandelt** werden (Guidelines 2008). Dies scheint aus o. g. Gründen insbesondere bei Patienten, die eine Thrombolyse erhalten, sinnvoll. Die weitere Therapie sollte auf eine möglichst gute Blutzuckereinstellung unter dringlicher Vermeidung von hypoglykämen Episoden abzielen. Eine in der Akutphase bestehende Hypoglykämie gilt es bereits aus differenzialdiagnostischen Überlegungen auszugleichen, da sehr niedrige Glukosewerte (<50 mg/dl) schlaganfallähnliche Symptome auslösen können. Verwendung hierzu finden Dextrose-Boli oder gängige Glukose-Infusionen (Guidelines 2008).

Körpertemperatur

Eine Metaanalyse zeigte, dass **Körpertemperaturerhöhungen** mit einem Anstieg der Schlaganfallmortalität und -morbidität assoziiert ist (Hajat et al. 2000). Zur Senkung erhöhter Körperkerntemperaturen kommen extrakorporal-physikalische, pharmakologische und endovaskuläre Therapieansätze zur Anwendung (Schwab et al. 2008). Bei **externen Kühlmethoden** erstreckt sich die Kühlung von der einfachen Applikation von Eispackungen bis zu Eispads, die speziell beschichtet eine bestmögliche Wärme- bzw. Kälteübertragung garantieren und mit einem externen Regelkreis verbunden sind. Die Applikation von Eispackungen am Kopf, der Axilla, dem Torso und anderen Körperregionen wurde von Bernard zur Kühlung nach Herzkreislaufstillstand benutzt (Bernhard et al. 2002). Eine weitere Möglichkeit zur externen Kühlung stellt die Luftkühlung dar. Luftdurchströmte Matratzen mit Regelkreis wurden beispielsweise für die Hypothermia after Cardiac Arrest Studie (HACA) benutzt. Flüssigkeitsdurchströmte Jacken oder Matratzen können ebenfalls benutzt werden und sind ähnlich in der Handhabung wie luftgekühlte Apparate (Schwab et al. 2008).

Merke
Die Effektivität externer Kühlung wird durch eine relativ langsame Kühlrate, mäßige Wirksamkeit bei adipösen Patienten und die Verwendung von Muskelrelaxanzien und Anästhetika eingeschränkt. Oberflächenkühlung kann zu Komplikationen an der Haut wie Erosionen oder Nekrosen führen. Hierfür ist das Risiko bei Patienten, die vasoaktive Substanzen erhalten, die zu Vasokonstriktion führen, erhöht.

Darüber hinaus ist bei den bisher erhältlichen Systemen das **Bedecken großer Körperflächen** notwendig, um

VI

eine ausreichend Kühlung zu erreichen. Somit ist allerdings wiederum die ärztliche Untersuchung und pflegerische Arbeit erschwert.

An **endovaskulären Kühlmethoden** wurden in den letzten Jahren Systeme entwickelt, bei denen mithilfe modifizierter **zentralvenöser Katheter** die Körpertemperatur gesenkt wird. Prinzipiell werden dabei wasserdurchströmte Reservoire am distalen Ende des zentralvenösen Katheters zur Kühlung und Wiedererwärmung benutzt. Die Temperaturkontrolle erfolgt bei diesen Systemen über einen externen Regelkreis. Hierdurch kann suffizient die Normothermie aufrecht erhalten werden. Die verwendeten endovaskulären Katheter ermöglichen, die Patienten in <3 h auf eine Körpertemperatur von 33 °C zu kühlen. Zudem ist die Wiedererwärmung der Patienten ohne die Gefahr eines Überschießens der Körpertemperatur möglich.

Wesentliche Nebenwirkungen bestehen in der Invasivität der Methode und der potenziellen Infektionsquelle (Schwab et al. 2008). Komplikationen endovaskulärer Methoden sind im Wesentlichen durch deren Anlage und die Dauer der Applikation bedingt. So erhöht sich das Risiko venöser und arterieller Embolien und Thrombosen, Infektionen und Blutungen. Prinzipiell besteht die Möglichkeit einer Ruptur der Membranen der zentralvenösen Kühlaggregate und somit der Kontamination des Körpers mit Kühlflüssigkeit. Da im Allgemeinen sterile Wasserlösungen in relativ kleinen Mengen benutzt werden, ist die hieraus resultierende Gefahr als gering einzuschätzen. Derzeit prüfen weitere Studien den Einsatz früher Hypothermie beim akuten ischämischen Schlaganfall. So wird in der so genannten ICTUS-L-Studie kurz nach intravenöser Thrombolysetherapie mit t-PA eine Hypothermie von 33 °C durch endovaskuläre Kühlkatheter induziert und über einen Zeitraum von 24 h gehalten (Guluma et al. 2006). Um vegetative Nebenwirkungen zu vermindern, erhalten die Patienten Wärmedecken, Meperidin und Buspiron.

43.4 Hirndruck

Ziel der Intensivtherapie ist es, eine Hömöostase physiologischer Parameter zu erreichen und zu erhalten. Hierzu zählen in erster Linie die Normovolämie (zentralvenöser Druck 6–8 mmHg) und das Vermeiden ischämischer Episoden durch Hypotonie, unzureichende arterielle Oxygenierung (Ziel paO_2 >100 mmHg) und Hyperkapnie (Ziel $paCO_2$ <40 mmHg).

Merke

Eine arterielle Hypertonie bei gleichzeitiger intrakranieller Druckerhöhung kann Ausdruck einer pathophysiologischen Reaktion des Gehirns sein, um eine ausreichende zerebrale Perfusion und Oxygenation zu gewährleisten (so genannte **Cushing-Antwort**). Eine erfolgreiche Hirndrucktherapie normalisiert dann den erhöhten Blutdruck.

Elektrolytstörungen, besonders die Hyponatriämie, sind schwerwiegende, jedoch vermeidbare Komplikationen. Pathologische Serumkonzentrationen von Natrium (<125 oder >150 mmol/l) oder eine pathologische Serumosmolarität (<260 oder >320 mosmol/l) sollten unbedingt vermieden werden. Eine **Hyperhydratation** per se verursacht bei normaler Serum-Natriumkonzentration kein Hirnödem. Liegt jedoch eine **Hyponatriämie** vor (reduzierte Plasmaosmolarität), so kann sich ein **Hirnödem** mit intrakranieller Drucksteigerung entwickeln.

Lagerung. Die Lagerung des Oberkörpers (flach oder bis 30° erhöht) bei intrakranieller Drucksteigerung wird kontrovers diskutiert.

Merke

Eine Oberkörperhochlagerung in der Größenordnung von 15–30° senkt bei ungehindertem venösem Abfluss bei den meisten Patienten den intrakraniellen Druck wirksam, ohne dass sich der zerebrale Blutfluss und die Sauerstoffsättigung signifikant verschlechtert.

Liegt jedoch eine (latente) **Hypovolämie** vor, besteht das Risiko, durch die Oberkörperhochlagerung einen **Abfall des Blutdrucks** zu provozieren (orthostatische Hypotension), der zu einer Verschlechterung der zerebralen Perfusion führt und den günstigen Effekt eines verbesserten venösen Ausflusses neutralisiert. Bei instabilen Kreislaufverhältnissen oder einem zerebralen Perfusionsdruck (CPP) <70 mmHg ist Flachlagerung zu empfehlen (Schwab et al. 2008).

Liquordrainage. Bei Patienten mit Ventrikeldrainage stellt die Liquorentlastung eine effektive hirndrucksenkende Maßnahme dar. Diese ist umso effektiver, je weiter die Ventrikel sind. Hierbei ist einer punktuellen Entlastung (Ablassen weniger Milliliter Liquor) bei Überschreiten des Schwellenwerts für den intrakraniellen Druck der Vorzug gegenüber einer kontinuierlichen Drainage zu geben. Dies gilt umso mehr, falls ein externer Druckaufnehmer am Ventrikelkatheter zur Messung des intrakraniellen Drucks verwendet wird. Entstehen z. B. im Rahmen einer Hirnödementwicklung Schlitzventrikel, so ist eine wirksame Senkung des intrakraniellen Drucks meist nicht mehr möglich.

Osmotherapie. Die Gabe osmotisch wirksamer Substanzen stellt einen wirksamen und raschen medikamentösen Therapieansatz zur Senkung eines erhöhten intrakraniellen Drucks dar (Bardutzky u. Schwab 2007). Die Indikation zur Gabe eines Osmodiuretikums ist bei Zeichen einer Raumforderung in der CT, bei kontinuierlich erhöhten Werten (>20 mmH_2O) des intrakraniellen Drucks sowie sofort bei drohender transtentorieller Einklemmung oder einer fortschreitenden neurologischen Befundverschlechterung gegeben, um keine wertvolle Zeit durch erforderliche diagnostische Maßnahmen zu verlieren. Eine intermittierende Bolusgabe scheint bei Entwicklung einer akuten Hirndrucksteigerung effektiver zu sein als eine kontinuierliche Infusion.

Das am häufigsten verwendete Osmodiuretikum ist **Mannitol** (15–20%ige Lösung, effektive Dosis: 0,25–1 g/kg Körpergewicht). Mannitol ist ein ausgezeicheter Plasmaexpander, der den zerebralen Perfusionsdruck, die Hirndurchblutung und das Sauerstoffangebot verbessern kann. Da es überwiegend intravasal verbleibt – eine rasche Passage der intakten Blut-Hirn-Schranke ist nicht gegeben – , kann aufgrund des osmotischen Gradienten Flüssigkeit v. a. dem gesunden, aber in geringem Maße auch dem pathologischen Gewebe entzogen werden. Alternativ zu Mannitol 20% kann **Sorbit** 40% (0,5–0,75 g/kg Körpergewicht, 6- bis 12-mal täglich) als Kurzinfusion appliziert werden. Die intravenöse zügige Infusion von **Glyzerol** 10% (500 ml in 2 h) kann ebenfalls einen osmotherapeutischen Effekt erzielen und dadurch hirndrucksenkend sein. Nebenwirkungen bestehen in der Gefahr der Hämolyse und der Hämoglobinurie, insbesonders bei rascher Infusion und hoher Dosierung (Bardutzky u. Schwab 2007).

Barbiturate. Barbiturate (z. B. Thiopental, Methohexital, Pentobarbital) führen zu einer dosisabhängigen Reduktion des zerebralen Stoffwechsels und einer damit einhergehenden Senkung der Hirndurchblutung und des zerebralen Blutvolumens. Hierdurch wird der intrakranielle Druck rasch und wirksam gesenkt. Aufgrund der Nebenwirkungen ist jedoch eine Hochdosis-Barbiturattherapie nur bei hämodynamisch stabilen Patienten im Sinne eines Therapieversuchs indiziert, wenn nach Ausschöpfung der bisher genannten Maßnahmen eine **therapierefraktäre Erhöhung des intrakraniellen Drucks** fortbesteht. Die Einleitung und Durchführung einer Barbiturattherapie setzt ein invasives Neuromonitoring voraus.

> **Merke**
> Zur Überprüfung der klinischen Wirksamkeit einer Barbiturattherapie sollte unter kontinuierlicher Überwachung des mittleren arteriellen Drucks, intrakraniellen Drucks, zerebralen Perfusionsdrucks und des EEG eine Testdosis von z. B. 500–2000 mg Thiopental in einem Zeitraum von 30 min infundiert werden.

> Die Therapie ist nur dann fortzuführen, wenn dadurch eine Verbesserung des zerebralen Perfusionsdrucks erzielt werden konnte.

In der Regel wird eine Dosis von 3–5 mg/kg Körpergewicht/h Thiopental eingesetzt, um ein **"Burst Suppression"-EEG** zu erzielen. Die EEG-Suppressionsphasen sollten 3 s nicht überschreiten, ggf. ist eine Dosisreduktion erforderlich. Die im Serum bestimmte Barbituratkonzentration schwankt interindividuell sehr stark und kann zur Steuerung der Therapie nicht verwendet werden (Schwab et al. 2008).

Tris-Hydroxymethyl-Aminomethan (THAM)-Puffer. Der Einsatz von THAM (kurz Trispuffer) bei einer posttraumatischen therapierefraktären Hirndrucksteigerung stellt einen Behandlungsversuch im Einzelfall dar. Untersuchungen an kleinen Patientenkollektiven konnten eine kurz- und mittelfristige Senkung des intrakraniellen Drucks aufzeigen, jedoch nicht eine Verbesserung der Hirnschädigung. Als Wirkmechanismen gelten u. a. die **Pufferung der intrazellulären Laktatazidose** und die Hirnwassergehaltsabnahme durch osmotische Diurese. Experimentelle Untersuchungen zeigen eine signifikante Verminderung des Infarktvolumens bei Ischämie als auch des zellulären Energiedefizits sowie eine Normalisierung der Autoregulationsfähigkeit der zerebralen Gefäße. Zur Überprüfung der klinischen Wirksamkeit wird eine Testdosis von 1 mval/kg Körpergewicht in 10 min Tris-Puffer empfohlen. Lässt sich der intrakranielle Druck wirksam senken, so ist eine kontinuierliche Gabe bis 0,3 mval/kg Körpergewicht unter Kontrolle des Blut-pH (kritischer Grenzwert: 7,55) und des Base-Excess (kritischer Grenzwert: + 6) möglich. Eine prophylaktische Tris-Puffergabe ist nicht zu empfehlen. Erfahrungsgemäß tritt eine behandlungslimitierende Alkalose rasch auf (Bardutzky u. Schwab 2007).

Milde Hypothermie. Hyperthermie beeinflusst die neurologische Erholung nach akuter Hirnschädigung ungünstig. Umgekehrt konnte sowohl durch experimentelle und klinische Untersuchungen nachgewiesen werden, dass eine moderate Hypothermie (32–34 °C) den Verlauf des intrakraniellen Drucks nach akuter Hirnschädigung (Schädel-Hirn-Trauma, Ischämie, Subarachnoidalblutung) günstig beeinflussen kann (Georgiadis et al. 2001).

> **Merke**
> Unter Hypothermie wird der zerebrale Metabolismus deutlich abgesenkt. Darüber hinaus senkt Hypothermie auch die Ausschüttung exzitatorischer Aminosäuren, stabilisiert die Blut-Hirn-Schranke und senkt den intrakraniellen Druck. Komplikationen der Hypothermie sind v. a. Reizleitungsstörungen, Gerinnungsstörungen und Infektionen (Schwab et al. 1998).

VI

43.5 Ernährung und Flüssigkeit

Art und Zeitpunkt der künstlichen Ernährung

Grundsätzlich sollten alle Patienten, die eine künstliche Ernährung benötigen und enteral ernährt werden können, enteral ernährt werden. Die enterale Ernährung sollte **möglichst früh** (innerhalb 24 h nach Aufnahme) begonnen werden (Kreymann et al. 2006). Eine früh beginnende enterale Ernährung über Sonde ist einer erst später beginnenden (>48 h) oder einer anhaltenden hypokalorischen oralen Ernährung überlegen. Die Empfehlung wird v. a. durch 2 Metaanalysen gestützt, die zeigen konnten, dass eine frühe enterale Ernährung mit einer signifikanten **Reduktion** des **Infektionsrisikos** und der **Krankenhausverweildauer** assoziiert war (Lewis et al. 2001, Marik et al. 2001). Eine weitere, kürzlich veröffentlichte Metaanalyse, die 33 Studien zum Thema enterale Ernährung versus keine Ernährung (insgesamt 1032 Patienten) verglich, kommt zu dem Ergebnis, dass eine enterale Ernährung das Mortalitätsrisko nicht verändert (Koretz et al. 2007). Es zeigten sich aber signifikant weniger Infektionen und Komplikationen bei den enteral ernährten Patienten.

Merke
Der entscheidende Vorteil der enteralen Ernährung scheint darin zu bestehen, dass durch die Vermeidung trophischer Störungen der gastrointestialen Mukosa die Barrierefunktion des Gastrointestinaltrakts erhalten bleibt und somit eine bakterielle Translokation verhindert werden kann (Frost u. Bihari 1997).

Prospektive klinische Studien zu dieser Fragestellung existieren nicht. **Kontraindikationen** für eine enterale Ernährung sind eine neben schwerem Schock, Azidose und Hypoxie eine intestinale Obstruktion oder Ileus sowie eine intestinale Ischämie.

Art der Sonde zur enteralen Ernährung

Die enterale Ernährung kann entweder gastral über eine nasogastrale Sonde (klassische Magensonde) oder über eine perkutane endoskopische Gastrostomie (PEG) oder jejunal über eine nasojejunale Sonde erfolgen. Die duodenale Ernährung kann nicht empfohlen werden. Grundsätzlich besteht bei kritisch kranken Patienten kein signifikanter Unterschied in der Wirksamkeit einer jejunalen im Vergleich zu einer gastralen Ernährung (Kreymann et al. 2006). Insbesondere besteht bei einer gastralen Sondenlage kein höheres Risiko für eine Aspirationspneumonie als bei postpylorischer (jejunaler) Lage (Kreymann et al. 2006).

Merke
Die Ernährung über eine perkutane endoskopische Gastrostomie bietet in der akuten Phase keine signifikanten Vorteile gegenüber einer nasogastralen Sonde. Deshalb ist die klassische nasogastrale Sonde nach wie vor die Sonde der Wahl zur (kurzfristigen) enteralen Ernährung von Intensivpatienten (Kreymann et al. 2006).

Gleiches gilt auch für **nicht beatmete akute Schlaganfallpatienten** mit Dysphagie. In der bis dato größten Studie zu dieser Fragestellung (The FOOD Collaboration Trial) war die frühe Ernährung per perkutaner endoskopischer Gastrostomie (innerhalb 7 Tage) im Vergleich zur nasogastralen Sonde mit einem erhöhten absoluten Risiko für den primären Endpunkt „Tod oder schlechtes Outcome nach 6 Monaten" ($p = 0{,}05$) assoziiert (Dennis et al. 2005). Interessanterweise sieht die Datenlage für **beatmete Schlaganfallpatienten** anders aus. Eine frühe Ernährung über eine perkutane endoskopische Gastrostomie (<24 h) führte zu einer signifikanten Reduktion der Inzidenz von beatmungsassoziierten Pneumonien im Vergleich zur nasogastralen Sonde (Kostadima et al. 2005). Obwohl es sich hierbei um eine kleine prospektive Studie mit nur 41 Patienten handelte, wird dennoch bei diesen Patienten eine frühzeitige perkutane endoskopische Gastrostomie-Sonde empfohlen (Leitlinien enterale Ernährung bei Schlaganfallpatienten 2007).

Merke
Ist die enterale Ernährung voraussichtlich über einen längeren Zeitraum (>28 Tage) notwendig, so sollte – mit Ausnahme der oben genannten Indikationen – in einer klinisch stabilen Phase (nach 14–28 Tage) der Wechsel auf eine perkutane endoskopische Gastrostomie-Sonde erfolgen (Leitlinie parenterale Ernährung 2007).

Bei Patienten mit hohem gastralen Reflux sollte die Gabe von Metoclopramid oder Erythromycin in Erwägung gezogen werden, eine routinemäßige Anwendung wird nicht empfohlen (Kreymann et al. 2006).

Merke
Bei gastroösophagealem Reflux, stattgehabter Aspiration oder hohem Aspirationsrisikos sollte eine kontinuierliche Applikation der Sondennahrung erfolgen. Bei fehlender Risikokonstellation ist die intermittierende Bolusgabe (z. B. 6 mal täglich) über je 1 h genauso sicher (Kreymann et al. 2006). Bei jejunaler Sonde muss eine kontinuierliche Applikation erfolgen.

Energiebedarf

Es ist grundsätzlich schwierig, genaue Angaben über die Nahrungsmenge zu machen. Die Ernährungstherapie sollte an das Fortschreiten und den Verlauf der Erkrankung angepasst werden.

> **Merke**
> Grundsätzlich wird bei intensivmedizinisch behandelten Patienten empfohlen, während der Frühphase des so genannten Postaggressionsstoffwechsels (bis ca. 1 Woche Therapie) die exogene Energiezufuhr von 20–25 kcal/kg Körpergewicht/Tag nicht zu überschreiten, da eine hyperkalorische Therapie mit einem schlechteren Ergebnis assoziiert sein kann (Kreymann et al. 2006, Krishnan et al. 2003). Eine hyperkalorische Ernährung ist deshalb zu vermeiden.

Aus diesem Konzept ergibt sich eine **moderate hypokalorische Ernährung**. Während der **anabolen Erholungsphase** (ab 2. Krankheitswoche) sollte das Ziel 25–30 kcal/kg Körpergewicht/Tag sein.

Immunmodulierende Ernährung

Immunmodulierende Eigenschaften werden sowohl Mikronährstoffen wie Selen und Ascorbinsäure als auch Makronährstoffen wie Arginin, Glutamin und Omega-3-Fettsäuren (n3-Fettsäuren) zugeschrieben. Leider lässt der Einsatz dieser Substanzen in unterschiedlicher Dosierung und Kombination keine klaren Rückschlüsse auf ihre Wirksamkeit gegenüber einer Standardernährung zu. Die aktuellen Empfehlungen beziehen sich nur auf eine enterale Ernährung und hier nur für die Kombination aus Arginin, Nukleotiden und n3-Fettsäuren.

> **Merke**
> Immunmodulierende Nahrung (angereichert mit Arginin, Nukleotiden und n3-Fettsäuren) sind einer Standardlösung überlegen (Kreymann et al. 2006):
> - bei Patienten nach elektiver Operation am oberen Gastrointestinaltrakt,
> - bei Patienten mit milder Sepsis (APACHE II <15),
> - bei Patienten mit Trauma und
> - bei Patienten mit akutem respiratorischen Distress Syndrom (ARDS; hier Nahrung mit n3-Fettsäuren und Antioxidanzien).

Durchführung der enteralen Ernährung

Aufgrund der intestinalen Toleranz bei intensivmedizinisch behandelten Patienten sollte die Ernährung mit einer relativ geringen Zufuhrmenge begonnen werden (10–20 ml/h). In Abhängigkeit von der Verträglichkeit sollte alle 12–24 h die zugeführte Menge um ca. 10–20 ml/h gesteigert werden. Eine Pause von ca. 4 h sollte täglich eingehalten werden, die Sonde sollte in dieser Zeit mit Wasser/Tee gespült werden. Bei guter Verträglichkeit kann so die Laufgeschwindigkeit innerhalb 48–72 h auf 50–60 ml/h gesteigert werden. Durch eine weitere moderate Steigerung kann bei den meisten Patienten im weiteren Verlauf eine kaloriendeckende Versorgung über eine nasogastrale Sonde in 5–7 Tagen erreicht werden.

Kombination aus enteraler und parenteraler Ernährung

Eine zusätzliche parenterale Ernährung bei Patienten, die eine enterale Ernährung tolerieren und annähernd auf diesem Weg ernährt werden können, ist nicht zu empfehlen (Kreymann et al. 2006). Anders ist dies bei Patienten, die nicht ausreichend enteral ernährt werden können, d. h. <60 % der kalkulierten Energiezufuhr enteral gegeben werden. Bei solchen Patienten ist eine zusätzliche parenterale Ernährung durchaus sinnvoll. Eine Ausnahme sind (schwer) mangelernährte Patienten. Bei solchen Patienten haben mehrere Studien, die in einer Metaanalyse (Braunschweig et al. 2001) zusammengefasst wurden, übereinstimmend einen positiven Effekt der zusätzlichen parenteralen Ernährung im Sinne einer verminderten Inzidenz von Komplikationen und einer Tendenz zu einer verminderten Mortalität berichtet. Bei schwer mangelernährten Intensivpatienten sollte deshalb von Beginn an eine Kombinationstherapie aus parenteraler und enteraler Ernährung erfolgen (Leitlinien enterale Ernährung bei Schlaganfallpatienten 2007, Leitlinie parenterale Ernährung 2007).

Parenterale Ernährung

Kritisch Kranke sollten von Beginn der Intensivtherapie an parenteral ernährt werden, wenn sie voraussichtlich auch nach einem **Zeitraum von 5 Tagen nicht ausreichend oral oder enteral ernährt** werden können (Leitlinie parenterale Ernährung 2007). Die parenterale Ernährung sollte wenn immer möglich mit einer enteralen Ernährung kombiniert werden. Kritisch Kranke mit einer schweren Mangelernährung sollten immer von Beginn an zusätzlich parenteral ernährt werden. Daraus lässt sich die Schwierigkeit erkennen, dass die Indikation zur parenteralen Ernährung bei kritisch Kranken prospektiv zu stellen ist, d. h. bei Therapiebeginn muss erwogen werden, wann der Patient wahrscheinlich wieder enteral oder oral ernährt werden kann. Bis heute sind keine durch Studien gesicherte Kriterien bekannt, anhand derer dieses mit hoher Wahrscheinlichkeit bestimmt werden könnte.

Kritisch Kranke sollten zur parenteralen Ernährung eine Mischung aus Aminosäuren, Kohlenhydraten (ca. 60% der Nicht-Protein-Energie) und Fett (ca. 40% der Nicht-Protein-Energie) sowie Elektrolyten und Mikronährstoffen erhalten. Die bei kritisch Kranken mit systemischer Entzündungsreaktion typischen metabolischen Veränderungen gehen mit einer **verminderten Kohlenhydrat-** und einer **vermehrten Lipidoxidation** einher. Das Missverhältnis zwischen endogener Glukoseproduktion und peripherer Glukoseoxidation führt bei den meisten Patienten zu einer ausgeprägten **Hyperglykämie**. Ein Lipidanteil von 30–50% in der Ernährung entspricht somit dem unter diesen Umständen bestehenden Verwertungsmuster. Eine vermehrte Glukosezufuhr dagegen kann die endogene Glukoseproduktion nicht vermindern und führt zu einer weiteren Steigerung der ohnehin bestehenden Hyperglykämie. Ob jedoch bei kritisch Kranken eine parenterale Ernährung mit Lipiden – und wenn ja, mit welchen (langkettige Fettsäuren, mittelkettige Fettsäuren, Mischverhältnis?) – einer reinen Kohlenhydratzufuhr (neben den Aminosäuren) in Bezug auf Endpunktparameter überlegen ist, ist bisher durch keine klinische Untersuchung belegt worden. Dennoch werden von den meisten Expertengruppen heutzutage Fettemulsionen mit geringerem Gehalt an vielfach-ungesättigten n6-Fettsäuren (im Vergleich zu reinem Sojaöl) als gerechtfertigt angesehen (Leitlinie parenterale Ernährung 2007).

Merke
Als orientierende Richtlinie für die Zufuhr der einzelnen Nährstoffe kann angesehen werden:
- Kohlenhydrate (Glukose): 3–4 g/kg Körpergewicht/Tag
- Aminosäuren: 1–1,5 g/kg Körpergewicht/Tag
- Fette: 0,5–1,5 g/kg Körpergewicht/Tag

Es ist unbestrittten, dass Mikronährstoffe (Vitamine und Spurenelemente) unverzichtbar in der parenteralen Ernährung sind. Unklar sind jedoch der optimale Zeitpunkt einer Substitution und die Dosierung. Folglich dienen die Empfehlungen der Deutschen Gesellschaft für Ernährungsmedizin (Leitlinie parenterale Ernährung 2007) lediglich der Vermeidung von Mangelernährungszuständen während der künstlichen Ernährung.

43.6 Infektionen

Die intensivmedizinische Therapie von Infektionen beinhaltet:
1. die antibiotische Therapie,
2. die Sanierung eines infektiösen Fokus und
3. supportive und adjuvante Behandlungen.

Antibiose

Bei noch unbekanntem Erreger richtet sich die antibiotische Therapie nach dem kalkulierbaren Spektrum häufiger Erreger. Dabei muss zwischen ambulant und nosokomial erworbenen Infektionen unterschieden werden, um die Therapie dem infrage kommenden Erreger- und Resistenzspektrum anzupassen. Die **kalkulierte Antibiose** wird in der Regel als Kombinationstherapie verabreicht, da einzelne Substanzen oft nicht über ein ausreichend breites Spektrum verfügen, oder Lücken für bestimmte Erreger aufweisen. Grundsätzlich sollten bei Intensivpatienten immer die maximal zulässigen intravenösen Antibiotikadosierungen verabreicht werden. In Abhängigkeit von der Art der Eliminierung muss die Dosis bei Vorliegen einer Organinsuffizienz, z. B. der Leber oder Niere, angepasst werden.

Das initial gewählte empirische Antibiotikaregime sollte nach 2–3 Tagen nach klinischen und mikrobiologischen Kriterien reevaluiert werden. Nach Identifikation des Erregers sollte eine schnelle Umstellung auf eine **erregerspezifische Antibiose** mit schmalem Spektrum erfolgen. Eine solche Deeskalation der antibiotischen Therapie reduziert den Selektionsdruck und hilft, Resistenzbildung zu vermeiden (Reinhart et al. 2006). Die Dauer einer antibiotischen Behandlung, auch bei schweren nosokomialen Infektionen, beträgt in der Regel zwischen 7 und 10 Tage. Bei Vorliegen bestimmter Erreger (z. B. Staphylococcus aureus, Pseudomonas aeruginosa), oder abhängig von der Infektionslokalisation (z. B. bradytrophes Gewebe oder schwer erreichbares Kompartiment) kann eine längere Behandlungsdauer erforderlich werden (Chastre et al. 2003). Mit der Zunahme multiresistenter Erreger ist die initiale empirische Therapie häufiger inadäquat, sodass Infektionen oft schwer und bedrohlich verlaufen, zu einer längeren Verweildauer und höheren Behandlungskosten führen (Gastmeier et al. 2005).

Sanierung des infektiösen Fokus

Die schnelle Durchführung herdsanierender Maßnahmen bei Vorliegen eines infektiösen Fokus ist von entscheidender Bedeutung für die erfolgreiche Behandlung einer Sepsis und des bedrohlichen septischen Schocks. Solche Maßnahmen sollten insbesondere erwogen werden, wenn ein Abszess vorliegt oder wenn sich Fremdkörper oder nekrotisches Gewebe in der Nähe der Infektionsquelle befinden (Dellinger et al. 2008). Bei bakteriellen Meningitiden sollte ein parameningealer Fokus im HNO-Bereich gesucht und möglichst noch am Tag der Diagnose saniert werden (Diener 2008).

VI

Merke
Im Rahmen einer schweren Sepsis kommt es definitionsgemäß zur Dysfunktion eines Organsystems (Cohen et al. 2004). Häufig sind allerdings mehrere Organe betroffen, sodass das Überleben solcher Patienten nicht alleine durch eine adäquate Antibiose und Herdsanierung gesichert werden kann. Die Stabilisierung und Aufrechterhaltung der vitalen Funktionen als supportive Therapie ist daher ein wesentlicher Bestandteil der Behandlung schwerer Infektionen.

Supportive und adjuvante Behandlungen

Dies beinhaltet die Intubation und maschinelle Beatmung solcher Patienten, weiterhin die hämodynamische Stabilisierung mittels Volumensubstitution zur Verbesserung der kardialen Vorlast (angezielter zentralvenöser Druck (ZVD) ≥8 mmHg) (Dellinger et al. 2008). Bei nicht ausreichender **Kreislaufstabilisierung** ist der Einsatz von Katecholaminen indiziert. Bei schweren Verläufen wird die zusätzliche Gabe von niedrigdosiertem Hydrokortison empfohlen (Dellinger et al. 2008). Die supportive Therapie bei Sepsis beinhaltet auch die Substitution von Blutprodukten. Die Anwendung von **Nierenersatzverfahren** (Hämodialyse, Hämofiltration) ist bei Nierenversagen erforderlich. Bei kreislaufinstabilen Patienten wird der Einsatz kontinuierlicher Nierenersatzverfahren vor dem intermittierender Verfahren bevorzugt (Dellinger et al. 2008). Eine intensivierte **Insulintherapie** (Ziel Blutglukosespiegel 81–108 mg/dl) bei kritisch kranken Patienten, inklusive solcher mit schwerer Sepsis, wurde mit einer erhöhten Mortalität assoziiert, verglichen mit einer konventionellen Glukosekontrolle mit Ziel-Konzentrationen von ≤180 mg/dl (Finfer et al. 2009).

Fazit
Die Behandlung von schwerkranken Patienten erfordert eingehende Kenntnisse in der Intensivmedizin. Die zeitnahe Beobachtung und Behandlung des Blutdrucks, des Herzrhythmus, der Atmung und der Temperaturregulation stellen ebenso wie die Hirndruck- und Ernährungstherapie sowie die frühzeitige Infekterkennung und -behandlung wichtige Bausteine der neurologischen Therapie dar, von denen die Erholungsperspektive vaskulär-neurologischer Patienten wesentlich mitbestimmt wird.

Literatur

Alvarez-Sabin J, Molina CA, Ribo M, et al. Impact of admission hyperglycemia on stroke outcome after thrombolysis: Risk stratification in relation to time to reperfusion. Stroke 2004;35:2493-2498

Anderson CS, Huang Y, Wang JG, et al. Intensive blood pressure reduction in acute cerebral haemorrhage trial (INTERACT): A randomised pilot trial. Lancet Neurol 2008;7:391-399

Arabi YM, Dabbagh OC, Tamim HM, et al. Intensive versus conventional insulin therapy: A randomized controlled trial in medical and surgical critically ill patients. Crit Care Med 2008;36:3190-3197

Baird TA, Parsons MW, Phanh T, et al. Persistent poststroke hyperglycemia is independently associated with infarct expansion and worse clinical outcome. Stroke 2003;34:2208-2214

Bardutzky J, Schwab S. Antiedema therapy in ischemic stroke. Stroke 2007;38:3084-3094

Bernard SA, Gray TW, Buist MD, Jones BM, Silvester W, Gutteridge G, Smith K. Treatment of comatose survivors of out-of-hospital cardiac arrest with induced hypothermia. N Engl J Med 2002;346:557-563

Braunschweig CL, Levy P, Sheean PM, Wang X. Enteral compared with parenteral nutrition: A meta-analysis. Am J Clin Nutr 2001;74:534-542

Broderick J, Brott T, Barsan W, et al. Blood pressure during the first minutes of focal cerebral ischemia. Ann Emerg Med 1993;22:1438-1443

Broderick J, Connolly S, Feldmann E, et al. Guidelines for the management of spontaneous intracerebral hemorrhage in adults: 2007 update: A guideline from the american heart association/american stroke association stroke council, high blood pressure research council, and the quality of care and outcomes in research interdisciplinary working group. Stroke 2007;38:2001-2023

Broderick JP, Phillips SJ, O'Fallon WM, Frye RL, Whisnant JP. Relationship of cardiac disease to stroke occurrence, recurrence, and mortality. Stroke 1992;23:1250-1256

Chastre J, Wolff M, Fagon JY, et al. Comparison of 8 vs 15 days of antibiotic therapy for ventilator-associated pneumonia in adults: A randomized trial. JAMA 2003;290:2588-2598

Cohen J, Brun-Buisson C, Torres A, Jorgensen J. Diagnosis of infection in sepsis: An evidence-based review. Crit Care Med. 2004;32:S466-494

Dellinger RP, Levy MM, Carlet JM, et al. Surviving sepsis campaign: International guidelines for management of severe sepsis and septic shock: 2008. Crit Care Med 2008;36:296-327

Dennis MS, Lewis SC, Warlow C. Effect of timing and method of enteral tube feeding for dysphagic stroke patients (food): A multicentre randomised controlled trial. Lancet. 2005;365:764-772

Diener HC. Leitlinien für Diagnostik und Therapie in der Neurologie. Stuttgart: Thieme;2008:984

Eames PJ, Blake MJ, Dawson SL, Panerai RB, Potter JF. Dynamic cerebral autoregulation and beat to beat blood pressure control are impaired in acute ischaemic stroke. J Neurol Neurosurg Psychiatry 2002;72:467-472

Frost P, Bihari D. The route of nutritional support in the critically ill: Physiological and economical considerations. Nutrition 1997;13:58S-63S

Gastmeier P, Sohr D, Geffers C, Behnke M, Daschner F, Ruden H. Mortality risk factors with nosocomial staphylococcus aureus infections in intensive care units: Results from the german nosocomial infection surveillance system (KISS). Infection 2005;33:50-55

Georgiadis D, Schwarz S, Kollmar R, Schwab S. Endovascular cooling for moderate hypothermia in patients with acute stroke: First results of a novel approach. Stroke 2001;32:2550-2553

Gray CS, Hildreth AJ, Sandercock PA, et al. Glucose-potassium-insulin infusions in the management of post-stroke hyperglycaemia: The uk glucose insulin in stroke trial (GIST-UK). Lancet Neurol 2007;6:397-406

Guidelines for management of ischaemic stroke and transient ischaemic attack 2008. Cerebrovasc Dis 2008;25:457-507

Guluma KZ, Hemmen TM, Olsen SE, Rapp KS, Lyden PD. A trial of therapeutic hypothermia via endovascular approach in awake patients with acute ischemic stroke: Methodology. Acad Emerg Med 2006;13:820-827

Hacke W, Kaste M, Bluhmki E, et al. Thrombolysis with alteplase 3 to 4.5 hours after acute ischemic stroke. N Engl J Med 2008;359:1317-1329

Hajat C, Hajat S, Sharma P. Effects of poststroke pyrexia on stroke outcome: A meta-analysis of studies in patients. Stroke 2000;31:410-414

Kiers L, Davis SM, Larkins R, et al. Stroke topography and outcome in relation to hyperglycaemia and diabetes. J Neurol Neurosurg Psychiatry 1992;55:263-270

Koretz RL, Avenell A, Lipman TO, Braunschweig CL, Milne AC. Does enteral nutrition affect clinical outcome? A systematic review of the randomized trials. Am J Gastroenterol 2007;102:412-429; quiz 468

Kostadima E, Kaditis AG, Alexopoulos EI, Zakynthinos E, Sfyras D. Early gastrostomy reduces the rate of ventilator-associated pneumonia in stroke or head injury patients. Eur Respir J 2005;26:106-111

Kreymann KG, Berger MM, Deutz NE, et al. Espen guidelines on enteral nutrition: Intensive care. Clin Nutr 2006;25:210-223

Krishnan JA, Parce PB, Martinez A, Diette GB, Brower RG. Caloric intake in medical icu patients: Consistency of care with guidelines and relationship to clinical outcomes. Chest 2003;124:297-305

Leitlinie parenterale Ernährung der Deutschen Gesellschaft für Ernährungsmedizin. Akt Ernähr Med 2007;32:1-133

Leitlinien enterale Ernährung bei Schlaganfallpatienten der Deutschen Gesellschaft für Ernährungsmedizin, der Deutschen Gesellschaft für Geriatrie und der Deutschen Gesellschaft für Neurologie. 2007

Leonardi-Bee J, Bath PM, Phillips SJ, Sandercock PA. Blood pressure and clinical outcomes in the international stroke trial. Stroke 2002;33:1315-1320

Lewis SJ, Egger M, Sylvester PA, Thomas S. Early enteral feeding versus „Nil by mouth“ After gastrointestinal surgery: Systematic review and meta-analysis of controlled trials. BMJ 2001;323:773-776

Marik PE, Zaloga GP. Early enteral nutrition in acutely ill patients: A systematic review. Crit Care Med 2001;29:2264-2270

Martino R, Foley N, Bhogal S, Diamant N, Speechley M, Teasell R. Dysphagia after stroke: Incidence, diagnosis, and pulmonary complications. Stroke 2005;36:2756-2763

Reinhart K, Brunkhorst F, Bone H, et al. Diagnosis and therapy of sepsis: Guidelines of the german sepsis society inc. And the german interdisciplinary society for intensive and emergency medicine. Anaesthesist 2006;55 Suppl 1:43-56

Ribo M, Molina C, Montaner J, et al. Acute hyperglycemia state is associated with lower tpa-induced recanalization rates in stroke patients. Stroke 2005;36:1705-1709

Ribo M, Molina CA, Delgado P, et al. Hyperglycemia during ischemia rapidly accelerates brain damage in stroke patients treated with tpa. J Cereb Blood Flow Metab 2007;27:1616-1622

Ronning OM, Guldvog B. Should stroke victims routinely receive supplemental oxygen? A quasi-randomized controlled trial. Stroke 1999;30:2033-2037

Schwab S, Aschoff A, Spranger M, Albert F, Hacke W. The value of intracranial pressure monitoring in acute hemispheric stroke. Neurology 1996;47:393-398

Schwab S, Schellinger PD, Werner C, Unterberg A, Hacke W. Neurointensiv. Heidelberg: Springer Medizin Verlag;2008

Schwab S, Schwarz S, Spranger M, Keller E, Bertram M, Hacke W. Moderate hypothermia in the treatment of patients with severe middle cerebral artery infarction. Stroke 1998;29:2461-2466

Steiner T, Kaste M, Forsting M, et al. Recommendations for the management of intracranial haemorrhage - part i: Spontaneous intracerebral haemorrhage. The european stroke initiative writing committee and the writing committee for the eusi executive committee. Cerebrovasc Dis 2006;22:294-316

van Kooten F, Hoogerbrugge N, Naarding P, Koudstaal PJ. Hyperglycemia in the acute phase of stroke is not caused by stress. Stroke 1993;24:1129-1132

Weimar C, Roth MP, Zillessen G, et al. Complications following acute ischemic stroke. Eur Neurol 2002;48:133-140

VI

44 Neurorehabilitation

Andreas R. Luft

Ein ischämischer oder hämorrhagischer Schlaganfall führt bei 70–80 % der Patienten zu einer Hemiparese. Nur 10 % der Patienten erholen sich davon komplett, bei den übrigen Personen bleibt eine Behinderung variabler Ausprägung (Gresham et al. 1998). Andere Funktionsdefizite wie Sprach-, Sprech- und kognitive Störungen, Hirnnervenausfälle oder Sehstörungen treten in dieser Reihenfolge weniger häufig auf. Die individuelle Ausprägung der Defizite erfordert ein maßgeschneidertes und multimodales Therapieprogramm, das über lange Zeit – meist länger als standardmäßig angeboten und von den Krankenkassen vergütet – verfolgt werden muss.

Während seiner Erkrankung trifft der Patient häufig Ärzte, Therapeuten und Pflegende, die unterschiedliche Auffassungen von Versorgung, Prävention, Rehabilitationsfähigkeit und Erholung haben. Das Wirrwarr der Auffassungen verwirrt den Patienten, der sich letztendlich mit seinen Problemen allein gelassen fühlt. Fehlt ihr oder ihm dann die Motivation und Eigeninitiative zu weiterer Therapie, so kommt es häufig zu einem Verlust von Lebensqualität – und das obwohl man weiß, dass rehabilitative Therapien auch viele Jahre nach einem Schlaganfall noch wirken können (Luft et al. 2008).

44.1 Phasenmodell der neurologischen Rehabilitation

Zur Einschätzung des Pflege- und Rehabilitationsbedarfs in der Planung der Rehabilitation wird ein **Phasenmodell** verwendet (Tab. 44.**1**). Die Phasen entsprechen dem typischen Verlauf einer Behandlung und Rehabilitation eines hirnverletzten Patienten. **Phase A** beschreibt die **Akuttherapie**, bestehend aus Thrombolyse, interventioneller Revaskularisation, Operation, Sekundärprävention in der Akutphase (z. B. mit Azetylsalizylsäure oder Heparin), die Vermeidung und Behandlung von Komplikationen (z. B. Aspirationspneumonie, Hirndruck durch postischämische Schwellung). **Phase B** entspricht der **Frührehabilitation**, die methodisch unscharf von Phase A abgegrenzt ist: ein solches Beispiel ist die Schluckdiagnostik zur Vermeidung von Aspirationspneumonien, die meist kombiniert mit Schluck- und logopädischem Training eingesetzt wird. Die Stroke Unit als dezidierte Spezialstation mit einem speziell ausgebildeten Team an Ärzten, Therapeuten und Pflegekräften kombiniert die Behandlungen der Phasen A und B.

Tabelle 44.**1** Phasenmodell der Rehabilitationsbehandlung.

	Phase A	**Phase B**	**Phase C/D**	**Phase E**	**Phase F**
Dauer	Stunden bis Tage	Tage bis Wochen	Wochen bis Monate	Monate bis 1 Jahr	Dauerhaft
Ziel	Akuttherapie, Minimierung der Hirnverletzung, Vermeiden von Komplikationen, Vitalparameter, Sekundärprävention	Frührehabilitation, Vermeiden von Komplikationen, Wiederherstellung basaler Funktionen (Schlucken, Blasenfunktion, Atmung), Sekundärprävention	Rehabilitation wichtiger und alltagsrelevanter motorischer, sprachlicher und kognitiver Funktionen, Hilfsmittelversorgung, Sekundärprävention	Berufliche und soziale Wiedereingliederung, Hilfsmittelversorgung	Residualzustand, Pflege **Auch zu diesem Zeitpunkt ist noch Besserung möglich!**
Ort	Akutklinik	Akutklinik, Rehabilitationsklinik	Rehabilitationsklinik, ambulante Rehabilitationseinrichtung	Rehabilitationsklinik, ambulante Rehabilitationseinrichtung	Häusliche Pflege, Heim

Merke

Bislang ungeklärt ist der optimale Zeitpunkt für den Beginn von Übungstherapien in der Akutphase. Nach vereinzelten tierexperimentellen Hinweisen, dass allzu frühes Training die Hirnverletzung verschlechtern könnte (Schallert et al. 2003), gibt es nun Hinweise, dass gerade in der Frühphase das Gehirn besonders lern- und erholungsfähig ist. Die ischämische Läsion induziert in ihrer Umgebung die Expression von plastizitätsfördernden Genen. Plastizität von Nervenzellen ist ein Mechanismus, der zur Erholung von Hirnfunktionen beitragen kann (Carmichael 2006).

In **Phase C** (seltener schon in Phase B) wechselt der Patient typischerweise in eine Klinik mit Schwerpunkt Neurorehabilitation. Hier werden rehabilitative Therapien defizitorientiert fortgeführt, mit dem Ziel, **alltagsrelevante Funktionen wiederherzustellen**. Gelingt dies nicht oder unvollständig, so wird der Patient mit Hilfsmitteln ausgestattet und lernt diese zu verwenden. Das soziale Umfeld, in das der Patient entlassen werden soll, wird optimiert, z. B. durch Schulung, Einsatz von ambulanten Pflegediensten etc.

Phase D unterscheidet sich von Phase C nur in Bezug auf den Pflegeaufwand; der Patient in Phase D ist weitgehend selbstständig. **Phase E** dient der beruflichen Wiedereingliederung oder Umschulung mit dem Ziel, die prämorbide Lebensweise soweit wie möglich wieder herzustellen.

Phase F bezeichnet den Verweilzustand, in dem, je nach Grad der Behinderung, unterschiedlicher Unterstützungs- oder Pflegeaufwand notwendig ist. Für Schlaganfallgeschädigte ist Phase F eng mit der Sekundärprävention zum Vorbeugen weiterer Insulte verbunden.

Ischämische und hämorrhagische Insulte treten überwiegend bei älteren Menschen auf. In der Praxis rücken bei dieser Patientengruppe die Fragestellungen der Phase F häufig in den Vordergrund. Das Konzept der Phase F, die per definitionem den Residualzustand akzeptiert, ist vor dem Hintergrund der Tatsache, dass die Erholungsfähigkeit des Gehirns zu keinem Zeitpunkt endet, nicht zu halten.

44.2 Rehabilitation motorischer Defizite

Die Rehabilitation motorischer Fähigkeiten hat hohe Relevanz für die Aktivitäten des täglichen Lebens. Umgekehrt wird als Ziel rehabilitativer Interventionen oft die Wiederherstellung bestimmter Alltagsfertigkeiten definiert, z. B. Essen, Anziehen, Waschen.

Um diese Fertigkeiten zu rehabilitieren, greifen verschiedene Interventionen an verschiedenen Stellen des motorischen Systems an. Der motorische Kortex (primärmotorischer Kortex, prämotorischer Kortex, supplementär-motorische Area, Zingulum) zeigen in der Erholungsphase nach einem Schlaganfall Anpassungsvorgänge, die, interpretiert als kortikales Lernen, für die Erholung verantwortlich sein könnten. **Kortikale Anpassungsvorgänge** zu **induzieren** und zu **stimulieren**, ist Grundlage aller Therapien, die auf aktiven, repetitiven und aufgabenorientierten Bewegungen basieren.

Aktuell gibt es kein allgemein akzeptiertes und verbreitetes Behandlungsprotokoll. Eine Vielzahl von Verfahren erscheinen wirksam, jedoch sprechen manche Patienten nicht auf einzelne Therapien an (Luft et al. 2004). Welche Charakteristika einen Patienten für die eine oder andere Therapie prädestinieren, ist ungeklärt. Beispiele für Therapien sind aufgabenorientiertes Training mit einer Handorthose (Farrell et al. 2007), bilaterales Armtraining mit rhythmischem Taktgeber (Whitall et al. 2000), aufgabenorientierte Programme aus Einzelübungen (Higgins et al. 2006), aufgabenorientiertes Krafttraining (Yang et al. 2006), intensives Balancetraining (Vearrier et al. 2005), aufgabenorientiertes Gangtraining (Salbach et al. 2005) und Laufbandtraining. Laufbandtraining könnte nicht nur kortikale, sondern auch subkortikale Anpassungsvorgänge in Hirnstamm und Kleinhirn induzieren und so alternative Lokomotionsnetzwerke rekrutieren (Luft et al. 2008).

Neben dem aufgabenorientiertem Training verfolgt die **Constraint induced movement therapy** (CIMT) ebenso den Ansatz, kortikale Anpassungsvorgänge zu induzieren. Die grundlegende Idee ist, dass der Patient wegen der Behinderung die Extremität weniger benutzt und dass diese gelernte Nichtbenutzung zu schlechten, „maladaptiven“ Anpassungsvorgängen im Kortex führt, die das Bewegungsdefizit verschlechtern. Die Constraint induced movement therapy umfasst auch Elemente des aufgabenorientierten Trainings, ist aber mehr: Durch Immobilisation des gesunden Armes wird ein Anreiz zur vermehrten Nutzung der paretischen Seite für etwa 8 h pro Tag geschaffen (**Forced use**). Zudem erhalten die Patienten 2 h pro Tag Physiotherapie. Dabei versucht der Therapeut alltagsrelevante Fertigkeiten schrittweise anzutrainieren (**Shaping**), eine Technik, die auch dem Gesunden hilft, neue Bewegungsabläufe zu lernen.

Merke

Constraint induced movement therapy, also die Kombination aus Forced use und Shaping, kombiniert über 2 Wochen angeboten, war in einer großen randomisierten multizentrischen Studie bei subakuten Schlaganfallpatienten deutlich wirksamer als Standardtherapie (Wolf et al. 2006).

Neben dem genauen und individuell angepassten Trainingsregime ist bislang unklar, wie intensiv und wie lange man trainieren muss. Die Gesamtdauer der Rehabilitation ist meist von der Krankenkasse limitiert. Wie häufig trainiert wird bleibt im Ermessen des Therapeuten. Intensität und Effektivität stehen wahrscheinlich nicht in einem linearen Zusammenhang. Ist die Intensität zu niedrig, wird ein insuffizienter Lernstimulus gegeben. Ist sie zu hoch, so verhindern Einbußen bei der Motivation des Patienten einen optimalen Erfolg.

Die Frage der Intensität ist auch bei den Therapien ungeklärt, die **Anpassungsvorgänge auf Ebene des Rückenmarks** zu induzieren versuchen. In erster Linie wird hier das therapeutische Ziel verfolgt, die Entwicklung von Spastik zu verhindern oder eine bestehende spastische Tonuserhöhung zu mindern. Viele der **klassischen physiotherapeutischen Konzepte**, wie Bobath (Bobath 1976), Perfetti (Salvini u. Perfetti 1971) und andere, gehören zu dieser Kategorie (Tab. 44.**2**). Vor dem Hintergrund der vorliegenden Untersuchungen kann die Effektivität dieser Verfahren nicht beurteilt werden (Van Peppen et al. 2004). Die positiven Erfahrungen vieler Therapeuten rechtfertigen jedoch den Einsatz, solange das Gesamttherapieprogramm nicht auf konventionelle Techniken beschränkt bleibt.

Dass Interventionen auf Ebene des Rückenmarks wirksam sein können, zeigt die Applikation von **Baclofen** bei Spastik, das seinen Angriffspunkt im Rückenmark hat (Meythaler et al. 2001). Eine Effizienz nachzuweisen, ist für konventionelle Techniken jedoch schwierig, weil sie in sehr heterogener Form angewendet werden. Deshalb sind konventionelle Therapien mit den wissenschaftlichen Mitteln der evidenzbasierten Medizin schlecht fassbar. Ein Effektivitätsnachweis würde eine Kontrollgruppe voraussetzen, die dann keine Therapie erhalten sollte. Dies erscheint aus medizinischen und ethischen Gesichtspunkten nicht vertretbar.

Motorische Rehabilitation greift auch auf **Ebene der Muskulatur** an. Nach einem hemiparetischen Schlaganfall treten Veränderungen im Muskel auf, die eine Erholung limitieren und zudem das kardiovaskuläre Risiko erhöhen (Kap. 44.6). Diese Veränderungen umfassen Atrophie und vermehrte Lipidanreicherung (Ryan et al. 2002), Veränderungen in der Verteilung der Muskelfaserphänotypen (De Deyne et al. 2004) und Veränderungen im Metabolismus, die zu Insulinresistenz und Diabetes beitragen (Hafer-Macko et al. 2005).

Aerobes Laufbandtraining scheint diese Veränderungen im Muskel positiv zu beeinflussen (Hafer-Macko et al. 2008). Verschiedene Krafttrainingsmethoden versuchen ebenfalls, positive Anpassungsvorgänge im Muskel zu induzieren. Eine systematische Metaanalyse von 21 Studien zu solchen Interventionen (Krafttraining, elektrische Stimulation, Biofeedback u. a.) zeigte positive Effekte auf Muskelkraft und Aktivität (Ada et al. 2006). Die Wirksamkeit war besser bei akuten als bei chronischen Patienten sowie bei mittelgradig im Vergleich zu schwer Betroffenen.

Injektionen von **Botulinumtoxin** zur Behandlung der Spastik greifen ebenfalls in die Muskelfunktion ein (Tab. 44.**2**). Spastizität erschwert aktives Training und damit

Tabelle 44.**2** Biologische Zielstrukturen und Therapieregime.

Zielstruktur im motorischen System	Mechanismus	Behandlungsstrategie
Gehirn	Neuroplastizität in kortikalen und subkortikalen Netzwerken	Repetitives, aufgabenorientiertes Training, Constraint induced movement therapy
Rückenmark	Anpassungsvorgänge in spinalen Reflexkreisen, um Spastizität und maladaptive Reflexe zu verhindern	Klassische physiotherapeutische Konzepte (Bobath, sensorisches Feedback etc.)
Muskel	Rückbildung von Muskelatrophie und Veränderungen im Muskelfaser-Phänotyp, Reduktion des Muskeltonus	Repetitives Krafttraining, Ausdauertraining Botulinumtoxin-Injektionen
Lunge-Herz-Kreislauf	Fitness	Aerobes Ausdauertraining

den Einsatz wirksamer rehabilitativer Verfahren. Eine randomisierte Studie zeigte die Effektivität von Botulinumtoxin für die Behandlung von Spastizität nach Schlaganfall (Brashear et al. 2002). 4, 6, 8 und 12 Wochen nach Injektion war der Muskeltonus deutlich reduziert und die selbst empfundene Behinderung geringer. Nach wie vor unbeantwortet ist die Frage, ob ein durch Botulinumtoxin ermöglichtes Trainingsverfahren das Wiederauftreten der Spastik – und damit die Notwendigkeit wiederholter Injektionen – verhindern kann.

44.3 Roboterassistiertes Training

Trainingsroboter wurden ursprünglich mit dem Ziel entwickelt, den Physiotherapeuten zu entlasten. **Laufroboter** bewegen z. B. die Beine von Querschnittsgelähmten – eine Aufgabe, die 2 Physiotherapeuten kontinuierlich beschäftigen würde. Inzwischen gibt es theoretische und erste praktische Hinweise, dass Roboter mehr können. Als **assistive Geräte** können sie so programmiert werden, dass sie den Patienten unterstützen, ein Bewegungsziel zu erreichen. Der Patient kann aber trotz Roboter die bestmögliche Bewegungsfähigkeit einbringen. Mit zunehmender Dauer des Trainings nimmt der Roboter seine Unterstützung zurück und überlässt die Bewegung dem Patienten. Die gegensätzliche Strategie wird verfolgt, wenn der Roboter die Bewegung des Patienten zufällig stört und damit erschwert, was Lernvorgänge fördern könnte. Welches Verfahren bessere Ergebnisse erzielt und in welcher Patientengruppe, ist ungeklärt (Kwakkel et al. 2008).

Training mithilfe von Robotern kann auch repetitiv und aufgabenorientiert sein. So kombiniert die neueste Generation von Therapierobotern die Motorisierung von Bewegungen mit **virtueller Realität** zur Simulation von alltagsrelevanten Situationen (Nef et al. 2007). Als besonders hilfreich könnte sich der motivationssteigernde Effekt von Anwendungen mit virtueller Realität oder von Computerspielen in Verbindung mit Therapierobotern erweisen („**spielerische Rehabilitation**").

44.4 Unterstützende Therapieverfahren

Grundlage für die Verbesserung der Bewegungsfähigkeit nach einem Schlaganfall scheinen Training und Übung zu sein. Mit Training können positive Anpassungsvorgänge im motorischen System induziert werden, die eine Funktionserholung ermöglichen. Therapieunterstützende Verfahren versuchen in Kombination mit Training diese Anpassungsvorgänge zu verstärken oder zu beschleunigen.

VI

Kortikale Stimulation mittels **transkranieller magnetischer** (TMS) oder **elektrischer Stimulation** (tDCS) sind solche Verfahren, die sich in Zukunft als wirksam erweisen könnten. Die transkranielle elektrische Stimulation mittels tDCS des primärmotorischen Kortex verbessert bei Schlaganfallpatienten die motorische Funktion des paretischen Arms (Hummel u. Cohen 2006). Ähnliches kann mit repetitiver transkranieller magnetischer Stimulation erreicht werden (Takeuchi et al. 2005). Beide Stimulationsverfahren erhöhen dabei die Erregbarkeit des motorischen Kortex über Modulation der glutamaterger und GABAergen Neurotransmission (Hummel u. Cohen 2006).

Bestimmte Pharmaka, z. B. **Levodopa**, verändern ebenfalls die kortikale Exzitabilität (Hosp et al. 2009), was therapieunterstützende Effekte erklären könnte. In Kombination mit konventioneller Physiotherapie zeigte eine kleine randomisierte Studie, dass Levodopa im Vergleich zu Plazebo die Erholung motorischer Funktionen nach hemiparetischem Schlaganfall beschleunigt und Verum-behandelte Patienten ein besseres funktionelles Niveau erreichen (Scheidtmann et al. 2001). Zu **Amphetaminen** gibt es ähnliche, teilweise jedoch widersprüchliche Ergebnisse. Eine Metaanalyse dieser Studien ergab einen kleinen positiven Effekt auf die motorische Funktion, kam aber zu dem Schluss, dass die Datenlage für eindeutige Empfehlungen ungenügend ist (Martinsson et al. 2007).

44.5 Rehabilitation der Sprache

Logopädisches Training wird allgemein als wirksam für die Behandlung verschiedener Aphasieformen nach einem Schlaganfall angesehen, auch wenn klare Evidenz fehlt und ähnlich wie bei konventioneller Physiotherapie (Kap. 44.2) schwierig zu erreichen ist. Die Therapie muss auf die individuellen Defizite des Patienten abgestimmt sein. Eine Mindestintensität an Therapie muss erreicht werden, um einen Effekt zu erzielen. Diese **Mindestintensität** liegt bei 2–5 h pro Woche, abhängig von Defizit, Individuum, Therapieform und Therapeut (Bakheit et al. 2007).

Eine besonders intensive Therapieform wurde von der Constraint induced movement therapy (Kap. 44.2) abgeleitet. Wie bei der gelernten Nichtbenutzung der paretischen Extremität beruht die **Constraint induced language therapy** (CILT) auf der Beobachtung, dass aphasische Patienten andere Kommunikationsmittel als die Sprache verwenden und so ihre Restfunktion und Erholungsfähigkeit verlieren. Durch Unterdrückung anderer Kommunikationsmittel, z. B. der Gestik, fördert die Constraint induced language therapy die Benutzung des sprachlichen Ausdrucks (Pulvermuller et al. 2001). Wie bei der Constraint induced movement therapy wird dies von einem Logopäden unterstützt. Constraint induced language therapy über 10 Tage erwies sich als deutlich wirksamer als Standardtherapie (Pulvermuller et al. 2001). Grund für diese Überlegenheit könnte auch das intensive Training sein. Eine systematische Analyse von 10 Intensitäts- und Constraint induced language therapy-Studien lässt eine höhere Wirksamkeit intensiver (hohe Frequenz) und insgesamt kurz dauernder Therapie gegenüber weniger intensivem und länger durchgeführtem Training vermuten (Cherney et al. 2008). Limitierender Faktor bei intensivem Training ist die Motivation und die Aufmerksamkeit des Patienten.

Transkranielle elektrische Stimulation mittels tDCS könnte auch bei der Aphasietherapie eine Wirksamkeit zeigen: die Stimulation verbessert das Benennen bei Patienten mit Aphasie nach Schlaganfall (Monti et al. 2008). Weitere Studien müssen durchgeführt werden, bevor die Wirksamkeit von Pharmaka zur Unterstützung des Trainingseffekts – nach positiven Pilotdaten zu Piracetam, Donepezil und Amphetaminen – beurteilt werden kann (Berthier et al. 2006, de Boissezon et al. 2007).

44.6 Rehabilitation und Sekundärprävention

Nicht nur, weil sie zeitlich zusammen fallen, sondern auch weil beide den dauerhaften ärztlichen Einsatz erfordern, sind Rehabilitation und Sekundärprävention eng verwoben. Patienten unterscheiden selten zwischen beiden Problemstellungen. Der Zusammenhang zwischen Rehabilitation und Sekundärprävention zeigt sich z. B. an der Inaktivität.

Merke

Führt der Schlaganfall zu Einschränkungen im Gehen oder zu Depression und Motivationsverlust, so werden die Patienten körperlich inaktiv. Dies führt zu **Dekonditionierung** und Verlust der kardiorespiratorischen Fitness. 6 Monate nach einem Insult haben Schlaganfallpatienten im Schnitt eine Fitness, die kaum die Aktivitäten des täglichen Lebens zulässt.

Dekonditionierung fördert Adipositas und die Entwicklung des Diabetes mellitus. Beide sind Risikofaktoren für weitere Schlaganfälle und transitorisch-ischämische Attacken, die eine Behinderung verschlechtern. Deshalb führt die Einschränkung von Mobilität und Aktivität in einen **Teufelskreis**, aus dem der Schlaganfallpatient alleine nicht entfliehen kann. Fitnesstraining, z. B. auf dem Laufband, könnte diesen Teufelskreis durchbrechen, da es an 2 Stellen angreift:

1. Gangtraining und Verbesserung der selbstständigen Mobilität (Luft et al. 2008) und
2. Fitnesstraining und Reduktion von Körpergewicht und Verbesserung der diabetischen Stoffwechsellage (Ivey et al. 2007).

Fazit

Nachdem die Neurorehabilitation lange Zeit ein Bereich war, in dem es kaum Wirksamkeitsbelege für Behandlungsformen gab, die in der breiten Krankenversorgung eingesetzt wurden, schaffen moderne Neurorehabilitationsverfahren derzeit die Grundlage für evidenzbasierte Rehabilitationsstrategien, die an der Funktionsverbesserung und Alltagsrelevanz orientiert sind. Zahlreiche Fragen auf diesem Gebiet sind bislang unbeantwortet. So ist z. B. unklar, zu welchem Zeitpunkt eine Rehabilitationsbehandlung idealerweise beginnen sollte und welche Techniken (oder Kombinationen hiervon) zum Einsatz gelangen sollten. Auch die Frequenz und Intensität der Rehabilitationsbehandlung ist weiterhin eine offene Frage. Zukünftige Untersuchungen müssen zur Klärung dieser Fragen beitragen.

Literatur

Ada L, Dorsch S, Canning CG. Strengthening interventions increase strength and improve activity after stroke: a systematic review. Aust J Physiother 2006;52:241–248

Bakheit AM, Shaw S, Barrett L, et al. A prospective, randomized, parallel group, controlled study of the effect of intensity of speech and language therapy on early recovery from poststroke aphasia. Clin Rehabil 2007;21:885–894

Berthier ML, Green C, Higueras C, Fernandez I, Hinojosa J, Martin MC. A randomized, placebo-controlled study of donepezil in poststroke aphasia. Neurology 2006;67:1687–1689

Bobath B. Abnorme Haltungsreflexe bei Gehirnschäden. Stuttgart: Thieme Verlag;1976

Brashear A, Gordon MF, Elovic E, et al. Intramuscular injection of botulinum toxin for the treatment of wrist and finger spasticity after a stroke. N Engl J Med 2002;347:395–400

Carmichael ST. Cellular and molecular mechanisms of neural repair after stroke: making waves. Ann Neurol 2006;59:735–742

Cherney LR, Patterson JP, Raymer A, Frymark T, Schooling T. Evidence-based systematic review: effects of intensity of treatment and constraint-induced language therapy for individuals with stroke-induced aphasia. J Speech Lang Hear Res 2008;51:1282–1299

de Boissezon X, Peran P, de Boysson C, Demonet JF. Pharmacotherapy of aphasia: myth or reality? Brain Lang 2007;102:114-125

De Deyne PG, Hafer-Macko CE, Ivey FM, Ryan AS, Macko RF. Muscle molecular phenotype after stroke is associated with gait speed. Muscle Nerve 2004;30:209–215

Farrell JF, Hoffman HB, Snyder JL, Giuliani CA, Bohannon RW. Orthotic aided training of the paretic upper limb in chronic stroke: results of a phase 1 trial. NeuroRehabilitation 2007;22:99–103

Gresham GE, Kelly-Hayes M, Wolf PA, Beiser AS, Kase CS, D'Agostino RB. Survival and functional status 20 or more years after first stroke: the Framingham Study. Stroke 1998;29:793–797

Hafer-Macko CE, Ryan AS, Ivey FM, Macko RF. Skeletal muscle changes after hemiparetic stroke and potential beneficial effects of exercise intervention strategies. J Rehabil Res Dev 2008;45:261–272

Hafer-Macko CE, Yu S, Ryan AS, Ivey FM, Macko RF. Elevated tumor necrosis factor-alpha in skeletal muscle after stroke. Stroke 2005;36:2021–2023

Higgins J, Salbach NM, Wood-Dauphinee S, Richards CL, Cote R, Mayo NE. The effect of a task-oriented intervention on arm function in people with stroke: a randomized controlled trial. Clin Rehabil 2006;20:296–31

Hosp JA, Molina-Luna K, Hertler B, Atiemo CO, Luft AR. Dopaminergic modulation of motor maps in rat motor cortex: An in vivo study. Neuroscience 2009;159:692–700

Hummel FC, Cohen LG. Non-invasive brain stimulation: a new strategy to improve neurorehabilitation after stroke? Lancet Neurol 2006;5:708–712

Ivey FM, Ryan AS, Hafer-Macko CE, Goldberg AP, Macko RF. Treadmill aerobic training improves glucose tolerance and indices of insulin sensitivity in disabled stroke survivors. A preliminary report. Stroke 2007;38:2752–2758

Kwakkel G, Kollen BJ, Krebs HI. Effects of robot-assisted therapy on upper limb recovery after stroke: a systematic review. Neurorehabil Neural Repair 2008;22:111–121

Luft AR, McCombe-Waller S, Whitall J, et al. Repetitive bilateral arm training and motor cortex activation in chronic stroke: a randomized controlled trial. JAMA 2004;292:1853–1861

Luft AR, Macko RF, Forrester LW, et al. Treadmill exercise activates subcortical neural networks and improves walking after stroke: a randomized controlled trial. Stroke 2008;39:3341–3350

Martinsson L, Hardemark H, Eksborg S. Amphetamines for improving recovery after stroke. Cochrane Database Syst Rev 2007:CD002090

Meythaler JM, Guin-Renfroe S, Brunner RC, Hadley MN. Intrathecal baclofen for spastic hypertonia from stroke. Stroke 2001;32:2099–2109

Monti A, Cogiamanian F, Marceglia S, et al. Improved naming after transcranial direct current stimulation in aphasia. J Neurol Neurosurg Psychiatry 2008;79:451–453

Nef T, Mihelj M, Riener R. ARMin: a robot for patient-cooperative arm therapy. Med Biol Eng Comput 2007;45:887–900

Pulvermuller F, Neininger B, Elbert T, et al. Constraint-induced therapy of chronic aphasia after stroke. Stroke 2001;32:1621–1626

Ryan AS, Dobrovolny CL, Smith GV, Silver KH, Macko RF. Hemiparetic muscle atrophy and increased intramuscular fat in stroke patients. Arch Phys Med Rehabil 2002;83:1703–1707

Salbach NM, Mayo NE, Robichaud-Ekstrand S, Hanley JA, Richards CL, Wood-Dauphinee S. The effect of a task-oriented walking intervention on improving balance self-efficacy poststroke: a randomized, controlled trial. J Am Geriatr Soc 2005;53:576–582

Salvini GF, Perfetti CC. A new method of rehabilitation of the hand in hemiplegic patients. Riv Neurobiol 1971;17:11–20

Schallert T, Fleming SM, Woodlee MT. Should the injured and intact hemispheres be treated differently during the early phases of physical restorative therapy in experimental stroke or parkinsonism? Phys Med Rehabil Clin N Am 2003;14:S27–46

Scheidtmann K, Fries W, Muller F, Koenig E. Effect of levodopa in combination with physiotherapy on functional motor recovery after stroke: a prospective, randomised, double-blind study. Lancet 2001;358:787–790

Takeuchi N, Chuma T, Matsuo Y, Watanabe I, Ikoma K. Repetitive transcranial magnetic stimulation of contralesional primary motor cortex improves hand function after stroke. Stroke 2005;36:2681–2686

Van Peppen RP, Kwakkel G, Wood-Dauphinee S, Hendriks HJ, Van der Wees PJ, Dekker J. The impact of physical therapy on functional outcomes after stroke: what's the evidence? Clin Rehabil 2004;18:833–862

Vearrier LA, Langan J, Shumway-Cook A, Woollacott M. An intensive massed practice approach to retraining balance post-stroke. Gait Posture 2005;22:154–163

Whitall J, McCombe WS, Silver KH, Macko RF. Repetitive bilateral arm training with rhythmic auditory cueing improves motor function in chronic hemiparetic stroke. Stroke 2000;31:2390–2395

Wolf SL, Winstein CJ, Miller JP, et al. Effect of constraint-induced movement therapy on upper extremity function 3 to 9 months after stroke: the EXCITE randomized clinical trial. JAMA 2006;296:2095–2104

Yang YR, Wang RY, Lin KH, Chu MY, Chan RC. Task-oriented progressive resistance strength training improves muscle strength and functional performance in individuals with stroke. Clin Rehabil 2006;20:860–870

45 Ambulante integrierte Versorgungsnetzwerke

Hans-Christoph Diener, Volker Limmroth, Uwe Meier

Durch das Konzept der Stroke Units gibt es in Deutschland inzwischen exzellente Infrastrukturen zur Behandlung akuter Schlaganfälle. Integraler Bestandteil dieser Versorgung ist die in vielen Regionen gut funktionierende Versorgungskette, die die Rettungs- und Transportdienste sowie die unmittelbaren Abklärungen auf einer Schlaganfallstation umfasst. Gut organisiert und operational geregelt ist auch der Patiententransfer von der Stroke Unit auf periphere Klinikstationen zur Komplettierung der Diagnostik, in Rehabilitationskliniken oder bei Patienten ohne Rehabilitationspotenzial in Pflegeeinrichtungen oder nach Hause. In Deutschland fehlen bislang aber strukturierte Versorgungsmodelle für die Primär- und Sekundärprävention des Schlaganfalls. Die Primärprävention ist eine typische hausärztliche Aufgabe, die in diesem Lehrbuch nicht gesondert abgehandelt werden kann.

45.1 Umsetzung der Sekundärprävention nach transitorisch-ischämischer Attacke und Schlaganfall

Beobachtungsstudien zeigen, dass auf Stroke Units in der Zwischenzeit weitgehend die Leitlinien der Deutschen Gesellschaft für Neurologie und Deutschen Schlaganfall-Gesellschaft zur Sekundärprävention des Schlaganfalls umgesetzt werden. Eine strukturierte **Beratung** mit Modifikation des Lebensstils, Anleitung zu Bewegung, Gewichtsabnahme und Abstinenz bei Rauchern und Patienten mit hohem Alkoholkonsum findet bisher aber weitgehend nicht statt. Besonders im Argen liegt die **Langzeitbehandlung** vaskulärer Risikofaktoren und die Adhärenz zu der von der Stroke Unit bzw. Rehabilitationsklinik initiierten Sekundärprävention (Hamann et al. 2003, Kraywinkel et al. 2004, Weimar et al. 2008). Gründe hierfür sind:

- Die Patienten werden häufig nicht über die verordnete Medikation, deren Nutzen und mögliche Nebenwirkungen informiert.
- Die Compliance der Patienten ist auf lange Sicht schlecht bei Multimorbidität und Einnahme vieler Medikamente.
- Zum Teil aus Unwissenheit, z. T. aus Budget-Zwängen wird durch nachbehandelnde Ärzte nicht selten die von der Stroke Unit empfohlene Therapie geändert, in dem z. B. Azetylsalizylsäure plus Dipyridamol oder Clopidogrel durch Azetylsalizylsäure alleine ersetzt werden. Sartane und ACE-Hemmer werden durch Diuretika oder Betablocker ersetzt und Statine abgesetzt.

Eine Lösung der o. g. Probleme liegt in der Strukturierung der Versorgungsabläufe über **Disease-Management-Programme** nach §137f, **Verträge zur integrierten Versorgung** nach §140 oder **Strukturverträge** nach §73b und c des Sozialgesetzbuchs. Disease-Management-Programme zur Schlaganfallversorgung waren in der Vergangenheit zwar in Diskussion, eine Entscheidung des Gesetzgebers ist hierzu bis jetzt noch nicht erfolgt. Erfahrungen mit Strukturverträgen liegen bisher ebenfalls nicht vor und würden nur den ambulanten Versorgungssektor einbeziehen. Derzeit bieten sich integrierte Versorgungsprogramme am ehesten zur Sekundärprävention des Schlaganfalls an, da hierzu von der Deutschen Gesellschaft für Neurologie und dem Berufsverband Deutscher Neurologen konsentierte Rahmenkonzepte existieren und erste Erfahrungen und Evaluationsergebnisse aus bundesweit laufenden Projekten zur Akutversorgung vorliegen (Busch et al. 2007). Integrierte Versorgung der Schlaganfallprävention meint in diesem Fall die Kooperation von Krankenhäusern mit Stroke Units mit nachbehandelnden Hausärzten und hausärztlich tätigen Internisten, Kardiologen und Neurologen bzw. Nervenärzten. Idealerweise sollten hierzu für die ersten 3 Monate nach dem Ereignis Spezialsprechstunden an Krankenhäusern mit Stroke Units eingerichtet werden, die die Aufgabe haben, die begonnene Therapie zu überwachen und anzupassen, eine Patientenschulung durchzuführen und Patienten in Behandlungsprogramme zu regelmäßiger Bewegung, Gewichtsreduktion und Abstinenz von Rauchen und Alkohol zu vermitteln. Voraussetzung ist die Leitlinien-gestützte Umsetzung von Therapie-Empfehlungen, das Anstreben vorgegebener Therapieziele, z. B. Obergrenzen des arteriellen Blutdrucks, des Cholesterins und des HbA_{1c}.

Im Rahmen dieser integrierten Versorgung würden die Patienten nach 3 Monaten in die Weiterbetreuung ihrer Hausärzte und Internisten entlassen, wobei die Betreuung von Patienten mit kardialer Emboliequelle durch Kardiologen und die Betreuung von Patienten mit ausgeprägten kognitiven Störungen, Epilepsie oder Depression durch Neurologen erfolgt.

Merke
Der Erfolg einer strukturierten Nachbetreuung wurde in der EXPRESS-Studie belegt (Rothwell et al. 2007, Luengo-Fernandez et al. 2009). Hier führte die rasche diagnostische Abklärung, die unmittelbare Initiierung der Sekundärprävention und die Überwachung der Sekundärprävention durch Neurologen zu einer 80 %-igen Risikoreduktion für erneute Schlaganfälle verglichen mit einer verzögerten Diagnostik und Umsetzung der Sekundärprävention durch den Hausarzt.

45.2 Erfahrungen aus Pilotprojekten im Rheinland

In der Region Rheinland konnten sich in den letzten 3 Jahren mehrere Projekte zur integrierten Versorgung Schlaganfall etablieren (IGV Schlaganfall Rhein-Sieg, Krefeld und Köln). Ein flächendeckendes Ausrollen konnte allerdings trotz des Erfolgs der bestehenden Netze bisher nicht erfolgen. Dies liegt zum einen an der heterogenen Struktur und den unterschiedlichen Voraussetzungen in den einzelnen Städten, insbesondere aber daran, dass sich die Kostenträger sehr unterschiedlich nur in einzelnen Projekten engagieren.

Anders als bei vielen anderen Erkrankungen hatte der Schlaganfall-Patient in der Regel vor seiner Erkrankung keinen Kontakt zu einem Neurologen. Aufnahme und Einschreibung in die Projekte erfolgt daher fast ausschließlich in den Akutkliniken im Rahmen des stationären Aufenthalts. Nach Einschreibung in das Projekt wird der Patient nicht nur medizinisch durch seine behandelnden Ärzte, sondern auch logistisch von einem **Case Manager** während und nach der Entlassung betreut. Der Case Manager sorgt insbesondere für die schnelle Überführung in eine Rehabilitationsmaßnahme, vereinbart bereits während des stationären Aufenthalts Nachfolgetermine bei einem Neurologen und überwacht den Fortgang der eingeleiteten Maßnahmen. Der Case Manager dient dem Patienten auch nach seiner Entlassung als Ansprechpartner. Nimmt der Patient spezifische Angebote oder Nachsorgetermine nicht wahr, nimmt der Case Manager mit dem Patienten Kontakt auf, um Hintergründe in Erfahrung zu bringen, logistische Abläufe für den Patienten zu vereinfachen oder die Kommunikation zwischen den Sektoren zu verbessern.

Ein wesentlicher Aspekt der integrierten Versorgung ist die Verpflichtung von Leistungserbringern wie auch Kostenträgern, spezifische **Qualitätsmerkmale** zu gewährleisten. Auf Seiten der Kostenträger ist dies in den rheinländischen Projekten insbesondere die vereinfachte und beschleunigte Erbringung der Kostenzusage einer beantragten Rehabilitationsmaßnahme innerhalb von 24–48 h nach Eingang des Antrags.

Regelmäßige, etwa alle 2–3 Monate stattfindende **Fallkonferenzen** zwischen der initial behandelnden Klinik, der weiterbehandelnden Rehabilitationsabteilung, dem niedergelassenen Neurologen und ggf. auch Hausärzten, die die weitere Betreuung übernehmen, gewährleisten einen Überblick über das Fortschreiten der Behandlung sowie die Umsetzung neuer Therapieangebote.

Organisatorisch und logistisch werden die Netze durch einen Beirat geführt, der paritätisch durch Leistungserbringer sowie Kostenträger besetzt ist. Der Beirat trifft sich alle 2–4 Monate, überwacht den Fortgang des eigentlichen Projekts, unterstützt das Zusammenspiel der Sektorenschnittstellen, plant und organisiert Patientenveranstaltungen und organisiert die wissenschaftliche Begleitung des Projekts, insbesondere zur Frage, inwieweit Qualitätsverbesserungen erreicht werden konnten bzw. können.

Erste Auswertungen von ca. 1000 Patienten-Datensätzen (zum Zeitpunkt der Drucklegung noch nicht publiziert) ergaben 2 wichtige Aspekte:

- Die Behandlungsqualität und das klinische Ergebnis werden durch integrierte Versorgungsprojekte bei Schlaganfallpatienten signifikant verbessert (so sinkt z. B. die Letalität).
- Im Vergleich zu Patienten, die nicht im Rahmen von integrierten Versorgungsprojekten behandelt werden, sind integrierte Versorgungspatienten deutlich teurer.

Fazit
Aufgrund der Erfahrungen der ersten 3 Jahre „Integrierte Versorgung Schlaganfall" kann der Schluss gezogen werden, dass eine Qualitätssteigerung durchaus möglich ist, diese jedoch nicht ohne Kostensteigerung zu haben ist. Aus Sicht der Patienten handelt es sich um Erfolgsprojekte, von denen Schlaganfallpatienten langfristig profitieren.

Literatur

Busch EW, Diener HC, Grond M, et al. Rahmenkonzept Schlaganfall. In: Meier U, Diener HC (Hrsg). Integrierte Versorgung in der Neurologie. Stuttgart New York: Thieme; 2007:23–37

Hamann GF, Weimar C, Glahn J, Busse O, Diener H, for the German Stroke Data Bank. Adherence to secondary stroke prevention strategies--results from the German Stroke Data Bank. Cerebrovasc Dis 2003;15:282–288

Kraywinkel K, Weimar C, Busse O, et al. Practice of anticoagulation with heparin following acute stroke in Germany - Results from 10 centers of the German Stroke Study Collaboration. Akt Neurologie 2004;31:383–388

Luengo-Fernandez R, Gray AM, Rothwell PM. Effect of urgent treatment for transient ischaemic attack and minor stroke on disability and hospital costs (EXPRESS study): a prospective population-based sequential comparison. Lancet Neurol 2009;8(3):235–243.

Rothwell PM, Giles MF, Chandratheva A, et al. Effect of urgent treatment of transient ischaemic attack and minor stroke on early recurrent stroke (EXPRESS study): a prospective population-based sequential comparison. Lancet 2007;370(9596):1432–1442

Weimar C, Benemann J, Katsarava Z, Weber R, Diener HC. Adherence and quality of oral anticoagulation in cerebrovascular disease patients with atrial fibrillation. Eur Neurol 2008;60(3):142–148

VII Fallgruben und Unsinniges

46 Fallgruben in der klinischen Diagnostik

Claudio L. Bassetti, Dirk M. Hermann

Fallgruben in der klinischen Diagnostik beruhen am häufigsten auf **unvollständiger oder unpräziser Anamnese und Untersuchung**. Eine weitere wichtige Fehlerquelle ist die **ungenügende Beachtung des klinischen Kontexts** (Alter des Patienten, Begleitsymptome/-zeichen, Vor-/Begleiterkrankungen). Schließlich kann die Deutung eines klinischen Problems unzureichend sein, wenn die durchgeführten labordiagnostischen und apparativen Untersuchungen (Blutbild, EKG, Thorax-Röntgen, Schädel-CT oder -MRT) vom verordnenden Arzt nicht persönlich überprüft und beachtet werden.

46.1 Fallgrube 1: Schlaganfall als falsche Diagnose („stroke mimics")

Merke
In 5–25 % der Fälle stimmt die initiale Diagnose „Schlaganfall" nicht.

Bei einem älteren Menschen mit kardiovaskulären Risikofaktoren ist die Diagnose meist relativ einfach, wenn die neurologischen Ausfälle fokal sind, plötzlich auftreten und innerhalb Minuten ihre maximale Ausprägung erreichen. Wenn die Diagnose jedoch kurz nach Auftreten der Ausfälle und unter Zeitdruck gestellt werden muss (z. B. im Hinblick auf eine mögliche Thrombolyse), werden selbst von erfahrenen vaskulären Neurologen nicht selten Fehldiagnosen erhoben.

Die **häufigsten Gründe** für eine falsch-positive Schlaganfalldiagnose sind:

- fokal-epileptische Anfälle mit Todd'scher Parese (v. a. wenn die initiale, konvulsive Phase nicht beachtet wird oder keine Informationen diesbezüglich vorliegen),
- eine Migräne mit Aura, evtl. im Rahmen einer so genannten familiären hemiplegischen Migräne,
- ein Subduralhämatom (evtl. auch ohne Kopfschmerzen),
- metabolische, toxische oder septische Enzephalopathien („je älter der Patient, desto fokaler die Ausfälle"), z. B. bei einer Hypoglykämie oder Hyponatriämie,
- isolierte, peripher-nervöse Ausfälle (z. B. Fazialis- und Peronäusparese),
- Synkopen und Sturzattacken („drop attacks") und
- somatoforme Störungen, Panikattacken.

Seltenere Ursachen für eine falsche Schlaganfalldiagnose sind:

- entzündliche ZNS-Erkrankungen (multiple Sklerose, akute demyelinisierende Enzephalomyelitis, Neurolupus, paraneoplastische Entzündungen), die sich manchmal auch perakut manifestieren können (Abb. 46.**1**),
- infektiöse ZNS-Erkrankungen (Hirnabszess, Enzephalitis),
- Neoplasien,
- Mitochondriopathien mit schlaganfallähnlichen Episoden (Abb. 46.**2**),

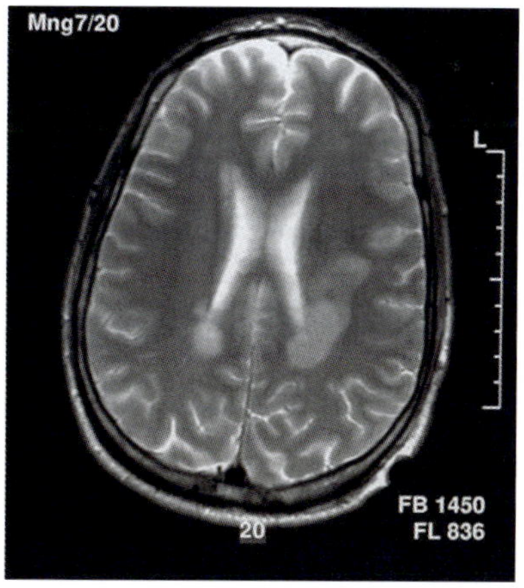

Abb. 46.**1** 29-jähriger Mann nach erfolgreich therapiertem Seminom mit Kopfschmerzen und plötzlicher Schwäche der rechten Körperhälfte, zu welcher in den folgenden 24–48 h eine Dysarthrie und Hemihypästhesie rechts hinzutritt. Blutbild, EKG, Thorax-Röntgen und initiales Schädel-CT sind unauffällig. Die MRT zeigt bilaterale, unscharf begrenzte, subkortikale und periventrikuläre Signalstörungen mit Gadoliniumanreicherung. Die Liquorpunktion ist pathologisch mit einer leichten Pleozytose, einer intrathekalen Antikörperproduktion und oligoklonalen Banden. Nach einigen Monaten tritt eine weitere asymptomatische Hirnstammdemyelinisierung auf. Die Diagnose einer multiplen Sklerose wird gestellt.

VII

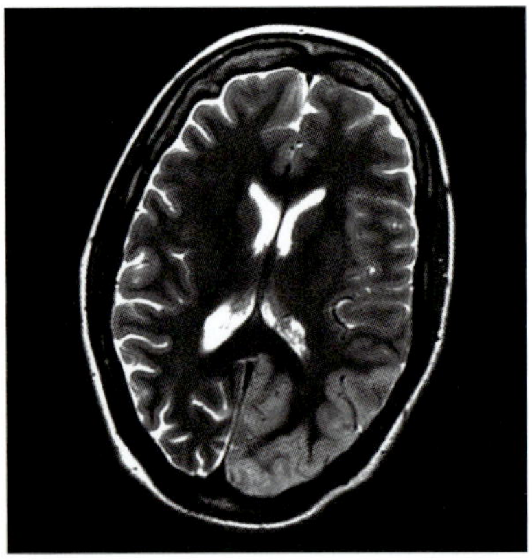

Abb. 46.**2** 32-jährige Frau mit bekannter Schwerhörigkeit und Status nach ätiologisch unklaren, rezidivierenden Synkopen präsentiert sich mit plötzlichen Kopfschmerzen, visuellen Halluzinationen, irregulären Zuckungen der rechten Körperhälfte und einer homonymen Hemianopsie nach rechts. Blutbild, EKG und Thorax-Röntgen sind unauffällig. Die MRT zeigt eine kortikal-subkortikale Signalstörung mit erhöhten ADC-Werten. Die Laktatwerte im Blut sind erhöht. Die Muskelbiopsie bestätigt die Verdachtdiagnose einer Mitochondriopathie.

- steroid-responsive Enzephalopathie bei Autoimmunthyroiditis (Hashimoto-Enzephalopathie) und
- schlaganfallähnliche Migräneattacken nach Bestrahlung (angloamerikanisch: „stroke-like migraine attacks after radiation therapy", SMART).

VII

46.2 Fallgrube 2: Schlaganfall als verpasste Diagnose („non obvious stroke")

Merke

In 10–20 % aller Schlaganfälle wird die Diagnose erst nach mehreren Stunden bis Tagen gestellt. Gründe dafür sind einerseits eine ungewöhnliche klinische Präsentation und andererseits ein initial normales Schädel-CT.

Einige klinische Präsentationen, welche immer wieder initial nicht im Rahmen eines Schlaganfalls gedeutet werden, sind:

- Ausfälle, die im Rahmen einer Erkrankung des peripheren Nervensystems gedeutet werden, z. B. isolierte Hirnnervenausfälle bei Hirnstamminsulten (Abb. 46.**3**) oder pseudoperiphere sensible oder motorische Ausfälle bei kleinen kortikalen Insulten (Abb. 46.**4**). Besonders häufig ist die Fehldeutung eines Kleinhirninsults als akute periphere Vestibulopathie („Pseudoneuritis vestibularis", Abb. 46.**5**). Vor dem Hintergrund der Ödembildung und Herniationsgefahr kann diese Fehldiagnose zu tödlichen Komplikationen führen.
- Akute Verwirrtheit und andere kognitive und psychiatrische Syndrome können bei ischämischen Infarkten und Hirnblutungen unter Umständen auch ohne neurologische Ausfälle auftreten bzw. in der Notfallsituation mit schwer nachvollziehbaren Ausfällen (Blickparese, Hemianopsie) assoziiert sein (Ferro 2005).
- Akute Vigilanzstörung (Sopor, Koma) bei paramedianen thalamischen und thalamo-mesenzephalen Insulten. Das Schädel-CT kann wegen der kleinen Ausdehnung der Durchblutungsstörung normal sein. Nach Stunden bis Tagen wachen die Patienten auf. Der klinische Nachweis einer vertikalen Blickparese, zusammen mit dem Vorliegen einer Hypersomnie und kognitiver Defizite (v. a. Amnesie) führen dann zur richtigen Diagnose (Hermann et al. 2008).

Andere Gründe für eine initial verpasste Schlaganfalldiagnose sind Insulte bei Patienten <40 Jahre oder bei Patienten ohne erkennbare Risikofaktoren. Positivsymptome (Bewegungsstörungen bei Basalganglieninsulten, visuelle Halluzinationen bei posterioren Insulten) können ebenso Grund für Fehleinordnungen sein wie protrahierte oder progrediente Symptomatiken, die sich über Tage hinweg entwickeln (beschrieben z. B. bei spinalen Ischämien).

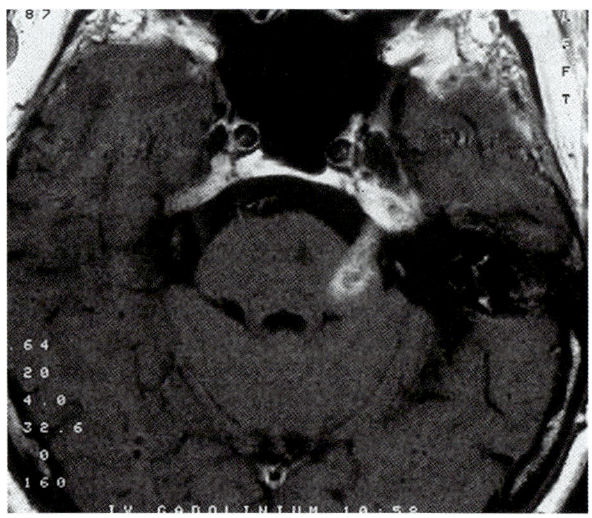

Abb. 46.**3** 64-jähriger bis dahin gesunder Mann mit plötzlicher Gefühllosigkeit der linken Gesichtshälfte. Die Schädel-MRT zeigt eine Blutung im Bereich des linken Trigeminuskerns.

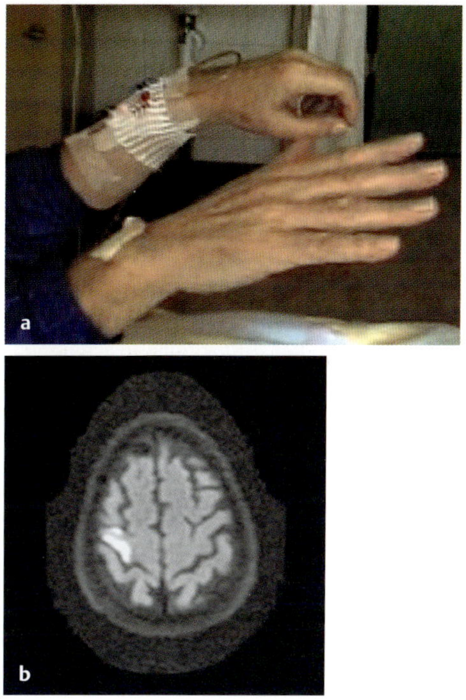

Abb. 46.**4a, b** 78-jähriger Mann mit akuter Fallhand links ohne Begleitbeschwerden (**a**). Die diffusionsgewichtete MRT zeigt eine frische Ischämie im kontralateralen kortikalen Handareal (**b**).

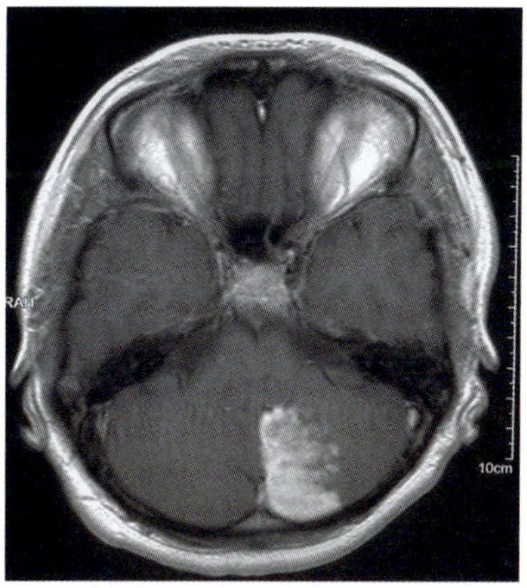

Abb. 46.**5** 44-jähriger Mann mit seit Jahren bekannter Hypertonie und Diabetes mellitus mit akuter Schwindelsymptomatik begleitet von Kopfschmerzen und Gangunsicherheit. Der hinzugezogene Notfallmediziner beobachtet einen horizontal rotatorischen Nystagmus, diagnostiziert eine akute periphere Vestibulopathie und schickt den Patienten mit Antivertiginosa nach Hause. Nach einem Tag sucht der Patient erneut die Notfallstation wegen zunehmenden Kopfschmerzen auf. Die MRT des Schädels zeigt einen ischämischen Kleinhirninfarkt.

46.3 Fallgrube 3: Hirnischämie oder Hirnblutung?

Merke
Mehrere Studien haben gezeigt, dass mit der Klinik eine zuverlässige Differenzierung zwischen Hirnischämie und Hirnblutung nicht möglich ist (Weir et al. 1994).

Die Anamnese von vorausgegangenen transitorisch-ischämischen Attacken (TIA) mit ähnlicher Symptomatik, das Auftreten von Ausfällen im Schlaf oder bei Lagewechseln und eine rasche Besserung der Ausfälle in den ersten Stunden nach der Krankheitsmanifestation sprechen eher für eine Hirnischämie. Die Anamnese eines schweren Bluthochdrucks, das Auftreten von Ausfällen tagsüber bei intensiver körperlicher Tätigkeit (z. B. beim Geschlechtsverkehr), die Angabe von starken Kopfschmerzen mit Erbrechen und der Nachweis retinaler Blutungen sprechen hingegen eher für eine Hirnblutung.

Merke
Wegen den eminenten therapeutischen Konsequenzen der Differenzierung zwischen Hirnischämie und -blutung ist bei allen Schlaganfallpatienten eine unverzügliche Schädel-CT- oder Schädel-MRT-Untersuchung vorzunehmen.

46.4 Fallgrube 4: Transitorisch-ischämische Attacke, transiente neurologische Attacke oder Hirninfarkt?

Merke
Die Diagnose einer transitorisch-ischämischen Attacke ist schwierig, weil sie sich nicht selten allein auf die Angaben des Patienten stützt. Die meisten transitorisch-ischämischen Attacken dauern nur wenige Minuten an. Aus diesem Grund ist die Konkordanz zwischen Ärzten in der Einordnung dieses Krankheitsbildes nicht besonders gut (Koudstaal 1989).

Die Differenzialdiagnose ist aber wichtig, weil das Schlaganfallrisiko in der ersten Woche (5–10 %) und in den ersten 3 Monaten (10–20 %) deutlich erhöht ist und eine rasche Abklärung dieses Risiko erheblich reduziert (Rothwell 2007). Einige Charakteristika (Alter des Patienten, Vorliegen eines Diabetes mellitus, Dauer der transitorisch-ischämischen Attacke >10 min, motorische Störungen, Aphasie) wurden mit einem erhöhten Schlaganfallrisiko nach transitorisch-ischämischer Attacke assoziiert. Dieser Effekt dürfte zumindest teilweise darauf beruhen, dass bei Patienten mit den genannten Manifestationen die Diagnose einer transitorisch-ischämischen Attacke sicherer ist.

Transiente neurologische Attacken, d.h. Symptomatiken ohne fokale Ausfälle (z.B. Vigilanzstörungen, Verwirrtheit, Amnesie, Gangunsicherheit, positive visuelle Phänomene, vegetative Störungen) sind nicht selten und ebenso mit einem erhöhten Schlaganfallrisiko assoziiert (Bos 2007). Die Differenzierung zwischen transitorisch-ischämischen Attacken und transienten neurologischen Attacken ist willkürlich. Dasselbe gilt für die Abgrenzung zwischen transitorisch-ischämischer Attacke und Schlaganfall bei sich rasch zurückbildenden Ausfällen. Aufgrund systematischer Studien darf davon ausgegangen werden, dass Durchblutungsstörungen mit einer Dauer von >1 h in >50 % der Fälle mit einer in der MRT nachweisbaren Hirnläsion einhergehen.

46.5 Fallgrube 5: Topografie des Schlaganfalls

Merke
Die topografische Zuordnung eines Schlaganfalls ist, v.a. bei ischämischen Insulten oft gut möglich. Gelegentlich erlaubt die Klinik jedoch keine präzise Schlaganfall-Lokalisation.

Einige **klassisch-vaskuläre Syndrome** (u.a. Wallenberg-Syndrom, Dejerine-Roussy-Syndrom) haben über die Jahre hinweg ihre Wertigkeit in der topografischen Schlaganfalldiagnostik beibehalten. Im klinischen Alltag sind viele klassisch-vaskuläre Syndrome allerdings von begrenztem praktischem Nutzen, da sie entweder selten sind, oft inkomplett auftreten oder auch bei nicht vaskulären Erkrankungen beobachtet werden.

Die **Differenzierung** zwischen Syndromen im karotidealen und vertebrobasilären Stromgebiet hat einen Einfluss sowohl auf weitere Diagnostik als auch Prognose.

Folgende Zeichen suggerieren eine **Ischämie im vertebrobasilären Gebiet**:

- bilaterale und gekreuzte motorische Ausfälle,
- bilaterale und gekreuzte sensible Ausfälle,
- Doppelbilder, Drehschwindel, Nystagmus, Hypakusis,
- vertikale und horizontale Blickparese,
- homonyme Gesichtfeldausfälle und
- initiale Störungen der Vigilanz.

Dysarthrie und Ataxie sind bei einer vertebrobasilären Ischämie nicht selten und in z.T. schwerer Ausprägung vorhanden, jedoch für die Differenzierung karotidealer und vertebrobasilärer Insulte von begrenztem Nutzen.

Manchmal kann sich eine Basilaristhrombose initial mit einer Hemiparese präsentieren (mit oder ohne Dysarthrie), was unter Umständen zur Fehldiagnose einer karotidealen Ischämie führt (so genannte „herald hemiparesis").

Fazit
Fallgruben können in der klinisch-neurologischen Diagnostik sowohl in der Fehleinordnung von so genannten „stroke mimics" als Schlaganfall als auch in der Fehleinordnung von Schlaganfällen als nicht vaskuläre Syndrome liegen. Um das Risiko falscher Diagnosen zu minimieren, sind sorgfältige Anamnese und klinische Untersuchung wichtig. Der Kliniker sollte sich bewusst sein, dass klinische Befundkonstellationen in der diagnostischen Zuordnung eine begrenzte Aussagekraft haben, weshalb im Zweifel bildgebende Abklärungen erfolgen müssen.

Literatur

Bos MJ, et al. Incidence and prognosis of transient neurological attacks. JAMA 2007;298:2877–2885

Ferro JM. Hyperacute cognitive stroke syndromes. J Neurol 2007;248: 841–849

Hand PJ, et al. Distinguishing between stroke and mimic at the bedside. The brain attack study. Stroke 2006;37:769–775

Hermann DM, et al. Evolution of neurological, neuropsychological and sleep-wake disturbances after paramedian thalamic stroke. Stroke 2008;39:62–68

Koudstaal, et al. Clinical disagreement on the diagnosis of transient ishemic attack: is the patient or the doctor to blame? Stroke 1989;2:300–301

Nor AM, et al. The recognition of stroke in the emergency room (ROSIER) scale: development and validation of a stroke instrument. Lancet Neurol 2005;4:722–734

Rothwell, et al. Effect of urgent treatment of transient ischameic attack and minor stroke on early recurrent stroke (EXPRESS study): a prospective population-based sequential comparison. Lancet 2007;370:1432–1442

Weir CJ, et al. Poor accuracy of scoring systems for differential clinical diagnosis of intracranial haemorrhage and infarction. Lancet 1994;344:999–1002

VII

47 Fallgruben und Unsinniges in der Neuroradiologie

Michael Forsting

47.1 Grundsätzliche Überlegungen

Fallgruben stellen den einfachsten und vermutlichen ältesten Typ einer Falle dar. Fallgruben in der Bildgebung beruhen in der Regel entweder auf **schlechter Kommunikation** zwischen dem Radiologen und dem Kliniker (im Klartext: schlechten klinischen Angaben) oder auf einer unzureichenden oder **falschen Untersuchungstechnik**, wobei die Kombination aus beiden dann eine richtig tiefe Fallgrube wird. Unwissenheit oder Unkenntnis auf Seiten des Klinikers (falsche klinische Angaben) oder des Radiologen halten wir der Einfachheit halber für ausgeschlossen.

Unsinn ist das **Fehlen von Sinnhaftigkeit oder Logik**. Dem Linguisten Noam Chomsky wird der Satz zugeschrieben: „Colorless green ideas sleep furiously" (Farblose grüne Ideen schlafen zornig). Dieser syntaktisch völlig korrekte Satz ergibt keinen Sinn, lässt man einmal tief greifende poetische Interpretationen außen vor. Unsinnige Untersuchungen sind für mich solche, die **keine therapeutische Konsequenz** haben und wissenschaftlich nicht weiterhelfen.

47.2 Fallgruben

Merke

Die größte Fallgrube in der Bildgebung ist die fehlende Kommunikation zwischen dem anfordernden Kliniker und dem Radiologen.

Zu den Unsitten gehört, bei einem plötzlich auftretenden neurologischen Defizit auf den Anforderungsschein zu schreiben: „CT Kopf: zum Ausschluss Blutung oder Ischämie".

Meine 20 Jahre lange Erfahrung hat mich gelehrt, dass Berufsanfänger in der Regel noch vernünftige Anforderungsscheine ausfüllen, ab dem 2. Ausbildungsjahr die Anforderungsscheine immer katastrophaler werden und mit Beginn der Oberarzttätigkeit und erst Recht im Chefarztalter in der Regel die Weisheit die Schnodderigkeit wieder besiegt und die Anforderungsscheine wieder so ausgefüllt werden, dass eine vernünftige Diagnostik möglich ist. Das hat auch etwas damit zu tun, dass der Anfänger mit CT- und MRT-Aufnahmen zunächst recht wenig anfangen kann, später dann eine Handvoll Pathologien einfach erkennt und erst mit noch weiter zunehmender Berufserfahrung realisiert, dass **fehlende klinische Angaben** dazu führen können, dass bei ungenügender Untersuchungstechnik gravierende Diagnosen übersehen werden können.

Aber zurück zum Anfang: Offenbar herrscht bei dem einen oder anderen Kliniker die Meinung, dass CT oder MRT immer gleich durchgeführt werden, gewissermaßen losgelöst von klinischen Beschwerden und konkreter Fragestellung. Und am Ende kommt ein Bild heraus, auf dem idealerweise auch noch die Diagnose gedruckt steht.

Abb. 47.**1** zeigt ein vermeintlich relativ banales Beispiel zur Illustration dieses Sachverhalts. Die Anforderung für diesen Patienten lautete: „Hemiparese links, Ausschluss Pathologie". Die Nativ-CT in Abb. 47.**1a** zeigt eine große Hypodensität der rechten Hemisphäre, die vermeintlich zur Klinik gut passt und aussieht wie ein großer ischämischer Infarkt im kompletten Media-Territorium auf der rechten Seite. Gibt man dem Patienten allerdings Kontrastmittel (Abb. 47.**1b**) sieht man, dass es sich auch radiologisch mitnichten um einen großen Mediainfarkt handeln kann. Auf Nachfragen wurde dann auch klar, dass die Klinik des Patienten auch gar nicht abrupt begonnen, sondern sich langsam schleichend über mehrere Wochen entwickelt hatte. Der Fall soll zeigen, dass **Mustererkennung** zwar ein extrem wichtiges Element in der radiologischen Beurteilung ist, Muster aber durchaus zu verschiedenen Erkrankungen passen können. Erst die **Zusammenschau mit der Anamnese** des Patienten erlaubt in hohem Maße, eine richtige Diagnose zu stellen.

Vernünftige Angaben für einen akuten Schlaganfall des Patienten wären: „Akut aufgetretene Hemiparese **vor 10 h bei bekannter absoluter Arrhythmie** mit Vorhofflimmern". Der Radiologe weiß bei einer solchen Anforderung, dass es sich mit hoher Wahrscheinlichkeit um einen ischämischen Hirninfarkt handeln wird, kann gezielt versuchen die Frühzeichen zu identifizieren und ggf. bei der unauffälligen CT direkt eine MRT indizieren. Sieht er einen embolischen Infarkt, kann er im Grunde darauf verzichten, die supraaortalen oder intrakraniellen Gefäße mit darzustellen, da die Emboliequelle bei diesem Pa-

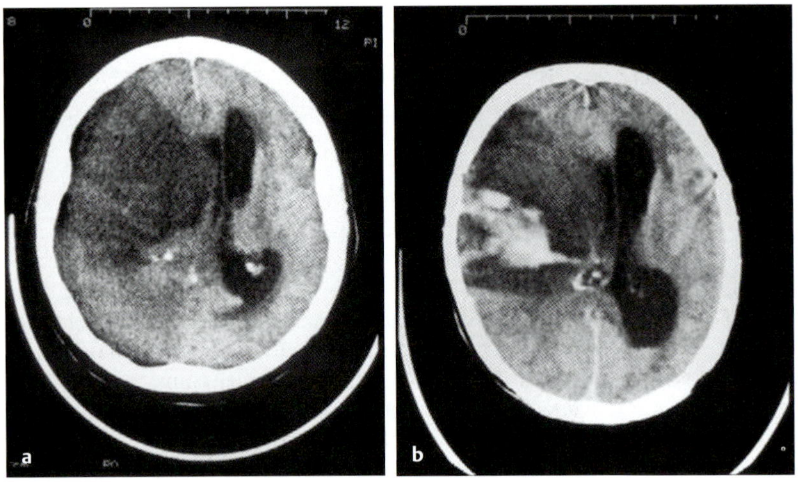

Abb. 47.**1a, b** Nativ-CT bei einem Patienten mit einer Hemiparese links. **a** Die Nativ-CT erinnert auf den ersten Blick an einen großen Mediainfarkt auf der rechten Seite. Die Anamnese des Patienten war jedoch nicht eine plötzlich aufgetretene Hemiparese, sondern eine langsam progrediente. **b** Die Kontrastmittelgabe zeigt dann doch einen großen Tumor mit umgebendem Perifokalödem.

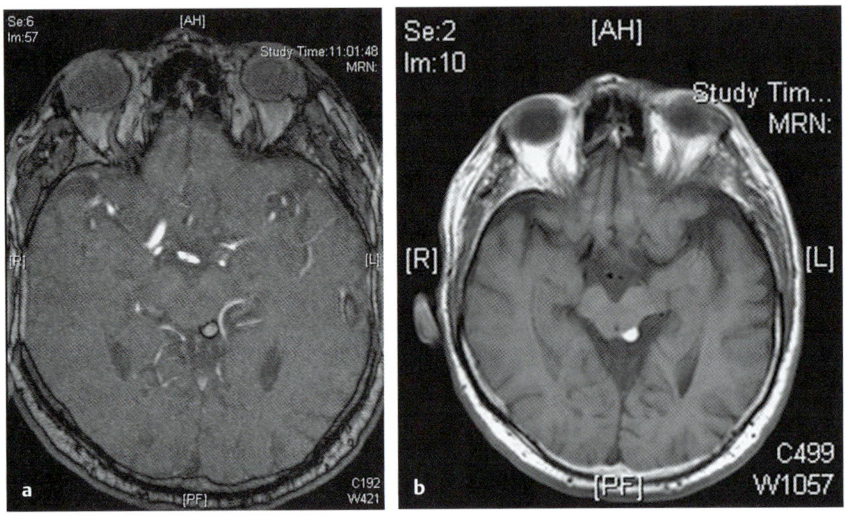

Abb. 47.**2a, b** **a** Das Quellbild einer Time-of-Flight-Angiografie (TOF-Angiografie). Der klassische Fehlbefund ist hier, dass ein Aneurysma vorliegt. **b** Nicht kontrastangehobenes T1-Bild. Dies ist das typische Bild eines Lipoms der Vierhügelplatte.

tienten mit Vorhofflimmern mit hoher Wahrscheinlichkeit kardial sein wird.

Umgekehrt: Lägen bei dem Patienten **keine bekannten Herzrhythmusstörungen** vor, sollte eine gute neuroradiologische Abklärung in jedem Fall die supraaortalen und intrakraniellen Gefäße mit der bestmöglichen Ortsauflösung beinhalten. Ergibt sich aus diesen Untersuchungen keine schlüssige Erklärung für das Auftreten eines embolischen Infarkts, so sollte eine Herz-CT oder -MRT angeschlossen werden. Fallgruben können aber natürlich auch dadurch entstehen, dass bestimmte Differenzialdiagnosen nicht gekannt und die scheinbar so einfachen MRT-Bilder fehlinterpretiert werden.

Die wichtigste Situation für den Radiologen ist jedoch diejenige, bei der es ein **„Mismatch" zwischen klinischem und radiologischem Befund** gibt. Konkret: Hat ein Patient über eine gewisse Zeit eine Hemisymptomatik und die Nativ-CT ist völlig unauffällig, muss in jedem Fall eine kontrastangehobene Untersuchung ergänzt oder aber eine MRT-Untersuchung durchgeführt werden. Die in der Nativ-CT-Untersuchung nicht zu erkennende Sinusvenenthrombose ist ein Beispiel für eine solche Mismatch-Situation. Auch um dieses Mismatch zu erkennen, ist aber eine klare Anforderung unumgänglich.

Hat der Kliniker den Verdacht auf eine Gefäßdissektion, z. B. der A. carotis interna, weil der Patient z. B. eine Ptose neben seiner transitorisch-ischämischen Attacke mit Hemiparese bietet, werden in der Regel andere Sequenzen in der MRT gefahren und das Schichtpaket wird weiter in Richtung Hals gelegt. Bei einer Standard-MRT-Untersuchung des Kopfs kann einem die typische Lokalisation des Dissekats einmal aufgrund des **falsch positionierten Schichtpakets**, aber auch aufgrund der **falsch gewählten Sequenzen** entgehen (s. u.).

Würde in den klinischen Angaben aber stehen, dass der Patient anamnestisch z. B. ein Bronchialkarzinom hat, würde man nach einer Nativ-CT (ohne sichtbare Metastasen) natürlich eine kontrastangehobene CT anschließen. Dabei muss man dann jedoch nicht nur darauf achten, dass man intrazerebrale Metastasen sieht, sondern auch eine paraneoplastische Sinusvenenthrombose. Idealerweise wird das Untersuchungsprotokoll dann auch so gefahren, dass man beide Verdachtsdiagnosen mit hinreichender Wahrscheinlichkeit ausschließen kann. Die CT-Angiografie (wie sie beim Verdacht auf einen embolischen Gefäßverschluss durchgeführt würde) ist in der Regel nicht geeignet, eine Sinusvenenthrombose mit hinreichender Wahrscheinlichkeit auszuschließen und wegen des fehlenden Delays zwischen Kontrastmittelapplikation und Untersuchung auch nicht, um intrazerebrale Metastasen auszuschließen.

47.3 Unsinnige Untersuchungen

Unsinnige Untersuchungen sind für mich in erster Linie solche, die absehbar keine therapeutische Konsequenz haben. Klassiker sind **Kontrolluntersuchungen**, z. B. bei Patienten mit Kavernomen oder – noch schlimmer – bei Patienten mit einer Developmental Venous Anomaly (DVA). Wird zufällig bei einer Untersuchung ein Kavernom entdeckt und der Patient ist klinisch völlig asymptomatisch, wird kein Mensch auf die Idee kommen, ein kleines, zufällig entdecktes Kavernom operativ zu entfernen und auch minimale Größenänderungen, wie sie bei solchen Kavernomen vorkommen können, hätten therapeutisch überhaupt keine Konsequenzen. Trotzdem sehen wir immer wieder Patienten, die über Jahre, alle 6 oder 12 Monate, zur Kontroll-MRT einbestellt werden.

Eine erneute radiologische Untersuchung bei diesen Patienten macht nur Sinn, wenn **neu oder erstmals Symptome** auftreten, um zu sehen, ob das Kavernom ursächlich für diese Symptome ist. Die Gründe für überflüssige Untersuchungen sind ziemlich vielschichtig, und deshalb auch nicht durch ganz einfache Maßnahmen zu reduzieren. Am Ende ist es eine Mischung aus finanziellen Interessen, medikolegalen Überlegungen, unzureichenden Informationen für den Radiologen und Unwissen um die wahre Prognose eines zufälligen Befundes.

Fazit

Apparative Untersuchungen sollten stringent und logisch indiziert werden. Dies impliziert, dass die Untersuchungen für den verordnenden Arzt zumindest potenziell handlungsrelevant sind. Kommunikation der beiderseitigen Überlegungen des Neurologen und Neuroradiologen verhindert Fehleinschätzungen und -diagnosen.

48 Fallgruben und Unsinniges beim zerebralen Ultraschall

Michael Görtler

An den zerebralen Gefäßen kommt wie in kaum einer anderen Gefäßregion eine Vielzahl diagnostischer Verfahren zur Anwendung. Nicht selten werden dabei zur Beantwortung einer Fragestellung mehrere diagnostische Verfahren eingesetzt, die damit zwangsläufig einer gegenseitigen Evaluation unterliegen. Diskrepante Befunde in Bezug auf Vorliegen und Ausmaß einer zerebrovaskulären Erkrankung sind daher unvermeidlich.

Nicht selten wird in dieser Situation dem Ultraschallbefund die geringste diagnostische Wertigkeit zugestanden. Dafür dürfte ein Grund hauptverantwortlich sein: Die Dokumentation der sonografischen Befunde kann durch einen mit der Methode nicht vertrauten Dritten nur eingeschränkt selbst interpretiert werden – anders als es z. B. bei den aus den Schnittbildverfahren rekonstruierten Angiografien der Fall zu sein scheint –, da die sonografische Dokumentation neben Bildern auch strömungsphysiologische Informationen umfasst, deren Interpretation eine gewisse **Vertrautheit mit der Methode voraussetzt**. Dieser Umstand ist letztlich auch der Grund für die der Ultraschalldiagnostik nachgesagte Subjektivität.

Zwei Aspekte sollten dabei aber berücksichtigt werden: Bei keinem gefäßdiagnostischen Verfahren dürfen **strömungsphysiologische Gegebenheiten außer Acht** gelassen werden. Die Interpretation nur der Bilddokumentation zieht die **Gefahr eines Fehlbefundes** nach sich (z. B. Time-of-Flight-MR-Angiografie [TOF-MR-Angiografie]). Gerade durch das Heranziehen strömungsphysiologischer und -pathophysiologischer Gegebenheiten bei der Interpretation der erhobenen Befunde könnte der Ultraschall besser als andere Verfahren in der Lage sein, eine fehlerhafte Überinterpretation von Bildbefunden zu vermeiden. Die Nichtberücksichtigung strömungsphysiologischer Gegebenheiten ist aber auch für den Anwender des zerebralen Ultraschalls eine der wesentlichen Fallgruben und Ursache für Fehlbeurteilungen. Eine Auswahl der in der klinischen Praxis am häufigsten beobachteten Fallgruben und deren Vermeidung soll nachfolgend vorgestellt werden.

48.1 Graduierung von Abgangsstenosen der A. carotis interna

Überbewertung der Farbkodierung

Zwar ist die **farbkodierte Gefäßdarstellung** das sonografische Verfahren der Wahl zur Beurteilung der anatomischen Verhältnisse an der extrakraniellen A. carotis-Bifurkation. Zur Beurteilung des Stenosegrades sollte, wenn dieser die Geringgradigkeit überschreitet, aber immer auf das **Dopplerspektrum** zurückgegriffen werden, da dies den in dieser Situation valideren Parameter darstellt. Dies gilt auch dann, wenn im farbkodierten Querschnittschnittbild eine technisch gute Darstellung der Stenose möglich ist. In dieser Situation dominiert der Eindruck der Querschnittsflächenreduktion, dem jedoch bei den gängigen Stenosegraduierungen keine Bedeutung zukommt. Gering- bis mittelgradige Stenosen werden dabei erheblich überschätzt (Abb. 48.**1**). Hoch- und höchstgradige Stenosen werden dagegen unterschätzt, auch wenn korrekterweise nicht die Querschnittsflächen-, sondern die Durchmesserreduktion im farbkodierten Bild ausgemessen wird. Deren Restlumen stellt sich im Querschnitt so klein dar, dass in Verbindung mit der turbulenten Strömung häufig keine homogene Lumendarstellung bei mittlerer Farbverstärkungseinstellung gelingt. Die Hochregulierung der Farbverstärkung führt aber zu einem „Überfließen" der Farbe über das residuale Lumen hinaus, was anhand des Schwarzweiß-Bildes nicht korrigiert werden kann, da sich bei hochgradigen Stenosen Restlumen und stenosierende Plaque in der Regel gleichermaßen homogen echoarm darstellen und nicht unterschieden werden können.

Unzureichende Kombination von Strömungsparametern

Die **systolische Spitzenfrequenz** bzw. Spitzengeschwindigkeit ist unzweifelhaft der wichtigste Parameter bei der sonografischen Stenosegradbestimmung. Im Fall einer hochgradigen Stenose können 2 Probleme bei ihrer Bestimmung auftreten:

VII

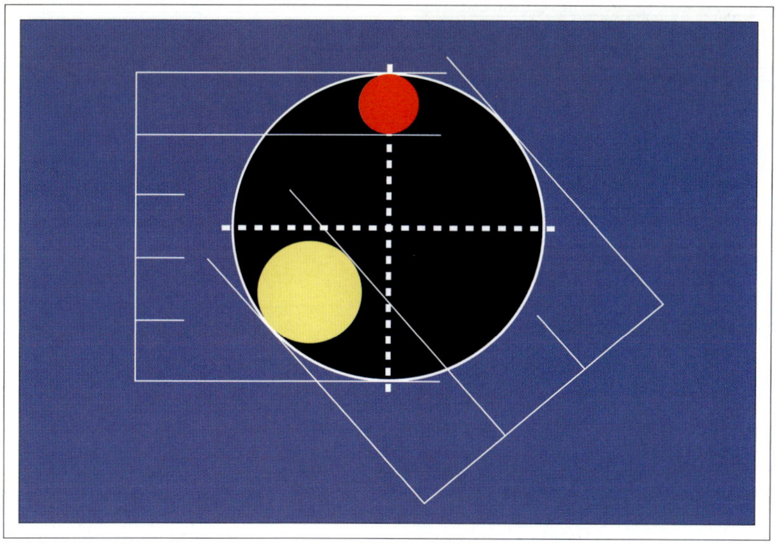

Abb. 48.**1** Querschnitt durch einen stenosierten Karotisbulbus. Scheinbar hochgradige Stenose, das (gelbe) Restlumen beträgt nur noch etwa 10 % der Bulbusquerschnittsfläche. Die lokale Durchmesserreduktion (ECST-Stenosegrad) bemisst allerdings nur 67 %, der sich daraus zu berechnende distale (NASCET-) Stenosegrad beträgt 45 % (Kap. 17.2). Im Vergleich dazu Darstellung des (roten) Restlumens einer gerade hochgradigen Stenose (80 % lokale Durchmesserreduktion entsprechend der ECST-Graduierung, daraus berechnet 70 % distale Durchmesserreduktion entsprechend der NASCET-Graduierung).

- Zum einen kann die Strömungsrichtung des Stenosejets schwierig zu bestimmen sein, da dieser zu kurz oder gebogen verläuft und nicht mehr dem Verlauf des Gefäßes entspricht. Die duplexsonografische Winkelkorrektur und die daraus berechnete Strömungsgeschwindigkeit können dadurch mit einem größeren als sonst üblichen Fehler behaftet sein.
- Zum anderen nimmt die Intensität der maximalen Strömungsgeschwindigkeit ab, letztere ist daher schwieriger und häufig nur noch punktuell zu detektieren.

In großen Bereichen der Stenose liegt zwar eine erhöhte, aber nicht die maximale Strömungsgeschwindigkeit vor, insbesondere dort, wo turbulente Strömungsstörungen auftreten. Eine daraus resultierende Fehleinschätzung des Stenosierungsgrades kann in dieser Situation nur vermieden werden, wenn insbesondere die distal der Stenose vorliegende Strömungsgeschwindigkeit zur Stenosegradabschätzung mit herangezogen wird (Kap. 17.2). Entscheidend ist dabei allerdings, dass diese poststenotische Strömungsgeschwindigkeit soweit distal der Stenose bestimmt wird, dass keine stenoseinduzierten Strömungsbeschleunigungen und Strömungsstörungen mehr vorliegen.

48.2 Siphon- und schädelbasisnahe Stenosen

Bei jüngeren Patienten mit einer zerebralen Ischämie oder Patienten mit rezidivierenden einseitigen Hemisphärensymptomen und einem „unauffälligen" extra- und intrakraniellen Befund sollte bis zum sicheren Ausschluss derselben an eine schädelbasisnahe oder Siphonstenose gedacht werden. Ätiologisch handelt es sich bei schädelbasisnahen Stenosen in erster Linie um Dissektionen, fibromuskuläre Dysplasien oder Knickbildungen der Arterie, wohingegen Siphonstenosen in der Regel auf eine Arteriosklerose zurückzuführen sind. Bei fehlender Vertrautheit des Ultraschalluntersuchers mit dieser Befundkonstellation (aber auch bei MR- und CT-Angiografien im Rahmen des Routineprogramms) werden Stenosen in dieser Lokalisation **häufig übersehen** bzw. zeigen nur diskrete Hinweise, die bei der initialen Beurteilung nicht als pathologisch interpretiert werden.

Übersehen einer arteriellen Kaliberreduktion

Siphonstenosen bereiten dabei größere diagnostische Probleme als schädelbasisnahe, häufig durch eine Dissektion verursachte Stenosen. Letztere treten eher bei jüngeren Patienten ohne sonstige Gefäßpathologien auf, wohingegen atherosklerotische Siphonstenosen häufig mit einer extrakraniellen Atherosklerose vergesellschaftet sind und als zusätzliche Pathologie erkannt werden müssen. Dies ist prinzipiell möglich, solange extrakraniell keine hochgradige Stenose vorliegt, da Flussvolumen- und Kaliberreduktionen nur durch hochgradige Stenosen verursacht werden können. Liegen diese vor, muss dafür eine hochgradige, möglicherweise direkt nicht beschall- und auffindbare Stenose im Karotissiphon verantwortlich sein (Abb. 48.**2**).

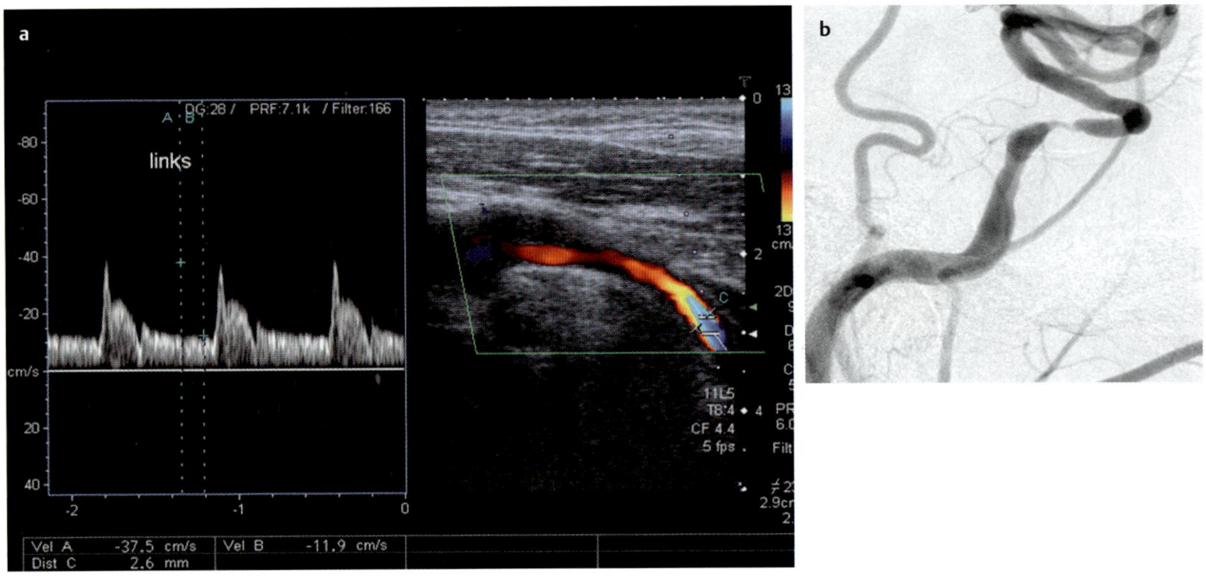

Abb. 48.**2a, b** Patient mit rezidivierender Hemisphärensymptomatik, zur Operation einer 70 %igen ECST-Stenose (lokale Durchmesserreduktion) vorgestellt. Poststenotisch reduzierte Strömungsgeschwindigkeit mit normaler Pulsatilität, in Zusammenhang mit der extrakraniellen Stenose gebracht. Allerdings Kaliberreduktion (2,6 mm, Norm: 4,8) und Flussvolumenreduktion (40 ml/min, Norm 250), was durch eine hochgradige Siphonstenose verursacht wurde.

48.3 A. subclavia-Stenose und Schwindel

Hochgradige Stenosen der A. subclavia lassen sich bereits durch die Kombination von Auskultation und Palpation des **Radialispulses** bzw. **seitenvergleichende Blutdruckmessung** an den Armen weitgehend sichern. Geben diese Patienten auf Nachfrage Schwindel in der Anamnese an, erfolgt häufig die Vorstellung zur Ultraschalldiagnostik mit dem Ziel der Verifizierung bzw. des Ausschlusses eines **Subclavian-Steal-Effekts** (Kap. 17). Liegt Letztere vor, wird in der Regel eine Angioplastie der A. subclavia-Stenose als indiziert angesehen, was in dieser Zwangsläufigkeit unsinnig ist. Auch wenn es neurologisch häufig schwierig ist, einen Zusammenhang zwischen dem vertebrobasilären Gefäßbefund und einer Schwindelsymptomatik mit ausreichender Sicherheit herzustellen bzw. auszuschließen, kann in der hier vorliegenden Situation sonografisch sehr wohl eine Abschätzung vorgenommen werden, ob zwischen Schwindel und Stenose ein **Kausalzusammenhang** auszuschließen ist, vorliegen kann bzw. wahrscheinlich vorliegt.

Vergleich der Vertebralarterienkaliber

Entscheidend für einen **möglichen Kausalzusammenhang** ist das Verhältnis zwischen gestealtem Strömungsvolumen in der A. vertebralis ipsilateral zur A.-subclavia-Stenose und dem nach zerebral transportierten Strömungsvolumen in der kontralateralen A. vertebralis. Dies wird durch das Kaliber der beiden Vertebralarterien bestimmt. Bei einem Verhältnis zwischen stealender und angestealter A. vertebralis von 2,5 mm zu 4 mm erhält die A. basilaris über die angestealte A. vertebralis immer noch 70 % des ohne A.-subclavia-Stenose von beiden Vertebralarterien zur Verfügung gestellten Bluts. Eine relevante Minderdurchblutung des Hirnstamms durch den Steal-Effekt ist nicht zu erwarten, ebenso wenig ein Kausalzusammenhang zwischen Schwindel und Steal-Effekt. Dies trifft für noch kleinere Verhältnisse selbstverständlich ebenfalls zu.

Ist jedoch die stealende A. vertebralis mindestens im o. g. Verhältnis kräftiger, erscheint ein Kausalzusammenhang wahrscheinlich. Typischerweise zeigt sich in dieser Situation dann auch ein **vertebrobasilärer Steal-Effekt**, wohingegen bei der Situation davor an der A. basilaris keinerlei Steal-Effekt beobachtet werden kann, sondern nur ein vertebro-vertebraler Überlauf vorliegt. Ein **Oberarmdekompressionstest** mit Ableitung der A. basilaris sollte bei annähernd gleichen Vertebralarterienkalibern durchgeführt werden, da hier keine Vorhersage des Effekts auf die A. basilaris getroffen werden kann.

48.4 Unsinnige Untersuchungen

Der Vorteil der Sonografie, vollkommen nichtinvasiv und nebenwirkungsfrei zu sein, führt zu einer **niedrigen Schwelle in der Indikationsstellung**, was nicht grundsätzlich abzulehnen ist. Allerdings ist die Durchführung und Befundinterpretation zerebraler Ultraschalluntersuchungen ohne differenzialdiagnostische Einordnung der Symptomatik in Bezug auf die zerebrale Anatomie und zerebrovaskuläre Physiologie im günstigsten Fall unsinnig und bindet unnötige Ressourcen (z. B. routinemäßige Untersuchungen bei Schwindel und Kopfschmerz). Im ungünstigen Fall werden dadurch wegweisende Untersuchungen hinausgezögert (z. B. CT, MRT bei unspezifischem Schwindel mit Übelkeit/Erbrechen), durch unauffällige sonografische Befunde eigentlich erforderliche spezifische Untersuchungen als überflüssig angesehen (z. B. elektrophysiologische kardiale Untersuchungen bei Synkope) und pathologische Zufallsbefunde fälschlicherweise mit einer unspezifischen Symptomatik kausal in Verbindung gebracht, wovon möglicherweise risikobehaftete Therapieindikationen hergeleitet werden.

Fazit

Fallgruben bei der Befunderhebung und -interpretation treten im zerebralen Ultraschall insbesondere dann auf, wenn strömungsphysiologischen Befunden keine oder keine ausreichende Berücksichtigung gegenüber den Bildbefunden zukommt. Unsinnige Untersuchungen sind häufig Folge unzureichender Kenntnisse über die zur Untersuchung führende klinische Symptomatik. Sie können zu falschen Schlussfolgerungen und Therapieentscheidungen führen.

49 Unsinniges in der Therapie vaskulärer Erkrankungen

H.-C. Diener, R. Weber

Irrationale Therapien halten sich erstaunlich hartnäckig in der Medizin, sobald sie sich einmal im Behandlungsrepertoire von Ärzten durchgesetzt haben. Dieses Buch gibt deshalb nicht nur positive Therapieempfehlungen. In diesem Beitrag zielen wir darauf ab, einen Überblick über Therapien zu geben, für die keine oder unzureichende Wirkbelege vorliegen und die aus derzeitiger Sicht nicht zum Einsatz gelangen sollten.

49.1 Behandlung des akuten Schlaganfalls

Hämodilution

Für einen Zeitraum von fast 20 Jahren wurde routinemäßig die Hämodilution mit Hydroxyethyl-Stärke oder Dextranen zur Senkung des Hämatokrits und Verbesserung der rheologischen Eigenschaften des Bluts in der Behandlung des akuten ischämischen Schlaganfalls eingesetzt. Die in den 1980er und 1990er Jahren durchgeführten randomisierten und Plazebo-kontrollierten Studien ergaben jedoch **keinen Nutzen** dieser Behandlung (Multicenter trial of hemodilution 1988, Aichner et al. 1998), sodass sie nicht mehr durchgeführt werden sollte. In einer kleineren Studie zeigte sich unter der Hämodilution sogar eine Verschlechterung des neurologischen Befundes (Mast u. Marx 1991). Lediglich eine in Amsterdam durchgeführte prospektive, randomisierte Studie konnte durch den Einsatz von Albumin und Kristalloiden eine Senkung der Mortalität und verminderte funktionelle Behinderung nach 3 Monaten erreichen (Goslinga et al. 1992), was aber möglicherweise auch auf potenzielle neuroprotektive Eigenschaften von Albumin zurückgeführt werden kann (Palesch et al. 2006).

Ancrod

Ancrod ist ein proteolytisches, Fibrinogen spaltendes Enzym, das aus dem Gift einer malaysischen Viper gewonnen wird. Es wurde in mehreren randomisierten und doppelblinden Studien als Alternative zu rekombinantem gewebespezifischem Plasminogenaktivator (t-PA) bei Patienten mit akutem ischämischen Schlaganfall getestet (Hossmann et al. 1983, Ancrod stroke study 1994, Sherman et al. 2000, Hennerici et al. 2006). Im Zeitfenster bis 3 h nach Beginn der Schlaganfallsymptome zeigte sich bei 500 eingeschlossenen Patienten in der Stroke Treatment with Ancrod Trial (**STAT**)-Studie zwar eine signifikante **Verbesserung des funktionellen Ergebnisses** nach 3 Monaten. Gleichzeitig fand sich bei den mit Ancrod behandelten Patienten jedoch auch eine signifikant **erhöhte intrazerebrale Blutungsrate** (Sherman et al. 2000). In der bisher größten Europäischen Studie zur Behandlung des Schlaganfalls mit Ancrod (**ESTAT**) wurden insgesamt 1222 Patienten mit einem akuten ischämischen Schlaganfall innerhalb der ersten 6 h nach Symptombeginn eingeschlossen (Henerici et al. 2006). In dieser randomisierten und Plazebo-kontrollierten Studie zeigte sich nach 3 Monaten jedoch **kein** signifikanter **Unterschied** im funktionellen Ergebnis zwischen beiden Behandlungsgruppen. Zum jetzigen Zeitpunkt sollte daher eine Senkung des Fibrinogenspiegels mit Ancrod unterbleiben.

Ginkgo biloba

Der Extrakt des Ginkgo-Baums wurde und wird v.a. in Asien bei akuten Schlaganfallpatienten als durchblutungsförderndes Mittel eingesetzt. In einer Cochrane-Metaanalyse konnte jedoch **keine ausreichende Evidenz** für die Wirksamkeit des Ginkgo-biloba-Extrakts bei akuten Schlaganfallpatienten gefunden werden (Zeng et al. 2005). Allerdings gab es zu diesem Zeitpunkt nur eine Plazebo-kontrollierte, methodisch hochwertigere Studie, sodass von den Autoren der Cochrane-Analyse größere Studien gefordert wurden.

49.2 Primärprävention des Schlaganfalls

Vitamine

Lange Zeit wurde postuliert, dass Vitamine mit antioxidativen Eigenschaften wie Vitamin E und C in der Lage sein sollen, vaskuläre Ereignisse und Schlaganfälle zu verhindern. In der Zwischenzeit liegen mehrere große randomisierte, Plazebo-kontrollierte Studien bei Männern und Frauen vor, die eindeutig belegen, dass dies nicht der Fall ist (Sesso et al. 2008, Lee et al. 2005, Sacco et al. 2003). In der **Women's Health Studie** erhielten 39876 gesunde Frauen ≥45 Jahre über durchschnittlich 10 Jahre jeden 2. Tag 600 IU Vitamin E (Lee et al. 2005). Dabei zeigte sich kein Unterschied im Auftreten von Myokardinfarkten, Schlaganfällen oder kardiovaskulären Todesfällen. In der **Physicians' Health II Studie** nahmen 14641 Männer ≥50 Jahre täglich 500 mg Vitamin C und jeden 2. Tag 400 IU Vitamin E oder Plazebo über einen mittleren Zeitraum von 8 Jahren ein (Sesso et al. 2008). Auch in dieser Studie zeigte sich für beide Vitamine kein protektiver Effekt bezüglich des Auftretens kardiovaskulärer Ereignisse. Unter Vitamin E traten sogar signifikant **mehr hämorrhagische Schlaganfälle** auf.

Merke
In einer Metaanalyse, die die Wirksamkeit der Vitamine A, C, E und Beta-Karotin sowie des Spurenelementes Selen bezüglich der Mortalität untersuchte, zeigte sich unter der regelmäßigen Einnahme von Vitamin A, E und Beta-Karotin eine **Tendenz zu einer erhöhten Mortalität** im Vergleich zu Plazebo, während Vitamin C und Selen keinen Einfluss auf die Mortalität hatte (Bjelakovic et al. 2007). Die aufgeführten Vitamine sollten daher nicht zur Primärprävention verwendet werden.

Behandlung erhöhter Homozysteinspiegel

Ein erhöhter Homozysteinspiegel konnte in mehreren prospektiven Studien als unabhängiger Risikofaktor für Herzinfarkt und Schlaganfall identifiziert werden (Hankey u. Eikelboom 1999, McIlroy et al. 2002, Ridker et al. 1999). In 2 großen randomisierten Interventionsstudien mit Behandlungszeiträumen von durchschnittlich 5 bzw. 7 Jahren führte die tägliche Einnahme von Folsäure, Vitamin B6 und B12 bei Patienten mit vaskulären Risikofaktoren – trotz einer signifikanten Senkung erhöhter Homozysteinspiegel – nicht zu einer signifikanten Abnahme von vaskulären Ereignissen (Albert et al. 2008, Lonn et al. 2006). Daher sollte diese Vitaminsubstitutionstherapie auch bei Patienten mit einer Hyperhomozysteinämie nicht erfolgen.

Azetylsalizylsäure (bei Männern)

Eine Metaanalyse, die 47293 mit Azetylsalizylsäure behandelte und 45580 Kontrollpatienten einschloss, kam zu dem Ergebnis, dass Azetylsalizylsäure in der Primärprophylaxe **zwar koronare Ereignisse, aber keine Schlaganfälle verhindert** oder die Gesamtmortalität signifikant senkt (Bartolucci et al. 2006). Betrachtet man den Einsatz von Azetylsalizylsäure in der Primärprävention des Schlaganfalls aber bei Männern und Frauen getrennt, so zeigte sich in einer weiteren Metaanalyse nur bei Frauen eine signifikante Reduktion aller (Odds Ratio 0,83; 95%-Konfidenzintervall 0,7–0,97) und insbesondere der ischämischen Schlaganfälle (Odds Ratio 0,76; 95%-Konfidenzintervall 0,63–0,93) (Berger et al. 2006).

In einer großen Studie, in der 39876 gesunde Frauen ≥45 Jahre über 10 Jahre 100 mg Azetylsalizylsäure oder Plazebo einnahmen, konnte keine Reduktion des primären Endpunkts (nicht tödlicher Schlaganfall und Myokardinfarkt, vaskulärer Tod) erzielt werden (Ridker et al. 2005). Es zeigte sich aber auch in dieser Studie eine gerade statistisch signifikante Senkung aller Schlaganfälle und der ischämischen Schlaganfälle bei einer nicht signifikant erhöhten Rate an hämorrhagischen Schlaganfällen.

Merke
Zusammengefasst sollte daher Azetylsalizylsäure bei Männern – auch nicht bei Diabetikern – nicht in der Schlaganfall-Primärprophylaxe eingesetzt werden. Bei Frauen ≥45 Jahre mit geringem zerebralem und gastrointestinalem Blutungsrisiko kann dagegen Azetylsalizylsäure mit einem geringen Nutzen in der Primärprophylaxe eingesetzt werden.

Hormonsubstitution bei Frauen

Durch die Ergebnisse von epidemiologischen Studien war lange Zeit postuliert worden, dass eine Hormonsubstitution mit Östrogenen nach der Menopause das Risiko vaskulärer Erkrankungen verhindern könnte (Kap. 15). Mehrere randomisierte, Plazebo-kontrollierte Studien, die in den letzten Jahren publiziert worden sind, ergaben allerdings, dass eine Östrogensubstitution nach der Menopause das **Risiko vaskulärer Ereignisse** inklusive Schlaganfälle **erhöht** (Brunner et al. 2005, Grady et al. 2002, Rossouw et al. 2007, Wassertheil-Smoller et al. 2003, Writing Group for the Women's Health Initiative Investigators 2002).

Eine Cochrane-Metaanalyse aus dem Jahr 2005 zeigte ein signifikant **gesteigertes Risiko** für einen **ischämischen Schlaganfall** (RR 1,44; 95%-Konfidenzintervall 1,1–1,89) unter einer Hormonsubstitution (Gabriel et al. 2005). Dies gilt insbesondere, wenn die Hormonsubstitution jenseits des 65. Lebensjahres durchgeführt wird (Rossouw et al. 2007). Eine Hormonersatztherapie sollte daher bei Frauen nur nach strenger Indikationsstellung und schon gar nicht zur Primärprophylaxe des ischämischen Schlaganfalls eingesetzt werden. Im Einzelfall sollte entschieden werden, ob nach Abklingen der Wechseljahrbeschwerden auf eine weiterführende Hormonsubstitution verzichtet werden kann.

Stenting bei asymptomatischen Karotisstenosen

Der **Nutzen** der operativen Behandlung (Thrombendarteriektomie) bei asymptomatischen Karotisstenosen ist sehr **begrenzt** (ca. 1 % absolute Risikoreduktion pro Jahr). Dies liegt an der insgesamt geringen Ereignisrate bei asymptomatischen Stenosen und der Tatsache, dass der präventive Effekt nur dann zustande kommt, wenn die **perioperative Komplikationsrate <3 %** liegt (Chambers et al. 2005, Endarterectomy for asymptomatic carotid artery stenosis 1995, Halliday et al. 2004). Vor allem Männer mit einem Stenosegrad >80 % und einer Lebenserwartung von ≥5 Jahren profitieren von der Operation.

In großem Umfang werden Patienten mit asymptomatischen Karotisstenosen gestentet, obwohl es bisher keinerlei wissenschaftliche Evidenz aus randomisierten Studien gibt, dass diese Prozedur der operativen Therapie gleichwertig oder überlegen ist (Jeng et al. 2008, Theiss et al. 2004). Daher sollten, bis die entsprechenden Studienergebnisse vorliegen, Patienten mit asymptomatischen Karotisstenosen – wenn überhaupt – bevorzugt in Zentren mit einer niedrigen Komplikationsrate endarteriektomiert werden.

49.3 Sekundärprävention des Schlaganfalls

Antikoagulation bei Patienten ohne kardiale Emboliequelle und in der Akutphase des ischämischen Schlaganfalls

Mehrere randomisierte Studien haben eindeutig gezeigt, dass bei Patienten ohne kardiale Emboliequelle Thrombozytenfunktionshemmer genauso wirksam sind wie orale Antikoagulanzien, aber zu weniger schweren und lebensbedrohlichen Blutungskomplikationen führen (SPIRIT 1997, ESPRIT 2007). In der European/Australasian Stroke Prevention in Reversible Ischaemia (**ESPRIT**)-Studie wurde Azetylsalizylsäure (30–325 mg täglich) mit einer oralen Antikoagulation im mittleren INR-Bereich (Ziel-INR: 2,0–3,0) verglichen (ESPRIT 2007). In dieser Studie zeigte sich eine signifikant **erhöhte Blutungsrate** unter Antikoagulation. In der Warfarin-Aspirin Recurrent Stroke Study (**WARSS**) wurden Patienten entweder mit einer oralen Antikoagulation „light" (Ziel-INR: 1,4–2,8) oder mit Azetylsalizylsäure (325 mg täglich) behandelt (Mohr et al. 2001). In diesem INR-Zielbereich zeigten sich zwar keine signifikant erhöhten Blutungskomplikationen. Aufgrund der bekannten Einschränkungen einer oralen Antikoagulationstherapie (wiederholte INR-Testungen und Dosisanpassungen notwendig, Interaktionen mit Nahrung und anderen Medikamenten, vermutlich unzureichende Wirkung im niedrigen INR-Bereich) sind aber Thrombozytenfunktionshemmer bei Patienten ohne kardiale Emboliequelle auch einer Antikoagulation „light" klar vorzuziehen.

Aufgrund des erhöhten Risikos symptomatischer intrazerebraler Blutungen und anderer lebensbedrohlicher Blutungen sollte eine Vollheparinisierung oder der Einsatz niedermolekularer Heparine in den ersten 48 h nach einem akuten ischämischen Schlaganfall auch nicht bei Patienten mit einem kardioembolischen Schlaganfall oder bei Vorhofflimmern erfolgen (Berge et al. 2002, Hart et al. 2002, Paciaroni et al. 2007).

Hormonsubstitution bei Frauen

Wie in der Primärprophylaxe kann eine postmenopausale Hormontherapie auch nicht in der Schlaganfall-Sekundärprophylaxe bei Frauen empfohlen werden. Allerdings ist die Studienlage in der Sekundärprophylaxe deutlich schlechter als in der oben dargestellten Primärprophylaxe. In einer relativ kleinen (664 Frauen) Plazebo-kontrollierten Studie an Frauen mit abgelaufenem ischämischem Insult ergab sich **kein Nutzen** einer Hormonsubstitution mit Östradiol nach der Menopause verglichen mit Plazebo (Viscoli et al. 2001).

Behandlung erhöhter Homozysteinspiegel

Mehrere Interventionsstudien an Patienten mit vaskulären Ereignissen und erhöhten Homozysteinspiegeln fanden keinen Beleg dafür, dass eine Behandlung mit B-Vitaminen und Folsäure die Häufigkeit vaskulärer Ereignisse inklusive Schlaganfall erniedrigt (Toole et al. 2004, Bonaa et al. 2006). In der Vitamin Intervention for Stroke Prevention (**VISP**)-Studie wurden insgesamt 3680 Schlaganfallpatienten über einen Zeitraum von 2 Jahren mit Vitamin B6, B12 und Folsäure behandelt (Toole et al. 2004). Trotz einer leichten Senkung der Homozysteinspiegel zeigte sich unter der Vitaminsubstitution **keine Reduktion der erneut aufgetretenen Schlaganfälle**, sodass B-Vitamine und Folsäure auch nicht in der Schlaganfall-Sekundärprophylaxe empfohlen werden können. Die Ergebnisse der als randomisierte, Plazebo-kontrollierte Sekundärprophylaxe-Studie angelegten VITAmins TO Prevent Stroke (**VITATOPS**)-Studie, in der eine Substitution mit B-Vitaminen und Folsäure bei 8000 Patienten mit transitorisch-ischämischer Attacke und Schlaganfall untersucht wird, sind noch nicht verfügbar (Hankey et al. 2007).

Stammzelltransplantation nach ischämischem oder hämorrhagischem Schlaganfall

Es gibt bisher **keine kontrollierten**, geschweige denn randomisierten **Therapiestudien**, die einen Nachweis erbracht haben, dass embryonale, fötale oder aus dem Knochenmark gewonnene adulte Stammzellen bei Patienten nach einem ischämischen oder hämorrhagischen Schlaganfall zu einer Verbesserung des funktionellen Ergebnisses führen. Der Fall eines israelischen Jungen, der wegen einer Ataxia Telangiectasia intrathekal und intraparenchymal mit fötalen humanen neuralen Stammzellen behandelt worden war und der 4 Jahre nach seiner Therapie einen vom Donor stammenden multifokalen glioneuronalen Tumor entwickelte, gab erst kürzlich Anlass für ernste Sicherheitsbedenken an der Stammzelltherapie (Amariglio et al. 2009). Die Zellersatztherapie beim Schlaganfall ist bei vielen ungeklärten Fragen immer noch Zukunftsmusik (Bacigaluppi et al. 2009).

Pentoxyfyllin in der Behandlung des akuten Schlaganfalls und der vaskulären Demenz

Pentoxyfyllin ist ein Phosphodiesterase-Inhibitor und wird als vasodilatatorisches Medikament zur Verbesserung des arteriellen Blutflusses eingesetzt. In einer Cochrane-Metaanalyse zum Einsatz von Pentoxyfillin beim akuten **ischämischen Schlaganfall** wurden insgesamt 4 kleinere randomisierte Studien mit insgesamt 763 Patienten eingeschlossen (Bath et al. 2004). Dabei zeigte sich **keine** signifikante **Reduktion der Mortalität** unter Pentoxyfyllin. Aussagen zu einer Verbesserung des funktionellen Ergebnisses konnten nicht gemacht werden und Angaben zu Blutungskomplikationen fehlten in den eingeschlossenen Studien. Daher sollte Pentoxyfyllin nicht zur Behandlung des akuten Schlaganfalles eingesetzt werden.

In einem kleinen, älteren, sehr heterogenen Patientenkollektiv (286 Patienten mit einem Mini-Mental-State-Examination-Score von 10–25 und CT-Nachweis einer **vaskulären Demenz**) zeigte sich unter der 3-mal täglichen Einnahme von Pentoxyfyllin über einen Zeitraum von 9 Monaten eine signifikante **Verbesserung alltagsrelevanter Defizite** auf der Gottfries-Brane-Steen-Skala (European pentoxifylline multi-infarct dementia study 1996). Diese Studie alleine rechtfertigt die Einnahme von Pentoxyfyllin nicht. Bevor Pentoxyfyllin zur Behandlung der vaskulären Demenz empfohlen werden kann, muss seine Wirkung in einem größeren Patientenkollektiv über einen längeren Beobachtungszeitraum untersucht werden.

Ginkgo biloba bei vaskulärer Demenz

Ginkgo biloba wird vielfach mit der Begründung eingesetzt, dass der Extrakt die Entwicklung einer Demenz oder den Übergang von einem Mild cognitive impairment zu einer Demenz verhindern könne. Diese Wirkung konnte allerdings sowohl in einer erst kürzlich veröffentlichten Cochrane-Metaanalyse (Birks et al. 2009) als auch in einer neuen randomisierten, Plazebo-kontrollierten Studie mit einem langen Beobachtungszeitraum von durchschnittlich 6 Jahren (Birks et al. 2009) nicht belegt werden. Ginkgo biloba sollte zur Prävention der Demenz nicht ärztlich verordnet werden.

Fazit

Therapien ohne Wirkbelege haben in der modernen Neurologie keinen Platz. Sie rufen – wie alle Wirkstoffe in der Medizin – potenziell Nebenwirkungen hervor und sind überdies oftmals teuer. Sie sollten aus dem Behandlungsrepertoire des Neurologen verbannt werden.

Literatur

A randomized trial of anticoagulants versus aspirin after cerebral ischemia of presumed arterial origin. The stroke prevention in reversible ischemia trial (SPIRIT) study group. Ann Neurol 1997;42:857–865

Aichner FT, Fazekas F, Brainin M, Polz W, Mamoli B, Zeiler K. Hypervolemic hemodilution in acute ischemic stroke: The multicenter austrian hemodilution stroke trial (MAHST). Stroke 1998;29:743–749

Albert CM, Cook NR, Gaziano JM, et al. Effect of folic acid and b vitamins on risk of cardiovascular events and total mortality among women at high risk for cardiovascular disease: A randomized trial. JAMA 2008;299:2027–2036

Amariglio N, Hirshberg A, Scheithauer BW, et al. Donor-derived brain tumor following neural stem cell transplantation in an ataxia telangiectasia patient. PLoS Med 2009; 6(2):e1000029

Ancrod for the treatment of acute ischemic brain infarction. The ancrod stroke study investigators. Stroke 1994;25:1755–1759

Bacigaluppi M, Pluchino S, Peruzzotti Jametti L, et al. Delayed post-ischemic neuroprotection following systemic neural stem cell transplantation involves multiple mechanisms. Brain 2009;132:2239–2251

Bartolucci AA, Howard G. Meta-analysis of data from the six primary prevention trials of cardiovascular events using aspirin. Am J Cardiol 2006;98:746–750

Bath PM, Bath-Hextall FJ. Pentoxifylline, propentofylline and pentifylline for acute ischaemic stroke. Cochrane Database Syst Rev 2004:CD000162

Berge E, Sandercock P. Anticoagulants versus antiplatelet agents for acute ischaemic stroke. Cochrane Database Syst Rev 2002:CD003242

Berger JS, Roncaglioni MC, Avanzini F, et al. Aspirin for the primary prevention of cardiovascular events in women and men: A sex-specific meta-analysis of randomized controlled trials. JAMA 2006;295:306–313

Birks J, Grimley Evans J. Ginkgo biloba for cognitive impairment and dementia. Cochrane Database Syst Rev 2009:CD003120

Bjelakovic G, Nikolova D, Gluud LL, Simonetti RG, Gluud C. Mortality in randomized trials of antioxidant supplements for primary and secondary prevention: Systematic review and meta-analysis. JAMA 2007;297:842–857

Bonaa KH, Njolstad I, Ueland PM, et al. Homocysteine lowering and cardiovascular events after acute myocardial infarction. N Engl J Med 2006;354:1578–1588

Brunner RL, Gass M, Aragaki A, et al. Effects of conjugated equine estrogen on health-related quality of life in postmenopausal women with hysterectomy: Results from the women's health initiative randomized clinical trial. Arch Intern Med 2005;165:1976-1986

Chambers BR, Donnan GA. Carotid endarterectomy for asymptomatic carotid stenosis. Cochrane Database Syst Rev 2005:CD001923

DeKosky ST, Williamson JD, Fitzpatrick AL, et al. Ginkgo biloba for prevention of dementia: A randomized controlled trial. JAMA 2008;300:2253–2262

Endarterectomy for asymptomatic carotid artery stenosis. Executive committee for the asymptomatic carotid atherosclerosis study. JAMA 1995;273:1421–1428

European pentoxifylline multi-infarct dementia study. Eur Neurol 1996;36:315–321

Gabriel SR, Carmona L, Roque M, Sanchez GL, Bonfill X. Hormone replacement therapy for preventing cardiovascular disease in post-menopausal women. Cochrane Database Syst Rev 2005:CD002229.

Goslinga H, Eijzenbach V, Heuvelmans JH, et al. Custom-tailored hemodilution with albumin and crystalloids in acute ischemic stroke. Stroke 1992;23:181–188

Grady D, Herrington D, Bittner V, et al. Cardiovascular disease outcomes during 6.8 years of hormone therapy: Heart and estrogen/progestin replacement study follow-up (HERS II). JAMA 2002;288:49–57

Halliday A, Mansfield A, Marro J, et al. Prevention of disabling and fatal strokes by successful carotid endarterectomy in patients without recent neurological symptoms: Randomised controlled trial. Lancet 2004;363:1491–1502

Hankey GJ, Algra A, Chen C, et al. VITATOPS, the vitamins to prevent stroke trial: Rationale and design of a randomised trial of b-vitamin therapy in patients with recent transient ischaemic attack or stroke. Int J Stroke 2007;2:144–150

Hankey GJ, Eikelboom JW: Homocysteine and vascular disease. Lancet 1999;354:407–413

Hart RG, Palacio S, Pearce LA. Atrial fibrillation, stroke, and acute antithrombotic therapy: Analysis of randomized clinical trials. Stroke 2002;33:2722–2727

Hennerici MG, Kay R, Bogousslavsky J, Lenzi GL, Verstraete M, Orgogozo JM. Intravenous ancrod for acute ischaemic stroke in the european stroke treatment with ancrod trial: A randomised controlled trial. Lancet 2006;368:1871–1878

Hossmann V, Heiss WD, Bewermeyer H, Wiedemann G. Controlled trial of ancrod in ischemic stroke. Arch Neurol 1983;40:803-808

Jeng JS, Liu HM, Tu YK. Carotid angioplasty with or without stenting versus carotid endarterectomy for carotid artery stenosis: A meta-analysis. J Neurol Sci 2008;270:40–47

Lee IM, Cook NR, Gaziano JM, et al. Vitamin e in the primary prevention of cardiovascular disease and cancer: The women's health study: A randomized controlled trial. JAMA 2005;294:56–65

Lonn E, Yusuf S, Arnold MJ, et al. Homocysteine lowering with folic acid and b vitamins in vascular disease. N Engl J Med 2006;354:1567–1577

Mast H, Marx P. Neurological deterioration under isovolemic hemodilution with hydroxyethyl starch in acute cerebral ischemia. Stroke 1991;22:680–683

McIlroy SP, Dynan KB, Lawson JT, Patterson CC, Passmore AP. Moderately elevated plasma homocysteine, methylenetetrahydrofolate reductase genotype, and risk for stroke, vascular dementia, and alzheimer disease in Northern Ireland. Stroke 2002;33:2351–2356

Mohr JP, Thompson JL, Lazar RM, et al. A comparison of warfarin and aspirin for the prevention of recurrent ischemic stroke. N Engl J Med 2001;345:1444–1451

Multicenter trial of hemodilution in acute ischemic stroke. Results of subgroup analyses. Scandinavian stroke study group. Stroke 1988;19:464–471.

Paciaroni M, Agnelli G, Micheli S, Caso V. Efficacy and safety of anticoagulant treatment in acute cardioembolic stroke: A meta-analysis of randomized controlled trials. Stroke 2007;38:423–430

Palesch YY, Hill MD, Ryckborst KJ, Tamariz D, Ginsberg MD. The alias pilot trial: A dose-escalation and safety study of albumin therapy for acute ischemic stroke--II: Neurologic outcome and efficacy analysis. Stroke 2006;37:2107–2114

Ridker PM, Cook NR, Lee IM, et al. A randomized trial of low-dose aspirin in the primary prevention of cardiovascular disease in women. N Engl J Med 2005;352:1293–1304

Ridker PM, Manson JE, Buring JE, Shih J, Matias M, Hennekens CH. Homocysteine and risk of cardiovascular disease among postmenopausal women. JAMA 1999;281:1817–1821

Rossouw JE, Prentice RL, Manson JE, et al. Postmenopausal hormone therapy and risk of cardiovascular disease by age and years since menopause. JAMA 2007;297:1465–1477

Sacco M, Pellegrini F, Roncaglioni MC, Avanzini F, Tognini G, on behalf of the PPP Collaborative group: Primary prevention of cardiovascular events with low-dose aspirin and vitamin e in type 2 diabetic patients. Diabetes Care 2003;26:3264–3272

Sesso HD, Buring JE, Christen WG, et al. Vitamins e and c in the prevention of cardiovascular disease in men: The physicians' health study ii randomized controlled trial. JAMA 2008;300:2123–2133

Sherman DG, Atkinson RP, Chippendale T, et al. Intravenous ancrod for treatment of acute ischemic stroke: The stat study: A randomized controlled trial. Stroke treatment with ancrod trial. JAMA 2000;283:2395–2403

The ESPRIT Study Group: Medium intensity oral anticoagulants versus aspirin after cerebral ischaemia of arterial origin (ESPRIT): A randomised controlled trial. Lancet Neurol 2007;6:115–124

Theiss W, Hermanek P, Mathias K, et al. Pro-cas: A prospective registry of carotid angioplasty and stenting. Stroke 2004;35:2134–2139

Toole JF, Malinow MR, Chambless LE, et al. Lowering homocysteine in patients with ischemic stroke to prevent recurrent stroke, myocardial infarction, and death: The vitamin intervention for stroke prevention (VISP) randomized controlled trial. JAMA 2004;291:565–575

Viscoli CM, Brass LM, Kernan WN, Sarrel PM, Suissa S, Horwitz RI. A clinical trial of estrogen-replacement therapy after ischemic stroke. N Engl J Med 2001;345:1243–1249

Wassertheil-Smoller S HS, Limacher M, Heiss G, et al.; WHI Investigators.: Effect of estrogen plus progestin on stroke in postmenopausal women: The women's health initiative: A randomized trial. JAMA 2003;289:2673–2684

Writing Group for the Women's Health Initiative Investigators: Risks and benefits of estrogen plus progestin in healthy postmenopausal women: Principal results from the women's health initiative randomized controlled trial. JAMA 2002;288:231–233

Zeng X, Liu M, Yang Y, Li Y, Asplund K: Ginkgo biloba for acute ischaemic stroke. Cochrane Database Syst Rev 2005:CD003691

VII

VIII Perspektiven in der vaskulären Neurologie

50 Perspektiven in der vaskulären Neurologie

Dirk M. Hermann, Thorsten Steiner, Hans-Christoph Diener

Rekanalisierende Akuttherapie

Durch die zunehmende Verbreitung der **Thrombolyse** in der Behandlung des akuten Schlaganfalls – zuletzt begünstigt durch die Ausweitung des Thrombolyse-Zeitfensters von 3 auf 4,5 h – hat sich die vaskuläre Neurologie endgültig als therapeutische Disziplin in der Medizin etabliert. Infrastrukturvoraussetzungen, insbesondere die Schaffung von Stroke Units für die breite Patientenversorgung, haben ermöglicht, dass die vaskuläre Neurologie in Deutschland einen wichtigen Beitrag zur Entwicklung heutiger Schlaganfalltherapien leisten konnte. Dabei waren nicht nur äußere Strukturen für die entstandenen Fortschritte wichtig. Auch der Erfahrungsschatz bezüglich der Durchführung von klinischen Studien leistete einen wichtigen Beitrag.

Basierend auf der Erweiterung des Therapiezeitfensters von 3 auf 4,5 h darf erwartet werden, dass die **Verbreitung** und **Versorgungsrelevanz** rekanalisierender Therapien beim Schlaganfall in Zukunft **weiter steigen** wird. Der größere Anteil der infrage kommenden Patienten ist hierfür nur ein Grund. Durch die größere Alltagsrelevanz wird die Thrombolyse in Zukunft sehr viel stärker als bisher im Alltagsdenken niedergelassener Ärzte verankert sein, was zu einem größeren Zuweisungsbewusstsein und zur eher zeitnahen Klinikeinweisung führen wird. Hierdurch dürfte die Rate thrombolysierter Patienten ebenfalls zunehmen.

Damit stellt sich die Frage, ob das **therapeutische Zeitfenster** der Thrombolyse in Zukunft **weiter ausgedehnt** werden kann. Durch die Daten der ECASS3-Studie ist das Konfidenzintervall, mit dem die Wirksamkeit der Thrombolyse vorausgesagt werden kann, kleiner geworden (Kap. 21). Auch wenn die Number-needed-to-treat (NNT) für ein gutes Ergebnis bei einer Thrombolyse innerhalb von 3–4,5 h nach Symptombeginn mit 21 bereits recht hoch ist (Kap. 21), ist zu erwarten, dass die Wirksamkeit der Thrombolyse für bestimmte Patientengruppen auch jenseits dieses Zeitfensters gegeben ist. Ob der Nachweis der Wirksamkeit allerdings mit herkömmlichen Einschlusskriterien gelingt, ist fraglich. Tatsächlich zeigen die gepoolten Analysen der existierenden Studien, dass die Odds Ratio etwa 6 h nach Symptombeginn den Neutralpunkt durchschreitet, was bedeutet, dass sich im Gesamtkollektiv aller Patienten günstige in ungünstige Nettoeffekte umkehren.

Hieraus muss geschlussfolgert werden, dass die Patientenselektion jenseits des 4,5-h-Fensters sinnvoll nur MRT-basiert möglich ist, etwa unter Hinzuziehung von MRT-Mismatchkriterien. Die negativen Ergebnisse der DIAS2-Studie-Studie lassen aber durchaus Zweifel zu, dass MRT-Missmatch-Kriterien wirklich geeignet sind, um das Zeitfenster der systemischen Thrombolyse zu verlängern (Kap. 21).

Hilfreich könnte auch die Entwicklung **neuer Fibrinolytika** oder die **mechanische Thrombusaspiration** sein. Aus Tierexperimenten ist bekannt, dass t-PA im reperfundierten Gehirn über die Degradation der Extrazellulärmatrix und möglicherweise auch über direkte neuronale Effekte ischämische Schadensentwicklung begünstigt. Alternativpräparate könnten solche unerwünschten Effekte vermeiden. Die Zukunft der akuten Schlaganfallversorgung liegt sicher ähnlich wie in der Kardiologie im Bereich der mechanischen Thrombusaspiration (Kap. 21.4), möglicherweise unterstützt durch neue Methoden der zerebralen Perfusionsverbesserung, z. B. das Einbringen eines Ballons in die Aorta oder die Stimulation des Ganglion sphenopalatinum. Dies könnte erlauben, das Zeitfenster auszuweiten.

Sekundärprävention

Durch den Nachweis der Gleichwertigkeit der Kombinationstherapie mit Azetylsalizylsäure und Dipyridamol mit Clopidogrel stehen seit Neuestem in der Sekundärprophylaxe des Schlaganfalls mehrere Strategien der **Thrombozytenfunktionshemmung** zur Verfügung, die eine **Risikoprofil-adaptierte Therapie** gestatten. Es wird in Zukunft wichtig sein zu definieren, welche Patienten mit welchem Thrombozytenfunktonshemmer therapiert und ob ein verbesserter Behandlungserfolg durch stärker wirksame Substanzen erzielt werden kann. Die Beobachtung eines, wenn auch geringfügig, erhöhten Blutungsrisikos unter Verwendung von Azetylsalizylsäure plus Dipyridamol im Vergleich zu Clopidogrel (Kap. 22) lässt vermuten, dass eine verbesserte Rezidivprophylaxe nur auf Kosten einer etwas höheren Komplikationsrate zu erzielen sein wird. Die Ergebnisse der Prasugrel-Studie beim akuten Koronarsyndrom zeigen eindrücklich, dass potentere Thrombozytenaggregationshemmer zu einer signifikant erhöhten Blutungsrate führen (Kap. 22). Interessant sind neue Substanzen, z. B. SCH530348 oder Terutroban, das möglicherweise auch gefäßprotektive Eigenschaften hat.

Hoffnungen, dass durch eine intensivierte Risikofaktorkontrolle durch radikale **Blutdrucksenkung** und **Blutzuckerbehandlung** eine bessere Rezidivprophylaxe erreicht werden kann, wurden durch die PRoFESS-Studie (Telmisartan vs. Plazebo) und durch die ACCORDund ADVANCE-Studien (Blutzuckereinstellung unter herkömmliche HbA_{1c}-Grenzen) zunächst zunichte gemacht. Die fehlende Wirksamkeit bei den genannten Studien war möglicherweise durch zu kurze Beobachtungszeiträume mit bedingt. Im Fall der intensivierten Blutzuckertherapie lassen unerwünschte Wirkungen (Induktion einer klinisch symptomatischen Hypoglykämie) allerdings die Umsetzung intensivierter Behandlungsprotokolle vorerst nicht sinnvoll erscheinen.

Die Wirksamkeit einer **cholesterinsenkenden Therapie** mit Atorvastatin (80 mg/Tag) gilt in der Sekundärprophylaxe des Schlaganfalls seit der SPARCL-Studie als belegt. Die sekundärprophylaktische Wirkung der Statinbehandlung in dieser Studie war unabhängig vom Cholesterinwert, woraus geschlussfolgert werden müsste, dass alle Patienten nach einem Schlaganfall ein Statin erhalten sollten. In naher Zukunft wäre es wichtig zu verstehen, ob tatsächlich alle Schlaganfallpatienten oder – wie bisher von den Leitlinien der Deutschen Gesellschaft für Neurologie empfohlen – lediglich Patienten mit Schlaganfall und Hypercholesterinämie mit Statinen behandelt werden sollten. Eine weitere Studie wäre hierbei hilfreich. Statine haben neben ihrer cholesterinsenkenden Wirkung pleiotrope vaskulär stabilisierende und neuroprotektive Effekte. Ob diese Effekte klinisch relevant sind, müsste in frühen Sekundärpräventionsstudien geklärt werden.

Neben pharmakologischen Therapien werden **nicht pharmakologische Strategien** in der Behandlung vaskulärer Erkrankungen derzeit untersucht. Körperliche Bewegung, die Modifikation von Ernährungsgewohnheiten und die frühzeitige Erfassung und Behandlung von Risikofaktoren sind einfache und nebenwirkungsarme Maßnahmen, die einschneidende Wirkung auf das vaskuläre Risiko haben. Sie werden nicht ausreichend umgesetzt. Angesichts der zunehmenden Alterung unserer Gesellschaft wird die Prävalenz der subkortikalen arteriosklerotischen Enzephalopathie als Folge langjähriger Risikofaktorexposition in Zukunft wachsen. Eine bessere Risikofaktorkontrolle könnte der hieraus resultierenden Zunahme vaskulärer Demenzen entgegenwirken.

Eine vernünftige Risikofaktorkontrolle und Behandlung von Begleiterkrankungen wird in Zukunft nur optimal möglich sein, wenn es Versorgungsstrukturen auch für die Sekundärprävention gibt. Dazu müssten so genannte **Präventionsambulanzen** an Krankenhäusern eingerichtet werden, die Patienten mit akuten Schlaganfällen betreuen. Dort sollte eine gründliche Aufklärung der Patienten erfolgen und die Umsetzung der Sekundärprävention zumindest in den ersten 3 Monaten überwacht werden, in denen das Rezidivrisiko am höchsten ist.

Neuroprotektion

Mit dem Scheitern der SAINT II-Studie und der in Deutschland durchgeführten Erythropoietin-Studie erscheint die Implementierung neuroprotektiver Therapien in der Klinik **wenig aussichtsreich**. SAINT II war eine Neuroprotektionsstudie mit einem freien Radikalfänger (NXY059), dessen Wirksamkeit in einer vorausgegangenen Phase III-Studie (SAINT I) gezeigt worden war. Die Tatsache, dass die zuvor beobachteten Neuroprotektionseffekte nach Vergrößerung des Patientenkollektivs verschwanden, weist aus einen statistischen Fehler erster Art hin. Bereits zuvor waren zahlreiche Neuroprotektionsstudien negativ verlaufen. Dass nun eine falsch positive Studie registriert wurde, erstaunt vor dem Hintergrund der zahlreichen Negativstudien nicht. Die Erfahrung macht deutlich, dass klinische Studien ausreichend gepowert und ggf. repliziert werden müssen, um folgenschwere Irrtümer zu vermeiden.

In Zusammenhang mit dem Versagen von Neuroprotektionstherapien in der Klinik wird von vielen Klinikern angemerkt, dass die Biologie des Menschen sich vermutlich von der von Versuchstieren unterscheidet. Diese oberflächliche Betrachtungsweise wird den Behandlungskonzepten in der experimentellen Forschung nicht gerecht. Tatsächlich sind Zelltodprozesse in der Biologie speziesübergreifend – vom einfachen Fadenwurm bis hin zum Menschen – weitgehend konserviert. Es erstaunt vor diesem Hintergrund, weshalb es nicht gelingt, Neuroprotektion in die Klinik zu übertragen. In den letzten Jahren hat sich herausgestellt, dass **Forschungstranslation** ein durchaus anspruchsvoller Prozess ist, bei dem zahlreiche Confounder den Erfolg einer Therapie infrage stellen. Viele Informationen bleiben dabei lückenhaft. Wir sind gut beraten, wenn wir die Erfahrungen aus der Neuroprotektionsforschung – die Vorsicht in der Umsetzung von Proof-of-Concept-Strategien – auch auf die zunehmend interessanter scheinende Schlaganfall-Postakutphase übertragen. Im Augenblick gilt als wenig wahrscheinlich, dass finanzielle Unterstützung für weitere Neuroprotektionsstudien erschlossen werden kann.

Neurorestauration und -plastizität

Vorteil von postakuten auf Funktionsrestauration und Plastizität abzielenden Strategien ist, dass die Therapie **nicht durch Zeitfenster limitiert** ist. So kommt auf den ersten Blick eine sehr viel größere Zahl an Patienten für die Behandlung in Betracht. Experimentelle Studien der vergangenen Jahre haben die Hoffnung genährt, dass durch Stimulation neuronalen Axonenwachstums beim Schlaganfall funktionell relevante Verbesserungen motorischer Defizite erzielt werden können (Kap. 2 und 29). Hierzu werden monoklonale Antikörper verwendet, etwa gegen den oligodendroglialen Wachstumsinhibitor NogoA oder myelin-assoziierte Glykoproteine. Auch zellbasierte Therapien zeigen in der experimentellen Forschung in jüngster Zeit interessante Perspektiven auf, wobei vermutet wird, dass Zelltherapien durch Erzeugung eines immunmodulatorischen Milieus zentralnervöse Erholung begünstigen (Kap. 29).

Hinsichtlich der **Reorganisationsprozesse** unterscheiden sich Schlaganfälle beträchtlich abhängig von ihrer Lokalisation und Größe. So muss vermutet werden, dass kortikale Infarkte hinsichtlich der Plastizität des motorischen Systems völlig andere Therapiekonzepte erfordern als subkortikale Infarkte, weil sich die Mechanismen der Funktionserholung unterscheiden. Es muss abgewartet werden, ob es gelingt, experimentelle Behandlungskonzepte erfolgreicher als in der Akutphase in die Klinik zu übertragen. Jedenfalls ist auch hier bei der Forschungstranslation Vorsicht angezeigt. Eine weitere offene Frage ist, ob die neuronale Wachstumshemmung im adulten Zentralnervensystem tatsächlich völlig überflüssig ist. So ist es denkbar, dass durch Stimulation neuronalen Wachstums auch maladaptative Wachstumsprozesse begünstigt werden.

Chirurgische vs. interventionell radiologische Therapie

Interventionelle Therapien haben in den letzten Jahren in verschiedenen Bereichen chirurgische Verfahren abgelöst. So gilt das perkutane katheter-basierte Coiling rupturierter und nicht rupturierter Aneurysmen in vielen Situationen inzwischen als Therapie der Wahl (Kap. 34). In anderen Bereichen, z. B. bei der Versorgung von Karotisstenosen (Kap. 36), bleiben herkömmliche chirurgische Verfahren überlegen. Es bleibt abzuwarten, ob es in Zukunft durch die Weiterentwicklung mikroinvasiver Verfahren zu weiteren Verschiebungen zwischen den zur Auswahl bestehenden Behandlungsverfahren kommen wird. Besondere Bedeutung kommt der SPACE2-Studie zu, in der der präventive Effekt der Karotisoperation mit dem Stenting und der optimalen Behandlung von Begleiterkrankungen und Risikofaktoren bei asymptomatischen Karotisstenosen verglichen wird.

Entwicklungen angesichts von Sparzwängen

Sparzwänge haben in den vergangenen Jahren zu Überlegungen geführt, Schlaganfallversorgung außerhalb neurologischer Kliniken anzusiedeln, in einigen Regionen unterstützt durch Versorgungsstrukturen der Telemedizin. Die telemedizinische Betreuung ersetzt neurologischen **Sachverstand vor Ort** nicht. Es muss angezweifelt werden, ob Handlungsentscheidungen, gerade wenn sie beim akuten Schlaganfall unter Zeitdruck erfolgen und durch unplanmäßige Entwicklungen kompliziert werden, durch fachfremde Personen in vergleichbarer Qualität, Geschwindigkeit und Effizienz umgesetzt werden wie auf neurologisch geführten Stroke Units. Die Interaktion über Fächergrenzen hinweg ist sicher für die Schlaganfallversorgung wichtig. Die entscheidenden therapeutischen Abwägungen sollten allerdings in den Händen des Neurologen bleiben. Es ist zweifelsfrei sinnvoll, dass gerade bei komplexen Gefäßproblemen große überregionale Behandlungszentren eine koordinierende und unterstützende Rolle gegenüber kleinen in der Peripherie angesiedelten regionalen Stroke Units wahrnehmen. Dies ersetzt allerdings die Präsenz von Neurologen in den peripheren Kliniken nicht.

Fazit

Wirkliche Fortschritte in der Medizin entwickeln sich im Spannungsfeld zwischen akademischer und industrieller Forschung, im Fall der Neurologie – einem konservativen Fach – namentlich der Pharmaindustrie. Akademische Forschung kann im Umgang mit der sehr viel leistungsstärkeren industriell-pharmazeutischen Forschung einerseits als Ideengeber fungieren, der klinische Probleme und Fragestellungen aufgreift und Hypothesen oder Lösungsansätze formuliert. Durch das Vorhandensein medizinischer Versorgungsstrukturen bieten universitäre Kliniken andererseits ein wichtiges Feld für patientenorientierte Forschung mit neuen Medikamenten und Medizinprodukten. Sie haben hierdurch die Möglichkeit, Neuentwicklungen frühzeitig auf deren Wirksamkeit und Nutzen zu überprüfen und Anregungen für zukünftige Forschung zu geben. Diese duale Rolle macht akademische Forschung in der Neurologie reizvoll und interessant. Die akademische Neurologie in Deutschland sollte Forschungsstrukturen an Universitätskliniken gezielt weiterentwickeln, um Plattformen für krankheitsorientierte Forschung zu schaffen.

Sachverzeichnis

A

B

C

D

G

H

I

J

K

Q

R

S

T

U

V

W

X

Z